# VAN SWIETENS ERBE

DIE WIENER MEDIZINISCHE SCHULE HEUTE
IN SELBSTDARSTELLUNGEN

KARL H. SPITZY · INGE LAU

# Van Swietens Erbe

## Die Wiener Medizinische Schule heute in Selbstdarstellungen

VERLAG WILHELM MAUDRICH
WIEN – MÜNCHEN – BERN

Layout: Dipl.-Graph. Ingrid Grillmayer
Printed in Austria
Druck: Ferdinand Berger & Söhne Gesellschaft m. b. H., 3580 Horn
ISBN 385 175 362 3

# VORWORT

„Innern" nannte Viktor VON WEIZSÄCKER eine Tätigkeit, seine eigenen Gedanken zu ordnen. Dann wurden sie etwa Inhalt einer Vorlesung oder eines Vortrages. Als „erinnern" ist das Wort allgemein gebräuchlich. Ebenso haben die ihm stets gegenwärtigen Gedanken über das Wesen der WIENER MEDIZINISCHEN SCHULE dem weltweit bekannten Chemotherapeuten keine Ruhe gelassen, bis er sie endlich in der Gegenwart zu fassen suchte und ihren Stellenwert im heutigen Alltag bestimmen wollte. So entstand dieses Buch. Jeder Vertreter eines Spezialfaches wurde nach seinem wissenschaftlichen Standpunkt gefragt und auch danach, wie er diesen aus der Vergangenheit seiner Disziplin in Wien ableite. Die Antworten sind in vielfacher Form different.

Nicht nur der Unterschied in der Fachrichtung ist bestimmend, sondern auch die Art der Interpretation durch den jeweiligen Fachvertreter. Nicht umsonst suchte der Wiener Konstitutionspathologe Julius BAUER erst vor einigen Jahren „the man behind the disease" (BAUER war bis vor dem Zweiten Weltkrieg Internist an der Wiener Poliklinik und starb vor drei Jahren über 90jährig in Amerika). Hier suchten die Autoren unter anderem auch die Persönlichkeit des Fachvertreters hinter seinem Fach. Da aber die Konstitution von Erbfaktoren abhängt, begaben sich die Autoren wiederholt auf den Boden der Medizingeschichte.

Die Autoren beabsichtigen bewußt keine wissenschaftliche Darstellung medizinhistorischer Fakten, sondern haben unter freier Verwendung der Sekundärliteratur mit gelegentlicher Autorenangabe ohne genaue Zitierung sich der großen Vergangenheit gefreut.

Zusammenziehungen und oft grenzwertig subjektive Darstellungen sind daher nicht selten. So entstanden die historischen Essays, weit mehr, auch um den Leser zu erfreuen, als ihn zu belehren. Wer historische Wahrheit wissen will, wende sich an die eingestreut angegebenen Autoren der Medizingeschichtsschreibung. Was wollten aber dann die historischen Anmerkungen wirklich? Sie stammen offenbar aus der Sucht, den guten Geist der Alten am heutigen Tage wieder zu finden. Man kann diese Sucht auch Sehnsucht nennen. Ein Affekt also ließ in Eile aus den verschiedensten Interpretationen der Medizingeschichte das gerade Einschlägige heraussuchen. Wer Wiener Medizingeschichte wirklich kennenlernen will, wende sich aber an die Schriften von Theodor PUSCHMANN, Max NEUBURGER und Erna LESKY. SPITZYS Wanderungen in die Geschichte wurden so belassen, wie er sie machte. Sie wollten gar nicht medizinhistorische Dignität beanspruchen.

Sogar seine Sprache ist eine andere als die des Medizinhistorikers. Der gegenwärtige Präsident der Wiener Gesellschaft der Ärzte aber wollte einen Denkanstoß geben, auffordern zur Besinnung auf das „Erbe van Swietens".

Die Meinung der Befragten dagegen gilt als Dokumentation.

Prof. Dr. H. Wyklicky

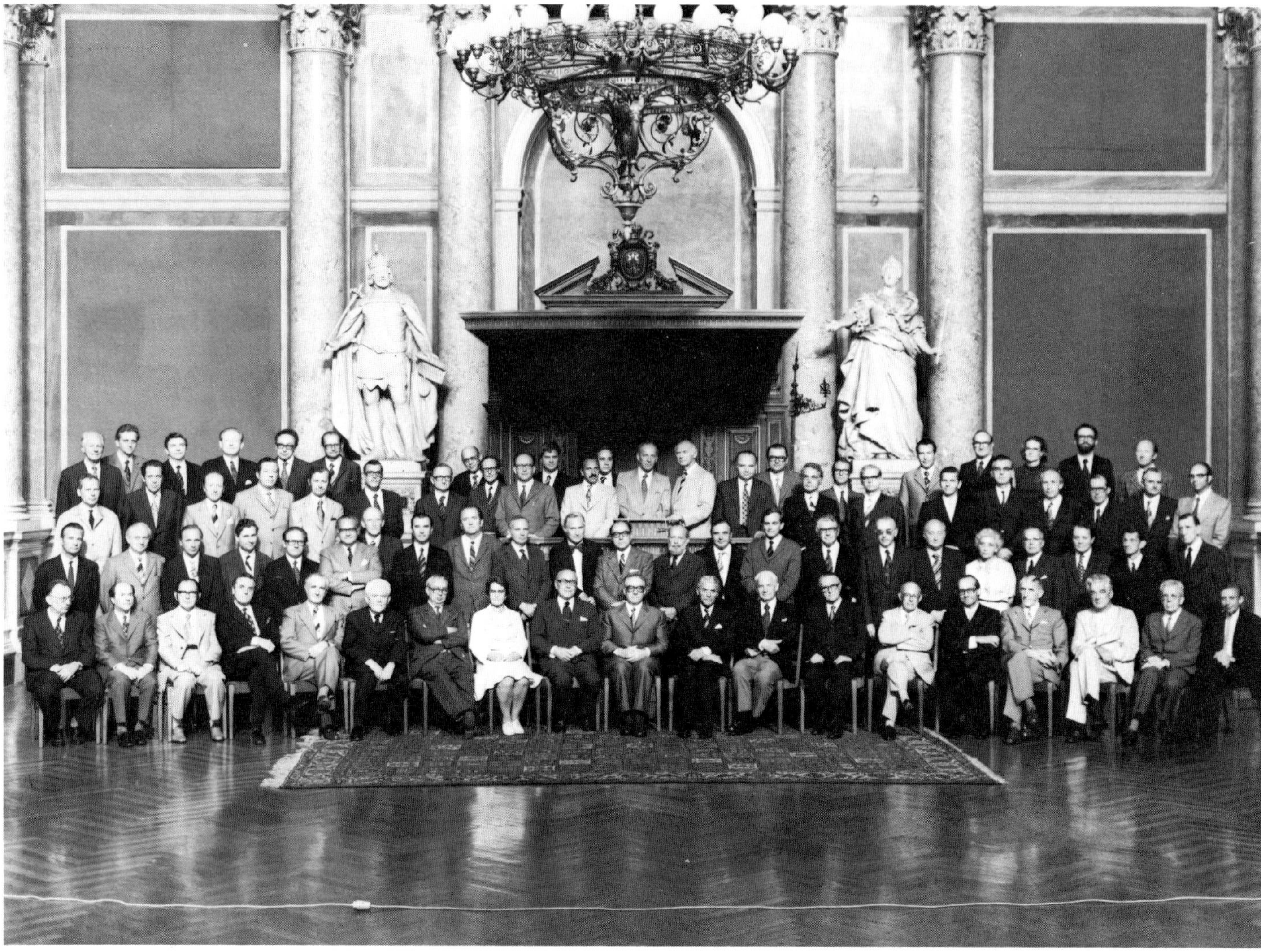

*Das letzte Professorenkollegium nach dem „HOG“ aus dem Jahre 1975*

# INHALT

# Einleitung

Wien war einst ein Zentrum der Medizin. Von hier kam nach 1750 der konsequente Aufbau von Universitätskliniken als Lehr- und Forschungsstätten im Rahmen der ersten Wiener Schule unter VAN SWIETEN nach holländischen und englischen Mustern. Diese Wiener Kliniken haben dann im nächsten Jahrhundert im Rahmen der zweiten Wiener Schule gezeigt, wie die exakte Naturwissenschaft der Medizin am Krankenbett zugute kommen konnte, ohne das Arzt–Patient-Verhältnis negativ zu beeinflussen. Die großen Lehrer und Forscher SKODA, ROKITANSKY, BILLROTH, NOTHNAGEL und viele andere haben das immer wieder ausdrücklich betont. Im zwanzigsten Jahrhundert verstärkt sich in zunehmendem Maße die Sorge eines Überwiegens der Technik. Immer mehr wird machbar und es taucht die Frage auf, ob das Machbare überhaupt noch gemacht werden darf oder soll. Die Fülle des Machbaren führt zu einer rapid fortschreitenden Spezialisierung, die Zentren rücken national und international immer weiter auseinander und das allgemeine Unbehagen gegenüber einer modernen hochtechnifizierten Medizin wächst in erschreckendem Maße. In dieser für das Arzt–Patient-Verhältnis bedrohlichen Entwicklung erscheint es notwendig zu untersuchen, ob eine so traditionsreiche Schule, bei der die Medizin stets vom Krankenbett ausging und bei aller Verwissenschaftlichung auch wieder beim Krankenbett endete, diese Tradition gehalten hat und als weltweites Beispiel dienen kann und dienen wird.

Gegenwartsgeschichte kann kaum von Historikern geschrieben werden – eher noch von Beteiligten und Journalisten. So haben wir uns entschlossen, die heutige Situation der WIENER MEDIZINISCHEN SCHULE – sofern es so etwas noch gibt – in Interviews zu erfragen. Gleichzeitig waren wir bemüht, die Gegenwart aus der Vergangenheit heraus zu beschreiben. Durch die verständnisvolle Zusammenarbeit von derzeitigen Vertretern der verschiedenen Fächer der Wiener Medizinischen Fakultät mit einer erfahrenen Journalistin, die lange Jahre das Pressereferat des Wiener Gesundheitsstadtrates Prim. Dr. O. Glück betreute, und einem Mediziner, der schon in der dritten Generation ein Schüler und Vertreter der WIENER MEDIZINISCHEN SCHULE ist, kam die vorliegende Zusammenstellung zustande.

Es war nicht leicht, die Herren Professoren zu den Interviews zu überreden und manchmal noch schwieriger, von ihnen die abgezeichneten Manuskripte zurückzuerhalten. Die Wiener professorale Mentalität neigt nicht sehr zur Publicity. Es dauert in der akademischen Laufbahn lang, bis der zwar liebenswürdige, aber stets nörgelnde Wiener Wissenschafter bemerkt, daß auch anderswo nur mit Wasser gekocht wird. Er ist daher vorerst meist bereit, festzustellen, daß es so etwas wie eine WIENER MEDIZINISCHE SCHULE längst nicht mehr gibt, wenn es sie überhaupt je gegeben hat, und wenn man an all die Professorenstreitigkeiten denkt, an die Querelen, denen viele der Großen den Kollegen gegenüber oder auch von seiten der staatlichen Stellen ausgesetzt waren, so kann man tatsächlich leicht an jedem Schulgedanken zweifeln.

Und doch – es gab kaum ein Gespräch, in dem nicht der Stolz auf die Tradition, die Anerkennung der Lehrer und auch die Achtung vor den Andersdenkenden zu Tage trat. Die furchtbaren geistigen Verluste der Wiener Fakultät in den Jahren 1938 und 1945 konnten nur schwer kompensiert werden, doch haben offensichtlich alle Vertreter ihren Platz in der Tradition behalten, auf welcher Seite sie auch immer standen. Ein Zeichen großzügiger Toleranz, die sonst in akademischen Kreisen nicht unbedingt zu den verbreitetsten Eigenschaften zählt.

Ein Grund, sich an dieses Buch heranzuwagen, lag auch in einer doch recht deutlichen zeitlichen und räumlichen Zäsur. In keiner negativen, – wie in den Jahren vor und nach dem 2. Weltkrieg – aber einer historisch noch nicht beurteilbaren neuen Entwicklung, die durch den gewaltigen *Spezialisierungsschub,* das neue *Universitätsorganisationsgesetz* (UOG), und den *Neubau des AKH* gegeben ist. Wissenschaftsminister Dr. Hertha FIRNBERG, die sozialistische „grande dame“ der Epoche der 70er und 80er Jahre, hat mit großzügiger Wissenschaftspolitik das Professorenkollegium von einigen 30 Professoren im Lauf der letzten Jahre auf über 100 aufstocken lassen. Diesem steht allerdings im neuen Kollegium eine gleiche Zahl von voll stimmberechtigten Studenten, Mittelbauvertretern und sonstigen Bediensteten gegenüber. So sollte die „Macht der Professoren“ gebrochen werden. Demokratie statt Hierarchie! Doch, wie stets in Österreich, wird nichts so heiß gegessen wie gekocht.

Im Mai 1981 kam es bei Abstimmungen über eine vom Mittelbau und den Studenten verlangte Novellierung des UOG zum Exodus der Professoren. Es sollte die Halbparität der Professoren vermindert werden und vor allem der hart umkämpfte Klinikparagraph verschwinden. Dieser Paragraph 54 des UOG macht nämlich den klinisch tätigen Ordinarius unabwählbar. Es wurden Kommissionen gebildet, Kompromisse gesucht und – bisher zumindest – keine gefunden. So bleibt vorerst alles beim alten, und die meisten in diesem Buch aufscheinenden Professoren brauchen sich als Kliniker nicht den drittelparitätisch besetzten Institutskonferenzen zur Neuwahl zu stellen. Sie sind, ähnlich wie die Primarärzte der städtischen Krankenhäuser, durch Beschluß ihrer Belegschaft nicht absetzbar. Bemühungen der Institutskonferenzen, die Vorstände des Krebsforschungsinstitutes und der Kinderklinik zum Rücktritt zu zwingen, hatten keinen Erfolg. Allerdings haben die Angriffe, bei denen be-

schämenderweise auch die Presse eingesetzt wurde, zur weitgehenden Paralysierung der Effektivität dieser Einrichtungen geführt. Der Aufstand wird geprobt, doch werden sich Lösungen finden lassen. An der Verhinderung schwerer Schäden ist jedenfalls nicht nur die grundsätzliche Kompromißbereitschaft der Vernünftigen, sondern nicht zuletzt auch die souveräne Haltung der Wissenschaftsministerin beteiligt. So viel zur Zäsur durch das UOG des Jahres 1975.
Der bereits überfällige weitere *Spezialisierungsprozeß* innerhalb der großen Fächer hat sich teilweise noch unter dem alten Hochschulorganisationsgesetz des Jahres 1955 und zum anderen Teil unter dem UOG abgespielt. Die Diskussionen darüber spiegeln sich in mehreren Interviews deutlich wider. Auch die Ordinarii der unvermeidlich beschnittenen großen Fächer sehen heute nicht mehr nur Zersplitterung in der Spezialisierung, wie das noch vor wenigen Jahren der Fall war. Neue Formen der Zusammenarbeit in Forschung, Lehre und Krankenbetreuung scheinen sich zu bilden und auch schon zu bewähren.
Im Zusammenhang mit der Spezialisierung, vor allem technisch ausgerichteter Fächer, macht sich die Sorge um die persönliche und umfassende Betreuung des Patienten bemerkbar. Auch hier scheint die streng naturwissenschaftlich-technische Ausrichtung der Kliniken ihren Höhepunkt überschritten zu haben. Neue Formen unter stärkerer Einbeziehung von Psychosomatik und Sozialmedizin bereiten sich vor.
Trotz aller Schwierigkeiten, die sich beim *Neubau* des *AKH* ergeben haben, wie Fehlplanungen, Mißwirtschaft und Korruption, wird das neue Krankenhaus ein Großbau mit den modernsten technischen Einrichtungen für die Kliniken und Institute, und – wann immer es auch bezugsfertig ist – wird es außerordentliche Möglichkeiten für Forschung, Lehre und Patientenbetreuung bieten. Für den einzelnen Patienten freilich könnte in diesem Monsterbau die Gefahr des Gefühls des Verlorenseins bestehen. Es werden große Anforderungen an die richtige Ausbildung der Ärzte und des Pflegepersonals gestellt werden müssen, wenn sich der alte Grundsatz der WIENER MEDIZINISCHEN SCHULE durchsetzen soll: „Primat der Klinik". Es muß gelingen, auch in diesem Großbau eine ganz auf das Wohlbefinden des einzelnen Patienten ausgerichtete Betreuung zu erreichen. Es kann kein Zweifel sein, daß alle, und auch wirklich alle, medizinischen Kliniken und Institute bemüht sein werden und auch bemüht sein müssen, die alte Wiener medizinische Tradition aufrechtzuerhalten und sich nicht von der Technik erdrücken zu lassen.
Das Erbe VAN SWIETENS ist vielleicht noch sehr unvollständig und oft wenig bewußt in diese traditionsreiche Wiener Schule integriert. Die Medizin muß zum Krankenbett hin und vom Krankenbett aus betrieben werden. Sie darf nie Selbstzweck sein. Wenn die Gretchenfrage nach der Beziehung zur Wiener Schule in manchem Interview auch verneint wurde, so schien sie doch immer durchzuschimmern. Der Fortschritt ist eben ohne Tradition nicht denkbar, und wer will schon den Fortschritt leugnen? Es muß dem Leser überlassen bleiben zu entscheiden, ob es so etwas wie eine WIENER MEDIZINISCHE SCHULE heute noch gibt, ob es sie je gegeben hat oder es sich nicht, wie überall auf der Welt, um mehr oder weniger zahlreiche Einzelleistungen handelt und gehandelt hat.
Die Chance einer neuen WIENER MEDIZINISCHEN SCHULE liegt wahrscheinlich einzig in der Überwindung des weltweiten Unbehagens gegenüber der modernen Apparate-Medizin. Nicht, daß vielleicht die apparative Ausstattung der Kliniken geschmälert oder die weit fortgeschrittene Spezialisierung gestoppt werden sollte oder gar eine Einstellung des Neubaus des AKH in Erwägung gezogen werden müßte. Ebensowenig dürfte ein vernünftiger Demokratisierungsprozeß mit dem Abbau unberechtigten Übergewichtes einzelner Personen aufgehalten werden. Die Chance einer Erneuerung liegt einzig und allein in der Einstellung der Klinik zum Patienten. Er muß Ausgangspunkt und Ziel jeder menschlichen Medizin sein. Dies ist aber nichts anderes, als Anton DE HAËN mit seinem „Primat der Klinik" vor 200 Jahren forderte. Nur damit wurden Forschung, Lehre und Patientenbetreuung zu einer Einheit.
Die Spezialisierung mit der durch sie bedingten Teamarbeit, die Demokratisierung mit der daraus resultierenden gemeinsamen Anstrengung und die Gruppenarbeit mit Studenten sollten die Distanz zum Patienten verringern. Alle Spezialitäten in einem, wenn auch noch so großen Haus, bieten sich zum „Treff am Krankenbett" an und könnten so eine Entmenschlichung der Medizin verhindern. Am Krankenbett aber soll der jüngste Arzt – der Bettenführende – alle Empfehlungen der Konsiliarii sammeln und sie koordiniert bei der Visite vortragen und zur Diskussion stellen. Er, dessen Namen an der Namenstafel des Patienten deutlich lesbar angebracht sein soll, ist dann auch derjenige, der den Patienten betreut, aufklärt, den Angehörigen zur Verfügung steht und sich voll für *seinen* Patienten verantwortlich fühlt.
Im „Primat der Klinik" ein „Primat des Patienten" und ein wiederhergestelltes Arzt–Patient-Verhältnis ist die Chance für eine neue WIENER MEDIZINISCHE SCHULE. Diese Chance zu sehen und ihr zu dienen ist die Aufgabe dieses Buches. An der Erarbeitung des umfangreichen Materials waren viele beteiligt, denen allen unser Dank gilt. Neben den Professoren, die viel ihrer wertvollen Zeit für die Zusammenarbeit opferten, haben besonders der Vorstand und die Mitarbeiter des Institutes für Geschichte der Medizin einen hervorragenden Anteil am Zustandekommen dieses Werkes: den Herren Prof. Dr. Helmut WYKLICKY, Dr. Karl SABLIK, Dr. Manfred SKOPEC, Dr. Helmut LEITNER und Robert NEDOROST sei dafür gedankt. Für das Schreiben des Manuskripts danken wir Frau Gabriele BAMBASEK.
Für die Ausstattung des Buches und für die verständnisvolle Zusammenarbeit danken wir Direktor Gerhard GROIS, dem Leiter des Verlages Maudrich.

Wien, August 1982

K. H. SPITZY und I. LAU

# I. INNERE MEDIZIN

# MEDIZINISCHE KLINIK

Ein Fach Innere Medizin im heutigen „klinischen Sinn“ gab es an der Wiener Medizinischen Fakultät erst seit der Errichtung einer Medizinischen Klinik nach dem Leidener Vorbild durch Gerard VAN SWIETEN (1700–1772). Der Leibarzt der Kaiserin MARIA THERESIA organisierte das veraltete Unterrichts- und Prüfungssystem völlig neu.

Er berief als ersten Kliniker Anton DE HAËN (1704–1776) nach Wien und teilte ihm 12 Betten (je sechs Frauen- und sechs Männerbetten im Bürgerspital) für den klinischen Unterricht zu. Mit der als „medizinisch-praktische Lehrschule“ benannten Einrichtung wurde die ERSTE WIENER MEDIZINISCHE SCHULE begründet. Schließlich nannte sich sogar AUENBRUGGER (1722–1809), der Erfinder der Perkussion und damit in der Klinik der Begründer der lokalisierbaren Organpathologie im Bereich des Brustraumes, auch einen Schüler VAN SWIETENS.

Max NEUBURGER schrieb über DE HAËN in dem von ihm mitherausgegebenen „Handbuch der Geschichte der Medizin“: „Anton DE HAËN wurde das Vorbild jenes nüchternen, nur an realen Tatsachen haftenden Skeptizismus, welcher die Wiener Schule in den verschiedenen Zeitläufen fortan vorteilhaft kennzeichnete. Seine mannigfachen Verdienste, seine Vorzüge und Mängel lassen sich sämtlich darauf zurückführen, daß er die Suprematie der klinischen Erfahrung verteidigte, die klinische Krankenbeobachtung als höchste, ja einzige autokratische Instanz für alle medizinischen Fragen ansah, und, im Geiste SYDENHAMS, der physiologischen Forschung höchstens eine beratende, aber keine entscheidende Bedeutung beimaß.“

Trotz seines extremen Konservativismus – er hielt „Verhexung“ als Krankheitsursache für möglich („De magia“, „De miraculis liber“) –, seinen starken Vorbehalten gegenüber allen Neuerern, hat er mit seinen experimentellen Arbeiten und den häufigen Leichenuntersuchungen teilweise die Grundlagen einer modernen klinischen Medizin gelegt.

DE HAËN, der Gründer der Wiener Klinik, war zweifellos von vielen Vorgängern und Zeitgenossen beeinflußt, doch war er ein selbständiger Denker und verwandte alle anderen Wissenschaften nur als Hilfswissenschaften der Klinik. Sein Nachfolger war Maximilian STOLL (1742–1787), unter dem die Klinik 1784 in das Allgemeine Krankenhaus verlegt wurde. Er war ein hervorragender Lehrer, pflegte mit aller Sorgfalt die Kasuistik und neigte – entgegen den detaillierteren Vorstellungen seines Vorgängers – eher der Auffassung SYDENHAMS vom „genius epidemicus“ zu.

Nach dem weniger bekannten Jakob REINLEIN, der von 1787 bis 1795 den Lehrstuhl innehatte, wurde der vielseitig begabte und tätige Johann Peter FRANK (1745–1821), der nach der Veröffentlichung des ersten Bandes seines Werkes „System einer vollständigen medicinischen Polizey“ von Staatskanzler KAUNITZ die medizinische Lehrkanzel der Universität Pavia übertragen erhalten hatte, im Jahre 1795 von Pavia nach Wien berufen. Ehe FRANK nach Pavia reiste, hatte er sich zu einer Antrittsaudienz bei JOSEPH II. zu melden. Im Verlauf dieser Audienz erklärte er dem erstaunten Kaiser sein Unbehagen über das Allgemeine Krankenhaus mit den Worten: „Weil ein so großes Uhrwerk [AKH] nur selten recht zu gehen pflegt“. Nach Wien berufen, mußte sich dann Johann Peter FRANK mit dem Vermächtnis des verstorbenen JOSEPH II. beschäftigen und das Uhrwerk in Gang halten . . . Neben seiner Funktion als Direktor des AKH beschäftigte er sich mit der Schädellehre des Dr. Franz Joseph GALL (1758–1828) und setzte sich mit den Problemen der von Eduard JENNER (1749–1823) bekanntgemachten Kuhpockenimpfung (1. September 1801 erste öffentliche Impfung in Wien) auseinander. Dabei geriet er in heftigen Gegensatz zu dem damaligen kaiserlichen Leibarzt Joseph Andreas STIFFT (1760–1836). Dieser hatte sich ganz der Tradition VAN SWIETENS und STOLLS verschrieben und verfolgte GALL und FRANK. Sein als Protomedicus dekretiertes Lehrsystem, nach dem ein SKODA und ROKITANSKY ausgebildet wurden, fußte allein auf alter Tradition, wie z. B. der STOLLschen Humoralpathologie und den BOERHAAVEschen Aphorismen, während FRANK „die schwere und große Kunst, an vielem zu zweifeln“, lehrte (LESKY).

Der Zweitnachfolger FRANKS war Valentin von HILDENBRAND (1763–1818). Er hatte bereits über die Lyssa und die Pest geschrieben und eine Arzneimittellehre herausgebracht. Seit FRANK verfügte die Klinik über 24 Betten in zwei großen Krankenzimmern, um die sich 50 bis 60 Studenten drängten, wenn der Professor seine Vorlesungen hielt. Die für heutige Begriffe geringe Bettenzahl entsprach der Überzeugung STOLLS, „daß nicht diejenigen, die viele Kranke sehen, sondern die, die in wenigen Kranken viel sehen, wirklich große Ärzte sind“ (LESKY).

HILDENBRAND und seine Nachfolger bis Franz Wilhelm LIPPICH (1799–1845) hatten sich als treue Schüler STOLLS wieder ganz der Tradition verschrieben.

Einer Legende zufolge soll der Kandidat SKODA bei Franz von HILDENBRAND (1789–1849), einem Sohn Valentins, und seinem Zweitnachfolger bei der Prüfung durchgefallen sein, dennoch ist er – wiewohl sein Name nicht einmal im Vorschlag für die Besetzung der medizinischen Lehrkanzel stand – zum Nachfolger LIPPICHS ernannt worden. Im Jahre 1846 wurde er mit der Leitung

der Medizinischen Klinik betraut. Unter ihm und Carl von ROKITANSKY (1804–1878) nahm die II. WIENER MEDIZINISCHE SCHULE ihren Anfang.
Der Internist SKODA war der große Reformator der Klinik. So wie auch der Pathologe ROKITANSKY ein Autodidakt, ging es ihm allein um die Feststellung von Tatsachen. Er läuterte und vervollständigte Leopold von AUENBRUGGERS bereits im „Inventum novum" beschriebene Perkussion mit den heute noch gültigen vier Schallskalen und führte René LAËNNECS (1781–1826) Auskultation, gereinigt von in Frankreich aufgekommenen Lehren, in die Klinik ein. Die sorgfältige Anamnese, der Status, der Decursus und die Epikrise führten zu der Krankengeschichte, aus der sich auf objektive Weise Diagnose und gewisse Behandlungsprinzipien ergaben – ganz im Gegensatz zu den bisher üblichen Spekulationen. Damit wurde er zum Begründer der anatomischen Klinik und damit einer neuen Wiener klinischen Tradition. Daneben war SKODA auch der Vater des für die Wiener Klinik typischen „physiatrisch-empirischen Skeptizismus". Dabei wurden wahllose Aderlässe, Purgierungen, Brechenlassen und andere Therapien aufgegeben und wirksame Präparate wie Digitalis, Chinin, Salizylsäure u. a. kritisch übernommen und geprüft. Dem Sozialhygieniker und Epidemiologen SKODA ist nicht nur das Verdienst zuzuschreiben, den Geburtshelfer Ignaz Philipp SEMMELWEIS (1818–1865) von Anfang an unterstützt, sondern sich auch ab 1858 energisch für den Bau der Wiener Hochquellenwasserleitung und einer Verbesserung der Kanalisation eingesetzt zu haben (LESKY).
Unter SKODA nahm die 2000 Jahre alte Tradition der Humoralpathologie (4-Säfte-Lehre) endlich auch im Bereiche der Klinik ihr Ende und wurde von der objektiven Diagnose (physikalische Diagnose, pathologische Anatomie und dem Ausschließungsfaktor „Was kann es nicht sein?") ersetzt. SKODA erbat wegen der großen Zahl von 120 Studenten eine zweite Medizinische Klinik. Diese erhielt 1849 der hervorragende Diagnostiker, Therapeut und Lehrer Johann von OPPOLZER (1808–1871). Nachfolger SKODAS wurde 1871 der Internist Adalbert DUCHEK (1824–1882). Er gilt als eifriger Förderer des Experiments. Der „Praktiker OPPOLZER", ein Schüler SKODAS, sandte seine Mitarbeiter zur Erkundung brauchbarer Therapien aus. So etwa besuchte sein Assistent WINTERNITZ die Kaltwasseranstalt von PRIESSNITZ und studierte dessen Kaltwasserbehandlung, womit der Beginn der wissenschaftlichen Hydrotherapie gesetzt war. Ein anderer SKODA-Schüler war Leopold SCHRÖTTER-KRISTELLI (1837–1908), der später nach Adolf STRÜMPELL (1853–1925) von Franz CHVOSTEK (1864–1944) gefolgt wurde, der infolge seiner „Blitzdiagnosen" Berühmtheit erlangte. SCHRÖTTER-KRISTELLI spezialisierte sich auf die Diagnostik der Luftwege und wurde für Österreich zum Begründer der Heilstättenbehandlung.
An der II. Medizinischen Klinik folgte 1872 Heinrich von BAMBERGER (1822–1888). Meister der physikalischen Diagnostik, versuchte er, eine Synthese zwischen Laboratoriums- und Krankenbett-Medizin herzustellen. Seinen Schülern aber lehrte er, die Diagnose nicht im Laboratorium, sondern am Krankenbett zu erarbeiten. Es blieb seinen Nachfolgern Otto KAHLER (1849–1893), Edmund von NEUSSER (1852–1912), Norbert von ORTNER (1865–1935), Nikolaus von JAGIĆ (1875–1956) und Karl FELLINGER (geb. 1904) vorbehalten, die Synthese von der Beschreibung am Krankenbett mit den Ergebnissen des Laboratoriums und den Befunden der pathologischen Anatomie im Sinne der WIENER MEDIZINISCHEN SCHULE voranzutreiben und auf den heutigen Stand zu bringen.
An der I. Medizinischen Klinik folgte auf DUCHEK der große Wiener Internist Hermann NOTHNAGEL (1841–1905), Leiter der Klinik von 1882 bis 1905, ein wahrer Humanist, der den Satz prägte: Nur ein guter Mensch kann ein großer Arzt sein. Über SKODA sagte er 1895: In der Zeit SKODAS hat „sich die große Umwandlung der beschreibenden Naturlehre in exacte Naturwissenschaft vollzogen . . . Am längsten verschlossen blieb ihr aber deren ureigenstes Gebiet, die Klinik. Die Denkweise und Arbeitsmethode exacter Naturwissenschaft auch in diese eingeführt, sie so von Grund aus umgestaltet und damit den Beginn der Neuzeit geschaffen zu haben, dieser unsterbliche Ruhm gebührt in erster Reihe Josef SKODA." NOTHNAGEL beschäftigte sich intensiv mit Tierexperimenten. Seine Arzneimittellehre wurde ein Standardwerk. Er bekannte sich aber auch zur alten „vis mediatrix naturae". „Mit Kranken, nicht mit Krankheiten hat es die Klinik zu tun", rief er in seiner Antrittsvorlesung 1882 aus. Carl von NOORDEN (1858–1944), Karel Frederik WENCKEBACH (1864–1940), Hans EPPINGER (1879–1946)und Ernst von LAUDA (1892–1963), der sechste Nachfolger SKODAS, waren um die Profilierung der Wiener Schule bemüht. Schon zeigten sich stark die Tendenzen zur Spezialisierung, doch blieb der Stil der Kliniken bis in die neueste Zeit derselbe. Nach LAUDA übernahm die I. Medizinische Klinik Erwin DEUTSCH-KEMPNY (geb. 1917). An der II. Medizinischen Klinik folgte auf FELLINGER Georg GEYER (geb. 1922).

## Prof. DDr. h. c. Erwin Deutsch-Kempny

Vorstand der I. Medizinischen Universitätsklinik Wien

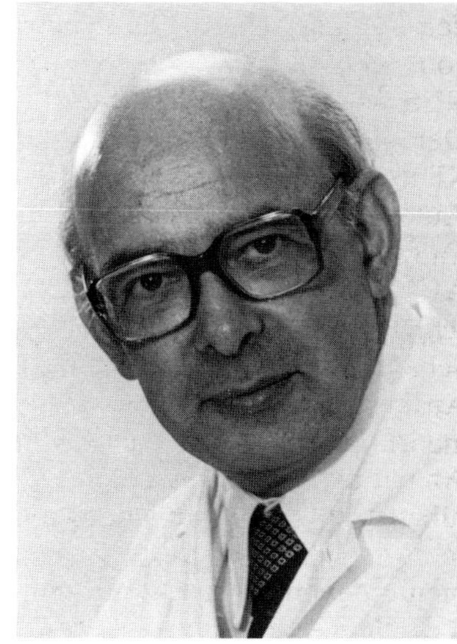

geboren am 12. April 1917 in Klagenfurt, 1935–1940 Studium an der Medizinischen Fakultät der Universität Wien, 1. März 1940 Promotion zum Doktor der gesamten Heilkunde. Während des 2. Weltkrieges zeitweise an der I. Med. Univ.-Klinik in Wien, am St. Josefs-Krankenhaus Neunkirchen-Saar (Innere Medizin, Chirurgie, Röntgenologie), am St. Vinzenz-Krankenhaus Neunkirchen-Saar (Kinderinfektionsabteilung), Krankenhaus Frankenholz-Saar (Chirurgie) und unmittelbar nach dem Krieg OA. an der Int. Abt. des Städt. Krankenhauses Neustadt an der Weinstraße. Dezember 1945 Rückkehr an die I. Medizinische Universitätsklinik, Ausbildung im Fachgebiet der Inneren Medizin, zusätzlich Ausbildung unter Prof. Dr. Konrad WEISS zum Facharzt für Röntgenologie. 1952 Habilitierung für das Fach Innere Medizin, 1971 Facharzt für medizinische Laboratoriumsdiagnostik. 1958 tit. ao. Professor. 1964 Ernennung zum Ordinarius für Innere Medizin und Vorstand der I. Medizinischen Universitätsklinik Wien. 1977 Verleihung des Ehrendoktorrates der Universität Gießen. Seit 1975 Vorsitzender der Baukommission Neubau AKH der Med. Fakultät d. Univ. Wien. Träger des Theodor-Körner-Förderungspreises, des Preises der Stadt Wien für Naturwissenschaften, des Großen Silbernen Ehrenzeichens für Verdienste um die Republik Österreich und des Goldenen Ehrenzeichens für Verdienste um das Land Wien.

# Wie das UOG ein Planbild zerstörte

Interview am 19. 5. 1982

*Frage: Es hat sich in mir der Eindruck entwickelt, daß die meisten Klinikchefs meinen, es gebe keine Wiener Schule mehr. Entgegengesetzt zu dieser Ansicht „amtieren" sie aber im Sinne der Wiener Schule, das heißt, sie betreiben sehr wohl noch vom Krankenbett aus die Medizin. Beunruhigend ist freilich, daß die meisten fürchten, man werde die jungen Ärzte nicht mehr dazu bringen können, es ihnen gleich zu tun.*

*Antwort:* Es gibt in der Literatur eine Erste und eine Zweite WIENER MEDIZINISCHE SCHULE. Wir sind in der glücklichen Situation, in der Person von Prof. WYKLICKY einen ganz hervorragenden Historiker in unserem Kreise zu haben. Er ist sicherlich der berufene Mann, zu den beiden Medizinischen Schulen Stellung zu nehmen. Ich bin nur ein einfacher Internist und habe mich eigentlich nie darum gekümmert. Soferne man bei einem Schulgedanken an Lehre und Arbeit am Krankenbett denkt, sind sie für mich so selbstverständlich, daß man darüber gar nicht zu reden braucht. Wenn diese Selbstverständlichkeiten mit bestimmten medizinischen Schulen in einen Zusammenhang zu bringen sind, dann gehöre ich sicher diesen betreffenden Schulen an. Ich bin überzeugt, daß man eine ordentliche Krankenbehandlung nur im engsten Kontakt mit dem Patienten durchführen kann, wobei es meines Erachtens belanglos ist, ob diese Kontaktnahme in einer Ordination, in einer Ambulanz oder in einem Krankenhaus am Bett erfolgt. Das Wesentliche ist immer der Kontakt mit dem Patienten, der die Erhebung der Anamnese mit allen ihren Details, die exakte physikalische Untersuchung des Patienten, und später, wenn es sich um Therapieentscheidungen sowie um die Gestaltung des weiteren Lebens handelt, das erforderliche intensive Gespräch mit dem Patienten einschließt. Diese Einstellung lehre ich den Studenten in meinen Vorlesungen und verlange sie später von meinen jungen Ärzten. An jenen Stationen, an denen ich noch gestaltenden Einfluß habe, wird das Arzt–Patientengespräch auch mit Sicherheit durchgeführt. Ich sehe übrigens gar keine Schwierigkeiten, die Ärzte dazu zu bringen, mit dem Patienten in engem Kontakt zu sein, sie wirklich echt zu untersuchen und sich ein abgerundetes Bild aufgrund von Anamnese und physikalischer Untersuchung zu machen.

Es soll nicht geleugnet werden, daß die übrigen Aufgaben des jungen Klinikarztes, wie eigene Fortbildung, wissenschaftliche Forschung und Beteiligung an der Lehre zeitmäßig mit der Arbeit am Krankenbett konkurrieren. Die entsprechende Gewichtung dieser Aufgaben wird in den einzelnen Tätigkeitsjahren des jungen Arztes unterschiedlich sein. Es ist eine Aufgabe des Lehrers, diese Aufteilungen in entsprechender Weise zu beeinflussen. Es kann kein Zweifel sein, daß die Ausbildung des jungen Arztes durch das persönliche Engagement ganz wesentlich beeinflußt wird und sich mit Sicherheit nicht in eine moderne 40-Stunden-Woche pressen läßt.

*Frage: Gibt es denn nicht gerade im Fach für interne Medizin eine ganze Menge von Zusatzbefunden, die á priori erhoben werden?*

*Antwort:* Wenn wir die Entwicklung im Laufe dieses Jahrhunderts betrachten, dann ist etwa mit der Zeit EPPINGERS der naturwissenschaftliche Gedanke in die Medizin immer tiefer und tiefer eingedrungen. Wie mein Lehrer EPPINGER bin auch ich ein Anhänger der Durchdringung der Medizin mit naturwissenschaftlichen Fakten. Aber diese naturwissenschaftlichen Fakten, die heute allgemein gefordert werden, um eine Diagnose zu objektivieren, sind erst der zweite Schritt. Jener Schritt nämlich, der das, was man durch Gespräch und klinische Untersuchung herausfand, nun über jeden Zweifel zu festigen hat, auf dem dann auch ganz wesentlich die weitere Behandlung aufgebaut werden kann. Aber man sollte gelegentlich auch den Mut haben, auf all das zu verzichten, vorausgesetzt, man ist seiner Sache auch ganz sicher. Man soll nicht nur auf „Teufel komm raus" naturwissenschaftliche Fakten erheben, ganz gleich, ob sie etwas erbringen oder nicht. Man sollte vor allem nicht Behandlungen deshalb verzögern, weil man noch objektive Fakten zusätzlich erheben will, die man in Wirklichkeit gar nicht braucht; man soll den Patienten nicht mit unnützen Untersuchungen belasten und man soll die Krankenhausdauer nicht länger und teurer machen, als es unbedingt notwendig ist. Ich bin felsenfest davon überzeugt, daß die Entwicklung wiederum zurückschlagen und die Tätigkeit am Krankenbett wieder mehr in den Vordergrund treten wird, als dies derzeit der Fall ist.

*Frage: Sie glauben also nicht, daß die amerikanische Überspezialisierung bei uns gewaltige Auswirkungen haben wird?*

*Antwort:* Das hat mit Spezialisierung überhaupt nichts zu tun. Wir sprechen jetzt von der Behandlung des Kranken durch einen verantwortungsvollen Arzt. Dort, wo sein Detailwissen nicht ausreicht, wird er sich an Spezialisten oder Superspezialisten wenden. Ich bin absolut der Ansicht, und das gilt jetzt für die Innere Medizin, daß die Innere Medizin noch immer ein ganzheitliches Fach ist, das den ganzen Körper des Menschen umfaßt, ein Fach, in dem man nur durch Kenntnis des gesamten Körpers entsprechende, zielvolle Untersuchungen durchführen kann.

Es ist erschütternd, wenn man beispielsweise in der Ordination einen Patienten, der wegen – sagen wir – wegen irgendwelcher abdomineller Beschwerden gekommen ist, ersucht, sich zu entkleiden, und dieser zieht nur mehr die Hose aus und bietet den Bauch dar und ist furchtbar entsetzt, wenn man verlangt, daß er auch das Hemd ausziehen soll. Wenn sich der Arzt gar noch „erfrecht", das Herz zu perkutieren, dann sagt der Patient, aber „ich bin doch diesbezüglich bei einem Kardiologen in Behandlung". Das sind Auswüchse. Ich muß auch sagen, daß ich im höchsten Maße unglücklich über die Entwicklung der letzten Jahre bin, in denen man Spezialkliniken für Teile der Inneren Medizin etabliert hat. Ich bin auch absolut der Ansicht, daß die Gründung der Kardiologischen Klinik unter FELLINGER der größte Fehler war, sozusagen der versuchte Todesstoß gegen die WIENER MEDIZINISCHE SCHULE. Ich halte diese Entwicklung geradezu für verbrecherisch. Daß dann noch eine Gastroenterologische Klinik gegründet und daß ich sozusagen unter Zugzwang gestellt wurde, etwas Ähnliches an meiner Klinik zu tun, bedaure ich auf das Tiefste.

Aber aus der Verpflichtung seinen Mitarbeitern gegenüber, für sie Möglichkeiten und Positionen zu schaffen, ist man manchmal dazu gezwungen, an Entwicklungen teilzunehmen, die man eigentlich nicht recht vertreten und in ihren Auswirkungen nicht recht vorhersehen kann. Damals wurde mir die Entwicklung dadurch erleichtert, daß Lehrstühle für Chemotherapie und für Gasteroenterologie und Hepatologie an der I. Medizinischen Klinik geschaffen wurden, wodurch zunächst keine Trennung von der Mutterklinik eingeleitet wurde, sondern für mich die – vielleicht ideale oder zumindest vorteilhafte – Lösung vor Augen stand, Spezialgebiete der Inneren Medizin durch entsprechende Spezialisten in attraktiver Position vertreten zu lassen, ohne in eine Spaltung der Inneren Medizin einwilligen zu müssen. Erst das UOG hat die Lehrstühle abgeschafft und die Gründung von entsprechenden Kliniken erzwungen. Es hat dadurch mein Planbild von der Entwicklung einer modernen Klinikstruktur zunichte gemacht. Ich hoffe wirklich, daß die oben zitierten Spezialkliniken wieder aufgelöst und als Spezialgebiete in die Innere Medizin wieder eingefügt werden.

*Frage: Sehen Sie eine Möglichkeit zu einer solchen Rückentwicklung schon im Hinblick auf das neue Haus, wo ganze Plattformen für einzelne Detailgebiete vorgesehen sind?*

*Antwort:* Von der Raumplanung her sehe ich keine sonderlichen Schwierigkeiten. Hier wäre es auch ohne Schwierigkeit möglich, die Parallelkliniken zu einer Klinik zu vereinigen, was zweifellos bedauerlich und ein weiterer Todesstoß für die WIENER MEDIZINISCHE SCHULE wäre.

*Frage: Es ist also anzunehmen, daß es auch in Zukunft in den Medizinischen Kliniken kardiologische Stationen oder Abteilungen geben wird?*

*Antwort:* Die Konstruktion im neuen Haus ist so gewählt, daß man ohne Schwierigkeiten die Kardiologie wiederum in die Inneren Kliniken inkorporieren kann.

*Frage: Und das ist, was Sie anstreben?*

*Antwort:* Ja. Auf diesem Gebiet enthält das neue UOG widersprüchliche Tendenzen. Auf der einen Seite trägt es durch Beseitigung der Einrichtung der Lehrstühle und durch die Forderung, sogleich entsprechende Institute (ohne Betten) oder Kliniken (falls Betten erforderlich und vorhanden sind) zu gründen, zur Zersplitterung bei. Auf der anderen Seite fördert es durch Schaffung der partiell unabhängigen Professuren nach § 32 die Möglichkeit einer Struktur für von hervorragenden Spezialisten geführte Abteilungen der Kliniken, wie sie mir früher vorgeschwebt sind. Dem Betroffenen aber wird die ersehnte Endposition vorenthalten.

*Frage: Ich komme noch einmal auf Ihre Darstellung des Patienten in der Ordination, der quasi beleidigt ist, weil Herz- und Lungentätigkeit kontrolliert werden sollen, und auf meine vorhin gestellte Frage mit dem Spezialistentum zurück, das immer mehr um sich greift. Ich habe trotz all Ihrer Feststellungen doch den Eindruck, daß der Internist dem Patienten, den er in seine Station aufgenommen hat, automatisch durch X Untersuchungsstellen mit X Apparaten hindurchjagt. Und wenn man die Entwicklungen in den Vereinigten Staaten verfolgt, ist es dort noch viel schlimmer. Wie man weiß, übernehmen wir von dort eine ganze Menge. Wird die Spezialisierung nicht doch den Arzt vom Krankenbett wegführen?*

*Antwort:* Der Internist wird sich natürlich die entsprechenden Spezialbefunde von den Superspezialisten beschaffen, aber er wird sie dann am Krankenbett verwenden.

*Frage: Das heißt aber doch, daß man neue Superspezialeinheiten errichten muß?*

*Antwort:* Aber immer nur als Teile der Internen Klinik.

*Frage: Im Haus der Internen oder im Trakt der Internen werden diese Superspezialisten unter einem Vorstand arbeiten?*

*Antwort:* Natürlich, sofern sie sich mit intern-medizinischen Fragen beschäftigen. Es wird sicher immer so sein, daß es an einer internen Klinik eine mehr haematologisch ausgerichtete, eine mehr kardiologisch, mehr gastroenterologisch ausgerichtete Station geben wird, in denen Leute tätig sind, die sich mit dem jeweiligen Fachgebiet besonders gut auskennen. Aber sie sind Teile der Inneren Medizin und sie werden es, so hoffe ich, auch immer bleiben. So wie wir es heute halten, daß in diesen speziell ausgerichteten Stationen selbstverständlich immer Patienten aller Teilgebiete der Inneren Medizin betreut werden, und der hoch Spezialisierte niemals aus den Kenntnissen der gesamten Inneren Medizin entlassen wird.

*Frage: Sie haben vorhin gesagt, daß man nolens volens eine Klinik für Gastroenterologie und eine solche für Kardiologie errichten hat müssen. Wenn Sie dem Zug der Zeit weiter folgen müssen, könnten Sie sich – quasi als Horrorvision – vorstellen, daß irgendwann einmal die Haematologen eine eigene Klinik verlangen, die Dialyse eine eigene Klinik plötzlich in Anspruch nimmt? Ich möchte Sie zu den Zwerggebieten hinführen, wie sie in den Staaten üblich sein sollen. Professor THALER erzählte darüber eine Anekdote mit dem traurigen Inhalt, daß der Patient A wie ein Stück Papier mit einer Nummer von Abteilung zu Abteilung weitergeschoben wird ohne eine einzige richtige Diagnose, und am Schluß zur Ausgangsstelle zurückkehrt – mit einer ganzen Menge neuer Krankheiten, ohne Therapie für sein primäres Leiden, nur weil man untereinander keine Fühlung hatte?*

*Antwort:* Das muß verhindert werden.

*Frage: Kann man das Ihrer Meinung nach verhindern?*

*Antwort:* Ja. Man muß sich eben für den Gedanken der Einheit der Inneren Medizin entsprechend stark machen und darf nicht zu irgendwelchen Konzessionen bereit sein.

*Frage: Und wird man dem Andrang der nachkommenden Generation standhalten können?*

*Antwort:* Ich glaube nicht, daß es eine Frage der nachkommenden Generation ist, sondern es ist vielmehr eine Frage der jetzigen Generation, der gegenwärtigen. Es wird nur die Frage zu lösen sein, wie und wo man entsprechende Positionen für die jungen Superspezialisten findet, mit denen sie zufrieden sind, in denen sie weitgehende, aber keine absolute Selbständigkeit haben, sodaß sie zwar in der Inneren Medizin eingebaut bleiben, aber finanziell und einflußmäßig zufriedengestellt sind (siehe Anmerkung vorne).

*Frage: Und Sie glauben, Sie können diese Bastion halten?*

*Antwort:* So lange ich noch existiere, werde ich das zu tun trachten.

*Frage: Ich möchte Sie gerne zu der Klage, die immer wieder und immer lauter, immer öffentlicher diskutiert wird, befragen, die sich mit der Unmenschlichkeit des Spitalsbetriebes dem Patienten gegenüber beschäftigt. Jenen Patienten, die sich nicht zu wehren verstehen, über die in einem unverständlichen, meist latein geführten Fachjargon, hinweggeredet wird, über ein Spital, in dem die Patienten vielleicht ein krankes Objekt, aber kein Subjekt sind.*

*Antwort:* Die Menschlichkeit des Spitals hängt in gar keiner Weise mit seiner Größe oder mit seiner technischen Einrichtung zusammen, sondern nur mit den Menschen, die dort arbeiten. Wenn die Prinzipien der Wiener Schule, so wie ich sie mir vorstelle und wie ich sie lehre, beobachtet werden, dann gibt es keine Unmenschlichkeit im Spital. Wir vertreten ja den Standpunkt, daß das erste und wichtigste die Beschäftigung mit dem Patienten ist, also das Gespräch mit dem Patienten, und das ist es ja, was er erfüllt sehen will. Wenn behauptet wird, daß bei der Visite unverständliche Dinge gemurmelt werden, so gehen diese Diskussionen zu diesem Zeitpunkt den Patienten auch tatsächlich überhaupt nichts an. Bei der Visite werden nicht nur Dinge besprochen, die bereits

Richtigkeitswert haben, sondern es werden vielfach Überlegungen und Vermutungen diskutiert, die dem Patienten nur unnötige Sorgen bereiten könnten und vielleicht schlußendlich für ihn gar keine Bedeutung haben, weil das Endergebnis ein völlig anderes ist. Dann aber wird der Patient im Gespräch mit seinem bettenführenden Arzt über alle Details, aber ohne unnötige Umschweife und ohne unnötige Überlegungen, die ihn nur beunruhigen, informiert.

*Frage: Was sagt Ihnen das Schlagwort „der mündige Patient", der erwartet, daß er auf seine Frage eine Antwort erhält, der auch erwartet, daß er versteht, was man über ihn spricht?*

*Antwort:* In der Wiener Schule wird der Patient immer die gewünschte Antwort bekommen. Aber über ungelegte Eier wird man mit dem Patienten nicht sprechen, denn die eventuellen Erwägungen, was es alles sein könnte, würden ihn nur beunruhigen und das wäre ein ganz wesentlicher Faktor, der zur Unmenschlichkeit des Spitals führt.

*Frage: Gibt es wissenschaftliche Leistungen im Sinne der Wiener Schule, also im Sinne eines Impulses, die durch Ihre Arbeit ausgelöst wurden und über die Landesgrenzen hinaus bekannt geworden sind?*

*Antwort:* Ich habe mich sehr frühzeitig mit zwei Gebieten beschäftigt. Das eine ist das Gebiet der Blutgerinnung, das andere war die Nephrologie. Auf dem Gebiet der Nephrologie hat meine Tätigkeit sehr wesentlich zur Einführung moderner Methoden in der Untersuchung der Nierenkranken in den Jahren 1942/43 und nach 1945 in Österreich geführt. Ich habe auf diesem Gebiet viele Dinge ins Leben gerufen – die es allerdings im Ausland schon gegeben hat – die aber von wesentlicher lokaler Bedeutung gewesen sind. Dazu gehören die modernen Clearancetechniken, später die Einrichtung einer großen Dialysestation, und schließlich die Mitarbeit an der Nierentransplantation. Auf diesem Gebiet haben meine Mitarbeiter wesentliche Beiträge zur Frage der bakteriellen, viralen und mykotischen Infektion bei Dialyse- und Transplantationspatienten sowie eingehende Untersuchungen in den Grenzgebieten der Inneren Medizin und Ophthalmologie, Hals-Nasen-Ohrenkrankheiten und Dermatologie geleistet, die auch im Ausland entsprechende Anerkennung gefunden haben.

Das zweite Gebiet war die Blutgerinnung. Hier ist es mir gelungen, ganz grundlegende Erkenntnisse zu erarbeiten. Ich möchte nur an die von mir beschriebene Hemmkörperhaemophilie erinnern (1948–50); ich möchte darauf hinweisen, daß es uns als erste gelungen ist nachzuweisen, daß Thrombokinase aus 2 Bestandteilen besteht, einer Eiweiß- und einer Fettkomponente, und daß es möglich ist, diese voneinander zu trennen und wieder zu vereinigen. Wir haben auch erstmals bei zwei Gerinnungsfaktoren zeigen können, daß diese in der aktivierten Form nicht aus einer Eiweißkette, sondern aus zwei Eiweißketten bestehen.

Erst in letzter Zeit hat eine Mitarbeiterin aus meiner Schule wesentliche Beiträge zum Verständnis der Initialphase der Gerinnung geleistet und erstmals bewiesen, daß zur Aktivierung von Faktor IX durch Faktor XI a nicht nur Kalzium, sondern auch Lipide erforderlich sind. Umfassende Untersuchungen über die Bedeutung des Kallikreins sind in Bearbeitung. Andere Mitarbeiter haben Wesentliches zur Kenntnis der von WILLEBRANDschen Erkrankung und zur Erfassung der Thromboseneigung beigetragen. Wir haben neben der systematischen Erforschung der Gerinnung vor allem an der Behandlung und Diagnostik der Gerinnungsstörungen gearbeitet und haben beispielsweise erstmalig verschiedene Gerinnungsstörungen an österreichischen Patienten nachgewiesen. Wir haben sicherlich einen ganz gewaltigen Einfluß auf die entsprechenden Entwicklungen, vor allem in Deutschland, aber auch im übrigen Ausland ausgeübt. Es wurden ein Thromboseservice eingerichtet und ein zentrales Gerinnungslaboratorium aufgebaut. Wir haben zu den ersten gehört, die in Europa eine thrombolytische Therapie mit Streptokinase eingeführt und ihre Wirkung auf das Gerinnungs- und Fibrinolysesystem umfassend untersucht haben. Umfangreiche Vergleichsuntersuchungen über die Wirkung von Streptokinase, Urokinase und Heparin bei arteriellen und venösen Thrombosen werden derzeit von einer Mitarbeitergruppe auf breiter Basis durchgeführt.

Unser endokrinologisches Team hat grundlegende Arbeiten zur Komatherapie bei Diabetes, zur Erfassung der Basalsekretion des Insulins und zur Kinetik der Insulinwirkung in der Leber und der Peripherie beigetragen. Es wurden auch grundlegende neue organisatorische Dinge eingeführt. Je weiter ein Wissenschafter in der akademischen Karriere aufsteigt, desto mehr wird er in der eigenen wissenschaftlichen Tätigkeit behindert und eingeschränkt. Dafür kann er sich einerseits ideell und noch mehr organisatorisch der Entwicklung und Förderung der Arbeitsgruppen widmen. So wurde nicht nur – wie schon erwähnt – ein Thromboseservice und zentrales Gerinnungslaboratorium eingerichtet, sondern auch die erste internistische intensiv-medizinische Station in Wien errichtet, die sicherlich im In- und Ausland Nachahmung gefunden hat. Wir haben in den letzten Jahren eine angiologische Ambulanz und Abteilung aufgebaut, die in angiologischer Hinsicht wohl Weltstandard hat, an der sehr grundlegende Untersuchungen über Thrombosebehandlung in Arterien und Venen durchgeführt werden. Das Material ist umfassend und groß und sucht wahrscheinlich in Europa seinesgleichen.

Es wurden modernst eingerichtete, endokrinologische Laboratorien errichtet und die erste Klinische Pharmakologie in Österreich ins Leben gerufen. Hier sind Verträglichkeitsprüfung und Phase I-Untersuchungen vieler

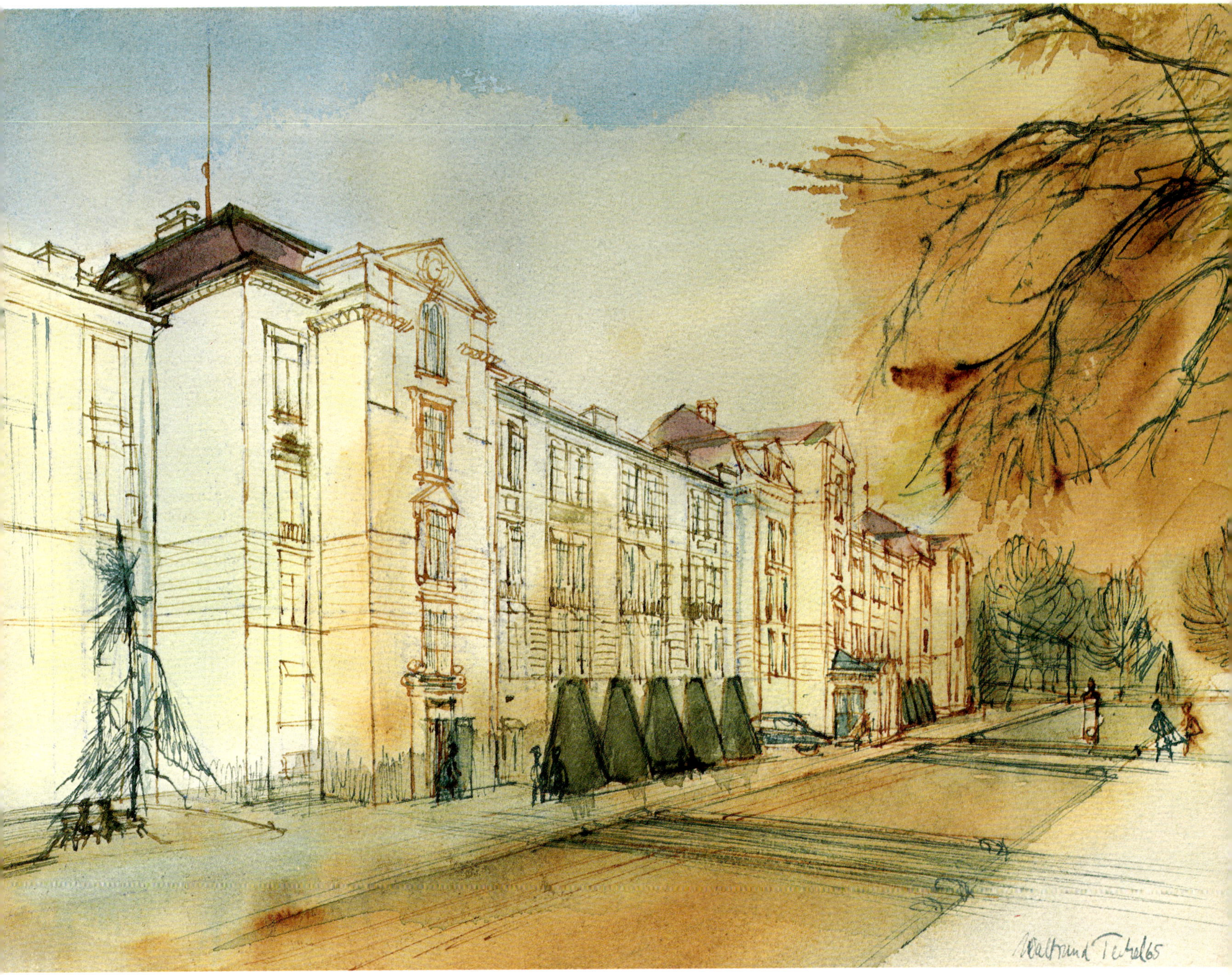

*Aquarell der I. Medizinischen Universitätsklinik. Aus dem Privatbesitz von Erwin Deutsch.*

neuer Substanzen durchgeführt worden. Die Arbeiten haben im Ausland volle Anerkennung gefunden. Alle diese neuen Einrichtungen waren verbunden mit der Schaffung neuer Räumlichkeiten in Form von An- und Aufbauten zur Klinik. Die Mittel hiefür sind nur zum Teil von Bund und Gemeinde Wien, zu einem großen Teil jedoch durch großzügige Förderung durch die pharmazeutische Industrie ohne Einflußnahme auf die hier erfolgende Arbeit aufgebracht worden, wofür an dieser Stelle noch besonders gedankt sei.

Die Behandlung der malignen Bluterkrankungen wurde auf international anerkannten Stand gebracht und die Knochenmarkstransplantation eingeführt.

*Frage: Hat das neue Universitäts-Organisationsgesetz für Sie als Klinikchef irgendwelche Veränderungen gebracht?*

*Antwort:* Noch hat sich das UOG auf die Klinik selbst in keiner Weise ungünstig ausgewirkt. Es ist eine Klinikkonferenz geschaffen worden. Wir sind bisher in dieser Klinikkonferenz mit allen Beteiligten ausgezeichnet ausgekommen. Allerdings muß man sagen, daß bis jetzt die Klinikkonferenz klein gewesen ist und es ist nicht ganz abzusehen, was einmal passieren wird, wenn durch Vermehrung der Zahl der außerordentlichen Professoren die Klinikkonferenz immer größer und größer und schließlich vielleicht ein Instrument wird, das nur mehr mit Schwierigkeiten beherrscht werden kann. Bisher herrschte gutes Einverständnis und es gab keine wie immer gearteten Schwierigkeiten.

Hingegen ist die Verwaltung der Klinik wesentlich schwieriger und umfangreicher geworden: außer der Verwaltungsarbeit, für die man früher vielleicht 30 bis 40 Minuten pro Tag benötigt hat, braucht man jetzt 2–3 Stunden. Vor allem hat das Verrechnungswesen eine solche Kompliziertheit erreicht, daß eine Arbeitskraft nicht mehr ausreicht, alles das zu machen. Man versuchte, uns die Zentralisation und das UOG dadurch schmackhaft zu machen, indem man sagte, die Verwaltungsarbeit werde wesentlich abnehmen. Das ist vor allem bei der Verrechnung nicht im geringsten Maße eingetreten. Wir müssen die Bücher genauso führen wie vorher, weil man sonst jeden Überblick über die Finanzen der Klinik verliert. Es muß eine Angestellte ein bis zweimal wöchentlich, manchmal sogar auch öfter, an die Quästur gehen, wobei natürlich ein halber Vormittag Arbeitszeit verlorengeht. Man ist nie orientiert, wie und wo die Gelder wirklich placiert werden; man zahlt Gehälter an Leute, die längst im Bundesdienst aufgenommen sind, weil die Verwaltung so langsam arbeitet, daß die zentrale Verrechnungsstelle von den Veränderungen erst nach drei bis sechs Monaten davon erfährt. Es werden an zum Militär eingerückte Ärzte Gehälter ausgezahlt und niemand weiß, wie man diese Übergenüsse wieder zurückbekommen soll – kurz, es herrscht auf diesem Gebiet das reinste Chaos. Sehr häufig gehen die Skonti verloren, weil die Verrechnung so viel Zeit in Anspruch nimmt.

Seit der Einführung des UOG hat die Anzahl der Kommissionen in der Fakultät gewaltig zugekommen. Ich glaube, es gibt derzeit an die 100 Kommissionen und in jeder Kommission sitzen mindestens 8–10 Leute. Das Kollegium wurde auf weit über 200 Personen ausgedehnt, und wenn man ausrechnet, wieviel Arbeitsstunden durch die Sitzungen dieser Gremien verloren gehen, dann bekommt man erst einen richtigen Eindruck über die „Verwaltungsvereinfachung“ und „Rationalisierung“, die das UOG gebracht hat.

## Prof. Dr. Georg GEYER:

Vorstand der II. Medizinischen Universitätsklinik Wien

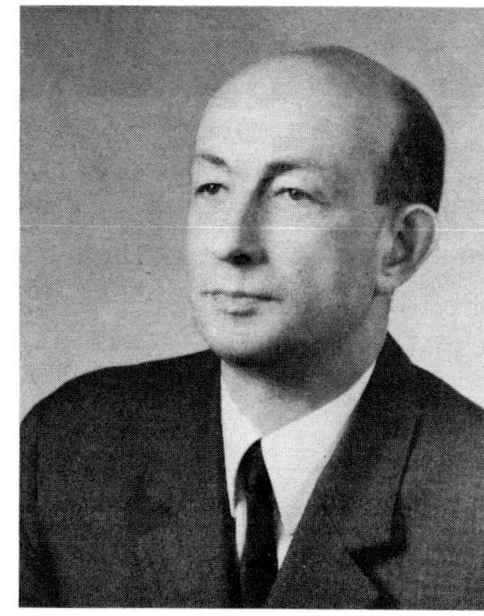

geboren 1922 in Wien. 1941 Beginn des Medizinstudiums in Wien, welches durch Kriegsdienstleistung und Kriegsgefangenschaft unterbrochen wird. Studienabschluß und Promotion 1948 an der Universität Wien.
1949 Eintritt in die I. Medizinische Universitätsklinik Wien bei Professor Dr. E. Lauda. Bis 1955 Ausbildung zum Facharzt an dieser Klinik.
1952/1953 einjähriger Aufenthalt als Research-Fellow am Massachusetts General Hospital (Harvard Universität), Boston (wissenschaftliche Arbeit zur Pathogenese der Hypertonie und über Stoffwechselprobleme).
1953 Rückkehr an die I. Medizinische Universitätsklinik Wien. 1961 Aufenthalt am National Institute of Public Health. 1962 Habilitation für Innere Medizin mit Arbeiten über Haematologie, Rheumatologie, Stoffwechsel und Endokrinologie.
1967 Übernahme des Primariates der I. Medizinischen Abteilung am Kaiser Franz Josef-Spital in Wien. Bis 1975 schrittweiser Ausbau dieser Krankenabteilung mit Laboratoriumsmöglichkeiten, Haemodialyse, Endoskopie und Herzüberwachung.
1967 Ernennung zum Vorstand der II. Medizinischen Universitätsklinik Wien (Nachfolge Professor Fellinger). Arbeitsschwerpunkte der Klinik: Diabetes und Endokrinologie, Onkologie und Haematologie, Nephrologie, Kreislauferkrankungen, Gelenk- und Knochenerkrankungen sowie Intensivmedizin.

# Die Ökonomie der manuellen Befunderhebung

Interview am 12. 5. 1982

*Frage: Stimmt das Zustandsbild von heute auf dem Gebiet der internen Medizin mit jenem legendär gewordenen vor etwa 100 Jahren noch überein?*

*Antwort:* Wenn man einen Vergleich des Profils der medizinischen Schule in Wien, wie sie gegenwärtig ist, mit ihrem Zustand vor mehr als 100 Jahren versucht, so ist es immer noch berechtigt, diese Schule an der Erfüllung ihrer drei wesentlichen Aufgaben zu messen: Jener der medizinischen Praxis, der Lehre (für die Medizinstudenten), und der Forschung. Diese drei Aufgaben und Aktivitäten oblagen der WIENER MEDIZINISCHEN SCHULE im vorigen Jahrhundert und obliegen ihr auch der neuesten gesetzlichen Situation – dem UOG – nach immer noch.
Die für die Patienten praktizierte Medizin ist gegenwärtig in Wien, verglichen mit dem internationalen Standard, zwar von unterschiedlicher Qualität, im allgemeinen aber doch auf einem gut brauchbaren Standard, weil die meisten der sich international durchgesetzten Neuentwicklungen in der Medizin – mit mehr oder weniger Verzögerung – auch in Wien eingeführt und realisiert worden sind. Ob der Wiener Standard auf einem Teilgebiet näher oder weiter bei einem guten internationalen Standard liegt, hängt jeweils davon ab, ob das betreffende Gebiet in Wien gerade einen leistungsfähigen Promotor hat.

*Frage: Welche Rolle fällt einem solchen Promotor zu und wo sind diese Promotoren?*

*Antwort:* Eines solchen Promotors für ein zu entwickelndes Gebiet bedarf es in Wien immer, weil es bei uns kein planendes Gremium gibt, welches darauf achthaben würde, daß notwendige Neuentwicklungen zeitgerecht realisiert werden. Vielmehr ist die Wiener Medizin sehr davon abhängig, daß sich jemand zielstrebig für irgendwelche Aktivitäten einsetzt. Traditionell haben die meisten dieser Promotoren auf akademischen Boden, d. h. an den Kliniken des Allgemeinen Krankenhauses, gearbeitet. In neuerer Zeit tritt aber immer wieder das Phänomen auf, daß auch an anderen Wiener Krankenhäusern – also nicht zur Universität gehörenden – derartige Aktivisten hervortreten. Eine Entwicklung, die auch dadurch gefördert wird, daß der Standard der Ausrüstung zwischen den Universitätskliniken und den Städtischen Krankenhäusern längst nicht mehr in dem Maß unterschiedlich ist, wie dies in der Vergangenheit der Fall war. Wo immer es aber sei, medizinischer Fortschritt braucht in Wien immer die Aktivität und das persönliche Geschick eines Promotors. Die erforderlichen Aktivitäten (und die Aktivitäten des Promotors) entwickeln sich nur dann, wenn mit der Aktivität die Möglichkeit einer persönlichen Karriere verbunden ist. Alle Entwicklungen, die der Möglichkeit des beruflichen Aufstieges junger aktiver Leute entgegenstehen – und solche Entwicklungen gibt es genug – sind zugleich für den Standard der Fakultät abträglich und fortschrittsfeindlich.

*Frage: Gibt es überhaupt noch eine WIENER MEDIZINISCHE SCHULE?*

*Antwort:* Wenn man die Bezeichnung der in Wien geübten medizinischen Praxis (hinsichtlich Diagnose und Therapie) mit der gegenwärtigen internationalen Entwicklung vergleicht, wird man auf vielen Gebieten wahrscheinlich feststellen müssen, daß der von Wien ausgehende Anteil an Impulsen in der internationalen Entwicklungsfront nicht allzu bedeutend und auch in den Jahren seit dem zweiten Weltkrieg nicht sehr groß gewesen ist. Das kann wohl auch nicht anders sein, weil infolge der beschränkten materiellen Möglichkeiten der Wiener Standard ein internationales Optimum immer erst mit einer gewissen zeitlichen Verzögerung erreichen kann. Eine über das Standardoptimum hinausgehende Entwicklung wird daher nur selten in Wien ihren Anfang nehmen, sondern zumeist von jenen Ländern initiiert werden, die dank besserer finanzieller Möglichkeiten zu einem früheren Zeitpunkt den angemessenen Optimalstandard erreichen konnten. Bei dieser allgemeinen Beurteilung der Rolle der Wiener Medizin an der Entwicklungsfront der medizinischen Wissenschaft gibt es aber auch Ausnahmen. So haben beispielsweise Wiener Ärzte bei der Umstellung der (in England und USA entwickelten) Penicillinbehandlung vom parenteralen Injektionsweg auf die heute weithin eingeführte orale Medikation wesentliche Impulse gesetzt und als einen jüngeren Beitrag der Wiener Medizin darf man sicher auch die Einführung des Fibrinklebers in die Operationspraxis verschiedener chirurgischer Disziplinen nennen. Beide Entwicklungen sind aber zugleich Beispiele dafür, daß derartige Impulse für die praktizierte Therapie nicht mehr von Universitäten allein kommen, sondern eines leistungsfähigen und entwicklungsfreudigen industriellen Partners bedürfen. In den zitierten Fällen war die heimische österreichische Industrie der Partner.

*Frage: Was sagen Sie als Klinikchef zu den Klagen kranker Menschen über die „Unmenschlichkeit“ in den Spitälern?*

*Antwort:* Wenn man moderne Entwicklungen der medizinischen Praxis sich im Detail vorzustellen versucht, so handelt es sich dabei sehr wohl vorwiegend um Methoden, die dem kranken Patienten zugute kommen. Dahinter aber steht eine beträchtliche technische Entwicklung und deren Anwendung. Sie verzerrt sehr oft die Perspektiven sowohl für den Patienten – er ist von der Technik beeindruckt und übersieht dadurch leicht, daß sie letztlich ihm selbst zugute kommt – als auch für den Studenten der Medizin und auch für den noch unfertig (aus)gebildeten Arzt. Auch birgt sie die Gefahr in sich, den Arzt dazu zu verleiten, mehr Aufmerksamkeit und Aktivität den technischen Entwicklungen als der unmittelbaren Befassung mit dem betroffenen Kranken zuzuwenden. Das ist gut zu verstehen, wenn man bedenkt, daß jener Teil der Medizin, auf dem eine Neuentwicklung vorgeht, die technische Erfassung von Krankheitsfolgeprozessen betrifft. Die Krankheiten und die Kranken sind dagegen gleich geblieben und sind daher für den Tatendrang eines entdeckungsfreudigen jungen Arztes kein attraktives Betätigungsfeld. So verständlich diese Situation in der Medizin sein mag, befriedigt sie jene Menschen nicht, die als von einer Krankheit betroffene Patienten der „medizinischen Maschinerie“ ausgesetzt sind. Es ist durchaus verständlich, daß die Patienten erwarten, daß die in der Medizin Agierenden – und der Arzt ist der verantwortliche Exponent dieses Personenkreises – sich mit ihnen nicht (oder nicht nur) auf dem Weg der Technik befassen, sondern ihnen auch als menschlich kommunizierende Handlungs- und Gesprächspartner gegenübertreten. Dieser Wunsch und diese Erwartung sind primär Gefühlswerte des kranken Menschen; ein rationales Medizinsystem wird sie als Faktum eines menschlichen Bedürfnisses zu akzeptieren haben und wird sich mit dessen echter Notwendigkeit für die Effizienz des Systems auseinandersetzen müssen. Überall auf der Welt bringt die technisierte Medizin für die Beurteilung des Kontaktes Patient-Arzt Schwierigkeiten. In die Betrachtung miteinzubeziehen ist auch, daß der menschliche Kontakt hochqualifizierter Spezialisten mit den ihnen anvertrauten Patienten zwar von diesen erwünscht, jedoch sehr zeitaufwendig und daher kostenträchtig ist. Die Kosten der Medizin sind schon für den technischen Anteil sehr hoch und es wird deshalb nicht sehr gerne gehört, daß auch ihr notwendiger zwischenmenschlicher Anteil dazu beiträgt.

*Frage: Die „Medizin am Krankenbett“ und die klinische Krankenbeobachtung stehen also im Gegensatz zu der in ganz Europa beklagten und in der Tat erschreckend zunehmenden Kostenexplosion in der Spitalsbehandlung. Sehen Sie einen Mittelweg, die alte Tradition mit dem Drängen der Kostenträger nach Kürzung der Verweilsdauer in den Spitälern auf einen gemeinsamen Nenner zu bringen?*

*Antwort:* Zu dieser international diskutierten Problematik nimmt die Wiener Medizin – und auch die WIENER MEDIZINISCHE SCHULE – einen Standpunkt ein, der sich wesentlich aus der diagnostischen Methodik der Wiener Schule im vorigen Jahrhundert herleitet: Damals war die Beschäftigung und der Kontakt mit dem Patienten notwendig und erforderlich, weil nur aus der Beobachtung des Kranken und dem Ergebnis der sogenannten „physikalischen Krankenuntersuchung“ (mittels Palpation, Perkussion und Auskultation) jene Befunde abgeleitet werden konnten, die damals eine Diagnose allein ermöglicht haben. Die Bewertung dieser physikalischen Krankenuntersuchung als Methodik hat international inzwischen abgenommen, weil sie in der Präzision ihrer Aussage durch technische Fortschritte überholt worden ist: die Palpation gilt nicht viel, wenn es möglich ist, den gleichen Befund mittels Computertomographie besser zu objektivieren. In Wien werden Palpation, Perkussion und Auskultation aber immer noch weitgehend herangezogen und haben deshalb ihre Gültigkeit behalten. Schon deshalb, weil dank qualitativ vielfach unzureichender technischer Ausrüstung der Zutritt zu jenen technischen Methoden, die die traditionelle ärztliche Untersuchung überholt haben, nur begrenzt vorhanden ist. Wir müssen unsere Studenten deshalb in den über 100 Jahre alten Methoden der ärztlichen Untersuchung ausbilden, weil diese Methoden in unserem Lande immer noch die sind, auf denen die medizinische Versorgung in erster Linie (d. h. in der Allgemeinpraxis) basiert. Die Anwendung dieser Methoden beginnt immer noch mit der Anamnese, erstreckt sich auf die Krankenbeobachtung und erfordert eine körperliche Untersuchung des Patienten durch den Arzt. Diese Vorgänge benötigen ein zeitlich gar nicht kurzes und persönliches Gespräch zwischen Patienten und Arzt, das zugleich der Beginn jenes persönlichen und menschlichen Kontaktes ist, den die Patienten in unserer heutigen technisierten Welt immer wieder vermissen. Wo initiale und kontrollierende Untersuchungen des Patienten durch den Arzt stattfinden müssen, ist dieser Kontakt auf jeden Fall gesichert. In diesem Sinne leitet sich die heutige Lehrmeinung und Lehrpraxis der WIENER MEDIZINISCHEN SCHULE durchaus von jener ab, die schon vor fast 150 Jahren in Wien gelehrt worden ist. Sie wird jedoch durch den zusätzlichen Einsatz aller modernen Techniken ergänzt. Dadurch hat sich der Aspekt der II. Medizinischen Universitätsklinik gegenüber früher stark verändert. Die ärztliche Einstellung der Mediziner hat sich in diesem Hause jedoch weniger verändert als angenommen und beklagt wird.

*Frage: Es gibt also heutzutage noch eine Krankenbeobachtung im Sinne de HAËNS und man begnügt sich nicht in zunehmendem Maß mit dem Einsammeln von Dutzenden, höchst spezialisierten Einzelbefunden, die dann – sehr ferne vom betroffenen Patienten – zu einer Diagnose zusammengeführt werden?*

*Antwort:* Die im Unterricht in Wien immer noch tradierte Untersuchungsmethodik wirkt sich auch auf die medizinische Alltagspraxis aus; sie hat noch eine Reihe von anderen Argumenten auf ihrer Seite. Zweifellos ist diese Art der Befunderhebung nämlich auch eine, die sehr gut dazu geeignet ist, einen diagnostischen Denkprozeß einzuleiten. Man sollte auch erwähnen, daß sie ein kostendämpfender, billiger Teil der Untersuchung ist, weil die manuelle Befunderhebung durch den Arzt und der sich daran anschließende Assoziations- und Denkprozeß nicht gut bezahlt werden. Das ist ein Faktum, dessen Wertung man verschieden sehen kann, es dient aber jedenfalls auch zur Kostendämpfung. Die Bedeutung dieses ersten Aktes der Diagnose aus der Hand des Arztes für den Arzt selbst ist ebenfalls nicht zu unterschätzen. Handelt es sich doch um einen Prozeß, der bei der virtuosen Befunderhebung durch einen Geübten beginnt, und nicht selten durch eigene Assoziation und einen Denkprozeß (der darauf abzielt, das Erhobene mit Erlerntem und Erfahrenem zu vergleichen) zur Diagnose führt. Eine solche Leistung mit eigener Fertigkeit, eigenem Wissen und eigenem Vermögen durchzuführen, ist eine, die dem Arzt ein Bewußtsein über den Sinn seines Tuns vermittelt und ihn daher befriedigt. Das ist ein Wertfaktor, der für den ärztlichen Beruf nicht zu unterschätzen ist, und der nur übertroffen wird durch die Befriedigung, die der Arzt hat, wenn eine von ihm rational angewandte Therapie eine Erkrankung zu bessern vermag. Ein weiterer Gesichtspunkt zur Wertung der manuellen Untersuchung durch den Arzt ist die zweifelsfreie Tatsache, daß die Fertigkeit gekonnter Untersuchung und das Erreichen einer diagnostischen Feststellung Leistungen sind, die bei den Patienten – und damit bei der Gesellschaft – Anerkennung finden. Das Vermögen, diese Leistungen mit eigener Hand und mit eigener Kenntnis zu erbringen, ist ein wesentlicher Teil dessen, was dem Arzt in der Gesellschaft Achtung, Wertschätzung und schließlich Entlohnung verschafft. Diesen Teil des ärztlichen Handelns aufzugeben und ihn durch nur technische Befunde zu ersetzen, würde zur Folge haben, daß auch die Persönlichkeit des Arztes und seine Rolle in der Gesellschaft abgewertet und man im Arzt nur noch einen „Vollzieher der Zuweisung zu technischen Untersuchungen“ und einen „Sammler und Werter technischer Befunde“ sehen würde. Es ist leicht auszumalen, welche Folgen eine solche Entwicklung für die Bewertung der Tätigkeit des Arztes durch die Gesellschaft hätte.

*Frage: Sie sehen also keinen Bruch zwischen der „Krankenbettmedizin in der großen Mutterklinik“ und der heute deutlich zu beobachtenden Tendenz zu Spezialeinheiten?*

*Antwort:* An der II. Medizinischen Universitätsklinik hat das intensive Streben nach der Synthese von unmittelbarer „Krankenbettmedizin“ mit den Ergebnissen des Laboratoriums seit BAMBERGER (der vor etwa 100 Jahren Klinikvorstand gewesen ist) eine ununterbrochene und sich bis in die neueste Zeit fortsetzende Tradition. Auf die letzte Generation rückblickend kann man sagen, daß es in der Zeit der Klinikleitung durch JAGIĆ mehr die Krankenbettmedizin gewesen ist, auf welcher der Akzent lag, während FELLINGER unbestreitbar das Verdienst zukommt, nach den auch für die Kliniken sehr schwierigen Jahren während und nach dem II. Weltkrieg den Anschluß an die inzwischen in der angloamerikanischen Medizin erreichten technischen Fortschritte möglich gemacht zu haben. Da FELLINGER in der Wiener medizinischen Tradition gewachsen war, war es ihm auch möglich, diese Synthese mit der technischen Entwicklung zu forcieren, ohne mit der traditionellen Wiener Einstellung zu den Grunderfordernissen der praktizierten Medizin zu brechen. Dies kommt auch heute noch darin zum Ausdruck, daß an dieser Klinik der persönliche Kontakt der medizinischen Betreuer mit den Patienten für sehr wesentlich gehalten wird. So wird besonderer Wert darauf gelegt, die Ärzte darauf hinzuweisen, auf welche Probleme sich das Gespräch und die Auskunftserteilung für die Patienten erstrecken soll. Auch bei den Schwestern wird nicht nur auf die Qualität ihres Pflegedienstes, sondern gleichfalls auf den menschlichen Kontakt mit den ihnen anvertrauten Patienten großer Wert gelegt. Das führt dazu, daß es eine große Zahl von Patienten gibt, die zum Personal der Krankenstation, an welcher sie einmal aufgenommen waren, bleibende Verbindung halten und auch immer wieder „vorbeikommen", auch wenn sie gerade keine gesundheitlichen Sorgen haben. Diese Einstellung der Klinik gewinnt wichtige Breitenwirkung auch dadurch, daß die Klinik relativ viele Ärzte ausbildet, die später anderswo arbeiten, und auch zahlreiche Schwestern, die ihre an der Klinik geprägte Einstellung zu den Patienten an andere Arbeitsstätten mitnehmen.

Im Wiener Allgemeinen Krankenhaus, der Heimstätte der WIENER MEDIZINISCHEN SCHULE, werden die einzelnen Gebiete der Medizin von Organisationseinheiten vertreten, die als sogenannte „Kliniken" etabliert sind. Verglichen mit dem angloamerikanischen Sprachraum sind die in Wien den einzelnen Kliniken anvertrauten Teilgebiete der Medizin sehr groß. So gibt es medizinische und chirurgische Kliniken, die das Gesamtgebiet des Faches so zu bestreiten und zu vertreten haben, wie dies schon der Fall war, als sie in der ersten Hälfte des 19. Jahrhunderts gegründet wurden. Die Wiener Fakultät hat sich bisher nur zur Entwicklung weniger Ausnahmen von diesem traditionellen System der Großkliniken entschließen können; einzelne spezialisierte Teilgebietskliniken sind jedoch errichtet worden. Solche Entwicklungen haben in der ersten Phase ihres Bestehens den verständlichen Nachteil, daß sie einem Abgrenzungs- und Eigenständigkeitszwang unterliegen, welcher ihre freie Kommunikation mit den Strukturen, aus denen sie gewachsen sind, erschwert, was für die in Ausbildung stehenden Ärzte, für die Studenten und für die dort zu behandelnden Patienten seine Nachteile mit sich bringt. In einer späteren Phase ihrer Entwicklung werden diese Kliniken vielleicht das Problem haben, daß die dort beschäftigten Ärzte im Rahmen ihrer Ausbildung einen zu wenig breiten Gesichtskreis aufbauen und eher zu einer spezialisiert engen Sicht (wohl mit entsprechender Vertiefung) erzogen werden (weil dies eine sowohl selbstverständliche wie auch unaufhaltsame Entwicklung sein wird). Es könnte aber auch sein, daß das Medizinsystem eines so kleinen Landes, wie es Österreich ist, dann nicht so viele Spezialisten braucht (die so hoch spezialisiert sind, daß sie die Basis der gesamten Inneren Medizin unter den Füßen verloren haben). Dafür spricht, daß es für die so spezialisierten Kliniken schon bisher schwer war, ihre Mitarbeiter später in angemessene Positionen außerhalb der Klinik überzuleiten. Unter diesem Gesichtspunkt wird zu überlegen sein, wieweit künftig die Spezialisierung – im Sinne eines Departmentsystems – betrieben werden kann, das noch einen intensiven Kontakt zum Muttergebiet der Subdisziplin ermöglicht, sodaß der speziell ausgebildete Arzt auch die Mutterdisziplin noch repräsentativ zu vertreten vermag. Ein erster Schritt in Richtung auf eine solche Entwicklung ist wohl dadurch getan worden, daß an großen Kliniken außer dem Vorstand noch weitere Positionen für Professoren zugeordnet wurden, die Teilgebieten vorstehen. So kann der Spezialisierung der Medizin Rechnung getragen werden, ohne daß deshalb gleich neue Strukturen geschaffen werden müssen.

*Frage: Ihre Darstellung erinnert eigentlich an die ehemaligen Lehrstühle. Soll die angedeutete Entwicklung zu neuen Lehrstühlen führen?*

*Antwort:* Sie stellt eine Art verschlechterter Neuauflage der früher existenten „Lehrstühle" im klinischen Bereich dar und könnte ermöglichen, daß Teilgebiete den ihnen zukommenden Platz im Lehrgebäude finden würden, ohne daß deshalb die administrative Krankenhausstruktur unnötig aufgespalten werden muß. Man kann in diesem Zusammenhang ruhig von „importierter" Fehlentscheidung sprechen, daß nämlich bei der Einführung der neuen, dem UOG konformen Nomenklatur alle bis dahin bestehenden „Lehrstühle" in den Kliniken umbenannt, dennoch aber als solche etabliert worden sind (weil das Gesetz Lehrstühle einfach nicht kennt).
Die Zahl der Professoren der Wiener medizinischen Fakultät ist in den etwa 150 Jahren – seit der klassischen Zeit der WIENER MEDIZINISCHEN SCHULE – sehr stark angewachsen und beträgt jetzt mehr als 100. Nur die ordentlichen Professoren unter ihnen haben eine definierte Lehrverpflichtung, welche jeweils die Pflichtvorlesungen ihres Faches umfaßt. Die außerordentlichen Professoren und die große Zahl der „Mittelbauangehörigen" (früher Assistenten genannt) bestreiten jedoch wesentliche Teile des Unterrichts (insbesondere den praktischen Teil).
Kenntnisse und Bereitschaft zur Teilnahme am Unterricht sind im Verlaufe des Curriculums eines Assistenzarztes erfahrungsgemäß auch einem Wandel unterworfen. Denn die Assistenzärzte haben auch Dienstpflichten im Bereich der wissenschaftlichen Arbeit und müssen überdies Zeit aufwenden, um ihre eigene Ausbildung zu fördern und um ihren Pflichten in der Patientenversorgung zu genügen. Deshalb empfinden die Assistenzärzte ihre Unterrichtsverpflichtung umsomehr als Last, als sie selbst in ihrem Curriculum fortgeschritten sind (z. B. müssen sie an ihrer Habilitation arbeiten) und dennoch andere Pflichten in größerer Zahl zu übernehmen haben. Es ist

nicht günstig, daß die Assistenzärzte, je profunder und profilierter sie in ihrem Wissen werden, zunehmend durch andere Pflichten vom Unterricht abgehalten werden.

*Frage: Bleibt durch das Übertragen von Pflichten auf die Assistenten den Professoren nicht sehr viel mehr Zeit, den Studenten und Patienten zur Verfügung zu stehen, sie also selbst zu lehren bzw. zu behandeln?*

*Antwort:* Die ordentlichen Professoren sind gegenwärtig fast immer auch administrative Vorstände einer Klinik oder eines Institutes. Dieser Umstand bringt es mit sich, daß sie ihre Arbeitszeit zwischen den Pflichtenkreisen Unterricht, Patientenversorgung, Forschung, Administration und Universitätsdemokratie aufteilen müssen. Darunter sind Zeitaufwand und Pflichten, die aus der Universitätsdemokratie kommen und denen man nicht entrinnen kann, unverhältnismäßig groß. Auch die Aufgabe gegenüber den Patienten ist eine sehr wesentliche. Sie wird durch den Prozeß der Untersuchung, Behandlung und Erkrankung der Patienten diktiert und ist daher gleichfalls wenig einteil- und steuerbar. Die umfangreichen Administration hat ihre Termine und Zwänge und kann deshalb ebenfalls nicht aufgeschoben oder vermindert werden. Es ist daher nicht verwunderlich, daß zwei wesentliche Aufgaben der Professoren als Folge dieser ungünstigen Pflichtenaufteilung (insbesondere im klinischen Bereich) leiden: Der Unterricht und die Forschung. Um diese ungünstige Entwicklung verstehen zu können, muß man wissen, daß die administrative Aufgabe, die dem Vorstand einer Klinik obliegt, deshalb so groß ist, weil die Beschaffung der erforderlichen Mittel für alle Bereiche der Betriebsführung dank der verworrenen rechtlichen Konzeption der Wiener Kliniken (sie stehen zwischen Universität und städtischem Spitalserhalter) nicht nur einen kontinuierlichen Zeitaufwand, sondern auch die Kenntnis administrativer „Tricks" in vielen Bereichen erfordert. Da aber ohne einen derartigen Aufwand der Betrieb einer Klinik nur „auf Sparflamme" möglich wäre, bleibt dem Vorstand nichts anderes übrig, als sich auch dieses Tätigkeitsbereiches intensiv anzunehmen. Außerdem hat sich als zwar effiziente, den Vorstand aber zusätzlich belastende Sitte eingebürgert, daß er im Bereich seiner Klinik auch alle räumlichen, bautechnischen und ausrüstungsmäßigen Probleme selbst zu lösen hat (weil dafür niemand anderer genügend kompetent und initiativ zugleich ist). Solche Planungsarbeiten erfordern viel Einsatz und Zeit, gilt es doch, die sich häufig ändernden Erfordernisse des medizinischen Betriebes in einem fast 200 Jahre alten Bau zu realisieren. Diese Tätigkeit ist für die Aktionsfähigkeit einer Klinik wichtig, wenn auch bei den Spitalserhaltern begreiflicherweise nicht sehr gerne gesehen, weil immer wieder relativ große Geldmittel in einen alten und nur mehr wenige Jahre als Spital verwendeten Bau investiert werden. Diese sozusagen „verlorenen" Investitionen müssen aber getätigt werden, weil das Krankenhaus verlottert, vielfach in einem Ausmaß, das für die Patienten – auch in den wenigen Jahren, die es noch benützt werden soll – nicht tragbar erscheint. Die Einstellung, daß in diesem Haus sich vieles „nicht mehr auszahlt", ist offenbar schon seit fast 100 Jahren wirksam, und hat zu den desolaten Zuständen geführt.

*Frage: Der Klinikchef und ordentliche Professor der WIENER MEDIZINISCHEN SCHULE muß also auch Aufgaben eines Krankenhausplaners, Baumeisters und Spitalserhalters übernehmen?*

*Antwort:* Die Ihnen geschilderten Umstände haben es mit sich gebracht, daß viele der Kliniker sich intensiv und lange mit den Erfordernissen des Spitalsbaues und seiner Planung auseinandersetzen mußten und sich dadurch gute praktische Kenntnisse angeeignet haben. Diese sind bei der Planung des AKH-Neubaues vielen Stellen sehr zugute gekommen. Das Volumen an Hirnarbeit und Besprechungsarbeit, welche die Neubauplanung auf diese Weise von den Ärzten des Krankenhauses kostenlos (!) erhalten hat, ist immens! Dennoch haben manche Planer und begleitende Kontrollore des Neubaues ihre Mißerfolge mehrfach mit der Behauptung zu kaschieren versucht, sie seien an den übertriebenen Forderungen der Professoren und Klinikärzte gescheitert. Es ist bezeichnend für die Kritiklosigkeit mancher Medien, daß diese Behauptung, (die sich gut zur Hatz auf die „weißen Götter" fügt), mehrfach und gerne kolportiert worden ist.
Zum Zeitaufwand für Bauplanung und Betriebsmittelbeschaffung kommt nach jener für die Durchführung auch der der demokratischen Verwaltung der Fakultätsangelegenheiten. Da drängt sich jeden Tag die Frage auf, ob Kosten und Nutzen dieses Aufwandes im Einklang stehen. Der Aufwand für die demokratische Willensbildung der Fakultät leitet sich aus der Exekution des neuen UOG ab. Seit langem war es für alle politischen Lager keine Frage mehr, daß das alte autoritäre Universitätssystem durch ein neues mit demokratischer Willensbildung ersetzt werden sollte. Ein solches Gesetz ist 1976 eingeführt worden. Sein Vollzug erfordert für jeden Beschluß eine demokratische Willensbildung, an der alle Interessengruppen der Universität teilzunehmen haben. Da die Interessen u. U. sehr divergieren, ist der Prozeß bis zu einer mehrheitlichen Willensbildung oft langwierig. Es ist klar, daß die für die Leitung einer Klinik Verantwortlichen an diesen Prozessen ständig teilnehmen müssen. Da die Zahl der universitätsdemokratisch zu erarbeitenden Beschlüsse aber sehr groß ist, ist der zeitliche Aufwand unvertretbar groß geworden, durch den spezialisierte Akademiker von ihren übrigen Obliegenheiten und wesentlichen Pflichten weitgehend ferngehalten werden. Man wird für dieses Dilemma eine Abhilfe ersinnen müssen, wenn man einen normalen Unterrichts- und Univer-

sitätsbetrieb erreichen und aufrecht erhalten möchte. Andernfalls wird man mit großem demokratischen Aufwand Beschlüsse über einen Universitätsbetrieb fassen, der seine Aufgaben längst nicht mehr zu erfüllen in der Lage sein wird.

*Frage: Auf welche Weise und unter welchen Kriterien wird heutzutage ein leitender Professor ernannt?*

*Antwort:* Die Zeitaufteilung, die die Professoren in geschilderter Weise für ihre einzelnen Pflichtenkreise zu treffen haben, bedingt wahrscheinlich, daß wir gegenwärtig bei den Berufungsverfahren die Professoren nach vermutlich ganz falschen Kriterien auswählen. Wir wählen jeweils die besten verfügbaren Wissenschafter, obwohl Wissenschaft und Forschung gerade die Gebiete sind, denen sie sich später am wenigsten widmen können. Wir sollten eher gute Administratoren, Manager und Parlamentarier wählen, weil die die Fähigkeit haben, die ein Ordinarius gegenwärtig wirklich zum Einsatz bringen muß. Gäbe es heute die Chance, einen Nobelpreisträger nach Wien zu berufen, wäre seine Berufung eine schlechte Wahl: Wir würden ihm für die Forschung keine Zeit und wenig Mittel geben, aber wir würden ihn für eine Reihe anderer Aufgaben, die einen Wissenschaftler nicht erfordern, (miß)brauchen.

*Frage: Hat sich der Lehr- und Ausbildungsbetrieb geändert, modernisiert, sozusagen verjüngt?*

*Antwort:* Im Bereiche der Inneren Medizin hat sich in Wien die Art des Lehrbetriebes im Verlaufe des letzten Vierteljahrhunderts nicht wesentlich verändert. Die dominierende Veranstaltung des Lehrbetriebes ist immer noch die „klinische Hauptvorlesung", in welcher die Wissensvermittlung durch „frontalen" Unterricht erfolgt. Offenbar ist diese Art von Wissensvermittlung unter den Studenten nicht mehr sehr gefragt und wird für nicht sehr effizient gehalten. Nur ein Bruchteil der Inskribierten (wenige Prozente!) besucht diese Vorlesung regelmäßig. Man hat den Eindruck, daß der Aufwand seitens des Vortragenden (hinsichtlich Vorbereitung und Vorlesungszeit) in keinem guten Verhältnis zu seinem Nutzen bei dieser relativ kleinen Studentenzahl steht. Die geringe Zahl der Hörer ist sicherlich auch dadurch verursacht, daß vor einigen Jahren die Rigorosenordnung dahingehend geändert wurde, daß die Prüfungen in Pathologie und Pharmakologie jetzt nach dem 7. Semester abgelegt werden können. Das bedingt, daß viele Studenten während der Semester, in denen sie klinische Vorlesungen inskribiert haben, noch an ihren Prüfungen in Pathologie und Pharmakologie arbeiten, und deshalb die klinischen Vorlesungen nicht wirklich hören können. Das sollte in der bevorstehenden, neuen Studienordnung dahingehend abgeändert werden, daß die Prüfungen in Pathologie und Pharmakologie abgelegt sein müssen, ehe der Student in den eigentlichen klinischen Studienabschnitt eintreten darf. Unabhängig davon wird man aber die Effizienz der frontalen „Hauptvorlesung" überdenken müssen, auch wenn sie sicher sehr gut geeignet ist, den Studenten die Persönlichkeit ihres klinischen Lehrers nahezubringen. Der gegenwärtige Zeitpunkt (1982) bietet sich geradezu an, den Unterrichtsbetrieb ganz wesentlich auf einen Gruppenunterricht umzustellen, der bettseitig praktische Befunderhebung, Diagnosestellung und Behandlung vermitteln könnte.

Das wäre bei der derzeitigen Hörerzahl noch durchaus möglich. Später, wenn die gegenwärtig zahlreichen Neuinskribenten den klinischen Studienabschnitt erreicht haben werden, wird er freilich undurchführbar sein, weil dann für die enorme Hörerzahl nicht genügend qualifizierte Lehrpersonen zur Verfügung stehen werden. Der Unterricht für die Studenten im Bereiche der Inneren Medizin ist also zur Zeit in einer fatalen Zwischensituation: Seine nicht günstige Effizienz scheint erwiesen, weshalb er auch nur von der Minderzahl der Studenten frequentiert wird. Ihn auf effizientere Methoden umzustellen wäre mit den vorhandenen Lehrpersonen derzeit wahrscheinlich noch, in sehr absehbarer Zeit aber nicht mehr möglich, weil für diesen Gruppenunterricht bei der zu erwartenden großen Studentenzahl nicht genügend Lehrpersonal vorhanden ist. Es erscheint also nicht sinnvoll, jetzt eine veränderte Unterrichtsmethode generell einzuführen, die in wenigen Jahren nicht mehr realisiert werden kann.

So erscheint mir auf dem Gebiet wenigstens der Inneren Medizin die Methodik des Lehrens in Wien gegenwärtig nicht optimal, nicht genügend effizient. Wir bilden unsere Studenten in der praktischen Anwendung des erlernten Wissens zu wenig kontrolliert aus. Wir verlassen uns darauf, daß es in Österreich ohnehin nicht erlaubt ist, ohne weitere Ausbildung nach der Promotion zu praktizieren: Die Studenten müssen also die Praxis, die sie während ihres Studiums nicht erlernt haben, als bereits promovierte Doktoren nachholen, bevor sie den Beruf wirklich ausüben dürfen. In der in Kraft tretenden neuen Studienordnung werden wir etwas mehr Praxis in das Studium hineinverlegen, wobei diese praktische Ausbildung den Studenten aber wahrscheinlich zum großen Teil nicht an universitären Krankenhäusern vermittelt werden wird können, weil die Kliniken hiefür nicht genügend Ausbildungskapazität besitzen werden. Die auf den klinischen Studienabschnitt zukommenden großen Studentenzahlen werden es erforderlich machen, sich mit Methoden einer möglichst effizienten Wissensvermittlung sehr kritisch auseinanderzusetzen und sie anzuwenden, auch wenn dabei traditionelle Unterrichtsformen fallen sollten. Außerdem wird es unsere Aufgabe sein, eine praktikable Form von Gruppenunterricht einzuführen, der von einer großen Zahl von Lehrern einer großen Studentenzahl angeboten werden kann.

Die Medizin ist nun einmal eine Materie, deren anwendbare Kenntnisse für die Studenten nur durch ein Meister-Schülerverhältnis erworben werden kann. Wir werden damit wieder bei Unterrichtsmethoden anlangen, die schon in der Zeit der klassischen WIENER MEDIZINISCHEN SCHULE angewandt worden sind, werden aber dabei dem schier unlösbaren Problem gegenüberstehen, diese Unterrichtsform für eine sehr große Zahl von Studenten anzubieten. Die Wiener Fakultät wird dann – bei rasch expandierendem Gesamtwissen – eine patientennahe, praktische Medizin in einem neuen Klinikum (mit geringeren Patientenzahlen) einer nie gekannt großen Studentenzahl mit neuen Methoden zu vermitteln haben. Alle diese Gegebenheiten werden es mit sich bringen, der Wiener Fakultät eine Änderung der traditionellen Lehrmethoden aufzuzwingen. Es bleibt abzuwarten, wieviel etwa vom alten Meister-Schüler-Lehrverhältnis künftig durch audiovisuelle Selbstlernmethoden ersetzt werden kann.

*Frage: Es scheint, die Zeit eines großen Umbruches in der WIENER MEDIZINISCHEN SCHULE ist nicht mehr aufzuhalten?*

*Antwort:* Wenn man den in Wien heute planmäßigen Studiengang überblickt, erscheint er in mehrfacher Hinsicht änderungsbedürftig, weil er nicht mehr ganz dem Fluß des modernen Wissens entspricht. So erscheint im vorklinischen Abschnitt die Lehre über Morphologie gegenüber jener über die Funktionen übergewichtig. Das mag die Nachwirkung einer großen Wiener Morphologenschule sein, der TANDLER, HOCHSTÄTTER, PERNKOPF und GISEL ebenso angehörten wie wahrscheinlich schon ROKITANSKY, der Begründer der Wiener Pathologie. Man gewinnt den Eindruck, daß in Wien die Histologie plus der Anatomie plus dem Sezierpraktikum so viel Gewicht und Bedeutung haben, daß für den Aufbau des Wissens um die Funktionen (in Chemie, Biochemie und Physiologie) nicht der Raum bleibt, der diesen funktionellen Wissenschaften heute zukommen sollte (wobei nicht bestritten werden soll, daß diese Schwerpunktverteilung einer späteren chirurgischen Ausbildung aber zugute kommen dürfte). Im späten Studienverlauf werden manche Wissensgebiete in Stadien des Studienprozesses vermittelt, die nicht jenen entsprechen, zu denen sie im Prozeß der Gesamtwissensbildung tatsächlich gebraucht werden (die Bakteriologie ist dafür ein Beispiel). Andere Gebiete wieder sind aus dem Bedürfnis, „modern" sein zu wollen, falsch profiliert und plaziert worden. Das trifft für die Medizinische Psychologie zu, die ja nur zu einem Zeitpunkt der Wissensbildung begriffen und gelernt werden kann, in dem schon Vorstellungen über die Anwendung der Praxis der Medizingebiete am Patienten aufgebaut werden. Sie kann also nur in engem Konnex mit dem Wissensgut der internistischen, nervenärztlichen und chirurgischen Disziplinen sinnvoll gelehrt werden. Im Widerspruch dazu wurde die Medizinische Psychologie aber als Vorlesungs-Übungs- und Prüfungsblock in einen Abschnitt verlegt, in dem das Wissen über Pathologie und Pharmakologie aufzubauen ist und von Patienten noch gar nicht die Rede ist. Diese Plazierung der Medizinischen Psychologie wird einen Trennprozeß von der Psychosomatik zur Folge haben, der nicht sinnvoll ist.

*Frage: Sind Sie mit der „Forschungssituation 1982" einverstanden? Sehen Sie auf diesem Gebiet noch eine WIENER MEDIZINISCHE SCHULE?*

*Antwort:* Lassen Sie mich zunächst über die Möglichkeiten zur klinischen Forschung, wie sie gegenwärtig in Wien praktikabel sind, sprechen. Man kann sicher nicht sagen, daß generell zu geringe Mittel zu Verfügung stehen, um eine effiziente Forschung durchzuführen. Es ist zwar nicht leicht, aus dem Budget die Mittel für eine basale apparative Ausrüstung in akzeptabler Zeit zu erhalten, aber es gibt zahlreiche Fonds und Stiftungen, die gerade dabei Hilfe leisten. So besteht für vernünftige Projekte meist die Möglichkeit, die erforderlichen Mittel vom „Österreichischen Fonds für wissenschaftliche Forschung" zu erhalten. Was viel schwerer verfügbar ist und daher fehlt, sind Hilfskräfte zur wissenschaftlichen Arbeit. Die wenigen, von der Universität für den wissenschaftlichen Hilfsdienst Angestellten müssen vielfach dazu eingesetzt werden, klinische Routinearbeiten zu leisten, weshalb sie für eine wissenschaftliche Arbeit oft nicht verfügbar sind. Die für die Kliniken klaffende finanzielle Lücke zur Bezahlung zusätzlichen wissenschaftlichen Hilfspersonales wird in oft dankenswerter Weise von der Industrie wenigstens teilweise geschlossen. Sie erweist sich immer wieder bereit, für gewisse Zeit die Kosten für wissenschaftliches Hilfspersonal zu übernehmen. Dies allerdings insbesondere dann, wenn die damit geleisteten Forschungsarbeiten in Beziehung zu den Produkten der jeweiligen pharmazeutischen Industrie stehen. Sicher wirkt sich diese Situation nicht unbedeutend auf die Forschung aus, sie ist aber der einzig gangbare Weg zur Lösung des finanziellen Dilemmas. Die Öffentlichkeit und die Medien werden nicht müde, diese – wie sie meinen, nicht legitime – Einflußnahme der pharmazeutischen Industrie auf die wissenschaftliche Tätigkeit an den Kliniken anzuprangern; aber anders wäre es sicher nicht möglich, die erforderlichen Mittel für Personal (etwa aus dem Budget, das den Kliniken vom Bund zugewiesen wird) zu bestreiten.

Da wissenschaftliche Arbeit zu den Dienstpflichten der Assistenzärzte gehört, sind viele Assistenten wissenschaftlich interessiert. Die Realisierung derartiger Interessen erfolgt sehr oft dadurch, daß der betreffende Assistenzarzt auf ein Jahr oder länger an eine Forschungsstätte im Ausland – häufig in den USA – geht und dort wissenschaftliche Arbeit und Methoden erlernt. Mit neuem Wissen kehrt er nach einiger Zeit zurück und ist natürlich bestrebt, das im Ausland Erlernte an einer der Wiener Kliniken weiter zu führen. Auf diese Weise wurden viele wichtige wissenschaftliche Gedanken und Methoden nach Österreich importiert. Nachteilig ist, daß die wissenschaftliche Arbeit von den an der Klinik tätigen Ärzte immer nur für begrenzte Zeit intensiv betrieben werden kann, weil es sich nach einer gewissen Zeit als erforderlich erweist, daß sich die Assistenzärzte wieder mit mehr patientenbezogener klinischer Arbeit beschäftigen, weil doch auf diesem Gebiet ihre materielle Zukunft liegt. Es kommt deshalb oft dazu, daß wissenschaftliche Aktivitäten, deren Impulse vom Ausland importiert und in Wien mit viel Eifer fortgesetzt wurden, schließlich wieder sistieren, weil ihr Promotor zu vermehrter klinischer Routinearbeit zurückkehren mußte. Deshalb erschiene es mir sinnvoll, eine gewisse Zahl von Karrierewissenschaftern im klinischen Bereich entstehen zu lassen, die sich der wissenschaftlichen Arbeit als Beruf ganz widmen können und nicht, sobald sie ein gewisses Alter erreicht haben, darauf bedacht sein müßten, im angewandt-klinischen Bereich eine Position und Existenz zu finden (wie dies jetzt meist der Fall ist).

Ein anderer Impuls für die wissenschaftlichen Aktivitäten der Assistenzärzte ist der gegenwärtig bestehende Zwang, nach 10jährigem Dienstverhältnis die Habilitation zu erreichen, weil andernfalls ihr Dienstverhältnis nicht fortgesetzt werden kann. Um die Habilitation zu erreichen, sind Publikationen notwendig, und dies fördert Bereitschaft und Interesse an wissenschaftlicher Arbeit. Leider hat es sich eingebürgert, für die Habilitation auch die Zahl der Publikationen zu werten, was dazu führt, daß es von manchen als Aufgabe betrachtet wird, möglichst viele Seiten wissenschaftlicher Zeitschriften zu füllen. Diese Beurteilungsgrundlage war außerdem der Publikationsmoral abträglich und hat dazu geführt, daß publikationswerte Fakten häufig oftmals wiederholt publiziert werden und – was noch unerfreulicher ist – daß Leute als Mitautoren aufgenommen werden, die weder einen nennenswerten Arbeitsanteil noch wissenschaftliche Kreativität in eine Arbeit investiert haben. Wahrscheinlich ist es eine weltweite Seuche, die junge und alte Mediziner befällt, und dazu führt, sich aus den verschiedensten Motiven als Mitautoren aufzudrängen, ohne einen nennenswerten oder gar wissenschaftlichen Beitrag zu der Arbeit geliefert zu haben. Man hat leider das Gefühl, daß diese „Coautoritis“ auch in Wien den Publikationsstandard oft nachteilig belastet und sich als schlechte Sitte breitmacht.

Seit der klassischen Zeit der WIENER MEDIZINISCHEN SCHULE ist aus ihr eine Institution geworden, die für eine große Zahl von Patienten und für eine Masse von Studenten arbeitet und dafür eine Masse von medizinischem und Lehr-Personal beschäftigt. Die Übertragung von funktionierenden Prozessen aus kleinen Dimensionen in große Produktionseinheiten ist schon in der Chemie ein häufig schwer lösbares Problem. Die Medizin eignet sich von ihren wesentlichsten Voraussetzungen her besonders schlecht für eine Umsetzung in Masse und Quantität. Das wesentliche Problem der heutigen Wiener Medizin ist, bei dem auch für sie unausweichlichen Schritt zur Quantität (an Studenten, Lehrern und Patienten) nicht zu viel von ihrer traditionellen Qualität einzubüßen und gegen einen Wissenspluralismus einzutauschen, dem die Anwendbarkeit im menschlichen Bereich verlorengegangen ist. Die künftige Wiener „Medizinschule“ wird sich daher sehr bewußt darum bemühen müssen, das zu erhalten, was das Wesen der alten „WIENER MEDIZINISCHEN SCHULE“ gewesen ist.

# GASTROENTEROLOGIE

Erst in neuester Zeit wurde die Gastroenterologie, die Lehre von den Krankheiten des Bauchraumes, von der Inneren Medizin abgegrenzt. Es entstanden 1972 zwei Lehrkanzeln, an der I. Medizinischen Klinik die I. Lehrkanzel für Hepatologie und Gastroenterologie unter Friedrich WEWALKA (1920–1980), der tragischerweise an einer Non A-Non B-Hepatitis starb, und eine II. Lehrkanzel für Gastroenterologie unter Georg GRABNER (geb. 1923), der gleichzeitig das Institut für Medizinische Computerwissenschaften leitet. Heribert THALER (geb. 1918) ging als Primarius in das Wilhelminenspital. Er gehört neben Ernest RISSEL (geb. 1911) zu den ältesten Wiener Hepato-Gastro-Enterologen. Die Nachfolge nach WEWALKA wird entsprechend der Berufung „primo loco" Alfred GANGL (geb. 1941) antreten. Die Lehrkanzeln wurden 1979 in selbständige Universitätskliniken umgewandelt.

In Wien beschäftigten sich u. a. Edmund von NEUSSER (1852–1912), Carl von NOORDEN (1858–1944) intensiv mit dem Gastrointestinaltrakt. Sie bauten u. a. auf den pathologisch-anatomischen Erkenntnissen von Karl von ROKITANSKY (1804–1878) und den Stoffwechselforschungen Joseph SEEGENS (1822–1904), des begabten Badearztes aus Karlsbad, auf. Hans EPPINGER (1879–1946), dessen früher Freitod in den Nachkriegswirren die Fakultät erschütterte, und sein Nachfolger, der ORTNER-Schüler Ernst LAUDA (1892–1963) setzten die Wiener Gastroenterologenschule fort: EPPINGER, der Begründer einer modernen Hepatologie unter Einsatz der chemischen und histologischen Laboratorien, LAUDA, der konservative Kliniker und Meister der physikalischen Untersuchung am Krankenbett. WEWALKA war noch ein Schüler dieser beiden gegensätzlichen Charaktere: Einerseits ein hervorragender Kliniker und andererseits eng mit der Laboratoriumsmedizin verwachsen. Aus den von ihm gegründeten und geleiteten Laboratorien für Elektrophorese und Hepatitisvirusimmunologie gingen international bedeutende Arbeiten hervor. Er hatte, ebenso wie THALER, noch bei den unermüdlichen EPPINGER-Assistenten Hans POPPER (geb. 1903) und Hans KAUNITZ (geb. 1905) experimentieren gelernt.

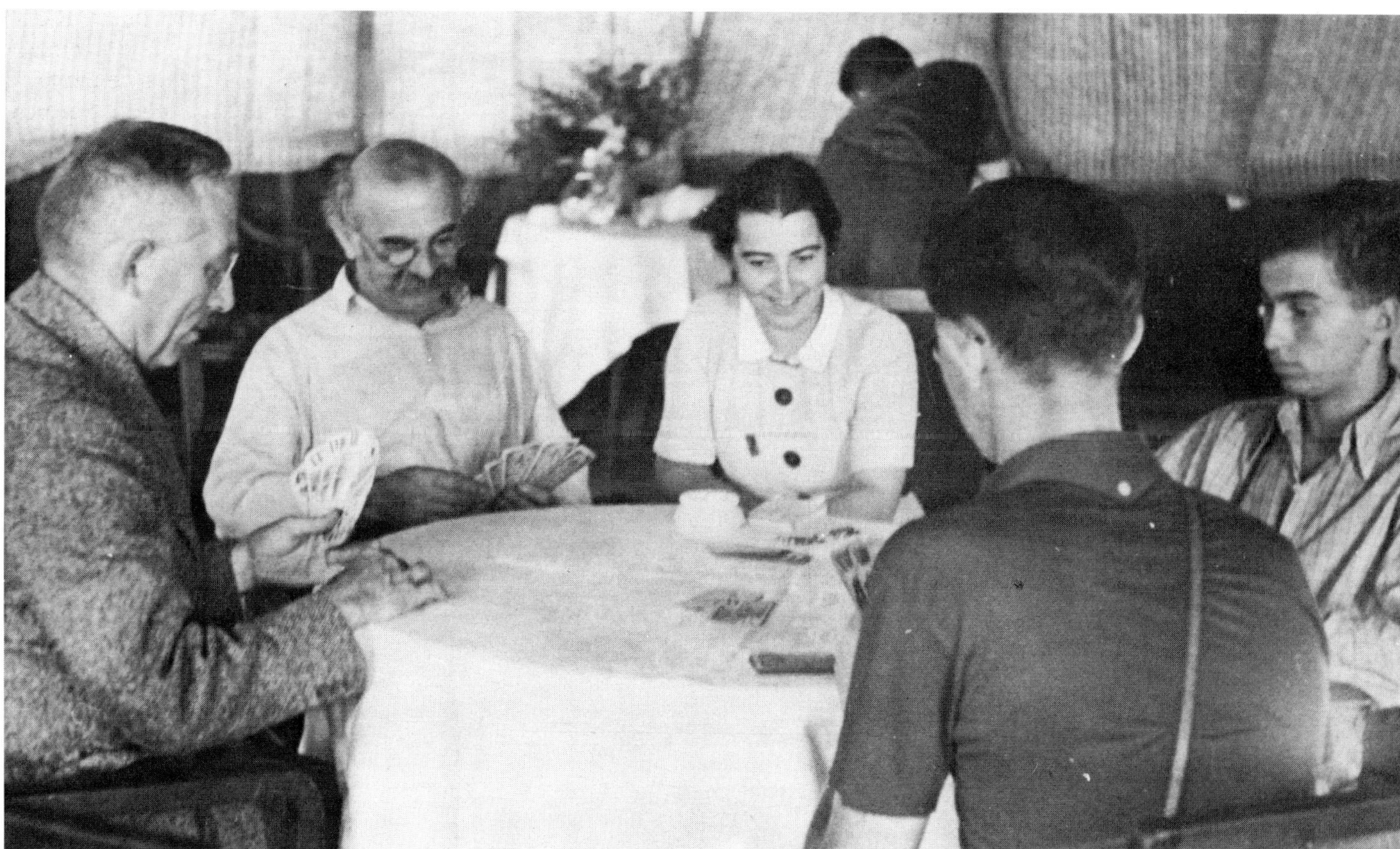

*Prof. Hans Eppinger, links von ihm Julius Tandler, ihm gegenüber sein Sohn „Lo", (ein hochbegabter Chemiker, der im Krieg gefallen ist), bei einer Tarockpartie (Photo: Prof. Scheminsky, 1935).*

## Prof. Dr. Heribert Thaler

Vorstand der 4. Medizinischen Abteilung des Wilhelminenspitals der Stadt Wien

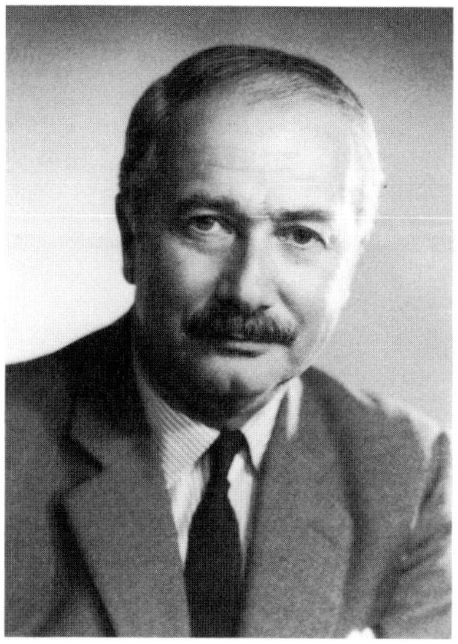

geboren am 4. November 1918 in Badgastein, Realgymnasium in Klagenfurt, 1936 Matura mit ausgezeichnetem Erfolg. Medizinstudium zuerst in Innsbruck, dann in Wien. Promotion am 12. Mai 1941 an der Universität Wien zum Doktor der gesamten Heilkunde.
Gastarzt am Pathologischen Institut des Kaiserin Elisabeth-Spitales der Stadt Wien unter Vorstand Prof. Dr. C. CORONINI, ab 1. Mai 1947 I. Medizinische Universitätsklinik unter Prof. Dr. E. LAUDA und Professor Dr. E. DEUTSCH bis zum 31. Jänner 1967. Bis 1950 Gastarzt, 1950 bis 1960 klinischer Hilfsarzt, 1960 bis 1961 klinischer Assistent, 1961 bis 1962 Gastassistent und ab 1962 Oberarzt der Klinik. Studienurlaub an der Harvard-Universität, Boston. Seit 1. Februar 1967 Primarius und mit der Leitung der 4. Internen Abteilung des Wilhelminenspitales der Stadt Wien betraut, ebenso stellvertretender Direktor dieses Krankenhauses.
Am 11. Juli 1950 Facharzt für innere Krankheiten, am 18. Dezember 1962 Zuerkennung der Venia legendi für das Fachgebiet Innere Medizin und am 22. April 1970 des Titels eines ao. Professors. Ehrenmitglied der Polnischen Gesellschaft für Gastroenterologie, Korrespondierendes Mitglied der Schweizerischen Gastroenterologischen Gesellschaft, gewähltes Mitglied der International Association for the Study of the Liver und der Royal Society of Medicine, London. Präsident der European Association for the Study of the Liver 1969, der Gesellschaft für Gastroenterologie in Bayern 1979 und der Österreichischen Gesellschaft für Gastroenterologie 1980–1982.

# Kampf gegen 800 Leberpräparate

Interview am 15. 2. 1982

*Frage: Jüngst hörte ich von einem Ordinariat für Ischiaskranke, das man als Spezialfach in Deutschland installiert hat. Heute beschäftige ich mich mit einem Spezialfach für Gastroenterologie. Ich fürchte mich davor, morgen von einem neuen winzigen Spezialfach zu hören, aufgewertet zu einem neuen Lehrstuhl. Eine schreckliche Aufsplitterung der Wiener Medizinischen Schule scheint vor sich zu gehen.*

*Antwort:* Noch hat diese Aufsplitterung in Wien nicht so kraß stattgefunden, wie Sie es eben darstellten. Aber Tendenzen dazu sind sicher auf der ganzen Welt vorhanden. Ich hoffe nur, daß sie sich in Wien nicht im gleichen Ausmaß durchsetzen, wie man es in den USA und der BRD beobachten kann, denn das wäre das Ende der WIENER MEDIZINISCHEN SCHULE.

*Frage: Aber es gibt doch ein Lehrfach für Gastroenterologie?*

*Antwort:* Verglichen mit anderen Ländern ist die Spezialisierung an unserer Universität immer noch sehr bescheiden. Wir haben ein Ordinariat für Kardiologie und zwei Ordinariate für Gastroenterologie und Hepatologie. Das ist vorderhand alles. Wobei ich persönlich der Meinung bin, daß ein Ordinariat für Gastroenterologie und Hepatologie genug gewesen wäre, aber sicher läßt sich die vollzogene Entwicklung nicht mehr rückgängig machen. Weitere Aufsplitterungen, etwa in Endokrinologie, Hämatologie, Pulmonologie und Angiologie müssen unbedingt vermieden werden. Man darf doch die klinischen Realitäten nicht verkennen oder einfach nicht wahrhaben wollen. Eine interne Klinik kann ohne Kardiologie nicht auskommen, weil man den Befund des Herzens im Rahmen einer internen Untersuchung nicht einfach ausklammern kann. Also: Ungeachtet der Klinik für Kardiologie mußten an beiden internen Kliniken wieder kardiologische Unterabteilungen aufgebaut werden, weil sie ohne dieses Fach nicht bestehen könnten. So wird es auch mit der Gastroenterologie sein, auch dann, wenn wir in das neue Haus übersiedelt sein werden, und die großen räumlichen Distanzen dazukommen. Also auch im neuen Haus wird die interne Klinik gastroenterologische Patienten untersuchen und behandeln müssen. Nur besonders schwierige Fälle oder Sonderfälle wird sie vielleicht an die gastroenterologische Klinik schicken.

*Frage: Aus der internen Klinik werden diese Fälle an die Klinik für Gastroenterologie und Hepatologie oder an die Klinik für Kardiologie überführt werden?*

*Antwort:* Ja, oder man bittet einen Kollegen als Konsiliarius eben in die interne Klinik zur Begutachtung und Beratung, aber es ist eben so – und Gott sei Dank ist es immer noch so – daß der ganze Mensch und nicht ein einzelnes Organ in das Krankenhaus kommt, wobei nicht immer zureichende Diagnosen, sondern nur feststellbare Symptome mitgeliefert werden. Erst auf der Klinik wird erhoben, was das Symptom bedeutet, welchem Organ es zuzuordnen ist und welche Krankheit vorliegt.
Lassen Sie mich das an einem Beispiel demonstrieren:

Eine akute Herzinsuffizienz kann beispielsweise heftige Leberschmerzen hervorrufen, weil eine Leberstauung vorliegt – der Patient würde also in die Klinik für Hepatologie eingewiesen werden. Oder er kommt in die interne Klinik, wo man sehr bald feststellen würde, daß er an einer Herzschwäche leidet. Es ist kaum anzunehmen, daß man dann in der internen Klinik sagt, der Patient müßte nun in die kardiologische Klinik transferiert werden. Es kann doch wohl auch nicht sein, daß man in der internen Klinik bei Feststellung einer beginnenden Leberentzündung sagt, der Patient geht uns nichts an, jetzt schicken wir ihn auf die hepatologische Klinik. Die interne Klinik wird ihre Fälle zu behandeln haben und nicht einfach an andere Kliniken abschieben.

*Frage: Versuchen wir, 10 Jahre vorauszudenken. Wird die nachfolgende Arztgeneration eine Leberstauung, hervorgerufen durch eine Herzinsuffizienz, noch von einer Leberentzündung unterscheiden können?*

*Antwort:* Können wird sie es ganz sicher. Aber sie wird sich nicht mehr die Mühe nehmen, wenn sie es nicht mehr muß. Eine Diagnose zu erarbeiten und den Patienten weiterzubehandeln, ist ja mühsam. Wenn ein Arzt beispielsweise ein hochspezialisierter Hämatologe ist, wird er mit großer Wahrscheinlichkeit sagen, ihre Leber ist nicht vergrößert, weil sie eine Leukämie haben, sondern wahrscheinlich infolge einer beginnenden Hepatitis, das ist nicht mein Fach, sie müssen einen Internisten oder einen Hepatologen aufsuchen. Nun kann es passieren, daß der Hepatologe herausfindet, daß die Leber nicht infolge einer Leberentzündung, sondern infolge einer Herzinsuffizienz, verbunden mit einer Leberstauung, vergrößert ist. Der Patient wird also erneut weitergeschickt, um beim Kardiologen untersucht und behandelt zu werden.

*Frage: Also noch einmal 10 Jahre vorausdenkend, das Leben und die Gesundung eines Patienten wird immer unsicherer?*

*Antwort:* Jedenfalls sehr viel schwieriger. Es gibt eine reizende Geschichte, die ich in einem amerikanischen medizinischen Werk gelesen habe. Sie beginnt mit dem Gespräch zweier Ärzte in einem Spitalsgang, in dessen Verlauf der Arzt A dem Arzt B nebenbei erzählt, daß er gewisse Beschwerden habe. Der Arzt B rät, ein bestimmtes Medikament zu nehmen, was von dem sich nicht gesund fühlenden Arzt auch getan wird. Über neu auftretende Zusatzbeschwerden, die durch das Medikament entstanden sind, erzählt der Arzt A dem Arzt C über diese neuen Beschwerden, ohne auf die Vorgeschichte einzugehen. Dieser empfiehlt ein neues Medikament, das erneutes Unbehagen bei dem Arzt A hervorruft, über die er zu einem nächsten Kollegen klagt. Dieser Teufelskreis, der damit begann, daß ohne Befunderhebung Medikamente ohne Zahl verordnet worden sind, geht so lange weiter bis der Arzt A die gesamte Innere Medizin durchwandert hat ...

*Frage: Bis er endlich gestorben ist?*

*Antwort:* Nein, er hat es überlebt, kam aber wieder zum ersten Kollegen zurück, um ihm seinen ganzen Leidensweg zu beschreiben. Das alles, weil sich niemand der Mühe unterzog, eine Diagnose zu erstellen. Und ein solcher Rundlauf steht, so fürchte ich, den Patienten in 10 Jahren bevor. Und das kann tödlich enden.

*Frage: Gibt es Ihrer Meinung nach überhaupt noch so etwas wie eine WIENER MEDIZINISCHE SCHULE, wenn man von den wenigen älteren Ordinarii absieht?*

*Antwort:* Es gibt sie noch, denn neben den Ordinarii gibt es ganz hervorragende Primarii an den Krankenhäusern, die alle eine fundamentale Ausbildung in der internen Medizin haben. Es sind Ärzte, die die Innere Medizin beherrschen und daneben noch ein Spezialfach haben, mit dem sie sich wissenschaftlich beschäftigen. Aber, und das muß ich hervorheben, es sind noch Ärzte, die ein grundlegendes Wissen über innere Erkrankungen haben und diese auch behandeln können. Ich weiß nur nicht, wie lange wir noch solche Ärzte zur Verfügung haben. Es wird weitgehend von der Vernunft der obersten Stellen, ich meine die Ministerien und die Ordinarii, abhängen, diesen starken zentrifugalen Kräften entgegenzuwirken.

*Frage: Ich glaube, die Ministerien werden nicht so sehr daran interessiert sein, zusätzliche Ordinariate zu errichten, weil mit jedem neuen Ordinariat zusätzliche Kosten erwachsen.*

*Antwort:* Unterschätzen Sie nicht die Bestrebungen, moderne Tendenzen als heilsbringende Neuerung einzuführen, und unterschätzen Sie nicht die Bestrebungen, die durchaus vom zuständigen Ministerium kommen, die Machtbefugnisse der Ordinarii möglichst einzuengen, was am leichtesten dadurch gelingt, ein großes Fach in möglichst viele kleine Teilgebiete aufzusplittern.

*Frage: Aber dann gibt es ja mehr Ordinarii. Wo bleibt die Beschneidung der Macht?*

*Antwort:* Weil es sich dann um kleine Ordinariate handelt, die natürlich um das Licht an der Sonne kämpfen und einander bekämpfen. Den großen machtvollen Mann aber gibt es nicht mehr. Und dazu kommt noch etwas, was man ruhig als Eitelkeit der Professoren bezeichnen kann. Ein Ordinarius, der einem großen machtvollen Fach vorgestanden hat, vertritt plötzlich die Meinung, daß es niemanden gebe, der nach ihm noch imstande sein würde, ihn gleichwertig zu ersetzen, weshalb man das Ordinariat auseinanderbrechen und in kleine Gebiete aufteilen müsse. Vor seiner Emeritierung teilt er also seine große Klinik in kleine Ordinariate, z. B. mit der Vorstellung, daß deren Vorstände, gleichsam in einem Direktionsrat zusammengeschlossen, einer jährlichen Rotation unterliegen – wie das in Deutschland ja vielfach üblich ist. Das wäre der Tod der Inneren Medizin und auch der Tod jeder Schule.

*Frage: Es hat in den letzten Jahrzehnten einen großen Internisten in Wien gegeben, der wegen seiner tiefen Verhaftung mit der Wiener Schule sich gegen jede Spezialisierung quergelegt und auf diese Art und Weise eine Menge von Entwicklungen aufgehalten hat. Es erhebt sich also die Frage, ob ein einzelner mächtiger Potentat Entwicklungen und Bestrebungen, wie sie auf der ganzen Welt bereits üblich sind, aufhalten können soll oder ob die Machtgrenzen zertrümmert werden sollen, aber eine Zersplitterung und Überspezialisierung in Kauf genommen werden muß?*

*Antwort:* Jedenfalls hat sich dieser große Mann den Zentrifugalkräften erfolgreich entgegengestellt, was im Sinne der Schule sicher gut war. Bedenken Sie doch, wie sehr nach dem neuen UOG die Vollmachten der Vorstände eingeschränkt und an Studenten und akademischen Mittelbau weitergegeben werden sollen.

*Frage: Was heißt Macht an den Mittelbau?*

*Antwort:* Der Mittelbau, das sind die Assistenten und Oberärzte, die in den Kliniken auch Dozenten und außerordentliche Professoren sind, also durchaus hochrangige Mediziner. Sie rechnen sich aus, daß sie vermutlich keine Klinik bekommen können und versuchen daher, aus ihren Fächern so viel wie möglich herauszuholen und sie in der weiteren Folge zu verselbständigen. Also aus einem Teilgebiet irgendwann einmal eine Abteilung oder eine Subklinik werden zu lassen, zu dessen Chef man selbst wird. Und während bisher der Klinikchef solche Entwicklungen dank seiner Machtposition aufhalten konnte, werden die Aufsplitterungstendenzen durch das UOG durchaus gefördert. Wenn sich der Mittelbau zusammenschließt, wird es durchaus möglich sein, gegen den Willen des Ordinarius beispielsweise aus der Angiologie eine eigene Abteilung, wenn nicht gar ein eigenes Extraordinariat oder eine Klinik zu machen. Dieser Drang nach Verselbständigung, im Beispielsfall also des Fachmannes für Arterien und Venen, ist der Beginn der zu befürchtenden Zersplitterung. Die Zersplitterung und Spezialisierung außerhalb Österreichs ist bereits so arg geworden, daß sie für den Patienten allmählich schwierig und gefährlich wird. Er weiß schon fast nicht mehr, an wen er sich wegen seiner Erkrankung wenden soll, schon deshalb, weil er nicht die Voraussetzungen hat, seine Beschwerden in ein bestimmtes Fach einzuordnen. Wie soll er wissen, ob er – um an den Anfang unseres Gespräches zurückzukehren – wegen seiner Leberbeschwerden zum Kardiologen, Hämatologen oder Hepatologen gehen soll. Auch der praktische Arzt wird nicht immer über die Zeit verfügen, die dazu nötig ist, den Patienten an die richtige Adresse zu verweisen. Ich beispielsweise möchte nicht Gastroenterologe sein, ohne auch die Innere Medizin im wesentlichen zu beherrschen.

*Frage: Wie lange gibt es die Gastroenterologie, und hat sie – im Hinblick auf die WIENER MEDIZINISCHE SCHULE – irgendwelche signifikante Zeichen gesetzt?*

*Antwort:* Zunächst möchte ich den Begriff Gastroenterologie als Wissenschaft vom Bauchraum abgrenzen. Und da gibt es eine große Tradition auf diesem Gebiet, die schon mit NEUSSER begonnen hat, der an den Beginn jeder Behandlung eine eingehende genaue Untersuchung setzte. Diese Einstellung fand sich noch bei meinem großen Lehrer LAUDA. NEUSSER war jedenfalls der erste, der sich mit den Gelbsuchtkrankheiten speziell befaßt hatte und der erste, der der Leber große Aufmerksamkeit schenkte. Ganz neue Wege ging auch der Pathologe ROKITANSKY. Damals gab es auf dem Gebiet der gastroenterologischen Forschung ein ganz großes Zentrum in Paris und ein Wien gleichzusetzendes in Berlin. Die erste wirkliche Blütezeit der Gastroenterologie war wohl unter NOORDEN, der ein großer Diätetiker und Stoffwechselforscher war. Er räumte mit der mittelalterlichen Vorstellung auf, daß man alle Krankheiten mit einer Diät behandeln könne, um die „schlechten" Körpersäfte in Ordnung zu bringen. Er erarbeitete eine wissenschaftliche Diätetik, die von Wien ihren Weg in die Welt angetreten hat.
Ein großer Experimentator und genialer Forscher war EPPINGER, der aus dem großen Gebiet der internen Erkrankungen die Lebererkrankungen, für die er sich besonders interessierte, herauslöste und bearbeitete. Er erkannte, daß die Leber die faszinierendste chemische Fabrik des Körpers und damit eines der wesentlichsten Organe ist. Aus seinen Forschungen und Erkenntnissen ging eine wirkliche Schule von Leberspezialisten hervor, die man heute als Hepatologen bezeichnet. Zu seiner Zeit war EPPINGER ohne Zweifel der führende Hepatologe der Welt und wohl auch der Begründer der Hepatologie. Trotz seiner intensiven Forschungen auf dem Gebiet der Leber war er aber kein mit Scheuklappen versehener Spezialist, sondern beschäftigte sich daneben z. B. auch mit der Kardiologie. Er erzeugte als erster experimentell den Schenkelblock. Mit anderen Worten, es war ihm klar, daß die Leber nicht im Raum schwebt, sondern Zentrale des Stoffwechsels ist, die auf Reize von außen ebenso antwortet, wie Veränderungen in der Leber auch die andern Organe des Menschen beeinflussen.

*Frage: ... Ist Hepatologie ein Teilgebiet der Gastroenterologie?*

*Antwort:* Ja, aber eines der wesentlichsten Teilgebiete, mit dem man sich in Wien immer ganz besonders befaßte und ganz enorme Weiterentwicklungen erreicht hat. Für die eigentliche Gastroenterologie, also den Magen-Darmtrakt, hat man sich hier interessanterweise nicht sonderlich engagiert. Die Ursache für das Minderinteresse mag wohl an der hochspezialisierten Schule der Wiener Bauchchirurgie liegen. Im Großen und Ganzen konnte man organische Erkrankungen des Magen- und Darmtraktes damals nur operativ behandeln, und so überließ man diese Fälle bis zum Ende des 2. Weltkrieges meist den Chirurgen. Die Gastroenterologie war also in Wien als Fachgebiet im wesentlichen die Hepatologie, die allerdings Weltbedeutung hatte. Mit LAUDA, der sein Hauptaugenmerk auf die Darmkrankheiten richtete, und FELLINGERS Berufung setzte eine Renaissance der Allgemeinmedizin ein, wobei Schwergewicht der ersten Internen der Bauchraum und der zweiten Internen die Kardiologie, die Nephrologie und die Blutkrankheiten waren. Durch die machtvolle Persönlichkeit FELLINGERS, aber auch durch das ständige Bemühen, seine Mitarbeiter in gute Positionen zu bringen, setzte an der II. Medizinischen Universitätsklinik eine gewisse Verarmung an guten Nachwuchsleuten ein. Ehe er endgültig emeritierte, gründete er noch die erste Lehrkanzel für Gastroenterologie in Wien, der alsbald eine solche an der I. Medizinischen Universitätsklinik folgte. Nun gibt es also in Wien zwei Kliniken für Gastroenterologie und Hepatologie, und in vielen Ländern nicht nur gastroenterologische Kliniken, sondern sogar auch gastroenterologische Fachärzte. Trotzdem aber hoffe ich – im Sinne der Patienten, Studenten und auch der Forschung – daß sich die gastroenterologischen Kliniken nicht gänzlich von der internen Medizin trennen, sondern nur zu einem Diagnostik- und Forschungszentrum werden. Es gibt ein tragisches Beispiel aus der Bundesrepublik Deutschland, wo ein großer, berühmter Chef vor seiner Emeritierung meinte, niemand könne seine komplette Interne in seinem Sinne weiterführen. So gibt es heute eine Fülle von Diadochen, die allen möglichen verselbständigten Teilgebieten vorstehen und kaum mehr ein Abhängigkeitsverhältnis zum Leiter der internen Medizin haben, ja ihn sogar bekämpfen, weil jeder für sich selbst noch etwas für sein Fach herausschlagen möchte.

*Frage: Wie lange dauert jetzt an diesem Klinikverband eine interne Durchuntersuchung?*

*Antwort:* Das kann ich nicht sagen. Bei uns dauert eine hepatologische Untersuchung minimal einen Tag, eine gastroenterologische Untersuchung oder eine interne minimal 4–5 Tage. In dem erwähnten bundesdeutschen Zentrum kann es – einiges Pech vorausgesetzt – dazu kommen, daß ein Patient von Fach zu Fach weitergereicht wird. Wenn er Glück hat, zieht ein Vorstand einer Teilklinik Konsiliarii der übrigen Kliniken zur Begutachtung zu. Eine solche Untersuchung kann also, unter unglücklichen Umständen, schlecht ausgehen, wenn auch im allgemeinen angenommen werden kann, daß der Patient in der Regel den richtigen Befund erhält, aber er wird dazu doppelte oder dreifache Zeit benötigen. Die große Gefahr liegt in der geistigen Einbahn der Überspezialisierung, das heißt, der eben nur auf ein Gebiet spezialisierten Kollegen, die fälschlich meinen, irgendwelche beobachteten Symptome in ihr Fach einordnen zu können. Dann kommt es zu Eingriffen, die leicht vermeidbar gewesen wären, hätte man sich des Mutterfaches Innere Medizin bedient und eine Basisuntersuchung gemacht.

*Frage: Seit wann gibt es in Wien ein eigenes Lehrfach Gastroenterologie?*

*Antwort:* Im Jahr 1972 wurde der Lehrstuhl für Gastroenterologie gegründet, später wurde daraus ein planmäßiges Extraordinariat und 1979 wurde es in eine Universitätsklinik für Gastroenterologie und Hepatologie umgewandelt.

*Frage: Also 10 Jahre Gastroenterologie. Hat es nach EPPINGER geistige Nachfahren gegeben, die annähernd gleiche Leistungen setzen konnten?*

*Antwort:* Es hat vor allem seinen Schüler Hans POPPER gegeben, der sein Assistent war, gleichzeitig ausgebildeter Pathologe, Chemiker und Internist, 1938 aber nach Chicago emigrieren mußte. Dort und später in New York hat POPPER die Wiener Hepatologenschule ein- und weitergeführt und verhalf ihr durch seinen unermüdlichen Einsatz nicht nur zu tatsächlichem Weltruf, sondern machte die Hepatologie zum vielleicht wissenschaftlich geachtetsten Zweiggebiet der Inneren Medizin. Man kann ruhig sagen, daß heute die Leber zum wissenschaftlich meistbearbeiteten Organ gehört, was sicher ein Verdienst von POPPER ist. POPPER seinerseits aber verweist immer wieder auf die grundlegenden Arbeiten seines Lehrers EPPINGER, dem er seine eigene wissenschaftliche Laufbahn verdankt.

*Frage: Sind nach POPPERS Abgang von Wien noch Leistungen auf dem gastroenterologischen Gebiet gesetzt worden, die internationale Beachtung fanden?*

*Antwort:* Spezifikum der Wiener Schule war die Integration der pathologischen Anatomie in die interne Medizin. Die formale pathologische Anatomie war hochentwickelt, weshalb sich Gastroenterologie und vor allem die Hepatologie in morphologischer Hinsicht besonders weiterentwickeln konnten, womit ich zu dem Gebiet komme, mit dem ich mich hauptsächlich beschäftige.

*Frage: Kommen wir jetzt zu Ihrem wissenschaftlichen Werk?*

*Antwort:* Mein wissenschaftlicher Werdegang war durch die Faszination an dem Wissenschafter EPPINGER und meinem Interesse an der Leber vorgezeichnet. Nach Beendigung meines Studiums (wobei ich schon als Student an der Klinik EPPINGER gearbeitet habe) nahm mich EPPINGER auf, schickte mich aber vorher zu der berühmten Pathologin CORONINI ins Elisabeth-Spital, um pathologische Anatomie weiterzustudieren. Nach meiner Rückkehr setzte ich mich mit der klinischen Pathologie der Leber auseinander, wobei mir ein Zufall zu Hilfe kam. Bei einer Tagung in Perugia stellte der italienische Arzt MENGHINI eine neue Methode der Leberbiopsie vor, wobei er eine von ihm erfundene Nadel vorführte, die heute seinen Namen trägt. Nach der Tagung schenkte er mir eine seiner Nadeln, die er selbst noch gar nicht richtig ausprobiert hatte. Ich muß an dieser Stelle einfügen, daß bis zu diesem Zeitpunkt eine Leberbiopsie ein großer und sehr gefährlicher Eingriff war, der eine Letalität von 1:500 nach sich zog, das heißt also bei 500 Untersuchungen mußte man mit einem Todesfall rechnen. Nachdem ich die Menghini-Nadel nach Wien gebracht und dessen Methode eingeführt hatte, veränderte sich die Situation schlagartig, wodurch die Leberbiopsie zu einer Routineuntersuchung werden konnte. Plötzlich stand ein ungeheueres Material an Untersuchungsergebnissen zur Verfügung, und man konnte die Vorgänge in der Leber nicht mehr nur an Hand von Autopsiebefunden, sondern mitten im Krankheitsverlauf erkennen und beobachten. Man konnte beispielsweise bei einer Hepatitis von Beginn der Krankheit an die Vorgänge in der Leber studieren und verfolgen und eine fundierte Lehre von Lebererkrankungen erarbeiten.

*Frage: Ich nehme an, daß man sich zu dieser Zeit auf der ganzen Welt mit der Aufklärung des bisher unerschlossenen Organes Leber beschäftigt hat. Haben Sie persönlich einen wichtigen Beitrag leisten können?*

*Antwort:* Zunächst konnte ich von 1949 bis 1953 Beiträge zur Aufklärung der pathologischen Veränderungen bei der Hepatitis erbringen und über die Entstehung der Leberzirrhose Grundsätzliches erarbeiten. Für einen Teil der Leberzirrhosen gelang mir der Nachweis, daß sie primär durch Zugrundegehen von Leberzellgewebe entstehen. Das Lebergewebe wird unter bestimmten Voraussetzungen nicht mehr neu aufgebaut, sondern durch Bindegewebe ersetzt, was auch eine Umorientierung der Leberdurchblutung zur Folge hat. Ich muß noch ein wenig weiter ausholen. Durch die Entzündung der Leber, die ja ein Organ mit einer Kapsel ist, entsteht ein erhöhter Druck – durch den z. B. auch die Leberschmerzen verursacht werden – und durch den das Lebergewebe, das seinen Zusammenhang verloren hat, zusammengepreßt wird. Sind die Zerstörungen großflächig, bleiben nur mehr Inseln mit erhaltenem Lebergewebe zurück, die dann aber ihre früheren Räume nicht mehr besiedeln können, sondern nun die für die Zirrhose typischen Knoten bilden. Darüber habe ich als erster 1952 in „Zieglers Beiträgen zur pathologischen Anatomie und zur allgemeinen Pathologie“ unter dem Titel „Über die formale Pathogenese der posthepatischen Leberzirrhose“ berichtet.

*Frage: Dieser Nachweis gilt für Leberzirrhose nach Entzündungen. Sind bei der alkoholischen Leberzirrhose die gleichen Vorgänge zu beobachten?*

*Antwort:* Von der Entstehungsweise der alkoholischen Leberzirrhose wußte man damals überhaupt nichts. Zum Unterschied von der bis dahin gültigen Lehrmeinung, vor allem aber im Gegensatz zum Berliner Pathologen RÖSSLE, gelang mir der Nachweis, daß die alkoholische Zirrhose nicht primär durch Bindegewebswucherungen der Leber, sondern ebenfalls durch Untergang von Leberzellgewebe verursacht wird.
In meiner Arbeit „Die Fettleber und ihre pathogenetische Beziehung zur Leberzirrhose“ konnte ich 1962 nachweisen, daß nach langdauerndem und ständigem Alkoholgenuß es zu einer sehr eigenartigen Erkrankung der Leberzellen kommt, die sie zerstört.

*Frage: Wo sind die Zusammenhänge zwischen Alkohol und Zugrundegehen der Leberzellen?*

*Antwort:* Das weiß man im Detail immer noch nicht. Wir sind damit beschäftigt, den Ursachen nachzuspüren. Man weiß, daß der Alkohol in der Leber vorrangig abgebaut – oxydiert – wird, ein höchst merkwürdiger Vorgang, den keine andere Substanz mit dem Alkohol teilt. Steht Alkohol zur Verbrennung, bleiben alle anderen Oxydationen liegen. Warten muß also auch das Fett, wodurch es zur Leberverfettung kommt. Wenn etwa jeden Tag eine halbe Flasche Whisky konsumiert wird, hat man mit Sicherheit nach 3 Wochen eine Fettleber, weil die Leber den Großteil ihrer Verbrennungskapazität für den Alkohol aufwendet. Die Alkoholverbrennung erfolgt in 2 Phasen, die rasch aufeinander folgen, zuerst zu Acetaldehyd und dann zu Essigsäure, wobei das Acetaldehyd eine hochtoxische Substanz ist. Die ständige Vergiftung der Leber durch Acetaldehyd, aber auch das Zurückstellen der Verbrennungsvorgänge anderer Substanzen, führen allmählich zur Vernichtung des Stützskelettes der Leberzellen – des Zytoskelettes –, das hochwichtige Stoffwechselfunktionen hat. Das geschädigte Zytoskelett schrumpft zusammen, es entstehen die sogenannten Mallorykörper und die Zellen gehen zugrunde. Ihr Platz wird durch Bindegewebe ersetzt und aus den überbleibenden Leberzellen bilden sich wieder die für die Zirrhose typischen Knoten.

*Frage: Geht jeder mehr oder minder chronische Alkoholiker an einer Leberzirrhose zugrunde?*

*Antwort:* Eine Zirrhose entsteht frühestens nach 6 Jahren, im Durchschnitt nach ungefähr 10jährigem Alkoholmißbrauch. Es kann aber auch 20 Jahre dauern, bis der chronische Alkoholiker an einer Leberschrumpfung erkrankt.

*Frage: Muß jeder chronische Alkoholiker an einer Leberzirrhose zugrundegehen?*

*Antwort:* Die Leber ist unerhört widerstandsfähig und regenerationsfähig, so daß etwa nur die Hälfte der schweren Alkoholiker an einer Leberzirrhose erkrankt. Dann spielt noch die persönliche Widerstandskraft des jeweiligen Trinkers eine Rolle. Im Verlaufe der Forschungen auf diesem Gebiet, die vor allem in Frankreich, aber auch bei uns angestellt worden sind, stellte sich heraus, daß Frauen im Bezug auf Alkoholschädigungen dreimal mehr empfindlich sind als Männer. Die niederste Tagesmenge beim Mann, bei der eine Zirrhose entstehen kann, sind 60 g reiner Alkohol pro Tag. Bei der Frau hingegen kann das schon $^{1}/_{4}$ l Wein täglich, also 20 g reiner Alkohol, zu einer Zirrhose führen.

*Frage: Wird die Frau mit hoher Wahrscheinlichkeit nach dem Konsum von $^{1}/_{4}$ l Wein an einer Leberzirrhose erkranken?*

*Antwort:* Nein, mit ganz geringer Wahrscheinlichkeit. Aber diese Wahrscheinlichkeit steigt dann bei höheren Alkoholmengen explosionsartig an, während sie beim Mann gleichmäßig zunimmt. Bei 40 g verdreifacht, bei 60 g verzehnfacht und bei 80 g verhundertfacht sich die Wahrscheinlichkeitsquote für die Frau. Heute steht die Leberzirrhose an vierter Stelle der Todesursachen nach Herzerkrankungen, Krebs und Unfällen. Österreich, das zu den klassischen Weinländern gehört, liegt nach Frankreich, Portugal und Spanien an vierter Stelle mit seinen Zirrhosequoten, das heißt, von 100.000 Lebenden sterben jährlich an die 30 Menschen an Leberzirrhose.

*Frage: Hat man, weltweit betrachtet, von Ihren Forschungsergebnissen über die Leberzirrhose nach Entzündungen bzw. nach Alkoholgenuß bzw. von Wien als Stadt der Medizin gesprochen?*

*Antwort:* Seit POPPERS Wirken kennen die Hepatologen einander, treffen einander, informieren einander, und jeder weiß vom anderen, worüber er arbeitet und mit welchem Erfolg. Es gibt eine jährliche Spezialtagung, an der nur 12 Leberexperten aus der ganzen Welt teilnehmen, einer von ihnen bin ich. Auf diesen Tagungen werden Fragen der Nomenklatur und der Definition von Leberkrankheiten behandelt. Man nannte uns „Die Gnomen von Zürich“, weil unsere erste Tagung 1968 in Zürich stattgefunden hatte. Aber die Ergebnisse unserer Tagungen haben weltweite Anerkennung gefunden.
Zur Zeit, als ich meine Ergebnisse über die Leberzirrhose vorlegte, war die Kommunikation untereinander noch nicht so intensiv wie heute. Aber nach der Veröffentlichung von 1952 und wohl auch auf Grund des von mir geschriebenen Buches „Die Leberbiopsie“ (1969) wurde ich rasch bekannt.

*Frage: Haben Sie außer den beiden oben beschriebenen Forschungsergebnissen noch andere wissenschaftliche Arbeiten geleistet, die bedeutungsvoll waren?*

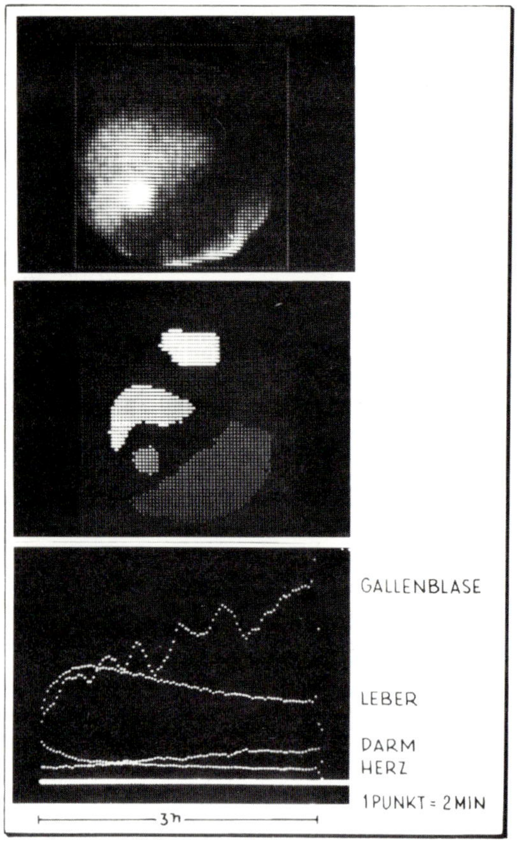


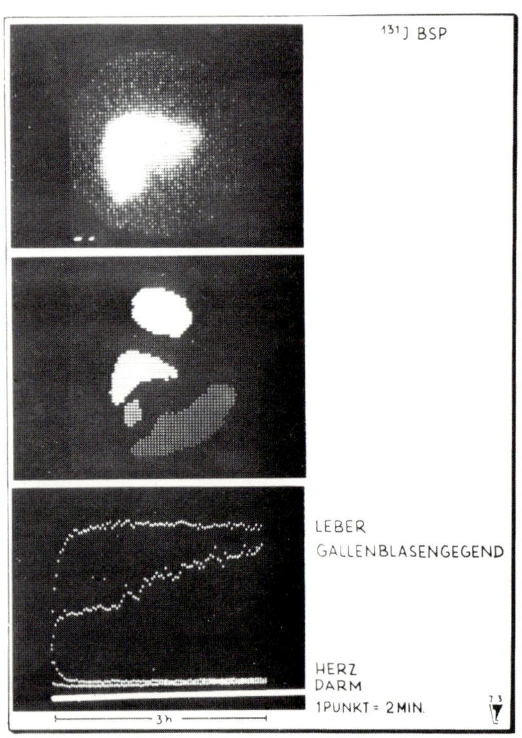


*Funktionsszintigraphie der Leber mit 131 Jod-BSP.*

*Das obere Bild zeigt die Verhältnisse beim Gesunden, das untere bei einem Patienten mit Dubin-Johnson-Syndrom. Bei dieser angeborenen Leber-Ausscheidungsstörung wird das Isotop zwar normal von der Leber aufgenommen, jedoch innerhalb von 3 Stunden nicht in den Darm abgegeben. (Nuklearmedizinisches Institut des Wilhelminenspitales).*

*Antwort:* Ich war immer ein Vertreter der rationalen Medizin. Es war bis vor gar nicht langer Zeit üblich, daß ein Mediziner mit berühmten Namen eine Meinung als Behauptung aufstellte, ohne dafür Nachweise oder Beweise zu liefern. Das war der große Fehler von überragenden Persönlichkeiten, aber auch von berühmten Schulen, daß sie – wenn man das so sagen darf – wissenschaftliche Auffassungen einzementierten, manchmal bis zu 30 Jahre lang. Nicht wenig meines persönlichen Erfolgs auf wissenschaftlichem Gebiet lag darin, daß ich genügend Courage besaß, gegen etablierte Lehrmeinungen aufzutreten und nachzuweisen, daß sie falsch waren. Natürlich gab es jeweils große Schwierigkeiten, meine Meinung gegen die der damaligen medizinischen Autoritäten durchzusetzen. So glaubte man beispielsweise früher allgemein, daß die Zirrhose an sich eine fortschreitende Krankheit sei, ähnlich wie der Krebs. Ich konnte zeigen, daß die Zirrhose nur so lange fortschreitet wie ihre Ursache weiterwirkt, wie etwa der Alkohol. Der Erfolg blieb nicht aus, als ich die Stichhaltigkeit meiner Erkenntnisse nachweisen konnte.

*Frage: Was ist also die rationale Medizin jetzt und was hat sie mit Ihrer Einstellung zur Forschung zu tun?*

*Antwort:* Die Leber wurde vom Altertum an (Druiden) als mystisches und heiliges Organ betrachtet. Deshalb auch das so tief in den Menschen verwurzelte Bemühen, die Leber mit allen nur möglichen therapeutischen Maßnahmen zu unterstützen. Daß die Leber die Zentrale unseres Stoffwechsels ist, wurde erst in unserem Jahrhundert erkannt. Aber das hieß noch lange nicht, daß man nun auch bereit war, die Leber nach rationalen Gesichtspunkten zu behandeln! Im Gegenteil! Man fand im Leberstoffwechsel eine Substanz, die hier eine Rolle spielte und sie wurde „postwendend" zum Medikament „ernannt". Vor allem in den Vereinigten Staaten, wo viel Geld und Forschungsmöglichkeiten vorhanden sind, beschäftigte man sich viel mit dem Leberstoffwechsel und entwickelte eine Reihe von sogenannten Leberschutzpräparaten, die im deutschsprachigen Raum kritiklos übernommen wurden.

Gegen die Anwendung dieser Leberschutzpräparate steht die Erkenntnis, daß die Leber nicht nur ein hoch resistentes und regenerationsfähiges, sondern auch ein unerhört rasch und vielseitig arbeitendes Organ ist, dessen Leistungen diejenigen unserer chemischen Großfabriken lächerlich und primitiv erscheinen läßt. Dieses natürliche Wunderwerk mit täglich 3 × 2 Tabletten irgendeiner Substanz nachhaltig beeinflussen oder gar schützen zu wollen, erscheint mir geradezu als Anmaßung. Ich stand mit meiner Ansicht nicht allein, aber es bedurfte eines zähen und langen Kampfes, denn in der Zwischenzeit waren allein in Deutschland 800 Leberschutzpräparate von allen möglichen Pharmakonzernen entwickelt und auf den Markt gebracht worden. Keines dieser 800 Präparate nützte wirklich – außer jenen Erzeugern.

*Frage: Ihr Feldzug gegen die Leberschutzpräparate hat also auch eine sozialmedizinische Komponente?*

*Antwort:* Er hat einen sozialmedizinischen, aber auch einen volkswirtschaftlichen Aspekt, wurden doch Menschen nicht nur mit absolut wirkungslosen, dafür aber sehr teuren Medikamenten behandelt.

Von den größten deutschen Hepatologen wurden übrigens damals Patienten mit Leberleiden ins Bett gelegt, und das ein halbes Jahr lang und länger. Sie mußten die unglaublichsten Diäten essen und wurden mit eben diesen Leberschutzpräparaten gefüttert oder intravenös berieselt. Sie können sich vorstellen, daß das Auflehnen des damals kleinen THALER gegen die großen Hepatologen und die Pharmaindustrie mit Schwierigkeiten, Widerständen und Vorwürfen beantwortet wurde. Man bezeichnete mich als therapeutischen Nihilisten. In der Zwischenzeit aber haben sich die neuen Ansichten durchgesetzt, und es gibt für die meisten Leberkranken weder strenge Bettruhe noch sinnlose Diät, und auch der Einsatz der Leberschutzpräparate geht immer mehr zurück. Man weiß heute, daß die Leber durch strenge diätetische Beschränkungen sogar geschädigt werden kann, weil sie auf einen Stoffwechsel mit allen Nahrungsbestandteilen, also Kohlenhydraten, Eiweißen und Fetten, eingerichtet ist.

*Frage: Wann haben sich die Auseinandersetzungen zwischen Ihnen, Diätverordnern und den Herstellern von Leberschutzpräparaten abgespielt?*

*Antwort:* Sie begannen in den 50er Jahren und reichten eigentlich bis in die jüngste Vergangenheit. Selbst heute gibt es noch Ärzte, die glauben, mit Hilfe von Diät oder Medikamenten den Leberstoffwechsel wesentlich beeinflussen zu können. Aber im Großen und Ganzen haben Vorträge, Fortbildungskurse und Publikationen Gleichgesinnter die Ärzteschaft überzeugen können, daß man zwar mit Hilfe unserer vielfältigen und sehr subtilen Untersuchungsmethoden die zutreffende Diagnose stellen muß, daß es dann aber häufig genügt, Schädlichkeiten von der Leber fernzuhalten, um einen optimalen Erfolg zu gewährleisten.

*Frage: Kann ich den Hepatologen THALER über andere Arbeiten im gastroenterologischen Bereich befragen?*

*Antwort:* Die wirkliche Gastroenterologie, also die Lehre von den Magen- und Darmkrankheiten, hat durch die Endoskopie einen enormen Aufschwung genommen. Aber die Gastroenterologie ist, wie ich Ihnen schon gesagt habe, in Wien immer eher stiefmütterlich behandelt worden, weil die Internisten sich allzugerne der hervorragenden Chirurgen bedienten. Ein bißchen bösartig ausgedrückt – das Hirn des Internisten wurde durch den Finger des Chirurgen ersetzt. Die neuen Entwicklungen in der Gastroenterologie gingen nicht von Wien, sondern von Deutschland und dort im speziellen von HENNING in Erlangen und dessen Nachfolger DEMLING aus.

Diese beiden und ihre Schüler bauten eine hervorragende Endoskopiker-Schule auf, deren Techniken auch von uns übernommen und heute angewendet werden.

*Frage: Hat also kein Wissenschafter aus Wien einen namhaften Beitrag auf dem Gebiet der Gastroenterologie eingebracht?*

*Antwort:* Doch, aber verzeihen Sie, bitte, wenn ich hier vor allem wieder Beispiele aus der Hepatologie bringe. Ich nenne den verstorbenen Prof. WEWALKA von der I. Universitätsklinik für Gastroenterologie und Hepatologie, der mit seinen Mitarbeitern ein Verfahren zur Erkennung der Hepatitis B entwickelte. Mit Hilfe des von ihm erarbeiteten Tests, der Überwanderungsphorese, konnte innerhalb kurzer Zeit festgestellt werden, ob diese Krankheit vorliegt. Das war zweifellos eine Leistung, die in der ganzen medizinischen Welt gewürdigt wurde. Prof. NEUMAYR, der als Primarius am Wiener Rudolfspital tätig ist, leistete gleichfalls international anerkannte Beiträge zur Frage der Leberdurchblutung.
Auch die Plasmaphorese, die dazu dient, das Blut von schwerstkranken, im Koma liegenden Leberpatienten von Giftstoffen zu reinigen, wurde von Doz. HORAK, einem Schüler von Prof. GRABNER, II. Universitätsklinik für Gastroenterologie und Hepatologie, entwickelt.
Sie ermöglicht es, das Plasma samt den Giftstoffen von den fettigen Blutbestandteilen abzusondern und dieses wieder in den Körper zurückzuleiten. Dieser Reinigungsprozeß kann den Patienten über die kritischen Tage hinwegführen bis zu dem Zeitpunkt, an dem sich die Leber zu erholen beginnt und ihre natürliche Funktion wieder aufnimmt. Auch eine Apparatur zur extrakorporalen Leberperfusion, die in Wien vom Chirurgen RAUHS, dem Anästhesisten SPORN und dem Internisten Dozent HORAK entwickelt wurde, muß ich hier erwähnen. Sie arbeitet mit einer menschlichen Spenderleber oder einer tierischen Leber und dient ebenfalls zur Behandlung schwerer Fälle von Leberkoma.

*Frage: Bedeuten Plasmaphorese oder extrakorporale Leberperfusion ein absolut sicheres Verfahren, hepatitiskranke Patienten mit Leberzerfall am Leben zu erhalten?*

*Antwort:* Leider noch nicht. Für 80% dieser Patienten gibt es immer noch keine Hilfe.

*Frage: Trotz der Blutwäsche?*

*Antwort:* Trotz der Blutwäsche. Auch diese hat sich als unwirksam erwiesen, ebenso wie viele andere Versuche, wie z. B. den Kranken an einen anderen Menschen oder einen Pavian anzuschließen. Man bezeichnet das als Kreuzzirkulation. Die Leber ist eben das Zentrum des Stoffwechsels und ist vorderhand durch nichts zu ersetzen. Alle Maßnahmen, die wir vornehmen, zielen nur darauf ab, dem Körper eine Atempause zu verschaffen, bis die Leber wieder selbst zu arbeiten beginnt. Noch zwei andere Wiener Wissenschafter darf ich aber nicht vergessen:
Prof. Helmut DENK vom Universitätsinstitut für Pathologische Anatomie hat eine international vielbeachtete Entdeckung gemacht, die vielleicht einmal den Grundstock zur Heilung einer alkoholischen Leberschädigung bilden könnte. Es gelang ihm aufzuklären, was das alkoholische Hyalin oder die Mallorykörper sind, die beim Alkoholiker in den Leberzellen aufscheinen. Es handelt sich um einen Bestandteil des Zytoskeletts, das Präkeratin, das im Haushalt der Leberzelle sicher eine große Rolle spielt und durch den Alkohol geschädigt wird. Ob es die Ursache oder nur eine der Ursachen des Leberzellunterganges beim Alkoholiker ist, bleibt noch zu erforschen.

*Frage: Ich möchte am Schluß unserer Bestandsaufnahme auf dem Gebiet der Gastroenterologie die Frage stellen, wie weit heutzutage das Verhältnis Patient – Arzt funktioniert, das mir gerade in Ihrem Fach wichtig vorkommt, weil es sich doch um einen Großteil psychosomatisch bedingter Krankheiten handelt, das heißt, daß der Patient des guten Wortes fast noch mehr als der Behandlung bedarf. Bei vielen meiner durchgeführten Interviews war ein nicht selten gestörtes Arzt–Patienten-Verhältnis herauszuhören, mindestens aber herauszufühlen, und so würde es mich interessieren, wie die Verhältnisse – aus Ihrem Blickwinkel gesehen – in einer Abteilung sind, in der psychische Faktoren wahrscheinlich eine große Rolle spielen?*

*Antwort:* Sie haben sicher recht, daß gerade bei den gastroenterologischen Fällen das Arzt-Patienten-Gespräch, ich möchte fast sagen, eine dominierende Rolle spielt, weshalb ich größtes Augenmerk darauf richte, daß dieses Gespräch nicht zu kurz kommt. Mit physikalischen Krankenuntersuchungen und nachfolgenden Laboratoriumtests allein ist einem gastroenterologischen Fall oft nicht beizukommen, weil gerade diese Patienten vermehrtes Bedürfnis nach einer ausführlichen Aussprache haben, in dem sie ihre Situation, Probleme und Leiden genau schildern und mit dem Arzt besprechen möchten und erwarten, auf einen Arzt zu stoßen, der auch zuhören kann. Freilich führt man ein solches Gespräch besser in einer Ordination, wo man genügend Zeit zum Zuhören hat und nicht durch andere Verpflichtungen gezwungen ist, den Patienten zu unterbrechen. In einem Spital- oder Klinikbetrieb, in dem es Routinearbeiten zu erledigen gibt, läßt sich ein solches Gespräch schwieriger abwikkeln, aber sicher müssen Ärzte einer gastroenterologischen Abteilung jede Gelegenheit wahrnehmen, um den notwendigen Kontakt mit den Patienten aufrechtzuerhalten.

*Frage: Sie sind so eine Art Vater der Gastroenterologie. Finden Sie bei den jungen Ärzten, die allmählich nachkommen, diese von Ihnen gepflogene und soeben als wichtig bestätigte Bereitschaft, sich mit den Patienten ausführlich zu unterhalten?*

*Antwort:* Volkstümlich ausgedrückt – ein Fisch stinkt vom Kopf. Wenn der Chef einer Abteilung das ärztliche Gespräch vorlebt, dann übernehmen seine jüngeren Kollegen im allgemeinen seine Gepflogenheiten. Ich habe die Erfahrung gemacht, daß auf diese Weise nicht nur die Patienten zufriedener und ausgeglichener sind, sondern eine wesentlich bessere Diagnostik und Therapie zu erreichen ist.

*Frage: Eigentlich sind wir jetzt an den Beginn unseres Gespräches zurückgekehrt und auch zur prinzipiellen Fragestellung, nämlich zu der Tradition der WIENER MEDIZINISCHEN SCHULE, der Medizin am Krankenbett, von der Sie meinen, daß sie existent ist und funktioniert. Sind Sie wirklich davon überzeugt?*

*Antwort:* Es ist wirklich so, daß Forschung, Lehre und Wissenschaft am Krankenbett begonnen haben, was der WIENER MEDIZINISCHEN SCHULE durch viele Jahrzehnte hindurch erhalten blieb und für sie typisch wurde. Sie geht vom ganzen Menschen aus und stellt ihn in den Mittelpunkt ihrer Betrachtungen. Sie leitet ihre Diagnosen also nicht nur von Symptomen und Laboratoriumsproben ab, sondern unter der Bedachtnahme des ganzen Menschen. Dazu gehört auch seine Psyche und seine soziale und familiäre Umwelt, für die Beurteilung und die Behandlung wichtige Faktoren, die man nur im ärztlichen Gespräch erfahren kann. So lange die Ärzte sich an diese Tradition halten, wird es eine WIENER MEDIZINISCHE SCHULE geben, wird das Verhältnis zwischen Kranken und Behandler ein gutes sein mit der Konsequenz, daß sich unsere Behandlungsergebnisse von jenen in anderen Ländern vorteilhaft unterscheiden. Sollte einmal der Zeitpunkt eintreten, in dem wir von dem engen Kontakt und den menschlichen Beziehungen mit den Patienten abrücken, also dem heute schon allgemeinen Trend nachgeben, wird auch bei uns die entseelte und mechanisierte Medizin Einzug finden, die man vielleicht dann schließlich wirklich einem Computer überlassen könnte. Ich hoffe, daß wir die ärztliche Ethik, die wir von unseren Lehrern gelernt haben, auch der nachfolgenden Ärztegeneration und diese wieder an ihre Schüler weitergeben können. Wenn wir diesen wichtigen Mittelpunkt unseres Arztseins einmal aus dem Auge verlieren, wird es auch bei uns zwar noch Mediziner geben, aber keine Ärzte mehr.

*Frage: Sind Ihnen schon die sogenannten mündigen Patienten begegnet, die gegen den behandelnden Arzt und seine Maßnahmen Widerstand zu entwickeln bereit sind?*

*Antwort:* Sie sind mir begegnet und werden mir vermutlich zunehmend begegnen. Ich akzeptiere aber, daß der Patient das Recht hat, zu fragen und auch das Recht hat, über seine Krankheit unterrichtet zu werden, so weit es ihm guttut . . .

*Frage: Was verstehen Sie unter „soweit es ihm guttut"?*

*Antwort:* Jeder Patient verlangt, von seinem Arzt die Wahrheit über seinen Zustand zu erfahren. In Wirklichkeit will er aber nur „gute Wahrheiten" zu hören bekommen. Der Arzt hat dann zu entscheiden, ob und wieweit der Patient die „volle Wahrheit" hören und auch ertragen kann oder ob er nicht nach Kenntnisnahme einer „schlechten Wahrheit" aus dem nächsten Fenster springt. Ganz allgemein kann man sagen, daß hoffnungslos erkrankte Patienten einen geradezu unglaublichen Schutzmechanismus aufweisen, der sie befähigt, sich auch an die geringste Hoffnungsmöglichkeit anzuklammern. Ich würde glauben, daß es sich dabei um einen Urtrieb handelt, der es dem Menschen auch in Grenzsituationen ermöglichen soll, zu überleben. Selbst Ärzte sind davon nicht frei und legen sich Erklärungen zurecht, die sie bei einem Patienten niemals für wahr halten würden. So groß ist eben der Glaube und so stark ist das Klammern an das Leben. Leben ist aber nur lebenswert, wenn noch Hoffnung vorhanden ist. Die Hoffnung im Menschen aufrechtzuerhalten kann eine sehr wesentliche Aufgabe des Arztes sein, auch dann, wenn sie mit der Wahrheit nichts mehr zu tun hat. Das verlangt vom Arzt großes Feingefühl und eine gehörige Portion an Mut zur Verantwortung, denn er muß sich nicht selten über Begriffe wie „Mündigkeit" und „Recht auf Wahrheit" hinwegsetzen.

# INFEKTIONEN UND CHEMOTHERAPIE

Es war im Jahr 1980, als die Cheflaborantin des klinikeigenen bakteriologischen Laboratoriums leichenblaß im Vorstandszimmer erschien und in höchster Erregung mitteilte, daß aus dem Blut der Patientin Martha S. eine Pasteurelle, oder besser nach der neueren Nomenklatur eine Yersinia, gewachsen sei. Eine Yersinia pestis, also ein Pesterreger, sei vorerst nicht auszuschließen. Erst eine genauere Untersuchung werde die exakte Zugehörigkeit dieses Bazillus zu einer Untergruppe klären können. Welche Vorsichtsmaßnahmen seien bis dahin erforderlich? Die sofortige Nachfrage auf der klinischen Station brachte die Nachricht, daß die 43jährige Patientin, eine Bauersfrau aus Niederösterreich, in der Nacht nach der Aufnahme hochfiebernd an einer schweren Lungenblutung plötzlich verstorben sei. Klinisch wie eine Lungenpest. Die Aufregung war komplett. Sie wurde nur durch die Tatsache gemildert, daß das Grundleiden der Frau als akute Leukämie diagnostiziert war. In einem solchen Fall könnte auch eine, normalerweise für den Menschen harmlose Yersinie ein der Lungenpest ähnliches, rasch tödliches Krankheitsbild verursacht haben. Man konnte, wenn auch unter äußerster Vorsicht und Verständigung aller Kontaktpersonen, den endgültigen Befund abwarten. Es war dann auch ein Erreger der Schweinepest, Yersinia suis, und der interne Alarm konnte abgeblasen werden. Nur die Veterinärmediziner mußten in Aktion treten und Maßnahmen gegen eine weitere Verbreitung einleiten. Sie waren erfolgreich. Für jede Therapie bei der Patientin war es zu spät gewesen.

Die Pest in Wien ist heute noch ein Schreckgespenst. Wie sehr sie auch noch in anderen Ländern als Inbegriff einer Geißel der Menschheit gilt, zeigte das ungeheure Aufsehen des Romans „La Peste“, für den CAMUS 1957 den Nobelpreis für Literatur erhielt. Er beschreibt, wie Dr. RIEUX, der als erster die in Oran ausgebrochene Pest diagnostizierte, erst gegen den hinhal-

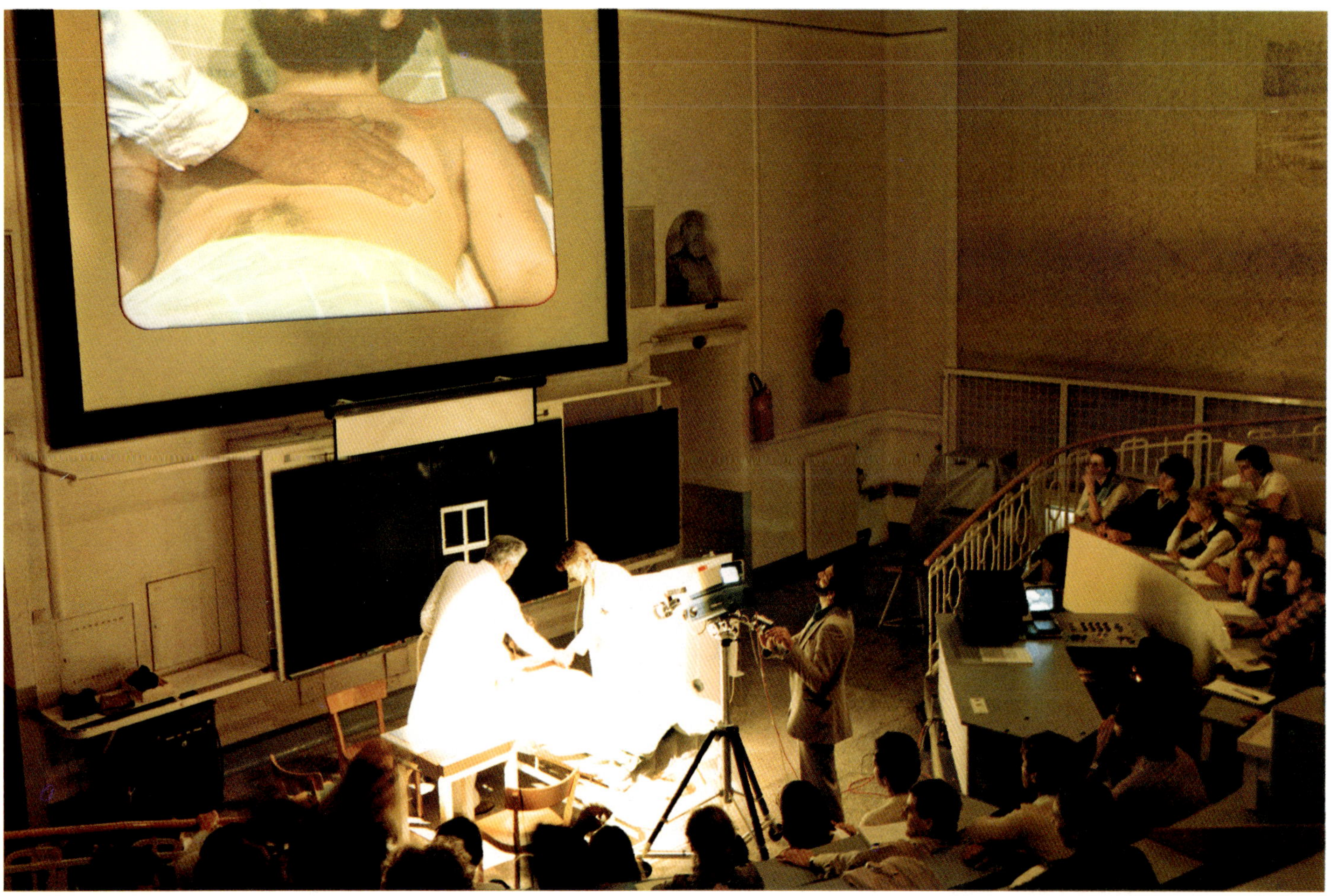

*Moderner Unterricht mit Farbfernsehprojektion (Eidophor) des Patienten im Hörsaal der I. Med. Univ. Klinik 1981.*

tenden Widerstand der Behörden und auch der Kollegen die notwendigen Maßnahmen durchsetzen konnte. „Sie ist seit Jahren aus den gemäßigten Zonen verschwunden!", entgegnete man ihm auf seinen Verdacht. „Zahlen schwirrten ihm durch das Gedächtnis, und er sagte sich, daß die etwa dreißig großen Pestepidemien der Geschichte an die hundert Millionen Tote gefordert hatten." Es gibt wohl keine genialere Beschreibung solcher menschlichen Tragödien mit einer derartigen Ansammlung von Unwissen, Indolenz, Angst, Hilflosigkeit und Elend, daneben aber gleichzeitig von Mut, Opferbereitschaft und Hingabe, wie sie auch noch in unserem aufgeklärten Jahrhundert auftreten könnten.

SYDENHAM hat schon ausgesprochen, daß die Zeit kommen werde, in der man „Arcana" finden würde, die wie die Chinarinde die letzten Krankheitsursachen direkt bekämpfen könnte und daher die oft unsicheren Heilbestrebungen der Natur entbehrlich machen würde (NEUBURGER).

Vom Geiste SYDENHAMS stark beeinflußt, war es BOERHAAVE (1668–1738), der die Klinik in das Zentrum aller Betrachtungen stellte. Seine Schüler VAN SWIETEN und DE HAËN haben um 1750 die I. WIENER MEDIZINISCHE SCHULE begründet. Damit war der naturwissenschaftlichen Medizin der Eingang in die Klinik, an das Krankenbett, geöffnet. Der Nachfolger DE HAËNS, Maximilian STOLL, und dessen Nachfolger Johann Peter FRANK (Medizinische Polizey) und Johann Valentin v. HILDENBRAND (Über den ansteckenden Typhus) festigten über 50 Jahre den Weltruf der Wiener Schule. In ihrem Umkreis war es der Wiener Arzt A. PLENCIZ, der nur ein „Contagium animatum, principium quoddam seminale verminosum" für eine Krankheit verantwortlich machte. Doch es sollte noch lange dauern, bis die Aetiologie der Infektionen geklärt werden konnte. Bis nach einigen tastenden Versuchen Louis PASTEUR (1822–1895) die spezifischen Erreger verschiedener Gärungen annahm und Joseph LISTER (1827–1912) die Antisepsis einführte.

Die Entstehung der Bakteriologie verdanken wir u. a. dem Pathologen Edwin KLEBS (1834–1913), der 1874 auch in Prag gelehrt hat, Ferdinand COHN, Professor der Botanik in Breslau, und vor allem Robert KOCH (1843–1910), der den Weg zu einer wissenschaftlichen Bakteriologie in vitro durch die Bakterienkultur und die spezielle färberische Diagnostik wies und auch in vivo durch den für die Spezifität beweisenden Tierversuch einführte.

ROKITANSKY und SKODA gebührt das große Verdienst, Ignaz Philipp SEMMELWEIS (1818–1865), den Entdecker der Ursache des Kindbettfiebers (ohne Kenntnis der Bakterien), gefördert zu haben.

Joseph LISTER (1827–1912) blieb es vorbehalten, 1867 (ohne Wissen von der Entdeckung SEMMELWEIS') im Anschluß an die Erkenntnisse PASTEURS nach den Erregern der Wundkrankheiten zu suchen und durch seine Antisepsis mit Carbolsäureverbänden die Wundbehandlung zu revolutionieren.

In Wien setze sich die LISTERsche Methode nur langsam durch. Der Chirurg Johann Heinrich Freiherr DUMREICHER VON ÖSTERREICHER (1815–1880) war noch 1875 unglücklich über den „antiseptischen Schwindel". Allerdings hatte er sich wahrscheinlich schon früher der Methode SEMMELWEIS' angeschlossen, verlangte die größte Reinlichkeit und verwendete Chlorkalk und Chlorzinklösung für seine Okklusionsverbände (LESKY).

Als Nachfolger von SCHUH wurde 1867 Theodor BILLROTH (1829–1894) zum Vorstand der II. Chirurgischen Klinik berufen. Er hat mit seinen Arbeiten über „accidentelle Wundkrankheiten" ganz erheblich zum Fortschritt der Erkenntnis der chirurgischen Infektionen beigetragen. Seine 1874 veröffentlichten „Untersuchungen über die Vegetationsformen von Coccobacteria septica und den Antheil, welchen sie an der Entstehung und Verbreitung der accidentellen Wundkrankheiten haben", zeugen von einer intensiven Beschäftigung mit der Materie. Wunderschöne Zeichnungen nach dem mikroskopischen Bild interpretierte er als verschiedene „Vegetationsformen" von der „Coccobacteria septica". Er entdeckte Eitererreger, insbesonders die später durch Färbe- und Kulturmethoden differenzierten Strepto- und Staphylokokken. Dem Streptococcus gab er als erster den Namen. Den Staphylococcus nannte er Gliacoccus. Für gefährlich für den Kranken hielt er allerdings ein körpereigenes Produkt, ein „Zymoid", und ließ sich erst später überzeugen, daß Bakterientoxine die ausschlaggebende Rolle bei der gefürchteten Pyämie spielen. Die LISTERsche Antisepsis lehnte er wie DUMREICHER vorerst ab, um sie später zu modifizieren. Im Sinne von SEMMELWEIS propagierte er aber „Reinlichkeit bis zur Ausschweifung" bei allen Operationen. Zur Desinfektion verwendete er auch das von DUMREICHERS Assistenten Albert von MOSETIG-MOORHOF (1838–1907) vorgeschlagene Jodoform.

BILLROTHS Nachfolger Karl GUSSENBAUER (1842–1903) hatte an den Arbeiten über Coccobacteria mitgearbeitet und befaßte sich in einer Monographie 1882 mit Septhämie, Pyohämie und Pyo-Septhämie, die als letztes bedeutendes Werk eines Chirurgen über die traurige Zeit vor der lückenlosen Durchführung der Asepsis bezeichnet werden kann (LESKY).

Die Bakteriologie brauchte einige Zeit, um in Wien Fuß zu fassen. HESCHL und KUNDRAT waren als Nachfolger von ROKITANSKY ausschließlich Makromorphologen, während sich der Prager Pathologe Edwin KLEBS bereits eifrig mit dem KOCHschen Tuberkelbazillus beschäftigte.

Im Jahre 1898 sollten die Wiener noch einmal mit dem Schreckgespenst der Pest konfrontiert werden. An einer

Expedition der Akademie der Wissenschaften zum Studium der Pest in Bombay nahmen 1897 der Schüler NOTHNAGELS Hermann Franz MÜLLER (1866–1898), die beiden Assistenten der Pathologie, Heinrich ALBRECHT und Anton GHON und der spätere Anthropologe PÖCH teil. Sie brachten Pestmaterial mit und bearbeiteten es in einem „Pestzimmer" des Pathologisch-Anatomischen Institutes. Der Laborant Franz BARISCH infizierte sich und starb, ebenso die Wärterin PECHA und der Assistent NOTHNAGELS, MÜLLER. Die Aufregung in der Öffentlichkeit war groß, man anerkannte aber auch die enormen Fortschritte in der Diagnostik und Prophylaxe, die es ermöglicht hatten, jede weitere Ausbreitung zu verhindern. Ebenso wurde der Opfermut des medizinischen Personals gewürdigt und dem Dozenten Dr. Hermann Franz MÜLLER im 8. Hof des Allgemeinen Krankenhauses ein Denkmal gesetzt. MÜLLERS Monographie „Klinische Untersuchungen über die Beulenpest in Bombay 1897" ist ein Jahr darauf posthum im 66. Band der Denkschriften der Akademie der Wissenschaften erschienen.

In der Pädiatrie haben die Infektionen naturgemäß be-

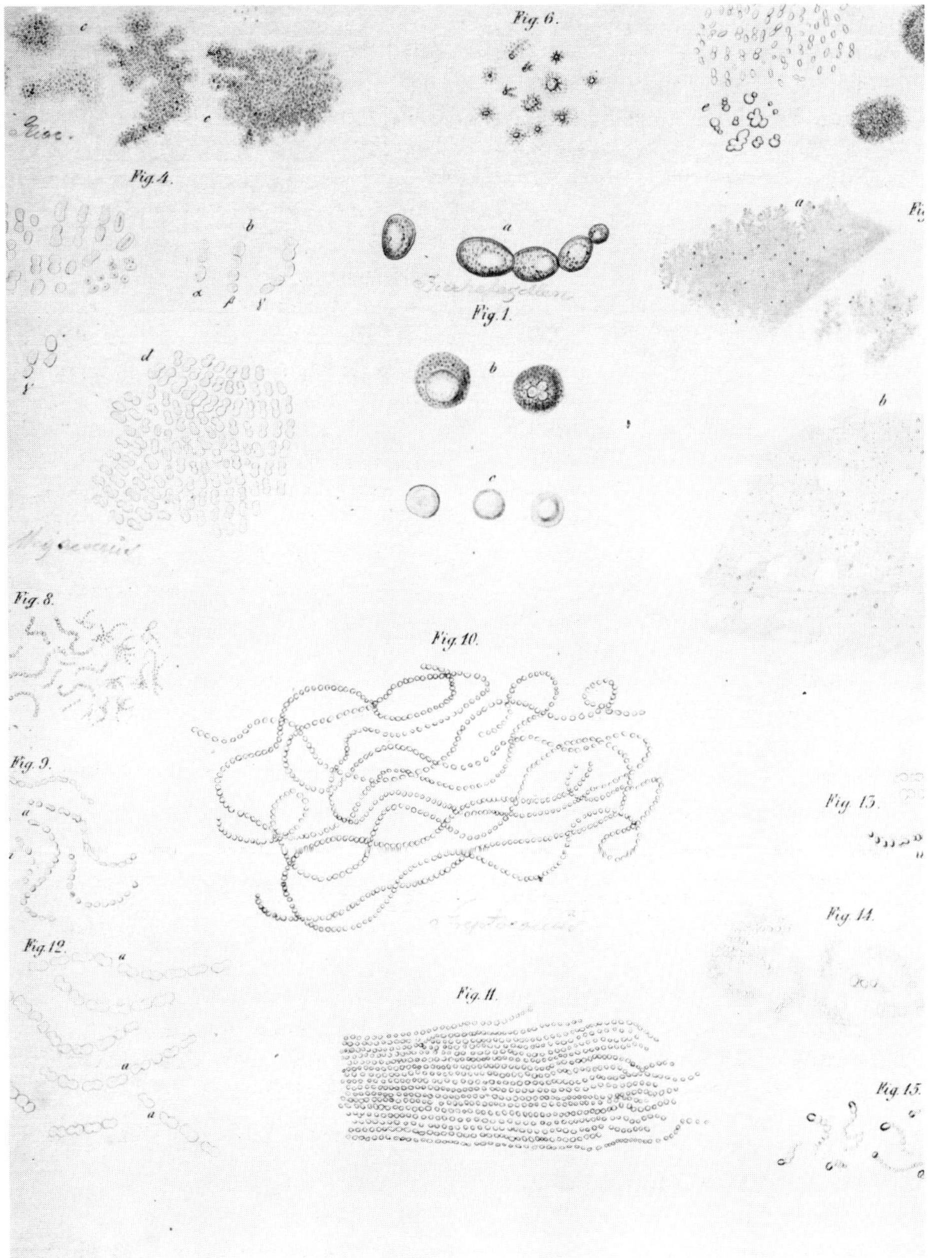

*Zeichnungen von Theodor Billroth, der (ungefärbten) „Coccobakteria septica" mit dem von ihm entdeckten und nach ihm benannten Streptococcen. Berlin 1874.*

sondere Bedeutung, weil sie in hohem Maße für die Säuglingssterblichkeit verantwortlich sind.
Theodor ESCHERICH (1857–1911) führte die Bakteriologie in dem von ihm seit 1901 geleiteten St. Anna-Kinderspital ein. Er beschäftigte sich mit den Darmbakterien des Säuglings und entdeckte 1886 das Bacterium coli commune, das nach ihm „Eschericha coli“ benannt ist. Er erkannte dieses und das Bacterium lactis aerogenes als „harmlose Schmarotzer, solange die Funktionen des Darmtraktes ungestört ablaufen.“
Die Säuglingsterblichkeit, hauptsächlich an Diarrhoe, betrug im Findelhaus im Jahre 1866 noch 76,4 Prozent. HUEGEL, der 1863 eine Monographie über „die Findelhäuser und das Findelwesen Europas“ herausgab, errechnete, daß von 1785–1854 nicht weniger als 228.818 Findlinge, das war etwa die halbe Einwohnerzahl Wiens, gestorben sind (LESKY).

Erst den Bemühungen ESCHERICHS, der sein St. Anna-Kinderspital nach den neuesten Erkenntnissen ausbaute und die neue Kinderklinik plante, war eine erhebliche Reduktion der Säuglingssterblichkeit in Wien zu danken.

Sein Schüler und Nachfolger war Clemens Freiherr von PIRQUET (1874–1929). Er ist der geniale Begründer der Allergielehre. Mit der Einführung der Tuberkulinprobe hatte er schon 1907 eine spezifische Hautprobe für die Tuberkulosediagnostik gefunden. Dadurch wurde auch der Dicktest bei Scharlach und der Schicktest bei Diphtherie ermöglicht.

Es ließe sich noch viel über die Leistungen der Wiener Schule, besonders auf den Gebieten der Impfung, der Serologie und Immunologie, sagen. Dies ist aber anderen Kapiteln vorbehalten.

## Prof. Dr. Karl Hermann Spitzy

Vorstand der Universitätsklinik für Chemotherapie Wien

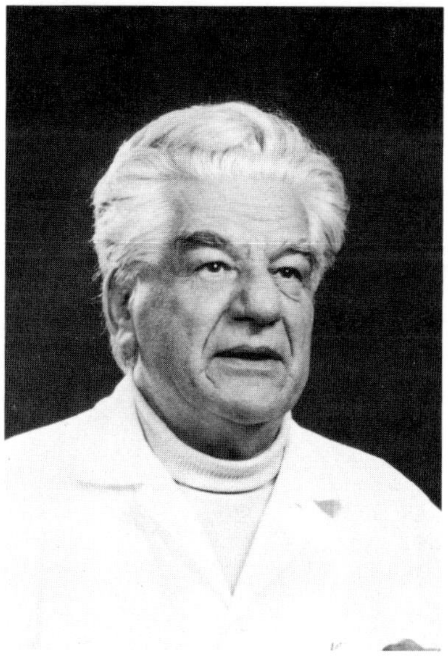

geboren am 10. November 1915 in Wien, Matura 1933 am Schottengymnasium in Wien. Werkmeisterprüfung für Maschinenbau und Elektrotechnik 1935 im Arsenal Wien, Promotion zum Doktor der gesamten Heilkunde am 25. Mai 1939 an der Universität Wien. Als Mediziner im 6./7. Semester ein Jahr am Physiologischen Institut bei Prof. Dr. DURIG (Ass. Dr. W. HOLZER), anschließend Hospitant an der I. Medizinischen Universitätsklinik, Gastarzt an der I. Medizinischen Universitätsklinik unter Prof. Dr. EPPINGER (Ass. Dr. R. BOLLER). 1. Juli 1946–31. Mai 1950 Gastarzt an der I. Medizinischen Universitätsklinik. 1. Juni 1950–28. Februar 1956 Hilfsarzt an derselben Klinik. Seit 1. September 1955 Leiter der Forschungsstelle für Antibiotika an derselben Klinik. Seit 1. März 1956 Assistent, respektive Oberarzt. Lehrbefugnis als Universitätsdozent am 17. Dezember 1962. Lehrbeauftragter für Chemotherapie seit 1967. Seit 22. Juni 1970 Vorstand der neugeschaffenen Lehrkanzel für Chemotherapie an der I. Medizinischen Universitätsklinik Wien. 7. Februar 1973 o. Professor. Nach der Errichtung der Universitätsklinik für Chemotherapie am 1. Juli 1978 Ernennung zum Vorstand am 18. Juni 1979. Seit 1982 Präsident der Gesellschaft der Ärzte in Wien.

# Letzter Ausweg: Spitzy-Dosen

Interview am 2. 11. 1981

*Frage: Fühlen Sie sich als Vorstand der Universitätsklinik für Chemotherapie als Mitglied einer Wiener Schule?*

*Antwort:* Die enge, sowohl räumliche wie personelle Verflechtung meiner im Jahre 1978 gegründeten Klinik mit der I. Medizinischen Klinik ist nicht nur eine äußerliche. Die auf die stationäre, ambulante und consiliariter an den anderen Kliniken ausgerichtete chemotherapeutische Behandlung von Infektionen und Tumorerkrankungen kann nur im Rahmen einer kompletten, allgemeinen Inneren Medizin erfolgen. Die WIENER MEDIZINISCHE SCHULE ist primär eine Medizin am Krankenbett. Alle diagnostischen und therapeutischen Laboratorien und Einrichtungen haben sich im Sinne Anton DE HAËNS diesem „Primat der Klinik" ein- und unterzuordnen.

*Frage: Wen betrachten Sie als Ihre wichtigsten Vorbilder?*

*Antwort:* Abgesehen von meinen unmittelbaren Lehrern EPPINGER und LAUDA erscheinen mir SKODA und später BILLROTH als die wichtigsten Vorbilder.

SKODA hat durch seine subtile Diagnostik am Krankenbett, durch die Synthese von Denken und Anschauen als dem Ursprung der Erkenntnis im Sinne KANTS, eine Einheit von Philosophie und Medizin erreicht. Allein der physische Kontakt mit dem Patienten durch fleißig geübte Perkussion, Auskultation und Palpation, der psychosoziale Kontakt durch eine sorgfältige Anamnese und die seelische Annäherung durch den Versuch einer wahrhaftigen Prognose läßt die Menschlichkeit über jede supermoderne Apparatemedizin triumphieren.

BILLROTH war ein großer Arzt und Mensch. Er verband unermüdliche Forschung mit praktischem Können und großer Sorge für guten Unterricht mit dem Sinn für Menschlichkeit, Kultur und Kunst. Seine Untersuchungen über die Wundinfektionen sind in ihrer Beziehung auf den Gesamtorganismus heute wieder von großer Bedeutung. Nicht der bakteriologische oder zytologische Befund allein, sondern die Gesamtsituation des Patienten ist für den Erfolg oder Mißerfolg auch einer Chemotherapie maßgebend.

Das Lehrgebäude EPPINGERS hat mich insofern beeinflußt, als auch er von der Entzündung ausging und auch bei Infektionen den Erreger sozusagen als conditio sine qua non betrachtete. Wir erleben bei unseren Patienten mit dem „Keimwechsel", zum Beispiel bei Harnwegsinfektionen, täglich die Bedeutung des „Gewebszustandes", den sich der durch die Chemotherapie selektierte Erreger zunutze macht. Hier sind auch Analogien zu BILLROTHS Zymoidtheorie. EPPINGER diagnostizierte rasch und intensiv. „Haben Sie einen gelben Papagei zu Hause?" fragte er einen hochfiebernden Patienten, an dessen Bett er zufällig vorbeikam. „Nein, einen blauen", antwortete der Patient. Die Diagnose „Psittakose" war gestellt.

LAUDA untersuchte subtil, über eine Stunde lang manch einzelnen Patienten, zitierte reichlich die von seinem Lehrer ORTNER beschriebenen Symptome und Symptömchen, und nur selten wurde er durch Laboratoriumsbefunde einer anderen oder besseren Diagnose be-

lehrt. LAUDA und EPPINGER waren therapeutische Pessimisten. Ich hatte es bei LAUDA sehr schwer, die neue hochdosierte Penicillintherapie mit 10–20 Millionen Einheiten pro Dosis im Jahre 1960 durchzusetzen. Aber er ließ uns selbständig arbeiten und förderte uns schließlich auch.
LAUDAS Oberarzt Edwin KEIBL war mein unmittelbarer klinischer Lehrer und Freund. Er beherrschte wie kaum ein anderer die Diagnostik am Krankenbett. Die von ihm vorgeschlagene zytostatische Kombinationstherapie bei der Leukämie hat neben meinem Interesse für Infektionen auch das Interesse für die Chemotherapie der Tumoren geweckt.

*Frage: Die von Ihnen gegründete und geleitete Klinik für Chemotherapie ist in der Welt einmalig. Geben Sie diese Gründung als charakteristisch für die Wiener Schule an?*

*Antwort:* Für die WIENER MEDIZINISCHE SCHULE stand seit der I. Schule, wie gesagt, stets Medizin am Krankenbett im Mittelpunkt. Trotz der fortschreitenden Spezialisierung blieben die Kliniken eines SKODA, eines HEBRA, eines BRAUN VON FERNWALD, ja selbst die Augen- und Ohrenkliniken eine sich gegenseitig befruchtende Einheit. Die rege Konsiliartätigkeit, zahlreiche Diskussionen in kleinerem und größerem Rahmen und vor allem der persönliche Kontakt zwischen Professoren, Assistenten und Studenten schafft diese Einheit, die man Schule nennt.
Die Klinik für Chemotherapie ist nach der Kardiologischen Klinik, den zwei Kliniken für Gastroenterologie und den zwei Medizinischen Kliniken eigentlich nur die sechste Klinik für Innere Medizin mit bestimmtem Schwerpunkt.

*Frage: Sie sprechen von einer Einheit zwischen Professoren, Assistenten und Studenten und von guten persönlichen Kontakten. Der Außenstehende aber hört von schweren Differenzen und Auseinandersetzungen zwischen den von Ihnen genannten Personengruppen.*

*Antwort:* Jede gute Schule basiert schließlich auf einer dialektischen Auseinandersetzung; aus These und Antithese erfolgt die Synthese. Wenn so eigenständige Persönlichkeiten, wie akademische Lehrer es sein müssen, mindestens aber sein sollten, in eine Disputation geraten, so erscheint das immer zuerst als Streit, wobei Temperament und Erziehung der Beteiligten auch eine Rolle spielen. Aber gerade diese Auseinandersetzungen sind das befruchtende Element für neue Erkenntnisse und Entwicklungen. Es wäre gar nicht wünschenswert, wenn Professoren ständig einer Meinung wären, ebenso wenig wünschenswert wäre, wenn Assistenten oder Studenten nur „die Hacken zusammenschlagen“ oder sagen „Jawoll, Herr Professor“. Eben gerade das „Gegen-den-Stachel-Löcken“ führt dazu, daß die Beteiligten nach Zeugen für ihre Meinung in der Literatur oder auch durch eigene Experimente zu suchen beginnen; daß in Professorenkreisen – wie in allen freien Berufen, insbesondere in akademischen – solche Differenzen nicht immer mit lauteren Mitteln ausgetragen werden, ist nur halb so wichtig. Wenn es auch manchmal – wie etwa bei Ignaz SEMMELWEIS oder bei Sir Alexander FLEMING, dem Entdecker des Penicillins – zu folgenschweren Verzögerungen von für die Menschheit wichtigen Erkenntnissen kommen kann. Ich sehe keinen Gegensatz zum Begriff Schule, wenn diese Schule von Persönlichkeiten gegensätzlicher Auffassung getragen wird. Eher ganz im Gegenteil, nur in der harten Diskussion wird auch der Lehrende zum Lernenden. Die Zeit, die man zum Kontaktpflegen benötigt – und von der Sie anzweifeln, daß sie aufgewendet wird – ist ohne weiteres in den weniger überlaufenen Spezialvorlesungen, am Krankenbett und in den Praktika gegeben. Natürlich müssen alle Beteiligten zur Diskussion bereit sein. Aber das macht ja den Akademiker aus, denn das alte griechische Wort academia stammt vom Namen des Landgutes in der Nähe von Athen, wo SOKRATES mit seinen Schülern spazierenging und diskutierte. Die herrlichen Dialoge von PLATON sind wundervolles Zeugnis dafür. Um das zu erkennen und zu bewerkstelligen, ist freilich humanistische Bildung oder mindestens irgendeine andere, nicht ausschließlich „realistische“ Bildung notwendig, die leider in den letzten Jahren stark nachgelassen hat. Schlimmer noch, von offizieller Seite sogar als überflüssig betrachtet wird.

*Frage: Gibt es Ihrer Meinung nach heute so etwas wie eine WIENER MEDIZINISCHE SCHULE?*

*Antwort:* Für den, der selber mitten drinnen steht, eine schwer zu beantwortende Frage. Doch meine ich eines sagen zu können: auch das, was man heute als Wiener medizinische Schule bezeichnen könnte, also eine Medizin, in deren Zentrum eindeutig der kranke Mensch steht, ist eine Schule. Und sie hat trotz des Abstandes von mehr als 300 Jahren, die seit SYDENHAMS Wirken vergangen sind, eine überraschende Ähnlichkeit mit der Londoner Schule. Während nämlich nach außen die angelsächsische Medizin am liebsten nur von „dates, facts and statistic significances“ spricht, ist sie im Londoner Krankenhaus – ganz im Sinne SYDENHAMS – eine „bedside medicine“, die überraschende Ähnlichkeiten mit der WIENER MEDIZINISCHEN SCHULE aufweist. Das ist in anderen Ländern nicht in diesem Maße zu beobachten. Die Spezialisierung, vielleicht in der Meinung mancher die Überspezialisierung, hat meiner Auffassung nach eine Systole auf eine Diastole im Sinne GOETHES folgen lassen. Die rege Konsiliartätigkeit der Spezialisten am Krankenbett, die interdisziplinär erfolgt, zwingt den bettenführenden Arzt, der die Verantwortung für den Patienten trägt, zu einer kritischen Zusammenschau. Und gerade die moderne Medizin mit statistischem Hintergrund muß eben den Bettenführenden veranlassen, seinen Patienten vor allzu ausschweifender Diagnostik und Therapie zu beschützen. Ohne extreme Spezialisierung geht es aber heute nicht mehr.

*Frage: Sie sind also nicht der Meinung, daß das heute so oft beklagte „Fachchinesisch" der Spezialisten am Bett den Patienten im Bett unglücklich macht und in ihm ein Gefühl des hilflosen Ausgeliefertseins auslöst?*

*Antwort:* Wenn ihn der bettenführende Arzt unter Anleitung des zuständigen Oberarztes und des Klinikvorstandes vor Auswüchsen der Diagnose und Therapie ausreichend beschützt, kann selbst eine Überspezialisierung nur von Vorteil sein, weil mehr Wissen mehr Chancen bringt.

*Frage: Welche Chancen, meinen Sie, haben Sie mit Ihrer Überspezialisierung den Patienten gebracht?*

*Antwort:* Ich bin Fachmann auf dem Gebiet der antibakteriellen Chemotherapie. Eine Therapie, die nicht nur nützen, sondern auch schaden kann. Ein Antibiotikum tötet zwar Bakterien, aber selektiert jene Mikroorganismen, die auf das Antibiotikum nicht empfindlich sind. In schwierigen Fällen ist es oft sehr kompliziert, die richtige Wahl des Medikamentes und seiner Dosierung zu finden und die entsprechenden Kontrollen beim Patienten durchzusetzen. Aus der Vielzahl der heutigen Möglichkeiten gilt es, die beste herauszufinden. Dazu gehört ein umfangreiches Wissen und große Erfahrung. Und oft ist es am allerschwierigsten, die Entscheidung zu treffen, kein Medikament zu geben. Ich sehe also die Chancen für den Patienten einerseits in einer gezielten Anwendung von Medikamenten oder auch – im noch genauer überlegten – Verzicht auf diese. Nur der Spezialist ist in der Lage, die sich durch immer neue Entwicklungen immer wieder und auch immer rascher verschiebenden Grenzen zu beurteilen und einzuhalten.

*Frage: Was meinen Sie selbst zum Ruhm der WIENER MEDIZINISCHEN SCHULE beigetragen zu haben?*

*Antwort:* Ich glaube ohne Übertreibung sagen zu können, daß es aus internationaler Sicht heute tatsächlich eine Wiener Schule der antimikrobiellen Chemotherapie gibt. Die Wiener Schule auf diesem Gebiet wird, wie das schon mit Schulen und unter Kollegen der Brauch ist, nicht nur positiv, sondern auch negativ zitiert. Dennoch: Auf einem internationalen Symposion über Antibiotica 1962 in Washington sprach einer der Redner bei der Erwähnung hoher Penicillindosen von der „Spitzy-Dosis". Die Verwendung von Einzeldosen bis zu 20 Millionen Einheiten in Kurzinfusion was damals völlig neu. Sie hat aber bis heute ihren Platz in der Behandlung von bestimmten septischen Infektionen. Die Idee zu dieser extrem hohen Dosierung ergab sich sozusagen zwingend bei einem schon fast hoffnungslosen Krankheitsbild.

Es handelte sich um eine schwere Endocarditis, an der die 38jährige Frau eines befreundeten Röntgenologen litt. Die Mutter zweier Kinder war Mamma-amputiert und hatte eine Röntgenbestrahlungsserie hinter sich. Keine der normalen Behandlungsmöglichkeiten sprach an, Ampicillin war im Jahr 1960 noch nicht erhältlich, andere bakterizide Mittel standen nicht zur Verfügung. Mit einem zu erwartenden letalen Ausgang konfrontiert, riskierte ich mit einer Dosierung mit 3mal 20 Millionen Einheiten intravenös in Kurzinfusion erstmalig diesen Eingriff, wobei die große Verträglichkeit von Penicillin natürlich schon bekannt war. Die Patientin mit der schweren ulcerösen Endokarditis mit Embolien in hoffnungsloser Situation fieberte innerhalb weniger Tag ab und erholte sich in überraschend kurzer Zeit. Dieser Erfolg ließ mich diese Therapie auch bei anderen Fällen, die auf normale Therapie nicht mehr ansprachen, (insbesondere auch bei Organabszessen in der Lunge und im Gehirn sowie bei Knochenmarkseiterungen), wiederholen. Es gab verblüffende Heilungen, freilich auch Rückschläge. Bei manchen Patienten nämlich wurden zentrale Krämpfe ausgelöst, die man mit krampflösenden Mitteln – sogar Narkosen – zu unterbrechen gezwungen war. Es war besonders schwierig, die richtige Pharmakokinetik des Penicillins – vor allem im Bereich des Gehirns – zu erfassen. Ich verdanke die Klärung dieser Problematik auch meinem damaligen Mitarbeiter, dem klinischen Pharmakologen Gerhart HITZENBERGER. Die „Behandlung nach SPITZY" hat weltweite Verbreitung und Anerkennung gefunden und ist heute noch üblich. Soviel ich weiß, war ich auch einer der ersten, der trotz massiver Anfeindungen die Kombination von Penicillin und Streptomycin propagiert hat.

*Frage: Das ist also ein echter Beitrag zur WIENER MEDIZINISCHEN SCHULE. Aber meinen Sie nicht, daß die durch Sie ermöglichte Einführung des oralen Penicillins in die Therapie viel wichtiger für jeden einzelnen Patienten war? Ich erinnere mich an viele Interviews, die ich mit Ihnen in den fünfziger Jahren für die Zeitung „Neues Österreich" machte. Sie bekamen damals ja auch den „Theodor-Körner-Preis" (April 1952) zuerkannt. Wie fanden Sie den Weg vom Spritzenpenicillin zum oralen Penicillin?*

*Antwort:* Der Biochemiker BRANDL und der Chemiker MARGREITER haben in den Laboratorien der Fa. BIOCHEMIE in Kundl, Tirol, im Jahr 1953 ein säurefestes Penicillin durch Biosynthese entdeckt. Daraus ergab sich, daß es – als Tablettenpenicillin oral genommen – von der Magensäure nicht zerstört werden kann. Es galt nun, unter mehreren Penicillinen, die sich dadurch ergaben, daß man dem Medium des erzeugenden Pilzes Substanzen hinzufügte, auf ihre Eignung als Oralpenicillin zu untersuchen. Dabei war natürlich strengste Geheimhaltung geboten, weil auf der ganzen Welt nach Oralpenicillin geforscht und gesucht wurde. Auch die Fa. BIOCHEMIE verriet mir primär nicht die Zusammensetzung oder die Formel. Sie hatten mich als Untersucher ausgewählt, weil ich mich damals vor allem mit dem Stoffwechsel von

weißen Blutkörperchen befaßte und dementsprechende Erfahrung aufwies, und nicht zuletzt, weil ich den Ruf der Unbeeinflußbarkeit hatte. Ich konnte mit einem selbst zusammengebauten Ultraviolettspectrographen in wenigen Stunden das wesentlichste der angebotenen Penicilline als Phenoxymethyl-Penicillin erkennen und rasch dessen Eignung für die Therapie nachweisen. Die Feststellung der Struktur dieser Substanz fiel mir umso leichter, als sie bereits von einer amerikanischen Forschergruppe (BEHRENS und Mitarbeiter) in den Laboratorien der Fa. Lilly entdeckt und schon 1948 beschrieben worden war. Sie hatten aber die Säurefestigkeit nicht erkannt. Die Fa. Lilly hatte allerdings das Verfahren zur Herstellung von Phenoxymethyl-Penicillin für die USA patentieren lassen. Das führte natürlich zu aufregenden Verhandlungen in den USA, an denen ich gemeinsam mit dem Chemiker Richard BRUNNER teilnahm. Die Amerikaner verhielten sich fair und teilten sich mit der BIOCHEMIE den Weltmarkt. Bei der Interscience-Konferenz in Washington räumte man den Österreichern einen halben Tag für ihre Referate ein – eine Sensation in der damaligen Zeit.
An den Anfangsarbeiten war der Pharmakologe GIOVANINI maßgeblich beteiligt. Wir nannten das neue Penicillin „Penicillin V". Es gelang sehr bald darauf dem Chemiker SHEEHAN, das „Penicillin V" als erstes Penicillin vollsynthetisch herzustellen. Erst später hat die Entwicklung der halbsynthetischen eine neue Ära der Penicillinforschung eingeleitet. Aber alle diese Entwicklungen sind wesentlich durch das Erkennen der Säurefestigkeit eines Penicillins ermöglicht worden. Die intensive Beschäftigung mit dem Oralpenicillin über Jahre hinweg hat mich zum Spezialisten der antimikrobiellen Chemotherapie gemacht.

*Frage: Woraus sich offenbar der Lehrstuhl und schließlich die Klinik entwickelt hat?*

*Antwort:* So prompt ging es natürlich nicht. LAUDA war ein Internist der alten Schule und hatte für Spezialistentum wenig übrig. Fast möchte ich sagen, daß ihm ein so auf Therapie ausgerichteter Hilfsarzt der Klinik, der ich damals noch war, suspekt erschienen ist – ein Relikt des therapeutischen Pessimismus der Wiener Schule. Er ließ sich aber trotzdem von der Wirkung des Penicillins nicht nur überzeugen, sondern wurde zum begeisterten Bejaher dieser Behandlungsform. Er stimmte der Gründung einer „Forschungsstelle für Antibiotica an der I. Medizinischen Klinik" zu und machte dafür eine Assistentenstelle frei. Nach einigen Schwierigkeiten wurde auch meine Habilitierung in Chemotherapie möglich, was ich nicht zuletzt der Unterstützung der Professoren BRÜCKE und HOFF sowie den Vertretern der chirurgischen Fächer verdanke, die sich wichtige große Hilfestellung durch einen versierten Chemotherapeuten versprachen. Schließlich ist aus der Forschungsstelle ein Lehrstuhl (1970) und letztlich eine Universitätsklinik (1978) mit einem Ordinarius als Vorstand geworden. Diese Universitätsklinik führte mich allerdings zu meinem ursprünglichen Interessensgebiet, der zytostatischen Chemotherapie bei malignen Erkrankungen, zurück. Die Klinik besitzt nun ein eigenes bakteriologisches Laboratorium sowie ein onkologisches und ein kleines immunologisches Laboratorium unter der Führung des Onkologen Kurt MOSER. Vielleicht ist diese letzte Forschungsrichtung imstande, einmal ein vorbeugendes Mittel gegen Krebs zu finden. Noch aber sind wir auf die Chemotherapie angewiesen und eben damit beschäftigt, Testmöglichkeiten für verschiedene Chemotherapeutica bei verschiedenen Tumoren auszuforschen und so die enormen Fortschritte der antimikrobiellen Chemotherapie nachzuvollziehen.

*Frage: Halten Sie etwas davon, in hoffnungslos Krebskranke noch und noch Zytostatica mit all ihren unerfreulichen Nebenwirkungen für den Patienten hineinzujagen und ihn letztendlich in der Intensivstation künstlich am Scheinleben zu erhalten?*

*Antwort:* Davon halte ich nichts. Und wenn mir ein Fall hoffnungslos erscheint, dann halte ich mich an das Corpus Hippocraticum, in dem die Behandlung aussichtsloser Fälle abgelehnt wird und verzichte auf die Therapie. Allerdings kennen wir heute beispielsweise Fälle von akuter lymphatischer Leukämie bei Kindern oder bestimmte Fälle von Knochentumoren, die durch die Chemotherapie geheilt werden können. Bei anderen Tumoren geht es um die Lebensverlängerung von Jahren – beispielsweise beim metastasierenden Mammatumor – oder bei anderen Tumoren wiederum um die Vermeidung eines qualvollen Erstickungstodes oder schwerster Folgen durch das Tumorenwachstum selbst. Nur in jenen Fällen, wo einer dieser Gründe als Indikation angegeben werden kann, ist der Einsatz von Chemotherapie berechtigt. Wir handhaben Indikationen und Kontraindikationen sehr streng – der Patient muß durch die Unterschrift eines chemotherapeutisch ausgebildeten Arztes speziell für die Therapie freigegeben werden. Er hat alle Kontraindikationen, seien sie physischer, psychischer oder allgemein menschlicher Natur, zu berücksichtigen und auch persönlich zu verantworten. Ich sehe nicht ein, daß ein Patient, der für den kleinsten chirurgischen Eingriff wie einer Tonsillektomie oder Appendektomie von einem Internisten für die Operation freigegeben werden muß, für eine „Operation ohne Messer" mit schweren Zellgiften nicht von einem Fachmann kontrolliert werden sollte. Von möglichen Zwischenfällen (Organinsuffizienzen von Leber, Niere, Herz etc.) abgesehen, kommen Patienten von uns nicht in eine Intensivstation. Wenn der Tod als Erlösung erscheint, bekämpfen wir ihn nicht um jeden Preis. Der Patient stirbt zuhause, in einem Pflegeheim oder auch an der Klinik unter möglichst würdigen Umständen.

*Frage: Wie sind Sie eigentlich auf den Gedanken gekommen, Krebspatienten und Infektionspatienten in einer Klinik zu behandeln?*

*Antwort:* Die Klinik für Chemotherapie wurde deshalb gegründet, um dem Fach Chemotherapie eine Heimat zu geben und zur Chemotherapie gehören nun einmal die antiinfektiöse Therapie und die Antitumortherapie. Hier können wir sowohl konsiliariter in Beratung der anderen Kliniken als auch in der Klinik selbst – und hier sowohl auf der Station wie in den Ambulanzen – Patienten chemotherapeutisch nach den neuesten Erkenntnissen behandeln. Der Grund für die Zusammenlegung war nicht nur der Umstand, daß bei internationalen Kongressen oder auch in internationalen Vereinigungen diese beiden Chemotherapieformen vereinigt zu finden sind, sondern auch, daß das Patientenmaterial, das in einer solchen Klinik anzutreffen ist, von vornherein vorwiegend aus Patienten mit unklarem Fieber besteht. Bei diesen Fällen handelt es sich, wie sich dann bei der Diagnostik herausstellt, schon zu einem relativ hohen Prozentsatz (etwa 60 bis 70 Prozent) um Tumorpatienten. Diese Patienten können dann gleich in der Station bleiben und hier behandelt werden. Wenn es nur eine Infektionsstation wäre, müßten wir diese Patienten, also die Tumorpatienten, an andere Kliniken weitergeben.

*Frage: Erinnere ich mich richtig, daß die zusammengelegte Universitätsklinik für Chemotherapie und Infektionskrankheiten zunächst eine Neuigkeit, ich möchte sagen, ein Unikat in der ärztlichen Welt war?*

*Antwort:* Es ist tatsächlich so, daß es eine zweite Universitätsklinik für Chemotherapie unter Einschluß beider Krankheitsformen bisher in der Welt nicht gibt. Die Wiener Klinik dürfte die einzige ihrer Art sein.

*Frage: Sie haben aber vorhin erwähnt, daß international diese Zusammenlegung üblich ist?*

*Antwort:* Das Fach wird bei internationalen Kongressen oder in der Internationalen Paul Ehrlich Gesellschaft für Chemotherapie oder in der Internationalen Gesellschaft für Chemotherapie als zusammengehörig behandelt. Aber Klinik gibt es noch keine, diese meine Klinik in Wien ist die erste dieser Art.

*Frage: Und in der Universitätsklinik für Chemotherapie gibt es eine eigene Abteilung oder Station oder selbständiges Department für Onkologie?*

*Antwort:* Es ist so, daß eine Person heute nicht mehr beide Fachrichtungen wirklich voll beherrschen kann, weder wissenschaftlich noch im Unterricht. Daher ist mein Stellvertreter Prof. Kurt MOSER ein Onkologe und auch meine Mitarbeiter teilen sich in mehr onkologisch Interessierte und mehr an Infektionen Interessierte. Mein früherer Oberarzt Doz. Dr. Hannes PICHLER ist heute Primarius des Infektionsspitales in Wien mit einer sehr großen Bettenzahl. Das ist eine reine Infektionsabteilung, die für uns aber einen wichtigen Rückhalt darstellt, weil meine Klinik ja nur über 23 Betten verfügt. Allerdings haben wir große Ambulanzen mit einer Frequenz von etwa 1000 Patienten pro Jahr und Ambulanz.

*Frage: Wie wird die Entscheidung getroffen, welcher Patient in welcher Onkologie zu behandeln ist? Ich frage das deshalb, weil ich nahezu überall von Onkologien gehört habe, in den chirurgischen Kliniken, in den internen Kliniken, in der Kinderklinik, überall fand ich Onkologien und jeder Klinikchef macht für sich selber Onkologie. Wer trifft die letzte Entscheidung?*

*Antwort:* Das ist ganz richtig. Aber eine Klinik für Chemotherapie hat nicht die Aufgabe, sämtliche Patienten, die Infektionen haben, oder alle, die an Krebs erkrankt sind, aufzunehmen. Das wäre ja auch ganz unmöglich. Auch in den Ambulanzen können nicht alle Infektionen oder Tumorpatienten betreut werden, sondern es wird eine gewisse Auswahl getroffen. Das heißt, dort, wo eine schwierige Situation gegeben ist, wird die Klinik eingeschaltet.

*Frage: Aber wer trifft die Entscheidung, welcher Patient wohin zu kommen hat?*

*Antwort:* Das entscheiden die verschiedenen Einzelstationen. Zuerst einmal beim Tumor: Wenn ein Tumor in ein Gebiet fällt, beispielsweise in die Pädiatrie oder in die Gynäkologie oder in der Urologie, so wird der Patient primär natürlich auf dieser Klinik liegen. Wenn sich aber bei der chemotherapeutischen Behandlung Schwierigkeiten ergeben, wird man uns zu Rate ziehen. Nur wenn der jeweilige Klinikchef oder Stationsführende Schwierigkeiten hat und es wünscht, stehen wir mit Rat und Tat zur Verfügung. Ganz ähnlich ist es bei den Infektionen. Natürlich wird bei uns nicht jede Infektion behandelt. Aber wenn beispielsweise auf einer chirurgischen Abteilung ein septischer Prozeß auftritt, der nicht mit landläufigen oder bekannten Mitteln beherrscht werden kann, dann zieht man uns zu Rate.

*Frage. Wird Ihre onkologische Abteilung, ähnlich wie in so vielen anderen medizinischen Gebieten, nicht plötzlich soviel Eigendynamik entwickeln, daß sie sich verselbständigen und abspalten wird?*

*Antwort:* Natürlich hat die onkologische Chemotherapie ein gewisses Eigenleben. Deswegen haben wir auch einen Extraordinarius, eben den vorhin erwähnten Prof. MOSER, der der Leiter der onkologischen Chemotherapie ist und deswegen haben wir auch eigene onkologische Laboratorien und eine eigene onkologische Ambulanz. Dasselbe gilt auch für die Infektionen.

*Frage: Wann werden die Gebiete wieder auseinanderbrechen?*

*Antwort:* Es sieht nicht so aus, als ob sie auseinanderbrechen würden, denn beides ist ja Chemotherapie und wir versuchen, sie zu verschmelzen. Ich will dem Fach eine Heimat geben. Ob es sich dann wirklich wieder aufsplittert, daß etwa die Chemotherapie so umfangreich wird, daß auf der einen Seite eine antiinfektiöse und auf der anderen Seite eine onkologisch-chemotherapeutische Klinik sich als eigenständige Kliniken entwickeln, wäre denkbar. Mein Bemühen war von jeher die Vereinigung, weil doch die beiden Fächer so außerordentlich verwandt sind und einer vom anderen nur lernen kann. Vielleicht ergibt sich in der Zukunft eine andere Entwicklung, aber sie wird mindestens noch eine Generation dauern. Es ist durchaus denkbar, daß die Chemotherapie ein so großes Fach wie die Chirurgie oder die Innere Medizin, also ein eigenes großes Fachgebiet wird. Es ist ganz wesentlich, daß Ausbildung, wie Beratung und Kontrolle von so einer umfassenden Klinik erfolgt, weil die chemotherapeutischen Eingriffe immerhin ähnlich den operativen sind. Hier geht man mit einem Messer gegen die Erkrankung vor, dort wird mit einer selektiven, hoch wirksamen chemischen Substanz, also mit einem Gift eingegriffen, um entweder Bakterien zu zerstören oder Krebszellen zu eliminieren.

*Frage: Ich komme auf eine Betrachtung von Prof. KÄRCHER zurück, der so sehr bedauert hat, daß zwischen all diesen hoch spezialisierten Kliniken, wie es beispielsweise seine und Ihre ist, wenig Kooperation stattfindet und er plädierte eindringlich dafür, daß die Trennzäune fallen sollten. Warum funktioniert die Zusammenarbeit so schlecht?*

*Antwort:* Ich habe gerade in diesem Fall überhaupt nicht den Eindruck, daß die Kooperation nicht funktioniert. Wir schicken unsere Patienten zur Bestrahlung auf die Bestrahlungsklinik, wenn dies notwendig ist, und natürlich auch dann, wenn eine Kombination von Bestrahlung und Chemotherapie oder eine solche mit chirurgischen Maßnahmen nötig ist. Dann ziehen wir selbstverständlich die anderen Kliniken zu Rate und es gibt meiner Ansicht nach eine sehr gute Zusammenarbeit. In ähnlicher Weise fragen ja auch die chirurgischen Kliniken bei uns an, wenn Chemotherapie durchgeführt werden soll. Niemand kann glauben, daß er alles weiß, und es soll immer nur der Beste entscheiden, was natürlich eine Frage der Zusammenarbeit ist.

*Frage: Wird es nach Ihnen, der Sie die Universitätsklinik für Chemotherapie sozusagen geboren haben, noch jemanden geben, der imstande sein wird, das ganze Gebiet so zu beherrschen wie Sie mit Ihrem organisch gewachsenen Allroundwissen?*

*Antwort:* Ich muß ehrlich zugeben, daß ich auch nicht das ganze Gebiet beherrsche. Mein Spezialfach ist die antibakterielle Chemotherapie. Die Tumortherapie versteht mein Stellvertreter MOSER wesentlich besser. Vielleicht wird es sich – wenn ich die Klinik verlasse – ergeben, daß der nachfolgende Chef ein onkologischer Chemotherapeut sein wird und sein Co-Chef, vielleicht ein Extraordinarius, dann die antiinfektiöse Chemotherapie zu betreuen hat.

*Frage: Was sicher naheliegend wäre, weil Krebs ja leider die Volkskrankheit schlechthin ist und Infektionen eher selten werden.*

*Antwort:* Was sicher auf der Hand liegt, weil ja die onkologische Chemotherapie ein ganz junges Fach ist, das sehr diffus in alle möglichen Fächer infiltriert und dringend eine universitäre Heimat braucht. Und auch, weil die Kontrolle das allerwesentlichste ist, oder schon das Ermitteln einer Kontraindikation. Es geht um die Frage, bei welchen Patienten diese oder jene Chemotherapie wirklich durchführbar ist. Heute ist es nicht mehr so, daß man einfach sagt, der Patient ist voll Metastasen, bei dem ist es sowieso ganz egal, was ich anwende. Man braucht eine klare Indikation und Kontraindikation, ob dieser oder jener Stoff in dieser oder jener Dosierung bei diesem oder jenem Patienten angewandt werden kann und darf. Die Klinik für Chemotherapie ist dazu da, solche Prüfungs-Methoden auszuarbeiten. Es können rein klinische Methoden sein, Laboratoriumsmethoden zum Beispiel, es können aber auch durchaus psychologische, ethische oder auch soziale Überlegungen sein. Alle diese Fragen gehen in die Indikation zur Chemotherapie ein.

*Frage: Von der wissenschaftlichen Seite her haben wir bisher nur die antibakterielle Chemotherapie besprochen. Gibt es auch neuere Erkenntnisse aus Ihrem Klinikbereich, die mit der onkologischen Chemotherapie zusammenhängen?*

*Antwort:* In meiner wissenschaftlichen Laufbahn stand die onkologische Thematik vor der der antibakteriellen Chemotherapie. Schon zu Beginn der 50er Jahre führte ich gemeinsam mit MOSER, damals noch unter Prof. Edwin KEIBL, onkologische Forschungen durch. Es handelte sich um eine neu entwickelte, kombinierte zytostatische Chemotherapie bei Leukämien. Wir betrieben diese Forschungen zunächst auf experimenteller Ebene mit Stoffwechseluntersuchungen an Leukämiezellen, dann kamen die klinische Überprüfung und praktische Anwendung. Sie sehen also, meine ursprüngliche Tätigkeit lag durchaus auf dem Gebiet der onkologischen Chemotherapie. Allerdings habe ich mich dann ganz der antibakteriellen Chemotherapie verschrieben, während mein Stellvertreter MOSER und sein engster Mitarbeiter, Doz. Hugo RAINER, sich weiter mit der onkologischen Chemotherapie beschäftigten und es auch jetzt im Rahmen der Klinik immer noch tun. Kurt MOSER und Hugo RAINER haben sich große Verdienste in der onkologischen Chemotherapie erworben und zahlreiche Publikationen über kombinierte zytostatische Therapie und über die Wirksamkeit verschiedenster Substanzen geschrieben.

*Frage: Was versteht man unter kombiniert, besser – womit kombiniert?*

*Antwort:* Kombinationen verschiedener Zytostatika, so wie es die ursprüngliche Idee Edwin KEIBLS in den 50er Jahren war. In der Zwischenzeit verfügen wir auch über guten wissenschaftlichen Nachwuchs. Zwei meiner engsten Mitarbeiter, DDr. Wolfgang GRANINGER und Dr. Reinhard LENZHOFER, arbeiten bereits an ihrer Habilitation und von den übrigen Mitarbeitern berechtigen einige zu der Hoffnung, daß sie auch einmal akademische Lehrer werden.

*Frage: Sie sind vor ein paar Monaten auch Präsident der Gesellschaft der Ärzte in Wien geworden. Haben Sie wirklich die Hoffnung, aus der Gesellschaft der Ärzte, die doch seit langem ein eher trauriges Dasein führt, wieder das machen zu können, was sie etwa zur Zeit eines WAGNER-JAUREGG war?*

*Antwort:* Sicherlich wird es gar nicht einfach sein, die Gesellschaft der Ärzte in Wien, die eine so große gewichtige Tradition hat, wieder zu dem zu machen, was sie war. Eine der Schwierigkeiten liegt darin, daß die Gesellschaft durch die zahllosen Spezialgesellschaften konkurrenziert wird. Aber ich glaube, daß es einen ziemlich deutlichen Trend gibt, die Medizin wieder zusammenzufassen, sie nicht noch weiter zersplittern zu lassen und auch das Bemühen, dem praktischen Arzt, auch dem Facharzt und dem Krankenhausarzt, also den praktizierenden Ärzten Informationen zu vermitteln, mit denen sie etwas anfangen können. Das sollen nicht hoch spezialisierte Informationen sein, sondern solche, die den Wissenstand immer wieder weiter abrunden können, wobei es sich aber auch nicht um einfache, sondern um gehobene Fortbildung handeln soll, die auf wissenschaftlicher Basis die Kenntnisse der Ärzte auf dem jeweils jüngsten Stand halten kann.

*Frage: Lassen Sie mich präzise werden: zur Zeit etwa von SEMMELWEIS war es doch nahezu ein Gebot, daß eine Entdeckung zunächst in der Gesellschaft der Ärzte vorgestellt und diskutiert, sehr oft turbulent diskutiert worden ist. Glauben Sie, genug Überzeugungs- und Durchschlagskraft zu haben, Ihre Kollegen dazu zu bringen, dieses Forum wieder zu benützen?*

*Antwort:* Ich möchte versuchen, die Spezialgesellschaften miteinzubinden, eine Art Präsidentenkonferenz der Spezialgesellschaften zu bilden und es dann den einzelnen Spezialgesellschaften überlassen, ihre Erkenntnisse, soferne sie schon ausgereift sind, dem praktizierenden Arzt zu vermitteln. Aus einer solchen Zusammenarbeit könnte wieder eine Zusammenschau der Medizin entstehen, freilich nur dann, wenn alle Gesellschaften auch wirklich mitspielen, was ich jetzt noch nicht weiß. Das könnte ein Prozeß sein, der Jahre in Anspruch nimmt.

*Frage: War es denn nicht seinerzeit sozusagen Pflicht, seine wissenschaftlichen Ergebnisse in der Gesellschaft der Ärzte vorzustellen? Von dieser Pflicht ist man offenbar weit abgekommen?*

*Antwort:* Das liegt nicht zuletzt daran, daß der Begriff Pflicht etwas abgewertet worden ist und auch daran, daß die Ordinarii nicht mehr die Macht haben, ihre Assistenten und Dozenten zu verpflichten – so wie das früher der Fall war – die klassischen Abende in der Gesellschaft der Ärzte zu besuchen. Ja, die Professoren sind meist selbst nicht mehr dort, unter anderem wohl deshalb, weil man sie nicht genügend zur Programmerstellung der Abende in der Gesellschaft der Ärzte herangezogen hat. Und das möchte ich zu reformieren versuchen.

*Frage: Sind Sie nicht auch Ehrenpräsident des im kommenden Jahr stattfindenden Internationalen Kongresses für Chemotherapie?*

*Antwort:* Wie Sie wissen, hatten wir schon im Jahre 1967 den Internationalen Kongreß für Chemotherapie – es war damals der fünfte des alle zwei Jahre stattfindenden Kongresses – in Wien. Überraschenderweise haben wir diesen sehr großen internationalen Kongreß für Chemotherapie für 1983 noch einmal zugesprochen erhalten. Beim V. Internationalen Kongreß war ich als relativ noch junger Mann zum Präsidenten gewählt worden, beim kommenden werde ich Ehrenpräsident und Prof. KARRER Präsident sein. Er ist onkologischer Chemotherapeut. Der Kongreß ist sicherlich nicht zuletzt deshalb wieder in Wien angesiedelt worden, weil bei uns das Fach Chemotherapie eben eine echte universitäre Heimat gefunden hat und hier die oben angesprochene Kombination von antibakterieller und onkologischer Chemotherapie realisiert ist. Der Kongreß wird mit hoher Wahrscheinlichkeit mindestens 5- bis 6000 Teilnehmer nach Wien bringen, weil sich die beiden Fächer so ungeheuer ausgeweitet haben. Wir erwarten tatsächlich alle einschlägigen internationalen Experten auf diesem Gebiet zu dem Kongreß in Wien.

*Frage: Ich habe schon vorhin anzudeuten versucht, daß ich im Verlauf meiner Erhebungen auf sehr viele Onkologen gestoßen bin und ich das Gefühl gewonnen habe, daß sich die Herren Ordinarii nicht gerade gerne dem großen Mutterinstitut unterordnen wollen. Nun hörte ich kürzlich, daß dies auch die Infektiologen nicht eben frohgemut auf sich nehmen wollen, ja daß sie sogar eine Art Gegenkongreß zum Chemotherapiekongreß planen. Was halten Sie von dieser Entwicklung?*

*Antwort:* Das ist schon einmal so, wenn ein Fach sozusagen noch in den Geburtswehen liegt. Daß es dabei auch immer wieder auseinanderstrebende Tendenzen gibt, ist durchaus nicht neu. Da wollen viele Infektiologen mit den Tumorleuten nichts zu tun haben, und auch die Onkologen wollen sich nicht ohne weiteres als onkologische

Chemotherapeuten abstempeln lassen. Nun ist aber der Begriff Onkologie ein noch sehr vager – er wird in der Pädiatrie, in der Gynäkologie, in der Chirurgie, in der Strahlentherapie und sicher auch anderswo noch gebraucht.
Das können ja nicht alle Onkologen sein, aber irgendwann wird sich jeder einmal zu entscheiden haben. Will man onkologische Chemotherapie betreiben, ist man natürlich bestrebt, auf diesem Gebiet ein wirklicher Fachmann zu sein. Da die onkologische und antibakterielle Chemotherapie eben sehr nah verwandte Fächer sind, ist es meiner Meinung nach durchaus zweckmäßig und folgerichtig, sie universitär zu vereinigen, wie man diesen Vorgang ja auch bei internationalen Chemotherapiekongressen beobachten kann. Wenn jetzt – wie Sie erwähnten – in Konkurrenz auch noch ein internationaler Kongreß für Infektiologie durchgeführt werden soll, so ist dagegen gar nichts einzuwenden. Es gibt innerhalb der Infektionen sehr differente Probleme, wie ebenso innerhalb der Onkologie, die ihrerseits ja auch internationale Kongresse für Onkologie und deren spezielle Probleme durchführt. Das alles gilt für Problemstellungen, die eindeutig nicht chemotherapeutisch sind. Die chemotherapeutischen Probleme aber sollten in internationalen Kongressen für Chemotherapie zusammengefaßt bleiben. Wenn jetzt eine Gruppe versucht, die internationalen Infektiologen an die Chemotherapeuten anzuhängen, so ist das ein leicht durchschaubarer Vorgang. Weil die Infektiologen nicht so leicht zu bewegen sind, zu einem eigenen internationalen Kongreß zu kommen, versucht man eben eine Koppelung mit dem Chemotherapiekongreß, von dem man weiß, daß er von sehr vielen Fachleuten besucht werden wird.
Ich selbst war in den 70er Jahren Präsident der Internationalen Gesellschaft für Infektiologie, die es heute noch unter einer anderen Präsidentschaft gibt, wobei gewisse Spannungen zwischen den amerikabetonten und europabetonten Mitgliedern bestehen. Es gibt also zwischen den Gesellschaften noch große Schwierigkeiten, aber trotz allem glaube ich, daß die Chemotherapie wie die Chirurgie oder die Innere Medizin ein großes Fach werden wird, für das all diese Querelen von heute nur mehr historische Frühentwicklungen sein werden.

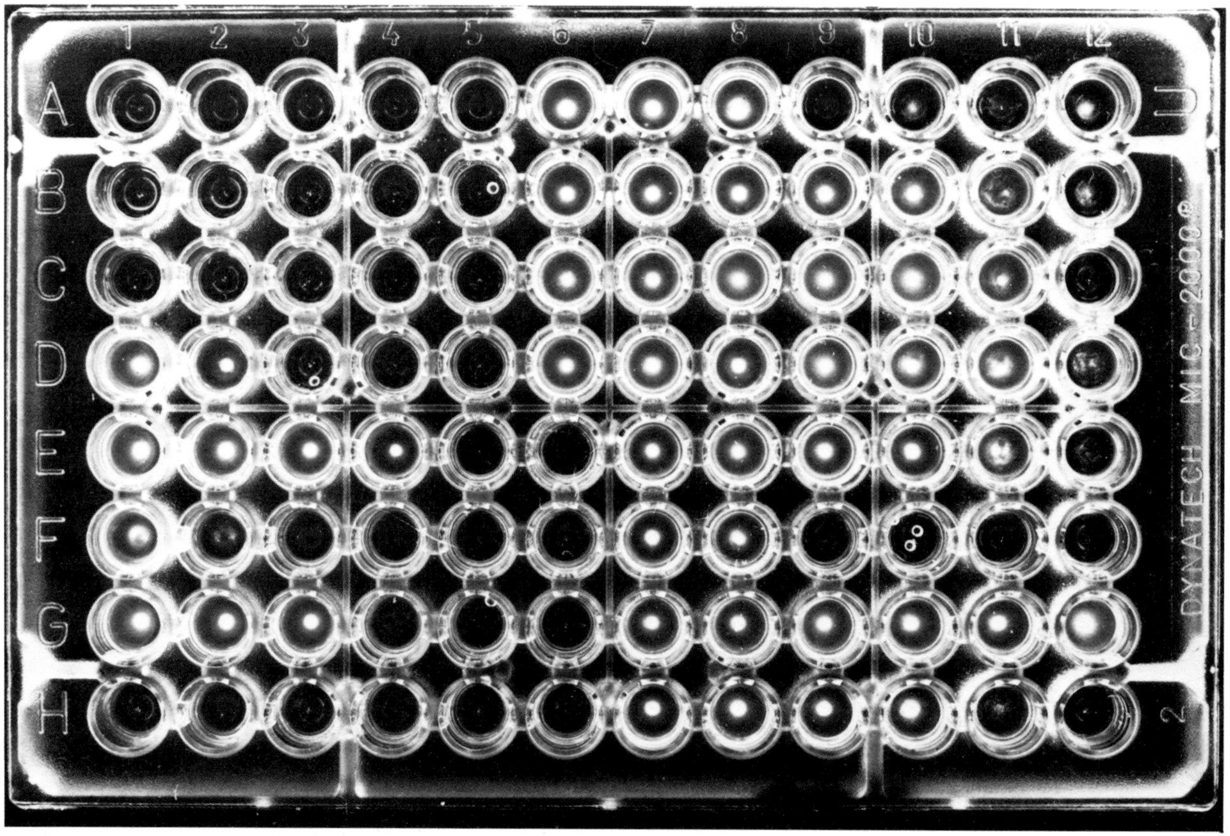


*Bestimmung der Minimalen Hemmkonzentration (MHK) von 16 Antibiotika (A–H von li und von re) in einem Näpfchentest (Mikrotiterplatte – Isosensitest – Bouillon) gegenüber einem aus Patientenblut kultivierten Staphylococcus aureus. Die Röhrchen ohne Wachstum (dunkel) zeigen die Aktivitäten (0,12–128 mcg/ml = 1–12).*

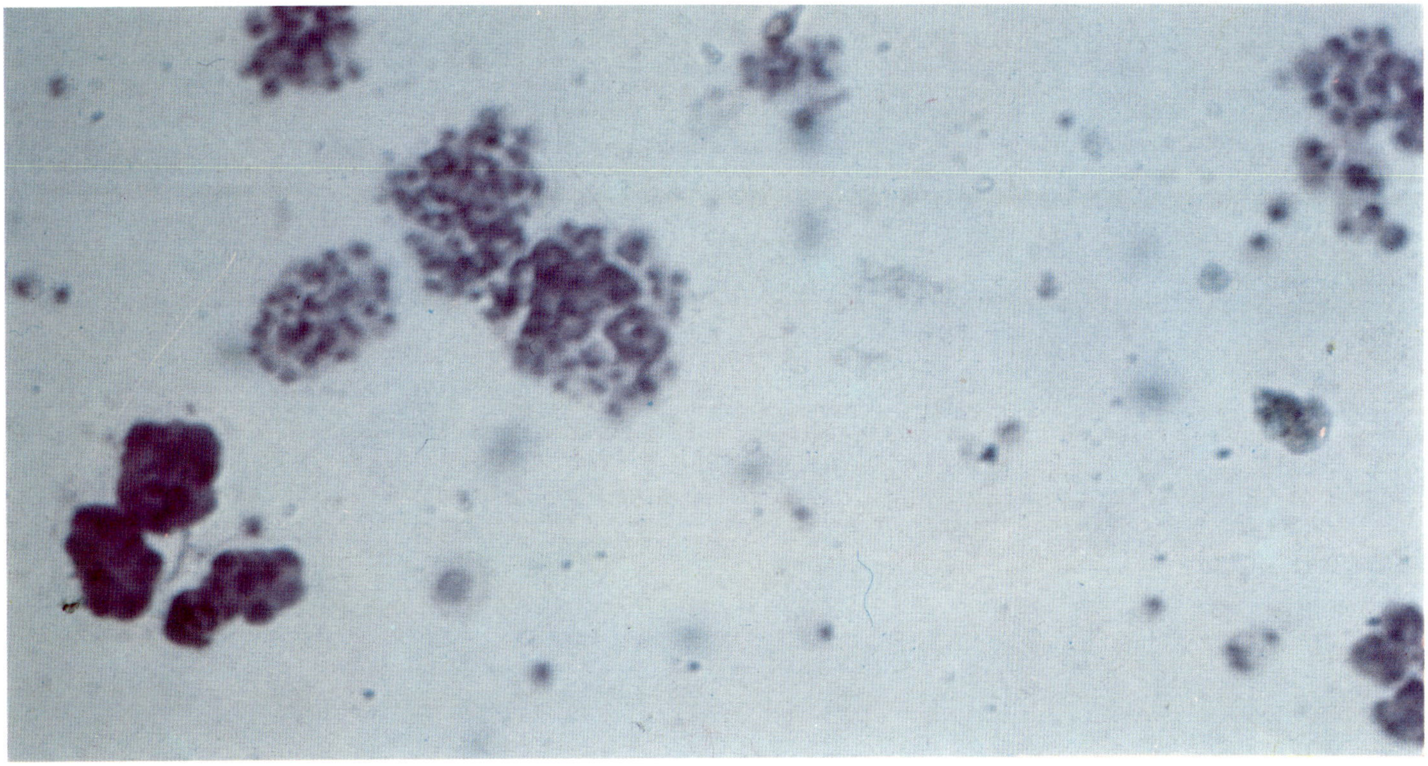

*Zellkulturen aus einem Mammakarzinom. Reduktion von Tumorzellkolonien durch Inkubation mit einem Zytostatikum (Färbung nach Papanicolaou × 100).*
*A. Inkubation ohne Zytostatika (Kontrolle).*
*B. Inkubation mit Adriamycin (Therapieansatz), (Inkubationsdauer: 1 Stunde; Adriamycinkonzentration: 0,01 mcg/ml).*

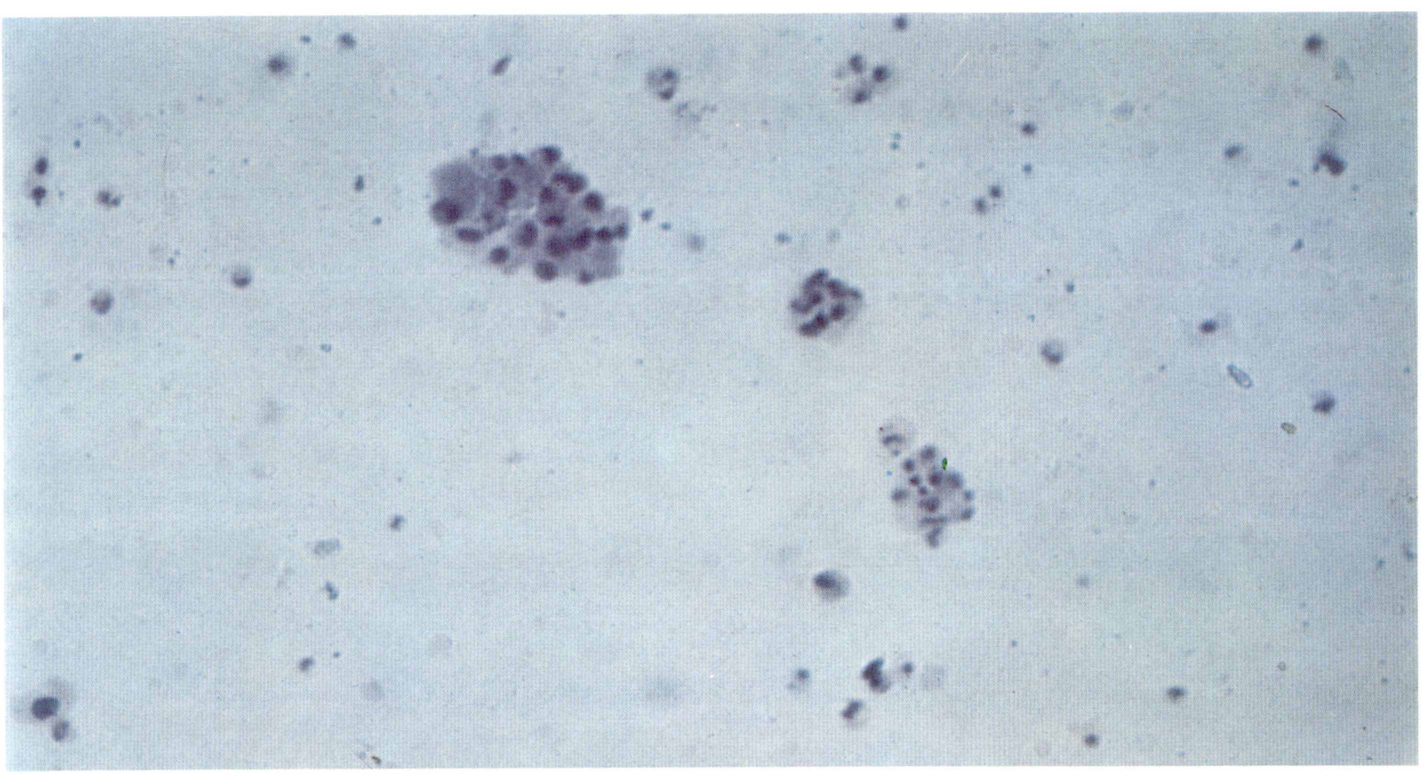

# Wiener klinische Wochenschrift

Die „Wiener klinische Wochenschrift“ erscheint jeden Donnerstag im Umfange von mindestens zwei Bogen Grossquart.
Zuschriften für die Redaction sind zu richten an Dr. **Alexander Fraenkel**, IX/3, Maximilianplatz, Günthergasse 1. Bestellungen und Geldsendungen an die Verlagshandlung.

Redaction: Telephon Nr. 16.282.

unter ständiger Mitwirkung der Herren Professoren Drs.
G. Braun, O. Chiari, Rudolf Chrobak, V. R. v. Ebner, A. Freih. v. Eiselsberg, S. Exner, M. Gruber, A. Kolisko, Rich. Freih. v. Krafft-Ebing, I. Neumann, H. Obersteiner, R. Paltauf, Adam Politzer, F. Schauta, J. Schnabel, C. Toldt, A. v. Vogl, J. v. Wagner, Emil Zuckerkandl.

Begründet von weil. Hofrath Prof. **H. v. Bamberger.**

Herausgegeben von
Ernst Fuchs, Karl Gussenbauer, Ernst Ludwig, Edmund Neusser, L. R. v. Schrötter und Anton Weichselbaum.

**Organ der k. k. Gesellschaft der Aerzte in Wien.**

Redigirt von **Dr. Alexander Fraenkel.**

Abonnementspreis jährlich 20 *K* = 20 Mark. Abonnements- und Insertions-Aufträge für das In- und Ausland werden von allen Buchhandlungen und Postämtern, sowie auch von der Verlagshandlung übernommen. — Abonnements, deren Abbestellung nicht erfolgt ist, gelten als erneuert. — Inserate werden mit 60 *h* = 50 Pf. pro zweigespaltene Nonpareillezeile berechnet. Grössere Aufträge nach Uebereinkommen.

Verlagshandlung: Telephon Nr. 6094.

Verlag von Wilhelm Braumüller, k. u. k. Hof- und Universitäts-Buchhändler, VIII/1, Wickenburggasse 13.

**XV. Jahrgang.** **Wien, 13. März 1902.** **Nr. 11.**


## INHALT:





## Experimentelle Nierentransplantation.

Vorläufige Mittheilung.[1])


Von Dr. **Emerich Ullmann**, Privatdocenten für Chirurgie in Wien.


Meine Herren! Gelegentlich meiner Versuche über Darmtransplantation, über welche ich voriges Jahr dieser Gesellschaft zu berichten die Ehre hatte, dachte ich daran, ob es nicht möglich wäre, auch die Niere zu transplantiren. Die ersten diesbezüglichen Versuche misslangen aus dem Grunde, weil ich als Versuchsthier das Schwein wählte, dessen Venen ausserordentlich zart und zerreisslich sind. Erst als ich die Transplantationen an Hunden ausgeführt habe, gelangen sie vollständig. Ich will vorweg betonen, dass es sich bei meinen Versuchen nicht etwa um Transplantation von Nierenpartikelchen handelt, wie in den Versuchen von Lubarsch und Allessandri. Diese haben kleine Stückchen von Nierengewebe in die Milz und in Lymphdrüsen transplantirt um die Veränderungen zu studiren, welche das Nierengewebe, namentlich die Harncanälchen, daselbst erleiden. Veränderungen, welche zumeist in einer Nekrobiose bestanden haben. In meinen Versuchen handelt es sich aber um Transplantationen der Niere in toto, um Organtransplantationen, wie solche an anderen Organen, an der Schilddrüse, am Hoden und an den Ovarien bereits mehrfach ausgeführt wurden. Bei einem so massigen Organ, wie es die Niere ist, war es von vorneherein nicht wahrscheinlich, dass die Experimente durchführbar seien; nichtsdestoweniger gelangen sie, da nicht nur die Lebensfähigkeit der transplantirten Niere, sondern auch ihre physiologische Function erhalten blieb.

Die Ausführung der Transplantation geschah auf folgende Weise: Am Orte, wohin die Niere transplantirt werden sollte — und als solchen wählte ich erst die Inguinalgegend, später auf Herrn Hofrath Exner's Empfehlung den Hals, weil an der letzteren Stelle die Thiere sich nicht lecken können und eine Verunreinigung am ehesten vermieden werden kann — wird durch einen Schnitt Arterie und Vene, am Halse also Carotis und Vena jugularis auf eine weite Strecke hin freigelegt; dieselben werden peripheriewärts ligirt und centralwärts mit je einem armirten Schieber — armirt, damit keine Verletzung der Gefässe entsteht — versehen. Nun werden die Gefässe durchschnitten und sowohl Carotis als Jugularis zur Gefässvereinigung, wie sie von Payr angegeben wurde, vorbereitet. Die Gefässe werden durch kleine Magnesiumröhren, welche ich mir auf die Weise herstellen liess, dass die eine Hälfte der Röhren glatt ist, die andere Hälfte zwei Nuthen trägt, durchgezogen, umgekrempelt und, während die centralwärts gelegene nuthlose Hälfte mit einer Pincette gehalten wird, das Gefäss mittelst einer Ligatur an die centralwärts liegende Nuth gebunden. Jetzt führte ich die Exstirpation der Niere aus, indem der Ureter eine Strecke weit lospräparirt und durchschnitten wurde und die Arteria und Vena renalis möglichst nahe an den grossen Gefässen einfach ligirt und durchschnitten wurden. Nun ist die Niere in eine in warme, physiologische Kochsalzlösung getauchte, sterilisirte Compresse gelegt und am Halse die Vena renalis über die Jugularis gezogen und mit einer Ligatur an der peripheriewärts liegenden Nuth befestigt worden, ebenso wurde die Arteria renalis über die Carotis gezogen und an der peripheriewärts liegenden Nuth befestigt. Dann wurden die Schieber zuerst von der Vene, dann von der Arterie entfernt. Sofort strömte Blut durch die Niere und konnten wir uns überzeugen, dass die physiologische Thätigkeit fortbestand, indem bald Urin durch den Ureter abging. Ich will Sie, meine Herren, mit den Angaben, auf welche Weise eine Regulirung des Zuströmens und

[1]) Gehalten in der k. k. Gesellschaft der Aerzte in Wien am 7. März 1902.

*Mitteilung über die erste Nierentransplantation beim Hund. Faksimile aus der Wiener klinischen Wochenschrift.*

## Prof. Dr. Paul Schmidt

Leitender Oberarzt der I. Medizinischen Universitätsklinik Wien

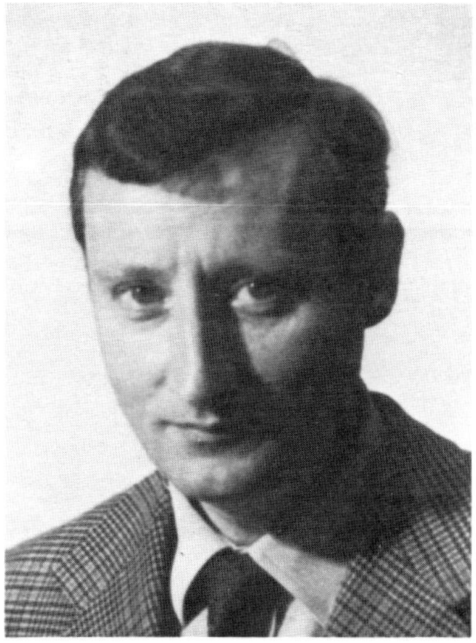

geboren 1941 in Villach, trat nach der Promotion zum Doktor der gesamten Heilkunde 1966 als Assistenzarzt in die I. Medizinische Univ.-Klinik ein. Schon während der internistischen Ausbildungsjahre klinische und wissenschaftliche Schwerpunkte auf den Gebieten der Nierenkrankheiten, der Dialysebehandlung und der Nierentransplantation. 1968 bis 1970 Studienaufenthalte an Nierenzentren Deutschlands, Schwedens und der Schweiz.
1972 Facharztdiplom für Innere Medizin und 1975 Lehrbefugnis als Universitätsdozent für Innere Medizin. Seit 1975 leitender Oberarzt an der Nephrologischen Station und Hämodialysestation der I. Medizinischen Universitätsklinik. 1980 Verleihung des Berufstitels eines ao. Professors.

# Der Hund mit der Niere am Hals

Interview am 25. 3. 1982

*Frage: Gibt es auf dem Gebiet der Nephrologie eine Tradition bzw. eine Wiener Schule?*

*Antwort:* Entscheidende Impulse der relativ jungen Disziplin sind sicher von den beiden Deutschen VOLHARD (1872 bis 1950) und FAHR (1877 bis 1945) ausgegangen. Ihr Verdienst war unter anderem der Versuch, Pathologie und Klinik der Nierenkrankheiten auf einen Nenner zu bringen. Im Vergleich zu anderen medizinischen Disziplinen aber führte die Nephrologie lange ein stiefkindliches Dasein. Dies ist darauf zurückzuführen, daß bis in die 60er Jahre eine lebenserhaltende Therapie für Nierenpatienten im Endstadium der Erkrankung nicht vorhanden war. Erst mit Einführung der chronischen Dialysebehandlung und der Nierentransplantation erfuhr die Forschung auf dem Gebiet der Nephrologie einen ungeahnten Aufschwung.
In Wien aber gab es doch eine ganz wichtige Pionierleistung, ja man könnte sagen, daß der geistige Vater der Nierentransplantation in Wien gelebt hat. In der Gesellschaft der Ärzte in Wien präsentierte 1902 Dr. ULLMANN die Ergebnisse einer Nierentransplantation am Hund. Der Bericht seiner experimentellen Untersuchungen in der Wiener klinischen Wochenschrift wird heute noch in medizinischen Fachwerken zitiert und entsprechend gewürdigt. Dr. ULLMANN verwies als erster auf die Möglichkeit, daß Organe – im speziellen Fall die Nieren eines Hundes – verpflanzt und nach Herstellung eines entsprechenden Gefäßanschlusses auch deren Funktionsleistungen erhalten werden können. In einer weiteren Sitzung berichtete Dr. ULLMANN von Nierenverpflanzungen von Hund zu Hund und einer solchen von Hund zu Ziege. Er war also der erste Arzt, der eine Nierentransplantation in Erwägung zog und über die erste autologe, die erste homologe und die erste heterologe Transplantation berichtete.
Sein Versuchsansatz, der ein durchaus vernünftiges Konzept hatte, geriet vorübergehend in Vergessenheit, und wurde vier Jahre später vom Franzosen CARREL wieder aufgegriffen: CARREL beschäftigte sich in den Vereinigten Staaten unter Zugrundelegung des ULLMANNschen Konzeptes mit experimentellen Nierentransplantationen. Er wurde übrigens später mit dem Nobelpreis ausgezeichnet.

*Frage: Wann werden heute Nierentransplantationen durchgeführt bzw. welche Rolle spielt die Dialyse?*

*Antwort:* Die Transplantation ist zu einem echten Alternativverfahren in der Therapie eines Terminalstadiums bei chronischer Niereninsuffizienz (Endzustand eines chronischen Nierenversagens) geworden, wobei festgehalten werden muß, daß nur Organverpflanzungen von Mensch zu Mensch möglich sind.

*Frage: Es gibt also keine einpflanzbaren künstlichen Nieren, offenbar zum Unterschied zu dem in Entwicklung stehenden künstlichen Herzen?*

*Antwort:* Es gibt meiner Meinung nach wenig Aussicht auf die Entwicklung einer künstlichen Niere ähnlich dem künstlichen Herzen, weil es kaum vorstellbar ist, daß die unerhört vielfältigen und komplizierten Funktionen der Niere von Menschenhand nachgebildet werden können. Nur ein winziges Detail aus diesem Funktionsbereich: Ca. 180 l Plasma-Wasser werden täglich durch den Nierenfilter durchgelassen und nur ca. 1 Prozent davon, also 1–2 l, letztlich ausgeschieden.

*Frage: Gibt es Angaben, wieviele Menschen mit transplantierten Nieren leben?*

*Antwort:* In Österreich gibt es derzeit ca. 200 und in Europa etwa 12.000 Menschen, deren Leben durch eine transplantierte Niere erhalten wird. Man muß sich vor Augen führen, daß chronisch Nierenkranke, deren Nierenfunktion für ein Überleben nicht mehr ausreicht, nur deshalb weiterleben können, weil eine transplantierte Niere oder die „Prothese" der künstlichen Niere lebenswichtige Funktionsleistungen der Niere übernehmen.
Ich erinnere mich einer jungen Mutter, die im Endstadium eines chronischen Nierenleidens bei uns eingeliefert worden war und auf die zu Hause zwei Kinder im Alter von 6 und 8 Jahren warteten. Der Frau Mut zusprechend, versprachen wir ein Weiterleben mit Hilfe einer Dialyse und stellten ihr eine spätere Transplantation in Aussicht. Vier Jahre hing die junge Frau zwei- bis dreimal wöchentlich am Dialysegerät, bis ihr schließlich eine Niere eingepflanzt werden konnte. In der Zwischenzeit sind weitere 8 Jahre vergangen, der Frau geht es gut, die beiden Kinder sind großjährig geworden und haben immer noch eine Mutter.

*Frage: Hat man das Problem der Organabstoßung überwinden können?*

*Antwort:* Die Immunabwehr des Körpers wird mit Medikamenten, die das Immunsystem schwächen, unterdrückt, und auf diese Weise werden Organabstoßungen hintangehalten. Dennoch kommt es fast bei jedem Patienten interkurrent zu Abstoßungsreaktionen, die jedoch mit hohen Cortisondosen in 9 von 10 Fällen erfolgreich behandelt werden können. Richtig ist, daß solche Personen mit erhöhtem Risiko leben, weil sie durch die Abschwächung der Abwehrkräfte für Infektionen anfällig sind. Aber wir haben Patienten unter Beobachtung, die schon über 10 Jahre mit einer transplantierten Niere leben.

*Frage: Es gibt also eigentlich keine Weiterentwicklung auf dem Gebiet der Immunoprobleme?*

*Antwort:* Das technische Problem der Verpflanzung ist gelöst, Methoden zur Hemmung der Immunabwehr konnten in den letzten 5 bis 10 Jahren nicht wesentlich weiterentwickelt werden. Hoffnungen werden auf eine neue Substanz, das CYCLOSPORIN A gesetzt, das spezifisch die Abwehrmechanismen gegen das Transplantat beeinflussen soll.

*Frage: Wie weit kann man die Funktionsleistungen der Niere durch die „künstliche Niere", also den Dialyseapparat ersetzen?*

*Antwort:* Ich habe schon das Wort „Prothese" verwendet. Die von den künstlichen Nieren abhängig gewordenen Menschen – es sind derzeit mehr als 700 Personen in Österreich, die 2–3mal wöchentlich in den 21 Dialysezentren versorgt werden – finden keinen vollen Ersatz ihrer verlorengegangenen Nierenfunktionen. Aber auch ihr Leben wird um Jahre verlängert.

*Frage: Haben irgendwelche Entwicklungen auf dem Gebiet der Nephrologie in Wien ihren Ausgang genommen?*

*Antwort:* Ich will so sagen – es sind Leistungen erbracht worden. EPPINGER hat sich Ende der 30er Jahre intensiv mit der Nierenforschung beschäftigt und gelangte dabei zu der Annahme, daß bei einer akuten Nierenentzündung in der Niere ein Gefäßspasmus entsteht. Und diesen Spasmus versuchte er mit Diathermie zu behandeln. Wenngleich die Therapie nicht zielführend war, so war seine Vorstellung vom Spasmus doch richtig. Als sehr wichtig aber erwies sich die Einführung seiner Hunger- und Durstkur (1942) bei akuter Nephritis. Sie hat heute in modifizierter Form noch Gültigkeit. Bei der akuten Nephritis kommt es zu einem Rückgang der Harnausscheidung und im Gefolge zu einer Retention von toxischen Substanzen aus dem Eiweiß-Stoffwechsel. Überdies erfolgt durch die verminderte Harnausscheidung ein Wasserrückstau im Körper und damit eine beträchtliche Kreislaufbelastung. Durch die Hunger-Durstkur, die eine Überbrückung für wenige, hochakute Krankheitstage darstellt, wird dem Körper weniger Eiweiß und Flüssigkeit zugeführt, wodurch die Bildung toxischer Substanzen vermieden und das Kreislaufversagen verhindert wird. Allerdings wird bei heutigen derartigen diätetischen Therapieplänen auf eine ausreichende Kalorienzufuhr (vor allem in Form von Kohlehydraten) nicht verzichtet.
Nach EPPINGER beschäftigten sich POPPER und MANDEL 1937 eingehend mit den Problemen der Nierenfunktionsprüfung. Mit Hilfe der von ihnen propagierten Kreatinin-Clearance ist es möglich, allein aufgrund der Kenntnis der täglichen Harnmengen und der Plasma- und Harnkonzentration einer körpereigenen Substanz – des Kreatinins – die Filtrationsleistung der Niere zu berechnen. POPPER, MANDEL und MAYER verfeinerten die Methode der Kreatininbestimmung so weit, daß sie noch heute in etwas abgewandelter Form angewendet wird. Es gelang ihnen, das Kreatinin zu einem der wichtigsten Parameter in der Routinediagnostik zu machen, mit dem die Nierenfunktion beurteilt wird. Die Leistung

dieser drei Wissenschafter war zu dieser Zeit eine wirkliche Sensation. Von Professor DEUTSCH, der sich in den 50er Jahren intensiv mit der Kreatinin-Clearance und der Insulin-Clearance beschäftigte, gingen gleichfalls vielzitierte Impulse aus und verhalfen der Nephrologie an der I. Medizinischen Universitätsklinik zu damals internationalem Ansehen. Nicht unerwähnt bleiben soll auch ein Mitglied der Wiener Nephrologenschule, das gemeinsam mit dem in den Vereinigten Staaten tätigen Holländer KOLFF einen neuen Typ eines Dialysators propagierte. Es handelt sich um Professor WATSCHINGER, heute Primarius in Linz, der in den 50er Jahren den „Spulendialysator nach KOLFF und WATSCHINGER" gemeinsam mit KOLFF entwickelte.

*Frage: Konnten Sie Leistungen im Sinne der Wiener Schule setzen?*

*Antwort:* Meine Mitarbeiter und ich haben sich intensiv mit klinischen Fragen der Nierentransplantation beschäftigt und es gelang uns, im Rahmen einer solchen Studie Erkenntnisse zu erarbeiten, die zur einer Erhöhung der Funktionsraten der Transplantate und damit der Überlebenschancen wesentlich beitragen. Wenn man einem Patienten vor der Operation, d. h. im Verlauf seiner Dialysezeit, mehrere Bluttransfusionen zuführt – so fanden wir heraus –, steigen die Chancen, daß auch die von Leichenspendern herrührenden Nieren fast ebensogut vertragen werden wie die Organe von verwandten Lebendspendern. Das Ergebnis mit den Bluttransfusionen fand sich eigentlich per Zufall: Beim Auswerten der jährlichen Statistik fiel mir auf, daß die Patienten mit besonders guten Transplantationsergebnissen gerade diejenigen waren, die in ihren Krankengeschichten eine Häufung vorausgegangener Bluttransfusionen aufwiesen. Die Ergebnisse, die wir in einer weltweit bekannten Fachzeitschrift publizierten, erschienen zunächst sehr unerwartet. Es stellte sich aber heraus, daß sie im Einklang mit ähnlichen Beobachtungen waren, wie sie etwa zur gleichen Zeit von anderen Arbeitsgruppen in den Staaten gemacht wurden. Auch in der Nachbehandlung konnte ich Beobachtungen machen, die für den Patienten von großer Wichtigkeit sein können: Um die Immunsuppression bei transplantierten Patienten zu erhöhen, wird Azathioprin – ein Antimetabolit im Zellkernstoffwechsel – eingesetzt. Ich fand heraus, daß bei Patienten, bei denen Komplikationen mit der Medikation auftraten, das Azathioprin ohne Funktionseinbußen der Niere über einen längeren Zeitraum abgesetzt werden kann. Die Niere kann also auch ohne dieses Medikament Monate bis Jahre weiter funktionieren. Dieselbe Erfahrung gilt auch im Hinblick auf die chronischen Abstoßungsreaktionen. Es zeigte sich, daß nach Absetzen des Azathioprins, das man bis dahin als unumgängliche Basistherapie betrachtet hatte, die Abstoßungsreaktionen nicht stärker zunehmen und der Körper für eine gewisse Zeit die fremde Niere toleriert. Als wir

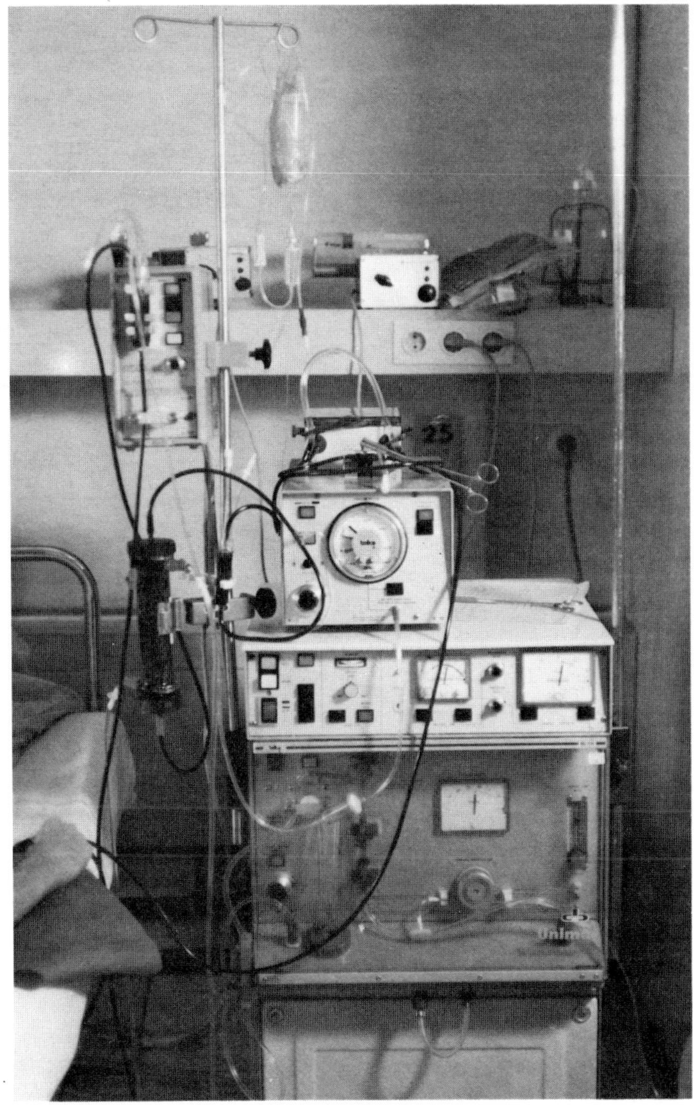

*Hämodialysegerät mit blutführendem Schlauchsystem und Dialysator. In diesem wird das Blut von Schadstoffen gereinigt. Links im Bild erkennt man die Anschlußstellen des Dialysesystems am Patienten.*

unsere Forschungsergebnisse publizierten – welche tatsächlich internationales Aufsehen erregten –, berichtete auch eine englische Arbeitsgruppe über ähnliche Beobachtungen. Die Erkenntnisse stellten eine wesentliche Entscheidungshilfe in der oft lebenswichtigen Frage der Weiterführung oder des Absetzens dieses mit schweren Nebenwirkungen behafteten Medikamentes dar. Es war übrigens eine Zufallsbeobachtung, die ich an einer Patientin machte, die unter einer schwerwiegenden Medikamentenkomplikation zu leiden hatte. Und in dieser Richtung fühle ich mich der Wiener Klinik zugehörig, denn ihr Merkmal ist es, daß für den klinisch tätigen Arzt der Patient im Krankenbett Mittelpunkt der Beobachtung zu sein hat.

Weltweit zitiert worden sind auch unsere Ergebnisse über die urämische Hörstörung und im besonderen der Einfluß der Nierentransplantation auf diese Komplikation chronischer Nierenkranker. Gemeinsam mit der I. HNO-Universitätsklinik Wien fanden wir heraus, daß bei chronisch Nierenkranken die Haarzellen im Innenohr geschädigt sind und dadurch das Hörvermögen beeinträchtigt wird. Während sich dieser Zustand mit der Dialysebehandlung nicht verändern ließ, verbesserte sich das Hörvermögen nach einer erfolgreichen Transplantation weitgehend. Diese Beobachtungen sind durch langjährige Kontrolluntersuchungen erhärtet, und wir haben sie in der internationalen Fachzeitschrift, dem „New England Journal of Medicine" veröffentlicht.

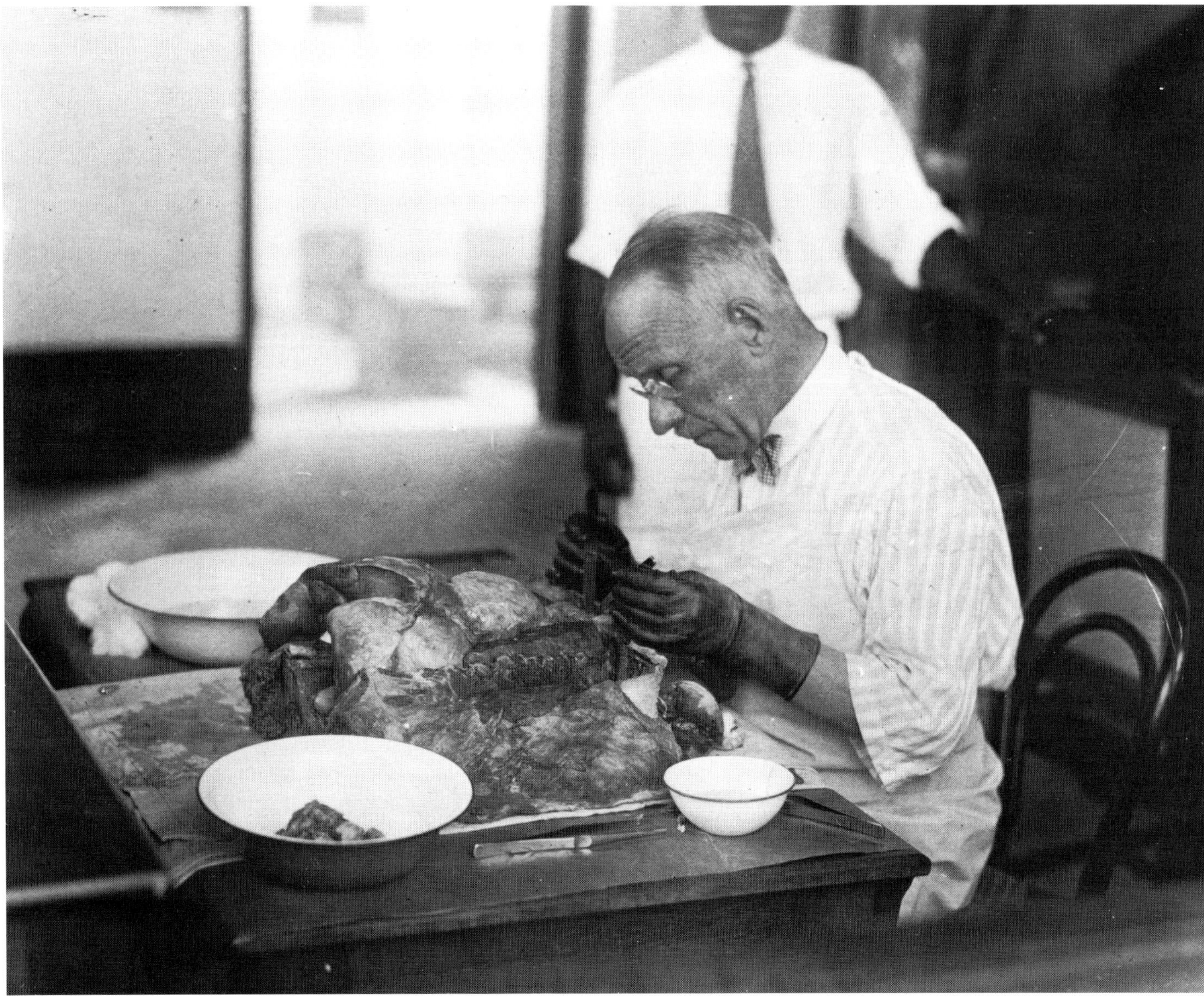

*K. F. Wenckebach bei der Sektion eines Beri-Beri-Herzens (um 1930).*

# KARDIOLOGIE

## Historisches

### A. Untersuchungsmethoden

Die Geschichte der Kardiologie beginnt eigentlich erst mit William HARVEY (1578–1655), der 1622 als erster den exakten Vorgang des Blutkreislaufes beschrieb, über den bis dahin nur äußerst nebulose und phantastische Vorstellungen herrschten. Damit war zwar der Grundstein für die Kardiologie gelegt, aber weitere bahnbrechende Erkenntnisse und die Erarbeitung von Methoden zur genaueren Erforschung ließen noch Jahrhunderte lang auf sich warten. Indirekte Auswirkung auf die Entwicklung der Kardiologie jedoch hatte Leopold AUENBRUGGERS (1722–1809) Entdeckung oder Entwicklung einer wichtigen Methode zur Untersuchung der Organe des Brustkorbs, nämlich der Perkussion des Brustkorbs, (inventum novum ex percussione thoracis humani, Wien 1761), die wahrscheinlich auf ältere Methoden von VAN SWIETEN und BOERHAAVE zur Unterscheidung zwischen Meteroismus und Ascites bei Untersuchung des Abdomens fußte. Diese Methode wurde erst Anfang des 19. Jahrhunderts von den französischen Ärzten CORVISART und LAENNEC wieder aufgenommen und allgemein bekanntgemacht. 1819 fügt LAENNEC der Perkussion noch die Methode der Auskultation mittels Stethoskop hinzu, womit die grundlegenden Methoden der physikalischen Untersuchung (Inspektion, Palpation, Perkussion und Auskultation) vervollständigt erschienen. In Wien, unter der Ersten WIENER MEDIZINISCHEN SCHULE, wurden diese Methoden vor allem durch Josef SKODA (1805–1881) verfeinert und in die heute noch gültigen Formen gebracht.

Weitere Methoden zur Untersuchung des Blutkreislaufes wurden zunächst nur sehr zaghaft erarbeitet:

1733 führte der englische Physiologe Steven HALES erstmals eine Blutdruckmessung durch, indem er eine meterlange Glasröhre in die Halsschlagader eines Pferdes einstach. Bereits 1883 publizierte der Wiener Arzt Samuel BASCH (gestorben 1905) ein Skygmomanometer zur indirekten Druckmessung unter Verwendung von Metallplättchen. 1895 präsentierte der italienische Kinderarzt Scipione RIVA-ROCCI (1873–1937) eine Methode zur unblutigen Blutdruckmessung mit Hilfe des nach ihm benannten Apparates, die 1905 durch den russischen Physiologen N. S. KOROTKOW ihre physiologische Begründung erhielt. Man bedenke, daß bis dahin der Blutdruck am Menschen, vor allem an Patienten, eine völlig unbekannte Größe war, und die Hypertonie wahrscheinlich unter dem wenig präzisen Ausdruck „Vollblütigkeit" lief, (mit regelmäßigem Aderlaß als Therapie dagegen) wobei allerdings manchmal sozusagen fatale Fehldiagnosen, mit einem dann tödlichen Aderlaß auch bei Anämien, unterliefen.

Das späte 19. und das frühe 20. Jahrhundert war eine Zeit sorgfältiger Beobachtung hämodynamischer Vorgänge, sowohl durch Physiologen wie auch durch Kliniker (mit Hilfe unblutiger aber auch blutiger Versuchsanordnungen), woraus manche auch heute noch wichtige und in Verwendung stehende Methode geboren wurde: Zu den wichtigsten dieser Entwicklungen gehört die Messung des Herzminutenvolumens nach dem FICKschen Prinzip, benannt nach dem Würzburger Physiologen Adolf FICK, der um die Jahrhundertwende eine Formel für die Messung der Organdurchblutung veröffentlichte. Um die gleiche Zeit beschäftigte man sich in Mitteleuropa auch intensiv mit arteriellen und venösen Druckkurven sowie Pulskurven. Man vergesse nicht, daß der in Wien tätige Kardiologe und Internist Karl Friedrich WENCKEBACH (1864–1940) die nach ihm benannte Periodik bei AV-Block II. Grades nicht durch EKG-Analysen (welche 1914 ja noch nicht zur Verfügung standen), sondern durch Analyse von Venenpulskurven entdeckte.

Als Geburtsstunde der modernen Kardiologie könnte man die Entdeckung der Elektrokardiographie durch den niederländischen Physiologen Willem EINTHOVEN (1860–1927) bezeichnen, welcher 1903 erstmals eine Methode zur Registrierung der Herzströme angab. Man darf allerdings nicht vergessen, daß es Augustus D. JALLER, Sohn eines österreichischen Physiologen war, der (in Schottland und England aufgewachsen) 1887 erstmals eine Herzstromkurve registriert hatte. In die klinische Kardiologie fand die Methode allerdings erst durch Sir Thomas LEWIS um das Jahr 1910 Eingang, und in den USA wurde die Entwicklung weiter durch WOLFERTH und WOOD 1932, Frank N. WILSON 1932, JOHNSTON 1940, GRANT 1940, und PRINZMETAL 1952 vorangetrieben. Als Pionier der intrakavitären EKG-Ableitungen muß der französische Kardiologe Jean LENEGRE 1943 gelten.

1929 führte der deutsche Arzt Werner FORSSMANN im Selbstversuch die erste Herzkatheterisierung durch. Die Methode wurde eher doch erst 1941 durch COURNAND und RANGES zur klinischen Anwendung weiterentwickelt. Auch die Namen von RICHARDS in New York, BRADLEY in Boston und MC MICHAEL in London, alle in den 40er Jahren, müssen erwähnt werden. Die heute üblichen Methoden der Koronarangiographie wurden durch SONES (1960) und JUDKINS (1961) entwickelt.

Im vergangenen Jahrzehnt hat sich vor allem die nichtinvasive Untersuchung des Herzens, also ohne Vorschieben von Kathetern in die Herzhöhlen, stürmisch entwikkelt, darunter vor allem die nuklearmedizinischen Methoden, wobei Henry WAGNER und Bertram TITT zu nennen sind, und die Echokardiographie, die durch die Schweden EDLER und HERZ und später durch die Amerikaner JOYNER, GRAMMIAK und FEIGENBAUM, entwickelt wurde. Allerdings hatte schon 1927 BLUMGART erstmals eine Bestimmung des HMV mit Hilfe radioaktiver Isotopen versucht.

B. Behandlungsmethoden

Hinsichtlich der medikamentösen Therapie von Herzkrankheiten ist zunächst als einsame Größe des 18. Jahrhunderts Sir Thomas WITHERING zu nennen, der 1785 (auf die Beobachtungen einer alten Kräuterfrau vertrauend) die pflanzliche Droge Digitalis als erste und lange Zeit einzige positiv-inotrope Substanz in den Arzneischatz einführte. Man könnte sogar sagen, daß Digitalis bis ins späte 19. Jahrhundert die einzige herzwirksame Arznei überhaupt darstellte. Man bedenke, daß erst 1924 der Grazer Pharmakologe Otto LOEWI die positiv inotrope Wirkung der körpereigenen Katecholamine Adrenalin und Noradrenalin entdeckte. 1948 trat der Schwede AHLQUIST mit seiner Ansicht – damals noch eine Hypothese – von der Unterscheidung der adrenergenen Alpha- und Beta-Rezeptoren hervor, die sich erst in den folgenden Jahrzehnten hervorragend bestätigte. In den 50er Jahren gelang dann dem Innsbrucker Pharmakologen KONZETT mit Isoproterenol (Isotrenalin) die Synthese eines allein die für die positiv inotrope Wirkung am Herzen verantwortlichen Beta-Rezeptoren stimulierenden Katecholamins.
1869 wurde von dem englischen Arzt BRUNTON erstmals Nitroglyzerin als antianginöse Substanz angewandt. Der amerikanische Kreislaufphysiologe E. H. SONNENBLICK führte Anfang der 60er Jahre die Konzepte von preload und afterload in die Kardiologie ein. Klinische Anwendung erfuhren diese Konzepte zuerst durch GOULD, der 1968 Nitroglyzerin i. v. zur Senkung des myokardialen Sauerstoffverbrauchs bei Myokardinfarkt verwendete, und 1969 auch das Prinzip der arteriolären Vasodilatation durch Infusion von Phentolamin bzw. Natrium-Nitroprussid zur Senkung von afterload, myokardialer Wandspannung und myokardialem Sauerstoffverbrauch sowie zur Erhöhung des Herzminutenvolumens in die Therapie einführte. Weitere Meilensteine in der Entwicklung antianginöser Medikamente sind:
Die Entwicklung der adrenergen Beta-Rezeptorenblocker in den frühen 60er Jahren, wo vor allem der Pharma-Konzern ICI in England federführend war, sowie die Entwicklung von Kalzium-Antagonisten (Substanzen, welche die langsamen, vorwiegend Kalzium-transportierenden Kanäle von glatten Muskelzellen und Myokardzellen blockieren), deren Wirkungsmechanismus in umfassender Weise erst Ende der 60er Jahre durch den Freiburger Physiologen FLECKENSTEIN erforscht wurde. Auf dem Gebiete der Antiarrhythmika ist der schon genannte, in Wien wirkende Internist Karl Friedrich WENCKEBACH zu bezeichnen, der 1913 (auf die Beobachtungen eines seiner Patienten zurückgreifend) die antiarrhythmische Wirkung der Malariamittel Chinin und Chinidin erkannte. Schließlich wäre noch die medikamentöse Therapie der arteriellen Hypertonie zu nennen, bei welcher neben dem alt bewährten Aderlaß in den 20er und 30er Jahren unseres Jahrhunderts nur extreme Salzrestriktion und allenfalls Quecksilberdiuretika zur Verfügung standen. Erst in den 50er Jahren wurde Reserpin, ebenfalls eine Substanz pflanzlicher Herkunft, und wenig später Thiazid-Diuretika in die Therapie eingeführt, und in den 60er Jahren folgten adrenerge Betablocker (PRICHARD 1964), Vasodilatatoren (Hydralazin bzw. Dihydralazin), Chlonidin und Alpha-Methyldopa. Epidemiologische Studien zeigten, daß mit einer effektiven Blutdrucksenkung das Risiko von Herzkrankheiten (koronare Herzkrankheit, Herzinsuffizienz) drastisch vermindert werden konnte. Bei der Erarbeitung von Therapieplänen zu einer stufenweise zu steigernden antihypertensiven Kombinationsbehandlung war auch die Kardiologische Universitäts-Klinik in Wien federführend.
Hinsichtlich der operativen Therapie von Krankheiten sind folgende Meilensteine zu vermerken:

1895 erklärte Theodor BILLROTH, daß ein Chirurg, welcher es wage, am Herzen zu operieren, den Respekt aller seiner Kollegen verlöre.
Schon 1896 präsentiert der Italiener DEL VECCHIO tierexperimentell an Hunden die Möglichkeit von Eingriffen am Myokard.
1897 unternahm Ludwig REHN in Frankfurt die erste erfolgreiche Naht einer Wunde am Herzen. In den nächsten 2 Jahrzehnten wurden chirurgische Eingriffe zur Behandlung der Perikardtamponade, Verletzungen des Herzens sowohl im Bereich der Ventrikel wie auch der Vorhöfe zu Routineverfahren. 1938 wurde erstmals eine Mißbildung des Herzens erfolgreich operiert, und zwar durch den Kinderarzt John HUBBARD in Boston, welcher durch den Chirurgen Robert E. GROSS einen offenen Ductus Botalli bei einem 8jährigen Mädchen unterbinden ließ. Zwischen 1944 und 1953 wurde die erste erfolgreiche Beseitigung einer Coarctatio aortae durch CRAFFORD und GROSS und die aortopulmonale Anastomose bei FALLOTscher Tetralogie durch BLALOCK und POTTS vorgenommen.
Stenotische Pulmonalklappen wurden erstmals durch SELLORS vorgenommen, es folgten BROCK und POTTS mit Verbesserung der Instrumente, welche auch eine Erweiterung verengter Mitralklappen erlaubten. 1964 wurde von STARR erstmals eine künstliche Herzklappe eingesetzt. Im Jahre 1964, nach vorherigen, wenig erfolgreichen Versuchen einer Behandlung koronarer

Herzkrankheit durch BECK und VEINBERG, wurde erstmals durch EFFLER und FAVALORO in Cleveland ein aortokoronarer Bypass durchgeführt und damit die erfolgreiche Koronarchirurgie begründet.
Diese Fortschritte der operativen Technik am Herzen wurden durch die Entwicklungen der Anästhesiologie ermöglicht:
1911 wurde von ELSBERG erstmals erfolgreich die offene Thoraxchirurgie eingeführt, nachdem 1909 bereits die Bedeutung des positiven intratrachealen Drucks (Beatmung) erkannt worden war. Um die gleiche Zeit, nach Entdeckung der Blutgruppen durch Karl LANDSTEINER in Wien 1899, wurden bereits in Mitteleuropa Blutbanken für Bluttransfusionen etabliert, welche Thoraxchirurgie in großem Maße erst ermöglichten.
1950 präsentierte Wilfried WIGELOW in den USA die Hypothermie im Tierexperiment.
1958 wurden die Herzlungenmaschinen (kardiopulmonarer Bypass) an mehreren Zentren der Thoraxchirurgie gleichzeitig eingeführt. In den 60er Jahren schließlich wurde die Kardioplegie entwickelt, um das Herz in der Diastole lahm zu legen: derzeit, zugleich mit der Oberflächenkühlung durch Eiswasser, das wichtigste Mittel zur Reduktion des myokardialen Sauerstoffverbrauchs während Herzoperationen. An der Kardioplegie hatte der deutsche Physiologe BRETSCHNEIDER großen Anteil.
Die Ära der Herztransplantation begann 1969 mit dem südafrikanischen Chirurgen Christian BARNARD, der erstmals eine tierexperimentell bereits wohl fundierte Methode an Menschen in die Tat umsetzte. In den folgenden Jahren erregten die Herztransplantationen des texanischen Chirurgen COOLEY Aufsehen, doch erschien das Problem der Transplantatabstoßung noch ungelöst. In den letzten Jahren hat jedoch nach Forschungen und Bemühungen auf dem Sektor der Immunosuppression der Chirurg SHUMWAY in Stanford, Kalifornien, erfolgreich die Herztransplantationen wiederaufgenommen. Die Frage eines längerdauernden, d. h. mehr als nur temporär und assistierend einsetzbaren, totalen artifiziellen Herzersatzes, um den man sich in den USA, jedoch auch in Wien bemüht hat, erscheint im wesentlichen noch ungelöst. Ende der 60er Jahre wurde jedoch in Boston eine vielversprechende und heute auch viel und erfolgreich gebrauchte Methode der assistierten Zirkulation entwickelt, nämlich die intraaortale Ballonpumpe nach dem Prinzip der Gegenpulsation (KANTROWICZ 1969).

Schließlich sind in den vergangenen Jahren auch mehrere radiologisch kontrollierte Methoden zur Intervention bei koronarer Herzkrankheit zum Einsatz gekommen: 1975 entwickelte der Schweizer Kardiologe GRÜNTZIG (Zürich, derzeit Atlanta), auf vorhergehenden Versuchen des amerikanischen Röntgenologen DOTTER an peripheren Arterien aufbauend, eine Methode zur Dilatation stenosierter Koronararterien mittels eines in die Koronararterie eingeführten Katheters. 1978 schließlich entwickelte der deutsche Kardiologe RENTROP (Göttingen, derzeit New York) eine Methode zur Eröffnung thrombotisch verschlossener Koronararterien, wobei mittels eines Führungsdrahtes, der aus einem Koronarkatheter vorgeschoben wird, die Thrombose durchstochen und der Thrombus anschließend durch selektiv in die Koronararterie infundierte Streptokinase weitgehend aufgelöst wird.

Prof. Dr. F. KAINDL

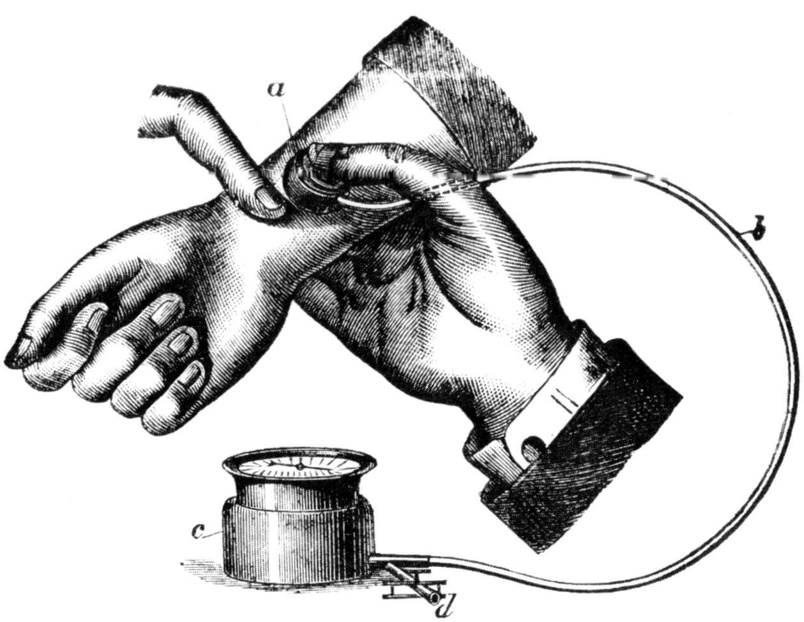


*Sphygmomanometer nach Samuel Basch (1883) zur indirekten Bestimmung des Blutdruckes.*

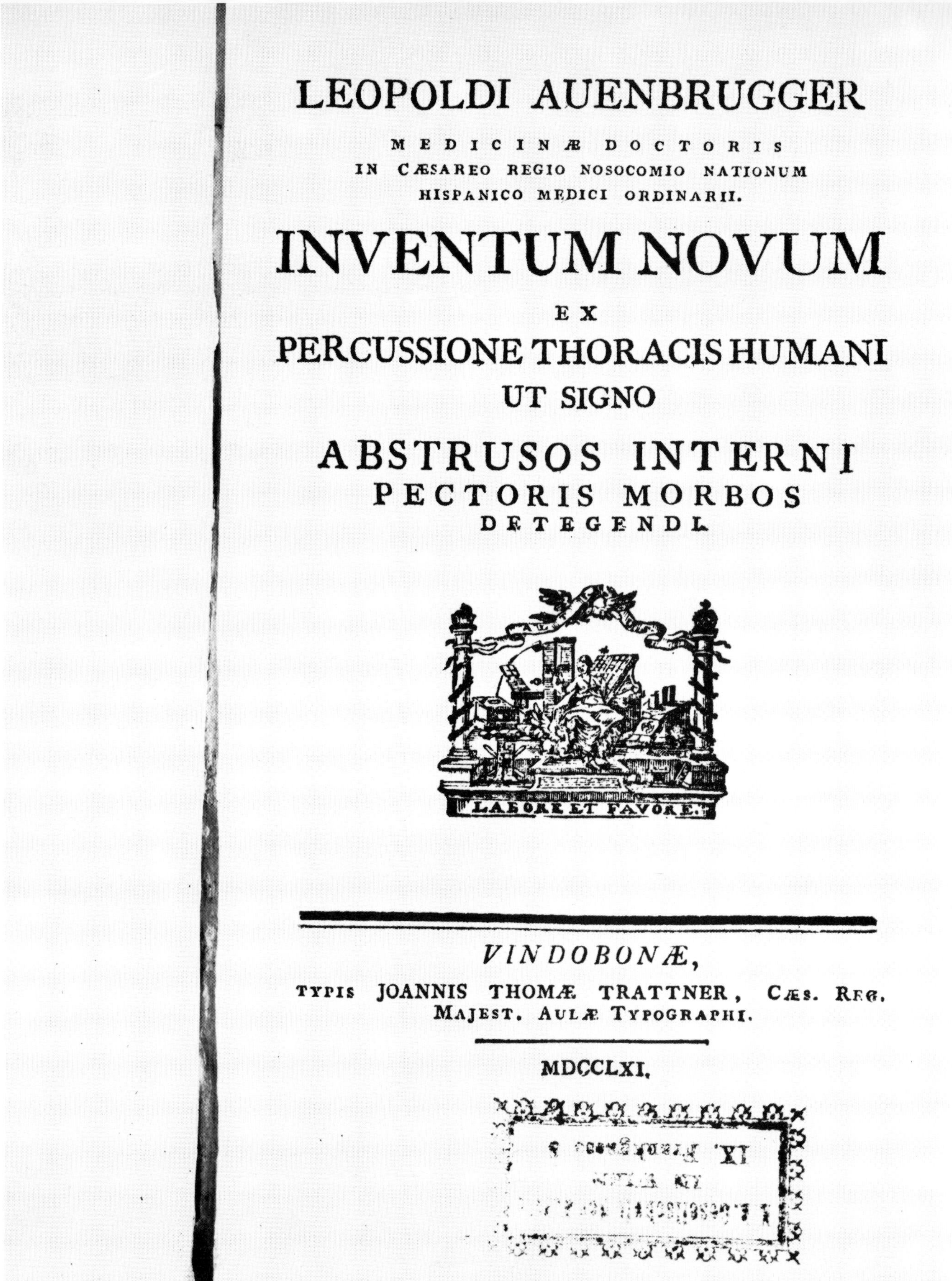

LEOPOLDI AUENBRUGGER

MEDICINÆ DOCTORIS
IN CÆSAREO REGIO NOSOCOMIO NATIONUM
HISPANICO MEDICI ORDINARII.

INVENTUM NOVUM
EX
PERCUSSIONE THORACIS HUMANI
UT SIGNO
ABSTRUSOS INTERNI
PECTORIS MORBOS
DETEGENDI.

LABORE ET FAVORE.

*VINDOBONÆ,*
TYPIS JOANNIS THOMÆ TRATTNER, CÆS. REG.
MAJEST. AULÆ TYPOGRAPHI.

MDCCLXI.

*Titelblatt des Buches von Leopold Auenbrugger „Inventum novum thoracis humani", Wien 1761, in dem zum ersten Mal die Perkussion beschrieben wurde.*

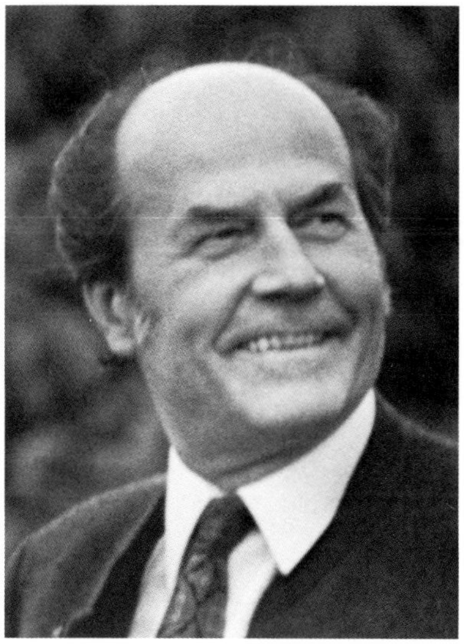

## Prof. Dr. Friedrich Kaindl

Vorstand der Kardiologischen Universitätsklinik Wien

geboren am 19. April 1922 in Stockerau, NÖ. Matura am Realgymnasium in Wien VIII, Hochschulstudien zum Teil zwischen Fronteinsätzen; am 23. Oktober 1946 zum Doktor med. univ. an der Universität Wien promoviert. Gastarzt an der II. Medizinischen Universitätsklinik in Wien. Vom 1. Oktober 1946 bis 4. April 1948 am Pharmakologischen Institut der Universität Wien (Vorstand Prof. Dr. BRÜCKE), vom 18. Februar 1949 bis 30. April 1949 an der Lungenheilstätte in Grimmenstein (Primarius Dr. JANAUSCHEK) und vom 2. Mai 1949 bis 24. Juni 1949 an der Neurologisch-Psychiatrischen Universitätsklinik (Vorstand Professor Dr. HOFF) zur Ausbildung tätig.
Vom 10. Mai 1950 bis 12. September 1950 als Leiter der Außenstelle der II. Medizinischen Universitätsklinik in Bad Schallerbach tätig, vom 7. Oktober 1950 bis 31. Dezember 1950 studienhalber an den Stockholmer Kliniken, insbesondere für Diagnostik angeborener Herzmißbildungen. Am 16. Februar 1953 Ernennung zum Facharzt für Innere Medizin, am 1. November 1953 Assistent an der II. Medizinischen Universitätsklinik und am 11. November 1957 Dozent an der gleichen Klinik. Am 23. März 1964 Ernennung zum ao. Professor, am 31. Jänner 1967 zum Extraordinarius für Kardiologie und am 31. Jänner 1968 zum Ordinarius für Kardiologie und zum Vorstand der Kardiologischen Universitätsklinik.

# Wo Billroth irrte

Interview am 2. 3. 1982

*Frage: Die Kardiologie war gerade in Wien integrierender Bestandteil des Faches Innere Medizin. Mit AUENBRUGGERS Perkussion hat die physikalische Untersuchung der Brustorgane begonnen, und SKODA hat die physikalischen Methoden zu großer Vollkommenheit entwickelt.*
*Die Selbständigkeit einer kardiologischen Klinik kann sowohl zu einer Absplitterung als auch zu einer höheren Integration führen. Wie beurteilen Sie die Situation?*

*Antwort:* Eine selbständige kardiologische Klinik ist keine Absplitterung, sondern trägt der Entwicklung der Inneren Medizin mit Aufspaltung in die großen Teilgebiete Rechnung. Dieser Spezialisierung wurde auch bereits in anderen Fachbereichen wie Chirurgie, Neurologie, Psychiatrie, Hygiene und Pharmakologie Rechnung getragen. Eine totale Isolierung der Teilgebiete aber ist abzulehnen. Es kann nur eine Innere Medizin mit eigenständigen Teilbereichen geben. Die Eigenständigkeit der Teilgebiete ist so zu ordnen, daß durch sinnvollen Zusammenschluß der gleichgestellten Teilgebiete – dies gilt nicht nur für die Konsiliartätigkeit, sondern auch für Forschung und Lehre – das gemeinsame Ganze bewahrt bleibt.
Um aber nun auf das eigentliche angestrebte Modell der Aufgliederung der Inneren Medizin in große Teilgebiete zu sprechen zu kommen, so hat es mir immer vorgeschwebt, die Einheit zu wahren, aber doch die Entfaltungsmöglichkeit der einzelnen großen Teilgebiete so groß wie möglich zu gestalten. Einfach aus der Überlegung heraus, daß heute ein einzelner nicht mehr in der Lage ist, die moderne Diagnostik und Therapie, geschweige denn Forschung und Lehre auf universitärer Ebene für die gesamte Innere Medizin vertreten zu können. Sinnvoll erschien es daher, nicht Einzelkliniken zu schaffen, sondern einzelne Abteilungen, die durch verschiedenste Institutionen miteinander engen Kontakt halten: So beispielsweise durch eine gemeinsame Oberschwester, durch gemeinsame Hauptlaboratorien, durch einen gemeinsamen Gerätepark, durch gemeinsam benützte Hörsäle, durch intensive Konsiliartätigkeit, durch Ringvorlesungen, durch Ausbildung der Fachärzte für Innere Medizin nach dem Rotationsprinzip u. a. m. Auf diese Weise könnte ein Modell entstehen, welches auf relativ billiger, ökonomischer Basis arbeitet, den Zusammenhang absolut wahrt, aber die Entfaltungsmöglichkeit der einzelnen Teilgebiete gewährleistet. Es ist nur verständlich, daß solche großen, wenn auch evolutionär sich anbahnende Entwicklungen Zeit benötigen und nur mit kleinen Schritten realisierbar sind; das derzeitige Modell mit der Errichtung eigenständiger Universitätskliniken für Kardiologie, Gastroenterologie, Hepatologie usw. ist sicher nicht das günstigste, wenngleich schon ein großer Fortschritt. Daß aber die eingeschlagene Richtung richtig ist, ergibt sich daraus, daß schon rein evolutionär – eben aus der Notwendigkeit heraus – sich bereits in vielen großen Schwerpunktspitälern mit mehreren internen Ab-

teilungen eine Aufteilung der Inneren Medizin in Schwerpunktgebiete vollzogen hat, die von Internisten mit besonderer Profilierung in den genannten Teilbereichen geleitet werden.

*Frage: Auch die apparative Herzuntersuchung hat Wiener Tradition. Die Röntgenuntersuchung des Herzens wurde schon durch die Pioniere der Wiener Röntgenologie KIENBÖCK, ZDANSKY und WEISS erarbeitet. Zwischen den Röntgenologen und Internisten hat es genügend Auseinandersetzungen gegeben. Wie sehen Sie die Zusammenarbeit einer stark apparativ abhängigen Kardiologie mit ausgesprochen technischen Fächern wie Röntgen, Computertomographie und nicht zuletzt Nuklearmedizin?*

*Antwort:* Die moderne Kardiologie ist sicher abhängig von Spezialapparaturen, die von Kardiologen betätigt werden müssen, da nur diese in der Lage sind, die Geräte so gezielt einzusetzen, daß sie in Diagnostik und Therapie ein Optimum für die Patientenversorgung ergeben. Gerade am Beispiel der Nuklearmedizin hat sich gezeigt, daß eine echte Weiterentwicklung und fruchtbare Forschungstätigkeit nur dann möglich ist, wenn z. B. bei vorhandener mobiler eigener Gammakamera die einzelnen Probleme von spezialisierten Kardiologen bearbeitet werden.

Für die spezielle kardiologische Radiologie gilt ähnliches; überdies verfügt heute die Kardiologie über zahlreiche andere Meßtechniken, die die hämodynamischen Parameter genau zu erfassen gestatten. Dieser apparative Aufwand aber bedeutet keineswegs, daß dadurch die Grunduntersuchungsmethoden der Inneren Medizin, also die Inspektion, Palpation, Auskultation und Perkussion verdrängt werden. Sie werden dadurch sehr viel mehr und sehr viel präziser objektiv ergänzt, wodurch z. B. Vergleichsstudien nicht nur vom gleichen Untersucher am gleichen Patienten, sondern auch von verschiedenen Institutionen an verschiedenen Probanden durchführbar werden. Nur so können z. B. multizentrische Studien überhaupt erfolgen, die wieder notwendig sind, um innerhalb relativ kurzer Zeit an einem genügend großen Patientengut auch statistisch auswertbare Ergebnisse zu erzielen; dies letzten Endes wieder nur mit dem Ziel, die Effektivität von Behandlungsmöglichkeiten zu beurteilen bzw. zu verbessern.

Die Computertomographie hat der Kardiologie bisher noch nicht jene Impulse gebracht, um hier in etwa gleiche Reihe wie die vorgenannten Untersuchungstechniken gestellt werden zu können. Hier wird aber in der Zukunft sicherlich noch vieles zu erwarten sein.

*Frage: Zwar begreife ich den Unterschied von „nicht abhängig, doch aber benötigen" nicht ganz, ich verstehe aber, daß von einem großen Maschinenpark die Rede ist. Was ich vermisse, ist der Mensch. Wo bleibt der Patient?*

*Antwort:* Daß auf dem Sektor der Kardiologie ein Schwerpunktspital und erst recht eine Universitätsklinik Apparate und Apparaturen braucht, wird dann sofort klar, wenn man sie nicht zur Verfügung hätte. Der Tod an Herzrhythmusstörungen konnte nur dadurch von rund 40% auf etwa 12–15% herabgedrückt werden, daß man diese Rhythmusstörungen durch geeignete Apparaturen in ihren Anfängen bereits erkennen und daher sofort gezielt behandeln konnte.

Auch bei Herzinfakt ist die Früherkennung des pathoanatomischen Substrates von maßgeblicher Bedeutung: Wenn einmal durch den Infarkt mehr als ein Drittel der Muskulatur der linken Herzkammer ausgefallen ist, sind wir machtlos, ein solcher Mensch stirbt unbeeinflußbar an Pumpversagen. Bekommt man den sich anbahnenden Infarkt aber innerhalb der ersten Stunden zur Behandlung, kann z. B. ein thrombotisch frisch verschlossenes Gefäß durch lokale Fibrinolyse bei mehr als 60% der Patienten wieder frei durchgängig gemacht und ein Herzinfarkt verhindert oder zumindest größenmäßig reduziert werden. Heute krankt die Versorgung des Herzinfarkt-Patienten vor allem an drei wichtigen Zeitfaktoren:

1. an der Entscheidungszeit des Patienten – das ist jene Zeit, die vergeht, ehe sich der Patient nach Auftreten der ersten Beschwerden zu einer Kontaktnahme mit einem Krankenhaus oder Arzt entschließt. Hiefür sind viele Faktoren verantwortlich: Das Fehldeuten der Schmerzursache als verdorbener Magen, Rheumatismus, Zahnschmerzen, das Nicht-Wahrhaben-Wollen einer schweren Erkrankung, die Sorge um den Arbeitsplatz bzw. die Versicherung, die Rücksichtnahme auf den Arzt in den Nachtstunden u. a. m. Hier wird noch sehr viel Aufklärungsarbeit geleistet werden müssen.
2. an der „Kontaktzeit zum Arzt" und
3. an der Entscheidungszeit des Arztes. Um sich nicht der Gefahr auszusetzen, eventuell eine falsche Diagnose gestellt zu haben, werden oftmals EKG- bzw. Laboruntersuchungen eingeholt, wodurch wertvollste Zeit verrinnt. Abgesehen davon, daß so der Zeitraum – wie eben geschildert – für eine eventuelle lokale Fibrinolyse vergeben wird, sterben bekanntlich 50-60% aller Infarktpatienten innerhalb der ersten 2–4 Stunden. Hier wird man soweit kommen müssen, daß die Einweisung in eine Herzüberwachungsstation nur aufgrund des klinischen Verdachtes erfolgt, der sich dann vielleicht das eine oder andere Mal nicht bestätigen wird. Dies aber kann nie eine Blamage sein.

Und nun zum Patienten: Nichts wird an meiner Klinik mehr gepflegt als die Herstellung einer persönlichen, ja – wenn es geht – familiären Atmosphäre. Der Patient ist ein Mensch, dem man sich partnerschaftlich nähern sollte. Der Mensch – nicht der anonyme Patient – ist anzusprechen; dies besonders auch deshalb, weil gerade bei Patienten, die an Herzkrankheiten leiden, diese „Herzbeschwerden" stets mit Angst einhergehen, die man diesen Menschen durch die persönliche Kontaktnahme schon weitgehend nehmen kann. Auch unvermeidliche Wartefristen können so leicht überbrückt und erträglich gemacht werden. Dem aufgenommenen Patienten wird ein Schriftstück übergeben, durch welches er auf alle notwendigen und interessierenden Einzelheiten aufmerksam gemacht wird, wie Hinweise bezüglich Mahlzeiten, die durch nach Diäten farblich verschieden gedeckte Tische kenntlich sind, bezüglich der Handhabe der Gegensprechanlage, Bettenradio, Namen des behandelnden Assistenz- bzw. Oberarztes und vieles andere mehr.

*Frage: Worin besteht die Unterhaltung?*

*Antwort:* Ich finde es notwendig, jedem einzelnen eine psychologisch adäquate, differenzierte und präzise Aufklärung über seinen Zustand, über die beabsichtigten Untersuchungen und Behandlungen zu geben und auf diese Weise die Verunsicherung des Patienten zu lösen und die notwendige Vertrauensbasis zwischen Arzt und Patienten unter dem Leitmotiv „So würde ich es auch mit meinen Eltern, Kindern, Partnern tun" herzustellen. Ohne derart bewußt gepflegte Kontakte würde ein Patient, der als Akutfall in eine Herzüberwachungsstation kommt, angesichts der vielen Kabel, Schläuche und was es da alles noch gibt, zutiefst erschrecken.

Mit unserer Methode erreichen wir aber geradezu gegenteilige Effekte: Nach der Aufklärung fühlt sich der Patient unter der Überwachung durch die Apparate unerhört sicher und ruhig. Ja, die Geborgenheit ist so groß, daß manche Patienten aus der Überwachungsstation nicht in die Normalstation übersiedeln wollen, weil sie fürchten, dann weniger genau kontrolliert zu sein.

*Frage: Gibt es nicht schon seit Jahren ein Herzalarmsystem?*

*Antwort:* Wir haben schon seit 1966 eine „Organisation Herzalarm" im Wiener Allgem. Krankenhaus aufgebaut, und es konnten von uns bis heute auch bereits mehr als 1000 klinisch tote Patienten dadurch gerettet werden.
Da eine solche Institution aber nur dann erfolgreich sein kann, wenn schon in den ersten 3 Minuten nach Eintritt des Kreislaufstillstandes durch künstliche Beatmung und Herzmassage ein Notkreislauf in Gang gesetzt werden kann, haben wir mit Unterstützung des Bundesministeriums für Unterricht und Kunst erreichen können, daß in der 8. Schulstufe diese Handgriffe obligat gelehrt werden. Kinder sind an solchen Dingen sehr interessiert, erlernen sie leicht und geben sie an Eltern, Verwandte und

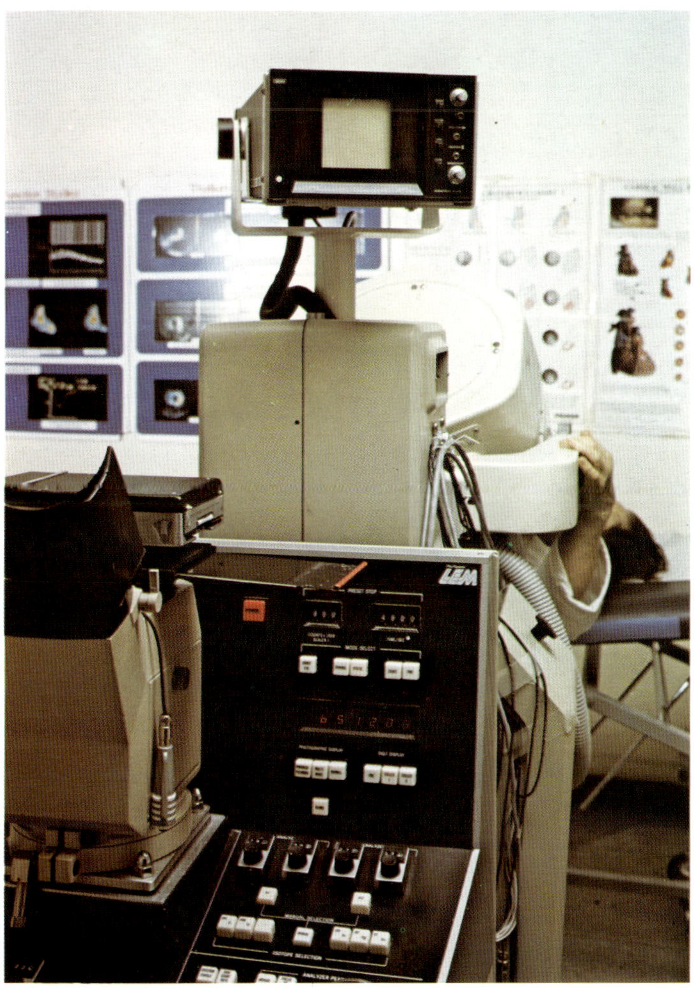

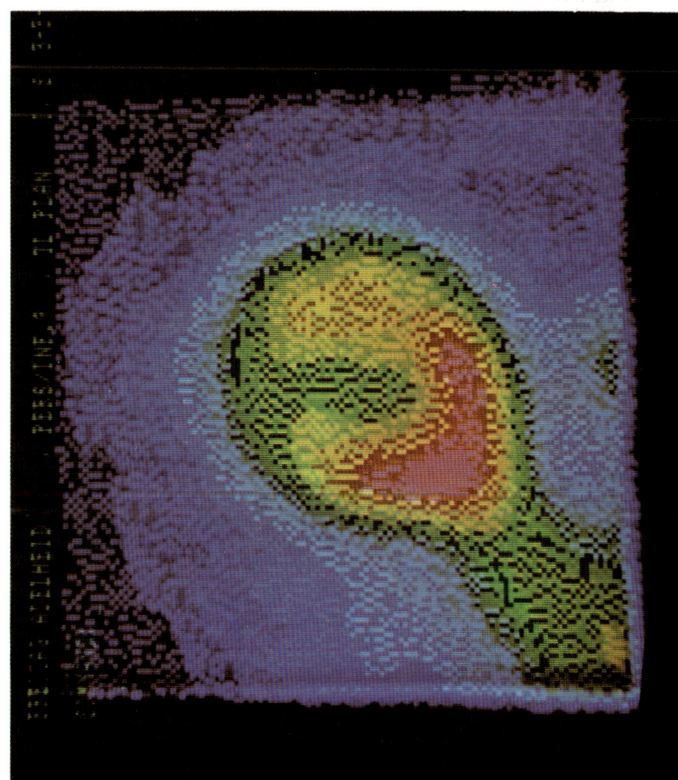

*Myokardszintigramm mit Hilfe der Gammakamera in linksschräger Projektion eines Patienten mit einer Durchblutungsstörung im lateralen Wandsegment.*

*Mobile Gamma-Kamera im Einsatz für coronare Belastungsuntersuchungen und Ventrikelfunktionsstudien.*

Freunde weiter, so daß nach dem Schneeballsystem ein großer Teil der Bevölkerung mit diesen einfachen lebensrettenden Handgriffen vertraut gemacht werden kann. Die Übungen erfolgen an menschengetreu nachgebildeten Puppen, die vom Österreichischen Herzfonds zur Verfügung gestellt werden, einer Institution, die wir im Jahre 1971 durch großzügige Mithilfe des ORF, mit Hilfe von Generalintendant BACHER, Dr. HARTNER und Dr. ZILK schaffen konnten. Durch den Österr. Herzfonds gelang es, in allen Krankenhäusern, die die personellen und räumlichen Voraussetzungen erfüllen, Herzüberwachungsstationen apparativ einzurichten. Der zur Verfügung stehende Bettenschlüssel für Herzüberwachungsbetten übertrifft die Empfehlungen der WHO, so daß Österreich mit an der Spitze bezüglich der Versorgung von Herzinfarktpatienten in Europa liegt, d. h. daß jeder Herzinfarktpatient die Möglichkeit hat, in eine solche Spezialabteilung zu kommen, wodurch, wie bereits erwähnt, eine bessere Versorgung möglich ist, die sich in der Verringerung der Todesquote an Herzrhythmusstörungen von 12–15% besonders deutlich niederschlägt.
Der genannte Österr. Herzfonds hat es sich überdies zur Aufgabe gestellt, Forschungsprojekte auf dem Sektor der Herz-Kreislaufkrankheiten finanziell zu unterstützen und auch österreichweit Multizenterstudien durchzuführen.

*Frage: Ihr letzter Chef, Prof. FELLINGER, hat strikte darauf geachtet, daß die Spezialfächer wie Nuklearmedizin, Elektrobiologie oder auch Computermedizin in der Klinik unselbständig blieben. Trotzdem hat er die Entwicklung nicht aufhalten können. Wo lagen Ihrer Meinung nach die Ursachen für FELLINGERS Widerstand?*

*Antwort:* Herr Prof. FELLINGER wußte ganz genau um die kommende Entwicklung und die anstehende Neustrukturierung der Inneren Medizin. Er hat sich auch verschiedentlich in Vorträgen einwandfrei zu einer Aufgliederung in die großen Teilgebiete bekannt. Andererseits war er sicher in der Tradition sehr verwurzelt. Schlußendlich aber hat er noch während seiner Zeit als Vorstand der II. Med. Univ. Klinik in Erkennung der nahezu explosionsartigen Tiefen- und Breitenentwicklung der einzelnen Teilgebiete der Inneren Medizin sich der Institutionalisierung einer eigenständigen Kardiologie sowie Gastroentero- und Hepatologie nicht widersetzt.

*Frage: Die Kardiologie kann sich nicht allein in der Behandlung von Einzelpatienten erschöpfen. Sie hat auch starke sozialmedizinische und organisatorische Aspekte, wofür der Herzalarm nur ein Beispiel ist. Wie sehen Sie die Zusammenarbeit mit den für die Versorgungsfragen zuständigen Stellen?*

*Antwort:* Die Kardiologie kann sich sehr wohl in der Behandlung von Einzelpatienten erschöpfen, denn es geht gerade um den einzelnen und seine individuellen Probleme. Die Behandlung von Einzelpatienten steht daher besonders im Vordergrund der Klinikarbeit.
Natürlich kommen aber auch sozialmedizinische Aspekte zum Tragen. So zum Beispiel die Einrichtung des Herzalarmdienstes und die Ausbildung der Bevölkerung in den Maßnahmen bei Herz- und Kreislaufstillstand – wie schon geschildert – Aufklärungsaktionen zur Verhütung bzw. effektvolleren Behandlung des Herzinfarktes und der Angina pectoris sowie des Bluthochdruckes, überdies aber auch sinnvoll gesteuerte Überlegungen bezüglich notwendiger Herzüberwachungsbetten, Einrichtung kardiologischer Schwerpunkte, sinnvolle Zusammenarbeit mit kardiologisch nicht speziell ausgerichteten Krankenhäusern, Überlegungen zur Errichtung von kardiologischen bzw. kardiochirurgischen Zentren und vieles andere mehr. Dies nicht nur dem Bedarf entsprechend, sondern sicher auch sehr beeinflußt durch die dafür aufzuwendenden beträchtlichen Kosten.
Auch die Schaffung des Österreichischen Herzfonds 1971 bzw. der Österreichischen Kardiologischen Gesellschaft 1968 ist in diesen Rahmen einzuordnen.

*Frage: Die Ausbildung in der Kardiologie ist für einen Internisten unerläßlich. Kann durch die übliche Rotation der im Fach anstehenden Ärzte eine ausreichende Ausbildung zustandekommen und läuft diese Rotation klaglos ab?*

*Antwort:* Im Prinzip ist im Rahmen der Rotationsausbildung für Innere Medizin mindestens eine einjährige Ausbildung in Kardiologie zu fordern: bei der Ausbildung zum Fachinternisten sind 2 Jahre anrechenbar. Die Rotation der auszubildenden Ärzte in der II. Medizinischen Universitätsklinik und der II. Gastroenterologischen Klinik läuft klaglos. Die spezielle Schulung wird durch einen permanenten Kurs für die in Ausbildung befindlichen Ärzte an unserer Klinik ergänzt. Es ist vorstellbar, daß nach der Ausbildung zum Internisten eine weitere 2jährige Spezialausbildung in Kardiologie erfolgen und damit ein Additivfacharzttitel für Herz-Kreislaufkrankheiten erworben werden könnte.

*Frage: Eine kardiologische Klinik ist auch eine Vorbereitungsklinik für den kardiologisch ausgerichteten Operateur. Wäre es nicht – für die Zukunft gesehen – besser, man würde die kardiologische Interne und kardiologische Chirurgie, eventuell mit einer spezialisierten Abteilung (Röntgen, Computer- und Nuklearmedizin) als Vereinigung mehrerer Ordinariate zusammenlegen? Im Neubau werden nicht unerhebliche Entfernungen zwischen den Abteilungen zu überwinden sein.*

*Antwort:* Eine Thoraxklinik hat sich in verschiedenen Ländern ausgezeichnet bewährt. In München und Rotterdam gibt es ganz hervorragend funktionierende Herzzentren; solche Überlegungen sind sicher sehr ernst zu diskutieren. Gerade hier ist der Kosten wegen eine sinnvolle bundesweite Planung – wie schon erwähnt – sehr zu empfehlen.

*Frage: Der Unterricht der Studenten in Innerer Medizin beinhaltet auch die Kardiologie. Wie würden Sie den idealen Unterricht aufgebaut wissen?*

*Antwort:* Der Unterricht ist derzeit vom Prinzip her unbefriedigend. Dies deshalb, weil alle klinischen Vorlesungen nur von einem kleinen Teil von Studenten besucht werden. Dadurch lernt die Mehrzahl der jungen Kollegen nach unpersönlichen Lehrbehelfen, die sehr heterogen und zum Teil auch als unzureichend und schlecht zu bezeichnen sind. Der persönliche Eindruck der Demonstration durch den Professor ist völlig verlorengegangen. Die Einführung von Intensivpraktika an der Klinik mit 4wöchigem Aufenthalt und Mitarbeit im Routinebetrieb hat sich dagegen sehr bewährt. Ebenso soll im Rahmen dieser Klinik der Unterricht in physikalischer Krankenuntersuchung wegen des vorhandenen einschlägigen Patientengutes, wie auch der Unterricht im praktischen EKG forciert werden. Der Lehrstoff ist sicher größer geworden, daher ja auch die Verlängerung der Studienzeit auf 12 Semester.

*Frage: Die postpromotionelle Fortbildung krankt im allgemeinen an der zu hohen Spezialisierung der Vortragenden. Sie gelten als Fortbildner, der die praktischen Aspekte in den Vordergrund stellt. Kommt bei so praxisbezogener Darstellung die wissenschaftliche Weiterbildung nicht unter Umständen zu kurz?*

*Antwort:* Die praxisbezogene Ausrichtung der ärztlichen Fortbildung wird immer die Wissenschaft mit ihren neuesten Errungenschaften einbeziehen müssen, da sie sich ja sonst im Wort selbst widerspricht. Wesentlich sind die Methoden, den anzubietenden Stoff verständlich und somit erlernbar zu machen. Dies aber immer praxisbezogen, da ja das Ergebnis jeder Fortbildung vom Fortzubildenden sofort praktisch diagnostisch bzw. therapeutisch umgesetzt werden soll und muß.

*Frage: Wie stehen Sie zu den Problemen, die sich für den verantwortlichen Arzt in der Intensivstation ergeben, d. h. zu der Entscheidung, wie lange man Patienten am Leben erhalten soll, die nach ärztlichem Wissen bereits verloren sind?*

*Antwort:* Bei Patienten mit kardialen Erkrankungen ist es in der Regel leichter zu entscheiden, wann ein adäquater Kreislauf noch erreichbar ist und wann nicht, weil wir zahlreiche physikalische Meßmethoden zur Beurteilung heranziehen können. Sicher wird auch hier in aussichtslosen Situationen das päpstliche Wort Geltung haben, daß nicht unter allen Umständen das Leben verlängert werden muß. Jeder Mensch hat auch ein Recht zu sterben.

*Frage: Für wie hoch halten Sie die Infektionsgefahr bei den zahlreichen technischen Eingriffen – Schrittmacher, Fremdkörper, Klappenersatz?*

*Antwort:* Die größte Infektionsgefahr besteht bei den „kleinen“ Eingriffen – wie Verweilkanüle, Verweilkathetern – während große operative Eingriffe – wie Herzklappenersatz, Korrekturen bei angeborenen Mißbildungen, Bypass-Operationen, Schrittmacherimplantation usw. – diesbezüglich eher unproblematisch sind.

Zusammenfassend läßt sich sicher feststellen, daß durch die Verselbständigung des Teilgebietes Kardiologie 1. einer natürlichen Entwicklung Rechnung getragen wurde, da ein einzelner heute nicht mehr die gesamte Innere Medizin in Diagnostik und Therapie, geschweige denn in Forschung und Lehre beherrschen kann; 2. durch diese Verselbständigung die Voraussetzung geschaffen wurde, alle Möglichkeiten der modernen Diagnostik und Therapie auszunützen und gezielt im Dienste der Patienten anzuwenden und 3. durch Förderung der auf diesem Gebiet interessierten Mitarbeiter eine echte medizinische kardiologische Schule zu gründen, deren Niederschlag sich bereits darin äußert, daß aus ihr innerhalb von nunmehr 13 Jahren ihres Bestehens 5 Dozenten, 2 Primarärzte (tit. ao. Professoren), die ihre Abteilungen grundlegend kardiologisch als Schwerpunkt ausgerichtet haben, sowie ein ao. Universitätsprofessor hervorgegangen sind.

Die Klinik selbst hat verschiedenste Schwerpunkte und ist auch in entsprechende Abteilungen aufgegliedert: so verfügen wir über ein großes Department für Herzkatheterdiagnostik einschließlich modernster elektrophysiologischer Untersuchungsmöglichkeiten, über eine voll computerisierte und auch sehr wissenschaftlich orientierte Herzüberwachungsstation, über eine Laboreinheit für Untersuchungen mit radioaktiven Isotopen einschließlich mobiler Gamma-Kamera, über eine spezielle kardiorespiratorische Forschungseinheit sowie über eine umfassend ausgerichtete angiologische Untersuchungsstation, in der alle Gefäßsysteme diagnostisch und therapeutisch bearbeitet werden.

An Ambulanzen verfügt die Kardiologische Univ. Klinik über eine allgemeine Herz-, Schrittmacher-, Rhythmusstörung-, Infarkt-, Hypertonie- und Gefäßambulanz. Stationär werden jährlich ca. 2200 und in den Ambulanzen ca. 21.000 Patienten versorgt.

Die Forschungsschwerpunkte der Klinik liegen auf dem Gebiet der Beeinflussung der Infarktgröße, der Herzrhythmusstörungen und der Schrittmacherentwicklung, der Elektrophysiologie, der Rhythmusanalyse mit modernsten selbstentwickelten Computersystemen sowie der Angiologie, da Herz- und Gefäßsystem ein untrennbares Ganzes sind.

An kleinen Meilensteinen dürfen wir gemeinsam mit MANNHEIMER, PFLEGER-SCHWARZ und THURNHER die Forschungen auf dem Gebiete des Lymphgefäßsystems aus dem Jahr 1956 mit der Erstdarstellung der Lymphgefäße in Extremitäten intra vitam, unabhängig und ohne Wissen um die Arbeiten von KINMONTH in London, die Erstentdeckung einer Erkrankung dieses Systems als Lymphangiopathia obliterans idiopathica, die fälschlich als angeborene Hypoplasie gedeutet worden war, die Erstbeschreibung der intraarteriellen Acetylcholin-Infusion zur Bekämpfung schwerer obliterierender Arteriopathien, gemeinsam mit POLZER und SCHUHFRIED die Entwicklung der Rheographie, einer diagnostischen Methode zur Beurteilung des Arteriensystems in Extremitäten und am Schädel erwähnen.

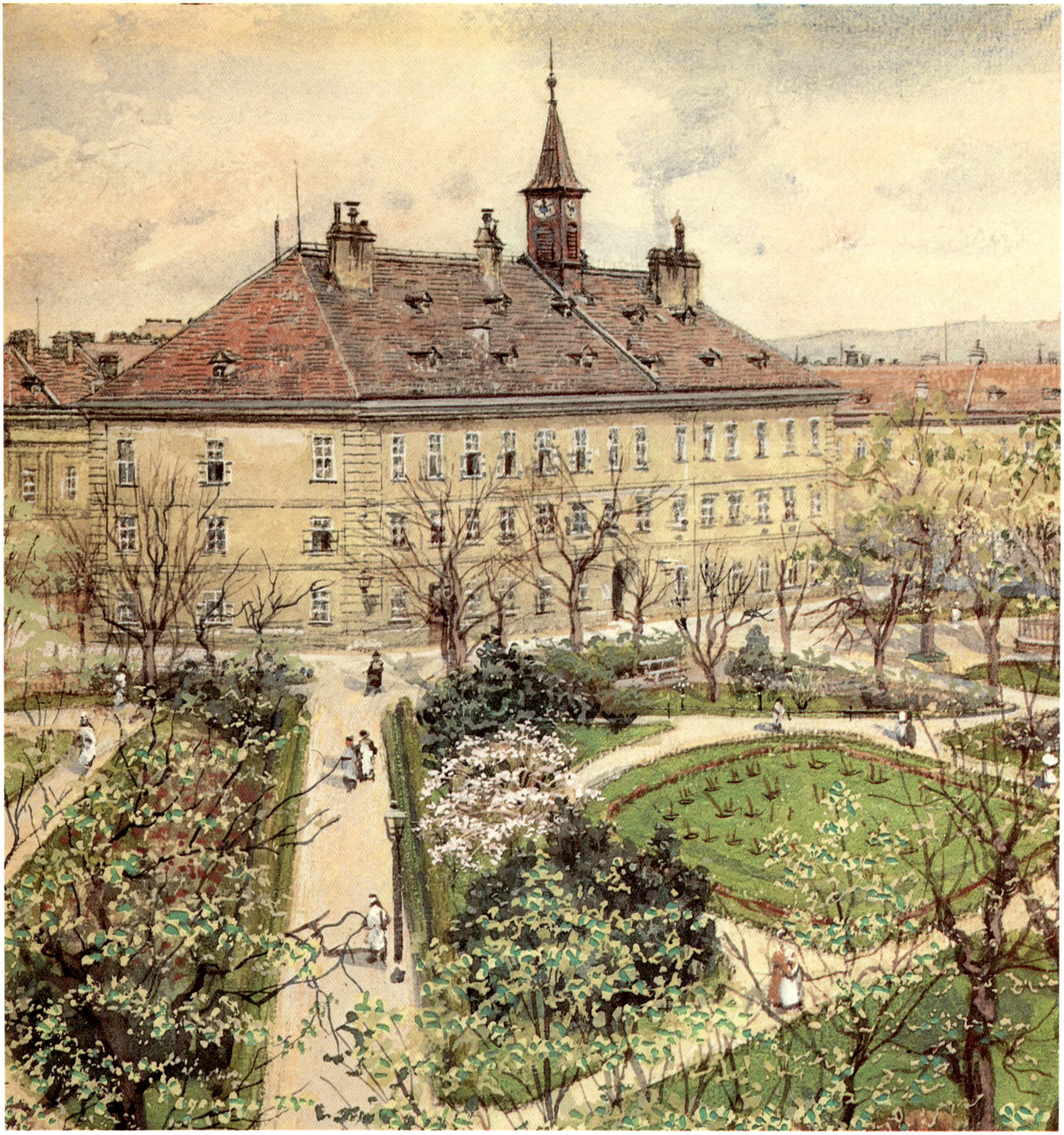

*Das sogenannte „Stöckl" (heute Direktionsgebäude), in dem nach dem Bürgerspital die Interne und Chirurgische Klinik untergebracht waren (Ausschnitt aus einem Aquarell von C. Pippich, 1904.).*

# II. TÖCHTER DER INTERNEN MEDIZIN

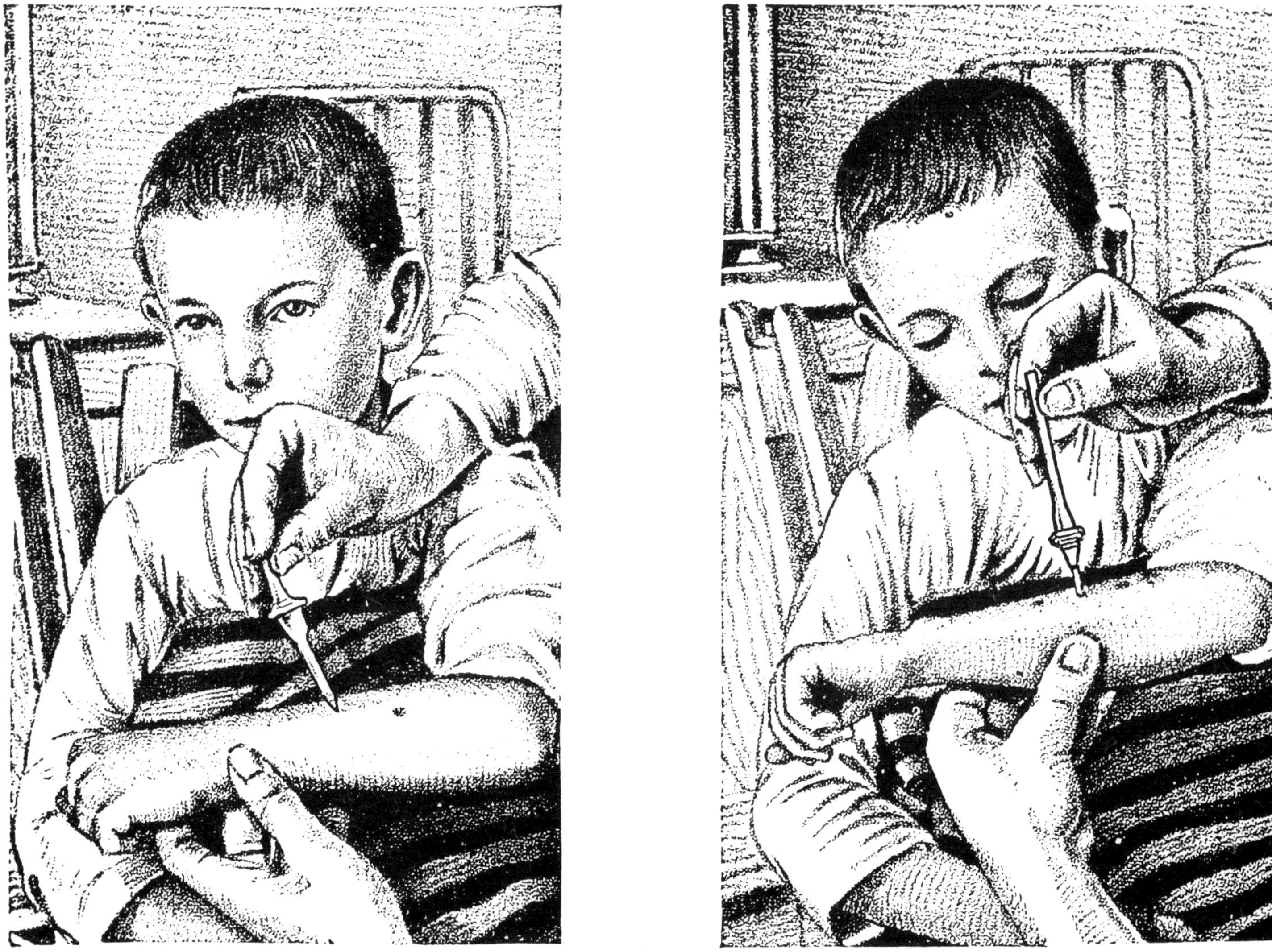

*Ausführung der kutanen Tuberkulinprobe*
*A: Aufträufeln des Tuberculins*
*B: Hautbohrung*
*C. von Pirquet, Tuberkulose, Abschnitt 9 aus: Feer E. „Lehrbuch der Kinderheilkunde“, 1920.*

# DIE „INNERE MEDIZIN UND IHRE TÖCHTER“

Die Innere Medizin ist die „Mutter der Medizin“. Sie muß über alle Fächer wachen und sie betreuen. „Der Primat der Klinik“ Anton DE HAËNS (1704–1776) drückt dies in klassischer Weise aus. Trotz aller Spezialisierung, oder sogar besser – wegen ihr – ist diese Mutterrolle von eminenter Bedeutung. Am besten charakterisiert sich diese zentrale Stellung in der umfassenden Konsiliartätigkeit an allen übrigen Kliniken. In der Chirurgie ist es die Erstellung der sogenannten Kontraindikation. Der diensthabende Oberarzt der Medizinischen Klinik wird vor einer Operation gerufen, um festzustellen, ob eine Kontraindikation gegen die Narkose oder gegen den Eingriff selbst aus internistischer Sicht bestehen würde. „Löbliche Klinik“, heißt es dann im „Arztbrief“ und nach den Befunden, gewünschten Kontrollen und Therapieempfehlungen „Ergebenst und Unterschrift“. Wie unterschiedlich sind diese Zettel ausgefüllt! Ein LAUDA, ein DEUTSCH und andere der älteren Schule schrieben einen ganzen Status drauf, verlangten und empfahlen dies und jenes. Heute genügen dem Jüngeren „Keine K. I. gegen Op.“ Ob das nicht wieder anders werden muß? Der Eingriff mit dem Messer, unter Kontrolle des Anaesthesisten, im Hintergrund die „alles könnende“ Intensivstation, ist vielfach zur Routine geworden. Kaum, daß der Internist geholt wird. Wie ist das aber z. B. bei der zytostatischen Chemotherapie? Hier ist es ein „chemisches Messer“, das tief in den Stoffwechsel eingreift, Organe gefährdet, den Stoffaustausch deroutiert. Kann es dem Chirurgen oder anders ausgerichteten Spezialisten zugemutet werden, über alle zu erwartenden Nebenerscheinungen Bescheid zu wissen, die Untersuchungsmethoden zu kennen und ihre Befunde zu koordinieren? Bei den Fächern, die sich noch im Schoße der Inneren Medizin befinden, ist eine volle Ausbildung im Mutterfach noch eine Selbstverständlichkeit, in den Tochterfächern und in den anderen Spezialgebieten, vor allem den chirurgischen und psychiatrischen, läßt sie zunehmend zu wünschen übrig. Die Einführung, „eigene Internisten“ im Rahmen der großen Kliniken anzustellen, darf nicht genügen. Eine zusätzliche Konsiliartätigkeit der internistischen Spezialfächer der Chemotherapie, Gastro-Enterologie, der Kardiologie, Haematologie, Nephrologie u. a. ist verstärkt notwendig geworden. So muß die zunehmende Spezialisierung zu neuer, enger Teamarbeit führen: in der Patientenbetreuung, Forschung und Lehre.

Von den Töchtern der Inneren Medizin hat die Kinderheilkunde die größte Selbständigkeit erlangt. Noch 1808 erteilte die Studien-Hof-Commission in Wien dem Geburtshelfer BOËR die Genehmigung, auf Widerruf über „Frauenzimmer- und Kinderkrankheiten“ zu lesen – „weil . . ., wenn man über jedes Haupt-Menschenalter, über jede Gattung der Menschen besondere Vorlesungen gestattet, die medizinischen Lehrkanzeln allzu sehr vervielfältigt werden würden . . .“. Erst 1850 entstand unter MAUTHNER die erste Universitätskinderklinik. Das Band zur Inneren Medizin hat sie nie abreißen lassen. Zumindest die Konsiliarii der Klinik für Chemotherapie sind dort heute oft gerufene Berater.

Die Klinische Pharmakologie gehört auch zu den Töchtern der Inneren Medizin, wenn sie auch gleichzeitig eine „Stieftochter“ der Pharmakologie ist. Die „Stiefmutter“ wacht nach wie vor recht eifersüchtig und behindert ihre Verselbständigung. Der erste Vertreter dieses Faches in Wien ist Gerhart HITZENBERGER (geb. 1929). Seine ersten Arbeiten befaßten sich mit der Pharmakokinetik der Penicilline im Rahmen des Fachgebietes der antibakteriellen Chemotherapie.

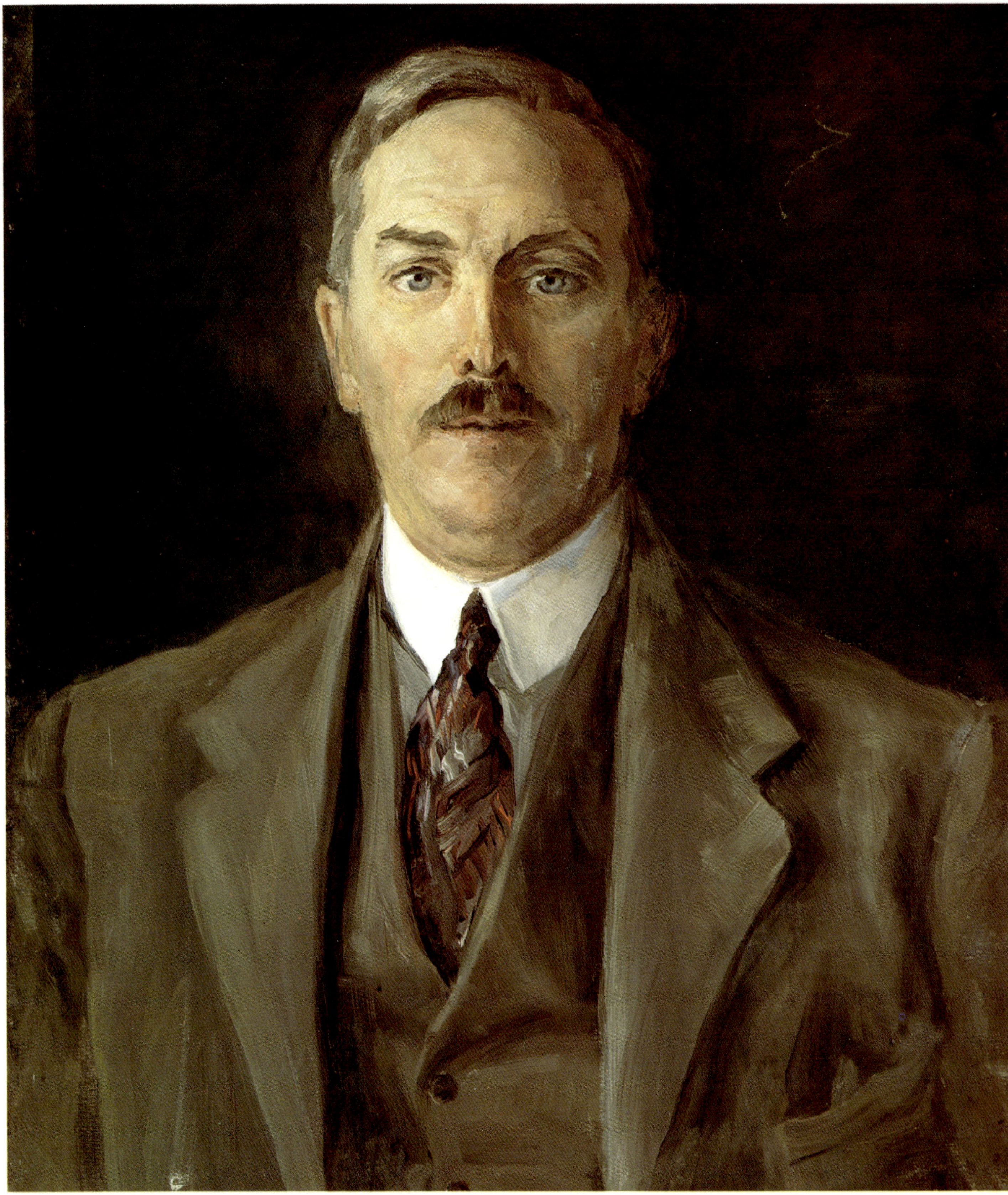

*Clemens Freih. von Pirquet im Alter von 53 Jahren. Ölgemälde von H. Escherich (Wien 1927).*

# KINDERHEILKUNDE

Im Isoliertrakt des unter Theodor ESCHERICH (1857–1911) sorgfältig geplanten und erbauten „Neuen Hauses" der Wiener Universitäts-Kinderklinik, damals die modernste und größte der Welt, machte Hans ASPERGER (1906–1980) seine tägliche Visite. Ein 6jähriger Knabe lag schwerkrank in seinem Bettchen. Sein Gesicht voll Eiterpusteln war das eines leidgeprüften Erwachsenen. Große, braune Augen, in flackernder Bewegung durch das hohe Fieber, suchten Halt bei irgendeinem der vielen Gesichter, die teils mitleidig, teils neugierig aufmerksam oder auch unbeteiligt auf das gequälte, mit Kompressen und Verbänden bedeckte Menschlein herabsahen. Halblaut wurden Vorschläge diskutiert, die diesem von Geburt an jeder Infektion hilflos ausgelieferten, abwehrdefekten Organismus gegen die ausgebrochene Staphylokokkensepsis mit Haut-, Knochen- und Organmetastasen widerstandsfähiger machen könnten. ASPERGERS Gesicht hatte alles Kämpferische, das ihm öfters eigen war, verloren. Ganz nach innen gekehrt fragte er: „Sollte man dieses Kind nicht lieber ein schönes Engerl im Himmel werden lassen?" Weitab von jedem Gedanken an Euthanasie formulierte er das Recht der gequälten Kreatur, von Leiden erlöst zu werden, wenn die Grenzen medizinischen Könnens überschritten sind. Alle, die sich um dieses Kind aufopfernd bemüht hatten, waren entsetzt über diesen Ausspruch des als tiefgebildeten Humanisten bekannten Lehrers, aber niemand konnte sich dem Gefühl entziehen, daß er recht hatte. Man würde wohl die immer wieder aufflackernden Infektionen mit Antibiotika-Infusionen in hohen und höchsten Dosen beherrschen, sein Leben aber würde sich nur in einem streng isolierten Sterilzelt abspielen können.

Eine natürliche Abwehr aufzubauen war nicht möglich. Jeder Kontakt würde zu neuer Gefährdung führen. Ein Kind ohne Kontakt? Ist das wirklich lebensfähig? Aber: Ist es nicht die Pflicht des Arztes, jede erdenkliche Lebensmöglichkeit bis zum Letzten auszuschöpfen?

Diese hier angedeutete Problematik ist tief verwurzelt in der Kinderheilkunde, seit sie sich – als Neugeborenen- und Säuglingsheilkunde von der Frauenheilkunde im engeren Sinne – von der Inneren Medizin abgelöst hatte. Die Säuglings- und Kindersterblichkeit in den ersten zehn Lebensjahren ist ein ernstes sozialpolitisches und -medizinisches Problem. In alten Zeiten nahm man diese Sterblichkeit als natürlichen Auslesefaktor hin – es überlebten eben nur die Tüchtigen. Im Altertum wurden schwache, mißgestaltete oder auch unerwünschte Kinder ausgesetzt oder beseitigt. Bis in das 19. Jahrhundert fand man sich damit ab, daß die Hälfte aller Kinder vor dem 10. Lebensjahr starb.

Selbst JOSEPH II. hatte im neu errichteten Allgemeinen Krankenhaus keine eigene Abteilung für Kinder vorgesehen. Um dem Kindermord vorzubeugen, ließ er ein Findelhaus errichten und unterstützte das Kinder-Kranken-institut, ein nach englischem Muster (George ARMSTRONG, 1769) von Joseph Johann MASTALIER (1757–1793) im Jahre 1787 gegründetes privates ambulantes Kinder-Krankeninstitut für die Kinder Unbemittelter. 1794 erhielt das Institut unter Leopold Anton GÖLIS (1764–1827) das Öffentlichkeitsrecht.

Hier wurden Kinder unentgeltlich behandelt und von 1802 an auch mit der nach JENNER entwickelten Pokkenimpfung versehen. Von dieser Zeit an begann man die Bevölkerung aufzuklären, ganz wie es den Lehren eines Johann Peter FRANK und eines Johann Lukas BOËR entsprach. Selbst die „Entwicklungsgeschichte der Seele des Kindes" (Wien 1851) wurde von Johann Elias LOEBISCH (1795–1853), seit 1830 Direktor des Krankeninstitutes, in die wissenschaftlichen Bemühungen miteinbezogen. Nur kurze Zeit (1826–1830) bestand ein von GÖLIS' Schüler Stephan Andreas MÜKISCH (1787–1827) gegründetes zweites Kinder-Kranken-Institut.

Heinrich Xaver BOËR (1764–1821), Dozent für „Frauen- und Kinder-Krankheiten", begann 1808 mit rein theoretischen Vorlesungen. Nach ihm war es unter anderen LOEBISCH, der diese Fächerkombination las. Erst Ludwig Wilhelm MAUTHNER von Mauthstein (1806–1858) war es vorbehalten, 1837 aus privaten Mitteln ein eigenes unabhängiges Kinderspital mit 12 Betten zu gründen. Nach Verlegung aus der Vorstadt Schottenfeld und Umbenennung in „St. Anna-Kinderspital" wurde es 1850 als Universitätsklinik eröffnet und MAUTHNER wurde 1851 zum außerordentlichen Professor ernannt.

1842 wurde das St. Joseph-Kinderspital gegründet. Als Leiter wurde der SKODA- und ROKITANSKY-Schüler Vincenz ALEXOVITS bestellt, der sich gegen den mehr humoralpathologisch ausgerichteten MAUTHNER stellte. Die Einbringung der Klinik und der Pathologie in die Pädiatrie im Sinne der II. Wiener Schule gelang erst Alois BEDNAR (1816–1888).

BEDNAR übernahm 1848 die Leitung des Findelhauses und habilitierte sich für Kinderheilkunde. So wurde am St. Anna-Kinderspital von MAUTHNER, in dem nach LOEBISCH von Leopold Maximilian POLITZER (1814–1888) geleiteten Kinder-Kranken-Institut und von BEDNAR im Findelhaus Kinderheilkunde unterrichtet (LESKY). Als BEDNAR das Findelhaus übernahm, war die Säuglingssterblichkeit dort noch katastrophal. Als Freund und Bewunderer von SEMMELWEIS gelang es ihm, dessen Grundsätze in die Neugeborenen- und Säuglingspflege einzubeziehen. Unter Anwendung der

SEMMELWEIS-Erkenntnisse und seiner Forschungen über die Dyspepsie, Diarrhoe und Cholera der Säuglinge konnte er die Säuglingssterblichkeit in seinem Findelhaus erheblich senken.
BEDNAR und POLITZER waren „therapeutische Optimisten", sehr zum Unterschied von der hohen Schule der internen Medizin, deren therapeutische Zurückhaltung bis in die neueste Zeit weltbekannt war. Hans EPPINGER sagte noch in einer Vorlesung: „Heute spreche ich über Therapie" und las einen Obduktionsbericht vor. BEDNAR ging soweit, daß er auch paramedizinische Methoden in sein „Lehrbuch der Kinderkrankheiten" aufnahm und sich auf diese Weise mit den „Schulmedizinern" verfeindete. Man bestätigte ihn 1851 nicht mehr als Leiter des Findelhauses, und er legte 1861 seine venia legendi zurück. POLITZER blieb mehr auf der wissenschaftlichen Ebene und zog gegen die „Altweibertherapie" zu Felde.
Franz MAYR (1814–1863), Primarius am St. Joseph-Kinderspital als Nachfolger von ALEXOVITS, erhielt nach MAUTHNER 1858 die Leitung der Kinderklinik im St. Anna-Kinderspital.
Er war ein Schüler HEBRAS und MAUTHNERS und arbeitete über exanthematische Infektionskrankheiten. Die Lehren SKODAS hat er in die Pädiatrie eingeführt.
Auf private Initiative gingen dann auch die Gründungen weiterer Kinderspitäler zurück: 1873 das Leopoldstädter Kinderspital, 1875 das Kronprinz Rudolf-Kinderspital und 1878 das Karolinen-Kinderspital. Erst in den 90er Jahren wurden Isolierstationen für Infektionskrankheiten eingerichtet und für Säuglinge war nach wie vor das Findelhaus oder eines der Kinder-Kranken-Institute zuständig. Die Säuglingssterblichkeit dieser und anderer Institutionen lag 1887 noch immer bei 41,5%. Erst 1907 wurde das Findelhaus aufgelöst und drei Jahre später ein Zentralkinderheim gegründet (LESKY).
Hermann WIDERHOFER (1832–1901) wurde 1866 Nachfolger seines Lehrers MAYR. Seine Darstellung der „Krankheiten des Magens und Darmes" im GERHARDTschen „Handbuch der Kinderkrankheiten" blieb lange Zeit hindurch ein Grundlagen-Werk. Gegenüber der Bakteriologie, die Theodor ESCHERICH (1857–1911) vertrat, blieb er zeitlebens skeptisch. Hermann WIDERHOFER wurde nicht zuletzt kraft seiner Persönlichkeit als Leibarzt des Hofes (1885) der erste Ordinarius für Kinderheilkunde im deutschen Raum. 1899 wurde Pädiatrie auch Prüfungsfach.
Als Nachfolger von POLITZER war Max KASSOWITZ (1842–1913) seit 1882 Direktor am 1. Öffentlichen Kinder-Kranken-Institut. Dieses war großzügig ausgebaut worden und hatte neben 8 Ordinationsräumen einen eigenen Operationssaal und auch Hörsaal. Außer einer Inneren Abteilung waren je eine Abteilung für Haut-, HNO- und Nervenkrankheiten des Kindes vorgesehen. An diesen Abteilungen waren junge Forscher, wie etwa Sigmund FREUD, Emil REDLICH, Moritz SCHUSTLER und der spätere Nachfolger von KASSOWITZ, Carl HOCHSINGER, tätig.

KASSOWITZ versuchte das Wissen seiner Zeit in einer „Allgemeinen Biologie" zusammenzufassen. Er war ein universeller Forschergeist, wenn auch viele seiner Theorien einer späteren Überprüfung nicht standhielten – so seine Phosphortherapie der Rachitis, die nicht wegen des beigefügten Phosphors, sondern wegen des Lebertrans hervorragende Erfolge hatte. Er war ein blendender Diagnostiker und trennte die Krankheitsbilder Myxoedem, Mongolismus und Mikromelie und zog daraus die therapeutischen Konsequenzen.

Theodor ESCHERICH (1857–1911) folgte WIDERHOFER 1902 am St. Anna-Kinderspital nach und führte die Wiener Pädiatrie durch seine bakteriologisch-serologischen Arbeiten auf neue Höhen. Er entdeckte das „Bacterium coli commune", nach ihm „Escherichia coli" benannt, und erkannte dieses als „harmlosen Schmarotzer, solange die Funktionen des Darmtraktes ungestört ablaufen." Mit KLEMENSIEWICZ fand er ein Diphtherietoxin, erkannte mit WAGNER-JAUREGG Gemeinsamkeiten der Tetanie mit der Rachitis, führte die Intubation bei der Kehlkopfdiphtherie ein und war nicht zuletzt ein fanatischer Aufklärer im Kampf gegen die Säuglingssterblichkeit. Mutterberatung, Säuglingspflege und Stillpropaganda gingen auf seine unermüdlichen Initiativen zurück. Er plante die neue Kinderklinik und starb, einige Tage vor ihrer Eröffnung, an einem Schlaganfall.

Sein bedeutendster Schüler und Nachfolger war Clemens Freiherr von PIRQUET (1874–1929). Er machte mit dem 1902 von Paul MOSER hergestellten Scharlachserum die für die Aufstellung der Allergielehre 1906 entscheidende Beobachtung einer Serumkrankheit und beschrieb später die nach ihm benannte Tuberkulinreaktion. Seine humanitären Bemühungen um eine ausreichende Ernährung der hungernden Kinder nach dem I. Weltkrieg durch Spendensammlung in Amerika waren auch ein wichtiger Teil seines Kampfes gegen die Tuberkulose. Er war einer der größten und elegantesten Vertreter der späten Wiener Schule.

Nach PIRQUETS tragischem Freitod übernahm Franz HAMBURGER (1874–1954) die Wiener Kinderklinik. Nach seiner Emeritierung folgte ihm 1944, erst fünf Jahre später, bis 1952 August von REUSS (1879–1954), diesem Karl KUNDRATITZ (1889–1975) bis 1961, dann Hans ASPERGER (1906–1980) und schließlich Ernst ZWEYMÜLLER (geb. 1917).

## Prof. Dr. Ernst Zweymüller

Vorstand der Universitäts-Kinderklinik Wien

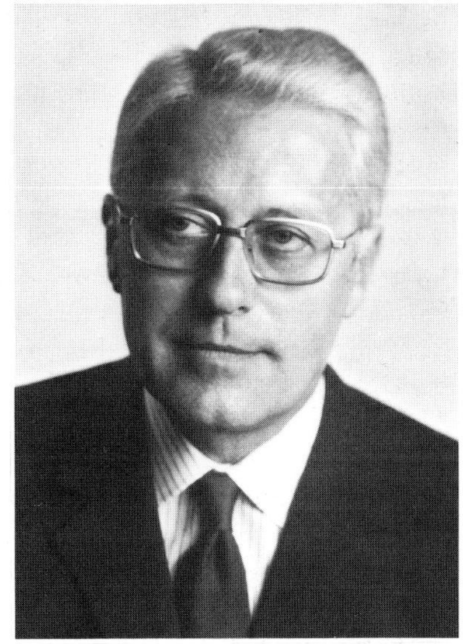

geboren am 8. Juni 1917 in Baden bei Wien. Reifeprüfung am Humanistischen Gymnasium in Baden bei Wien. Promotion an der Medizinischen Fakultät der Universität Wien am 30. März 1940 zum Doktor der gesamten Heilkunde. 1940 Assistenzarzt an der I. Chirurgischen Universitätsklinik unter Prof. Dr. L. SCHÖNBAUER.
1940–1945 Militärdienst bei der Luftwaffe, 1945 zunächst am Pathologisch-anatomischen Institut (Vorstand: Prof. Dr. F. J. LANG) der Universität Innsbruck, 1946 Beginn der Ausbildung in Kinderheilkunde an der Universitäts-Kinderklinik Innsbruck unter Prof. Dr. R. PRIESEL; 1949 Zuerkennung des Facharzttitels, 1950 Eintritt in die Universitäts-Kinderklinik in Wien unter Prof. Dr. A. REUSS, paralell ein Jahr eine Ausbildung am Pharmakologischen Institut unter Vorstand Prof. Dr. F. BRÜCKE.
1954 Ernennung zum nst. Hochschulassistenten der Universitäts-Kinderklinik Wien unter Prof. Dr. K. KUNDRATITZ.
1957–1958 in Cambridge am Department of Experimental Medicine, Durchführung experimenteller Untersuchungen über pränatale Funktionen gemeinsam mit Prof. Dr. R. A. McCANCE und E. M. WIDDOWSEN. 1959 Venia docendi für das Fach Kinderheilkunde, 1966 Ernennung zum ao. Professor, 1968 Zuerkennung des „Clemens von Pirquet Preises", 1973 Berufung zum Vorstand der Universitäts-Kinderklinik Graz und 1977 Berufung zum Vorstand der Univ. Kinderklinik in Wien.

# Verunsicherte Forschung durch Besserwisser

Interview am 24. 5. 1982

*Frage: Die Wiener Pädiatrie war einst weltberühmt. Durch welche hervorragenden Persönlichkeiten wurde die kinderärztliche Schule vor allem geprägt?*

*Antwort:* Vorerst zwei mir interessant erscheinende Daten: Erster Ordinarius für das Fach Kinderheilkunde wurde Hermann WIDERHOFER in Wien mit Wirksamkeit vom 1. 1. 1885; Prüfungsfach wurde die Pädiatrie in Wien 1899. Nach dem Tode von WIDERHOFER wurde Theodor ESCHERICH 1902 zum Professor der Kinderheilkunde in Wien ernannt und mit der Leitung des St. Anna Kinderspitals betraut. Bereits 1884 wurde durch die Beobachtung der Choleraepidemie in Neapel seine Aufmerksamkeit auf ein Forschungsgebiet gelenkt, auf dem er dann bahnbrechende Arbeiten vollbrachte: Auf die Bakteriologie des Darmtraktes. Er studierte die Morphologie und kulturellen Eigenschaften vor allem eines Bakteriums, dem er den Namen Bacterium coli commune gab. Neben dieser ersten bakteriologischen Entdeckung erlangten seine organisatorischen Maßnahmen und die von ihm eingeführte Prophylaxe im großen Stil bleibende Bedeutung. Gleichzeitig mit dem Bau einer Säuglingsabteilung, in der bereits große Couveusen eingebaut waren, begründete er eine Pflegerinnenschule für Säuglingspflege und einen Verein für Säuglingsschutz. Sein großzügiger Plan konnte leider ebensowenig verwirklicht werden, wie dies REUSS gelang, nämlich Spenden, die anläßlich des letzten Kaiserjubiläumsjahres zusammengekommen waren, für die „Österreichische Reichsanstalt für Mütter und Säuglingsfürsorge" zu verwenden. Der Tod im Jahre 1911 ließ ESCHERICH auch nicht mehr die Vollendung des Baues einer neuen Klinik im Rahmen des Allgemeinen Krankenhauses miterleben. Er hatte aber alle Erfahrungen und Pläne seines Lebens in diesen Bau einfließen lassen, der nach PIRQUET „Tatsächlich gegenwärtig die schönste Kinderklinik der Welt darstellt".
Es wäre wenig sinnvoll, die einzelnen Vertreter ausführlich zu würdigen; das ist vielmehr Aufgabe der Geschichte der Kinderheilkunde. Der hervorragendste Vertreter der Wiener Pädiatrie war sicher Clemens von PIRQUET, was anhand von ganz wenigen Daten aufgezeigt werden kann. Wien war zu PIRQUETS Zeiten das Medizinische Zentrum der Welt. Auf dieser Basis erfolgten in schneller Aufeinanderfolge die klassischen Studien „Serumkrankheit und Inkubationszeit" (1905), „Über die Allergielehre" (1907) und schließlich „Der Cutane Tuberkulintest" (1907), welchen er als Allergietest für die Diagnose der Tuberkulose bezeichnete. In gleicher Weise, weil von gleicher Bedeutung, ist seine Ernährungslehre anzuführen. Nicht zuletzt deshalb, weil durch dieses Ernährungssystem nach dem 1. Weltkrieg 400.000

österreichische Kinder ernährt und vor dem Hungertod bewahrt werden konnten. Führend war PIRQUET, der von der John Hopkins Universität nach Wien berufen wurde, auch im Krankenhausbau. Es sei nur an die PIRQUET-Station an der Kinderklinik für die Freiluftbehandlung von tuberkulösen Kindern in einer Großstadt erinnert, und an den Bau der Exspectorans, die sich zunehmend als Infektionsstation bewähren sollte. Gerade für die heutige Zeit ist aber hervorzuheben, daß, als es im Jahre 1926 zur Gründung einer Österreichischen Gesellschaft für Volksgesundheit kam, PIRQUET bei der Vorbereitung zur Wahl des ersten Präsidenten als der berufendste Mann für diese Stellung einmütig anerkannt wurde. PIRQUET vertrat eben nicht nur Anliegen ernster und mühsamer Forschung, sondern setzte sich auch tatkräftig mit Lösungen sozialer Fragen auseinander. PIRQUET vermochte auch, seine in Amerika gesammelten Erfahrungen über die Einrichtung sozial-hygienischer Institutionen nicht kritiklos auf österreichische Verhältnisse zu übertragen, sondern sie, dem hiesigen Volkscharakter entsprechend, anzupassen. Sehr zum Unterschied von dem heute leider üblichen primitiven Nachahmen ausländischer sozialer Institutionen – was auch für das Gebiet der Wirtschaft und nicht zuletzt auf das der universitären Einrichtungen zutrifft –, die heutzutage vielfach kritiklos und ohne Berücksichtigung der eigenen gewachsenen Tradition übernommen werden.

*Frage: Hat diese sicher hervorragende Persönlichkeit Schüler zurückgelassen, die sein Werk weitergeführt haben?*

*Antwort:* Ich möchte das Kapitel PIRQUET mit der Aussage eines seiner Zeitgenossen abrunden. Bei der Präsentation der von Dr. Richard WAGNER verfaßten Biographie über Clemens von PIRQUET im Jahre 1968 erklärte Professor Dr. Robert DEBRÉ, Prof. emer. an der Universität Sorbonne, vor den Festgästen, daß man die weltumspannende Institution UNICEF als Erbe des großen humanitären Werkes für Kinder ansehen kann, das von PIRQUET erstmals errichtet worden ist.
Nun zu seinen Schülern Bela SCHICK, Ernst MAYERHOFER, Franz von GROER, Edmund NOBEL und Richard WAGNER. Es ist unmöglich, über all diese bedeutenden Wissenschafter und international bekannten Vertreter der Kinderheilkunde auch nur andeutungsweise zu berichten. Bedenken wir, daß Bela SCHICK, der Oberarzt von PIRQUET, bereits 1923 zur Übernahme der pädiatrischen Abteilung des Mount Sinai Hospitals in New York berufen wurde. SCHICKS größte wissenschaftliche Leistung waren seine Studien über die Diphtherie, die in der Entwicklung des SCHICK-Tests gipfelten. Ein positiver SCHICK-Test zeigt, daß das Individuum keine Antikörper gegen Diphtherie besitzt und eine Immunisierung benötigt. Um diese Leistung zu verstehen, muß man wissen, daß die Diphtherie zu dieser Zeit eine der gefürchtetsten Krankheiten war. Richard WAGNER wurde auf dem Gebiet des Diabetes mellitus im Kindesalter ein international anerkannter Fachmann und Mitglied der Boston University School of Medicine.

*Frage: Wo sehen Sie Ihre medizinische Heimat und im besonderen Ihre pädiatrische Herkunft?*

*Antwort:* Mein Studium habe ich ausschließlich in Wien absolviert und es war mir vergönnt, noch alle berühmten Lehrer der WIENER MEDIZINISCHEN SCHULE auf allen Gebieten der Medizin kennen zu lernen. Bewußt möchte ich hier keine Namen besonders anführen, weil das Erwähnen einzelner ungerecht gegenüber dieser Ansammlung hervorragender akademischer Lehrer in meiner Studienzeit wäre. Hervorheben und festhalten aber möchte ich, wie unvergeßlich – und noch heute für mich bestimmend – diese begeisterten und begeisternden Lehrer der Medizinischen Fakultät für mich sind, bei denen ich studierte. Als Student hatte ich in der Kinderheilkunde die Ausbildung bei HAMBURGER, der, aus Graz kommend, Nachfolger von PIRQUET geworden war. Im Verlauf von in Graz durchgeführten experimentellen Untersuchungen über die Tuberkulose hatte sich HAMBURGER später ganz dem „Umgang mit Kindern" und hier wieder vor allem den Neurosen im Kindesalter zugewendet. Auf diesem Gebiet ist ASPERGER als sein eigentlicher Schüler zu betrachten. Für HAMBURGER ganz typisch war seine Vorlesung über die Rachitis und ihre Behandlung, in der er die Forderung nach den „Vier L", nämlich „Licht, Luft, Liebe und Lebertran" erhob. Er vertrat eine ganz moderne Auffassung über Kinderfürsorge und -vorsorge und über den Umgang mit Kindern, der heute für Eltern und Pädagogen zu einem so schwierigen Problem geworden ist. Nach meiner Promotion war mein erster Lehrer in der Kinderheilkunde Richard PRIESEL in Innsbruck. Als Schüler PIRQUETS war er gemeinsam mit seinem Kollegen WAGNER führend auf dem Gebiet der Diabetesbehandlung im Kindes- und Adoleszentenalter, das damals noch absolutes Neuland war. Testamentarisch war er von PIRQUET beauftragt worden, dessen Handbuch der Tuberkulose zu redigieren. PRIESEL war unübertrefflich in der Diagnostik, begnadet mit einem wahrhaft klinischen Blick. Während der klinischen Visite und Vorlesung übermittelte er durch ständiges Zitieren von persönlichen Erlebnissen und von Beobachtungen PIRQUETS uns allen das Erbe seines großen Lehrers und Vorbildes.
Nachdem ich meine Fachausbildung vollendet hatte, ging ich an die Wiener Kinderklinik, die damals unter der Leitung von REUSS stand. Mein zweiter Lehrer war also August von REUSS, in seiner Gesamtpersönlichkeit den Glanz der Lichterstadt verkörpernd, das große Vorbild für Fürsorge und Sozialpädiatrie. Auch REUSS war ein Mitarbeiter von PIRQUET. 1916 hatte er das erste Lehrbuch „Die Erkrankungen des Neugeborenen" her-

ausgegeben, 1908 beschrieb er erstmals die Galactosaemie. Voller Begeisterung leitete er die Reichsanstalt für Mutter und Kind und organisierte vorbildlich die Frauenmilchsammelstelle. Die von REUSS vermittelte Ausbildung kann heute noch als ganz modern bezeichnet werden. Man denke nur an die Bedeutung der Neonatologie, der Bekämpfung der Säuglingssterblichkeit, und die daraus hervorgegangenen staatlichen Maßnahmen, die im Mutter-Kind-Paß ihre praktische Durchführung fanden. Mein dritter Lehrer in der Kinderheilkunde war KUNDRATITZ. Als Schüler der zweiten Kinderärztlichen Schule, vertreten durch LEINER und KNÖPFELMACHER, Diagnose und Therapie in hervorragender Weise beherrschend, ist er für mich mit seiner Ehrenhaftigkeit, Genauigkeit, Selbstdisziplin und Aufopferung für das kranke Kind ebenso Vorbild wie durch die Förderung seiner Schüler. Er war ein unermüdlicher Arbeiter, der auch nach einem noch so arbeitsreichen und anstrengenden Tag in Klinik und Praxis bei keiner wissenschaftlichen Sitzung fehlte und das damalige medizinische Bild Wiens mitprägte. Dankbar bin ich heute noch dafür, daß er mir den Aufenthalt auf dem berühmtesten akademischen Boden der Welt, nämlich in Cambridge bei McCANCE und WIDDOWSON ermöglichte, ein Aufenthalt, der mir über meine eigene Forschungsarbeit – „Die Nierenfunktion vor der Geburt" – hinaus die Denkungsweise dieser Wissenschafter zu studieren ermöglichte.

Zehn Jahre verbrachte ich bei ASPERGER. Allgemein kann man diese Zeit als die der großen Ungeduld charakterisieren, die den gesamten akademischen Mittelbau erfaßt hatte, und in der sich die beginnende Umstrukturierung unserer Hochschulen abzeichnete.

*Frage: Was würden Sie nach diesen Lehrjahren bei so vielen großen Vorbildern als das wichtigste Charakteristikum eines guten Kinderarztes bezeichnen?*

*Antwort:* Da möchte ich den großen Bela SCHICK zitieren, dessen Verhalten Kinder gegenüber ganz von PIRQUET beeinflußt war. Sie müssen wissen, der strahlende PIRQUET war der Liebling aller Kinder. Er verbrachte tagelang in der Masernbox, um das Exanthem genau zu beobachten und zu zeichnen, wobei er freilich viel Zeit dafür hingab, die Kinder zu unterhalten und mit ihnen zu spielen. In ähnlicher Weise handelte SCHICK, als er ein herzkrankes Kind vor der Operation untersuchte. Ehe er das Stethoskop ansetzte, näherte er seine Lippen der Wange des Kindes, so, als ob er dem Kind einen Kuß geben wollte; dann erklärte er: „Besser als Digitalis". Ihnen allen, PIRQUET wie SCHICK, PRIESEL, REUSS und KUNDRATITZ gemeinsam war, die Kinder so zu lieben, so offensichtlich, daß es dem Gesicht des Arztes anzusehen ist und sich im Gesicht des Kindes widerspiegelt. Im hohen Alter zitierte SCHICK 1957: „To be a good pediatrician it helps to be a little childish yourself".

*Frage: Ihr Vorgänger ASPERGER war betonter Vertreter einer besonderen Art von Kinderheilkunde, um den Ausdruck Spezialgebiet zu vermeiden, nämlich der Heilpädagogik. Ich möchte Sie, der Sie gerade die Einheit des Faches immer wieder unterstreichen, um Ihre Meinung über die Bedeutung der Heilpädagogik für die Kinderuniversitätsklinik seinerzeit und heute befragen.*

*Antwort:* Daß ich mich zur Tradition bekenne, geht schon aus meinen Ausführungen über meine Lehrer und deren hervorragende Traditionen hervor. So kann die Bedeutung der Heilpädagogik nicht in Frage gestellt werden, auch nicht vom Gesichtspunkt der modernen Problematik in der Kinderheilkunde. Wenn wir die Ausführungen ASPERGERS über die Quellflüsse der Heilpädagogik zur Kenntnis nehmen, ergibt sich zwangsläufig, daß sich – je nach der Zeit mit ihren stets wechselnden Problemen – der eine oder der andere Quellfluß mächtiger entwickeln wird als die übrigen. Sie werden verstehen, daß ich damit Veränderungen in der Auffassung der Heilpädagogik andeuten möchte. Grundsätzlich muß jeder Wissenschafter sich zu einer solchen Elastizität bekennen, nicht nur als mündiger Bürger, sondern insbesondere auch als Arzt, der seine Aufgaben immer den sozialpolitischen Verhältnissen und aktuellen Problemen in der Fürsorge und Vorsorge anzupassen hat. Selbstverständlich wird er aber auch in diesem ständigen Anpassungsprozeß eine bestimmte Haltung zu bewahren haben, die sich nicht nur aus seiner Erziehung, sondern auch aus seiner Formung durch die Lehrer ergibt. Damit bin ich bei meiner persönlichen Auffassung über die grundsätzliche Bedeutung der Schule angelangt. Zu den Lehrern, die einen jungen Menschen prägen, zähle ich selbstverständlich auch die Professoren in der Mittelschule. Als Absolvent eines humanistischen Gymnasiums sei mir die Bemerkung gestattet, daß ich natürlich für die Beibehaltung des Lateinunterrichtes bin.

*Frage: Den auch ich nicht missen möchte. Aber er hat doch wohl nur sehr bedingt mit Veränderungen zu tun, die im Zusammenhang mit der Heilpädagogik aufgetreten sein mögen und um deren Bedeutung ich Sie gefragt habe?*

*Antwort:* Die Berechtigung, diese Frage zu beantworten, beziehe ich nicht etwa aus der Autorität eines Klinikvorstandes im Sinne einer traditionsgebundenen Ordinarienuniversität, sondern daraus, daß ich auf heilpädagogischem Gebiet selbst ein Schüler ASPERGERS bin und mir seine Vorlesungen „Wege zur Menschenkenntnis" unvergeßlich geblieben sind. Unser heutiges Leben ist dermaßen kompliziert und vertechnisiert geworden, daß die uns von der Natur mitgegebenen Instinkte immer mehr verkümmern. Dazu kommen die brutalen Anforderungen, die die Leistungsgesellschaft an jeden einzelnen von uns stellt. So kann man gut verstehen, daß die Sozialwissenschaft als eine Quelle der Heilpädagogik ganz besondere Bedeutung gewonnen hat. Gerade ASPER-

GER bediente sich immer wieder der wohl ältesten Definition der menschlichen Existenz, nämlich „daß der Mensch ein Gemeinschaftswesen sei" (Anthropos zoon politikon). Nun ist zwar die Sozialwissenschaft ein sehr junges Wissensgebiet, aber sie hat – und tut es fortlaufend – uns die Einflüsse der sozialen Gemeinschaft zu sehen und sie auch mit Hilfe entsprechender Institutionen (Jugendamt, Jugendverbände, Schule, Sozialdienste) einzusetzen gelehrt. Sie sehen also, wie dieser Quellfluß gleichberechtigt neben anderen steht, wiewohl er an erster Stelle zu nennen ist. Nicht zuletzt deshalb, weil er sich schon in dem Wort Heilpädagogik ausdrückt, nämlich in „Pädagogik"! Und hier sehen wir auch schon die Grenzen einer Heilpädagogik, wenn sie ausschließlich durch einen Kinderarzt ausgeübt wird. Das bedeutet nämlich, die enormen Aufgaben der Pädagogik zu übersehen, wollte man hier nicht den Pädagogen – ich möchte richtig verstanden werden – nämlich den „gelernten" Pädagogen – in gleichberechtigter Weise, bei gewissen Problemen sogar in führender Position, zum Zuge kommen lassen.
Doch jetzt zurück zu den bereits angezogenen Instinktverlusten des Menschen. In der kinderärztlichen Praxis sehen wir Probleme vor allem auf pädagogischem Gebiet. Weder die Eltern wissen, wie sie sich zu ihrem Kind und zu dessen Erziehung verhalten sollen, noch das Kind weiß, ebenso – vor allem durch äußere Einflüsse – verunsichert, ob es die Erziehungsvorstellungen annehmen oder ablehnen soll. Die verschiedenen Erziehungsrezepte – von politischen Ideologien (gibt es diese noch?) – herstammend, eher aber von politischen Parteien, von Weltverbesserern und Aussteigern kommend, haben das alte Sprichwort aufs neue wahr werden lassen: „Viele Köche verderben den Brei". Auch hier wird wieder – wie ich schon vorher gesagt habe – die persönliche Haltung des Betreffenden, seine Erziehung, selbstverständlich auch seine geistige Auffassung von ausschlaggebender Bedeutung in einer Zeit sein, in der man oftmals verzweifelt mit Theodor FONTANE ausrufen möchte: „Wenn Dummheit eine Mode wird, ist sie nur äußerst schwierig zu bekämpfen." Diese meine Vorstellung, ja Forderung, ist von der Wiener Heilpädagogik und Schule seit ihrer Gründung durch PIRQUET beachtet worden. Man denke an ihren ersten Leiter LAZAR, an seinen Nachfolger HAMBURGER und dessen Hervorhebung der Neurosen im Kindesalter, und an ihre Anpassung an die Gegebenheiten der „neuen" Zeit, im besonderen an die Probleme der Sexualerziehung durch ASPERGER.

*Frage: Wie stehen Sie zu der heute gehandhabten Art von Sexualerziehung und den sich davon möglicherweise schon abzeichnenden Problemen?*

*Antwort:* Sie meinen mit Ihrer Frage die Entwicklung der Sexualerziehung, weg von der seinerzeitigen Tabuisierung zu der heute gebräuchlichen richtungslosen Freizügigkeit. Die Sexualpädagogik ist zu einem kontroversen Thema geworden, nicht nur aus der alten Sicht, die Sexualität nicht wahr haben wollte und sie als sündhaft ansah und deshalb „tabuisierte", sondern auch aus der Sicht von heute. Ich meine damit die im Vordergrund stehende völlige Freigabe, ja sogar Stimmulierung ohne jede Überhöhung – nach dem tiefenpsychologischen Terminus „Sublimation" – ohne den geringsten Versuch, diese in die Person einzubauen, die für sich selbst, für den Partner und auch für die gesamte Gemeinschaft die Verantwortung zu tragen hat. Sicher hat die Tabuisierung bei entsprechender Veranlagung zur Ausbildung neurotischer Ängste und zu anderen vielfältigen Symptomen geführt, die wir aus der psychosomatischen Lehre kennen. In unserer Zeit wird es kaum einen Pädagogen – auch unter Einbeziehung von Kinderärzten in diese Gruppe – oder Seelsorger geben, der junge Menschen in solche Ängste hineintreibt. Aber ebenso wie ASPERGER es immer getan hat, vertrete ich ganz klar den Standpunkt, daß, wenn Sexualität – um Anton WILDGANS zu zitieren – „Nur dem Kitzel einer geilen Haut dient", es zu Leere und Ekel kommt. Jeder Versuch, diesem Zustand auszuweichen, muß immer ein vergeblicher Versuch bleiben, und wird auch durch ständiges Wiederholen zu immer neuer Leere und Ekel führen oder zur Hinwendung zu anderen Süchten.

*Frage: Sie spielen jetzt auf Drogen und Drogensucht bei Jugendlichen an?*

*Antwort:* Sie haben mich ganz richtig verstanden und Sie verstehen sicherlich auch, daß die Drogensucht in die Problematik der Heilpädagogik hineinfällt. Aber gerade diese Problematik gibt mir Anlaß, auf die Bedeutung der Heilpädagogik heute und in Zukunft hinzuweisen. Die Heilpädagogik war eine Schule, die immer nur auf eine große Persönlichkeit ausgerichtet war; aber nicht allein die große Persönlichkeit, sondern auch ihre typische Sprache – fast möchte ich sagen, die „Wienerische Sprache", war die Ursache, daß der Internationalität der Heilpädagogik Grenzen gesetzt waren. Diese Grenzen bedauerte ASPERGER mir gegenüber immer dann, wenn er einen seiner hervorragenden Vorträge in die englische Sprache zu übersetzen hatte. Mit ebensolchem Bedauern, aber ganz klar stelle ich fest, daß ich keinen Nachfolger ASPERGERS sehe, keine gleichstarke Persönlichkeit. Das ist die eine Seite, auf der ich Schwierigkeiten für die Kontinuität der Heilpädagogik erkenne.

*Frage: Aber ungeachtet Ihrer Zweifel an den Möglichkeiten einer Kontinuität wurde doch ganz offiziell ein Institut für Heilpädagogik geschaffen. Wie stimmt das eine mit dem anderen überein?*

*Antwort:* Zuerst möchte ich den anderswo vermutlich nebensächlichen, für Wien und Österreich aber wahrscheinlich wichtigsten Umstand besprechen. Vorbauend, damit

es nicht heißt, ich hätte der Heilpädagogik nicht die gebührende Zuwendung gewidmet oder ihre Bedeutung nicht erkannt, möchte ich an dieser Stelle Karl KRAUS zitieren: In Wien geht es nie um die Sache, sondern immer um die Person. Quod erat demonstrandum: Es geht eben nicht um die Kinderheilkunde und damit in erster Linie um meine Position, sondern es handelte sich um meine Person. Andernfalls hätte man bestimmte Dinge unterlassen, hätten gewisse Handlungen unterbleiben müssen. Vor allem aber, und das habe ich bereits angedeutet, haben andere Quellflüsse einen größeren Umfang angenommen und neue Probleme sind aufgetreten. Und im Zusammenhang damit möchte ich darauf hinweisen, wie lange vorher große Persönlichkeiten und gerade Vertreter der alten und jetzt abgelehnten Ordinarienuniversität diese Entwicklung vorausgeahnt und schon in den 50er Jahren erkannt haben. Es waren dies meine Lehrer A. REUSS und H. HOFF, Vorstand der damals noch einheitlichen Neurologisch-Psychiatrischen Klinik.
Gemeinsam versuchten sie die Gründung eines großen heilpädagogischen Institutes, das trotz ministerieller Aufgeschlossenheit nicht realisiert wurde, weil der Nachfolger von REUSS, H. ASPERGER, das Ordinariat in Innsbruck erhielt. Die Stelle eines Ordinarius war und ist immer noch erstrebenswerter Höhepunkt einer klinischen Laufbahn, zumindestens in Europa. Ich bin sehr glücklich – nicht nur aus oben erwähnten Gründen – sondern vor allem der Sache willen, daß auf Grund eines Senatsbeschlusses das von Ihnen erwähnte interdisziplinäre Institut für Heilpädagogik geschaffen worden ist, dem Vertreter der Kinderheilkunde und Jugendpsychiatrie, der Pädagogik, der Psychologie und Kinderheilkunde angehören. Mit diesem Institut scheint mir die Grundlage für das Weiterbestehen der Heilpädagogik geschaffen worden zu sein, das auch die Voraussetzungen – unabhängig von der Einstellung einzelner Ordinarien zu diesem Gebiet – für optimale Leistungen für die, diese Institution benötigenden Kinder und Jugendlichen, ihre Eltern und Erziehungsberechtigten und den darin Auszubildenden garantiert.

*Frage: Sie erwähnten vorhin die Kinder- und Jugendpsychiatrie. Gab es nicht zwischen dieser Disziplin und der Heilpädagogik tiefgreifende Auseinandersetzungen?*

*Antwort:* Der große Wissenschafter H. HOFF hat in seiner Zeit als Ordinarius schon die Bedeutung der Jugendpsychiatrie erkannt und die Voraussetzungen dafür geschaffen, daß es heute ein eigenes Fach mit Anerkennung eines Facharztes gibt. Aber auch ASPERGER hat dieses Fachgebiet anerkannt, allerdings mit einem gewissen Zögern und mit der heimlichen Sorge, daß mit der Schaffung einer solchen Richtung seine geliebte Heilpädagogik bedroht würde. Lassen Sie mich klar definieren, damit nicht – bewußt oder unbewußt – falsch interpretiert werden kann. Es war eben die große Persönlichkeit, die große Autorität auf dem Gebiet, die ASPERGER zögern ließ, aber er besaß ebenso die von mir vorhin angezogene Vorausschau und Elastizität des Wissenschafters, die ihn das Gebiet schließlich anerkennen ließen und damit letzten Endes förderte.

*Frage: Spielen Sie jetzt auf das Problem der Aus- und Neubildung immer neuer Wissensgebiete und auf die ständige Konfrontation mit neuen Fragen an?*

*Antwort:* Genau darauf spiele ich an. Eine Kinderklinik wird nie imstande sein – und es ist auch keineswegs ihre Aufgabe – für die Ausbildung in Pädagogik, Psychologie, Psychiatrie und in den Sozialwissenschaften zu sorgen, schon gar nicht aber auf einem Gebiet, das gerade in Wien in besonderen Ehren gehalten werden muß und das selbst ASPERGER als eine nicht zu bestreitende Domäne der Psychiatrie betrachtet hat, nämlich das der Psychotherapie. Dazu gehören auch die Problematiken der Jugendrechtspflege – sowohl die Strafgerichtsbarkeit wie auch die der Pflegschaftsverfügungen – so wie die für eine moderne universelle Ausbildung bedeutungsvollen psychosomatischen Probleme. Würde man sich zu dieser universellen Auffassung nicht bekennen, müßte man sich mit Recht den Vorwurf gefallen lassen, daß es einem letztlich um die Person und nicht um die Sache geht, und man würde mit einer solchen Einstellung sich der Aufgeschlossenheit und Großzügigkeit verständnislos gegenüberstellen, mit der das Bundesministerium für Wissenschaft und Forschung und hier wieder im speziellen die Ressortchefin Hertha FIRNBERG materielle und finanzielle Mittel zur Verfügung stellt.

*Frage: Sie bekennen sich offenbar zu einer Heilpädagogik im traditionellen Sinn wie auch dafür, daß sie auf eine unabhängige verbreiterte Basis gestellt wird, selbst wenn Sie damit Gefahr laufen, daß Ihr Einfluß auf ein bisher nahezu unumschränkt der Kinderheilkunde zugehörendes Gebiet vermindert wird. Sie scheuen auch nicht davor zurück, unter Umständen angegriffen zu werden?*

*Antwort:* Das stimmt alles sehr genau. Aber ich habe ebenso eine Schule der Tradition hinter mir wie ich mich auch der Schule des Lebens anzupassen habe.

*Frage: Ausgehend von Ihrer Einstellung zu der Heilpädagogik ergibt sich nahezu zwingend die Frage, worin Sie die spezielle Problematik der Kinderheilkunde und auch eine solche – aus der Wiener Perspektive im Vergleich zum internationalen Standard – sehen?*

*Antwort:* Ich bin mit dieser Frage und der Teilung in spezielle Problematik und allgemeine Diskussion des Faches Kinderheilkunde einverstanden. Ich habe eine nicht nur für Österreich, sondern auch für internationale akademische Maßstäbe wohl einmalige Karriere gemacht. Ich bin an zwei der drei in Österreich existierenden Universitätskliniken berufen worden, nämlich an die in Graz und Wien. Beginn und Verlauf meiner Tätigkeit an der

Kinderklinik Graz waren problemlos: Aufgeschlossenheit und Begeisterung an der Klinik und an den zuständigen Stellen. Es gibt nämlich tatsächlich das in unserem politischen Alltag oft apostrophierte „Steyrische Klima". Zusätzlich hatte ich das Glück, Nachfolger des Vollblutklinikers Prof. LORENZ zu sein, der seine Ausbildung bei den profiliertesten Klinikern der Kinderheilkunde ROMINGER und SCHLOSSMANN absolviert hatte. Dieser Umstand ermöglichte es mir, die neuesten Trends in der Kinderheilkunde blitzschnell, tatsächlich blitzschnell, und ebenso erfolgreich einzuführen. Ich denke da an die für Grazer Verhältnisse ganz neuen Richtungen wie einer neonatologischen Abteilung, einer Abteilung für Physiotherapie im Sinne von BOBATH, einer Kardiologie, der Ausweitung der Gastroenterologie und der Biochemie, verbunden mit der Berufung eines Chemikers, der bald darauf habilitiert werden konnte. Ich habe jetzt wahllos besondere Gebiete aufgezählt, die aber unter Wahrung der Kinderheilkunde zu Schwerpunkten wurden. Einer Einheit, die sich nicht zuletzt in der alleinigen Verantwortung den Kranken gegenüber ausdrückt. Einer Verantwortung, die der Gesetzgeber ganz klar für den Arzt und Kliniker durch die Trennung der, durch das UOG festgelegten Aufgaben von denen der im Krankenanstaltengesetz festgelegten deutlich gemacht hat. Die Expansionsmöglichkeiten in Graz fielen freilich mit der wirtschaftlichen Blütezeit in Österreich zusammen, die es der damaligen Ressortchefin des Bundesministeriums für Gesundheit und Umweltschutz, Primaria Dr. I. LEODOLTER, ermöglichten, in großzügiger Weise Millionenbeträge zur Verfügung zu stellen, die vor allem dem Aufbau der Neonatologie und ihrer apparativen Ausstattung gewidmet waren. Daß die Ressortchefin auch Ärztin war, bedeutete für uns alle zusätzlich großes Glück.

In Wien freilich war die Situation grundsätzlich anders. Da lernte ich die Bedeutung des Sprichwortes: „Niemand haßt den Solisten mehr als der Chor, aus dem er hervorgegangen ist" so richtig kennen. Der Vater eines meiner Kollegen, ein Diplomat, hat das erstaunliche Verhalten von Wiener Kollegen so definiert: „Sie haben nicht verstanden, die Person von seiner Position zu trennen." Karl KRAUS hatte leider immer noch recht. Zusätzlich waren die Voraussetzungen anders als in Graz. ASPERGER, der große Heilpädagoge, war sicher kein absoluter Vertreter der exakten Wissenschaft, insbesondere nicht einer auf dem Laboratorium basierenden. Zusätzlich war ASPERGER jeder Lenkung abhold und stolz auf die individuelle Entwicklung jedes einzelnen Mitarbeiters. Ein Umstand, den gerade ich als besonders angenehm empfand, weil er mich nicht in meiner Disziplin, Konzentration und Zielstrebigkeit, in Verfolgung meiner Arbeit behinderte, den ich aber auch als Nachteil empfand, weil die fast immer notwendige letzte Hilfestellung zur Erreichung eines Zieles fehlte. Dennoch ist es mir auch unter diesen Voraussetzungen gelungen, zweimal die Spitze der akademischen Laufbahn zu erreichen. Freilich nur mit der Hilfe, Großzügigkeit und Aufgeschlossenheit einer Politikerin, der ich letzten Endes nicht nur die Berufung, sondern auch die Möglichkeit der Weiterarbeit in Wien bis zu meiner Emeritierung verdanke. Diese Frau Bundesminister Dr. Hertha FIRNBERG, die sich in zahlreichen persönlichen Gesprächen stets offen und aufgeschlossen gezeigt hat, verlangte niemals – und dies sei ganz besonders hervorgehoben – auch nur das geringste politische Zugeständnis. Ihr ging es wirklich um die Sache – also doch nicht Karl KRAUS! Nicht ohne Stolz möchte ich an dieser Stelle einfügen, daß mein Eintreten für meinen Nachfolger in Graz, den Schweizer Pädiater DDr. B. HADORN, sicher nicht ohne positivem Einfluß war. Ich bin stolz, daß durch ihn die Wissenschaft, die stets international sein muß, und insbesondere die weltoffene Kinderheilkunde in Österreich – trotz der immer noch bestehenden materiellen und finanziellen Beschränkungen im Vergleich zu anderen Ländern – Blutauffrischung durch die Person des hervorragenden, international an der Spitze stehenden Schweizer Pädiaters erhalten hat.

*Frage: Wie beurteilen Sie Stellenwert und Ansehen der Universitätskinderklinik Wien im Jahre 1982?*

*Antwort:* Dazu möchte ich zuerst aus prinzipieller Sicht Stellung nehmen. Wenn wir den Gesetzesauftrag einer Universitätsklinik hinsichtlich Lehre und Forschung berücksichtigen, dann sehe ich gerade aus diesem Blickwinkel für junge Kollegen, die in der Forschung tätig sein wollen, Schwierigkeiten. Aus folgenden Gründen: Unzweifelhaft sind die mit der Forschung verbundenen ethischen Probleme zu berücksichtigen. Das geschieht in den Vereinigten Staaten schon seit vielen Jahren in der Form, daß die Forschungsprotokolle mit den Patienten bzw. deren Angehörigen oder Erziehungsberechtigten ganz ausführlich durchbesprochen werden. In Europa dagegen sind ethische Probleme bei der Durchführung von Forschungsprojekten erst seit verhältnismäßig kurzer Zeit „in". An der Medizinischen Fakultät Wien gibt es erst seit einigen Jahren eine Ethikkommission. Anlaß für die Errichtung dieser Kommission war übrigens die Universitätskinderklinik mit ihren Resorptionsstudien von Kalzium bei Säuglingen. Ich bin durchaus der Meinung, daß Projekte nicht durchgeführt werden sollen, wenn die Ethikkommission dazu nicht ihre Zustimmung erteilt.

*Frage: Was hat ein solches Projekt mit der Zustimmung der Ethikkommission zu tun? Warum „dann" nicht?*

*Antwort:* Sie haben mit Ihrer Frage nach den „warum nicht" ganz recht. Die Erkenntnisse der Ethikkommission sind nicht bindend, sondern haben nur Empfehlungscharakter. Aus der Erfahrung aber weiß ich, daß wir sie berücksichtigen müssen. Eine sensationell aufgemachte Pressemeldung kann die Staatsanwaltschaft veranlassen, von sich aus eine Untersuchung einzuleiten. Für den Verlauf einer solchen Untersuchung würde dann der Empfehlung der Ethikkommission wichtiger Stellenwert zugemessen werden. Ich beneide diese Kommission um ihre Tätigkeit nicht. Abgesehen von der Definition „Ethik", der jetzt die medizinischen Zeitschriften und die Literatur von ärztlicher wie juridischer Seite breiten Raum einräumen, dreht es sich vor allem um die spezielle wissenschaftliche Fragestellung. Dazu ein aktuelles Beispiel aus der Universitätskinderklinik Wien: anhand eines großen, durch mehrere Jahre hindurch beobachteten Krankengutes wollte ein Kollege feststellen, ob bei Bestehen eines sogenannten Refluxes – das ist der Rückstrom des Harnes von der Blase in die Harnleiter bis zum Nierenbekken – eher eine konservative, also medikamentöse, oder eine chirurgische Therapie anzustreben ist. Die Kommission hatte verschiedene Gutachter bestimmt, die natürlich auch verschiedene Standpunkte vertraten. Nachdem die Ethikkommission von den notwendigen Untersuchungen abriet, entschloß ich mich, dem Kollegen zu empfehlen, die Versuche einzustellen. Das war ein besonders bitterer Entschluß, weil in einer Zeit beginnender, aber rasch fortschreitender Geldverknappung die notwendigen Mittel bereit gestanden wären, und weil es sich um ein Projekt der Volkswagenstiftung handelte, die dann ihre großen finanziellen Möglichkeiten eben diesem Projekt – allerdings in der Bundesrepublik Deutschland zur Verfügung stellte – wo es problemlos durchgeführt werden konnte.

*Frage: Über einen Mangel an Forschungsaktivitäten scheint die Universitätskinderklinik nicht zu klagen zu haben. Offenbar gibt es aber ebenso viele Schwierigkeiten, Projekte dieser Art auch realisieren zu können?*

*Antwort:* Ich sehe noch sehr viel mehr Schwierigkeiten. Eine davon ist, daß die medizinische Fakultät bis heute noch keinen Revers geschaffen hat, durch den der untersuchende Arzt nicht nur so weit als möglich geschützt, sondern dieser auch vom Justizministerium anerkannt wird. Derartige, ganz detailliert ausgearbeitete, Reverse gibt es in den Vereinigten Staaten schon seit langem. Eine andere Schwierigkeit sehe ich darin, daß sich das an sich sehr gerechte Datenschutzgesetz auf die Forschung sehr negativ auswirken kann. Auch hier ein Beispiel aus meiner Klinik: An der Heilpädagogischen Station sollten Nachuntersuchungen an autistischen Kindern durchgeführt werden. Diese Untersuchungen erscheinen mir besonders wichtig, ist doch durch ASPERGER der Begriff des autistischen Kindes geschaffen worden, durch den er für immer und die Universitätskinderklinik international bekannt wurden. Die Untersuchungen aber mußten abgebrochen werden, weil die Eltern dieser Kinder in diesen eine Verletzung des Datenschutzgesetzes sahen, und sich die Gemeinde Wien dieser Meinung anschloß.

*Frage: Ist sich wenigstens die Ärzteschaft über die Durchführung solcher Untersuchungen einig?*

*Antwort:* Keineswegs! Diese Uneinigkeit konnte man nicht nur bei den Studien über die Kalziumresorption beobachten, sondern auch in jüngster Zeit bei einer Muskelbiopsie. Darüber wurde die Presse aus der Klinik heraus informiert und das Thema – durchaus im Sinne der Medien – nach Kräften „ausgeschlachtet". Das hatte zur Folge, daß sich auch in diesem Fall die Staatsanwaltschaft einschaltete.

*Frage: Gab es da nicht eine nachträgliche, positive Begutachtung durch die Ethikkommission?*

*Antwort:* Die Untersuchung wurde von der Ethikkommission einstimmig „als mit der medizinischen Ethik im Einklang stehend" begutachtet.

*Frage: Wie ist es unter diesen Umständen für den Kliniker überhaupt möglich, Forschungen zu betreiben?*

*Antwort:* Als provokante Antwort möchte ich wieder ein Beispiel zitieren. In einer namhaften englischen kinderärztlichen Zeitung erschien eben jetzt eine Arbeit mit dem Titel: „Die Verwendung des Milchgeldes für den Ankauf für Säuglingsmilch", also wahrhaft kein hervorragender Einfall. Meinen nachgeordneten Ärzten sage ich jetzt immer, sie könnten den Milchverbrauch zur Aufzucht von Säuglingen des Jahres 1910 mit dem des Jahres 1980 vergleichen. Freilich werden die Daten von 1910 nicht vorhanden sein, und die des Jahres 1980 werden sie aus irgendwelchen Gründen (Datenschutz?) nicht erhalten.

*Frage: Aus dieser eher provokanten Darstellung ist sehr wohl die Problematik zu erkennen. Könnten Sie nicht doch eine konstruktivere Darstellung geben?*

*Antwort:* Sicherlich! Vor allem gilt es – ich wiederhole noch einmal – die Strategie einer Untersuchung genau zu überlegen und diese dann der Ehtikkommission vorzustellen. Danach muß mit den Angehörigen des Kindes lange und ausführlich gesprochen und das Gespräch in Form eines Gedächtnisprotokolls festgehalten werden. Ein solches Protokoll erscheint mir wichtiger als irgendeine Unterschrift. Darüber hinaus sollte der Untersuchungsvorgang und der Zweck der Untersuchungen den beigezogenen jungen Kollegen und den auf der Station arbeitenden Kinderkrankenschwestern erklärt werden. Damit kann viel, sicher aber nicht alle Böswilligkeit Einzelner, verhindert werden. Einen Vorteil erblicke ich darin, daß die Zahl der „wissenschaftlichen Arbeiten" zwangsläufig verringert und nur wirklich grundlegende Arbeiten publiziert werden. Die jungen Kliniker werden sich mehr auf experimentelle Untersuchungen an Tieren, besser noch auf solche mit Zellkulturen konzentrieren müssen (machen Sie mich jetzt nicht darauf aufmerksam, daß man auch mit Tierschützern in Konflikt kommen kann). Durch diese erzwungenen Einschränkungen werden künftighin nur Kollegen mit einer guten Kenntnis in Funktion und Morphologie zum Zuge kommen und auf diese Weise wird, so überheblich das klingen mag, die Tradition der Wiener Schule wieder aufleben. Ich meine damit, daß ein Kliniker seine Ausbildung an einem theoretischen Institut, wie etwa Pathologie, Experimentelle Pathologie, Physiologie, Biochemie, Physik, etc. beginnen soll. Dann werden nur mehr Arbeiten entstehen, die auf einem brennenden inneren Interesse basieren und nicht mehr solche, die nur mit dem Ziel einer persönlichen Karriere geschrieben werden.

*Frage: Sie haben meine Frage nach der speziellen Problematik der Kinderheilkunde nicht beantwortet. Gibt es überhaupt eine solche und/oder hat sie sich verändert?*

*Antwort:* Die Frage findet ihre Berechtigung darin, daß der berühmte Schweizer Pädiater FANCONI am Ende seiner akademischen Laufbahn ein Buch mit dem Titel: „Der Wandel der Medizin und wie ich ihn erlebte" schrieb. Dieser Wandel wird in der kinderärztlichen Praxis ebenso wie in einer Klinik zu beobachten sein. Aufgabe der Klinik ist es doch, schwerkranke Patienten oder solche mit sehr seltenen Krankheiten zu behandeln, aber unabhängig vom Wandel der Krankheitsbilder wissenschaftliche Forschung zu betreiben, die vielleicht vermehrt die Grundlagen (basis science) betreffen.
Eben jetzt erschien in den Vereinigten Staaten ein Artikel über diesen Wandel der Krankheitsbilder in den Jahren 1973–1978. In diesem Zeitraum haben die Schulprobleme um 60%, allergische Erkrankungen um 40% und Beratungen allgemeiner Art um 38% zugenommen. In der gleichen Zeit haben in den Spitälern die Aufnahmen von Neugeborenen um 45% sowie die kranker Kinder überhaupt um 50% abgenommen. Die Pädiater in der Praxis sind also vor allem mit Problemen der Schule und der Allergie sowie mit der Beratung von Eltern und Kindern und der Überwachung der körperlichen und geistigen Entwicklung des Kindes ganz allgemein befaßt. Die früher lebensbedrohlichen Krankheiten des hospitalisierten Kindes werden den Kinderarzt unserer Tage immer weniger beschäftigen.
Es gibt auch eine recht gute Darstellung der Patienten–Arzt-Beziehung in den USA. In der präantimikrobiellen Aera war die Erhaltung des Lebens die Haupttätigkeit des Kinderarztes und in weitaus geringerem Maß das Aufdecken und Heilen körperlicher oder geistiger Handicaps bei Kindern. Während sich gegen Ende der 70er Jahre die Aktivitäten hinsichtlich der Erhaltung des Lebens auf ein immer kleiner werdendes Krankengut beschränkten, gewannen folgende Probleme immer mehr an Bedeutung:

Fragen der Eltern über Schwächen und Stärken ihrer Kinder und deren mögliche Behebung; Anfragen von Schulen über ein Handicap eines Kindes und Beratung über die beste Strategie, dieses zu beheben. Der Kinderarzt muß sich also zunehmend damit beschäftigen, eine beobachtete Beeinträchtigung eines Kindes zu beheben oder zumindest so weit zu bessern, daß das Kind zu einem vollkommenen, integrierten Mitglied der Gesellschaft werden kann.

*Frage: Das bedeutet, daß sich der praktizierende Kinderarzt und natürlich auch die in einem Spital tätigen Kinderärzte mit einem völlig verändertem Aufgabenfeld auseinanderzusetzen haben. Findet aber diese Veränderung auch einen Niederschlag in der Arbeit einer Universitätskinderklinik und ergeben sich daraus besondere Aufgaben?*

*Antwort:* Ich möchte Graz als Beispiel für Wien heranziehen: Erhalten einer Schule heißt bewahren und verändern, das heißt nach K. H. SPITZY Tradition und Fortschritt. SPITZY versteht darunter: „Es gibt keine Schulen im eigentlichen Sinn. Stets handelt es sich um einzelne Persönlichkeiten, die weniger im Miteinander als im Gegeneinander neue Gesichtspunkte erkennen, abschleifen und mit dem Einsatz ihrer ganzen Persönlichkeit vertreten. Sie entspringen einer Tradition und schaffen eine neue."

*Frage: Ihre prinzipielle Auffassung ist mir klar. Wurden aber an der Universitätskinderklinik Wien organisatorische und damit auch wissenschaftliche Änderungen vorgenommen, die für die Zukunft Bedeutung haben werden?*

*Antwort:* Um gleich provokativ zu beginnen: Ich begann mit einem bewußt herbeigeführten Bruch mit der Tradition. Wie Sie wissen, hat die Kinderklinik Wien eine ganz berühmte Tradition auf dem Gebiet der Radiologie, die mit WIMBERGER ihren Anfang nahm und über PRIESEL, SWOBODA und WOLF führt. Sie alle waren radiologisch tätige Pädiater. Nun ist aber die Radiologie mit ihren Fragestellungen so sehr komplexer geworden, daß ich mich für die Tätigkeit eines Fachradiologen an einer pädiatrischen Röntgenstation eingesetzt habe und an meiner Klinik eine derartige Stelle auch besetzt worden ist. Erweitert wurde dieses Fachgebiet ja bereits durch die Ultraschalldiagnostik. Ich strebe auch den Aufbau einer Echokardiographie an, für die mir ein ausgebildeter Spezialist bereits zur Verfügung steht.
Die Hämodialyse, die die einzige für Kinder in ganz Österreich ist, bewährt sich hervorragend. Der seinerzeit mit dem Gesundheitsminister geplante Aufbau einer Entgiftungsstation ist ebenso wie der schon in meinen Berufungsverhandlungen geforderte Aufbau einer Intensivstation immer noch nicht gelungen, aber wir befinden uns jetzt in einem sehr entscheidenden Stadium. Das atemphysiologische Zentrum ist apparativ hervorragend ausgestattet und ermöglicht uns, dort laufend Untersuchungen – auch wissenschaftlicher Art – an asthmakranken und allergischen Kindern durchzuführen, wobei nicht nur die psychomotorischen Grundlagen, sondern auch die allergischen eines asthmakranken Kindes erfaßt und beobachtet werden. An der ausgezeichnet funktionierenden Gastroenterologie werden laufend Saugbiopsien des

Dünndarms sowie Endoskopien mit wissenschaftlicher Fragestellung durchgeführt.

Besonders froh bin ich über den Umstand, daß es mir als REUSS-Schüler gelungen ist, einen Kollegen an die Klinik holen zu können, der auf seiner, in Amerika erlangten Ausbildung aufbauend, Forschungen über die Ernährung des Kindes betreibt, die bereits zu ganz neuen Untersuchungsergebnissen über Schadstoffe wie Blei und Spurenelemente geführt haben. Erwähnt werden muß auch das Lipidlaboratorium, das nicht nur führend in Österreich, sondern auch von großer Bedeutung für die Arterioskleroseforschung der Erwachsenen ist.

Bei der Übernahme der Universitätsklinik fand ich die Neonatologie und Kardiologie als gut funktionierende Einheiten von hoher Qualität vor. Die bestehende Endokrinologie wurde durch die Aufnahme des „Ludwig Boltzmann-Institutes für pädiatrische Endokrinologie" an die Universitätskinderklinik erweitert. In der Zwischenzeit ist auch der REUSS-Schüler und Altmeister der Sozialpädiatrie, Prof. H. CERMAK, an die Universitätsklinik zurückgekehrt. Durch ihn wurden grundlegende Arbeiten über die ständig zunehmende Bedeutung des Stillens und der Kindesmißhandlung angeregt. Es finden jetzt auch Vorlesungen und Seminare über diese Themen statt. All diese Aktivitäten fanden in dem Bestseller: „Mehr Liebe statt Hiebe" ihren Ausdruck.
Obwohl die entsprechenden Fachgebiete in dem im hämatologischen und onkologischen Zentrum, das gerade jetzt im St. Anna Kinderspital in großzügiger Weise errichtet wird, ihre neue Heimat haben werden, finden sie auch an der Universitätskinderklinik erhöhte Aufmerksamkeit. Hier wird es Hauptaufgabe sein, Kinder mit neoplastischen Erkrankungen, chronisch Kranke wie solche mit endokrinen Störungen, Diabetes mellitus oder an Haemophilie leidende psychologisch zu betreuen. Der heilpädagogischen Tradition folgend wird in diese Betreuung nicht nur der Psychologe, sondern auch die Familie des erkrankten Kindes einbezogen werden.

*Frage: Sie haben sich also eine ganze Menge von Aufgaben gestellt. Lassen Sie mich abschließend fragen, was Sie sich von der Zukunft erwarten?*

*Antwort:* Die neu erbaute Klinik und die neue Gesetzeslage brachten für uns alle Anpassungsschwierigkeiten. Mein Wunsch an die Zukunft ist, daß die Wiener Kinderklinik – in der Vergangenheit von ESCHERICH begonnen, von PIRQUET bestätigt – wieder die „schönste Kinderklinik für kranke Kinder und für junge Wissenschafter" werden möge.

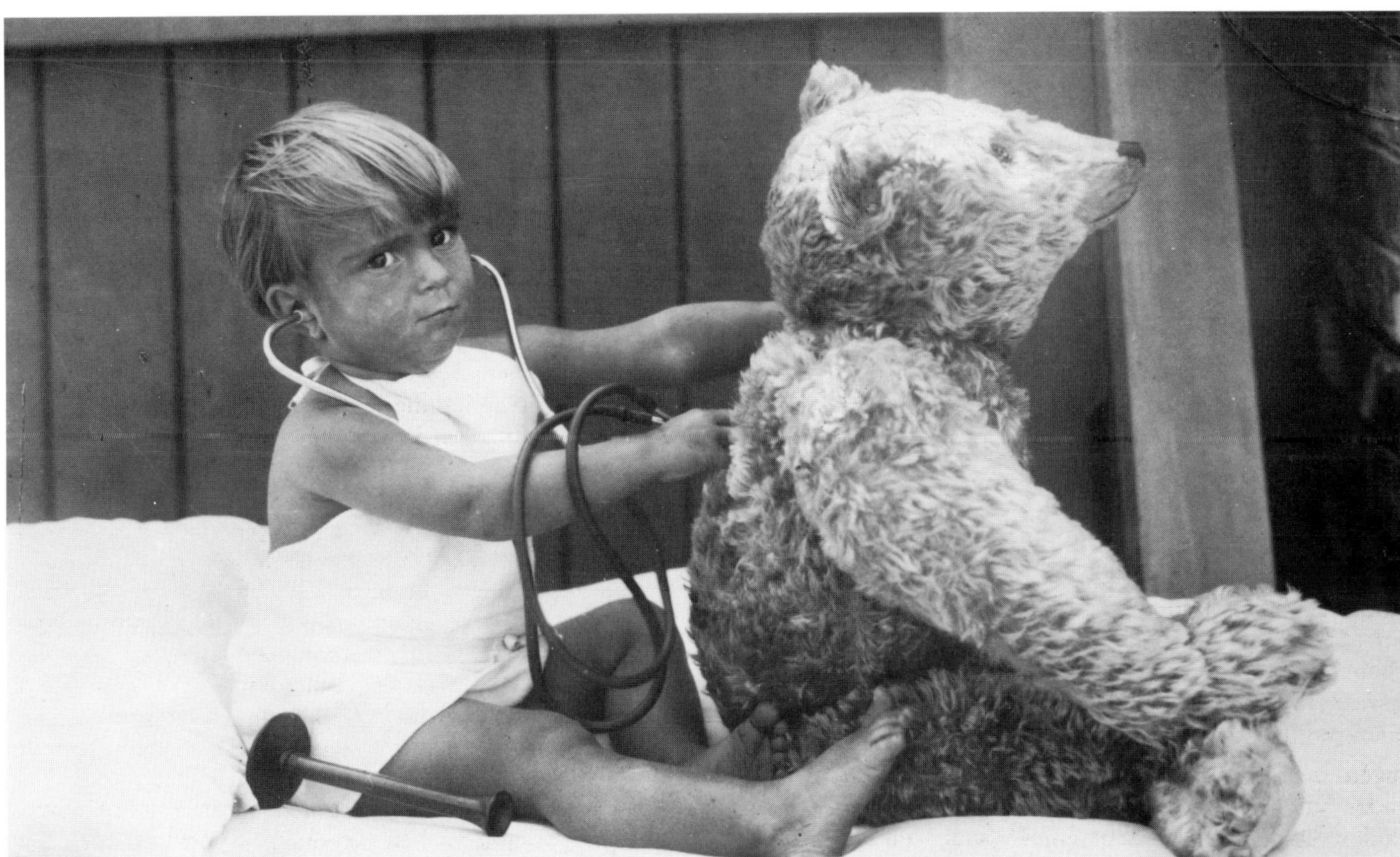

*Eine Art, dem Kind Vertrauen zum Arzt und zur neuen beängstigenden Umgebung Krankenhaus zu vermitteln – wie es Pirquet empfahl.*

# DERMATOLOGIE

Zur Dermatologie gehört seit ihrem Beginn auch die Lehre von den Geschlechtskrankheiten. Obwohl diese heute rein internistisch behandelt werden können, sind sie immer noch in dieses Fach miteinbezogen.
Die Syphilis stellte für den europäischen Raum eine „neue Krankheit" dar. Sie soll mit der Rückkehr von KOLUMBUS aus Amerika im Jahre 1493 aus Zentralamerika eingeschleppt und von den Kriegsheeren weiter verbreitet worden sein. Obwohl die Gonorrhoe und lokale Genitalaffektionen längst, auch als contagiös, bekannt waren, begann nunmehr ein intensives Studium der Geschlechtskrankheiten. Ein endgültiger Beweis der Verschiedenheit von Syphilis und Gonorrhoe gelang allerdings erst 1838 Philippe RICORD (1800–1889) in Paris am Hospital du Midi, indem er an 3500 Patienten Impfungen mit Trippersekret durchführte, ohne daß eine einzige Übertragung von Syphilis zu beobachten war (BLOCH). RICORD unterschied auch zwischen weichem und hartem Schanker und teilte die Syphilis in drei Stadien. Mit diesen Entdeckungen war den „Unitaristen", unter ihnen auch der berühmte John HUNTER (1728–1793), aufgrund eines falsch interpretierten Selbstversuchs mit Trippereiter, der auch eine Lues auslöste, der Boden entzogen. In Wien war in der Syphilistherapie bereits VAN SWIETEN mit seinem Vorschlag, Quecksilber intern zu verabreichen, äußerst erfolgreich gewesen.
Der Beginn einer auf pathologisch-anatomischen Befunden basierenden Dermatologie war Ferdinand v. HEBRA (1816–1880) zu verdanken. Im Allgemeinen Krankenhaus war ein „Ausschlagzimmer" eingerichtet. Es gehörte seit 1840 zur „Brustabteilung" SKODAS. Sein junger Assistent HEBRA übernahm es. Die vielen Systeme der Einteilungen der Hautkrankheiten anderer gaben ihm wenig, er wollte Ursachen ergründen. Dies gelang ihm zuerst bei der Scabies. Im Selbstversuch kam er zu der Überzeugung: „Ohne Sarcoptes gibt es keine Krätze". In seinem „Versuch einer auf pathologische Anatomie gegründeten Eintheilung der Hautkrankheiten" im Jahr 1844 stellte er als Schüler von ROKITANSKY und SKODA das erste große Konzept der Krankheiten des Organs „Haut" dar. Er hat es in den folgenden Jahren weiter ausgebaut. Eine Unzahl von Salben mit Quecksilber, Zink, Blei, Kupfer und Teer gehen auf seine Therapievorschläge zurück. 1877 richtete er ein Wasserbettzimmer vor allem zur Behandlung schwerer Verbrennungen ein.
Wien war durch HEBRA „zum Mekka der Dermatologen der Alten und Neuen Welt" geworden (LESKY). Zu seinen Schülern gehörten der spätere Extraordinarius für Syphilidologie und Dermatologie in Berlin, Friedrich Wilhelm Felix von BÄRENSPRUNG (1822–1864), Albert NEISSER (1855–1916), der Entdecker des Tripper-erregers (1879), die Amerikaner WHITE (1833–1916), SHERWELL (1841–1927), DUHRING und JACKSON (1845–1913) und viele andere aus Schweden, Rußland, England und anderen europäischen Ländern.

SIGMUND kam als Schüler von MOJSISOVICS (1799–1861) von der Chirurgie. Er widmete sich der Syphilidologie, die zum Unterschied von der Dermatologie bisher weitgehend von Chirurgen betrieben wurde. Es gelang ihm, 1849 die Abteilungen für Männer und Frauen in der Klinik für Syphilis zu vereinigen. Seine Tätigkeit galt vor allem der Epidemiologie dieser verbreiteten Volksseuche. Somit wurde er nach Johann Peter FRANK ein Sozialhygieniker großen Stils (LESKY). Er war Anhänger von SEMMELWEIS und betrieb Anti- und Asepsis lange vor LISTER. Während früher die Luetiker als Parias mit ihrer „selbstverschuldeten Krankheit" in unzulänglichen Räumen untergebracht, den Quecksilberschmierkuren unterworfen wurden, hatte SIGMUND nach größeren Reisen nach England, Frankreich und Deutschland die Wirkung einer diätetischen Allgemeinbehandlung kennengelernt. So kombinierte er die interne Quecksilberbehandlung mit diätetischen Maßnahmen und Bäderkuren als Nachbehandlung. 1869 wurde er zum persönlichen Ordinarius ernannt, und es wurde auch eine neue Abteilung für Syphilis im Allgemeinen Krankenhaus für ZEISSL errichtet. So war HEBRA der Vorstand der Dermatologischen Klinik und SIGMUND der Klinik für Syphilis.

Moriz KAPOSI (KOHN) (1837–1902) wurde der Nachfolger HEBRAS und setzte dessen Werk der morphologisch klinischen Betrachtungsweise fort. Ihm folgten Gustav RIEHL (1855–1943) und diesem Leopold ARZT (1883–1955). Von 1939–1945 leitete Herbert FUHS (1891–1960) die I. Klinik für Haut- und Geschlechtskrankheiten. ARZT übernahm nach 1945 neuerlich die Klinik bis 1954. Auf ihn folgte Josef TAPPEINER (geb. 1909) und auf diesen Klaus WOLFF (geb. 1935).

Die Klinik für Syphilis wurde traditionsgemäß in Klinik für Geschlechts- und Hautkrankheiten umbenannt. Nach SIGMUND übernahm Isidor NEUMANN (1832–1906) und nach ihm Ernest FINGER (1856–1939) die Klinikführung. Ihm folgten Wilhelm KERL (1880–1945), schließlich Albert WIEDMANN (1901–1970) und diesem Gustav NIEBAUER (geb. 1924).

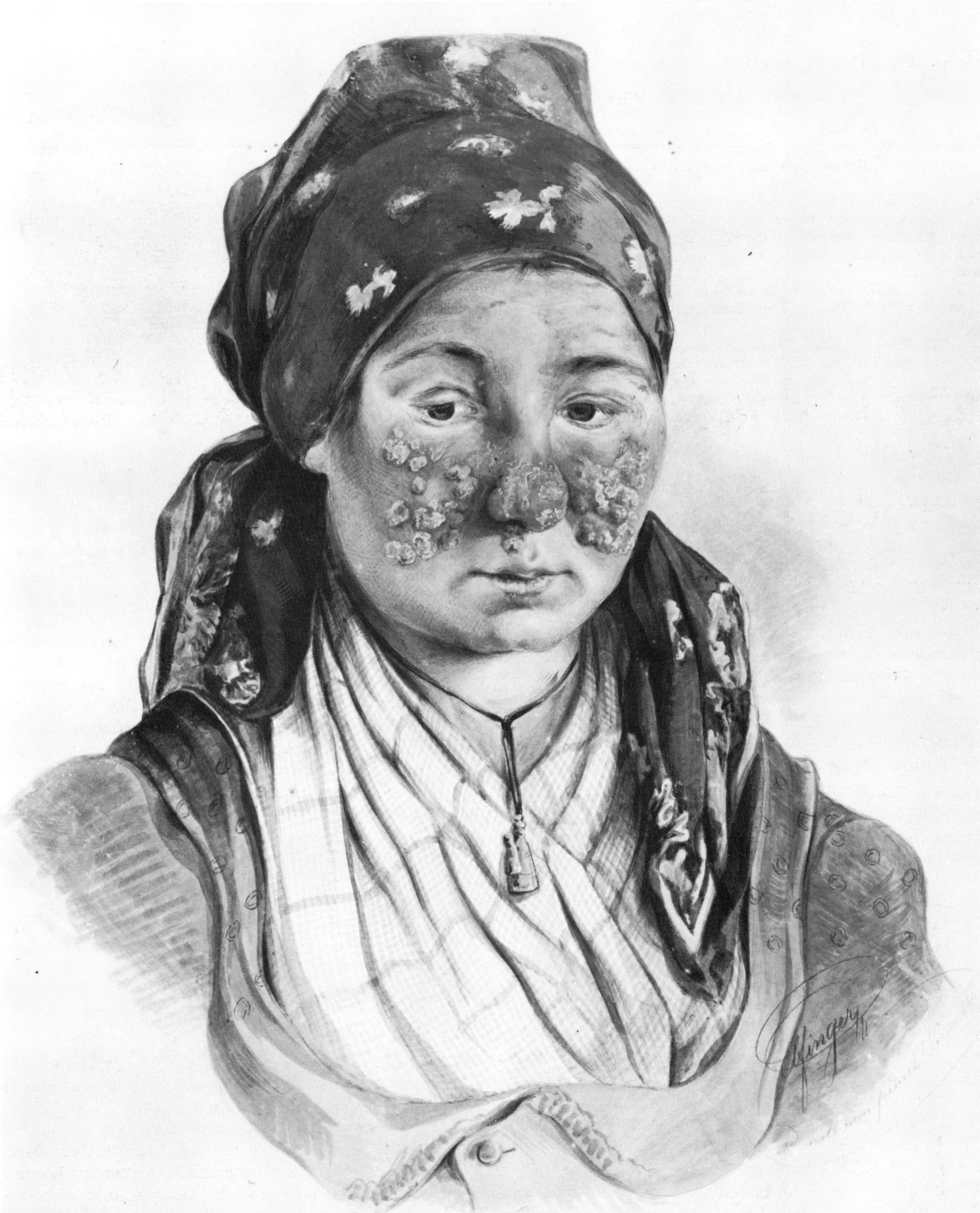

*Aquarell einer Patientin mit Lupus vulgaris von Dr. A. Elfinger aus Hebra's „Atlas". Wien 1856.*

## Prof. Dr. Klaus Wolff

Vorstand der I. Universitäts-Hautklinik Wien

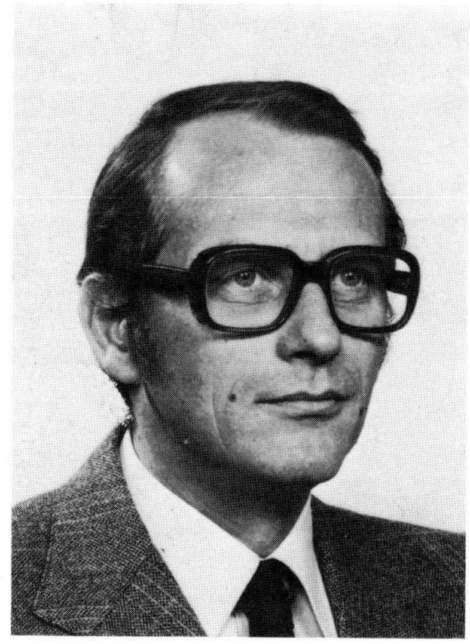

geboren am 4. Dezember 1935. Reifeprüfung mit Auszeichnung am Humanistischen Bundesgymnasium in Linz/D. 1955–1962 Medizinstudium an der Universität Wien mit Promotion zum Doktor der gesamten Heilkunde „sub auspiciis praesidentis rei publicae". 1962 bis 1965 Fachausbildung in Dermatologie und Venerologie an der I. Universitäts-Hautklinik, 1962/63 zusätzliche Ausbildung auf dem Gebiet der Histochemie am Pathologisch-Anatomischen Institut der Universität Wien. 1965 bis 1966 Forschungsarbeit an der Section of Dermatology, Mayo Clinic, Rochester, Minnesota, USA, mit Unterstützung durch ein Forschungsstipendium der National Institutes of Health, US Public Health Service. 1966 Rückkehr an die I. Universitäts-Hautklinik Wien, Beginn des Auf- und Ausbaues der Forschungslaboratorien der Klinik. Betrauung mit der Funktion eines Oberarztes. 1967 Verleihung der venia legendi für das Fach Dermatologie und Venerologie; Facharztanerkennung durch die Ärztekammer Wien, Bestellung zum Oberarzt der I. Universitäts-Hautklinik Wien. 1971 Visiting Lecturer an der Harvard Universität, Boston, Massachusetts; Verleihung des Titels ao. Professor. 1973 Ernennung zum ao. Professor (§ 10 A HOG) und Bestellung zum Leiter der Abteilung für Experimentelle Dermatologie an der I. Universitäts-Hautklinik in Wien. 1975 Jacobson Visiting Professor, Universität Newcastle upon Tyne, England. 1976 Berufung an den Lehrstuhl für Dermatologie und Venerologie der Universität Innsbruck; Vorstand der Klinik. 1981 Berufung an die I. Universitäts-Hautklinik Wien, Vorstand der Klinik.

# Fremdenpolizei Langerhanszelle

Interview am 19. 3. 1982

*Frage: Ihr Fach ist mit einer unglaublich ehrwürdigen Tradition verhaftet, fast möchte ich sagen belastet. Die Wiener Dermatologenschule war eine der ersten auf der Welt. Fühlen Sie sich belastet, hat sich diese Linie fortgesetzt? Gibt es zwischendurch Perioden, in denen die berühmte Schule keine mehr war und gibt es so etwas wie eine Fortsetzung heute?*

*Antwort:* Die Belastung ist vorhanden, sie ist aber gleichzeitig auch Herausforderung. Wenn wir die historische Entwicklung betrachten, dann stimmt es, daß Wien im vergangenen Jahrhundert eine führende Position in der Dermatologie innehatte. Aber wir müssen auch ehrlich einbekennen, daß wir – zeitlich gesehen – nicht die erste Schule waren. Es hat vor der Wiener Dermatologenschule eine englische und eine Pariser Dermatologenschule gegeben. Wien war allerdings die erste Dermatologenschule im deutschen Sprachraum und ihr Begründer, Ferdinand von HEBRA, hatte die erste Professur für Dermatologie inne. HEBRA war ein genialer Mann, der die Dermatologie, die ja im deutschen Sprachraum praktisch nicht existierte, geschaffen hat; er hat sie aus der internen Medizin herausgelöst und in das unglaubliche Durcheinander unbekannter und nicht definierbarer Hautveränderungen Ordnung gebracht. HEBRA und sein Schüler KAPOSI haben zunächst durch diesen ordnenden Einfluß eine Schule aufbauen können, die dann zu einer führenden in der Welt geworden ist. Daneben gab es aber die sehr gute Pariser Schule, die für Frankreich natürlich weiterhin die Nummer eins blieb.

Die Dermatologie war damals natürlich etwas ganz anderes als heute; über die Ursachen und den Entstehungsmechanismus von Hautkrankheiten wußte man praktisch nichts und es ist das Verdienst von HEBRA und KAPOSI, daß sie durch sehr exakte Beobachtungen und Beschreibungen von Hautveränderungen Gesetzmäßigkeiten feststellen konnten, die zur Basis für allgemein gültige diagnostische Kriterien wurden. Diese Ordnungsarbeit machte neue Namen notwendig, so daß in dieser und in der Folgezeit die Nomenklatur zu einem bestimmenden Faktor wurde. Zur Zeit HEBRAS war das Abgrenzen eines neuen Krankheitsbildes oder einer Unterart einer Krankheit viel wichtiger als herauszufinden, was die Ursache dieser Krankheit ist und wie man sie therapeutisch angehen könnte.

*Frage: Die Suche nach kausalen Therapieformen wurde gegenüber dem erregenden Entdeckungsgefühl einer neuen Krankheit vernachlässigt?*

*Antwort:* Ja und Nein. Untersuchungen der Pathogenese und Ätiologie – also über den Entstehungsmodus und die Ursache – und damit verbunden auch eine Kausaltherapie – kamen zu kurz. Fairerweise muß hinzugefügt werden, daß in dieser Zeit nur sehr wenige Grundlagen vorhanden waren, die es ermöglicht hätten, pathogenetisch relevante Forschung in der Dermatologie zu betreiben. Eine Entwicklung in dieser Richtung hat dann vor und während des 2. Weltkrieges, vor allem aber in der Nachkriegszeit, eingesetzt, wobei diese neue Entwicklung

von Amerika ausgegangen ist, obgleich sie indirekt von Europa beeinflußt wurde. Der Vater der modernen dermatologischen Forschung ist eigentlich ein ungarischer Jude, Stephan ROTHMANN, der in die Vereinigten Staaten ausgewandert war und in Chikago damit begonnen hatte, die auch dort noch vollkommen morphologisch orientierte Dermatologie – ebenfalls ein Einfluß von Wien und Europa – völlig neu, und zwar im Sinne einer funktionellen Denkweise zu gestalten. Das führte dazu, daß das Fach für immer mehr junge, begabte Leute attraktiv wurde, die nun bereit waren, sich mit Fragen der Grundlagenforschung zu beschäftigen und Methoden und Ergebnisse einer derartigen Forschung in das Fach der Dermatologie hereinzutragen. Es hat diese Entwicklung zu einer Renaissance unseres Faches geführt.
In Wien und im ganzen deutschen Sprachraum stagnierte zu dieser Zeit die Entwicklung. Schon in den 30er Jahren war die Situation in Österreich für die Universität und damit für die Kliniken nicht gerade rosig, dann kamen der Krieg und die Nachkriegszeit mit ihrem geistigen Aderlaß. Erst Ende der 50er- und Anfang der 60er Jahre begann man da und dort auch in Österreich Forschungslaboratorien einzurichten und junge Leute dazu zu animieren, sich auf Gebieten der Grundlagenforschung umzusehen und sich mit deren Methoden vertraut zu machen, ehe sie sich auf dem Gebiet der Dermatologie spezialisierten. Es ist dies besonders an meiner Klinik, an der ich als junger Assistenzarzt sozusagen aufgewachsen bin, von meinem damaligen Chef und Lehrer TAPPEINER sehr gefördert worden, so daß wir relativ früh, Ende der 60er Jahre, auf manchen Gebieten, z. B. auf dem der Histochemie, der funktionellen Elektronenmikroskopie und später der ultrastrukturellen Immunzytochemie eine international führende Rolle einnehmen konnten.

*Frage: Wenn ich noch einmal auf die von Ihnen erwähnten 30er Jahre zurückkommen darf – war es nicht so, daß damals die Klinikchefs außerordentlich konservativ waren und sich einfach dagegen wehrten, Weiterentwicklungen zu beginnen oder mindestens anzuerkennen, daß sie irgendwo stattfanden?*

*Antwort:* Ich würde dies nicht so drastisch formulieren. Sie waren konservativ, es hat dafür auch Gründe gegeben. Ich will aber nicht sagen, daß man sich bewußt gegen neue Entwicklungen gestellt hat. Sie waren aber oft nicht bereit, Neues, das von außen kam, in seiner ganzen Relevanz zu erkennen; dazu hat sicher eine gewisse Saturiertheit beigetragen und damit kommen wir zum Begriff der Belastung durch die Tradition zurück. Man hat halt gemeint, wir sind ohnehin die Besten, wozu also neue Wege gehen. Das Beispiel LANDSTEINER kann hier erwähnt werden. Dieser große Österreicher und Wegweiser der modernen Immunologie hat seine für die Dermatologie entscheidenden Arbeiten in den USA und nicht hier durchgeführt und es hat sehr lange gedauert, bis sie von österreichischen Dermatologen in ihrer ganzen Relevanz erkannt wurden.
Diese Einstellung hat sich in der 2. Hälfte der 50er Jahre glücklicherweise geändert. Was dazu geführt hat, daß in jenen Disziplinen der Wiener Medizin, denen man heute wieder ein internationales Renommee zubilligen kann, sehr viele Vertreter der jüngeren Generation in führende Positionen kamen, die während ihrer Ausbildung bereit gewesen waren, ins Ausland zu gehen, und dort den Zugang zur modernen medizinischen Forschung im wahrsten Sinne des Wortes zu erlernen. Es waren dies hauptsächlich die Vereinigten Staaten, die sozusagen als Fermentationstopf für den wissenschaftlichen Nachwuchs der österreichischen Dermatologie dienten. Es ging dabei nicht nur um neue Methoden, sondern vor allem um die Einstellung zur modernen Medizin. Nach der Rückkehr dieser jungen Leute, die dann ihr Wissen weitergaben, trat ein Dominoeffekt ein. Ich selbst habe an der Mayo Clinic in Rochester und an der Havard Universität gearbeitet und ein Großteil meiner früheren und jetzigen Oberärzte und Assistenten haben eine gewisse Lehrzeit an amerikanischen Zentren, wie z. B. Harvard, Yale, der Universität Seattle, der New York State University, an der Mayo Clinic oder am National Institute of Health verbracht.

*Frage: Verstehen Sie unter der Umstellung die Neueinstellung weg von der deskriptiven, morphologischen Bezogenheit zur funktionsorientierten Grundlagenforschung? Ist es das, was Sie als Umstellung verstehen?*

*Antwort:* Ja, das war die entscheidende Erkenntnis. Die Morphologie ist immer noch, das möchte ich betonen, im diagnostischen Bereich außerordentlich wichtig. Wir brauchen sie als Grundlage, um eine bestimmte Diagnose oder eine Vermutungsdiagnose stellen zu können, die dann durch wesentlich subtilere, moderne Methoden erhärtet wird. Für die Forschung aber hat die Morphologie in den letzten Jahrzehnten nichts gebracht und es war daher auch die Umstellung zu einer funktionell orientierten Dermatologie so notwendig. Nocheinmal: Wir werfen die Morphologie nicht über Bord, sie hat aber einen anderen Stellenwert, ist nicht mehr Schwerpunkt, sondern ein unerläßliches, aber doch nur ein Hilfsmittel bei der Diagnose. Diese Umstellung führte auch in Wien zum Entstehen einer modernen dermatologischen Klinik, auch wenn diese in einem uralten Haus beheimatet ist, und zu international anerkannter relevanter Forschung auf verschiedensten Gebieten.

*Frage: Welche Gebiete und welche Art von Forschung, die an ihrer Klinik durchgeführt wird, betrachten Sie als international anerkannt?*

*Antwort:* Wir betreiben vorwiegend klinikbezogene Grundlagenforschung. Wenn ich die Arbeiten im eigenen Haus überblicke, haben alle ihre klinische Relevanz, es gibt keine akademischen Exerzitien, die sich irgendwo im luftleeren Raum abspielen. Dazu ist heute auch kein Geld mehr vorhanden, es käme einfach zu teuer, innerhalb der Medizin noch irgendwelche Spielereien zu betreiben. Andererseits wird mancherorts publiziert nur um der Publikation willen und das ist etwas, was wir bei uns abzustellen versuchen. Es hängt dies natürlich auch von der Klinikführung ab, aber das ist etwas, was man steuern kann, und das wir uns mit Erfolg zu steuern bemühen. Doch nun zurück zur Frage, welche Art von Forschung auf welchen Gebieten wir betreiben. Ich kann nur Schwerpunkte anführen. Einer dieser Schwerpunkte ist zellbiologischer Natur, wobei in vivo und in der Gewebekultur mit Hilfe der Elektronenmikroskopie zytochemischer, autoradiographischer und immunologischer Methoden versucht wird, zelluläre Reaktionen oder Reaktionen des Gewebes auf bestimmte Stimuli aufzuklären, um aus diesen Untersuchungen Rückschlüsse ziehen zu können, was sich – und hier kommt die klinische Relevanz herein – bei einer bestimmten Krankheit oder Krankheitsgruppe pathogenetisch abspielt. So haben wir schon vor Jahren die Mechanismen der Phagozytosefähigkeit bestimmter Hautzellen, die Funktion ihres lysosomalen Systems oder die Permeabilität des epidermalen Interzellularraumes, die für das Verständnis der Pathogenese einer Reihe von Hautkrankheiten von Bedeutung sind, aufgeklärt; oder, um ein weiteres Beispiel zu nennen, wurde der in vivo-Angriffspunkt von Autoantikörpern bzw. Immunkomplexen bei Autoimmunkrankheiten geklärt, wie beim Lupus erythematodes, Pemphigus vulgaris, Pemphigoid, Dermatitis herpetiformis und Herpes gestationis – es waren dies lauter Erstbeschreibungen. Wir haben uns mit der Glykokalyx von Hautzellen – es ist dies eine zelluläre Oberflächenschicht – und den in dieser enthaltenen Oberflächenrezeptoren, über die die Zellen ihre Information erhalten, beschäftigt und tun dies in vermehrtem Maße auch heute. So wurde durch derartige Arbeiten die bis dahin unbekannte Funktion einer für den Gesamtorganismus eminent wichtigen Zelle, der Langerhanszelle, aufgeklärt.

Für manche Fragestellungen werden Tiermodelle herangezogen, beispielsweise zur Induktion einer der menschlichen ähnlichen Krankheit beim Versuchstier; an Hand der sogenannten Griseofulvinprotoporphyrie der Maus konnten wir, um auch dazu ein Beispiel zu nennen, den Pathomechanismus der Hautveränderungen bei der soge-

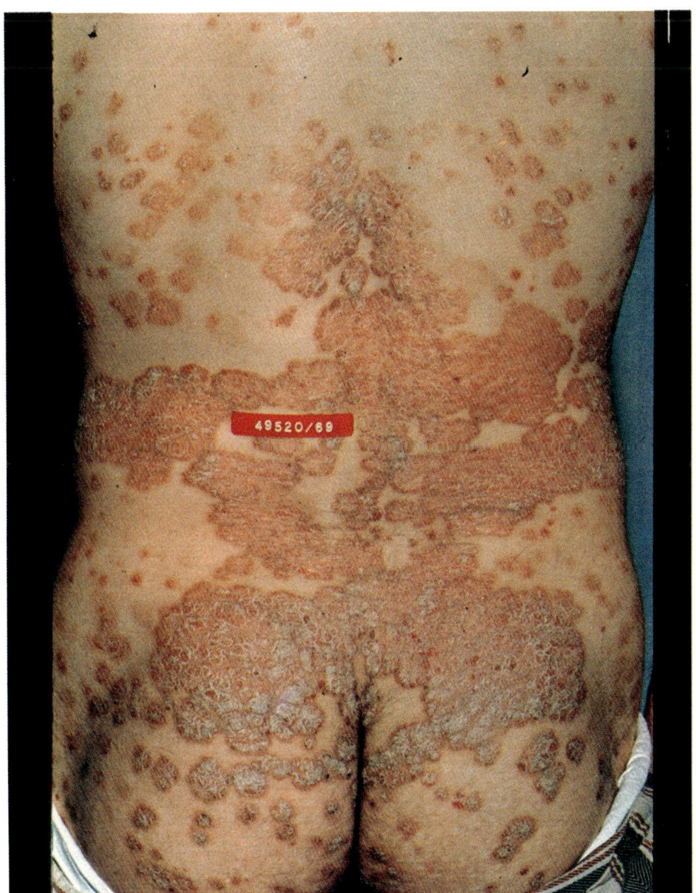


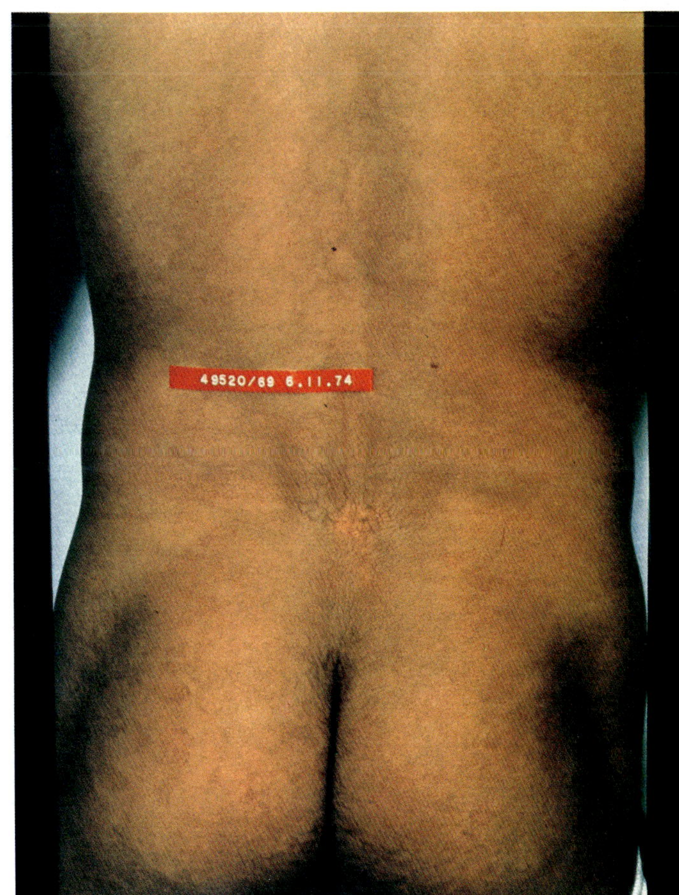


*Psoriasis-Patient vor und nach der Behandlung*

nannten erythropoetischen Protoporphyrie des Menschen klären und wesentliche Aspekte zu der gleichzeitig bei dieser Krankheit stattfindenden Leberschädigung beitragen. Schließlich, um ein letztes Beispiel biologischer Natur zu erwähnen, haben wir uns eingehend mit Fragen der Hautpigmentierung beschäftigt und hier z. B. den Mechanismus der unterschiedlichen Verteilung von Melanosomen – also den für die Pigmentierung verantwortlichen Pigmentkörnern, die für die Hautfarbe bei der schwarzen und weißen Rasse verantwortlich sind – aufgeklärt.
Ähnliche Ziele wie diese Arbeiten hat ein zweiter Schwerpunkt unserer Forschung, der vorwiegend immunologischer Natur ist. Ein dritter Schwerpunkt ist die Photobiologie.

*Frage: Was ist Photobiologie?*

*Antwort:* Photobiologie ist ein Forschungsgebiet, das sich mit den Einwirkungen von Lichtenergie – und zwar nichtionisierender Strahlen aller Quellqualitäten auf biologische Systeme – beschäftigt. Es ist dies ein Gebiet, das sehr lange Zeit praktisch nur für Bakteriologen, für Pflanzenkundler und Physikochemiker von Interesse war. Die Dermatologie hat sich allerdings schon in der ersten Hälfte dieses Jahrhunderts mit den Einwirkungen von Licht auf die Haut beschäftigt, weil die Haut als oberflächliches Organ das natürliche Zielorgan von Licht darstellt. Weil jedoch verfeinerte Untersuchungsmethoden seinerzeit nicht zur Verfügung standen, mußte man sich auf simple Erscheinungen beschränken, wie etwa die Sonnenbrandreaktion. Heute ist die medizinische Photobiologie so etwas wie eine eigene Subdisziplin, die innerhalb der Dermatologie zu phänomenaler Bedeutung gekommen ist. Sie ist ein Forschungszweig, der sich mit der Einwirkung von Licht auf die Haut, aber auch auf den ganzen Organismus beschäftigt. Wir selbst, also unsere eigene Gruppe, haben bei dieser Entwicklung eine Rolle gespielt, was mit ein Grund ist, warum dieser Forschungszweig bei uns besonders intensiv weiter betrieben wird.

*Frage: Ist die Photobiologie von Ihnen entwickelt worden?*

*Antwort:* Nein, natürlich nicht. Photobiologie ist, wie ich schon vorher sagte, primär das Hauptarbeitsgebiet von DNS-Chemikern, Pflanzenbiologen und Bakteriologen. Bei der Entwicklung medizinischer Aspekte der Photobiologie, also der sogenannten Photomedizin, allerdings haben wir Anteil gehabt. Ich möchte dazu grundsätzlich feststellen, daß die Entwicklung eines Gebietes oder auch nur eines neuen Konzepts mit wenigen Ausnahmen heute kaum mehr auf eine einzige Gruppe oder Institution zurückgeführt werden kann. Das gilt auch für Neuentdekkungen, die sich meist folgerichtig aus schon Dagewesenem ergeben. Der Informationsstand, aber auch das Informationsbedürfnis ist heute außerordentlich groß; da wissenschaftliche Ergebnisse publiziert werden, sind sie heute durch die neuen Möglichkeiten der Informationsverbreitung und auch des Informationsabrufs jedermann zugänglich. Es gibt auch das Phänomen, das man mit „es liegt in der Luft" bezeichnen könnte. Es passiert immer wieder: Man beginnt bei einer bestimmten Fragestellung, arbeitet 5 Jahre, 10 Jahre und kommt nicht weiter. Auf einmal ist der „göttliche Funke" da, man macht die entsprechenden Experimente, man sichert sie, alles paßt zueinander und man ist begeistert. Man setzt sich hin, schreibt ein Manuskript und schickt es an ein wissenschaftliches Journal, das Manuskript wird angenommen und an dem Tag, an dem man die Korrekturfahnen erhält, erscheint haargenau dasselbe von einer anderen Arbeitsgruppe in einer anderen wissenschaftlichen Zeitschrift. Nicht deswegen, weil „spioniert" wurde, sondern weil ein anderer Wissenschafter durch ganz genau dieselbe Idee zur gleichen Zeit an die Lösung des Problems herankam. Dieses Phänomen gibt es. Eine indirekte Beeinflußung ist beispielsweise dadurch vorhanden, daß man zu einem Kongreß fährt, sich anhört, was die anderen tun und mit ihnen darüber spricht; man kommt nach Hause und auf einmal fällt einem das bisher fehlende Stück Information, das man für die eigene Arbeit gebraucht hat, ein, induziert durch das Gespräch mit dem Kollegen. Der andere hat also bei der eigenen Wissensfindung teilgehabt, ohne es selbst zu wissen, er war sozusagen der Anstoß.
Um aber auf Ihre Frage zurückzukommen: Natürlich gibt es in jeder wissenschaftlichen Institution zentrale Projekte, die man besonders stark vorantreibt und durch die man vielleicht auch eine führende Position auf einem bestimmten Gebiet erringt.

*Frage: Sind Sie auf dem Gebiet der Photobiologie führend geworden und geblieben?*

*Antwort:* Im Rahmen der medizinischen Photobiologie sind wir dies.

*Frage: Wie ist die Photobiologie in die Dermatologie hineingekommen?*

*Antwort:* Die Ansätze dazu gab es, wie schon gesagt, zu Beginn des Jahrhunderts, als man den Einfluß des ultravioletten Lichtes auf die Haut untersuchte. Die Fragen waren, was führt zur Bräunung, wie kommt es zum Sonnenbrand, und bereits damals stellte man einen Zusammenhang zwischen ultraviolettem Licht und der Entstehung von Hautkarzinomen her – heute eine etablierte Tatsache. Es ist das aber nicht alles, was wir unter Photobiologie verstehen. Uns interessiert, was nun wirklich der Effekt ist, den ein Lichtquantum in der Haut, an einer bestimmten Zelle, an einem bestimmten Molekül auslöst, was gerät in Bewegung, wie wird das Geschehen im Gewebe umgesetzt. Es geht um die Frage, warum gibt es bestimmte, durch Licht hervorgerufene Hautkrankheiten, was kann man dagegen unternehmen und letztlich,

ob sich derartige Reaktionen unter Umständen auch therapeutisch ausnützen lassen.
Dazu vielleicht ein Beispiel: Nach der Zeit meiner Amerikaaufenthalte habe ich mich mit Substanzen beschäftigt, von denen man sehr lange weiß, daß sie lichtsensibilisierend wirken können. Es handelt sich um chemische Verbindungen, die sich im Gewebe völlig inert verhalten. Werden sie aber mit ganz bestimmten Wellenlängen ultravioletten Lichts bestrahlt, werden sie aktiviert und können unter Umständen in diesem aktivierten Zustand im Gewebe gewaltige Reaktionen auslösen.

*Frage: Haben diese Substanzen einen Namen?*

*Antwort:* Es gibt sehr viele Stoffe, die photosensibilisierend wirken, im speziellen Fall meine ich die sogenannten Psoralene. Das Wissen um diese zu den Furocumarinen gehörenden Substanzen ist schon rund 5000 Jahre alt. Schon die alten Ägypter wußten um die Wirkung des aus dem Samen von Ammi Majus hergestellten Tees, nach dessen Genuß ein Aufenthalt an der Sonne einen schweren Sonnenbrand zur Folge hatte. Da nach kurzer Sonnenbestrahlung nur ein leichter oder gar kein Sonnenbrand, dafür aber eine intensive Bräunung zu beobachten war, verwendeten sie diesen Tee zur Behandlung einer Krankheit, die durch Pigmentschwund gekennzeichnet ist. Ursprünglich hatte ich mich auch mit den Psoralenen wegen ihrer pigmentinduzierenden Fähigkeiten beschäftigt; Chemiker in Padua, aber auch in den Vereinigten Staaten hatten entdeckt, daß unter Bestrahlung mit bestimmten Wellenlängen von UV die Desoxyribonukleinsäuren, die genetischen Träger der Zelle, mit diesen Substanzen reagieren und die Zelle dadurch geschädigt wird. Wird sie zusätzlich nur geringen Bestrahlungsdosen ausgesetzt, kann dies dazu führen, daß sich die Zelle nicht mehr teilt, die durch Licht ausgelöste chemische Reaktion kann also zu einem Teilungsstop von teilungsfähigen oder -willigen Zellen führen.
Nun gibt es eine sehr häufige und aus diesem Grund sehr wichtige Hautkrankheit, die Schuppenflechte oder Psoriasis vulgaris. Bei dieser Krankheit kommt es zu einer überstürzten explosiven Teilung der Zellen der oberflächlichsten Hautschichte, der Epidermis. Uns und nicht nur uns kam nun der Gedanke, die überstürzte Zellteilung bei Psoriasis durch die zellteilungshemmende Wirkung von Psoralenen und ultraviolettem Licht zu bremsen und damit diese photobiologische Wirkung therapeutisch zu nutzen. Mit „uns" meine ich einen engen Freund von mir, Professor FITZPATRICK, Klinikchef in Harvard, der sich schon wesentlich länger mit Psoralenen beschäftigt hatte als ich, bzw. meine Mitarbeiter. Eine wichtige Entdeckung war noch in den 60er Jahren den Amerikanern ALLYN und HARBER gelungen, die zufällig eine Rückbildung von psoriatischen Herden nach lokaler Psoralenapplikation und UV-Bestrahlung beobachtet hatten. Wir selbst hatten versucht, dieses Prinzip nachzuvollziehen, mußten aber, weil sich die Reaktion nicht steuern ließ, derart schwere sonnenbrandähnliche Entzündungsreaktionen der Haut beobachten, daß wir wieder davon abkamen. Immer wieder führten wir Diskussionen darüber, wie sich aus diesem Prinzip eine therapeutische Methode ableiten lassen könnte – schwebte uns doch eine systemische, nicht eine lokale Therapie vor – eine Behandlung also, bei der der Patient den Photosensibilisator z. B. in Tablettenform einnehmen würde, um nachher mit UV-Licht bestrahlt zu werden. Da UV-Licht nur eine geringe und definierte Eindringtiefe in das Gewebe aufweist, mußte es mit diesem Prinzip möglich sein, trotz Verteilung des Photosensibilisators im ganzen Körper eine Aktivierung dieser Substanz nur in der Haut zu erreichen und damit die photochemische Reaktion auf dieses Organ, d. h. auf das erkrankte Organ, zu beschränken. Wir erhofften von diesem zunächst theoretischen Prinzip die Möglichkeit der organspezifischen Chemotherapie, d. h. einer systemischen Chemotherapie, die nur im erkrankten Organ Auswirkungen hervorruft. Schwierigkeiten bei der praktischen Durchführung ergaben sich daraus, daß es damals – Ende der 60er und Anfang der 70er Jahre – keine künstlichen Lichtquellen ausreichender Intensität im geforderten Wellenlängenbereich gab, die eine ausreichende und therapeutisch nutzbare Aktivierung eines systemisch verabreichten Photosensibilisators erlaubt hätten.
Schließlich gelang es PARRISH, einem Kollegen der Bostoner Gruppe, eine Firma dazu zu bringen, versuchsweise Leuchtstoffröhren zu entwickeln, die in dem geforderten Wellenlängenbereich – vorwiegend um 365 Nanometer – UV-Energie einer sehr hohen Intensität ausstrahlen. Damit konnte unser Konzept in die Praxis umgesetzt werden.

*Frage: War denn ein Konzept vorhanden?*

*Antwort:* Das war es eben, was ich gemeint habe. Das Konzept bestand darin, einem Patienten mit einer hyperproliferativen Erkrankung der Haut den Photosensibilisator zu verabreichen und in einem zweiten Schritt durch Bestrahlung mit langwelligem UV-Licht zu aktivieren. Die wichtige Überlegung bei diesem Konzept war, daß langwelliges Ultraviolettlicht nur ganz bestimmte Schichten der Haut durchdringt, wodurch es möglich war, die photochemische Reaktion im Gewebe auf diese oberflächlichen Schichten der Haut, die ja bei der Psoriasis erkrankt sind, zu beschränken. Mit anderen Worten, es erfolgt eine selektive Chemotherapie der Haut, Nebenwirkungen, beispielsweise an der Leber oder im Gehirn, bleiben ausgeschaltet. Das Konzept beruht also auf dem Prinzip einer selektiven Chemotherapie, die auf das erkrankte Zielorgan ausgerichtet ist.

*Frage: Ist die Psoriasis vulgaris, also die Schuppenflechte, mit dieser Methode besiegt?*

*Antwort:* Besiegt ist sie nicht, weil sie eine genetisch determinierte Krankheit ist, und den Gencode kann man nicht ändern, aber man kann den Patienten vollkommen erscheinungsfrei machen und kann ihn in diesem Zustand halten.

*Frage: War das nicht ein eminenter Fortschritt?*

*Antwort:* Als diese Therapie schließlich etabliert war, gab es viel internationale Anerkennung. Heute wird schätzungsweise etwa eine Viertel Million Menschen auf der Welt nach dieser Methode behandelt.

*Frage: Die Entdeckung dieser Behandlungsmethode geht auf Sie in Wien oder auf die Kollegen in der ganzen Welt zurück?*

*Antwort:* Sie ist das Produkt einer Zusammenarbeit zwischen Harvard und Wien. Die Amerikaner waren uns mit ihrer Arbeit allerdings rund 3 Monate voraus und daher auch mit ihrer Publikation etwas schneller dran als wir. Sie wiesen in ihrer Veröffentlichung aber auf die Arbeit in Wien hin und die Ergebnisse, die im Dezember 1974 bei der Jahrestagung der American Academy of Dermatology von beiden Arbeitsgruppen gemeinsam bekanntgegeben wurden, haben für alle Beteiligten viel internationale Anerkennung gebracht. Die Nachricht ging durch die Weltpresse und das Echo war so gewaltig, daß meine Frau nach meiner Rückkehr von diesem Kongreß unser ständig läutendes Telephon – jedermann wollte über diese neue Therapie Auskunft erhalten – abstellen mußte.

Es hat mir diese Publizität, die von mir nicht gewollt war, auch sehr viele Anfeindungen gebracht. Manche Kollegen in Deutschland z. B. hatten die Lokaltherapie mit Psoralenen verfeinert, so daß diese Substanz nun auch lokal einsetzbar war und es entspann sich ein Prioritätenstreit, der eigentlich keiner war und inzwischen längst beigelegt ist, denn uns ging es ja um das Prinzip einer dosierbaren und damit steuerbaren systemischen, durch UV-Licht auslösbaren Chemotherapie. Das Prinzip, das sich dann rasch durchgesetzt hat, wird daher als Photochemotherapie – kurz PUVA (Abkürzung aus P für Psoralen und UVA für langwelliges UV-Licht) bezeichnet.

Die Photochemotherapie – die sich bei einer Reihe anderer Krankheiten ebenfalls einsetzen läßt – hat übrigens einen weiteren positiven Effekt gehabt und zwar den, daß sie ein unerwartetes Interesse an der Photobiologie geweckt hat.

*Frage: Gibt es in diesem Zusammenhang andere photobiologische Mechanismen, die man für eine Therapie ausnützen kann?*

*Antwort:* Das Interesse für die molekulare Wirkung des Lichtes hat dazu geführt, daß man auf eine ganze Reihe unerwarteter Mechanismen gestoßen ist.

Ich habe eingangs erwähnt, daß wir sozusagen einen anderen Fuß in unserem Forschungsbereich haben, der auf der Immunologie basiert. Dazu muß ich aber ein bißchen weiter ausholen. Seit ich in der Dermatologie tätig bin, beschäftige ich mich mit einer ganz bestimmten Zelle, auf die ich durch Zufall gestoßen bin, die sogenannte Langerhanszelle. Meine erste Publikation beschäftigte sich mit dieser Zelle, über deren Natur und Funktion man damals gar nichts wußte. Ich habe mich mit Arbeiten über diese Zelle habilitiert. Es war daher für mich ein ganz besonderes Erfolgserlebnis, daß es Mitte der siebziger Jahre unserer Arbeitsgruppe gelang, die Funktion dieser Zelle – und zwar Schritt für Schritt nach einem genau geplanten Forschungsprogramm – zu klären. Mein Mitarbeiter G. STINGL hatte dabei einen ganz entscheidenden Anteil, wobei ich hier nocheinmal auf das vorher schon erwähnte „es liegt in der Luft" zurückkommen möchte. Unsere erste entscheidende Arbeit, die den Anstoß zu allen späteren Studien gegeben hat, erschien im Jahr 1977 in einer Juli-Nummer von Nature. Im gleichen Heft fanden sich aber auch je eine Publikation einer schwedischen und kanadischen Arbeitsgruppe, die durch ähnliche Experimente zu ähnlichen Schlußfolgerungen gekommen waren. Wir müssen also heute zugeben, hätten wir unsere eigene Forschungsarbeit nicht durchgeführt, wäre die Erkenntnis, zu der sie geführt hat, dennoch durch die Arbeit der anderen dagewesen und umgekehrt. Darauf, und das ist das Entscheidende, kommt es letztlich ausschließlich an.

Heute läßt sich das, was aus dieser Langerhanszelle geworden ist, aus der modernen Immunologie nicht mehr wegdenken; sie ist nicht mehr eine Zelle, die den Dermatologen allein interessiert, sondern ist, und dies ist zum großen Teil ebenfalls Ergebnis unserer Teamarbeit, als bisher langgesuchter entscheidender Baustein des immunologischen Systems erkannt worden. Sie ist jene Zelle, die die peripherste Überwachungs- und Erkennungsstation des immunologischen Netzwerkes darstellt: Sie erkennt das, was „fremd" ist. Wieder muß ich ein bißchen ausholen: daß wir bei allen schädigenden Umwelteinflüssen, daß wir trotz Protozoen, Bakterien und Viren am Leben bleiben, verdanken wir unter anderem der Fähigkeit des immunologischen Systems, zwischen „selbst" und „nicht selbst = fremd" zu unterscheiden. Dieses System ist sowohl Erkennungs- und gleichzeitig ein Abwehrsystem. Es hat eine eingebaute Kontrolle, so daß es nicht über sich selbst und damit den eigenen Organismus zerstörend herfallen kann. Der erste Schritt des Erkennens ist also von großer Wichtigkeit, damit – und jetzt kommen wir zur Dermatologie zurück – eine Fremdsubstanz, die in die Haut eindringt, durch eine immunologische Antwort als „fremd" identifiziert und bekämpft wird.

Die Langerhanszelle ist nun jene Zelle, die in der Haut diese entscheidende Erkennungsfunktion innehat und da eine auf ein derartiges Erkennen folgende Abwehrreaktion unter Umständen nicht nur positive, sondern auch negative Aspekte aufweist, d. h. zur Krankheit führen

kann, ergibt sich aus dem bisher Gesagten, daß durch Ausschaltung der Funktion dieser Zelle theoretisch auch die negativen Folgeerscheinungen ausgeschaltet werden könnten.
Um zu einem banalen, aber wichtigen Beispiel zu kommen: das allgemein bekannte allergische Kontaktekzem ist nichts anderes als die als Krankheit imponierende Abwehrreaktion gegen eine dem Organismus fremde, d. h. von der Langerhanszelle als „fremd“ erkannte Substanz. Da derartige Substanzen oft nur geringe Schädlichkeit im Organismus entwickeln, hat die Abwehrreaktion gegen sie oft einen höheren Krankheitswert, als wenn sie sozusagen „unerkannt“ in den Organismus eingedrungen wäre. Durch Ausschaltung der Langerhanszellfunktion müßten sich daher z. B. allergische Kontaktekzeme verhindern lassen. Unsere eigenen und Untersuchungen einer Arbeitsgruppe aus Dallas in Texas haben inzwischen durch in vitro und in Tierexperimenten gezeigt, daß das stimmt und daß darüber hinaus sogar Immuntoleranz, also Unempfindlichkeit gegenüber Allergisierung, erzielt werden kann. Um jetzt auf die eingangs gestellte Frage nach der Lichtwirkung zurückzukommen: da wir photobiologisch interessiert sind, war es naheliegend, die Wirkung von UV-Licht auf die Funktion dieser Langerhanszelle zu untersuchen und zwar auch deswegen, weil sie in vivo, da sie ja in der Epidermis liegt, ultraviolettem Licht gegenüber besonders exponiert ist. Tatsächlich hat sich nun gezeigt, daß die Langerhanszellfunktion durch bestimmte Qualitäten von UV-Licht moduliert, z. B. „abgeschaltet“, werden kann. Das hat ungeheure Konsequenzen, weil sich damit die Möglichkeit der Manipulierbarkeit dieses Erkennungssystems ergibt. Wahrscheinlich wird man in ein paar Jahren durch derartige oder ähnliche Manipulationen Kontaktekzeme, die ja eine eminente Bedeutung für die Volksgesundheit bzw. für die Arbeitsmedizin haben, verhindern können.

*Frage: Gibt es noch andere photobiologisch orientierte Projekte Ihrer Klinik, die heute schon eine gewisse praktische Bedeutung haben?*

*Antwort:* Ja. Es gibt den großen Trend zur Sonne, auch zu den künstlichen Bestrahlungssystemen, weil die Leute braun werden wollen. Ultraviolettes Licht bräunt, es ist aber auch zell- und gewebsschädigend – es führt zu beschleunigten Alterungsprozessen und zu Hautkrebs. Der beste UV-Schutz ist das körpereigene Pigment, das Melanin, und wir wollen nun Methoden entwickeln, mit denen es gelingt, die körpereigene Pigmentproduktion in Gang zu setzen, um damit Schutzwirkung zu erzielen.

*Frage: Sie meinen, der Sonnenbrand könnte bei pigmentarmen Patienten ohne Anwendung von Sonnenschutzmitteln verhindert werden?*

*Antwort:* Ohne Gebrauch von Sonnenschutzmitteln und vor allem ohne primäre Schädigung durch jene Wellenlängen, die üblicherweise Zellschäden setzen, bevor sie die Pigmentierung induzieren.

*Frage: Ist dieses Projekt noch im Versuchsstadium oder schon Realität?*

*Antwort:* Mit gewissen Einschränkungen gelingt es uns schon in der Realität und zwar dort, wo abnorme Empfindlichkeiten gegenüber Licht bestehen. Es gibt eine beträchtliche Anzahl von Hautkrankheiten, die durch Licht hervorgerufen und im Volksmund als „Lichtallergie“ bezeichnet werden. Eine Prophylaxe wäre ein adäquates Lichtschutzmittel, das man auf die Haut aufträgt. Es gibt aber Lichtdermatosen, die durch Wellenlängen hervorgerufen werden, die von den üblichen Lichtschutzmitteln nicht, wohl aber durch ausreichende Mengen körpereigenen Melanins abgefiltert werden können. Unsere Überlegung war nun die, die körpereigene Pigmentierung ohne Sonnenlicht so massiv zu stimulieren, daß eine schützende Bräunung erfolgt, die den Ausbruch einer Lichtallergie verhindert, wenn der Patient anschließend in die Sonne geht.

*Frage: Ist es gelungen, diesen Prozeß auszulösen?*

*Antwort:* Wir können es heute, wenn auch noch nicht in idealer Weise, über einen photochemischen Mechanismus, ebenfalls mit Hilfe eines Photosensibilisators. Die Auslösung einer Lichtdermatose ist nicht nur von der Wellenlänge, also von der Qualität der Strahlung – sei es nun sichtbares, kurzwelliges oder langwelliges ultraviolettes Licht – abhängig, sondern auch von der Strahlendosis, als davon, wieviel Photonen, wieviel Quanten Lichtenergie vom jeweiligen Patienten toleriert werden. Soll eine schützende Bräunung durch Stimulation mit UV-Licht erreicht werden, müßten Energiedosen verwendet werden, die unter dem Schwellenwert jener Dosen liegen, die zu einem Ausbruch der Krankheit führen. Durch Photosensibilisatoren kann nun der Bräunungseffekt gewisser Wellenlängen von UV-Licht potenziert werden, so daß dieses Ziel erreicht wird. Ein Beispiel: Ein Patient braucht, damit sein Ausschlag zum Ausbruch kommt, eine Bestrahlung von 10 Joule/cm² einer bestimmten Wellenlänge langwelligen UV-Lichts; um braun zu werden, würde er beispielsweise 40 Joule/cm² derselben Lichtqualität benötigen, würde also bei jeder Bräunungsexposition schwere Hautveränderungen bekommen. Mit Hilfe des Photosensibilisators benötigt er, um genauso braun oder noch viel bräuner zu werden, nur mehr 1 Joule/cm². Diese Dosis führt zu keinem Lichtausschlag.

*Frage: Wird der Photosensibilisator als Medikament verabreicht?*

*Antwort:* Als Medikament, nach dessen Einnahme die Bestrahlung erfolgt.

*Frage: Und die so erzielte Bräune hält bis zum nächsten Sommer an?*

*Antwort:* Den Vorgang will ich am Beispiel einer jungen Frau beschreiben: Ein ungezwungenes Leben im Freien lebt sie praktisch nur im Winter. Sie kann weder im Frühjahr noch im Sommer hinausgehen und wenn, dann nur mit Lichtschutzmittel, Hut, Handschuhen etc.; sie kann nicht schwimmen gehen, keine Bergtouren machen, weil sie regelmäßig ihren Lichtausschlag bekommt. Jetzt wird diese Frau im März von uns gebräunt und kann danach in die Sonne gehen, ohne daß etwas geschieht. Verbrächte sie den ganzen Tag in der prallen Sonne, würde auch unser Schutz nicht reichen. Sie toleriert aber mäßige Lichtdosen bei Sonnenbestrahlung und da diese den Bräunungseffekt aufrechterhalten, bleibt die Patientin weiterhin geschützt. Das heißt also, der Patient ist zwar nicht für alle Zeiten geheilt, weil wir nur einen Schutzmechanismus in Gang setzen, der limitiert ist. Es genügt aber, wenn er jedes Frühjahr zu uns kommt, um dann für den Rest des Jahres beschwerdefrei zu sein.

*Frage: Noch eine Frage zu den Langerhanszellen als Abwehrmechanismus. Wenn man Ihre Vorstellungen weiterdenkt, könnte doch theoretisch irgendwann das Ergebnis herauskommen, daß bei Ausschalten dieser Abwehrmechanismen künftig auch eine Hauttransplantation ohne Abwehrfolgen durchgeführt werden kann?*

*Antwort:* Das ist denkbar, es ist sogar ein faszinierender Aspekt und es wird bereits daran gearbeitet. Es ist vorstellbar, daß, wenn durch Ausschaltung des Signals „fremd" die Erkennung eines fremden Transplantates als fremd wegfällt, ein Abstoßungsvorgang des Transplantates verhindert oder verzögert wird. So einfach, wie es klingt, geht es leider nicht. Das System müßte nämlich so manipuliert werden, daß nicht gleichzeitig andere Abwehrmechanismen ebenfalls beeinflußt werden und das ist derzeit noch die große Schwierigkeit.

*Frage: Gibt es einen theoretischen Unterschied zwischen dem Fremdkörper Niere, der abgestoßen wird, und der Abwehrreaktion des Fremdkörpers Hauttransplantat?*

*Antwort:* Nein, im Prinzip sind es genau die gleichen Vorgänge. Es gibt ähnliche Zellen in anderen Geweben wie die Langerhanszellen der Haut.

*Frage: Gibt es ein Projekt, das etwa mit auslaufendem Jahrhundert und gleichzeitig mit dem Ende Ihrer wissenschaftlichen Laufbahn zu einem Erfolg der Wiener Schule führen könnte?*

*Antwort:* Ich glaube nicht, bis zum Ende des Jahrhunderts damit warten zu müssen. Die Entwicklungen gehen so rasant vor sich, daß ich außerstande bin, zu prophezeihen, wo die Forschungsschwerpunkte in 10 Jahren liegen werden.
Aber die Forschungsprojekte Langerhanszelle, die mit ihrer Ausschaltung verbundene Induktion von Immuntoleranz, die Ausschaltung von Kontaktallergien haben meiner Meinung nach eine große Zukunft. Auf dem Gebiet der Langerhanszelle und Transplantationsabstoßung gibt es heute schon Ansätze, die vielversprechend sind, über die zu reden aber zu kompliziert wäre. Ich habe berechtigte Hoffnung, daß die Wiener Dermatologie hier noch Entscheidendes beitragen wird – wir haben keinen Mangel an motivierten, begabten jungen Wissenschaftern – es seien hier nur die Namen FRITSCH, HÖNIGSMANN und STINGL für ein ganzes, begeisterungsfähiges Team genannt, das so attraktiv geworden ist, daß nun in zunehmendem Maße auch junge Forscher aus Übersee zu uns kommen, um mit uns zu arbeiten. Auch das „Erfolgserlebnis mit der Photochemotherapie" wird wahrscheinlich in längstens 10 Jahren durch ein anderes ersetzt werden. Diese heute gehandhabte und zur Zeit effizienteste Therapie der Psoriasis, die ja weltweit durchgeführt wird, wird dann wahrscheinlich durch eine wesentlich einfachere Behandlung nach anderen Prinzipien ersetzt sein.

*Frage: Wenn ich zusammenfasse – die alte Wiener Schule, von HEBRA begründet, ist tot, das Vakuum überbrückt und eine neue Wiener Dermatologenschule ist nicht mehr im Werden, sondern ist schon voll ausgewachsen?*

*Antwort:* Nach meinen Vorstellungen ist sie noch nicht ausgewachsen – denn dann wären wir schon am Kulminationspunkt und es wäre für die Zukunft nichts mehr Neues zu erwarten. Aber sie ist im Heranwachsen und wenn alles so weitergeht, hoffe ich, daß man dann wirklich von einer Wiener Dermatologenschule sprechen kann.

Prof. Dr. Gustav Niebauer

Vorstand der II. Universitäts-Hautklinik Wien

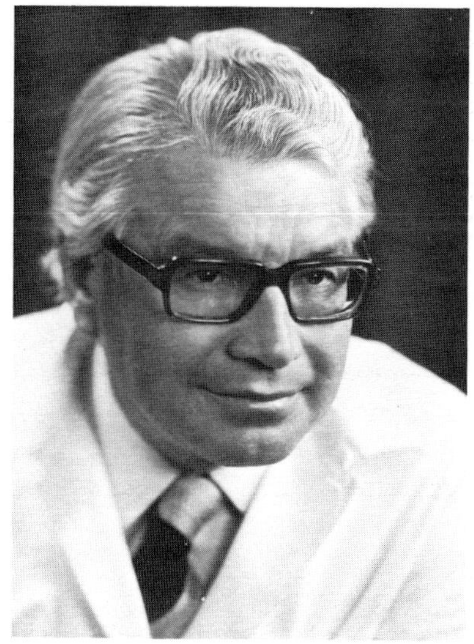

geboren am 14. Februar 1924 in Wien, maturierte 1942 und promovierte an der Medizinischen Fakultät der Universität Wien im Oktober 1951 zum Doktor der gesamten Heilkunde.
Bis 1952 am Pharmakologischen Institut der Universität Wien. Unter der Leitung des damaligen Vorstandes dieses Institutes, Prof. Franz BRÜCKE, vorwiegend mit medizinischer Grundlagenforschung beschäftigt. Gemeinsam mit HORNYKIEWICZ gelang es, ein bis dahin nicht bekanntes Ferment (Polyphenoloxydase) im menschlichen Blutserum nachzuweisen, wodurch das wissenschaftliche Interesse in Richtung DOPA-Stoffwechsel bzw. Pigmentstoffwechsel gelenkt wurde. Anstellung an der II. Universitäts-Hautklinik in Wien (Vorstand: Prof. Dr. A. WIEDMANN). 1959 mit provisorischer Leitung der Dermatologischen Abteilung des Krankenhauses St. Pölten beauftragt. Juni 1962 Erteilung der Venia legendi für Dermatologie und Venerologie an der Universität Wien, 1968 Ernennung zum ao. Universitäts-Professor. Oktober 1970 Beauftragung zum supplierenden Leiter der II. Universitäts-Hautklinik, Juni 1971 Ernennung zum o. Professor und zum Vorstand der Universitätsklinik für Dermatologie und Syphilidologie in Innsbruck, 8. Dezember 1974 Berufung zum Vorstand der II. Universitäts-Hautklinik Wien.

# Vorsprung durch Zeiss

Interview am 4. 3. 1982

*Frage: Sie sind der Nachfolger von Prof. Albert WIEDMANN und dieser wieder von Prof. Wilhelm KERL. Sehen Sie sich als Traditionsträger einer Klinik, deren Hauptgebiet eigentlich die Geschlechtskrankheiten waren? Sehen Sie überhaupt eine Tradition und eine Wiener Schule auf dem Gebiet der Dermatologie?*

*Antwort:* Prof. WIEDMANN ist 1970 gestorben, ich wurde damals zum supplierenden Leiter der II. Univ. Hautklinik hier in Wien bestellt, bin aber sehr bald danach zum Ordinarius der Hautklinik Innsbruck berufen worden. 1975 wurde ich zum Vorstand der II. Univ. Hautklinik in Wien ernannt. Als Traditionsträger der Klinik nur im Hinblick auf Geschlechtskrankheiten, die Sie angesprochen haben, sehe ich mich nicht; die Geschlechtskrankheiten sind heute nur mehr einer von vielen Schwerpunkten. Die Dermatologie aber ist eine echte Wiener Schöpfung des 19. Jahrhunderts. Kein anderes Fach in der Medizinischen Fakultät hat eine so große, mit Wien verbundene Tradition wie die Dermatologenschule. Es ist eine Tatsache, daß bis 1938 eine bedeutende Anzahl von Dermatologen der ganzen Welt durch die Wiener Dermatologenschule gegangen ist und diese erst dadurch internationale Anerkennung gefunden hat. Die Schule von heute knüpft an diese Tradition direkt an. Ich selbst bin ein Schüler von Prof. WIEDMANN und bemühe mich sehr, die von ihm eingeschlagenen Forschungsrichtungen fortzusetzen, wie z. B. Histopathologie des Nervensystems der Haut, die Allergie, die Phlebologie, die operative Dermatologie, die Venerologie und hier insbesondere die Syphilidologie.

*Frage: Worin besteht die Schule der II. Universitäts-Hautklinik, und welche Eigenheiten hat sie?*

*Antwort:* Der Verdienst der alten Schule besteht darin, daß man mit Hilfe einfachster Methoden – mit freiem Auge und Mikroskop – zu einer Diagnose gelangen kann. Es war vorerst notwendig, Ordnung in die unendliche Vielzahl von Hauterkrankungen zu bringen und ein System aufzubauen. In Wien wurde dafür bahnbrechende Arbeit geleistet. Systemisierung, Katalogisierung und Diagnostik bilden die Grundsteine der Wiener Dermatologenschule.
Sowohl rein morphologische Systematik – das bedeutet Sehen und Beschreiben – als auch funktionelles Denken sind heute noch zentrale Faktoren der Wiener Dermatologie. Nur haben sich die Methoden des Sehens und Beschreibens im Laufe der Zeit ganz wesentlich geändert. Zur Diagnostik mit freiem Auge und Mikroskop kam die Elektronenmikroskopie hinzu. Während man mit dem Lichtmikroskop bis maximal 1000fach vergrößern konnte, sind wir heute in der Lage, die Strukturen der Haut mit dem Elektronenmikroskop bis zu einer 100.000fachen Vergrößerung zu erkennen. Daraus ergeben sich laufend neue Erkenntnisse. Heute haben beide Hautkliniken große, international führende elektronenmikroskopische Laboratorien.

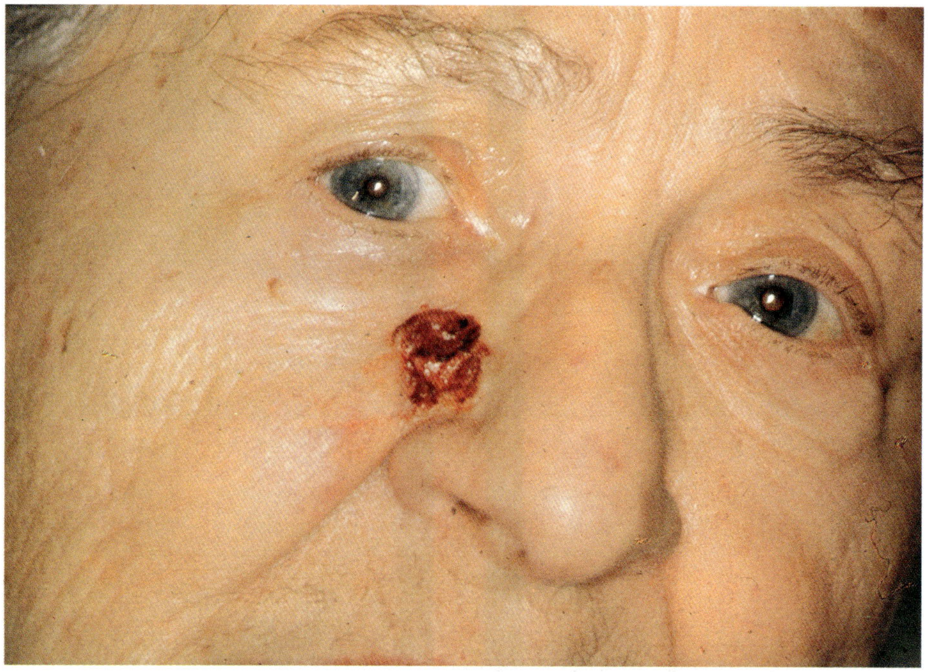

*Ulcus rodens im Bereich der rechten Nasolabialregion bei einer 78jährigen Patientin.*

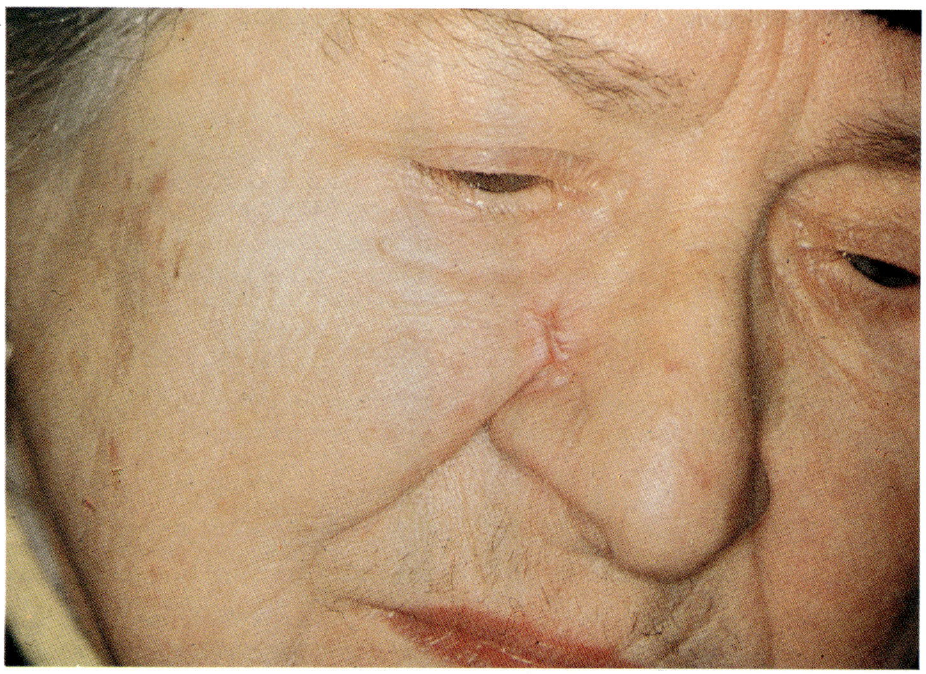

*Auf Grund des Alters der Patientin und der ungünstigen Lokalisation wurde auf eine chirurgische Excision verzichtet und eine kryochirurgische Behandlung des Herdes in Lokalanaesthesie vorgenommen. Es kommt zu einer völligen Abheilung des Tumors mit gutem kosmetischem Resultat.*

*Frage: Wie kommen Sie zu der Beifügung „führend" bei den elektronenmikroskopischen Laboratorien?*

*Antwort:* Bedingt dadurch, daß die Zeiss-Werke ihre Geräte vor Bombeneinwirkung schützen wollten, wurden während des Krieges die ersten Elektronenmikroskope hier in Wien aufgestellt. Dadurch hatte Wien gegenüber anderen Ländern einen zeitlichen Vorsprung, der sich natürlich auch später auswirkte. Schon in der 60er Jahren erkannte ich darin eine große Möglichkeit für die Dermatologie und erlernte bei der führenden deutschen Anatomin Prof. Dr. Emmi HAGEN diese neue Methode. Durch die große Unterstützung meines Vorgängers, Prof. Dr. WIEDMANN, hatte ich die Möglichkeit, als einer der ersten Dermatologen auf diesem Gebiet zu arbeiten und als erste Hautklinik in Europa ein elektronenmikroskopisches Laboratorium einzurichten.

*Frage: Was bringt dem Dermatologen eine 100.000fache Vergrößerung?*

*Antwort:* Man kommt mit dieser Vergrößerung in den molekularen Bereich und kann auf diese Art und Weise die „Biochemie der Haut" sichtbar machen. Man sieht mit dem Auge, was bisher nur auf Grund biochemischer Reaktionen erfaßt wurde. Dadurch konnte die Diagnosestellung ganz wesentlich verbessert werden, dadurch wurde es überhaupt erst möglich, exakte Virusforschung durchzuführen. Erst durch die elektronenmikroskopische Forschung gelangte man zu grundsätzlich neuen Erkenntnissen auf dem Gebiet der Hautbiologie.

*Frage: Stießen Sie auf Forschungsergebnisse, die international Impulse lieferten?*

*Antwort:* Zweifellos kann man von derartigen Ergebnissen sprechen; z. B. haben meine Untersuchungen wesentlich zum Verständnis der Langerhans-Zelle beigetragen, einer Zelle der Epidermis, von der wir heute wissen, daß sie eine zentrale Rolle bei immunologischen Vorgängen spielt. Mit einer Spezialfärbung konnte ich auch neue Befunde über die sogenannten „Keratinosomen" liefern, das sind kleine, nur im Elektronenmikroskop sichtbare Körperchen, die für die Verhornung der Haut verantwortlich sind. In den letzten Jahren beschäftigen sich mein Schüler W. GEBHART und ich mit angeborenen Stoffwechselstörungen, die zu schwersten Krankheitsbildern führen. Während früher komplizierte Untersuchungsmethoden notwendig waren, wie z. B. Biopsien aus den inneren Organen, können wir heute bei einem Teil dieser Fälle schon aus einer einfachen Hautbiopsie und anschließenden elektronenmikroskopischen Untersuchungen die Diagnose stellen. Das ist ein entscheidender Fortschritt, denn je früher die Diagnose gestellt wird, umso größer ist die Chance einer wirksamen Therapie. Erste Publikationen darüber erschienen von uns 1978.

*Frage: Sind diese Entdeckungen, mit ihrem Namen verbunden, in die medizinische Geschichte eingegangen?*

*Antwort:* Diese Frage ist nicht zu beantworten, weil die Forschungsergebnisse viel zu neu sind. Meine Mitarbeiter und ich haben z. B. ein Tiermodell ausgearbeitet, das für die Melanomforschung größte Bedeutung hat. Es handelt sich dabei um die Melanome bei Lipizzaner-Pferden, also um die weltberühmten Pferde der Spanischen Hofreitschule. Zweifellos ist die Melanomforschung beim Schimmel, die auch für die humane Melanomforschung größte Bedeutung hat, international mit unserem Namen eng verbunden.

*Frage: Alle Ihre Forschungen scheinen auf Hauterkrankungen ausgerichtet zu sein. Gibt es auf dem Gebiete der Geschlechtskrankheiten überhaupt keine Probleme mehr?*

*Antwort:* Natürlich gibt es auch auf diesem Gebiet Probleme, die uns sehr beschäftigen. Es sind das weniger die klassischen Geschlechtskrankheiten wie Syphilis und Tripper, als vielmehr die sogenannten STD (sexually transmitted diseases). Sie spielen heute diagnostisch und therapeutisch zunehmend eine Rolle. Ich denke z. B. an die Chlamydieninfektionen, die sehr häufig auftreten und die nur durch ein kompliziertes Verfahren, das an meiner Klinik durchgeführt wird, nachgewiesen werden können. Aber auch auf dem Gebiete der Syphilisforschung hat sich in den letzten Jahren viel geändert. Die diagnostischen Methoden wurden wesentlich verfeinert. An meiner Klinik befindet sich das größte Syphilis-serologische Laboratorium Wiens, das ständig den neuesten Erkenntnissen angepaßt wird.

*Frage: Welche dermatologischen Forschungen sind derzeit an Ihrer Klinik aktuell?*

*Antwort:* Diese Frage ist bereits teilweise beantwortet. Neben streng wissenschaftlichen Problemen auf dem Gebiet der Elektronenmikroskopie und Immunologie sind wir immer bemüht, praxisnahen Fragestellungen nachzugehen. So beschäftigen wir uns seit Jahren mit der Akne und ihrer Therapie. Durch die Einführung von Antiandrogenen und Vitamin-A-Säure-Derivaten haben wir zur erfolgreichen Aknetherapie wesentlich beigetragen.
Eine schreckliche und oft unheilbare Erkrankung ist das Melanom, also der „schwarze Krebs der Haut". Die Melanomfälle haben in den letzten Jahren sprunghaft zugenommen. Dieser Entwicklung habe ich insoferne Rechnung getragen, als an meiner Klinik ein Melanomzentrum eingerichtet wurde. Auf dem Gebiete der Immunotherapie des Melanoms konnten wir international anerkannte Fortschritte erzielen.

Prof. Dr. Gerhart Hitzenberger

Leiter der Abteilung für Klinische Pharmakologie an der I. Medizinischen Universitätsklinik Wien

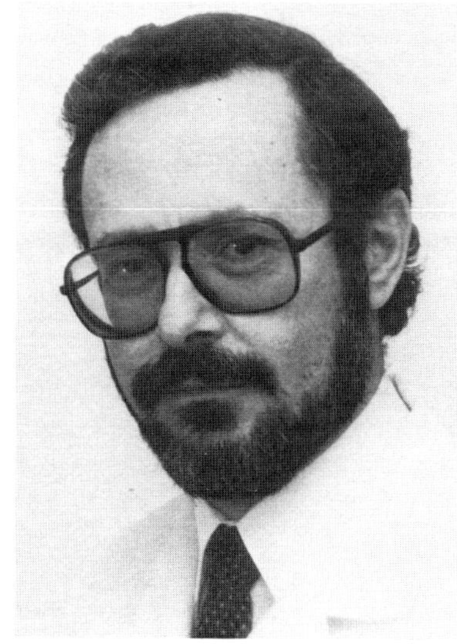

geboren am 10. Dezember 1929 in Wien, Medizinstudium an der Universität Wien von 1947 bis 1953. Promotion zum Doktor med. am 6. Mai 1953.
Tätigkeit an der I. Medizinischen Universitätsklinik Wien vom 6. Mai 1953 bis 31. Dezember 1959; Facharzt für Innere Medizin im Juni 1959.
Erster Oberarzt an der 2. Medizinischen Abteilung der Krankenanstalt der Stadt Wien-Rudolfstiftung vom 1. Jänner 1960 bis 31. August 1964.
Erster Oberarzt an der 4. Medizinischen Abteilung des Wilhelminenspitals der Stadt Wien vom 1. September 1964 bis 30. September 1967.
Vom 1. September 1965 bis 31. August 1966 „Trainee" am Institut für Klinische Pharmakologie der Universität von Michigan, Ann Arbor, Michigan, USA.
Seit 1. Oktober 1967 Leiter der Abteilung für Klinische Pharmakologie an der I. Medizinischen Universitätsklinik Wien, Jänner 1971 Venia legendi für das Fach „Innere Medizin mit spezieller Berücksichtigung der klinischen Pharmakologie" an der medizinischen Fakultät der Universität Wien. Seit 1978 Titel eines ao. Univ. Prof.

# Die Pillenpolizei

Interview am 28. 12. 1981

*Frage: Seit wann gibt es das Spezialgebiet „Klinische Pharmakologie" als eigenes Fach und von welcher Hauptrichtung hat es sich abgespalten?*

*Antwort:* In Österreich existiert die Klinische Pharmakologie als Fach, besser noch als Spezialdisziplin im Sinne der Ärzteausbildungsordnung erst seit 1. September 1981, und seit diesem Zeitpunkt gibt es auch einen Facharzt-Titel, der nach Absolvierung der internen Medizin, der Psychiatrie-Neurologie oder der Pharmakologie erworben werden kann. Das Fachgebiet hat seinen Ursprung in den Vereinigten Staaten, wo es seit den frühen 50er Jahren ein eigenes Fach ist und gelehrt wird. Der amerikanischen Entwicklung haben viele europäische Universitäten, vor allem die im skandinavischen Raum, nachgezogen. In der Bundesrepublik steht man dem Fach noch abwartend-reserviert gegenüber, immerhin gibt es aber schon zwei oder drei Lehrstühle dieser Art in der BRD. In Ostdeutschland hingegen wurde das Fach vorbehaltlos anerkannt; in der Schweiz, in Frankreich, Italien und Österreich steht man der Entwicklung „interessiert" gegenüber. Die Abspaltung erfolgte in Österreich von der internen Medizin aus.

*Frage: Warum fand man es notwendig, neben dem Lehrfach Pharmakologie eine Klinische Pharmakologie zu entwickeln?*

*Antwort:* Primär entwickelte sich das Interesse am Spezialgebiet Klinische Pharmakologie auf staatlicher Ebene, die die Verantwortung für die Zulassung der ständig neuen, auf den Markt kommenden und nicht immer ungefährlichen Medikamente zu tragen hat. Dieser Verantwortung entsprechend werden die Voraussetzungen für die Zulassung der von der Pharmaindustrie immer häufiger angebotenen Medikamente immer rigoroser gehandhabt, wobei sich die Klinische Pharmakologie als brauchbares und wichtiges Werkzeug anbietet. Aus Ihrer Frage läßt sich die gleiche irrige Ansicht heraushören, die von vielen Pharmakologen in Mitteleuropa vertreten wird, nämlich, daß das Spezialgebiet Klinische Pharmakologie der Wissenschaft Pharmakologie „etwas wegnehme". Tatsächlich ist jene aber nur ein – wenngleich auch sehr wichtiges – Bindeglied zwischen der Pharmakologie und der Klinischen Medizin.

*Frage: Sie untersuchen und erproben also Medikamente auf Wirkung und Unschädlichkeit. Werden zu diesen Überprüfungen Menschen als Prüfobjekt herangezogen?*

*Antwort:* Selbstverständlich werden freiwilligen Probanden nach wie vor herangezogen. Mit Hilfe dieser Freiwilligen werden Ergebnisse über Wert und Verträglichkeit, über die Pharmakokinetik (Ausscheidung, Resorption ins Blut, Umbau in der Leber, Stoffwechselprodukte etc.) von Medikamenten gesammelt. Eine weitere Aufgabe des Spezialfaches besteht auch in Untersuchungsreihen, in denen festgestellt werden muß, wie weit die bei den Versuchsreihen an Tieren erzielten Ergebnisse mit denen beim Menschen übereinstimmen (Kurz- und Langzeitversuche bei Toxizitätstests).

*Frage: Hat Ihre Abteilung, die seit 1968 existiert, Leistungen setzen können, die wegen ihres wissenschaftlichen Wertes über die Grenzen Österreichs hinaus wirksam geworden sind?*

*Antwort:* Die Klinische Pharmakologie hat die von Prof. KRAUPP erwähnten Calziumtransportprozesse im Herzmuskel weiterentwickelt und herausgefunden, daß Calziumantagonisten zur Normalisierung hoher Blutdruckwerte und einer Senkung (Entkrampfung) des Widerstandes der kleinen Gefäße beitragen, wodurch es zu einer für den Patienten wichtigen Entlastung des Herzens kommt. 1977/78 konnten wir mit einem wissenschaftlichen Ergebnis vor die Öffentlichkeit treten, das in der Tat weltweit besprochen worden ist. In einer Publikation „Demonstration of two different types of Beta one Receptores in man" im International Journal Clinical Pharmacology, B 16 (1978), Seite 313, BONELLI – HITZENBERGER, berichteten wir über die Auffindung bisher unentdeckter Betarezeptoren, die eine entscheidende Rolle für die Herztätigkeit und deren Kontraktionskraft spielen. Wie so oft in der Medizin war unsere Entdekkung eigentlich ein Nebenprodukt einer ganz anderen Forschungsaufgabe. Zum besseren Verständnis möchte ich zuerst die Rolle der Katecholamine erklären: Es handelt sich um eine Gruppe biochemischer Substanzen, die im Körper gebildet werden und die chemischen Überträgersubstanzen sind, die jene Reaktionen auslösen, die bei einer Reizung des sympathischen Nervensystems beobachtet werden. Diese Reaktionen am Erfolgsorgan (Herz, Gefäße, etc.) können stimulierende (steigernde) oder erschlaffende sein. Diese Wirkungen waren auch AHLQUIST bekannt, der das Konzept der Alpha- und Betarezeptoren (an Blutgefäßen, Bronchien, Gebärmutter, Darm, etc.) aufstellte. Er ging von der Annahme aus, daß die Alpharezeptoren eine erregende, die Betarezeptoren eine erschlaffende Wirkung der Katecholamine vermitteln. Eine Ausnahmestellung nimmt das Herz ein, an dem es keine Alpharezeptoren, sondern nur Betarezeptoren gibt. Das Katecholamin wird in diesem Spezialfall nur von den Betarezeptoren an den Zellmembranen aufgenommen, wodurch im Zellinneren Impulse zur Beschleunigung der Herztätigkeit und zur Verstärkung der Kontraktionskraft ausgelöst werden.

EULER hatte chemisch nachgewiesen, daß eine einheitliche Überträgersubstanz Noradrenalin, zur Gruppe der Katecholamine gehörend, die reaktionsauslösende ist. Die ausgelösten Impulse rufen zwei wesentliche Erscheinungen hervor, nämlich 1. die Beschleunigung der Herztätigkeit und 2. die erhöhte Kontraktionskraft. Bis in die 2. Hälfte der 70er Jahre dachte man, daß es am Herzen nur eine Art von Betarezeptoren gibt, daß also Frequenz- und Kontraktionssteigerung notwendigerweise miteinander verknüpft sein müssen und umgekehrt, daß bei Blockade des einheitlichen Systems gleichermaßen eine Verminderung der Herzfrequenz und eine Verminderung der Kontraktionskraft auftreten müßte. Diese Annahme bedeutete für den Patienten unter Umständen, daß beispielsweise in der Behandlung zur Dämpfung pathologisch hoher Herzfrequenz gleichzeitig der Herzmuskel erschlafft. (Dekompensation mit Atemnot, häufig zu beobachten bei älteren Patienten mit Hochdruck). Bei Experimenten, die wir mit neuen Substanzen aus der Betarezeptorenblocker-Gruppe unternahmen, ergab sich, daß das AHLQUIST-System offenbar nicht stimmte, sondern weitere Differenzierungen notwendig waren. Die Überlegungen gingen dahin, daß es Betarezeptoren geben müsse, die das Noradrenalin nur mit Wirkung auf eine verbesserte Herztätigkeit und andere Betarezeptoren, die das Noradrenalin nur mit Wirkung auf eine erhöhte Kontraktionskraft an ihren Zellmembranen annehmen. Das war die einzig mögliche Erklärung, die übrigblieb und zu einer logischen Aufklärung führen konnte.

Als wir in der oben zitierten Arbeit 1978 über dieses Ergebnis berichteten, ergaben sich sofort Differenzen mit den Kollegen von der Experimentellen Pharmakologie, die nicht glauben wollten, daß die Klinische Pharmakologie – quasi am Rande – durch eigene Versuchsreihen auf die Existenz zweier verschiedener Betarezeptoren gestossen war. Unsere Entdeckung hatte Auswirkungen auf zwei Lehrfächer: In der Physiologie mußte das AHLQUIST-Konzept erweitert und in der Pharmakologie und der Pharmakotherapie zwei neue Ansätze entwickelt werden, nämlich selektive, nur auf die Frequenz wirkende Betablocker (um die Gefahr cardialer Dekompensation zu vermeiden) und spezifische Substanzen, die nur jene Betarezeptoren ansprechen, die eine Steigerung der Kontraktionskraft des Herzens auslösen. Mit einem Wort: Medikamente zu erzeugen, die im Endeffekt wie Digitalis wirken, nicht aber mit dessen schmaler Bandbreite und dessen Toxizitätsgefahr. Die in Entwicklung stehenden Präparate, die auch auf den Ergebnissen unserer Arbeiten fußen, werden eine echte Verbesserung der Digitaliswirkung bringen und zu einer wesentlich gezielteren Behandlung des Herzens führen.

*Frage: Eine sehr naive Anfrage: Gibt es für einen Arzt wie Sie und dessen Entdeckungen eine Art von Urheberrechtsschutz? Gibt es eine Möglichkeit vorzubeugen, daß sich nicht ein Kollege aus einem anderen Land ihre Publikation zur Grundlage nimmt und es ihm rascher als in Wien gelingt, die differenziert ausgerichteten Medikamente auf den Markt zu bringen?*

*Antwort:* Uns bleibt nur die Hoffnung, daß dieser „Glückliche" nicht zu erwähnen vergißt, daß die Grundlagenforschungen von BONELLI und mir, mindestens mit der Erwähnung der Wiener Klinischen Pharmakologie, geleistet worden sind.

*Frage: Lassen Sie uns zur Erprobung auf Wirkung und Unschädlichkeit zurückkehren. Wenn eine laienhafte Un-*

*terteilung erlaubt ist, handelt es sich in einer Phase 1 um Untersuchungen und Erprobungen neuer Medikamente an gesunden Personen, die sich freiwillig für Testreihen zur Verfügung stellen. Wie sieht der nächste Schritt aus?*

*Antwort:* In der Phase 2 werden die in Phase 1 getesteten Medikamente bei Erkrankten eingesetzt, wobei diese vorher voll informiert werden müssen und ihre Zustimmung zu erteilen haben. Zur Registrierung eines neuen Medikamentes sind Nachweise und Ergebnisse bei 1000 und mehr Fällen derartiger Erprobungen vorzulegen, wobei allerdings nicht alle „tausend" aus einem einzigen Land stammen müssen. Unnötige oder der ärztlichen Ethik zuwiderlaufende Placeboversuche können von einer „Ethik-Kommission" verhindert werden, was vor allem dann der Fall sein wird, wenn eine für die entsprechende Erkrankung positive Standardbehandlung bekannt ist.

*Frage: Empfinden Sie die Ethik-Kommission also nicht als störende, hemmende Institution?*

*Antwort:* Die Ethik-Kommission hat meiner Meinung nach eine sehr wichtige und notwendige Funktion, nämlich den Patienten vor den Wissenschaften zu schützen, wobei vorausgesetzt werden darf, daß die Kommission si-

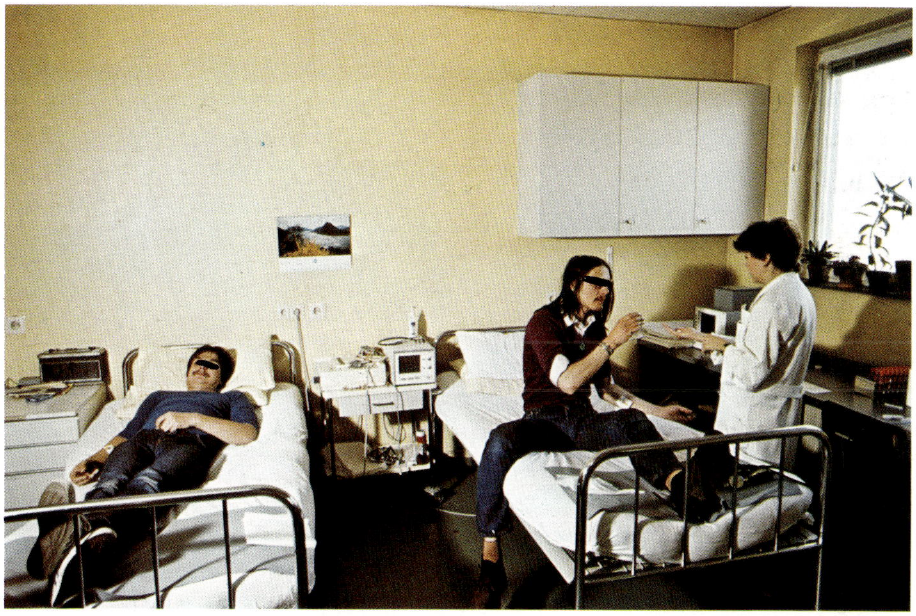

*Verträglichkeitsprüfung eines neuen Medikaments an gesunden Freiwilligen.*

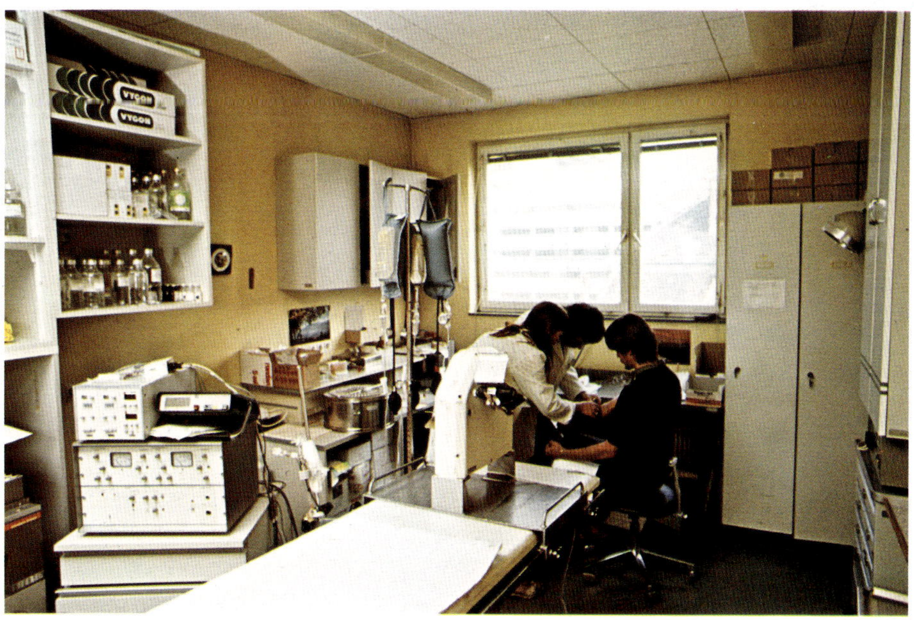

*Untersuchung der hämodynamischen Wirkung eines neuen Blutdruckmittels.*

cher jedes Einzelansuchen genau und rasch prüft und sich nicht – aus einer Art Eigendynamik heraus – zu einem bürokratischen Hemmschuh entwickelt.

*Frage: Wie weit gehen Ihre Möglichkeiten, Medikamentenwirkungen zu überprüfen bzw. sie zu überwachen oder zu steuern?*

*Antwort:* Die Klinische Pharmakologie prüft vor allem die Wirkungen im Frühstadium der Entwicklung. Nach der abgeschlossenen Phase 2 beginnt mit der Phase 3 die Routinevergabe, die keine Routine ist, weil das Medikament noch nicht registriert ist. Die Überprüfung von Medikamenten in späteren Stadien ist eigentlich nicht mehr allein Angelegenheit der Klinischen Pharmakologie. Soweit unsere Überprüfungen reichen, werden sie minutiös und lückenlos durchgeführt.
Natürlich wäre es sehr wichtig, auch nach der Registrierung des neuen Medikamentes eine Nebenwirkungserfassung, basierend auf Meldungen der Ärzte, einzuführen. Das Ministerium hat sich darum bemüht, bisher leider ohne Erfolg. Was in Schweden längst Pflicht ist, war in Österreich bisher nicht durchzusetzen. In dieser relativ späten Phase erhält jedes Krankenhaus die Medikamente zur Verfügung gestellt, ohne daß Meldungen zurückerstattet werden müssen. Die Praktiker, die nach der Registrierung neue Medikamente in die Hand bekommen, sind viel zu wenig erfahren, welche der zu beobachtenden Nebenerscheinungen für die Behörde interessant sein könnten. Überdies vermeiden sie Meldungen sicherlich auch aus verschiedenen Ängsten: Eine Meldung über eine Wirkung zu erstatten, die von der Behörde bzw. von der erzeugenden Firma ohnehin als selbstverständlich angenommen wird und mit der man sich also „blamiert", eine Wirkung zu melden, die sich vielleicht aus einer nicht ganz korrekten Anwendung ergibt und den Arzt als schlechten Arzt bloßstellt. Aus Angst vor Blamage, aber natürlich auch vor dem zusätzlichen „Papierkrieg", fallen also die Meldungen aus. Abgesehen davon käme die Behörde auch in eine höchst fragwürdige Situation – wer sollte die eingesendeten Meldungen auswerten? Während in Schweden, England, den Vereinigten Staaten, ja sogar in der BRD die Gesundheitsbehörden reichlich mit Akademikern besetzt sind, stehen unserer Registrierungsbehörde, an die diese Rückmeldungen erfolgen müßten, nicht einmal die Räumlichkeiten, geschweige denn genügend entsprechende Experten zur Verfügung.

*Frage: Behalten Sie die neuen, von Ihnen als geeignet befundenen Präparate nach der Übergabe an die Klinik unter Kontrolle? Haben Sie irgendwelche Möglichkeiten, gewonnene Langzeitwirkungen zu beobachten?*

*Antwort:* Von den eigenen Stationen oder Krankenhäusern bekommen wir keine Informationen. Erst wenn das Medikament weltweit vergeben wird, erhalten wir Informationen und Hinweise, auf Grund derer wir Ratschläge an die Firma weitergeben. Große Firmen stellen aus eigenem Interesse laufend Informationen zusammen, eine „Kontrolle" im wahrsten Sinne des Wortes ist nicht möglich.

*Frage: Soll das heißen, die herstellende Firma überwacht sich selbst?*

*Antwort:* Derzeit sammeln in der Tat nur die großen Pharmakonzerne Informationen, in deren Mitarbeiterstab eigentlich ein klinischer Pharmakologe sein müßte. Tatsächlich gibt es aber hier ein „Loch" und gleichzeitig ein ethisches Problem, weil in der Phase 3 die Patienten weder informiert noch befragt werden, ob sie mit der Behandlung mit einem neuen Medikament einverstanden sind.

*Frage: Bietet das von Ihnen aufgezeigte „Loch" nicht eben jenen Einstieg für Pharmakonzerne, mit den „Gesunden Geschäften" zu beginnen? Anders gefragt: Halten Sie eine Bestechung in der Klinischen Pharmakologie für möglich?*

*Antwort:* An einer eigentlichen Klinischen Pharmakologie sicherlich nicht. Wenn ich in einer sehr frühen Entwicklungsphase für die Industrie Erprobungsverfahren durchführe, muß die Versuchsreihe unter höchsten Sicherungskautelen vor sich gehen, weil man einen gesunden Menschen nicht krankmachen oder gar seinen Tod herbeiführen darf. Überdies ist die Industrie höchst interessiert daran, gut verträgliche, besser wirkende Präparate als die schon vorhandenen auf den Markt zu bringen, weshalb sie Wert auf sehr präzise Ergebnisse legt. Überdies erspart sich der Konzern Millionen an Einsatzkapital, wenn wir zu eben diesem frühen Testzeitraum wegen irgendeines Risikos nein sagen. Die Gefahr einer Bestechung wird akut, wenn knapp vor der Registrierung, wenn also die Millionen investiert sind, ein Arzt plötzlich gefährliche Nach- oder Nebenwirkungen entdeckt und wegen seiner Aussagen das Projekt gestoppt werden soll. Da kann ich mir schon vorstellen, daß versucht werden könnte, einen solchen Arzt mit einer großen Summe zum Vergessen zu verführen.

*Frage: Zu Ihnen persönlich: Woher kommen Sie und wo sehen Sie Ihre Vergangenheit? Sehen Sie eine Verbindung Ihres Faches zu den Versuchen von Prof. HAHNEMANN, dem Entdecker der Homöopathie, der als erster mit freiwilligen Versuchspersonen, nämlich seiner Frau und seinen 10 Kindern, Medikamenteinwirkungen zu überprüfen suchte?*

*Antwort:* Von den Experimenten HAHNEMANNS, die ich übrigens sehr hochschätze, habe ich sehr viel später erfahren. Jedenfalls habe ich nicht auf den HAHNEMANNschen Erkenntnissen aufgebaut.
Einen bewußten Bezug habe ich zu dem Internisten Paul MARTINI, der in den 30er und 40er Jahren Versuche mit ähnlicher Raffinesse aufgebaut hat, wie sie heute an klinisch pharmakologischen Instituten, wie u. a. an meiner Abteilung durchgeführt werden. Aber auch über

seine Arbeiten weiß ich nur durch Literatur. Zur Entwicklung der Klinischen Pharmakologie hat mich am nachhaltigsten Prof. BRÜCKE hingeführt.

*Frage: Wo sehen Sie die Zukunft Ihrer Abteilung und Ihre eigene Zukunft? Welche künftigen Aufgaben könnte die Klinische Pharmakologie übernehmen?*

*Antwort:* Mein Nahziel ist eine endgültige Etablierung der Klinischen Pharmakologie als eigenes Fach. Sie müßte aber eine Klinik oder einer Klinik angeschlossen sein. Ein Institut hätte ja keine eigenen Patienten. Natürlich müßte der Klinikchef, dem meine Abteilung heute untersteht, bereit sein, das Teilgebiet abzugeben. Dazu kommt noch der Geldmangel des Bundes, der meint, sich kein neues Ordinariat leisten zu können. Und – es müßte zu einer Verständigung von zwei Ministerien kommen, nämlich dem Wissenschafts- und Gesundheitsministerium, weil wir auf der einen Seite Grundlagenforschung betreiben, deren Effekte aber auf der anderen Seite zur Verbesserung der Anwendung von Arzneimitteln beitragen, und das nicht nur im Sinne verbesserter Wirksamkeit, sondern auch erhöhter Wirtschaftlichkeit. Ein gutes Präparat kann unter Umständen fünf andere ersetzen, die von der Krankenkasse für den Patienten bezahlt werden. So betrachtet sind wir auch ein Stück Sozialmedizin, das heißt, neben dem Wissenschafts- und Unterrichtsministerium sollte sogar auch das Sozialministerium an der Realisierung einer Klinik für Klinische Pharmakologie interessiert sein. An dieser Klinik sollte nicht nur Grundlagenforschung und Patientenbetreuung erfolgen, sondern sie müßte auch zur Heranbildung von Studenten und der ärztlichen Fortbildung dienen.

*Frage: Apropos ärztliche Fortbildung – wie werden die Praktiker heute über die Wirkungen, Nebenwirkungen und Entwicklungen neuer Medikamente informiert?*

*Antwort:* Ein Arzt, der vor 20 Jahren promoviert hat und sich nicht der Kurse für ärztliche Fortbildung bedient, weiß heute nicht einmal mehr über die Hälfte der Medikamente wirklich objektiv Bescheid, die dank der raschen Entwicklung auf dem Markt sind. Bestenfalls hört er von Ärzteberatern über ein eben auf den Markt gebrachtes Präparat und erhält nur auf diesem Wege eine sicher nicht ideale, aber wenigstens eine Mindestinformation. Die Klinische Pharmakologie müßte meiner Vorstellung nach in das Ausbildungsprogramm jedes Klinikfaches einbezogen – ihr also ein interdisziplinärer Stellenwert zuerkannt werden – damit der zukünftige Arzt ein Basiswissen erhält, und das interdisziplinäre Fach Klinische Pharmakologie müßte nicht nur an der Universität Wien, sondern an allen Universitäten gelehrt werden.

*Frage: Gibt es ein bestimmtes Ziel, das Sie erreichen wollen?*

*Antwort:* Meiner Vorstellung nach müßte jedes größere Krankenhaus einen eigenen Klinischen Pharmakologen haben, der sowohl vom medizinischen als auch vom ökonomischen Standpunkt Beratungen gibt. Die gesetzlichen Voraussetzungen dafür wurden mit der Facharztausbildung zum Klinischen Pharmakologen geschaffen. Zur Zeit kann sich ein solcher Arzt freilich nur an meiner Abteilung ausbilden, weil es in Österreich eben keine andere gibt.

*Frage: Wie lange dauert eine solche Ausbildung?*

*Antwort:* Als Voraussetzung muß sich der junge Arzt zunächst in irgendeinem Fach spezialisieren (Experimentelle Pharmakologie, Interne, Psychiatrie-Neurologie, etc.), dann 1½ Jahre lang an der Experimentellen Pharmakologie (oder einem der genannten klinischen Fächer) und weitere 1½ Jahre an der Klinischen Pharmakologie studieren. Dieser Ausbildungsweg wurde durch eine Verordnung zum Ausbildungsgesetz im Herbst 1981 festgelegt.

*Frage: Wo liegen die Grenzen der Klinischen Pharmakologie und wieviel Wert kann man ihr im Sinne der Wiener Schule beimessen?*

*Antwort:* Ich habe schon ausgeführt, daß die Klinische Pharmakologie ein interdisziplinäres Fach ist und „der" Klinische Pharmakologe wissensmäßig einfach nicht in der Lage ist, für die „Phase 2" schlüssige Ergebnisse auf allen Teilgebieten zu liefern. Ich will damit sagen, daß nicht ein und derselbe Wissenschafter imstande ist, Auskunft zu geben, ob das angebotene Medikament beim psychisch Kranken tatsächlich jene Wirkungen aufweist, die vom Pharmakonzern versprochen werden und gleichzeitig wissen soll, ob das Medikament B im internen Bereich oder Medikament C im postoperativen Bereich das non plus ultra ist. Es fehlt das ausreichende Spezialwissen, auch sind wir kein Riesenbetrieb, der über alle notwendigen Apparate verfügt. In der Vision, die ich mir ausmale, ist der jeweilige Klinische Pharmakologe für ein Teilgebiet besonders ausgebildet, er wird aber Verständnis für das Zustandekommen von Prüfungsergebnissen auf anderen Teilgebieten haben, die Ansätze für eine Versuchsplanung und auch Biostatistik verstehen. Als Konsiliarius dem Klinikteam zur Seite gestellt, sollte gemeinsam ein Plan aufgesetzt, eine Studie durchgeführt und mit Hilfe des Klinischen Pharmakologen Erfahrungen festgehalten werden. Und hier komme ich zum Stellenwert im Zusammenhang mit der WIENER MEDIZINISCHEN SCHULE: Der Klinische Pharmakologe als Mitglied des Teams am Krankenbett, das das procedere bestimmt, ist als ein Prototyp der Wiener Schule anzusehen.

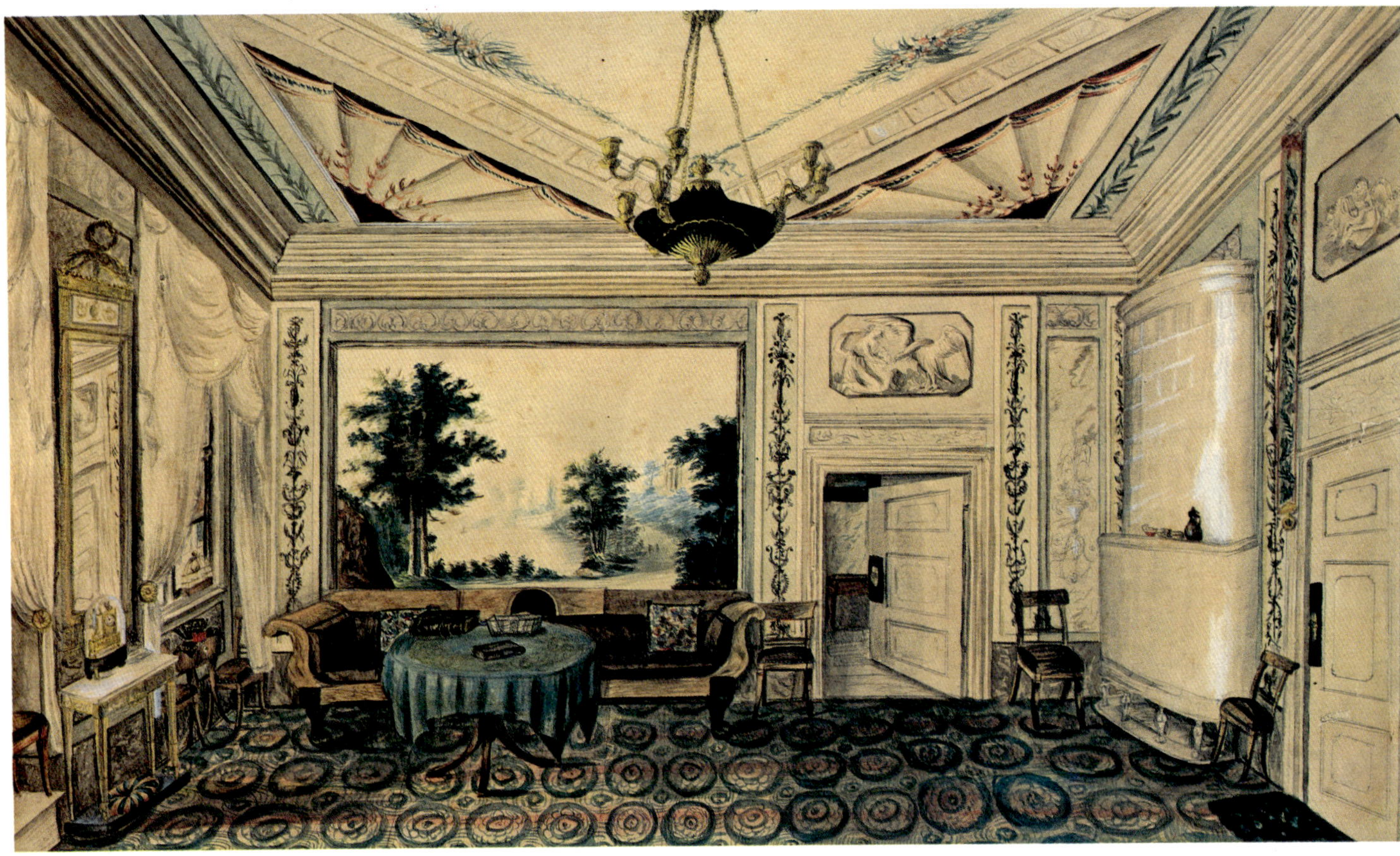

*„Wissenschaft und Kunst schöpfen aus derselben Quelle" – ein von Billroth selbst gemaltes Aquarell des Staatszimmers seines Großvaters in Greifswald.*

# III. CHIRURGIE

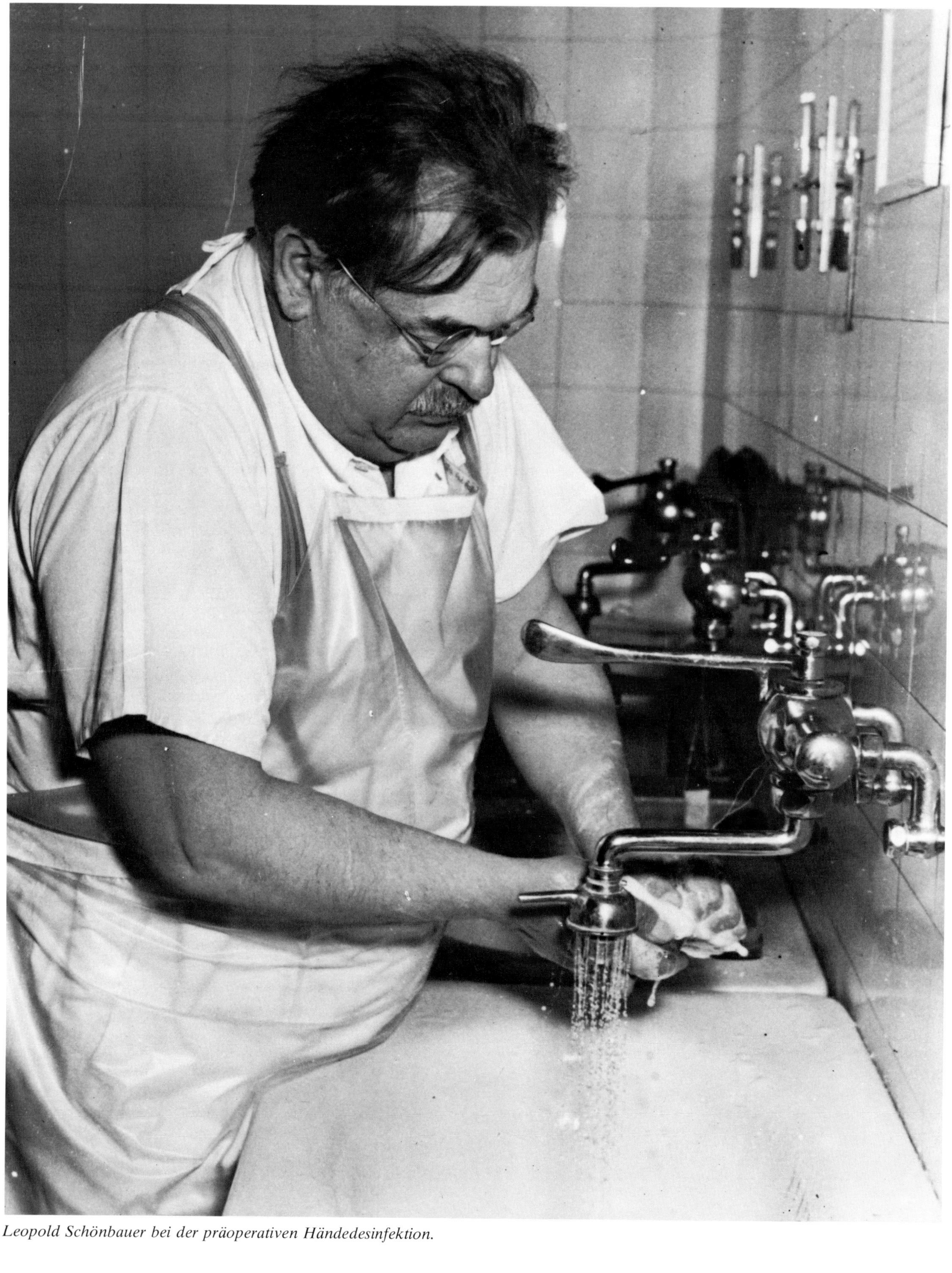

*Leopold Schönbauer bei der präoperativen Händedesinfektion.*

# CHIRURGISCHE KLINIK

Noch heute bestehen gewisse Gegensätze zwischen den Chirurgen und Internisten und es geht die Mär, daß es von der Entscheidung des Patienten selbst abhängen würde, ob er sich durch Konsultation eines Chirurgen unter das Messer begeben oder durch das Aufsuchen eines Internisten medikamentös behandeln lassen wolle. Der Chirurg gilt als der tatkräftig Entschlossene und der Internist als der zögernd Abwartende. Brutaler ausgedrückt heißt es: Der Chirurg kann alles und der Internist weiß alles, wobei das Können auf Kosten des Wissens und das Wissen auf Kosten des Könnens gehen würde. Trotz aller Gegensätze war es aber gerade das Charakteristikum der Wiener Schule, diese Gegensätze auszugleichen – wenn sich zwei „Herren" wie DENK und LAUDA zum Konsilium trafen, gab es ein kritisches Abwägen der Befunde am Krankenbett und gar nicht so selten war LAUDA für eine Probelaparotomie aufgrund seines subtilen Palpationsbefundes und DENK wollte vorerst noch zuwarten. SCHÖNBAUER war da radikaler. Das entsprach auch ganz seiner Statur und seinem Auftreten. Er hielt nicht viel von langen Diskussionen. Damit war er auch dem Chef der II. Medizinischen Klinik FELLINGER wesensverwandter. So waren wohl die Konsilien FELLINGER - SCHÖNBAUER häufiger als LAUDA - SCHÖNBAUER oder FELLINGER – DENK. Das war auch schon räumlich bedingt, da die I. Chirurgie und die II. Interne im „Alten Haus" und die II. Chirurgie und I. Interne im „Neuen Haus" beheimatet sind.
Heute spielt diese räumliche Zuordnung auch noch eine gewisse Rolle, aber im Vordergrund steht doch die Spezialisierung. Man ruft zum Herzfall den Herzspezialisten und zum Bauchfall den auf Abdominalchirurgie ausgerichteten Chirurgen. Umgekehrt wird der Gastro-Enterologe zum Darmpatienten gerufen und der Chemotherapeut zum fiebernden chirurgischen Patienten. So hat die Spezialisierung die historisch bestehenden Gegensätze zwischen den beiden Großfächern Chirurgie und Interne weitgehend verschwinden lassen.
Die moderne Diagnostik hat auch ihren Teil dazu beigetragen, die Gegensätze auszugleichen. War bei der Röntgendiagnostik noch der Trend, eine chirurgisch und internistisch orientierte Röntgenabteilung zu finden, ist das heute schon aus Kostengründen mit der Computertomographie nicht mehr möglich. Auch in der Endoskopie mehren sich die gemeinsamen Einrichtungen und im Neubau des AKH werden die technisch-diagnostischen Zentralen kaum mehr getrennt sein.
So kommt die Spezialisierung und die technische Entwicklung der Tendenz der Wiener Schule zur Zusammenarbeit am Krankenbett deutlich entgegen. Die Zeit der großen Allrounder ist vorbei. Die großen Chefs sind auch nur mehr Teile eines klinischen Teams, das um den Patienten bemüht ist, sich nach wie vor am Krankenbett trifft, wo neben dem Spezialwissen des Einzelnen auch das klinische Einfühlungsvermögen in die Gesamtsituation des Patienten mitzubringen sind.
Bis sich die Chirurgie als anerkanntes medizinisches Fach hat durchsetzen können, hat es in Wien besonders lange gedauert.
Wie schlecht es noch 1804 in Wien um die Chirurgie bestellt war, zeigt die Heranziehung des italienischen Chirurgen aus Venedig, Francesco PAJOLA, als der damalige Staatsminister Graf KOBENZL seinen Schwager wegen eines Blasensteines operieren lassen wollte. Dies war zu einer Zeit, in der die Innere Medizin nach DE HAËN und STOLL mit Johann Peter FRANK besetzt war und bereits Weltgeltung hatte. Es gab zwar seit 1774 eine Chirurgische Klinik, doch war sie mit Raphael STEIDELE (1737–1823) besetzt, der in erster Linie Geburtshelfer war. Die Klinik hatte nur zwei Zimmer mit je 5 Betten, ohne Operations- und Hörsaal. Gleichzeitig las bis 1808 Ferdinand von LEBER (1727–1808) im Universitätsgebäude über theoretische Chirurgie, Instrumenten- und Bandagenlehre und – ex cathedra! – über operative Chirurgie (LESKY). Dieses Überbleibsel einer scholastischen Medizin blieb noch bis 1833 bestehen.
Matthäus MEDERER VON WUTHWEHR (1739–1805) war nach seiner chirurgischen Ausbildung in Wien Regimentschirurgus geworden und promovierte zum Dr. chir. Er war nicht Dr. med. und hatte kein medizinisches Vollstudium absolviert. Die Kaiserin MARIA THERESIA hatte ihn, bevor er 1785 nach Wien kam, 1773 als Professor für Chirurgie und Geburtshilfe nach Freiburg berufen.
Mit seiner Antrittsrede in Freiburg löste er einen veritablen Skandal aus. Er sprach über die Auseinandersetzung um die Gleichberechtigung der Chirurgie, sagte, wenn man „bis in die Wolken vergangener Zeiten hinauf" steige, so finde man von „der ganzen Heilkunst nichts, als Spuhren von der Chirurgie" und „. . . die von Zeit zu Zeit den Aerzten zugeflossenen Reichthümer machten dieselben bequemer, träger und eckelnd; sie überließen den geschicktesten ihrer Knechte das mühsame und ekkelhafte". Dann beschimpfte er noch die Kollegen als „. . . scheußliche Brut des niederträchtigen Stolzes" und es „möchte doch dieses Ungeziefer die Chirurgie ungekränket lassen!"
In Wien war es aber erst in der Zeit des autoritären erzkonservativen Protomedicus Joseph Andreas STIFFT, daß die Universitätschirurgie einen fähigen Vertreter bekam. Es war Vincenz KERN (1760–1829), der sich bereits in Laibach als chirurgisch-geburtshilflicher Lehrer und als Organisator in Krain auch durch die Einführung der Kuhpockenimpfung bewährt hatte. Er hatte in Graz

als chirurgischer Handwerker begonnen und war nach einem Besuch bei PAJOLA, dem Steinschneider, von Venedig nach Wien gereist, um bei LEBER und STEIDELE zu lernen. 1784 wurde er Magister der Chirurgie und Geburtshilfe, 1790 Doctor chirurgiae und 1799 auch Doctor medicinae.
1807 wurde das kaiserlich-königliche Operateurinstitut begründet, in dem sechs Stipendiaten als Wundärzte ausgebildet wurden. Damit war eine effektive Chirurgenschule geschaffen.
Gerhard von VERING hatte allerdings bereits 1804 eine solche Schule für Chirurgen am Josephinum aufgebaut (LESKY). KERN reformierte die Wundbehandlung nach seinem Grundsatz „Die Heilung selbst ist nicht das Werk der Kunst, sondern der Natur", befreite sie von allen Salben, Balsamen und erstickenden Verbänden, verwendete nur nasse Schwämme und Fleckchen und verwarf alle Polypragmasie, ähnlich wie sein internistischer Zeitgenosse von HILDENBRAND. KERN reiste wiederholt nach Italien und besuchte den Florentiner Chirurgen Angelo NANNONI (1715–1790) in Venedig, der ebenfalls die einfache Wundbehandlung predigte. Seine Kollegen in Wien am Josephinum waren Christoph Bonifaz ZANG (1772–1835) und Johann Nepomuk RUST (1775–1840) im Allgemeinen Krankenhaus. ZANG hatte die Extensionsbehandlung der Knochenbrüche eingeführt und RUST verwendete aufgrund seiner Lehre über die Spezifität der verschiedenen Geschwüre zahllose Salben und Tinkturen. RUST hatte wie viele andere größere Schwierigkeiten mit dem Protomedicus STIFFT, dem Freund und Protektor KERNS, und übersiedelte 1815 nach Berlin, wo er 1824 Ordinarius wurde.
KERNS Nachfolger wurde Joseph von WATTMANN (1789–1866). Er war der Sohn eines Wundarztes aus Oberösterreich, lehrte zuerst in Laibach, dann in Innsbruck und übernahm die chirurgische Klinik in Wien 1824. Er war ein kühner Operateur und Neuerungen gegenüber sehr aufgeschlossen. Sein „Handbuch der Chirurgie" erschien 1829–1839. Ganz im Sinne der jüngeren WIENER MEDIZINISCHEN SCHULE führte er die Erkenntnisse SKODAS über die physikalische Krankenuntersuchung in die Chirurgie ein.
Durch den Einfluß Ludwig Freiherr von TÜRKHEIMS (1777–1846) wurde für Franz SCHUH (1804–1865) 1842 die II. Chirurgische Klinik – vorerst als Provisorium – geschaffen. SCHUH mußte sich sein Studium durch Geigenspiel finanzieren. Er hatte bei SKODA und ROKITANSKY gelernt und machte die Chirurgie in Österreich zur Wissenschaft, basierend auf den Erkenntnissen der Pathologischen Anatomie und der Inneren Medizin. Nach seiner Promotion zum Dr. med. war er Schüler WATTMANNS, dann Lehrer in Salzburg und Primarius in Wien und schließlich 1842 Chef der II. Chirurgischen Universitätsklinik. Damit gab es in Wien auch eine zweite Klinik, aus der wieder eine Reihe angesehener Chirurgen hervorgingen. Und nun erst lernten Italiener wie GIOPPI und BRUNETTI in Wien und wurden dann Professoren in Padua, das seine führende Stellung längst verloren hatte. Zwei von SCHUHS Assistenten verließen 1848 Wien: KRAKOWICZER ging nach New York und REYER nach Kairo. SCHUH hatte die Äthernarkose 1847 in Wien eingeführt, wie er schon ab 1843 Operationen wie Myo- und Tenotomien durchführte und Amputationen nach neuer Methodik wagte. Nebenher beschäftigte sich SCHUH mit Histologie, Chemie und mit Tierexperimenten, die seit MAGENDIE in Frankreich reichlich durchgeführt wurden.
Nach WATTMANN war 1849 Johann Heinrich Freiherr DUMREICHER VON ÖSTERREICHER (1815–1880) Ordinarius und Vorstand der I. Chirurgischen Klinik geworden. Dieser erzkonservative altösterreichische Aristokrat war ein krasser Gegenpol zu dem leidenschaftlich fortschrittlichen SCHUH. „De unione medicinae et chirurgiae" ist der Titel seiner Dissertation, und es gelang ihm tatsächlich, schon durch seine elegante Erscheinung und auch Operationstechnik, die so schlecht behandelte Chirurgie zu adeln. Auch aus seiner Schule sind viele bedeutende Chirurgen hervorgegangen, insbesonders sein Nachfolger Eduard ALBERT (1841–1900). Mit diesem verband ihn seine Vorliebe für die Orthopädie. DUMREICHER war ein hervorragender Operateur und Lehrer. Sein Unterricht war mehr auf das Praktische ausgerichtet, während SCHUH und später BILLROTH sich eher mit der Problematik der Forschung in der Chirurgie und der Gesamtmedizin beschäftigten und daher für die Studenten schwer verständlich waren.
An der Josephsakademie war seit 1857 Franz von PITHA (1810–1875) tätig. Als Freund und Kollege BILLROTHS gab er mit diesem das PITHA-BILLROTHsche „Handbuch der allgemeinen und speciellen Chirurgie" heraus. Er beschäftigte sich unter anderem mit urologischen Eingriffen und mit Extremitätenchirurgie. 1851 war an der Fakultät Viktor von IVÁNCHICH (1812–1881) als erster Dozent für Chirurgie der Harnorgane habilitiert worden. Unterdessen begann sich auch die Orthopädie von der Chirurgie zu lösen. Im PITHA-BILLROTHschen Handbuch übernahm Friedrich Wilhelm LORINSER (1817–1895) das Kapitel über Rückgratsverkrümmungen. Er war ein eifriger Konstrukteur von orthopädischen Apparaten.
Zur vollen Blüte kam die Chirurgie in Wien erst mit Theodor BILLROTH (1829–1894). Die italienischen, französischen und spanischen Vorbilder waren endgültig überrundet. Mit England ergab sich eine zähe Auseinandersetzung. Wie DUMREICHER stand auch BILLROTH der LISTERschen Antisepsis mißtrauisch gegenüber. BILLROTH war nicht nur ein überragender Wissenschafter, auch auf den Gebieten der Pathologie, Histopathologie und Bakteriologie betätigte er sich, zudem war er ein großer Mensch und ein Künstler. In seinem

Notizbuch sind Opern- und Konzertbesuche laufend eingetragen, sein Briefwechsel mit seinem Freund BRAHMS gehört zur Literatur. Von ihm war wahrhaft, wie es in seinem Berufungsvorschlag steht, „... die größte Förderung der Wissenschaft zu erwarten ...". Schon seit 1855 beschäftigte er sich intensiv mit der Wundinfektion. Er sah – ohne Färbetechnik und festen Nährboden – die Eiterkokken und teilte sie in Typen ein. Der Name „Streptococcus" stammt von ihm. Er nannte Eitererreger „Coccobacteria septica" und hielt die verschiedenen Typen nur für „Vegetationsformen". Er billigte ihnen auch keine eigenen, direkt wirksamen Toxine zu, sondern meinte, die toxische Wirkung einem körpereigenen phlogistischen Zymoid zuschreiben zu müssen. Erst spät wandelte er seine Ansichten. Trotz allem hat er in vieler Hinsicht rechtbehalten. Die im Verlauf der Antibiotikaära auftretenden Hospitalinfektionen – eine „moderne Pest", der weltweit Millionen von Patienten zum Opfer fallen (in den USA allein 300.000–500.000 pro Jahr), haben uns gelehrt, wie ein Bakterium durch das andere ersetzt werden kann und daß es nur die Reaktion des Patienten ist, die ihn eine Infektion überstehen läßt. Bisher als harmlos angesehene Bakterien (Staphylococcus epidermidis, Serratia marcescens, Acinetobacter u. a.) sind zu gefährlichen Sepsiserregern geworden. Vom Pathologen, der den Erreger nicht mehr findet, weil er durch die intensive Therapie vernichtet worden ist, kann oft genug nur mehr indirekt über Endothelreaktionen auf das Vorliegen einer Sepsis geschlossen werden. Die KOCHschen Anschauungen mußten längst einer mehr klinischen Auffassung weichen.

Auf dem Gebiet der großen Chirurgie war durch die Narkose, Antisepsis und Asepsis ein großer Fortschritt möglich. BILLROTH empfahl statt der allzu toxischen Antiseptika „Reinlichkeit bis zur Ausschweifung". Neben den von ihm entwickelten Operationsmethoden der Magenresektion, der Chirurgie der Schilddrüse, der Kehlkopfexstirpation, der partiellen Ösophagusresektion und vielen anderen mehr hatte er großen Anteil an der Errichtung humanitärer Einrichtungen nach seinem Motto „Wer anderen hilft, verhilft sich selbst zum Glück". Mit dem Assistenten DUMREICHERS, Albert von MOSETIG-MOORHOF (1838–1907), und dem Reformator des österreichischen Sanitätswesens und Gründer der „Wiener Freiwilligen Rettungsgesellschaft" (1881), Jaromir von MUNDY (1822–1894), mobilisierte er das so notwendige Kranken- und Verwundetentransportwesen. In seiner ganz modern anmutenden Schrift „Über das Lehren und Lernen der medizinischen Wissenschaften ..." drückte er seine Besorgnis über den nicht ausreichenden Stand der Medizinerausbildung aus. Als „Abschiedsgeschenk" hat BILLROTH noch das Haus der Gesellschaft der Ärzte in Wien erbauen lassen und es 1893 als Präsident ein Jahr vor seinem Tode eröffnet.

„Wissenschaft und Kunst schöpfen aus derselben Quelle" schrieb BILLROTH an BRAHMS – er ist diesem „Stekkenpferd", wie er es nannte, zeitlebens treu geblieben.

Auf DUMREICHER folgte sein Schüler Eduard ALBERT (1841–1900). Sein „Lehrbuch der Chirurgie und Operationslehre" und die „Diagnostik der chirurgischen Krankheiten" erlangten Weltgeltung und zeigten den Einfluß, den sein Anatomielehrer HYRTL auf ihn gehabt hat. ALBERT war wie DUMREICHER an orthopädischen Problemen interessiert und bereitete damit den Boden für die große Ära der Wiener Orthopädie unter Adolf LORENZ und Hans SPITZY (LESKY).

Karl GUSSENBAUER (1842–1903) übernahm 1894 die BILLROTHsche II. Chirurgische Klinik. Er war seit 1869 Operateur bei BILLROTH gewesen und wurde zuerst nach Lüttich und dann 1878 nach Prag berufen. Nach den Monographien über „Die traumatischen Verletzungen" (1880) und die Formen der Sepsis (1882) beschäftigte er sich mit der großen Chirurgie des Abdomens (Darmresektion, Pankreas etc.) und setzte so die BILLROTHsche Tradition fort.

Julius von HOCHENEGG (1859–1940) war der Nachfolger GUSSENBAUERS. Er setzte die mehr praktische Richtung seines Lehrers ALBERT an der BILLROTH-Klinik fort. Sein Interesse galt den Tumoren. Er operierte den Mastdarmkrebs nach teilweiser Sakrumexstirpation und sein Schüler Felix MANDL konnte über 1000 Fälle bei 37% Dauerheilungen berichten. Als überragender Techniker und Methodiker blieb er doch stets der Persönlichkeit des einzelnen Patienten zugewandt und lehrte die kritische Einstellung des Chirurgen zur Indikation und Prognose seiner kunstvollen Operationen. Ein Schüler HOCHENEGGS war auch Lorenz BÖHLER, der Vater der Unfallchirurgie. Weitere hervorragende Schüler waren die Chirurgen Hans FINSTERER, der berühmte Magen-Darmchirurg, der vorwiegend in Lokalanaesthesie operierte, Hans STEINDL, Fritz KASPAR und Hans HEYROWSKY.

Als Nachfolger ALBERTS übernahm Anton von EISELSBERG (1860–1939) die I. Chirurgische Klinik. Er war noch Operationszögling und später als Dozent bei BILLROTH und wurde als 33jähriger nach Utrecht berufen. Über Königsberg kam er 1901 nach Wien, um die Klinik zu übernehmen. Er erkannte das Auftreten von Myxödem und Tetanie nach totaler Schilddrüsenentfernung, beschäftigte sich mit Bakteriologie, die er noch bei Robert KOCH gelernt hatte und legte die Grundlagen zu einer effektiven Neurochirurgie. Zusammen mit HOCHENEGG gründete er die Unfallstationen.

Einer seiner Schüler, Wolfgang DENK (1882–1970), übernahm 1931 die II. Chirurgische Klinik, ein zweiter, Egon RANZI (1875–1939), 1932 die I. Chirurgische Klinik. Auch RANZIS Nachfolger, Leopold SCHÖNBAUER, (1888–1963) war sein Schüler, wie auch der spätere Vorstand der I. Frauenklinik, Tassilo ANTOINE

(1895–1980), und der Kieferchirurg und Vorstand der Zahnklinik Hans PICHLER (1877–1949).

DENK führte seine Klinik ganz im BILLROTH-Stil. Er war ein Grandseigneur, der eine niveauvolle Vorlesung hielt, sehr elegant operierte und eine außerordentlich kritische Einstellung vertrat.

RANZI galt als ausgezeichneter Organisator, baute die Unfallstation aus und setzte die neurochirurgische Tradition EISELSBERGS fort. SCHÖNBAUER beschäftigte sich als sein Nachfolger ab 1939 dann intensiv mit der Neurochirurgie. Seinem Schüler Herbert KRAUS (1910–1975) war es dann möglich, 1964 eine eigene Universitätsklinik für Neurochirurgie zu gründen.

DENKS Nachfolger, Hubert KUNZ (1895–1979), setzte die Tradition DENKS fort. Sein Nachfolger, Johann NAVRATIL (geb. 1909), wandte sich erfolgreich der Herzchirurgie zu und versuchte sich in der Konstruktion künstlicher Herzen. Ihm folgte 1981 Ernst WOLNER (geb. 1939). Auf SCHÖNBAUER folgte Paul FUCHSIG (1908–1977) und auf diesen Arnulf FRITSCH (geb. 1926).

## Prof. Dr. Arnulf Fritsch

Vorstand der I. Chirurgischen Universitätsklinik Wien

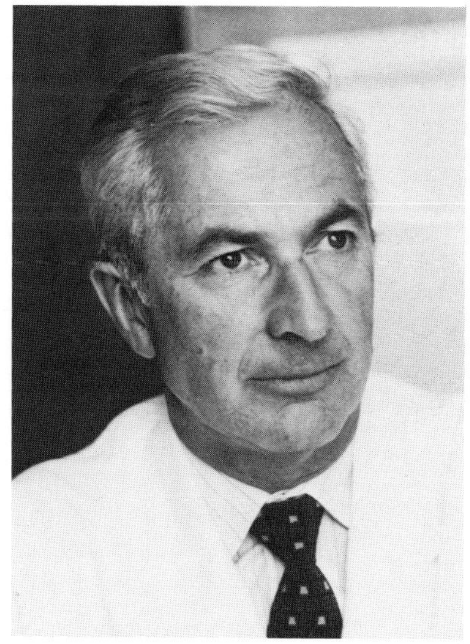

geboren am 21. Dezember 1926 in Waidhofen/Ybbs, N.Ö. 1946 bis 1951 Medizinstudium an der Universität Wien, 20. Dezember 1951 Promotion zum Doktor der gesamten Heilkunde.
Zweieinhalb Jahre Grundausbildung in den großen medizinischen Fächern, ab 1. März 1954 chirurgische Ausbildung bei Prof. Dr. F. MANDL im Kaiser Franz Josef-Spital.
Von 1958 bis 1962 unter Prof. Dr. H. KRAUS und anschließend unter Prof. Dr. P. FUCHSIG Oberarzt an der I. Chirurgischen Universitätsklinik Wien.
Habilitation am 17. Jänner 1967, am 29. Juni 1971 Verleihung des Titels eines ao. Professors.
1. August 1974 Ernennung zum Vorstand der chirurgischen Abteilung des Krankenhauses der Stadt Wien-Floridsdorf. Berufung als Vorstand der I. Chirurgischen Universitätsklinik Wien am 1. Mai 1977.

# Das Ende der Gesamtchirurgie

Interview am 23. 9. 1981

*Frage: Was halten Sie von der WIENER MEDIZINISCHEN SCHULE?*

*Antwort:* Es kommt einem Anachronismus gleich, den Versuch zu unternehmen, die gesamte Medizin in einer „Wiener Schule" unterbringen zu wollen. Es gibt möglicherweise bestimmte Sparten, in denen man von einer Wiener Schule und ihrer Weiterführung bis in die heutige Zeit sprechen kann, dies aber sicher nur dann, wenn auch der wissenschaftliche Standard dem berühmten Ruf gleichkommt.

*Frage: Wie steht es also mit einer WIENER MEDIZINISCHEN SCHULE in der Chirurgie?*

*Antwort:* In der Chirurgie gab es einige überragende Persönlichkeiten von internationalem Format, wobei an erster Stelle Theodor BILLROTH anzuführen ist. Der nächste Mann, der international von gleicher Bedeutung ist, war Lorenz BÖHLER, der allerdings seine bahnbrechenden Erkenntnisse nicht im Rahmen der Fakultät, sondern sein Lebenswerk außerhalb dieser in Zusammenarbeit mit der Unfallversicherung aufbaute. Die Entwicklung in der Unfallchirurgie durch BÖHLER führte zu einer starken Spezialisierung, die lange Zeit in Verbindung zu Teilgebieten der Chirurgie stand, sich aber dann zunehmend verselbständigte. Erst in den letzten Jahren ist es durch die Bemühungen von TROJAN und SPÄNGLER gelungen, neue enge Verbindungen zwischen der Unfallchirurgie und der Gesamtchirurgie wieder herzustellen.

*Frage: Hat BILLROTH eine „Schule" aufgebaut?*

*Antwort:* Die Zeit nach BILLROTH war durch einige Einzelpersonen gekennzeichnet, wie etwa EISELSBERG, der eine „persönliche Chirurgenschule" aufbaute und es durch eine ungeheuer geschickte Personalpolitik verstand, seine Mitarbeiter in führenden Positionen im deutschen Sprachraum anzusiedeln. Aus seinem Mitarbeiterkreis gingen wohl die meisten Ordinarii hervor, die ein einzelner Professor je aufgebaut hat.

EISELSBERGS Stärke war, mit großem Fingerspitzengefühl begabte, hochqualifizierte junge Leute an sich zu ziehen, sie zu fördern und entsprechend zu ermutigen.

Zu seiner Zeit war es durchaus noch möglich, daß ein Chirurg die gesamte Chirurgie überblickte und in jedem einzelnen Spezialbereich kompetent war, weil sowohl Teilwissen als auch Anzahl der Spezialgebiete ungleich geringer waren. Zur gleichen Zeit wie EISELSBERG war HOCHENEGG tätig, der ebenfalls eine Reihe hochqualifizierter Mitarbeiter um sich geschart hatte, wobei einschränkend gesagt werden muß, daß HOCHENEGG keine Schule hinterlassen und sich auch nicht um die berufliche Fortentwicklung seiner Mitarbeiter gekümmert hat. Er selbst war als hervorragender Rectumchirurg international bekannt und hat auf diesem Gebiet überaus wertvolle Beiträge geliefert. Aus seiner Klinik stammen Persönlichkeiten, die gleichfalls internationales Ansehen erlangten. Hans FINSTERER, dessen Magen- und Darmchirurgie Weltgeltung erreichte, Hans LO-

RENZ, der ein international berühmter Abdominalchirurg war und Felix MANDL, der die Tradition von HOCHENEGG fortsetzte und Mitbegründer der Sportchirurgie wurde. Als chirurgische Sensation muß seine Operation des „Hyperparathyreoidismus“ gewertet werden, die von ihm als erstem in der Welt durchgeführt worden ist.
Ebenso berühmt wurde er durch seine Operationen im Bereiche des vegetativen Nervensystems.

*Frage: Wie kommt es, daß diese Anhäufung überdurchschnittlicher Leistungen auf Wiener Boden offenbar keine würdige Fortsetzung gefunden hat?*

*Antwort:* Alle diese Leistungen sind vor dem 2. Weltkrieg vollbracht worden. Mit dem Jahr 1938 trat die erste große Zäsur und mit dem Jahr 1945 der zweite große Einbruch ein, die zu einer nicht wieder gutzumachenden Dezimierung an Persönlichkeiten im Geistesleben führten. Überdies war die österreichische und die deutsche Chirurgie kriegsbedingt von den bahnbrechenden Entwicklungen ausgeschlossen, die sich vor allem im angloamerikanischen Raum vollzogen. Die sich logisch ergebenden Abgrenzungen von Spezialfächern, wie sie in den Vereinigten Staaten und England konsequent durchgeführt worden sind, blieben bei uns aus. Ja, sie wurden sogar teilweise durch den Gedanken der „WIENER MEDIZINISCHEN SCHULE“ verhindert. Die Verfechter der Schule vertraten unglückseligerweise die Meinung, daß ein voll kompetenter Chirurg die Gesamtchirurgie beherrschen müsse.

*Frage: Was versteht man unter Gesamtchirurgie?*

*Antwort:* Wir kennen als Spezialrichtung die Herzchirurgie, die sowohl von der Vorbildung wie von der Behandlung her und natürlich auch für die Operation einen absoluten Fachmann verlangt. Wir kennen die Neurochirurgie, die von der präoperativen Untersuchung über die Operationsmethode, die Technik und die Nachbetreuung ein völlig eigenständiger Zweig der Chirurgie geworden ist. Fächer, die früher eben auch zum Bereich der Allgemeinchirurgie gehörten und die – so wie die Orthopädie und die Urologie – mit vollem Recht eigenständig werden mußten. Auch die plastische Chirurgie ist im Begriff, sich zu einem eigenständigen Fach zu entwickeln, wobei es von der Technik und den spezifischen Voraussetzungen absolut gerechtfertigt ist, daß sich nur Spezialisten damit beschäftigen können und eigenständige Fortbildung und Forschung verlangen.

*Frage: Was bleibt also für die allgemeinen Chirurgen über?*

*Antwort:* Es bleibt ein ganz riesiger Teil der Chirurgie über, den man heute „Allgemeinchirurgie“ nennt.
Herzstück dieser Chirurgie ist die Bauchchirurgie, die Chirurgie der Weichteile, der Brust, der Schilddrüse und auch die gesamte Gefäß- und Lungenchirurgie.
Lassen Sie mich mit allem Nachdruck feststellen: Wenn jemand Spitzenleistungen erreichen will, kann er diese heutzutage unmöglich im Bereich der Gesamtchirurgie suchen, sondern er muß sich zwangsläufig auf bestimmte Teilgebiete beschränken. Ich weiß, daß diese meine Einstellung gegen den Gedanken der WIENER MEDIZINISCHEN SCHULE steht. Aber ein Fortschritt ist nur dann möglich, wenn man sich konsequent und intensiv mit einem Problem über lange Zeit hindurch befaßt und sogar eine gewisse „Monomanie“ entwickelt. Die Schwierigkeiten für solche Spezialisten sind nicht zuletzt in einem Pseudozuwachs angeblich wissenschaftlicher Erkenntnisse zu suchen. Es ist selbst dem Spezialisten, schon gar aber dem Allgemeinchirurgen unmöglich, alle einschlägige Literatur zu überblicken. Der Computer, der den Inhalt von Fachzeitschriften speichert und Übersichten erarbeitet, ist auch nur eine hinkende Hilfe, weil die Berichte und Übersichten des Computers bis zu einem Jahr im nachhinein zur Verfügung stehen. Nicht der Informationsbedarf führt zu dieser Informationsflut, sondern die persönliche Eitelkeit und die oftmals irrige Annahme, daß ein Name nur dadurch internationale Bedeutung erhält, wenn er in einem Redaktionskomitee aufscheint oder der Betreffende gar Herausgeber einer Fachzeitschrift ist. Und ganz dasselbe gilt für die Kongresse.

*Frage: Kann man sich gegen solche Inflationen nicht wehren?*
*Kann man sie nicht ganz einfach nicht beachten?*

*Antwort:* Ich trachte, das Getriebe von meinen Mitarbeitern fernzuhalten, indem ich wenig Gewicht auf die Zahl, dafür aber großes Gewicht auf die Originalität und die Qualität ihrer Arbeiten lege und sie nach diesen Kriterien beurteile. Diese Ansicht vertrete und verteidige ich auch im Kollegium. Viele der Kongresse kann man ignorieren und übersehen. Von wissenschaftlichem Wert sind die kleinen wissenschaftlichen Symposien, zu denen nur Fachleute kommen, die wirklich etwas auszusagen haben. Dorthin schicke ich meine Leute. Dort wird Information geboten und dort wird auch der Wert der eigenen Arbeit von Fachleuten gewogen und gewertet. Freilich muß man für seine Mitarbeiter auch Chancen wahrnehmen, die ihnen einflußreiche Positionen im Ausland sichern. Aus diesem Grund ist es leider notwendig, auch an großen internationalen Kongressen teilzunehmen, in deren Rahmen internationale Kontakte geschaffen und gepflegt werden können. Als Chef einer Klinik ist man seiner Mitarbeiter wegen verpflichtet, solche Kontakte so gut wie möglich zu kultivieren.

*Frage: Wir haben noch immer keine Antwort gefunden, warum nicht heute – wie zu BILLROTHS Zeiten – Methoden entwickelt werden, die auch außerhalb der Grenzen von Österreich Aufsehen erregen?*

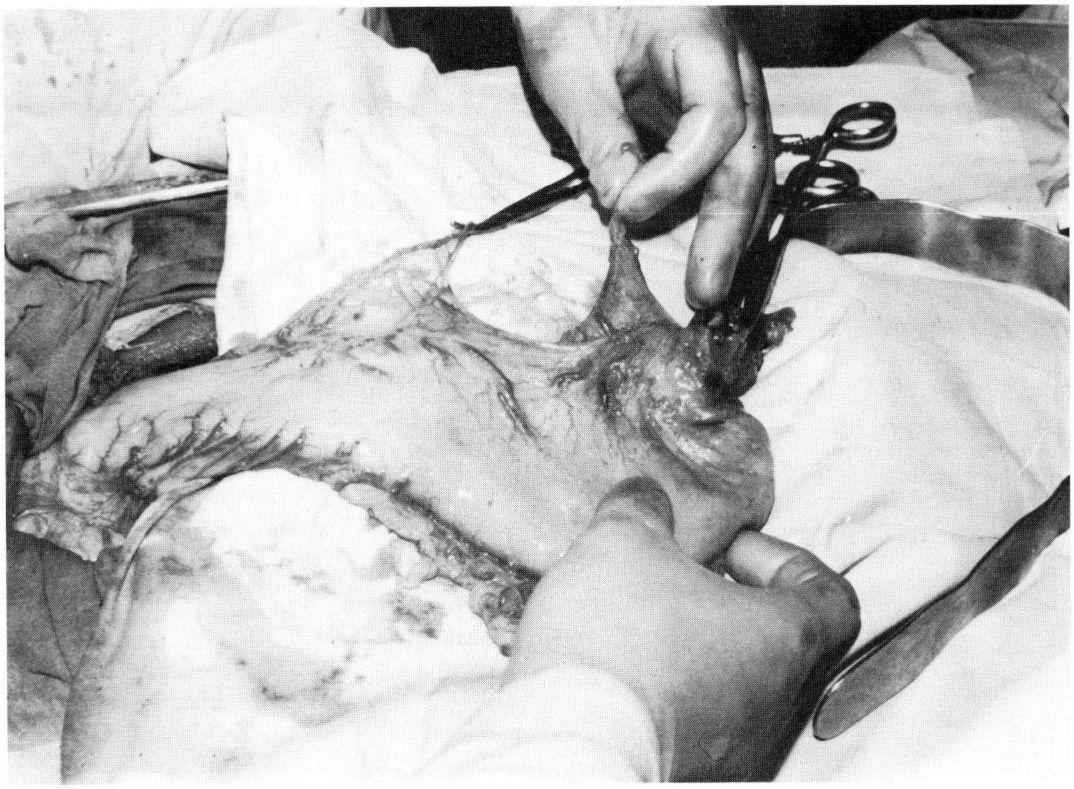

*Operation eines Speiseröhrenkrebses. Nach Exstirpation des tumortragenden Ösophagus erfolgt die Rekonstruktion mit dem mobilisierten Magen. Die arterielle Versorgung stammt in erster Linie von der Arteria gastroepiploica dextra.*

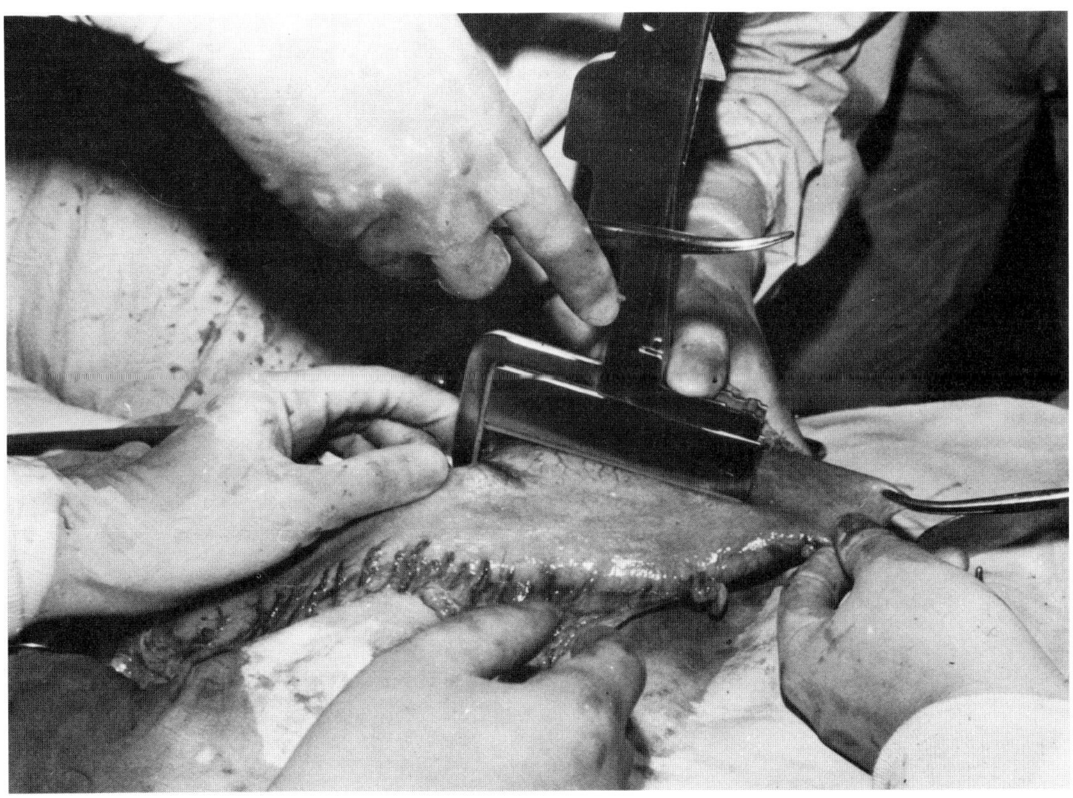

*Die neben der Kardia gelegenen Abschnitte von Korpus und Fundus werden nach maschineller Naht abgetrennt. Damit wird den Forderungen nach Radikalität (Mitentfernung möglicher Lymphknotenmetastasen entlang der kleinen Kurvatur) und optimaler Blutversorgung (Wegfall des minderversorgten Fundusbereiches) erfüllt.*

*Antwort:* Als BILLROTH die Klinik übernahm, war ein operativer Eingriff an einem Magenkarzinom noch gar nicht möglich. Es hat damals auch keine Operation an einer Bauchspeicheldrüse, einer Speiseröhre, schon gar nicht einen operativen Eingriff an Herz oder Lunge gegeben. Die Operationstechniken waren anders, primitiver, die Zahl der Operationen um vieles geringer. Die rasanten technischen Entwicklungen in den letzten Dezennien haben eine so andere Situation geschaffen, daß Vergleiche zwischen dem Damals und dem Heute nicht möglich sind.

Lassen Sie mich einen Vergleich ziehen: Die Möglichkeiten, zu BILLROTHS Zeiten zu einer Diagnose zu kommen, waren – im Vergleich zu heute – so wie etwa die Reisemöglichkeiten. Warum war eine Weltreise damals noch aufregend? Weil man sie mit einem Raddampfer unternahm, der einen wochenlang durch viele Abenteuer führte, während man heute in ein komfortables Düsenflugzeug einsteigt und denselben Weg ohne Aufregung innerhalb kürzester Zeit zurücklegt. Die Diagnose eines Magenkarzinoms konnte damals erstellt werden, wenn man einen tastbaren Tumor fand; die Operation war möglich, wenn der Tumor klein und beweglich war. Würde man heute die Diagnose Magenkarzinom nur mit Hilfe einer Röntgenaufnahme erstellen, wäre sie unverantwortlich ungenügend, weil viele falsche Diagnosemöglichkeiten eingeschlossen wären. Ohne Endoskopie würde niemand die Enddiagnose Magenkarzinom verantworten können. Vor zwanzig Jahren gab es in Europa dieses Instrument überhaupt noch nicht. Heute wird das Instrument als eines der Hilfsmittel herangezogen, zu dem sich noch Befunde des Ultraschalls und der Computertomographie hinzugesellen. Hilfsmittel, an die BILLROTH überhaupt nicht denken konnte, gar nicht zu reden von den technischen Hilfsmitteln, die dem heutigen Operateur zur Verfügung stehen, wie etwa das Nahtmaterial, die Instrumente, die minutiös abgestimmte Narkose oder die künstlichen Prothesen. BILLROTH zeigte seinen Leuten, daß man ein Stück des Magens wegschneiden und durch eine spezielle Naht eine dauerhafte Verbindung zwischen dem Magen und dem Darm herstellen kann. Von dieser „primitiven Pioniertat“, die eine Großtat war, geht der Weg zu der Eröffnung des Herzens, dem Einsatz der Pumpe und der Herz-Lungenmaschine, was alles zusammen erlaubt, das Herz auszuschalten, den Kreislauf aber dennoch in Betrieb zu halten. Heute liegt die Problematik nicht mehr am „Nähproblem“, sondern an der Verträglichkeit des implantierten Gutes. Großtaten sind also nicht mehr auf dem Gebiet der Chirurgie zu erwarten, sondern in den Fachrichtungen Immunologie und Physiologie. Für einen Fortschritt heute bedarf es neben Intuition und Hausverstand eines überragenden Wissens auf einem sehr kleinen Gebiet. Für mich als Kliniker stellt sich das Problem, welche theoretischen Forschungen noch sinnvoll für die praktische Medizin sind.

*Frage: Welche Entwicklungen sind, wenn Sie zurückschauen, von Wien ausgegangen?*

*Antwort:* In erster Linie die Pionierleistungen BILLROTHS, seine Magenresektionen I und II. Die Bedeutung und die Ausstrahlung EISELSBERGS lagen in seinem Verständnis, besonders talentierte Leute an sich zu binden, ihnen eine gewisse ethische Einstellung zu vermitteln und sie dann in wesentlichen Positionen überall in der Welt, vor allem im europäischen Raum, unterzubringen. FINSTERERS Lehre über die Behandlung des Magen- und Zwölffingerdarmgeschwüres war bahnbrechend. Er stellte die Forderung auf, daß zur optimalen Ausheilung eines Magen-Zwölffingerdarmgeschwüres zwei Drittel des Magens entfernt werden müssen. Als Pionierleistung kann man auch MANDLS Operation der Nebenschilddrüse ansprechen. Die überfunktionierende Nebenschilddrüse – deren Aufgabe es ist, den Kalziumstoffwechsel zu regeln – führt zu einer Verkalkung der Nieren, zur Zystenbildung in den entkalkten Knochen und schließlich zum Versagen der Nieren mit einer darauffolgenden tödlichen Urämie. Noch heute ist die operative Entfernung der Nebenschilddrüse die einzige Methode, die katastrophalen Folgen einer überfunktionierenden Schilddrüse auszuschalten.

*Frage: Was geschah mit der WIENER MEDIZINISCHEN SCHULE in der Chirurgie?*

*Antwort:* L. SCHÖNBAUER kann man als letzten Vertreter der Gesamtchirurgie bezeichnen, und er war wohl auch der letzte, der die „Gesamtchirurgie“ zusammengehalten hat. Sein Verdienst im chirurgischen Bereich liegt im konsequenten Ausbau der Neurochirurgie. Als Verhängnis aus heutiger Sicht betrachte ich, daß er die eingeleitete Aufteilung in Spezialdisziplinen mit in weitgehend fachlicher Verselbständigung unter Wahrung des organisatorischen und administrativen Überbaues verhindert hat. Während eines Aufenthaltes in den Vereinigten Staaten in den dreißiger Jahren erkannte SCHÖNBAUER sehr klar, daß die Neurochirurgie von der Allgemeinchirurgie abzutrennen ist. Um seinen Lehrer EISELSBERG nicht zu kränken, initiierte er nicht die Abspaltung der Neurochirurgie als eigenes Fach und versäumte auf diese Weise, die Erfordernisse für eine moderne Chirurgie einzuleiten.

*Frage: Sehen Sie einen Weg, der zu einer neuen Wiener Schule führen könnte?*

*Antwort:* Meiner Meinung nach gibt es keine WIENER MEDIZINISCHE SCHULE mehr. Es kann sie auch gar nicht geben wegen der oben erklärten notwendigen Auffächerung in kleine Spezialgebiete. Im Gegenteil: mit viel Sorge verfolge ich die weltweite Entwicklung – mindestens aber weltweite Gefahr einer Entwicklung – die von der patientenbezogenen Medizin zu der Labormedizin zu führen scheint. Dies beginnt schon bei der Ausbildung.

Das Medizinstudium ist nicht mehr wie einst ein Studium aus Berufung (man findet unter den heutigen Studenten maximal 30 Prozent, die sich zum Arztberuf zuinnerst hingezogen fühlen), sondern es ist ein sogenanntes „Berufsstudium" geworden. Bis vor 20 Jahren war es für den Studenten völlig selbstverständlich, alles daranzusetzen, möglichst frühzeitig und möglichst lange während der Ferien famulieren zu dürfen. Heute versuchen die Studenten, mit einer vierwöchigen Intensivpraxis am Krankenbett auszukommen, kein einziger weiterer Tag länger ist in ihren Plänen vorgesehen. Man kann junge Menschen nur motivieren, die eine gewisse Motivation von selbst mitbringen. Dennoch muß ein Weg gefunden werden, daß sowohl im Unterricht an der Universität als auch in der Ausbildungszeit der Jungärzte in den Spitälern unmißverständlich klargemacht wird, daß die Labormedizin nur Hilfsuntersuchung sein darf und der verantwortliche Arzt unter allen Umständen „das klinische Ergebnis der Untersuchungen" (zu denen eine Erhebung des Allgemeinzustandes, des subjektiven Befindens, kurz alles gehört, was man sehen, hören und tasten kann), – in Übereinstimmung zu den Laborbefunden zu bringen hat, kurz ein umfassender Gesamtstatus erhoben werden muß. Es muß klar sein, daß es „technische Grenzen" gibt, daß es möglich ist, daß sich ein Patient auf Grund von Laborbefunden scheinbar auf dem Wege der Besserung befindet, sich der klinische Zustand aber verschlechtert hat und der Patient am Abend gestorben ist. Die Laborbefunde, die, wie gesagt, nur Hilfsbefunde sind, können Fehlbeurteilungen verursachen und müssen nicht immer den echten Ablauf der Krankheit widerspiegeln. Eine genaue klinische Untersuchung und die Erstellung einer genauen Anamnese kann die Vorentscheidung für „drei in Frage kommende Krankheiten" erbringen, womit zahllose Untersuchungen im Labor vermieden werden können, die ebenso kostspielig wie unangenehm für den Patienten sind. Als „Versuchung unserer Zeit" sehe ich die Entwicklung, daß man sich zunehmend dazu entschließt, anstelle einer klinischen Untersuchung drei Wochen Laboruntersuchungen anzusetzen.

*Frage: Ich spüre einen Vorwurf gegenüber der Studienreform durchklingen?*

*Antwort:* Sie fühlen richtig. Es wird mit Hilfe der Studienreform versucht, eine Mischung der traditionellen Ausbildungsform mit der Handhabung, wie sie in den Vereinigten Staaten durchgeführt wird, durchzuexerzieren (multiple-choice-Prüfung). Man übersieht dabei nur, daß in den Vereinigten Staaten die Studenten 5 Monate hindurch praktisch in einem Spital eingesperrt werden und tagaus, tagein in direktem Kontakt mit dem Patienten und unter hartem Druck des kontrollierenden Ausbilders ihre Erfahrungen zu sammeln haben. Diese Seite der amerikanischen Ausbildung fehlt. Übernommen haben wir nur das Papier mit den Fehlern, die anzukreuzen sind. Die durchexerzierte Chancengleichheit hat den Massenbetrieb auf den Universitäten zur Folge. In Deutschland ist man bereits weiter, und in Österreich wird man zu den großen Vorlesungen abseits vom Bett übergehen müssen, um den Studenten wenigstens eine geistige Ausrichtung zu geben. Notwendig wird es sein, die Selektion rigoroser als bisher in den Vorkliniken und nicht erst im 10. Semester durchzuführen.

*Frage: Lassen Sie mich noch einmal zu SCHÖNBAUER zurückkommen. Was geschah nach seinem Abgang?*

*Antwort:* Nach seiner Emeritierung ist die Gesamtchirurgie zusammengebrochen, die Spezialgebiete verselbständigten sich und wanderten in eigene Kliniken ab. Dem SCHÖNBAUER-Schüler FUCHSIG, der als Ordinarius die I. Chirurgische Universitäts-Klinik übernahm, ist es zuzuschreiben, daß er die Spezialisierung zwar förderte, im großen aber einen Zusammenhang zu wahren verstand. Er teilte schwerpunktmäßig die Forschungsgebiete auf und förderte nicht „Organspezialisten", sondern Chirurgen mit breiter Wissensbasis, die auf ein Teilgebiet ausgerichtet waren. FUCHSIG ermöglichte den jungen Ärzten einen jeweils einjährigen Ausbildungsurlaub im Ausland mit dem stillen Auftrag, neue Methoden hereinzubringen und sie hier weiter zu entwickeln. Er brach die versteinerte Klinik auf und gestaltete sie zu einer lebendigen. So führte er beispielsweise die erste Intensivstation im deutschsprachigen Raum ein und ließ die dort betriebenen Forschungen zu einer interdisziplinären Wissenschaft werden. Er ließ es zu, daß die Unfallstationen selbständig wurden, wobei es ihm gelang, die Differenzen zwischen den Universitätskliniken und der Unfallversicherung auszugleichen. Schließlich ließ er die Arbeitsabteilung „Experimentelle Chirurgie" im Bereich der Kliniken zu, um den Ärzten die Möglichkeiten zu theoretischen Forschungen zu geben. Dem enormen Nachholbedarf gab er breiten Raum.

*Frage: Was verstehen Sie unter Nachholbedarf?*

*Antwort:* Die deutsche Chirurgie, auf deren Arbeitsweise sich auch die österreichische für viele Jahre anzuschließen hatte, war auf das Handwerkliche beschränkt. Sieben Jahre fehlte der Anschluß an die wissenschaftliche Welt außerhalb des deutsprachigen Raumes, beispielsweise die verfeinerten Kenntnisse der pathophysiologischen Probleme. Während die Chirurgen im angelsächsischen Raum in den Laboratorien ständig neue Erkenntnisse erarbeiteten, gab es in der Wiener Chirurgie keine Forschung, keinen Laborversuch und kein Tierexperiment.

*Frage: Wieso kam es zu diesem Forschungsausfall? In der von Ihnen angesprochenen Periode machte man ja sogar Versuche am lebenden Menschen?*

*Antwort:* Eine echte Entwicklung ist nur in einem geistigen Freiraum möglich. Ein Ordinarius muß erkennen und akzeptieren, daß er nicht in jeder fachlichen Teilrichtung kompetent sein kann. Die Ordinarii in der nationalsozialistischen Ära durften nur Diktatoren sein und keinen Freiraum gewähren. Im angelsächsischen Raum waren zur gleichen Zeit viele, gleich hoch qualifizierte und mit gleichen Kompetenzen ausgestattete Wissenschafter tätig, wobei es natürlich immer einen gab, der in kollegialem Einverständnis eine Entscheidung zu treffen hatte. In Wien fehlte dieser liberale Geist, der für entscheidende Entwicklungen notwendig ist.

*Frage: Bei den menschlichen Beziehungen angelangt, darf ich Sie nach Ihrer Meinung zu der Arzt-Mensch-Beziehung in unseren Tagen befragen?*

*Antwort:* Speziell im Gebiet der Chirurgie ist es notwendig, daß der Patient über die vorhandenen Notwendigkeiten und möglichen Folgeerscheinungen aufgeklärt wird. Eine wortgetreue Auslegung der de-jure-Aufklärungspflicht betrachte ich als eine Barbarei, die dem Menschen den letzten Hoffnungsschimmer nimmt. Man wird den Patienten aufklären, soweit dies notwendig ist, um ihn selbst zu einer Entscheidung kommen zu lassen. Die postoperative Betreuung halte ich für einen wesentlichen Bestandteil der chirurgischen Arbeit, weil nur der Chirurg „die Folgen eines Eingriffes übersehen und die Antwort geben kann, was man dagegen machen kann". Man hat den Chirurgen vorgeworfen, daß sie Krebserkrankte operieren und danach fortschicken, also keine Gesamtbehandlung vornehmen. Man hat weltweit nicht genügend Erfahrungen über die Nachsorge von Tumor-Patienten und ist überall bemüht, solche Erfahrungen zu sammeln. Als ich die Klinik vor 4½ Jahren übernommen habe, begann ich ein Modell zu entwickeln, das eine Nachbetreuung von Tumor-Patienten ermöglicht. Wir haben zunächst mit Hilfe eines Mathematikers eine lückenlose wissenschaftliche Dokumentation aufgebaut, die uns erstmals einen Überblick ermöglicht, was mit dem Patienten nachher geschieht. In die „Nachsorgestation für Tumor-Patienten" werden die Patienten regelmäßig einberufen, wobei für jeden einzelnen Patienten ein für sein Organ abgestimmtes Programm ausgearbeitet wird. Gemeinsam mit Prof. SPITZY von der Universitäts-Klinik für Chemotherapie wird „das vorgeplante Nachbehandlungsschema" entworfen, wobei ständig die international letzten wissenschaftlichen Ergebnisse in den Behandlungsplan eingebracht und unter Inbetrachtziehung größtmöglicher Erfolgschancen abgestimmt werden.

*Frage: Ist diese Nachsorgestation zu einer international beispielgebenden Station geworden?*

*Antwort:* In dem Ausmaß, in dem sie bei uns betrieben wird, war sie wahrscheinlich für den deutschsprachigen Raum beispielgebend. Beispielgebend sicherlich aber im Hinblick darauf, daß in Wien der Patient im Mittelpunkt aller Maßnahmen steht und die wissenschaftlichen Erkenntnisse nachgeordnet sind.

# Prof. Dr. Ernst Wolner

Vorstand der II. Chirurgischen Universitätsklinik Wien

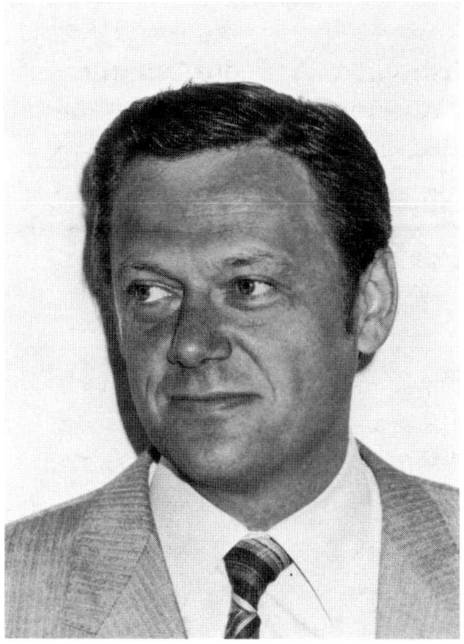

geboren am 29. Dezember 1939 in Wien. Studium an der Medizinischen Fakultät der Universität Wien, Promotion am 19. Juni 1963 zum Doktor der gesamten Heilkunde. Von 1963 bis 1964 Assistent am Anatomischen Institut der Universität Wien (Studien über die anatomische Konfiguration des Herzskelettes), 1964 bis 1965 Assistent am Pharmakologischen Institut der Universität Wien (Untersuchungen über das vegetative Nervensystem und die Physiologie und Pharmakologie des Koronarsystems). Seit Oktober 1965 an der II. Chirurgischen Universitätsklinik Wien tätig. 1968 Leiter der Arbeitsgruppe „Assistierte Zirkulation – künstliches Herz" an der II. Chirurgischen Universitätsklinik Wien, seit 1975 freiberuflicher Mitarbeiter des Ludwig BOLTZMANN-Institutes für herzchirurgische Forschung. 1972 Facharzt für Chirurgie, 1973 Zuerkennung der Venia legendi für das Fach Chirurgie.
Nach Studienaufenthalten in der Bundesrepublik Deutschland, der Schweiz, in Frankreich und den Vereinigten Staaten leitender Oberarzt der Herzchirurgischen Station der II. Chirurgischen Universitätsklinik. Vorlesungen über Organersatz und Organunterstützung, Seminare über Anleitungen zu wissenschaftlichen Arbeiten. 1970 EISELSBERG-Preis, 1975 Dr.-Karl-RENNER-Preis. Am 8. Mai 1978 Ernennung zum ao. Professor und am 1. Mai 1981 zum o. Professor. Seit 27. Juli 1981 Vorstand der II. Chirurgischen Universitätsklinik Wien.

# An den Grenzen der „Machbarkeit"

Interview am 10. 3. 1982

*Frage: Sie sind erst seit ganz kurzer Zeit Vorstand der II. Chirurgischen Universitätsklinik und es wird vielleicht ein bißchen schwierig sein, bei Ihnen spezielle Bindungen an die Tradition der WIENER MEDIZINISCHEN SCHULEN zu finden. Ich stelle die Frage andersherum: Fühlen Sie sich schon frei von Bindungen an die Tradition der alten WIENER MEDIZINISCHEN SCHULE?*

*Antwort:* Ja und nein. Nicht frei deshalb, weil ich in Wien meine Studien- und Ausbildungszeit verbracht habe und dabei einer Reihe akademischer Lehrer begegnete, die geradezu direkte Nachkommen ihrer berühmten medizinischen Vorfahren gewesen sind und natürlich deren Tradition an die Studenten und angehenden Ärzte weitervermittelt haben. Ja aber, weil ich meine eigene fachliche Ausbildung durch Vorbilder erfuhr, die mit der WIENER MEDIZINISCHEN SCHULE nur bedingt Kontakt hatten und jain auch deswegen, weil man wohl traditionsbewußt oder traditionsverbunden sein, aber doch versuchen soll, die Probleme von heute mit Methoden von heute und nicht mit einem Rückgriff auf alte, wenngleich auch sehr erfolgreiche Traditionen zu lösen.

*Frage: Sie deuteten an, daß Sie Ihre Fachausbildung bei einem der Wiener Schule nicht verhafteten Lehrer erfuhren. Ich nehme an, Sie meinen Prof. NAVRATIL, den man aus der CSSR nach Wien holte.*

*Antwort:* Es ist richtig, daß Prof. NAVRATIL mein chirurgischer Hauptlehrer war, der nicht in Wien studierte und in seiner chirurgischen Ausbildung auch kaum mit dem Wiener Kreis zu tun hatte.

*Frage: Mit Prof. NAVRATIL kam die Herzchirurgie nach Wien und es begann eine Entwicklung, die schließlich ihren spektakulären Höhepunkt, wenigstens für den Außenseiter, in dem Kalb Esmeralda mit dem künstlichen Herz fand. Seit damals ist es erstaunlich still geworden und man hört eigentlich nichts mehr über Kunststoffherzen und ihre Verwendung beim Menschen. Gibt es Gründe für dieses Verstummen?*

*Antwort:* Zunächst muß festgehalten werden, daß in Wien schon unter DENK Herzchirurgie an der II. Chir. Universitätsklinik betrieben worden ist, und auch vor NAVRATIL schon mit der Herz-Lungen-Maschine durch HELMER und andere operiert worden ist. Richtig ist, daß NAVRATIL als erster Herzchirurg zum Vorstand der Klinik berufen wurde. Um aber bei der Tradition anzuknüpfen, möchte ich daran erinnern, daß der erste Vorstand dieser Klinik Franz SCHUH, der vor BILLROTH die Klinik innehatte, die erste Herzbeutelpunktion auf der Welt durchführte und so ein ganz früher Herzchirurg war.

*Frage: War das eine ärztliche Leistung, die man aus internationaler Sicht als Impuls der WIENER MEDIZINISCHEN SCHULE bezeichnet hat?*

*Antwort:* SKODA hat sich um diese Zeit als Internist ganz besonders mit der Problematik der Herzkrankheiten

beschäftigt, wobei sein chirurgischer Partner eben SCHUH war, der sich nach der Diagnosestellung zur Punktion eines hydropischen Pericards als weltweit erster entschloß. Aber zurück zu NAVRATIL.
Mit seiner Berufung kam ein Mann nach Wien, der als erster chirurgischer Ordinarius nach dem 2. Weltkrieg in unserem Raum die klinische Tätigkeit mit der chirurgischen Forschung sowohl im klinischen als auch im experimentellen Bereich verband. Mit dieser Grundeinstellung, nämlich der experimentellen Forschung auf chirurgischem Gebiet besonderen Stellenwert zu verleihen, was ganz im Gegensatz zu der damals herrschenden wissenschaftlichen Meinung stand, setzte er nicht nur neue Forschungsschwerpunkte, sondern gründete auch eine Arbeitsgruppe für die mechanische Unterstützung und den mechanischen Ersatz des Herzens. Erfolge stellten sich relativ rasch ein. Unter seiner Führung wurde, vermutlich als erstem Patienten in Europa, eine intraaortale Ballonpumpe eingesetzt, die in Amerika entwickelt worden war. Was den mechanischen Teilersatz des Herzens betrifft, fand man im experimentellen Tierversuch sehr rasch Anschluß an amerikanische Arbeitsgruppen, indem Tieren Pumpen als funktioneller Herzersatz eingesetzt wurden, wobei allerdings den Tieren das eigene Herz belassen wurde.
Mitte der 70er Jahre trat weltweit eine gewisse Verlangsamung der Wissenszunahme ein, weil es eigentlich nirgends gelungen war, die im experimentellen Tierversuch gewonnenen Erfahrungen und Resultate für den Menschen brauchbar umzusetzen. Der Stimulus, weitere Versuche zu unternehmen, ging verloren, und es setzte eine Phase des Umdenkens in der Richtung ein, ob es überhaupt sinnvoll sei, dem Menschen ein mechanisches Herz einzusetzen.

*Frage: Ein Mißerfolg oder ein nicht ganz geglückter Erfolg in den Übertragungsmechanismen kann doch nicht Hindernis für einen forschend Tätigen sein. Der Mißerfolg müßte doch eigentlich Stimulans für die Suche nach dem nichtentdeckten schwachen Punkt sein. Auch frage ich, wie ein Arzt letztendlich Überlegungen anstellen kann, einen Patienten an seinem kranken Herzen sterben zu lassen, statt das kranke Organ durch ein künstliches zu ersetzen?*

*Antwort:* Ich möchte versuchen, diese beiden Fragen als Einheit an einem Beispiel zu erklären. Sowohl im Hinblick auf das Suchen nach dem schwachen Punkt als auch auf das eher philosophische Problem des Lebens mit dem künstlichen Herzen haben Umdenkprozesse in den letzten 10 Jahren in der Öffentlichkeit wie auch in der Medizin stattgefunden. Es sind nämlich Zweifel an der „Machbarkeit“ von allem und jedem in der Medizin aufgetreten. Das Beispiel: Eines der wesentlichsten Probleme bei der Verwendung eines künstlichen Herzens stellt die Energiequelle dar, also wie man jene Menge von Energie in den Körper einbringen kann, die notwendig ist, ein künstliches Herz zu betreiben. Vor 15 Jahren konnte man in allen einschlägigen Publikationen lesen, daß dieses Problem sehr bald durch die Anwendung kleiner Atomzellen gelöst werden würde, die man inkorporieren könne und die durch entsprechende Wärmeumsätze die benötigte Energie liefern würden. Heute hat sich die überwiegende Mehrheit der Österreicher gegen die Atomkraft ausgesprochen, was sicher nur als Detailproblem zu betrachten ist und nicht bedeuten soll, daß man sich zur totalen Technikverdrossenheit entschließen soll. Ich glaube – und das wird auch mein Bestreben in der Zukunft sein – daß sich diese Forschungen wieder auf klar umrissene, eng klinikorientierte Projekte konzentrieren werden müssen, die geeignet sind, für den Patienten möglichst rasch umgesetzt werden zu können. Solche Projekte sind vorhanden. Unsere seinerzeitigen Vorstellungen, das ganze Herz möglichst bald durch ein künstliches zu ersetzen, werden dabei für einige Zeit hintangestellt werden müssen.

*Frage: Ist also Esmeralda vergeblich geopfert und umsonst gestorben? Oder hat der Einfluß NAVRATILS und sein sehr bewußter Aufbau eines guten Teams doch irgendwelche Erfolge gebracht?*

*Antwort:* Es wäre NAVRATIL gegenüber sicher ungerecht, nur von „gewissen Erfolgen“ zu sprechen. Keineswegs sind all diese Versuche umsonst gemacht worden, ich persönlich glaube nur nicht, daß es in den nächsten Jahren sinnvoll sein wird, das Herz eines Menschen zu entfernen und durch ein künstliches zu ersetzen. Ich möchte gleich feststellen, daß wir technisch oder wissensmäßig durchaus imstande wären, den Eingriff vorzunehmen, wie wir es hunderte Male im Tierversuch bewiesen haben. Es stellt sich vielmehr die Frage, ob dieser Eingriff human, sinnvoll und zukunftsträchtig ist. Als viel sinnvoller erachte ich, daß man in gemeinsamer Arbeit mit den Kardiologen verschiedene dieser Methoden der mechanischen Kreislaufunterstützung in den Dienst der Infarktentstehung und der Infarktfolgen stellt, was ja seinerzeit schon teilweise mit der Anwendung der Ballonpumpe unternommen wurde. Wir stehen knapp vor der Anrufung der Ethikkommission, die sich mit einer neuartigen Anwendung eines Ballonsystems zur Verringerung der Infarktgröße befassen soll. Im Tierversuch konnten wir nämlich beweisen, daß durch Einführung eines Ballons in den Sinus coronarus, also in die Herzvene, ein zeitweiser Aufstau des venösen Blutes im Coronarsinus erzielt werden kann, wodurch die Größe eines sich entwickelnden Infarktes verkleinert wird. Das heißt, daß der durch das Infarktgeschehen entstehende Schaden geringer ist als bei der nicht mit der Pumpe versehenen Kontrollversuchsgruppe. Wir hoffen, gemeinsam mit den Kardiologen diese Methode auch am Menschen sinnvoll anwenden zu können, was einer echten Innovation in der Klinik gleich käme.

Darüber hinaus sind alle diese Untersuchungen für die Grundlagenforschung von Bedeutung. Tierversuche unter Anwendung einer künstlichen Herzpumpe, aber auch anderer künstlicher Organe liefern einzigartige Studienobjekte für pharmakologische Interventionen, für physiologische Vorgänge und v. a. m. Als einen solchen sinnvollen Beitrag zur Grundlagenforschung betrachte ich beispielsweise den Einsatz neuentwickelter Pharmaka an Tieren, die mit implantierten, total künstlichen Herzen lebten, bei denen die natürliche Herzregulation ausgeschaltet und nur mechanisch gesteuert war. Wir konnten in dieser Studienreihe durchaus neue Wirkungsmechanismen und Zusammenhänge aufklären und darlegen. Es soll dies ein Beispiel dafür sein, daß ein scheinbar klinikorientiertes Projekt – eben das der implantierten künstlichen Herzen – nicht nur praxisbezogen, sondern auch als sinnvoller Beitrag zur Grundlagenforschung betrachtet werden kann.

*Frage: Wo liegen die Schwerpunkte Ihrer Klinik und Ihrer eigenen Tätigkeit?*

*Antwort:* Erst einmal muß man zwischen meinen eigenen und den Schwerpunkten der Klinik unterscheiden. Wie schon im Ausschreibungstext für die Besetzung der Klinik definiert war, besteht diese neben verschiedenen Abteilungen – wie Plastische Chirurgie und Kinderchirurgie – aus zwei großen Schwerpunkten, nämlich aus der Herz-Gefäßchirurgie und der Allgemeinchirurgie. In beiden Bereichen sind traditionsgebundene innere Strukturen, Personal und Einrichtungen vorhanden.
Ich persönlich sehe meinen Schwerpunkt, meiner Ausbildung entsprechend, in der Herz-Gefäßchirurgie und auf diesem Gebiet wiederum vor allem in der optimalen Versorgung und einer dem jüngsten wissenschaftlichen Stand entsprechenden Herzchirurgie für die Patienten. Darüber hinaus strebe ich an, das uns zur Verfügung stehende Pa-

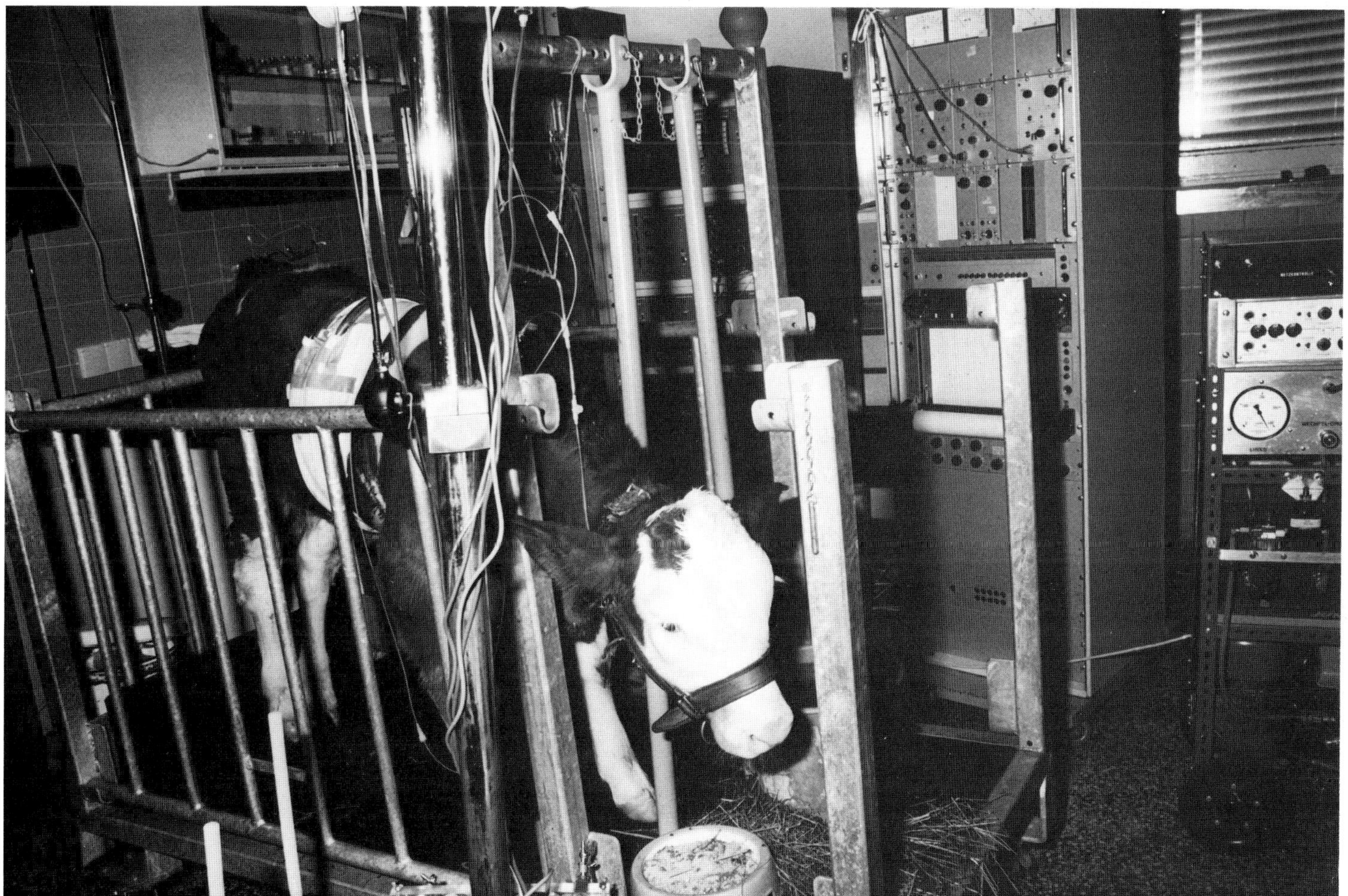

*Eine Nachfahrin der „Kuh Esmeralda" trägt eine non-pulsatile, elektromagnetisch betriebene Zentrifugalpumpe, die als Alternative zur pulsatilen pneumotorisch betriebenen Membranpumpe entwickelt wurde, und als funktioneller Linksherzersatz in Erprobung genommen worden ist. Die neu entwickelte Pumpe läßt ein höheres Herz-Minuten-Volumen erwarten, als dies bei der Membranpumpe der Fall ist.*

tientengut im Sinne einer modernen klinischen Forschung auszuwerten und Fragestellungen, die durch die Klinik allein nicht gelöst werden können, in das Experiment und in die chirurgische Forschung einzubringen und aufzuarbeiten. Dabei werden sicher jene Probleme im Vordergrund stehen, die in einem Konnex mit der traditionsgemäß gewachsenen Forschung auf dem Sektor der mechanischen Kreislaufunterstützung stehen, was wieder meinem eigenen besonderen Interessengebiet – Infarktentstehung, Infarktverhütung und Infarktbehandlung – entgegenkommt. Auf diese Weise werden klinischer und Forschungsschwerpunkt sinnvoll verbunden.

*Frage: Konnten Sie oder Ihre Mitarbeiter auf diesem speziellen Gebiet Ergebnisse erzielen, die aus internationaler Sicht als ein von Wien ausgehender Impuls betrachtet werden können?*

*Antwort:* Die Arbeitsgruppe, die sich mit all den Problemen der herzchirurgischen Forschung beschäftigt, ist ganz gewiß eine sehr potente Gruppe. Auch wurde durch die Förderung bzw. Gründung eines Ludwig-BOLTZMANN-Instituts für herzchirurgische Forschung entsprechende Voraussetzungen geschaffen, und ich glaube, daß nur wenige Stellen, die im Rahmen einer chirurgischen Klinik für die chirurgische Forschung ein so gut ausgestattetes, aktives und so bekanntes biotechnisches Forschungslaboratorium haben wie wir. Und ich glaube schon sagen zu können, daß dieses Institut bzw. die dort gewonnenen wissenschaftlichen Erkenntnisse und Ergebnisse während der letzten 10 Jahre bei den entsprechenden Fachkollegen auf der ganzen Welt durchaus bekannt geworden sind. Wenn Sie mich also um spezielle Ergebnisse fragen, dann würde ich 3 Forschungsprojekte aufzählen.

1. Unsere Untersuchungen über die Wirkung der Ballonpumpe auf den experimentellen Herzinfarkt und die klinische Umsetzung.
2. Unsere Erfahrungen mit dem funktionellen Linksherzersatz, also jene Untersuchungen, die unter dem Schlagwort Esmeralda in der großen Öffentlichkeit bekannt wurden, wobei man sich nur mit der „Marke Esmeralda“, nicht aber den eigentlichen Ergebnissen beschäftigte.
3. In jüngerer Zeit unsere physiologischen Untersuchungen an pulslosen Pumpen, d. h. an Tieren, bei denen durch eine spezielle Pumpart die physiologische Blutdruckamplitude nicht mehr besteht.

*Frage: Sie erwähnten vorhin, daß die Klinik laut Lehrauftrag aus zwei großen, verschiedenen Gebieten besteht. Auf der einen Seite die Herz- und auf der anderen Seite die Allgemeinchirurgie. Wird sich diese Struktur erhalten, auseinanderfallen oder sich wieder zu einem großen Ganzen vereinen?*

*Antwort:* Es gibt nur mehr sehr wenige Orte mit dieser Struktur, wobei sich die Frage stellt, ob wirklich die weitere Entwicklung in den – sagen wir nächsten 20 Jahren – tatsächlich in der totalen Spezialisierung liegt, wie sie manchenorts schon betrieben wird, oder ob später wieder ein gewisser Trend zum Zusammenströmen der einzelnen Richtungen zu beobachten sein wird. Solange diese Frage nicht beantwortet ist, muß man nach zufriedenstellenden Lösungen suchen. Ich habe mich bemüht, mehr oder minder selbständige organisatorische Einheiten zu schaffen, die, orientiert am Patienten- und Erfahrungsgut der Klinik, Teilgebiete im großen Bereich der sogenannten Allgemeinchirurgie betreuen. So gibt es drei weitgehend selbständige Einheiten, von denen sich je eine mit der Thoraxchirurgie, der Chirurgie des Oberbauches und – was seit HOCHENEGG eine besondere Tradition an der Klinik hat – mit der Colon- und Rektumchirurgie beschäftigt. Diese Einheiten sind so strukturiert, daß sie unter der Leitung eines weitgehend unabhängigen Oberarztes stehen, der sich innerhalb dieser Einheit klinisch wie wissenschaftlich mit eigenen Fragestellungen beschäftigt, in denen er besonders kompetent sein soll.
Ich hoffe, mit dieser Organisationsform auch ein gewisses Denkmodell für die Zukunft zu liefern, wenn es in einer späteren Zeit, insbesondere aber unter den Bedingungen des Neuen Allgemeinen Krankenhauses, zu einer prinzipiellen Strukturänderung im Bereich der Fakultät kommt. Ich hoffe aufzeigen zu können, daß es durchaus möglich ist, verschiedene Bereiche fachlich unabhängig und selbständig, aber organisatorisch gebunden zu führen. Ich glaube nämlich, daß eine völlige Teilung in Einzelkliniken eine unsinnige Entwicklung wäre, weil dann die Ausbildung der Studenten und auch der jungen Ärzte zu Chirurgen nicht mehr gewährleistet wäre. Zweifelsohne würde bei einem totalen organisatorischen Auseinanderfallen jede einzelne Einheit einen möglichst großen eigenen Mitarbeiterstab anstreben und das für die Ausbildung vorgeschriebene Rotationssystem nach vielleicht anfänglichem Enthusiasmus zu einem solchen auf dem Papier werden. Bei allen durchaus sinnvollen fachlichen Strukturbereinigungen muß meiner Meinung nach die Chirurgie organisatorisch eine Einheit bleiben, weil nur so die Lehr- und Ausbildungsfunktion der Universität erhalten bleiben kann.

*Frage: Ich habe in den Monaten der Bestandserhebung zu diesem Buch zwei Chirurgien, zwei Unfallchirurgien, eine Neurochirurgie und eine Plastische Chirurgie kennengelernt. Wenn ich ihre Überlegungen weiterdenke, könnte es also möglich sein, daß sich alle diese Chirurgien wieder zu einer großen organisatorischen Einheit verschmelzen. Wie sollten aber alle diese Chirurgien zu einem großen Mutterfach zusammengefügt und damit eines Teiles ihrer Machtbefugnisse entkleidet werden?*

*Antwort:* Zusammengefaßt werden sollten vor allem jene Bereiche, die für die Ausbildung des, wenn ich es so nennen darf, Allgemein- oder Routinechirurgen von

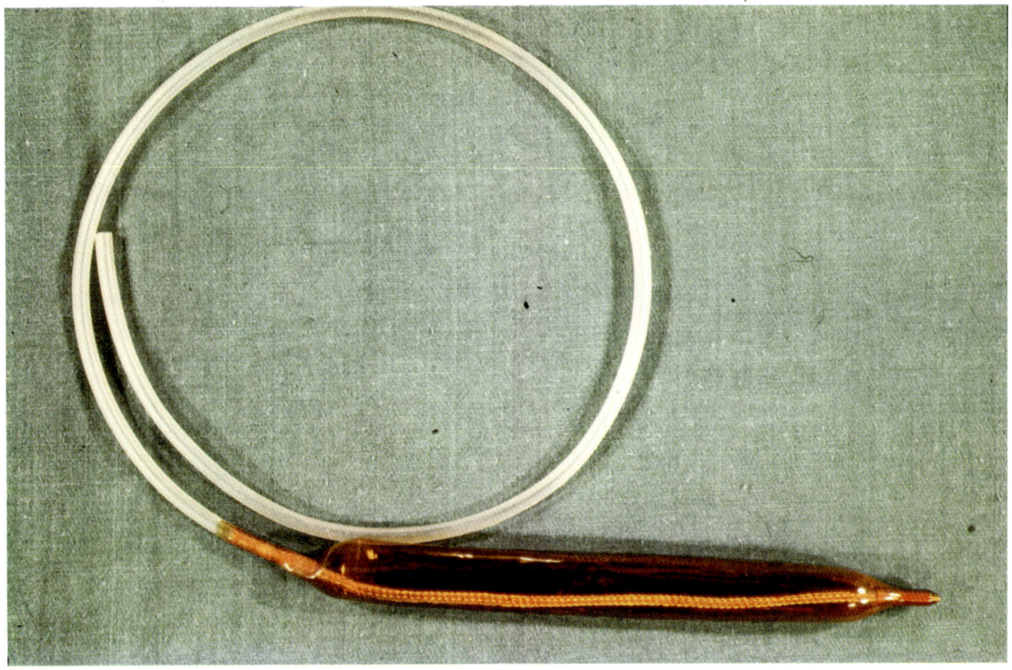

*Intraortale Ballonpumpe, die von Wolner noch unter Navratil als erstem Operateur eingesetzt worden ist.*

Wichtigkeit sind. Dazu gehören die Bauchchirurgie, die Gefäßchirurgie, die Unfallchirurgie und gewisse Teile der Thoraxchirurgie und der Intensivmedizin. Was nun die restlichen operativen Fächer anlangt: es besteht kein Zweifel, daß in einem kleineren Spital der Chirurg auch die Urologie beherrschen, einen Herzstich nähen, aber auch eine Schädeltrepanation durchführen können sollte, doch scheint mir das für eine Allgemeinausbildung nicht so wichtig zu sein. Daher ist zuerst einmal zwischen den Fächern zu unterscheiden, die der allgemeinen Ausbildung dienen, und den echten Spezialfächern. Sicher wäre es wünschenswert, wenn eine gewisse Vereinheitlichung stattfände, was ja nicht bedeuten soll, daß diese Einheiten komplett verschmelzen müssen. Aber gehen wir doch ein Stückchen in der Geschichte der Wiener Medizin zurück, deren hervorragende Leistungen gerade im vorigen Jahrhundert erbracht wurden. Eine Wurzel zu diesen Leistungen ist sicher im System der konkurrenzierenden Doppelkliniken zu suchen, die von der alten Fakultät nicht nur deshalb errichtet wurden, um die vermehrte Studentenanzahl zu bewältigen, sondern auch, weil ein gewisses wettbewerbsorientiertes Konkurrenzdenken damit geschaffen wurde. Und dieses Denken war zweifelsohne auch ein ganz wesentlicher Stimulus für Fortschritte. Zugegeben, solche Gedanken sind wahrscheinlich nicht sehr zeitgemäß, auch erscheint es wünschenswert, eine gewisse organisatorische Einheit herzustellen, und das nicht nur in der Chirurgie. Ich glaube nämlich, daß sie die Voraussetzung für die Heranbildung von noch besserem und noch qualifizierterem ärztlichen Nachwuchs ist, der nur auf einer guten klinischen und wissenschaftlichen Grundausbildung basieren kann. Wenn eine solche Grundausbildung abgesichert ist, wären die jungen Ärzte wahrscheinlich noch bereiter als bisher, sich gewissen Spezialdisziplinen zu widmen. Ich gebe aber zu, daß das ein Modell für viele Jahre, wenn nicht Jahrzehnte ist, und daß natürlich auch andere Ansichten durchaus ihre Berechtigung haben.

*Frage: Wie kommt es, daß seit dem Ende des Zweiten Weltkrieges nur wenige geistige Impulse vom schul- und erfolgsträchtigen Wiener Boden ausgegangen sind?*

*Antwort:* Ich glaube, daß diese Behauptung eine große Ungerechtigkeit ist. Wir sollen uns nicht schlechter machen, als wir sind. Auch scheint mir das gewisse, immer wieder behauptete Defizit an innovatorischer Leistung nicht allein von den Menschen abhängig zu sein, sondern auch von den Umständen, eben des Krieges und aller Folgezustände. Aber etwas hat sich tatsächlich geändert. Die Forschung ist in allen Bereichen, und natürlich auch in der Medizin, interdisziplinär geworden, und man muß geradezu suchen, erfolgreiche Forschergruppen zusammen zu bringen. Wenn es gelingt, eine solche Gruppe hierachieunabhängig zu strukturieren und die verschiedenen zusammengeführten Spezialisten nur sachbezogen und in einem gewissen Freiheitsraum – der mir besonders wichtig erscheint – arbeiten und forschen zu lassen, können sich Ergebnisse einstellen. So sehe ich meine Aufgabe darin, neben der Steuerung einen für den Funktionsablauf einer Universitätsklinik unbedingt notwendigen formalen Aufbau – denn eine Organisation funktioniert nun einmal nur nach hierarchischen Gesichtspunkten – davon unabhängige Forschungsgruppen auszubilden und zu motivieren und damit die Gewähr zu geben, daß kreative Leistungen entstehen. Daß man bei der unglaublichen Breite der Forschung in allen Bereichen der Medizin in allen Ländern der Erde natürlich nicht unbedingt erwarten kann, eine Gruppe aufzubauen, die sofort weltberühmt wird, das muß klar sein. Aber ich glaube, daß durch eine solche Politik, also die Schaffung von Forschergruppen mit Freiräumen, zumindest die Voraussetzungen für mögliche Erfolge geschaffen werden. Das ist etwas, das ich von meinem Lehrer NAVRATIL gelernt habe: Zumindest die Voraussetzungen müssen vorhanden sein, um solche Leistungen theoretisch vollbringen zu können. Das erfordert natürlich ein gewisses Umdenken, denn die Gewährung von Freiheit, sei es in Forschungs- oder sonstigen Bereichen, bedeutet natürlich für den, der sie zu gewähren hat, Machtabgabe, und das ist auch ein intellektuelles Problem.

# UNFALLCHIRURGIE

Von 1907 an wurden EISELSBERG und HOCHENEGG in Eingaben an das Ministerium für Kultus und Unterricht und als die unbeachtet blieben, in Presseaussendungen vorstellig (1908), daß die Gründung von Unfallstationen aus Ausbildungsgründen für Studenten und junge Ärzte dringend nötig sei. Sie betonten in ihrem Memorandum am 30. 8. 1908 in der „Neuen Freien Presse" auch die Sorge um die Fortbildung der Ärzteschaft für eventuelle Kriegszeiten. Die Eröffnung der Unfallstationen an den beiden Universitätskliniken wurde am 3. 11. 1909 endlich möglich. Die ersten leitenden Assistenzärzte waren Paul CLAIRMONT (1875–1941) an der I. und Camillo FORAMITTI (1875–1954) an der II. Chirurgischen Klinik. Jeder junge Arzt, der an einer der Kliniken arbeitete, mußte im Turnus 1–2 Jahre an einer Unfallstation arbeiten.
HOCHENEGG hat 1911 einen seiner Rigorosanten nach der Prüfung aufgefordert, bei ihm als Operationszögling einzutreten. Es war Lorenz BÖHLER (1885–1973). Er kann als der eigentliche Vater der wissenschaftlichen Unfallchirurgie bezeichnet werden. Sein Werk „Technik der Knochenbruchbehandlung" (1. Aufl., 1929) wurde in alle Weltsprachen übersetzt und hat heute noch als Standardwerk internationale Bedeutung. Er gründete und leitete ab 1925 das Unfallkrankenhaus in Wien und wurde 1936 mit dem Titel eines Universitätsprofessors ausgezeichnet.

Wie BÖHLER es gefordert hatte, wurde die Unfallchirurgie selbständiges Unterrichtsfach. Die beiden Stationen wurden zuerst in Lehrkanzeln und dann in Universitätskliniken umgewandelt. Die ersten Vorstände sind Emanuel TROJAN (geb. 1919) und Hans SPÄNGLER (geb. 1916).

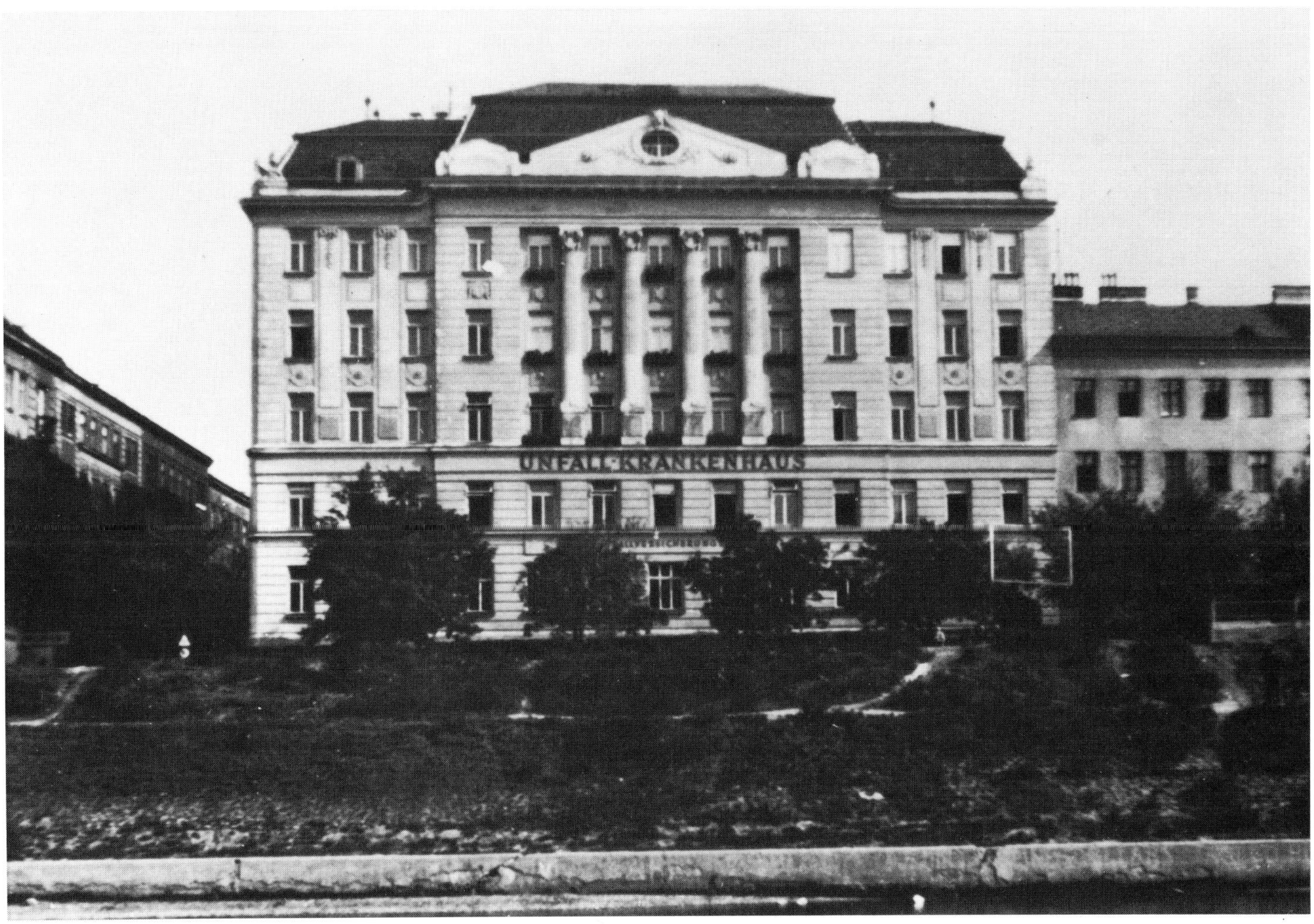


*Das alte Unfallkrankenhaus in der Webergasse, in dem der „Vater der Unfallchirurgie" Böhler gewirkt und am 21. 1. 1973 gestorben ist.*

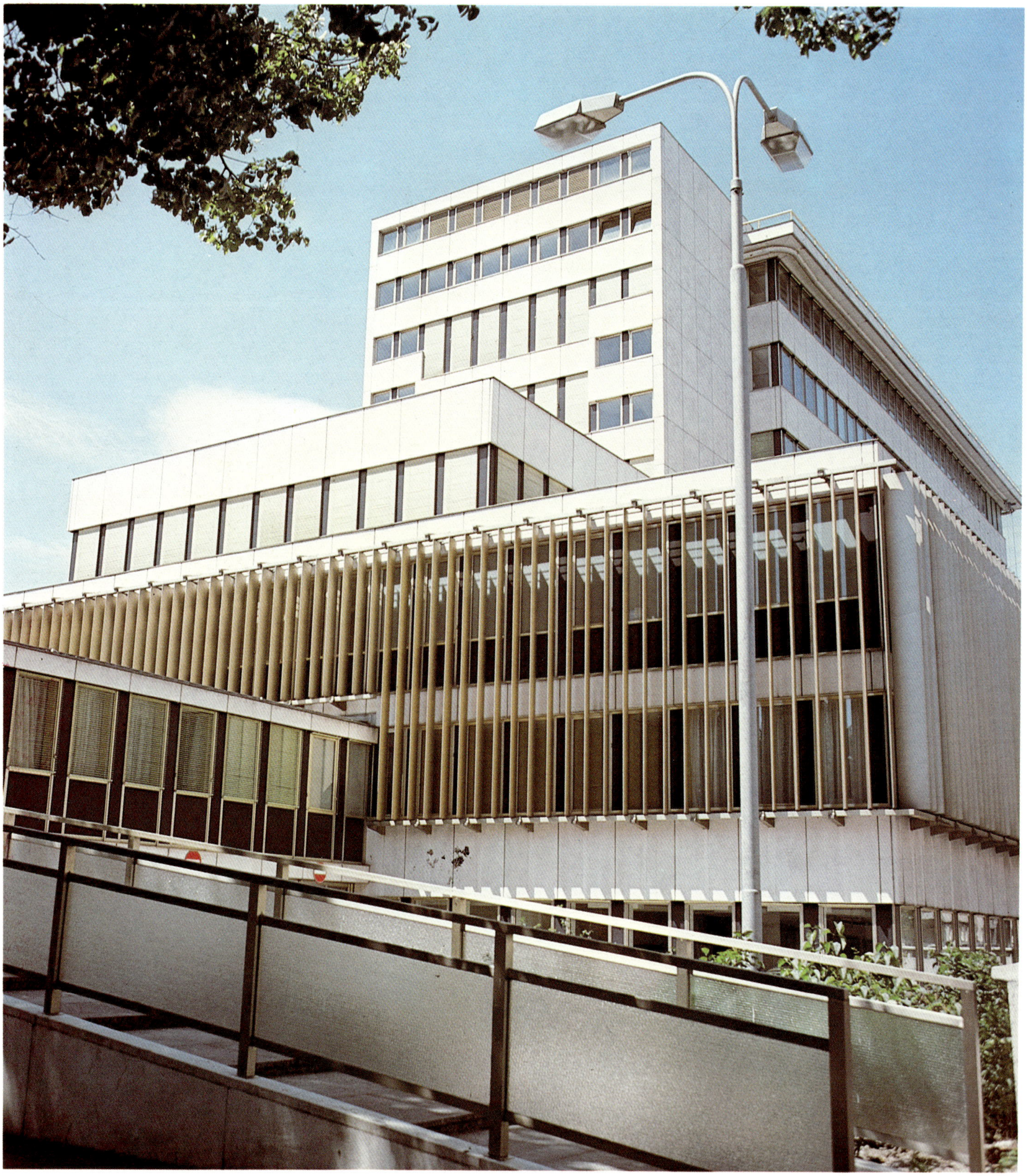

*Das neue Lorenz Böhler-Krankenhaus in Wien Brigittenau, in dem 122 Patienten stationär und etwa 6.000 Patienten pro Jahr ambulant behandelt und wiederhergestellt werden können.*

## Prof. Dr. Hans Spängler

Vorstand der II. Universitätsklinik für Unfallchirurgie Wien

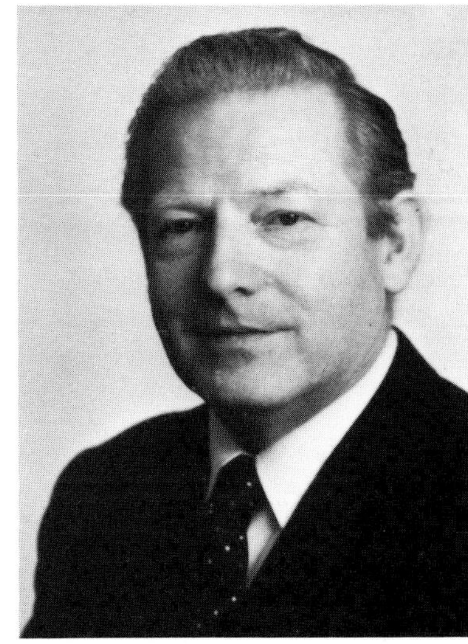

geboren am 28. Februar 1916 in Wien. Humanistisches Gymnasium zu den Schotten in Wien. Matura 1934 und Medizinstudium an der Universität Wien mit Promotion zum Doktor der gesamten Heilkunde am 1. 12. 1939. 1936 Demonstrator und ab Mai 1939 wissenschaftliche Hilfskraft am Anatomischen Institut der Universität Wien unter E. PERNKOPF. Juli 1940 Einberufung zum Wehrdienst als Arzt bei der Luftwaffe. Verwendung bis 1943 als Pathologe unter Leitung von H. HOMMA an den Prosekturen der Wiener Allgemeinen Poliklinik und des Wiedner Krankenhauses. Im Herbst 1945 Wiederaufnahme der Assistententätigkeit am Anatomischen Institut unter provisorischer Leitung von V. PATZELT. Oktober 1946 Eintritt als Hilfsarzt an die I. Chir. Univ. Klinik in Wien. Allgemeinchirurgische Ausbildung unter L. SCHÖNBAUER, P. FUCHSIG, P. KYRLE und H. KRAUS. 1952 Assistent der Klinik und 1954 Zuerkennung des Facharzttitels für Chirurgie. Ab 1955 mit kurzen Unterbrechungen mit der Leitung der Unfallstation der I. Chir. Univ. Klinik als Nachfolger von G. H. MARCUS betraut. 1963 Habilitation für Chirurgie unter besonderer Berücksichtigung der Traumatologie. Nach Errichtung von Lehrkanzeln für Unfallchirurgie 1971 als ordentlicher Professor zum Vorstand der Lehrkanzel für Unfallchirurgie II an der II. Chir. Univ. Klinik (Vorstand: Prof. Dr. J. NAVRATIL) ernannt. Mit Inkrafttreten des UOG wurde die Lehrkanzel in die II. Univ. Klinik für Unfallchirurgie umgewandelt.

# Das Rennen gegen die Uhr

Interview am 30. 9. 1981

*Frage: Wenn man über die Gründungsumstände der beiden Unfallstationen an den Wiener Chirurgischen Universitätskliniken in der Medizingeschichte nachliest, hat man den Eindruck, daß nur eines unverändert erhalten geblieben ist: nämlich die wissenschafts- und fortschritthemmende Bürokratie. Man muß aber zugestehen – nachdem sie einmal überwunden war – daß die Zustimmung zum Sonderstatus der beiden Unfallstationen innerhalb der Chirurgischen Universitätsklinik, der von EISELSBERG und HOCHENEGG so lange vehement gefordert worden war, zu einer Zäsur in der Geschichte der Medizin geworden ist. Zu einer Zäsur, die weltweit anerkannt und nachvollzogen worden ist. Gab es doch bis zum Jahr 1909 in der ganzen Welt keine einzige in sich geschlossene Unfallstation, in der rund um die Uhr – also 24 Stunden am Tag – verunglückte Patienten aufgenommen, behandelt und ambulant oder stationär versorgt werden konnten. Man darf – wenn diese Betrachtungsweise richtig ist – die Gründung der Unfallstationen gleichsetzen mit einer wichtigen Tat der WIENER MEDIZINISCHEN SCHULE. Stimmen Sie dieser Ansicht zu? Wenn ja, hat es vor der Eröffnung der beiden Unfallstationen schon so etwas wie eine eigene WIENER MEDIZINISCHE SCHULE der Unfallchirurgie gegeben?*

*Antwort:* Eine Vorentwicklung eigener Art hat es meines Wissens nicht gegeben. Anlaß für EISELSBERG und HOCHENEGG, Unfallstationen im Rahmen der Kliniken aufzubauen, war der Umstand, daß man in den Kliniken zu wenig Verunglückte zu versorgen und der Student so gut wie keine Möglichkeit hatte, sich über die Eingriffs- und Behandlungsmöglichkeiten auszubilden. Der Unterricht der Studenten und die Weiterbildung junger Ärzte schien ihnen gefährdet, was vor allem in Kriegszeiten katastrophale Auswirkungen erwarten ließ. Auf diese Umstände wiesen ja auch EISELSBERG und HOCHENEGG in einem offenen Brief an die „Neue Freie Presse“ vom 30. 8. 1908 nachdrücklich hin. Es gab also bis zum Zeitpunkt der Gründung nicht nur keine eigene Schule, sondern es fehlte auch der Begriff „Unfallchirurgie“ im besonderen.

*Frage: Wann begann sich die „Unfallchirurgie“ eigenständig zu artikulieren und wer hat sie zu einem „Begriff“ gemacht?*

*Antwort:* Meiner Meinung nach ist der HOCHENEGG-Schüler Lorenz BÖHLER – auch international gesehen – der erste, den man als Unfallspezialisten bezeichnen kann. Er hatte während des 1. Weltkrieges ein Verwundetenlazarett zu leiten und war dort 24 Stunden am Tag mit Verwundungen aller Art konfrontiert. Ausgestattet mit einer hervorragenden Beobachtungsgabe und dem Talent, Erfahrungen quasi zu computerisieren, kam er mit einem enormen Wissen zurück, das er sofort zu ordnen und auszuwerten begann. Er brachte die Verletzungen des Skelettsystems in geordnete Schemata und gab minutiös optimale Behandlungsrichtlinien an, die auf der ganzen Welt Anerkennung und Nachahmung fanden und im großen und ganzen heute noch Gültigkeit haben. Schwerpunkt war verständlicherweise die konservative Knochenbruchbehandlung, weil zu Lorenz BÖHLERS Zeiten die Voraussetzungen für größere operative Eingriffe, wie wir sie heute z. B. in der modernen Anästhesie, bester Asepsis, der Antibiotika-Abschirmung und letztlich auch in der Verwendung körperfreundlichen, technisch einwandfreien Osteosynthesematerials besitzen, noch nicht vorhanden bzw. im Entstehen waren. Seine auf Empirie fußenden Anleitungen erschienen in einem umfangreichen Grundwerk, dem später noch zwei Ergänzungsbände folgten (eines davon unter Mitwirkung seines Sohnes Jörg) unter dem Titel „Die Technik der Knochenbruchbehandlung", einer bis heute nicht übertroffenen wissenschaftlichen Arbeit, die in mehr als 30 Sprachen übersetzt worden ist. Der Großteil der noch heute angewandten Therapien in der konservativen Knochenbruchbehandlung sind BÖHLERsche Ideen und BÖHLERsche Methoden. Die Wertigkeit und Berühmtheit seiner Lehre zeigte sich am besten in der Besucherfrequenz: Für unzählige Kollegen aus dem In- und Ausland wurde die berühmte Webergasse im 20. Bezirk zu einem Ausbildungsschwerpunkt. Sie kamen in die Webergasse, um bei BÖHLER Lehre und Weiterbildung zu finden.

*Frage: Und doch sind Sie hier an der II. Universitätsklinik für Unfallchirurgie als Vorstand tätig?*

*Antwort:* Sie berühren eine „wunde Stelle" in der Geschichte der Unfallchirurgie, wenn ich so sagen darf. Natürlich hätte man diesen genialen, immer wieder kreativen Mann durch eine Lehrkanzel im Rahmen der allgemein chirurgischen Kliniken an die Universität zurückholen sollen. Ich zitiere wörtlich aus der Festschrift, die anläßlich seines siebzigsten Geburtstages von Dr. Friedrich LORENZ geschrieben worden ist: „Nicht zuletzt auch durch den Großmut, mit dem er im Jahre 1938 das Angebot der Wiener medizinischen Fakultät ablehnte, die 1. Chirurgische Universitätsklinik in eine Unfallklinik umzuwandeln. Das sei indiskutabel, betonte BÖHLER damals, Wien müsse über zwei chirurgische Universitätskliniken verfügen!"

Die Unfallstationen blieben also im Rahmen der Chirurgischen Universitätskliniken bestehen und dann kam die große Zäsur des Krieges. Die zunehmenden Verletzungen nach dem Krieg führten dazu, daß von den beiden Chirurgischen Universitätskliniken gut ausgebildete Assistenzärzte an die Unfallstationen kamen und diese auch über längere Zeit hindurch zu leiten hatten. Und so entwickelten sich im Rahmen der Mutterklinik immer größer werdende „Unfallabteilungen", die schließlich unter den Ordinarii Prof. FUCHSIG (I. Chirurgische Universitätsklinik) und Prof. NAVRATIL (II. Chirurgische Universitätsklinik 1971) in fachlich selbständige Lehrkanzeln überführt werden konnten. Dem UOG entsprechend wurden diese dann 1976/77 zu eigenständigen Kliniken. Nicht unerwähnt soll bleiben, daß trotz der nominellen Umwandlung die enge Zusammenarbeit mit den chirurgischen und fast allen anderen medizinischen Kliniken völlig gewahrt blieb.

*Frage: Haben sich mit der Schaffung der beiden Unfallstationen und ihrer jähen Aufwärtsentwicklung von ca. 3200 Patienten im Jahre 1920 zu rund 20.000 im vergangenen Jahr allein an der II. Unfallchirurgischen Klinik auch wissenschaftliche Entwicklungen in Ihrem Spezialgebiet auf Wiener Boden ergeben?*

*Antwort:* Wenn Sie aufsehenerregende Entdeckungen meinen, nein. Aber natürlich hat die weltweite, explosionsartige Entwicklung der medizinischen Forschung in den Nachkriegsjahren auch für die Chirurgie und ihre Nebenfächer einen ungeahnten Aufschwung gebracht und es ermöglicht, daß trotz Zunahme der Anzahl und Schwere der Verletzungen die Heilungserfolge bzw. Überlebenschancen Schwerstverletzter ständig im Ansteigen sind. Ich denke hier an die Erkenntnisse der Pathophysiologie zur Schockbekämpfung, an modernste Anästhesieverfahren, Blutbanken, Intensivpflegestationen und nicht zuletzt an die Fortschritte in den operativen Techniken, insbesondere im Hinblick auf die operative Knochenbruchbehandlung, welche an den Kliniken, sobald als erfolgversprechende Neuerung erkannt, übernommen und auch erfolgreich ausgebaut wurden. Aus der Vielfalt der Verletzungsmöglichkeiten ersieht man, daß zur Erzielung optimaler Behandlungserfolge in der Traumatologie die Zusammenarbeit mit fast allen Fächern der Medizin notwendig ist.

Ich selbst habe mich viel mit der Problematik der Verletzungen der großen Körperhöhlen beschäftigt und versucht, durch Enzymdiagnostik aus dem Serum eine Früherkennung innerer Organverletzungen zu erzielen. Die experimentellen Forschungen und ihre Verwendungsmöglichkeiten sind heute z. T. durch verfeinerte technische Untersuchungsmethoden, wie z. B. die Computertomographie oder Ultraschalldiagnostik überholt. Es wurden auch Operationsmethoden zur dynamischen intramedullären Fixation von Knochenbrüchen angewendet, die wenig später durch stabile Osteosyntheseverfahren weitgehend abgelöst wurden. Die Studien zur Schockbekämpfung sind heute noch in vollem Fluß und werden an beiden Unfallkliniken gemeinsam mit der Klinik für Anästhesie und allgemeine Intensivmedizin bearbeitet, und es werden zu diesem komplexen Thema immer neue Teilerkenntnisse erbracht. Weitere aktuelle Forschungsthemen sind heute die Bearbeitung biomechanischer Probleme sowohl auf dem Gebiete der konservativen wie insbesondere auch der operativen Knochenbehandlung. Immunologische Fragen, experimentelle und klinische Anwendung kontinuierlicher Hirndruckmessung und Probleme der Infektbekämpfung sind weitere komplexe For-

schungsthemen an den Unfallkliniken, womit nur einige Schwerpunkte der Forschung genannt sein sollen. Die Fortschritte aber sind – wie gesagt – fast ausschließlich Gemeinschaftsarbeit. In diesem Zusammenhang müssen auch die großen Fortschritte auf dem Gebiete der plastischen und Wiederherstellungschirurgie hinsichtlich optimaler Versorgung von Handverletzungen und in den letzten Jahren die hervorstechenden Erfolge der Replantationsverfahren unter Verwendung der Mikrochirurgie genannt werden.
Einer besonderen Erwähnung bedarf auch noch das 1970/71 von Wien aus durch Prof. LINDNER, den Vorstand des Institutes für Experimentelle Pathologie, angeregte biologische Klebeverfahren mittels Fibrin, welches nach gründlicher experimenteller Forschung rasch Eingang in Chirurgie und Unfallchirurgie gefunden und bereits eine international anerkannte Wertschätzung erfahren hat. An der Weiterentwicklung waren auch neben den theoretischen Forschungsstätten die Chirurgische und Unfallchirurgische Klinik sowie die Kieferklinik besonders beteiligt. Nicht zuletzt ist es unsere Aufgabe, allseitig ausgebildete Unfallchirurgen heranzuziehen, die es verstehen, einen Knochenbruch ebensogut zu versorgen wie einen schädel- oder herzverletzten Patienten.

*Frage: Sie liefern ein Stichwort. Als die Unfallstationen zu arbeiten begannen, wurde der schon zur Legende gewordene „Herzalarm" eingeführt, eine Einrichtung, die angeblich richtungweisend von Wien rund um die Welt gegangen sein soll.*

*Antwort:* Ja, das war damals eine wichtige Neuerung. Das Organisationsmodell war so aufgebaut, daß der Rettungsarzt bei Verdacht auf Herzverletzung vom nächsten Telephon oder Feuermelder die Rettungszentrale verständigte, die ihrerseits die diensthabende Unfallstation mit dem Kennwort „Herzalarm" mobilisierte. Während der Rettungswagen losraste, wurden alle Tore des Allgemeinen Krankenhauses geöffnet, da man nicht wußte, von welcher Seite der Rettungswagen einfahren würde. Am Tor der diensthabenden Station wurde eine Schwester und ein Operationsgehilfe mit Transportwagen postiert, im Röntgenzimmer der Durchleuchtungsapparat in Betrieb genommen. Im Operationssaal wurden Tisch und Besteck vorbereitet und die Ärzte begannen mit der Handwaschung, sobald sich die Herzverletzung bei der Röntgendurchleuchtung bestätigte. Ziel all dieser Voraktionen war das Einsparen von Minuten, die über Leben und Tod entscheiden konnten. Oft noch unter dem Durchleuchtungsgerät mußte der erste lebensrettende Eingriff einer sofortigen Entlastungspunktion vorgenommen werden: dann nämlich, wenn eine sogenannte Herztamponade vorlag, d. h. pralle Auffüllung des Herzbeutels mit Blut, die die Herzaktion zu hindern drohte. Erst dann konnte mit dem versorgenden Eingriff begonnen werden. Auf dem Gebiet der Sofortverständigung wurde später noch eine andere beispielgebende Weiterentwicklung eingeführt. Nach der Ausrüstung der Rettungswagen mit Funkgeräten wurde das sogenannte „Rote Telephon" installiert. Direkt aus dem Krankenwagen wird der Rettungszentrale über Funk die Alarmmeldung auch für andere schwere Verletzungen gegeben, die ihrerseits über eine nur diesem Zweck vorbehaltene Telephonleitung die Meldung an die Unfallchirurgie weitergibt, wodurch die Vorbereitungen gezielter einsetzen können. Ein paar eingesparte Sekunden bis Minuten mehr, die für die Erhaltung eines Menschenlebens von großer Wichtigkeit sein können.

*Frage: Sekunden, die ein Menschenleben bewahren können – die Unfallsereignisse werden immer schwieriger, der tödliche Verlauf wird immer häufiger und Probleme, denen sich früher ein Unfallchirurg sozusagen nie zu stellen brauchte, tauchen auf und müssen von ihm gelöst werden. Ich denke an die hoffnungslos verletzten Patienten, die eingeliefert werden, über die Schockbehandlung und alle nur möglichen ärztlichen Eingriffe zur Rettung des Lebens durchgeschleust und schließlich in der Intensivstation landen und dort an alle jene Maschinen angeschlossen werden, die das Leben erhalten. Auf der einen Seite hat der Unfallchirurg die Verpflichtung, das Leben des Patienten zu bewahren, wobei ihm die Maschine scheinbar hilft, auf der anderen Seite steht oft das Wissen, daß vermutlich alle Hilfestellungen erfolglos bleiben müssen. Der Mensch an den Maschinen atmet mit deren Hilfe weiter, ist aber in Wirklichkeit ein lebender Leichnam. Die Frage für den behandelnden Arzt taucht auf, wann die Maschinen abgeschaltet werden sollen.*

*Antwort:* Die Entscheidung wird natürlich nicht vom Unfallchirurgen allein, sondern von allen mit dem Patienten befaßten Ärzten getroffen. Das sind neben dem behandelnden Unfallchirurgen der Anästhesist und vor allem der verantwortliche Arzt der Intensivstation, gegebenenfalls unter Hinzuziehung eines Neurologen bzw. Neurochirurgen. Wichtigste Voraussetzung für die Entscheidung ist die Hirnstromableitung, die Elektroenzephalographie, die sechs Stunden lang anzeigen muß, daß die Hirnarbeit sistiert.

*Frage: So kommen wir also jetzt zu der heiklen Frage der Organentnahme bei einem hoffnungslos Verletzten bzw. klinisch Toten. Gibt es dafür eine allgemein gültige Regelung?*

*Antwort:* Ja! Der Gesetzgeber hat erst jüngst durch ein Bundesgesetz über die „Regelung der Organentnahme" eine rechtliche Entscheidungshilfe gegeben, die besagt, daß „die Entnahme eines Organes zur Heilung oder Verbesserung des Befindens eines Lebenden ohne weitere Rückfragen möglich ist". Wenn also die Meinung des Ärztekonsiliums und die nicht mehr vorhandenen Gehirnströme zusammentreffen, kann das Konsilium seine Zustimmung zur Organentnahme geben.

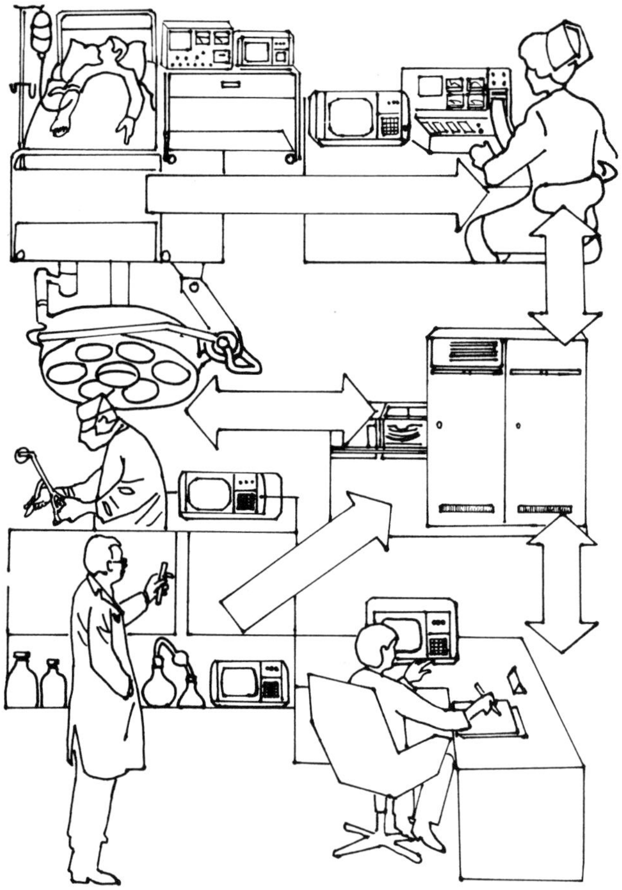

Informationsfluß zwischen Intensivpflege, Operationssaal und Laboratorium bei EDV-Einsatz

*Frage: Sie sehen also prinzipiell keine Konfliktsituation bei Organentnahmen?*

*Antwort:* Als Arzt – nein. Denn wie schon angedeutet, wird vorerst um das Leben des schwerverletzten Patienten mit allen heute zur Verfügung stehenden modernen Methoden der Schockbekämpfung und Reanimation gekämpft und erst bei erwiesener Aussichtslosigkeit nach einer Konsiliumsberatung der entsprechenden Fachleute ein Patient als möglicher Organspender in Betracht gezogen.

Und vom ethisch-religiösen Standpunkt her hat Papst PIUS XII. eine entscheidende Hilfestellung geleistet: Mit der zunehmenden Möglichkeit, früher als hoffnungslos verletzt angesehene Patienten über die ersten kritischen Minuten, Stunden bzw. Tage durch vorerst erfolgversprechende Reanimation hinwegzubringen, erhöhte sich auch rasch die Zahl derer, die dann doch als nicht lebensfähig erkannt wurden, und es war für den Arzt die verantwor-

*H. Spängler bei einer Knochenoperation.*

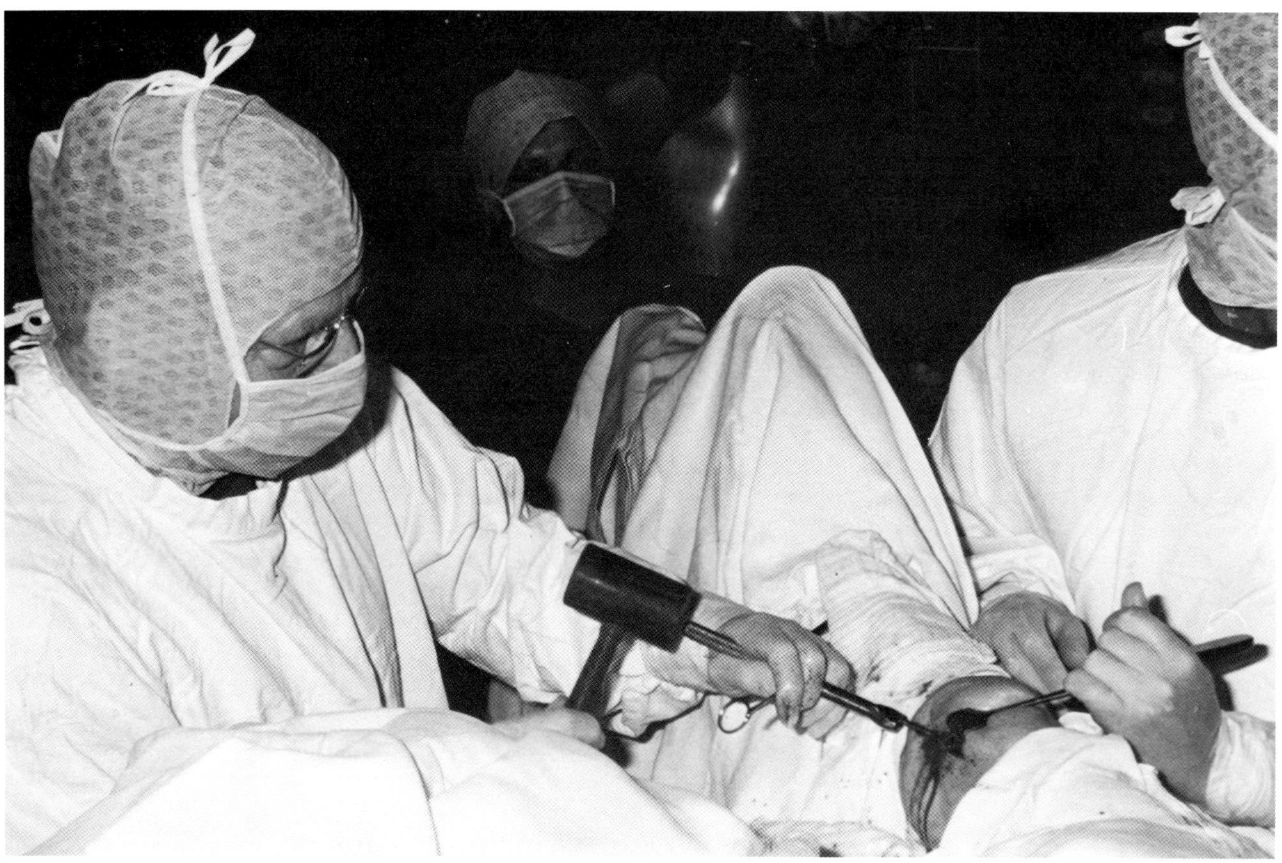

tungsvolle Frage, wie lange er verpflichtet sei, den hoffnungslos Verletzten künstlich am Leben zu erhalten. Hier hat auf entsprechende Anfrage der Ärzteschaft Papst PIUS XII. 1957 eindeutig Stellung bezogen und dem Arzt nach genauester Prüfung der Situation die letzte Entscheidung überlassen. Somit ist meines Erachtens ein operativer Eingriff zur Entnahme eines Organes bei einem rettungslos verlorenen Patienten zum Zwecke der Heilung oder zumindest Besserung des Zustandes eines anderen Schwersterkrankten noch vor Beendigung der Hilfsmaßnahmen gerechtfertigt. Entgegenstehende gesetzliche Bestimmungen in manchen Ländern und eventuelle Einwände Andersgläubiger sind in solchen Fällen selbstverständlich zu berücksichtigen.

*Frage: Die unschwer vorstellbaren Reaktionen der Angehörigen solcher Patienten führen mich zu Vorwürfen, die von Patienten und deren Angehörigen gleichermaßen immer wieder zu hören sind, nämlich, daß der Patient – in der Ambulanz wie auch auf der Station – als gesichtslose, unpersönliche Nummer behandelt wird. HOCHENEGG, einer der beiden Gründer der Unfallstationen, lehrte seinen Schülern die Verpflichtung, „dem Kranken mit Schonung und Fürsorge zu begegnen und es zu vermeiden, daß sich dieser als Nummer in einem großen Apparat und nicht als Ziel besonderer Sorgfalt sieht" (SCHÖNBAUER in „Das medizinische Wien"). Davon scheint heutzutage wenig übriggeblieben zu sein.*

*Antwort:* Der Vorwurf ist in einem gewissen Maß berechtigt. Der plötzlich Verunglückte, der ohne Vorbereitung in einem Spital landet, benötigt natürlich neben der physischen eine ganz besondere psychische Betreuung. Mein Lehrer, Prof. SCHÖNBAUER, hat diese Einstellung seinen Schülern rigoros gelehrt und auch vorgelebt. Auch ich versuche mit meinen Mitarbeitern diese Verhaltensweise, die ja wirklich zentrales Anliegen der WIENER MEDIZINISCHEN SCHULE ist, zu pflegen. Wenn es nicht immer so funktioniert, wie es den Idealvorstellungen entspricht, muß ich zum Verständnis für meine Kollegen wie auch für mich selbst doch zu bedenken geben, daß in der 24stündigen Dienstzeit etwa 80–100 frisch Verletzte zu versorgen sind und der erstvorsorgende Arzt eine ganz besondere Verantwortung trägt. Da können Nervosität und Ungeduld aufkommen, wobei nicht übersehen werden soll, daß auch die Verhaltensweisen von Patienten und Angehörigen manchmal mit dazu beitragen, eine gespannte Atmosphäre zwischen den Beteiligten aufkommen zu lassen. Und noch etwas kommt dazu: Der Bagatellverletzte, der früher selbstverständlich seine kleine Wunde beim Hausarzt versorgen ließ, kommt mit dieser womöglich mitten in der Nacht zu uns und verlangt, ohne Verzug behandelt zu werden; der Betrunkene, der, auf der Straße liegend, von der Rettung aufgenommen wurde, wird bei uns eingeliefert, und wir haben in vielen Fällen große Mühe, den oft renitenten und ausfällig werdenden Patienten zu versorgen. Zu all dem kommt, daß oft durch zahlreiche unsachliche Veröffentlichungen der Arzt in Verruf gebracht wird und aufgestaute Aggressionen der Patienten in unseren Ambulanzen ausgetragen werden; daß dabei auch wechselseitige Reaktionen entstehen können, sollte mit in Betracht gezogen werden.

*Frage: Sehr vereinfacht ausgedrückt, war der Arzt einmal „der liebe Gott im weißen Mantel". Wie sehen Sie die Position des Arztes heute?*

*Antwort:* Über die hohe Verantwortung des Arztes ist schon viel gesagt und geschrieben worden, und trotzdem hat man heute den Eindruck, daß ein Großteil der Patienten oft nicht abschätzen kann, welche Risken ein Arzt laufend bei seinen diagnostischen und therapeutischen Entscheidungen eingeht; von Risken bei operativen Eingriffen verschiedenster Art ganz abgesehen. Optimale Ausbildung, reichliche Erfahrung und ständige Bereitschaft zur Arbeit nach bestem Wissen und Gewissen können Risken auf ein Minimum reduzieren, Fehlschläge jedoch nicht verhindern. Die frühere Respektsperson des Arztes ist heute eher in die eines medizinischen Beraters, Betreuers und beratenden Partners übergegangen, dessen Risken, Verantwortung und Arbeitsbelastung aber größer geworden sind, eine Tatsache, die dazu führen sollte, den Arzt anders zu sehen als es heute meist geschieht.

*Frage: Der „mündige Patient" und der „mündige Angehörige" sind zu Schlagworten unserer Tage geworden. Der „mündige Patient" soll nach Meinung verschiedener Bürgerrechtsbewegungen, aber auch durchaus offizieller Personen ebenso wie seine Angehörigen das Recht haben, vom dazu verpflichteten Arzt alles über seinen Zustand zu erfahren.*

*Antwort:* Man bedenke: Wenn „der Patient das Recht auf volle Wahrheit, insbesondere bei einem aussichtslosen Fall, hat", wer verantwortet die mögliche Kurzschlußhandlung eines Selbstmordes, ausgelöst durch „volle Wahrheit"? „Danach" wird man nicht über das Recht des mündigen Patienten sprechen, sondern über die Verantwortungslosigkeit des behandelnden Arztes. Dieser wird gut daran tun, die Mentalität seines Patienten sehr genau zu prüfen. Überdies glaube ich, daß die Reaktion auf die volle Wahrheit bei verschiedenen Völkern, ihrer Mentalität entsprechend, unterschiedlich sein wird. Kennt der Arzt den Patienten lange und genügend gut, wird er sich sicher nach ausdrücklich ausgesprochenem Wunsch dazu entschließen, diesem die „Wahrheit" zu sagen, nicht ohne dabei doch darauf hinzuweisen, daß es immer wieder „ein Wunder" gegeben hat. Daß selbst hoffnungslos erkrankte Patienten den Glauben an das „Wunder" in sich tragen, beweisen schon die immer wieder vorgeschlagenen fragwürdigen Experimente, schwer Erkrankte so lange einfrieren zu lassen, bis die Medizin neue Behandlungstechniken entwickelt hat. Den „mündigen Angehörigen" wird man natürlich restlos informieren, weil er meines Erachtens ein Recht auf volle Auskunft hat, Nuancierungen in der Auskunftserteilung werden dem Arzt aber immer noch vorbehalten sein.

*Frage: Unbeantwortet geblieben ist die Frage nach der hilflos ausgelieferten Nummer im Krankenbett, das Vorbeigehen der Ärzte am Bett eines Patienten, der voller Fragen ist und außer dem sinnlosen Satz „Es wird schon werden" keine Auskunft erhält.*

*Antwort:* Ich halte das Gespräch am Krankenbett des Verletzten für ganz besonders notwendig. Der Patient soll um Probleme seines Zustandes wissen, weil er damit persönliche Sicherheit und vielleicht erhöhte Bereitschaft erlangt, an seinem Heilungsprozeß aktiv mitzuarbeiten und manchmal eher bereit sein wird, unvermeidliche „Strapazen" hinzunehmen. Diesem sehr notwendigen Gespräch am Krankenbett entgegen steht die Tatsache der an meiner Klinik zweimal täglich stattfindenden Visite mit einem relativ kleinen und daher oft überbeanspruchten Mitarbeiterstab. Es fehlt also an der Zeit, aber auch – und das will ich nicht verhehlen – an der nötigen Geduld mancher Ärzte.
Dem gestreßten Arzt stehen oft labile, nicht selten querulierende Patienten gegenüber – eine Realität, vor der man auch nicht die Augen verschließen soll. Vielleicht wird es notwendig werden, zwischen dem gesprächsuchenden, schwer erkrankten Patienten und dem manchmal bis an den Kapazitätsrand ausgelasteten Arzt eine – diesen entlastenden, jenen in seinen Wünschen befriedigende – Person zwischenzuschalten. Eine Person, die vom Arzt über den Zustand der Patienten aufgeklärt wird und ihr Wissen in geeigneter Form weitergibt. Ein speziell ausgebildeter Sozialarbeiter beispielsweise, der natürlich an die Einhaltung der ärztlichen Schweigepflicht gebunden werden muß.

*Frage: Wie stehen Sie zum UOG? Was ist Ihre Einstellung zu der neuen Studienordnung?*

*Antwort:* Das UOG ist noch zu kurz in Kraft, um die Auswirkungen überblicken und eine fundierte Stellung dazu nehmen zu können. Es werden sicherlich noch etliche Novellierungen nötig sein. Die größte Schwierigkeit sehe ich als Vorstand einer Klinik in der Tatsache, daß der Ordinarius gleichzeitig die Pflichten eines Primararztes wahrnehmen soll.
Bezüglich der Studienordnung kann ich als Lehrer für einen Gegenstand im dritten Rigorosum nur sagen, daß ich die derzeitige Regelung bedauere. Sie bringt mit sich, daß die Hauptvorlesungen bestenfalls von 20–30 Hörern besucht werden. Als absolutes Positivum betrachte ich das neugeschaffene Intensivpraktikum. Allerdings: was heute gesetzlich vorgeschrieben ist, haben wir früher in gleicher Weise durch freiwilliges Famulieren in unserer Ferienzeit erreichen können.

# ORTHOPÄDIE

Die beiden Orthopädenschulen in Wien sind mit den Namen Adolf LORENZ (1854–1946) und Hans SPITZY (1872–1956) verbunden. LORENZ knüpfte an die Arbeiten des DUMREICHER-Schülers und Nachbarn BILLROTHS an der I. Chirurgischen Klinik, Eduard ALBERT (1841–1900), an. ALBERT empfahl LORENZ, wegen eines Karbolekzems die „nasse" (antiseptische) Chirurgie aufzugeben und es mit der „trockenen" zu versuchen. Hier sei auch DUMREICHERS ältester Assistent Karl NICOLADONI (1847–1902) genannt, dessen Name mit der Sehnentransplantation verknüpft ist, dem auch eine Daumenplastik aus einer transplantierten Zehe gelungen war. LORENZ wendete sich mit ganzer Kraft seiner Aufgabe, „die Krummen gerade und die Lahmen gehend zu machen", zu. Sein „modellierendes Redressement" der Hüft-, Knie- und Sprunggelenke durch Gips und Schienen machte ihn weltbekannt. Seine Ordination war am Wiener Alsergrund, in der Garnisongasse 3.

Schräg gegenüber, zuerst in der Frankgasse 1, dann ums Eck in der Garnisongasse 6, ordinierte sein Konkurrent, der kongeniale Orthopäde SPITZY. Dieser war in St. Leonhard bei Marburg in der Untersteiermark (heute Jugoslawien) als Kaufmannssohn geboren. Er verlor früh seinen Vater und wuchs als armer Student in Graz auf. Er und seine drei Geschwister haben es dem unermüdlichen Fleiß ihrer Mutter Maria, geb. URBANTSCHITSCH, zu verdanken, daß sich alle durchsetzen konnten. In Graz war SPITZY Kinderchirurg bei Theodor ESCHERICH, der 1911 nach Wien ging. SPITZY folgte ihm 1915, hatte sich aber der Orthopädie zugewandt. Er liebte, ähnlich wie LORENZ, die einfachen Methoden: „Nur das Einfache ist gut". Er war ein sehr guter Lehrer mit der Fähigkeit, komplizierte Zusammenhänge auf das Grundsätzliche, Einfache, zu reduzieren und wirkte durch seine stattliche Erscheinung auf seine Hörer und Patienten. Als Gründer und Leiter des Orthopädischen Spitals in der Gassergasse 44 in Wien, das den Barmherzigen Schwestern des Ordens vom heiligen Vinzenz von Paul gehörte, war er ein von allen bewunderter und wohl auch beneideter hervorragender Vertreter der Wiener Schule. Mit Albert HOFFA (1859–1907) war er 1904 in Amerika und bereiste mehrere Städte, um die dortigen Operationsmethoden kennenzulernen. Von der Großzügigkeit der Einrichtungen und auch von den hohen Einkommen der amerikanischen Orthopäden war er beeindruckt; vom Stand der chirurgischen und auch der unblutigen Technik weniger. Die Tradition der Wiener Schule war der amerikanischen in vieler Hinsicht überlegen. So erregte er mit seiner Technik, insbesondere in der Behandlung von verkrüppelten Kindern in Amerika ebenso Aufsehen wie LORENZ.

Nach dem ersten Weltkrieg wurde das Orthopädische Spital ein Lazarett für Kriegsversehrte und mit einer kleinen Barackenstadt mit zuletzt 4000 Betten das erste „Rehabilitationszentrum" der Welt. Eine ähnliche Invalidenschule richtete er auch im damaligen Konstantinopel im Auftrag der türkischen Regierung ein. Neben vielen anderen in- und ausländischen Orden wurde ihm auch der „Eiserne Halbmond" verliehen. All diese Leistungen verdankte er seinem hervorragenden Organisationstalent. „Das alles muß morgen fertig sein" war das geflügelte Wort SPITZYS, dem alle Assistenten und Schüler wie Philipp ERLACHER, sein Nachfolger Oskar STRACKER, Siegfried ROMICH, Ferdinand SEIDLER, der nach Amerika ging, SCHNABERTH und der Prothesenkonstruktuer VISCHER nachzueifern versuchten. Im hohen Alter war er wegen Hüftarthrose schwer gehbehindert und ahnte bereits, daß man künstliche Hüftgelenke bald implantieren können würde. Er hat aber die Wohltat dieser Operation nicht mehr erlebt.

Neben seinen operativen Methoden, wie einer Nabelbruchoperation beim Säugling, die heute noch nach ihm benannt ist, oder der Fertigung eines neuen Pfannendaches hat er sich besonders der Übungsbehandlung gewidmet. Einlagen mit einer Kugel im Fußgewölbe, Geradehalter mit einer Kugel, die beim Buckelmachen drückte wie die Kugeleinlage beim Senken des Fußgewölbes, waren funktionelle Hilfen zur Aktivierung der Muskeln, um die Normalform wieder zu erreichen. Ähnlich auch die von ihm vorgeschlagenen Übungen in den von ihm durchgesetzten Turnstunden in den Schulen zur körperlichen Ertüchtigung der Jugend. Bereits 1914 hat er „Die körperliche Erziehung des Kindes" geschrieben; heute noch eine Fundgrube für Kinderärzte und Orthopäden, wie Hans CZERMAK, der prominente Wiener Pädiater versichert.

Bei einer Audienz bei Kaiser FRANZ JOSEPH, die der obligaten Vermehrung von Turnstunden in den Schulen dienen sollte, antwortete er auf die etwas stereotype Frage des Kaisers, was sein Anliegen wäre: „Majestät, ich wünsche mir schöne und gesunde Buben und Mädeln im ganzen Reich." Die Majestät lächelte gnädig und die Turnstunden wurden mit allergnädigstem Erlaß vermehrt. EISELSBERG verhinderte die Verselbständigung der Orthopädie. BÖHLER forcierte die Unfallchirurgie. Die großen Chirurgen und Nachfolger EISELSBERGS brachten der Orthopädie ebenfalls nicht viel Verständnis entgegen. So konnte erst nach dem Abgang von FUCHSIG eine eigene Orthopädische Universitätsklinik gegründet und mit Karl CHIARI (1912–1981) als Ordinarius und Vorstand besetzt werden.

Karl CHIARI, der wenige Wochen nach Fertigstellung seines Interviews plötzlich verstorben ist, war ein Schüler

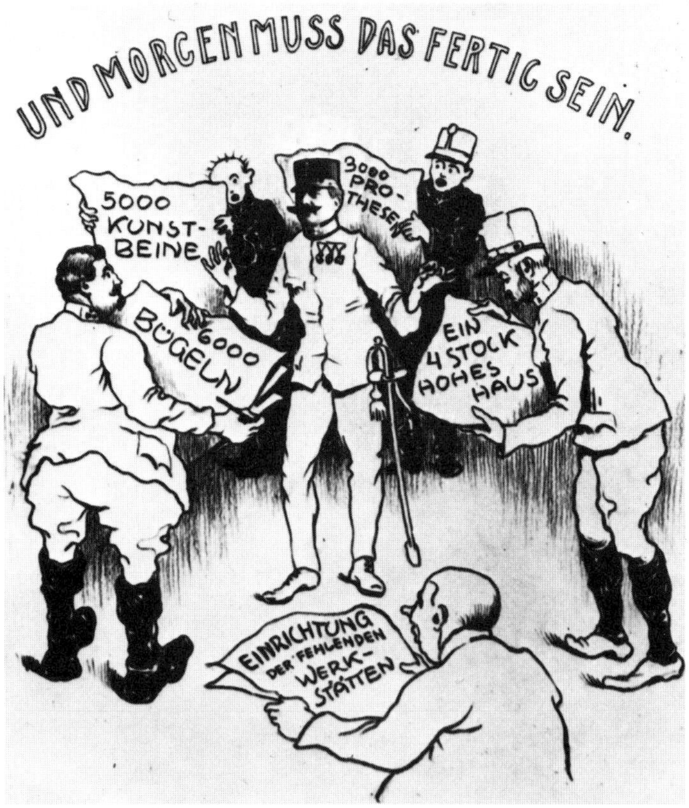


*Karikatur des „vielbeschäftigten“ Hans Spitzy und seiner „überforderten“ Mannschaft (um 1920).*

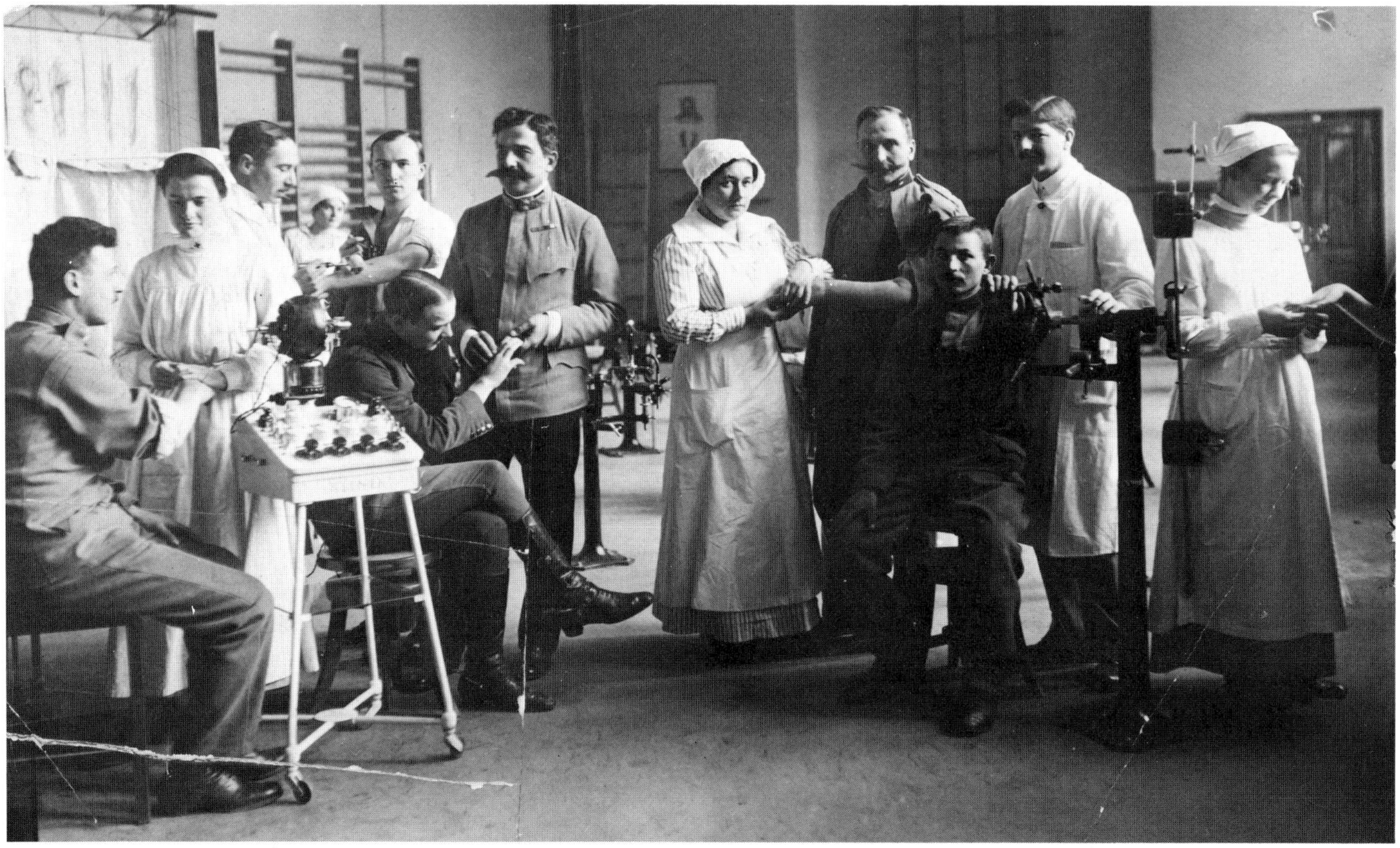

*Spitzy und seine als Krankenschwester tätige Frau Luise, geborene Martinz bei Übungsbehandlungen an Kriegsinvaliden (1916).*

von Adolf LORENZ, dessen unblutige Methode er durch einen einfachen chirurgischen Eingriff, der Beckenosteotomie, ersetzte. Karl CHIARI entstammte einer angesehenen Wiener Ärztefamilie und verkörperte im allerbesten Sinne die Wiener Medizinertradition. Sein plötzlicher Tod ist ein schwerer Verlust für die Fakultät.

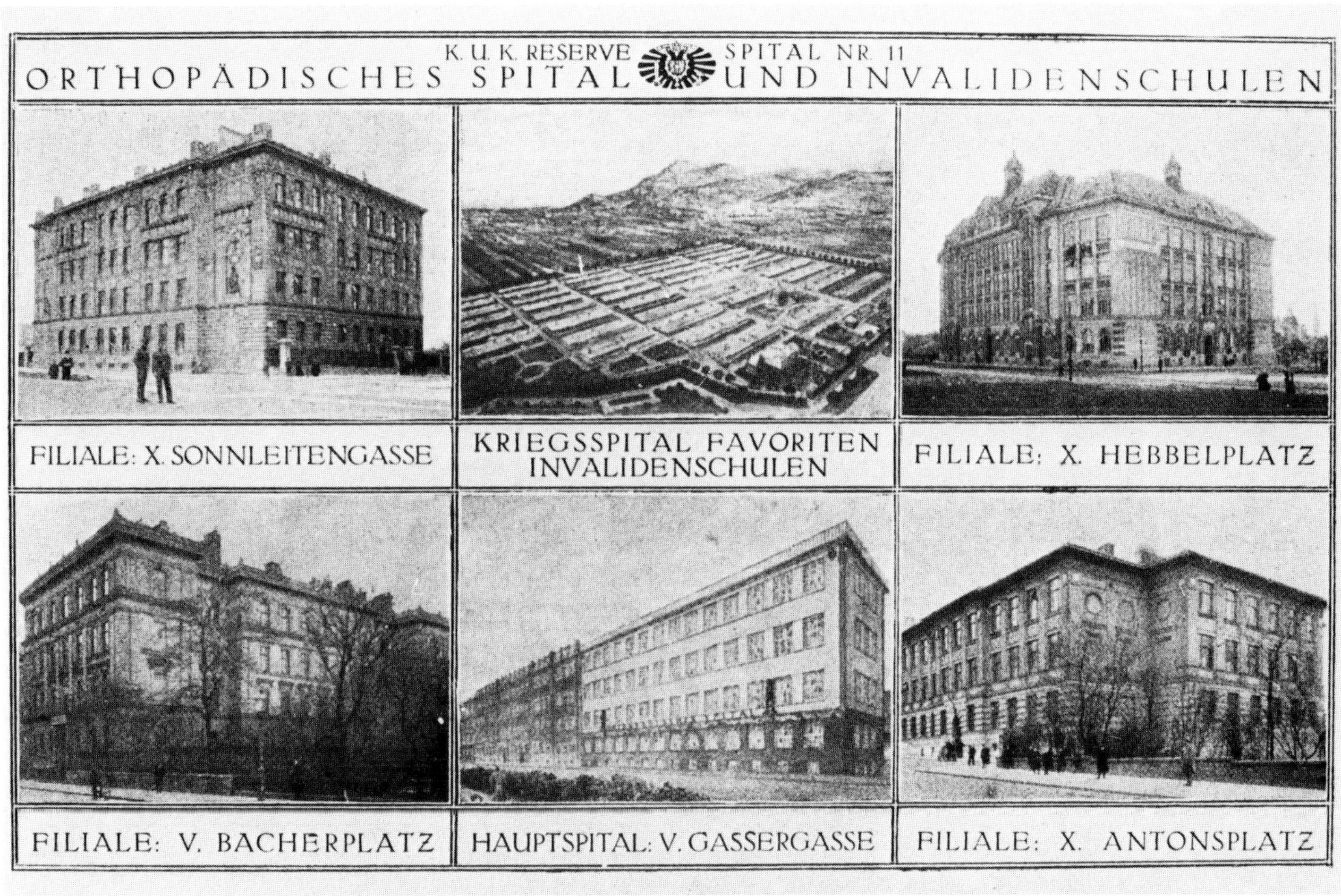


*Das Bild oben Mitte zeigt die große Ausdehnung der Invalidenschulen, in denen Tausende von Kriegsbeschädigten rehabilitiert wurden. Neben dem Hauptspital in der Gassergasse gab es die vier Filial-Krankenhäuser.*

## Prof. Dr. Karl Chiari

Vorstand der Orthopädischen Universitätsklinik Wien

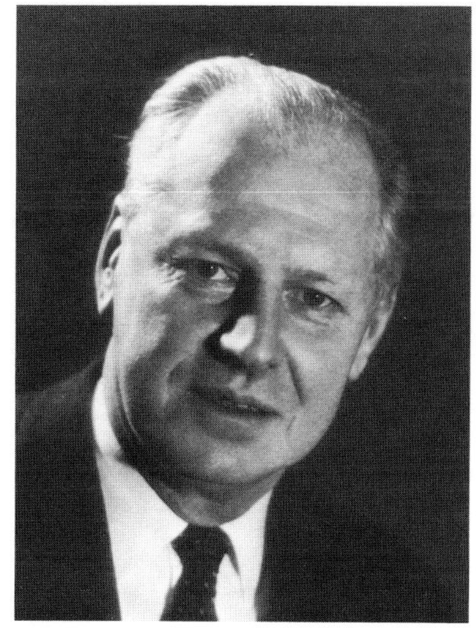

geboren am 9. Juni 1912 in Wien, Studium an der Medizinischen Fakultät in Wien, Promotion zum Doktor der gesamten Heilkunde am 18. März 1936. Während des Studiums Demonstrator am Anatomischen Institut der Universität Wien unter Prof. PERNKOPF. November 1935 bis Oktober 1936 Assistent am I. Anatomischen Institut der Universität Wien.
November 1936 Beginn der chirurgischen Ausbildung an der I. Chirurgischen Klinik (Prof. RANZI). Februar 1938 Versetzung an die Orthopädische Station der I. Chirurgischen Klinik. 1939 Oberarzt an der Orthopädischen Station.
Seit 1939 in der Körperbehindertenfürsorge der Stadt Wien gemeinsam mit Regierungsrat RADL tätig. Führung des Heimes für körperbehinderte Kinder in Rodaun, mit der Rehabilitation der Körperbehinderten beschäftigt. 1951 Übernahme der Leitung der Orthopädischen Station unter dem chirurgischen Vorstand SCHÖNBAUER. 1953 Dozentur auf Grund der wissenschaftlichen Arbeiten über die Acrylharzprothesen im Hüftgelenk und der ersten Veröffentlichung der Beckenosteotomie. 1961 Verleihung des Titels eines ao. Professors. 1962 Extraordinarius an der Orthopädi schen Klinik als selbständigem Lehrinstitut. 1967 Ordentlicher Lehrstuhl für Orthopädie, Ernennung zum o. Professor. 1964–1973 Präsident der Vereinigung der Orthopäden Österreichs. 1969 Präsident der Deutschen Gesellschaft für Orthopädie und Traumatologie und Vorsitzender des Kongresses 1969. Gestorben am 18. Jänner 1982.

# Die „einfache Operation“

Interview am 26. 8. 1981

*Frage: Welcher Schule fühlen Sie sich zugehörig?*

*Antwort:* Ganz eindeutig der Schule LORENZ, die sich aus den Erkenntnissen von Eduard ALBERT herausentwickelt hat. ALBERT, der Lehrende mit der meisterhaften Sprache, befaßte sich im Gegensatz zu BILLROTH, der sich in seiner Wiener Zeit vornehmlich mit der Chirurgie des Abdomens und der Schilddrüse beschäftigte, mit orthopädischen Problemen und hier wieder hauptsächlich mit der Wirbelsäulen- und der Extremitätenchirurgie. Sein Lieblingsschüler Adolf LORENZ, der sich von der Chirurgie wegen einer Überempfindlichkeit der Haut gegen antiseptische Waschungen abwenden mußte, wandte sich zunächst der unblutigen Chirurgie zu. Er führte die Begriffe „einfache Methode zur Zurechtformung angeborener Fehlformen“ (modellierendes Redressment [Hüftgelenk, Klumpfuß]) und die „Ruhigstellung“ als Heilmethode für entzündliche Erkrankungen, aber auch der Gelenkstuberkulose ein. Für die Spondylitiskranken erfand er das Gipsbett, das er am Ende seines Lebens selbst als eine seiner größten Entdeckungen bezeichnete.

Die Ruhigstellung wird heutzutage gar nicht als Methode, sondern als Selbstverständlichkeit betrachtet, tatsächlich ist sie aber eine solche, eine „einfache“, eine „primitive Methode“. Und gerade mit dieser Behandlungsform fühle ich mich als absoluter LORENZ-Nachkomme, nämlich als konsequenter Vertreter der „einfachen operativen Methode“, mit der man ehemals hoffnungslose Fehlbildungen zurechtformen und einen normalen Funktionsablauf herstellen kann. Durch eben diese Verbundenheit zur LORENZ-Schule ist es mir gelungen, eine Behandlungsmethode zu entwickeln, die man heute auf der ganzen Welt die „CHIARI-Beckenosteotomie“ bezeichnet. Sie bringt mit hoher Wahrscheinlichkeit einen normalen Funktionsablauf für jene Menschen zurück, die mit einer angeborenen Hüftverrenkung zur Welt kommen und bei denen die LORENZsche Behandlung keinen vollen Erfolg hatte. Die „einfache Operation“ besteht aus einem sehr kleinen Eingriff, bei dem der Beckenring knapp über dem Knorpelansatz durchtrennt wird und eine Medialverschiebung des ganzen Hüftgelenkes erfolgt, wodurch sich in der Folge auf natürliche Weise ein Pfannendach bildet und der Oberschenkelkopf wieder an seine natürliche Stelle rückt, so daß das Hüftgelenk seine natürliche Funktion ausüben kann. Dieses Verfahren, das ich als Weiterentwicklung der LORENZ-Methoden betrachte, habe ich 1950 zum ersten Mal angewendet und seither an 1500 Patienten wiederholt. Ironie am Rande: Die Idee zu dieser Beckenringdurchtrennung kam mir schon 10 Jahre vor der Erstoperation, als ich den ungünstigen Ausgang einer Pfannendachoperation beobachtete. Als ich meinem damaligen Chef meine Vorstellungen vortrug, verwarf er sie mit zwei Worten: „Undurchführbare Methode“.

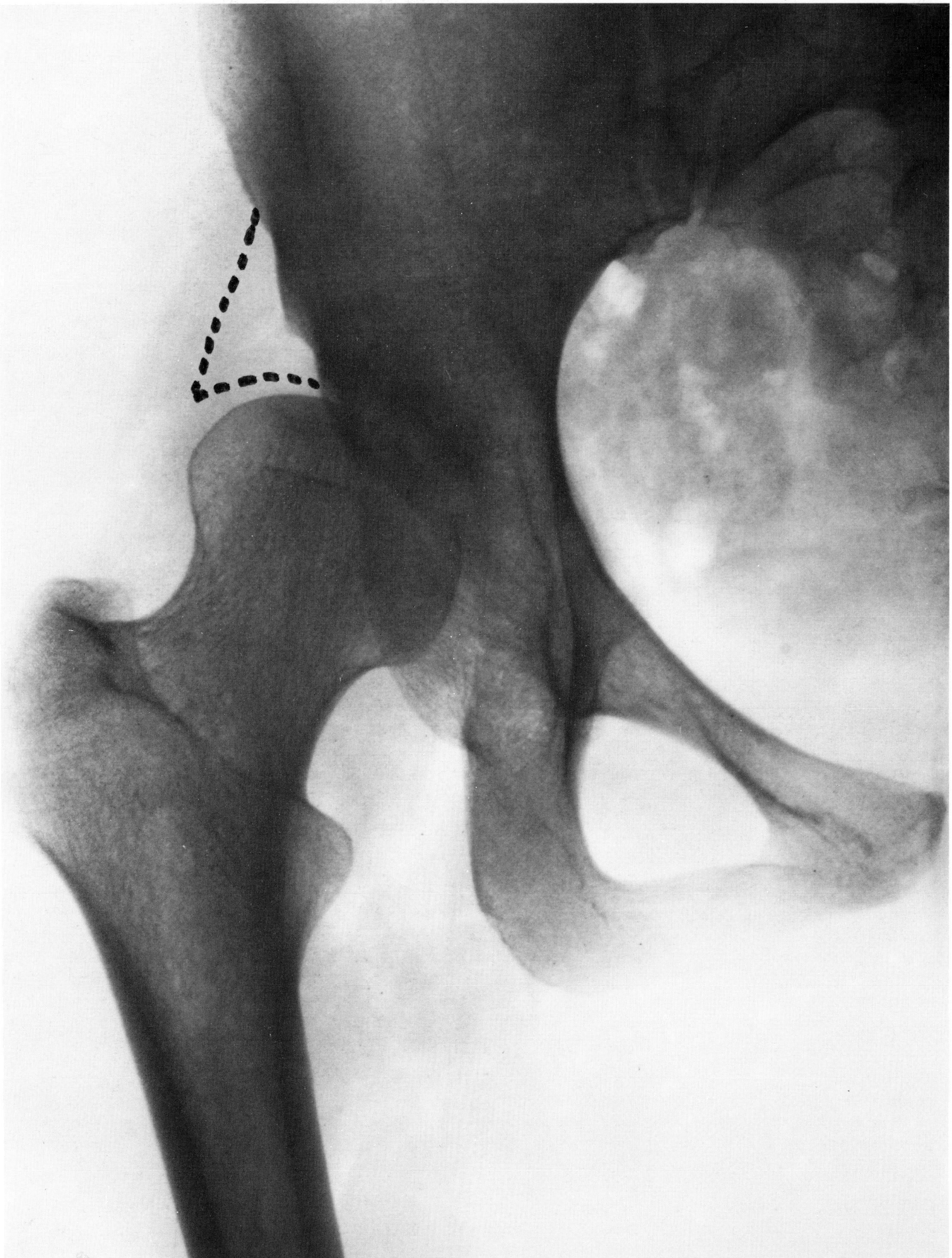

*Das Röntgenbild zeigt eine angeborene Hüftluxation einer 28jährigen, die in den letzten Jahren zunehmend Beschwerden beim Gehen machte. Der Hüftkopf ist kaum noch von der schlecht entwickelten Pfanne überdacht.*

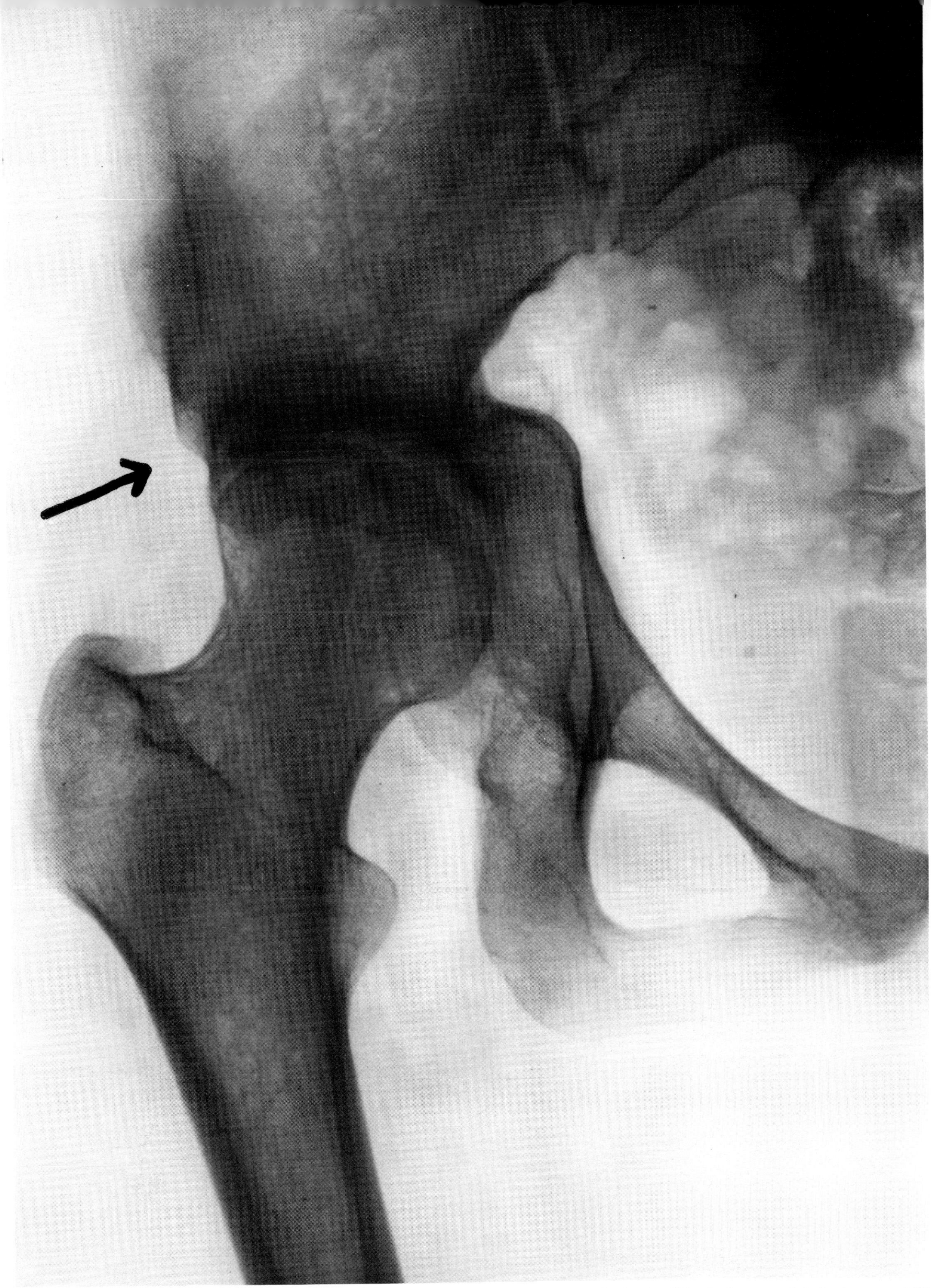

*Professor Chiari hatte als erster die Idee, durch eine völlig neue, relativ einfache Methode eine Überdachung auch bei schwerster Hüftluxation herzustellen. Der Beckenring wird oberhalb des Kopfes und der Kapsel durchmeißelt. Durch Eindrücken des unteren Teiles entsteht ein gutes neues Dach (siehe Pfeil). Die Patientin wurde durch den Eingriff Chiaris absolut beschwerdefrei.*

*Frage: Ihre Beckenosteotomie hat also keine Vorläuferentwicklung und entsprang sozusagen einer plötzlichen Intuition?*

*Antwort:* Intuition ja, wenngleich mit vielen Vorstudien an Röntgenbildern. Mit dem künstlichen Pfannendach aber hat sich schon vor mir Hans SPITZY, ein Schüler ESCHERICHS und HOFFAS beschäftigt. SPITZY, der aus der Kinderchirurgie und der Kriegsorthopädie kam, war Vertreter der Zweiten Wiener Schule, ja man kann ruhig von einer SPITZY-Schule sprechen. Er führte eine Pfannendachplastik durch, indem er versuchte, oberhalb des mißgebildeten Hüftgelenkes Knochenspäne einzusetzen und dadurch das Gelenk zu korrigieren. Ein Versuch, der mißlang, weil SPITZY noch wenig über die Biomechanik wußte. Er operierte nach dem Röntgenbild und erreichte durch sein künstliches Dach nur die Stabilisierung des Oberschenkelkopfes. Die Biomechanik, die Wissenschaft von den Belastungsverhältnissen in den funktionierenden Gelenken, wurde von dem Aachener PAUWELS in den letzten 40 Jahren entwickelt und ist zur Grundlage der modernen orthopädischen Chirurgie geworden. Die von PAUWELS erarbeiteten Erkenntnisse sagen, daß jeder Schritt im Hüftgelenk einen Druck von 200 Kilogramm verursacht. Wenn das Gelenk eine zu kleine Gelenkspfanne hat, muß es sich abnützen. Steht das Gelenk noch dazu exzentrisch, erhöht sich der Druck weiter, weil die Hebelverhältnisse nicht stimmen.

*Frage: Was sprechen Sie also als SPITZY-Schule an?*

*Antwort:* Seine Verdienste, mit denen er die Wiener Schule auf seine Weise weltberühmt machte, liegen auf einem ganz anderen Gebiet. Er beschäftigte sich mit den geschädigten Extremitäten von Kriegsverletzten und setzte alles daran, sie nach der bestmöglichen Wiederherstellung in den normalen Arbeitsprozeß wieder einzugliedern. Auf diese Weise wurde von ihm die bis dahin nirgends überlegte und daher auch nicht angewandte „Rehabilitation" Kriegsversehrter und angeborener Behinderter in die Wissenschaft eingeführt, die heute ein nicht mehr wegzudenkender medizinischer und sozialer Faktor für die Volksgesundheit ist. Im Jahr 1918 wurde der Deutsche Orthopädische Kongreß nur deshalb nach Wien verlegt, weil man SPITZY vortragen hören und sein Orthopädisches Zentrum in der Gassergasse mit zuletzt 4000 Betten sehen und studieren wollte.

*Frage: Haben Sie Ihrer Meinung nach einen Meilenstein in der Geschichte der WIENER MEDIZINISCHEN SCHULEN gesetzt?*

*Antwort:* Ich glaube, ja. Und es scheint mir durch die Einladung zum SICOT-Kongreß (Societé internationale de chirurgie et de traumatologie) in Rio de Janeiro bestätigt zu sein, wo ich in wenigen Tagen über die Chiari-Beckenosteotomie vorzutragen habe. Im Rahmen einer Fortbildungstagung werden dort 60 Wissenschaftler aus der ganzen Welt vor einer Versammlung von 5–6000 orthopädischen Ärzten eine Zusammenfassung aller Erfahrungen in den letzten Jahren geben.

*Frage: Ist die CHIARI-Methode bahnbrechend auf der ganzen Welt geworden?*

*Antwort:* Ja, sie wird heute überall mehr oder minder geschickt angewendet, und ich bin froh über jede Möglichkeit, sie vor jungen Ärzten demonstrieren zu können, um Fehlentwicklungen auszuschalten. Auch in den Vereinigten Staaten ist die Methode in der einschlägigen Fachwelt selbstverständlich geworden. So habe ich im vergangenen Jahr im Rahmen von Fortbildungstagungen der Orthopaedic Association in Wilmington-Delaware an der Harvard-University in Boston und an der Mayo-Clinic über den Eingriff berichten können. Wenn Sie fragen, warum ich noch heute, 30 Jahre nach Inangriffnahme der Beckenosteotomie, darüber als Neuigkeit zu referieren habe, so liegt die Begründung darin, daß neue Entwicklungen nur zögernd angenommen werden. Und das ist gut so. Auch ist meine Operationsmethode anders als die heute übliche moderne Chirurgie. Ich bevorzuge eben – im Gegensatz zu der modernen Chirurgie – ein möglichst kleines Operationsfeld und größtmögliche Schonung der Muskeln.

*Frage: Resultieren aus der CHIARI-Methode auch spezielle Behandlungsformen für Abnützungsformen bei alten Menschen?*

*Antwort:* Die Art meiner Operation kann auch bei der deformierenden Arthrose bei älteren Menschen mit gutem Erfolg, aber auch schon als prophylaktischer Eingriff zur Verhütung arthrotischer Veränderungen angewendet werden. Ich habe darüber in München im Jahre 1977 einen Vortrag „Behandlung und Prophylaxe bei Hüftgelenksarthrose als Alternative zur Hüftplastik" gehalten und dafür den LEXER-Preis zugesprochen erhalten.

*Frage: Gibt es eine spezielle Tradition auf dem Gebiet der Orthopädie in Wien?*

*Antwort:* In Österreich wurde die Orthopädie sehr lange im Rahmen der Chirurgie – und dort teilweise sehr intensiv – betrieben, aber das Spezialfach Orthopädie beginnt bei uns erst mit LORENZ. DUMREICHER, 1850–1880 Ordinarius für Chirurgie, hat sich ebenso wie sein Schüler DITTEL mit orthopädischen Problemen befaßt. Vom Grazer Chirurgen NICOLADONI kam die Anregung der Sehnenverpflanzung bei Lähmungen. Auch glückte ihm der Nachweis, daß bei Fehlhaltungen bei Ischiasschmerzen die Schädigung einer Nervenwurzel verantwortlich ist. Damit kam er der Entdeckung des Bandscheibenvorfalles außerordentlich nahe. Aus der NICOLADONI-Schule stammt der Grazer WITTEK, der wegen seiner Gelenksplastiken berühmt wurde. LORENZ, NICOLADONI, WITTEK und Hans SPITZY gehören alle zur ersten großen Wiener Orthopädenschule. Seit der Begründung des Faches Orthopädie durch LORENZ ist man in Wien bemüht, operative Eingriffe möglichst gering anzuwenden und unter aufmerksamer Einbeziehung der alten einfachen Formen nach möglichst einfachen zielstrebigen Methoden zu forschen. Diese Tätigkeit fasse ich als Grundlage meiner Arbeit an der Klinik auf. Die von SPITZY eingeführte Pfannendachplastik und die Begründung der von ihm veranlaßten Rehabilitation haben die Wiener Schule wieder auf der ganzen Welt bekannt gemacht. In seinem Orthopädischen Spital beschäftigten sich seine Nachfolger ERLACHER und Josef BÖSCH mit besonders gutem Erfolg mit der Behandlung des Klumpfußes.

Der Wiener Orthopäde, Prof. Dr. F. ENDLER, der sich als Schüler von PAUWELS intensiv mit den Gesetzen der Biomechanik auseinandersetzte und sich dabei einen großen Namen machte, führte als erster den „Hüftgelenkstotalersatz“ im Sanatorium Hera durch und verwendete dabei die aus England stammende Ganzmetall-Hüftprothese, mit deren Weiterentwicklung er intensiv beschäftigt war. Eben jetzt sind ENDLER und Karl ZWEYMÜLLER von meiner Klinik dabei, eine Hüftgelenksimplantation ohne Anwendung von Zement zu entwickeln. Die „zementfreie“ Methode hat man in zahlreichen Tierversuchen an Hunden und Schafen bereits erfolgreich erprobt. Mit der Vermeidung des Knochenzementes, der die Prothese mit dem lebenden Knochen verbindet, könnten die immer wieder auftretenden unerwünschten Reizungen im Gewebe oder die auch noch Jahre später auftretenden Brüche im Zement vermieden werden. Die „zementfreie“ Operationsmethode beim Hüftgelenkstotalersatz würde ein großer Fortschritt in der orthopädischen Behandlung sein. Viel Beachtung wird weltweit die von Doz. Dr. PFLÜGER entwickelte Prothese aus Tantal finden, die dieser auf dem schon zitierten SICOT-Kongreß vorstellen wird.

Nicht vergessen möchte ich als Leistung der Wiener Orthopädischen Schule die Weiterentwicklung der von SPITZY eingeleiteten Rehabilitation, die von einem ehemaligen Arzt meiner Klinik, OA Doz. Dr. KRISTEN, intensiv betrieben und schließlich im Rehabilitationszentrum Zicksee ausgebaut worden ist. In diesem Zentrum, einer Gründung des Kriegsopferfonds, werden zivile Personen, die infolge von Diabetes oder anderen Gefäßleiden – es handelt sich also hauptsächlich um alte Menschen – sich einer Amputation unterziehen müssen, nach der Prothesenversorgung nachbehandelt und auf eine Wiedereingliederung in den Alltag vorbereitet. Auch die Nachbehandlung nach orthopädischen Operationen erfolgt im Rehabilitationszentrum. KRISTEN wurde um seine Verdienste für die erweiterte Rehabilitation im Rahmen des Internationalen Kongresses für Orthopädie und Traumatologie 1973 in Wien mit einem Preis anläßlich des 100. Geburtstages von Hans SPITZY ausgezeichnet.

In ganz besonderem Maß hat sich die Orthopädische Klinik mit der Behandlung von bösartigen Knochengeschwülsten auseinandergesetzt. Unter Prof. Martin SALZER wurden die cancerogenen Knochengeschwülste exakt studiert und alle Fälle in ein „Knochengeschwulstregister“ eingetragen. Diese Registrierung wurde gemeinsam mit dem Pathologischen Institut durchgeführt.

Vor 50 Jahren betrug die Mortalitätsrate bei Knochenkrebs 95–98 Prozent. Durch intensiven chirurgischen Einsatz – der zu dieser Zeit meist in einer radikalen Amputation bestand – konnte schließlich eine Überlebensrate von 20 Prozent erreicht werden. Zu etwa diesem Zeitpunkt kam aus den Vereinigten Staaten die Kunde von einer sehr wirksamen Behandlung des Osteosarkoms durch den Einsatz einer sehr speziellen, sehr radikalen Chemotherapie. Der Mitarbeiter meiner Klinik Doz. Dr. Rainer KOTZ studierte in den Vereinigten Staaten die dort entwickelte Behandlungsmethode, nämlich den Einsatz von Zytostatika. Für Europa erstmals setzten wir im Jahr 1975 in Wien Zytostatika ein. Es gelang Rainer KOTZ, die amerikanische Methode dergestalt zu verbessern, daß er durch eine halbstündig erfolgende, genaue Kontrolle des Harns die häufig auftretenden schweren Toxizitäten, die sich infolge der Zytostatikabehandlung zeigten, auf nahezu null reduzieren konnte. Diese Kontrollorganisation, die an der Wiener Orthopädischen Klinik entwickelt worden ist, wurde nach Bekanntwerden sofort von den Vereinigten Staaten übernommen und ist noch heute beispielgebend. Die Mortalitätsrate dieses so bösartigen, meist Kinder betreffenden Leidens ist heute auf unter 20 Prozent gesunken.

*Frage: Gibt es zwischen der Orthopädie und anderen Kliniken Zusammenarbeit und bringt diese Zusammenarbeit gegenseitige Befruchtung?*

*Antwort:* Es muß sie geben, und es gibt eine Zusammenarbeit, zum Wohle der Patienten. Die Orthopädie steht im regen Kontakt mit der Pathologie, der Immunologie und der Chemotherapie sowie natürlich auch der Chirurgie. Durch den Einsatz moderner Chemotherapeutika werden z. B. die Erfolgsaussichten einer Ausheilung der Osteomyelitis beträchtlich erhöht. Auch in diesem Zusammenhang möchte ich ein Verdienst der Wiener Orthopädie hervorheben. Der Orthopäde F. ENDLER beschäftigte sich ab dem Jahre 1950 intensiv mit der Frage, ob durch den Einsatz lokaler Penicillinbehandlung der Verlauf der Osteomyelitis verbessert werden könnte. Er entwickelte die Methode der Penicillinbohrung und Spülung, die es erlaubt, in einem ganz kleinen Operationsfeld zu arbeiten und verstümmelnde Amputationen zu vermeiden. Ich muß zugeben, daß um diese Zeit diese Art der Behandlung quasi in der Luft hing und – sozusagen zu annähernd gleicher Zeit – an verschiedensten Plätzen und von verschiedensten Ärzten „entdeckt“ wurde. ENDLER blieb wie auch der Wiener Orthopädischen

Schule aus dieser Terminfrage eine weltweite Anerkennung versagt. Darüber hinaus gibt es heute noch große Auseinandersetzungen über diese Methode in der Fachwelt. So meinen z. B. die Chirurgen, daß durch kleine Bohrung und dem Einsatz der Antibiotikabehandlung das Krankheitsbild verwischt und der Zustand verschleppt werde. Wir meinen, daß die Chirurgen langsam zu der Einsicht kommen müssen, auf großflächige Operationsfelder oder gar Amputationen zu verzichten, wobei zugegeben werden muß, daß natürlich durch den Einsatz der Chemotherapie langwierige chronische Entzündungsprozesse entstehen können und die Ausheilung – unter Einsatz der Chirurgie – unnötig lang hinausgezögert wird. Ich komme also auf die Frage der Zusammenarbeit zwischen den einzelnen Fakultäten zurück. Nur durch eine enge Zusammenarbeit und häufige, sehr präzise Abstimmung der verschiedenen Therapien kann für den Patienten die beste Chance gefunden werden. Ich warne aber: Eine zu hohe Spezialisierung erscheint mir nicht erstrebenswert, weil dann der Überblick verlorenginge.

## Prof. Dr. Hanno Millesi

Leiter der Abteilung für Plastische und Rekonstruktive Chirurgie an der I. Chir. Univ. Klinik Wien

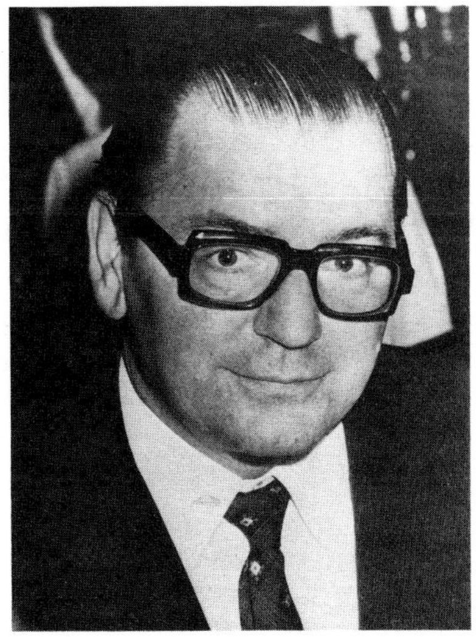

geboren am 24. 3. 1927 in Villach, Medizinstudium in Innsbruck, Promotion am 17. 3. 1951. Seither Angehöriger der I. Chirurgischen Universitätsklinik. Facharzt für Chirurgie; 1955 Studienaufenthalt in Schweden. Seit Jänner 1962 mit der Leitung der Station für Plastische und Rekonstruktive Chirurgie der I. Chirurgischen Universitätsklinik betraut. Habilitation 1965, Ernennung zum ao. Professor nach § 10 A HOG im Dezember 1972,
1966 HOECHST-Preis, 1971 Anton V. EISELSBERG-Preis, 1974 Jubiläums-Preis der Dt. Ges. für Chirurgie, 1975 V. H. KAZANJAN Memorial Lecture – New York. 1975 Bestellung zum Direktor des neu errichteten Ludwig BOLTZMANN-Institutes für Experimentelle Plastische Chirurgie. 1971 bis 1975 Präsident der Österr. Gesellschaft für Plastische Chirurgie. 1. September 1982 Ernennung zum o. Professor.

# Die angezweifelte Spannungslosigkeit

Interview am 17. 2. 1982

*Frage: Die Geschichte der Plastischen Chirurgie in Wien ist kurz und meiner Erinnerung nach mit der Durchschlagskraft einer Frau verbunden. Ich meine die damalige Assistentin von Prof. SCHÖNBAUER, Dr. Elisabeth WINKLER, die die Plastische Chirurgie in Wien sozusagen eingeführt hat. Was ist die Plastische Chirurgie überhaupt?*

*Antwort:* Wenn man unter Plastischer Chirurgie die Etablierung einer eigenen Station für Plastische Chirurgie versteht, dann stimmt das insoferne, als unter der Leitung von Prof. SCHÖNBAUER an der I. Chirurgischen Klinik schon im Jahre 1951 eine Station für Plastische Chirurgie eingerichtet worden ist, die von Frau Assistent, später Dozent WINKLER geleitet wurde. Wenn man aber unter Plastischer Chirurgie jetzt nicht die Organisationsform, sondern den ärztlichen Eingriff meint, dann ist die Tradition schon viel, viel älter, weil man sie schon vor hunderten von Jahren mit mehr oder weniger gutem Erfolg durchzuführen versucht hat.

*Frage: In welcher Richtung hat man Plastische Operationen durchzuführen versucht?*

*Antwort:* Das führt zunächst weit weg von Wien. Es gibt z. B. aus dem 16. Jahrhundert ein Werk von TAGLIACOZZI aus Bologna über Nasenplastik. Es wurden im 17. Jahrhundert Nasenrekonstruktionen nach Verlust der äußeren Nase in Indien durchgeführt. Aber es hat auch in Wien schon im vorigen Jahrhundert Chirurgen gegeben, die sich auf diesem Gebiet profiliert haben. Einer der Pioniere auf dem Gebiet der rekonstruktiven Chirurgie war NIKOLADONI, der bis 1881 in Wien, dann in Graz und Innsbruck gewirkt hatte. Er verpflanzte als erster Zehen als Fingerersatz. Er gilt noch heute auf der ganzen Welt als Pionier auf dem Gebiet des Fingerersatzes durch Zehentransplantation einerseits und Fingerersatz durch Knochen- und Hauttransplantation andererseits. Weiters wäre ALBERT zu nennen, der von Innsbruck nach Wien kam und im Jahre 1876 die erste Nerventransplantation noch in Innsbruck durchgeführt hatte.

*Frage: War das die erste Nerventransplantation auf der Welt?*

*Antwort:* Es war die erste, die an einem Menschen durchgeführt worden ist, wobei anzumerken ist, daß der zu verpflanzende Nerv von einer Leiche stammte. Mit Hilfe dieser Nerven sollte ein Nervendefekt überbrückt werden, was freilich nicht gelang. Der Chirurg BIESENBERGER war in den 20er und 30er Jahren in Wien auf dem Gebiet der Plastischen Chirurgie tätig. Er beschäftigte sich mit der Brustplastik. Die Methode BIESENBERGER ist in die Weltliteratur eingegangen.

*Frage: Können Sie diese Methode beschreiben?*

*Antwort:* Das Neue an seiner Methode war, daß er aus seitlichen Teilen jedes Brustkörpers eine entsprechende Resektion durchführte – im Gegensatz zu anderen Methoden, bei denen die Resektion von unten oder von oben durchgeführt wurde. Durch Rotation des verbliebenen Teiles des Brustkörpers wurde die Brust neu geformt und man hat dadurch ein sehr gutes Ergebnis erzielt. Allerdings war die Methode BIESENBERGERS mit gewissen Komplikationen behaftet und wird deshalb heute nicht mehr angewendet. Sie ist aber Bestandteil der Geschichte der Mamma-Plastik.

*Frage: Haben die beiden Weltkriege mit ihren tausenden Verwundeten und Verstümmelten Entwicklungen in der Plastischen Chirurgie ausgelöst?*

*Antwort:* Sie haben sehr stimulierend gewirkt. So wurde beispielsweise während des Ersten Weltkrieges an der I. Chirurgischen Universitätsklinik (Prof. Dr. EISELSBERG) eine Kieferstation gegründet, die von PICHLER geleitet wurde und wo Kiefer- und Gesichtsverletzungen behandelt wurden. Diesem Beispiel folgend wurde auch in Prag eine Kieferstation unter der Leitung von F. BURIAN ins Leben gerufen. Natürlich hat auch der Zweite Weltkrieg bei uns einen großen Einfluß ausgeübt, aber nicht so, daß sich daraus eine neue Organisationsform entwickelt hätte, wie dies in den angloamerikanischen Ländern der Fall war. Dort ging die Entwicklung zwischen den Weltkriegen rasant weiter, und man verfügte sowohl in Großbritannien als auch in den USA über Zentren für Plastische Chirurgie, als der Zweite Weltkrieg begann, und zwar sowohl in der Heimat als auch im Felde.

*Frage: Das immer wiederkehrende Problem der Verzögerung von Entwicklungen tritt also auch in Ihrem Fach zutage, daß nämlich durch die Spezialität der Wiener Schule, alles in einer Hand behalten zu wollen, neue Entwicklungen und Teilungen verhindert worden sind?*

*Antwort:* In Wien gab es zweifellos einen gewissen Trend, Spezialisierungen hintanzuhalten, das ist nicht abzustreiten, und dadurch sind manche Entwicklungen nicht weitergegangen. Im Gegensatz dazu kam es in der Tschechoslowakei schon in den 30er Jahren unter dem Einfluß von BURIAN zu einer beachtlichen Weiterentwicklung auf diesem Gebiet, und schon vor dem Krieg war dort die Plastische Chirurgie als eigenes Fach etabliert. Bei uns versuchte man, nach dem Krieg Anschluß an die Entwicklungen in den westlichen Ländern zu gewinnen. Zu diesen Bemühungen gehörte zweifellos die Errichtung der Station für Plastische Chirurgie an der I. Chirurgischen Universitätsklinik unter SCHÖNBAUER. Die damalige Assistentin Dr. WINKLER wurde zur Ausbildung nach Stockholm zu einem sehr bekannten Plastikchirurgen geschickt und besuchte anschließend verschiedene Zentren in den Vereinigten Staaten. Ab dem Herbst 1951 leitete sie die Station für Plastische Chirurgie, hauptamtlich, wenn man es so bezeichnen will, und nicht nur nebenbei, wie es alle anderen, die ich vorhin erwähnt habe, taten. Die Arbeit WINKLERS war sehr erfolgreich. Es kamen rasch viele Patienten, die stationär behandelt werden mußten, und es stellte sich bald heraus, daß mehr Personal benötigt wurde. Der damalige Assistent WILD wurde ausgebildet, und dann kam ich als Dritter in dieses Team.

*Frage: Doz. WINKLER hat sich vor allem mit der Mammaplastik beschäftigt und konnte sogar die Krankenkasse dazu überreden, für Frauen, die psychisch unter ihrem Aussehen litten, die Kosten für eine Operation – eine Schönheitsoperation sozusagen – zu übernehmen. Wird das auch heute noch so gehalten?*

*Antwort:* Das hängt von der Definition des Krankheitsbegriffes ab. Wenn der Krankheitsbegriff so gefaßt wird, daß psychische Leiden miteinbezogen sind – wie dies die WHO getan hat – stellen zweifellos auch kosmetische Operationen fallweise eine medizinische Indikation dar. Wenn aber eine Brust ganz besonders groß ist, ergeben sich Beschwerden, die eine Operation allein aus diesem Grunde notwendig machen. Eine schwere Brust führt zu Rücken- und Schulterschmerzen, schon ihres Gewichtes wegen. Viele Leiden, die als Folge entstehen können, werden durch eine Verkleinerung der Brust verhütet. So besteht ein fließender Übergang zwischen der rein kosmetischen Operation, die nur des Aussehens wegen gemacht und die auch von der Krankenkasse nicht gedeckt wird, bis zu der Operation, die wegen eines psychischen oder physischen Leidens durchgeführt wird.

Die Weiterentwicklung war dann so, daß WILD zur Allgemeinchirurgie zurückkehrte, während Doz. WINKLER und ich die Station weiterführten. Ungefähr zu dieser Zeit hat sich an der II. Chirurgischen Klinik der spätere Primarius BRUCK als Plastik-Chirurg betätigt, so daß also, entsprechend der doppelgleisigen Organisation an unserer Fakultät, sich auch dort eine Plastische Chirurgie entwickelte. BRUCK ging dann gemeinsam mit SALZER nach Lainz und baute dort in der Abteilung SALZER eine Plastische Chirurgie auf. An der II. Chirurgischen Klinik übernahm Gerhard FREILINGER (geb. 1927) die Station für Plastische Chirurgie. Die Gemeinde Wien hat BRUCK als Konsiliarprimarius für Plastische Chirurgie etabliert und ihm später im Wilhelminenspital eine eigene Abteilung für Plastische Chirurgie eingerichtet. An der I. Chirurgischen Klinik wurde die Station im Jahre 1972 zur Abteilung erweitert, gleichzeitig mit meiner Ernennung zum außerordentlichen Professor, und einige Jahre später fand derselbe Vorgang auch an der II. Chirurgischen Klinik statt. In Innsbruck, wo WILFLINGSEDER unter Professor BREITNER mit der Plastischen Chirurgie begonnen hatte, wurde schon frühzeitig ein Extraordinariat für Plastische Chirurgie und später sogar eine selbständige Klinik für Plastische Chirurgie eingerichtet, die von WILFLINGSEDER als Ordinarius für Plastische Chirurgie geleitet wird.

*Frage: Warum hat man es in Wien beim außerordentlichen Professor belassen, während in Innsbruck sogar eine eigene Klinik aufgebaut wurde? Ist sich die Wiener Fakultät über die Bedeutung der Plastischen Chirurgie immer noch nicht einig?*

*Antwort:* In Wien läuft seit Jahren ein Antrag, ein Ordinariat für Plastische Chirurgie zu errichten.

*Frage: Sind Sie ein Bestandteil der I. Chirurgischen Klinik?*

*Antwort:* Meine Abteilung ist eine Abteilung an der I. Chirurgischen Klinik, und ich habe die Stelle eines ao Professors. Vom Ministerium wurde schon im April 1981 der Dienstposten eines Ordinarius für Plastische Chirurgie an der I. Chirurgischen Klinik geschaffen und ein Besetzungsverfahren läuft.

*Frage: Kollegen aus der Fakultät haben neidlos erzählt, daß, wenn es jemand mit einem wirklichen internationalen Ruhm gibt, es Sie seien. Worauf gründet sich die seltene Einigkeit über Ihren Ruhm?*

*Antwort:* Es ist richtig, daß ich mit den Arbeiten auf dem Gebiet der Mikrochirurgie, vor allem auf dem der peripheren Nerven, internationales Ansehen gewonnen habe. Es geht dies auf die Jahre 1963 bis 1965 zurück, in denen man begonnen hat, das Mikroskop, das ja schon früher in der Hals-Nasen-Ohren-Heilkunde benützt worden war, auch für Operationen im Rahmen der Wiederherstellungschirurgie zu verwenden. Besonders in den Vereinigten Staaten haben sich Kollegen mit der Verwendung des Mikroskops bei der Naht durchtrennter peripherer Nerven beschäftigt. Ich habe dies bei einem Besuch in den Vereinigten Staaten im Jahre 1963 zum ersten Mal gesehen. Ich habe mich sofort dafür interessiert und mich intensiv, vor allem experimentell, damit beschäftigt. Man verwendete zwar ein Mikroskop und feine Instrumente, benützte aber mehr oder weniger die konventionelle Operationstechnik und Operationstaktik. Es zeigte sich bald, daß man damit nicht sehr viel weiterkam. Die Vorteile der optischen Vergrößerung können nämlich nur ausgenützt werden, wenn man die ganze Operationstaktik ändert. Es nützt gar nichts, wenn ich ein Gewebe wesentlich vergrößert sehe, aber die gleiche Gewebsschädigung durch Applizieren von vielen Nähten setze und auf diese Weise der ganze Vorteil wieder verlorengeht. Wenn man durchtrennte Nerven zusammennäht, erfolgt das unter einer gewissen Spannung. Man muß viele Nähte setzen oder andere Mittel anwenden, um den Zusammenhalt zu sichern. Die Heilung erfolgt nur dann ohne behindernde Narbenbildung, wenn Gewebe völlig spannungsfrei vereinigt wird. Bei Vorliegen eines Nervendefektes führt die Nervennaht zwangsläufig zu einer Spannung an der Nahtstelle, spätestens dann, wenn nach der postoperativen Ruhigstellung mit Bewegungsübungen begonnen wird. Eine erfolgreiche Nerventransplantation bedingt also, die auseinandergewichenen Stümpfe der durchtrennten Nerven bei Vorliegen eines Defektes nicht unter Spannung aneinander zu bringen, sondern durch Nerventransplantate miteinander zu verbinden.

*Frage: Woher nimmt man die Transplantate?*

*Antwort:* Von anderen Nerven desselben Patienten. Man kann dünne Hautnerven verwenden, die man ohne wesentliche Funktionsverluste entnehmen kann. Wie schon vorhin angedeutet, ist die Tradition der Nerventransplantation von Österreich ausgegangen. Andererseits ist aber die Nerventransplantation nicht zu einer Methode geworden, die allgemeine Anerkennung gefunden hat. Warum? Die Verpflanzung von Nervenstämmen, beispielsweise des Nervus medianus, ist ja in der Praxis nicht möglich, weil man nicht demselben Patienten den anderen Nervus medianus herausoperieren kann, um den einen wieder herzustellen. Außerdem heilen diese relativ dicken Nerven nicht sehr gut ein. Hautnerven haben eine bessere Überlebenschance bei der freien Transplantation und ihre Entnahme verursacht keine Ausfälle. Diese Methode wurde schon frühzeitig in Deutschland und in England angewendet, wo man mehrere solcher Hautnerven entnommen und sie zusammengeklebt oder zusammengenäht hat, um daraus ein Kabel zu erzeugen, das etwa das Kaliber des Nervs hatte, den man wiederherstellen wollte. Dieses Kabel wurde dann wie ein Stammtransplantat in den Defekt eingepflanzt. Man hat damit gewisse Erfolge erzielt, die aber weit hinter den Erwartungen zurückblieben. Mit der Verwendung des Operationsmikroskopes ist es ohne Gefahr einer zu starken Traumatisierung möglich, die Stümpfe des wiederherzustellenden Nerven so zu präparieren, daß man die einzelnen, im Stumpf präformierten Faszikelgruppen voneinander trennt, sodaß man also aus einem Nervenstumpf 5, 6 oder 7 Faszikelgruppen isoliert, die etwa die Stärke eines Hautnervs haben. Auf diese Weise braucht man die Hautnerven nicht zusammenzukleben, um ein großes Kabel zu bilden, sondern man verpflanzt jeden Hautnerv für sich in den Defekt einer Faszikelgruppe. Der entscheidende Punkt ist, daß diese Verbindung völlig spannungslos sein muß. Wenn diese Voraussetzung vorhanden ist, kann man Transplantat und Faszikelgruppe mit einer einzigen oder eventuell sogar ohne Naht koadaptieren. Es herrscht ja keine Spannung, daher genügt das Aneinanderbringen und die Fibringerinnung, die dort einsetzt, um die Koadaptation aufrecht zu erhalten. Aber dazu ist wirklich absolute Spannungslosigkeit notwendig. Dies ist – auf einen einfachen Nenner gebracht – das Grundprinzip der mikrochirurgischen Nerventransplantation, wie sie von mir in diesen Jahren entwickelt und dann zunehmend angewandt wurde. Zuerst ist diese Methode natürlich auf einen gewissen Widerstand gestoßen.

*Frage: Widerstand bei wem und warum?*

*Antwort:* Bei allen – weil alle Leute gewohnt waren und das so gelernt hatten, daß ein Nerventransplantat aus der Definition heraus schlechter sein muß als eine End-zu-End-Vereinigung. Das lernt man so und das ist ganz klar, denn bei einer End-zu-End-Vereinigung von zwei Stümpfen brauchen die regenerierenden Nervenfasern nur eine Nahtstelle zu durchwachsen, bei einem Transplantat müssen sie zwei durchwachsen, daher sollte das Transplantat zwangsläufig schlechter sein. Das stimmt so in der Theorie, aber in der Praxis ist es anders. In der Praxis ist es so – und das ist die große Erkenntnis geworden – daß die Axonsprossen zwei optimale Nahtstellen des Transplantates schneller und leichter durchdringen als eine, die durch Spannung zustandegekommen ist und an der sich eine beträchtliche Fibrose entwickelt hat, also gewisse Hindernisse und dadurch ungünstige Bedingungen bestehen. Es hat sich herausgestellt, daß diese beiden zarten Nahtstellen des Transplantates, wenn die beiden Verbindungen in optimaler Weise ausgeführt sind, leicht durchwachsen werden.

*Frage: Können Sie noch einmal wiederholen, worin Ihre grundlegenden Erkenntnisse bestanden?*

*Antwort:* Daß bei Nerventransplantation besser Hautnerven als Einzeltransplantate verwendet und nicht zu Kabeln geformt werden, weil so die Überlebenschancen größer sind. Und daß eine bessere Koadaptation dadurch erreicht wird, daß man die Nervenstümpfe durch mikrochirurgische Präparation in große Einzelfaszikel oder in Faszikelgruppen auflöst, die etwa dasselbe Kaliber wie die Transplantate haben, so daß man statt einer massiven Verbindung 5, 6 oder 7 Einzelverbindungen herstellt. Dadurch ist es auch möglich, das epineurale Gewebe, welches eine der Hauptquellen der Narbenbildung darstellt, zu entfernen. Auf diese Weise wird die Narbenbildung und auch die Gefahr, daß Nervengewebe mit Nichtnervengewebe in Kontakt kommt, reduziert; dadurch erreicht man eine bessere Koadaptation der Faszikel. Ein weiterer, ganz wichtiger Punkt ist die Forderung nach absoluter Spannungslosigkeit. Wenn Spannungslosigkeit herrscht, kann man mit einem Minimum an Manipulation auskommen, man schädigt das Gewebe nicht, benötigt ganz wenige oder überhaupt keine Nähte und kann wirklich gewebeschonend präparieren. Weiters hat sich herausgestellt, daß bei Einhaltung dieser Kriterien die Länge der Transplantate keine wesentliche Rolle spielt. Seinerzeit bestand die Meinung, je kürzer das Transplantat, um so besser, je länger das Transplantat, um so schlechter. Das ist nur zum Teil richtig. Wenn ein Nervendefekt in der Länge von 10 cm besteht und mit einem 10 cm langen Transplantat überbrückt werden muß, dann ist das sicher ungünstiger, als wenn ein nur 2 cm langer Defekt mit einem 2 cm langen Transplantat überbrückt werden muß. Unter diesem Aspekt spielt die Länge des Defektes natürlich eine große Rolle. Aber die Länge des Transplantates an und für sich ist nicht so wichtig. Es ist ganz gleich, ob bei einem Defekt von 4 cm das Transplantat 6 oder 8 cm lang ist, und mit dieser Erkenntnis kann man eine wirkliche Spannungslosigkeit erreichen. Früher versuchte man, die Nervenstümpfe einander maximal zu nähern und nur jene Distanz, die absolut nicht überwunden werden konnte, mit einem Transplantat zu überbrücken. Man hatte also die Nachteile von 2 Nahtstellen kombiniert mit den Nachteilen der Spannung an den Nahtstellen. Natürlich erbrachte diese Vorgangsweise schlechte Ergebnisse. Wählt man die Länge der Nerventransplantate nicht unter der Voraussetzung einer maximalen Annäherung, sondern entsprechend einer Mittelstellung der benachbarten Gelenke, kann man überraschend große und lange Defekte mit gutem Erfolg überbrücken, da an den Nahtstellen günstige Bedingungen herrschen.

*Frage: Wann konnten Sie über Ihre Ergebnisse zum ersten Mal berichten?*

*Antwort:* Mit den wissenschaftlichen Vorarbeiten habe ich im Herbst 1963 begonnen und im Jahre 1966/67 erschienen die ersten Publikationen.

*Frage: War das aus internationaler Sicht eine Erstpublikation?*

*Antwort:* Über diese Art von Nerventransplantationen, ja. Es folgte dann eine Periode, in der an den Ergebnissen gezweifelt wurde, weil sie wirklich überraschend gut waren. Aber wir hatten natürlich unsere Resultate sehr genau geprüft und sehr genau objektiviert und dann erst publiziert. Aber schließlich haben sie auch Anerkennung gefunden. Ich kann an dieser Stelle eine Anekdote einflechten. Einer der berühmten Handchirurgen, Professor Erich MOBERG in Göteborg, der meinen frühen Publikationen eher skeptisch gegenüberstand, sagte sich eines Tages in Wien an. Und dann untersuchte er eine ganze Woche die Spätergebnisse von Nerventransplantationen an Patienten, die ich ihm vorstellte. Er ließ sich dann aufgrund seiner eigenen Prüfungen von meiner Methode überzeugen.

*Frage: Ist diese Methode mit ihrem Namen verbunden?*

*Antwort:* Wir sprechen von der mikrochirurgischen interfaszikulären Nerventransplantation.

*Frage: Man sagt nach MILLESI?*

*Antwort:* Sicher, ja.

*Frage: Kann man schlußfolgernd sagen, daß Sie auf diesem Gebiet eine neue Wiener Tradition eingeleitet haben?*

*Antwort:* Es beginnt mit dieser Zeit überhaupt ein neuer Abschnitt in der ganzen Plastischen Chirurgie. Wir haben bis jetzt immer nur von Nerven gesprochen. Aber zu ungefähr der gleichen Zeit beschäftigen sich andere mit der

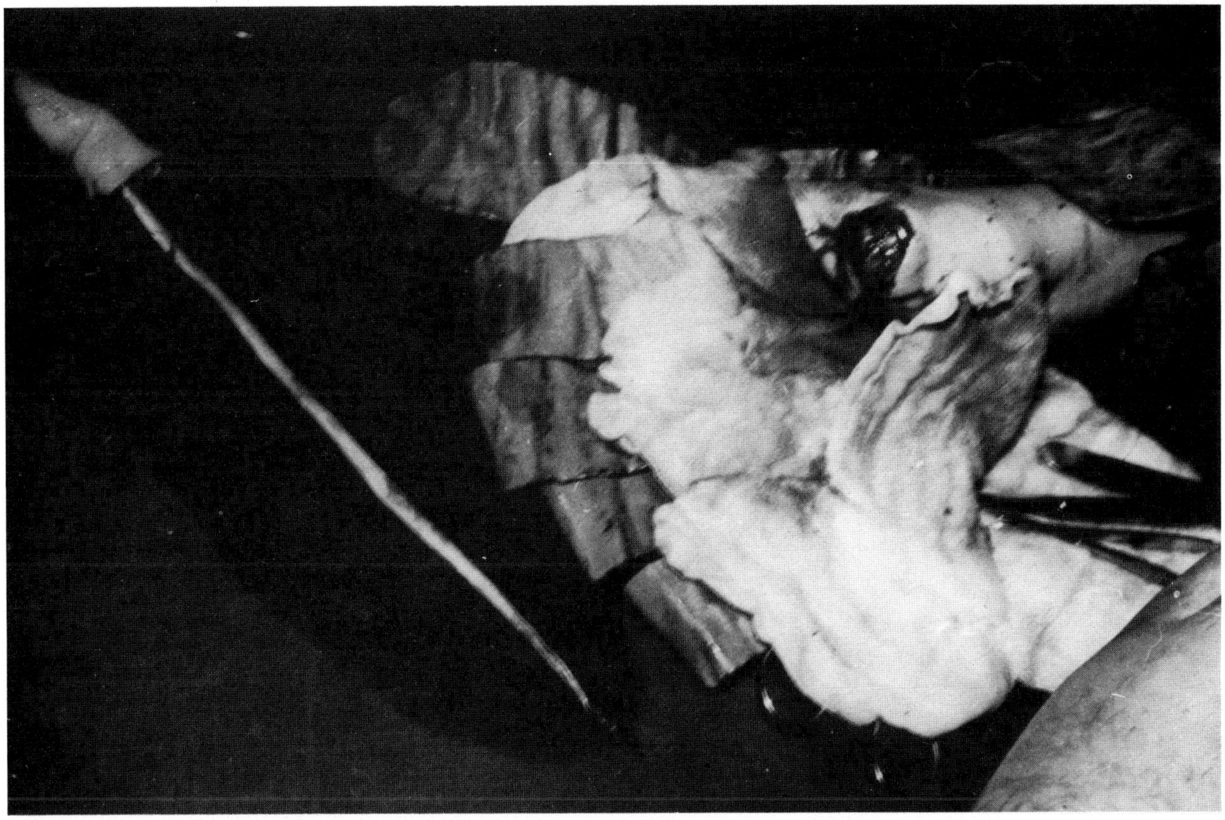

*Ausriß des rechten Daumens mit Abriß der langen Daumenbeugesehne am Muskelsehnenübergang.*

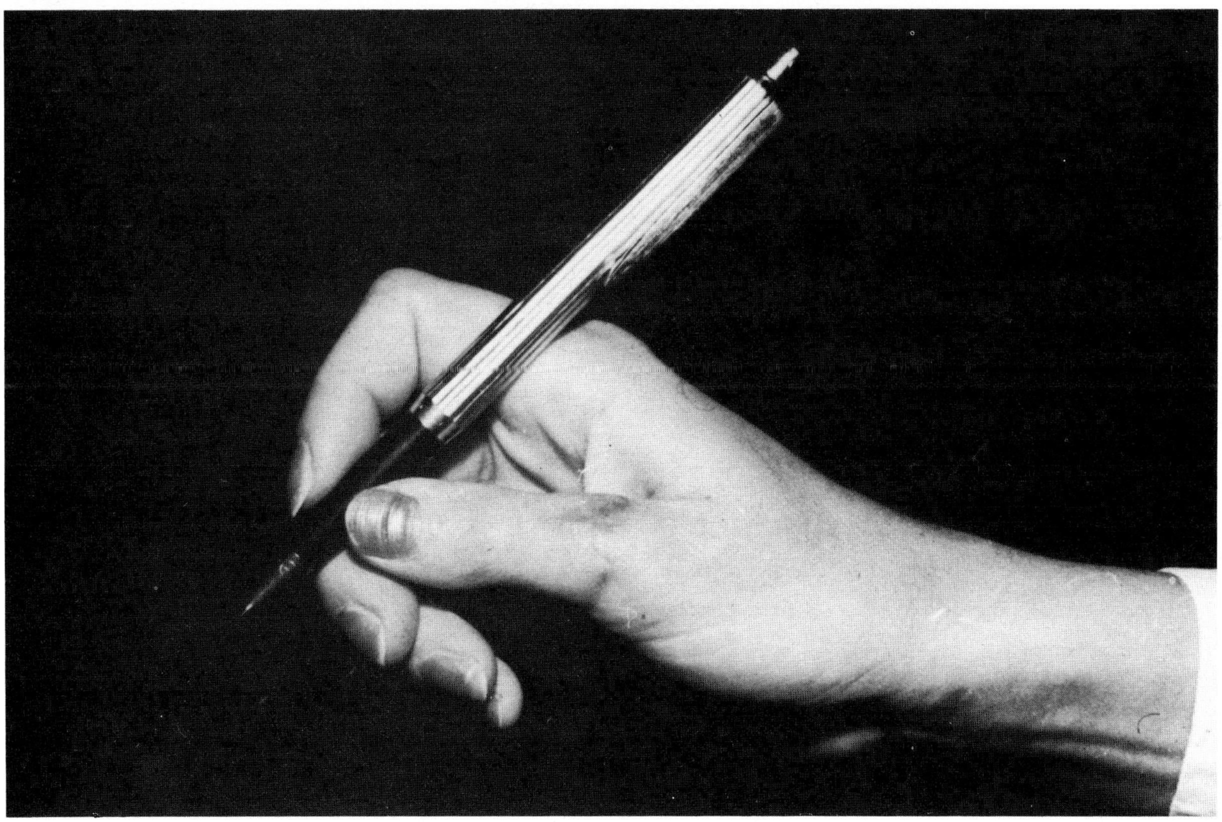

*Replantation durch mikrovaskuläre Anastomosen bzw. mikrovaskuläre Venentransplantate. Gute Anheilung und gutes funktionelles Ergebnis*

Mikrochirurgie der feinen Gefäße. Es hat natürlich Jahre gedauert, bis diese Methode für die klinische Praxis entwickelt war. Aber seit dem Jahr 1972/73 spielt die Mikrochirurgie im Rahmen der Plastischen Chirurgie nicht nur für die Nerven, sondern überhaupt eine ganz entscheidende Rolle. Da muß man in erster Linie die Wiederanpflanzungen von abgetrennten Fingern und anderen Extremitätenteilen anführen. Diese Entwicklung ging zunächst vom Fernen Osten aus, wo in Japan der erste Daumen erfolgreich angenäht wurde und chinesische Chirurgen sich um die Entwicklung der Retransplantation verdient gemacht haben. Auf meine Initiative wurde im Jahre 1974 gemeinsam mit der Abteilung für Plastische Chirurgie der II. Chirurgischen Klinik ein Retransplantationsdienst in Wien eingerichtet und zwar der erste, der alternierend zwischen den beiden Kliniken 24 Stunden rund um die Uhr funktioniert. Er war beispielgebend für eine Reihe von anderen Retransplantationsdiensten, die nach und nach in anderen europäischen Ländern entstanden sind.

*Frage: Noch einmal zurück zu den Nerventransplantationen. Welche praktischen Auswirkungen haben sie?*

*Antwort:* Sehr große, weil man früher bei Nervendefekten kaum, bei längeren Defekten überhaupt nicht hoffen konnte, durch eine Operation der peripheren Nerven wieder eine nützliche Funktion zu erlangen. Heute kann man Defekte von 10–15 cm Länge mit nützlichem Ergebnis überbrücken. Das bezieht sich jetzt auf periphere Nerven. Ein anderes, sehr wichtiges Gebiet ist durch die Mikro-Chirurgie erschlossen worden. Und zwar handelt es sich um die Verletzung des Plexus brachialis, Verletzungen des Arm-Nervengeflechtes, die vor allem bei Verkehrsunfällen, Motorradunfällen entstehen und jetzt immer häufiger zu beobachten sind. Diese Verletzungen des Arm-Nervengeflechtes waren früher einer direkten chirurgischen Behandlung kaum zugänglich. Und dies aus zwei Gründen: War der Plexus schwer verletzt, so mußte man mit sehr großen Defekten rechnen und die End-zu-End-Vereinigung war ausgeschlossen. In einem solchen Fall ist die Nerventransplantation einfach Voraussetzung.

*Frage: Wurde der Arm in der Folge lahm?*

*Antwort:* Er war von Anfang an lahm. Zweitens, wenn die Durchtrennung des Plexus brachialis nicht vollständig war, wenn Nervenanteile nur mehr oder weniger stark geschädigt waren, mußte man ohne Hilfe von Mikrochirurgie und Mikroskop immer fürchten, bei einer Operation auch jene Anteile zu schädigen, die vielleicht imstande wären, sich von selbst zu regenerieren. Daher scheute man sich, in diesen Nervenstämmen, also innerhalb des Plexus, zu operieren. Mit der Mikrochirurgie haben wir eine Methode, die uns die Unterscheidung zwischen irreversibel geschädigten Teilen und den Anteilen erleichtert, die durch spontane Regeneration wieder zu einer Funktion gelangen können. Mehr noch, sie gibt uns die Möglichkeit, die regenerationsfähigen Anteile bei einer bestehenden Kompression zu entlasten und die Regeneration auf diese Weise zu fördern. Die operative Behandlung solcher Plexuslähmungen nach Verletzungen ist ein Erfolg der Entwicklung auf dem Gebiet der Mikrochirurgie und der mikrochirurgischen Nerventransplantation und ist, wie mit aller Bescheidenheit festgestellt werden kann, von hier ausgegangen.

*Frage: Haben Sie die Mikrochirurgie in Wien eingeführt und entwickelt, ist das Ihr Verdienst?*

*Antwort:* Ich war zweifellos der erste, der Mikrochirurgie auf dem Gebiet der peripheren Nerven durchgeführt hat. Ich war vermutlich auch der erste, der in Österreich einen freien Lappen mit mikrovaskulärer Anastomose ausgeführt hat (Feber 1974).

*Frage: Was ist ein freier Hautlappen?*

*Antwort:* Das ist ein Hautlappen, der von einer Körperregion zur anderen frei transplantiert wird, wobei die Durchblutung für kurze Zeit unterbrochen und durch eine Gefäßnaht an der Empfängerstelle wieder hergestellt wird. Früher konnte man einen großen Gewebslappen, sei es Hautlappen oder Haut-Knochen oder Haut-Muskellappen, nur gestielt verpflanzen. Man mußte also die Durchblutung dieses Lappens aufrechterhalten. Ich kann es vielleicht am besten anhand der Zehentransplantation erklären. NIKOLADONI hat noch bei seinen Zehentransplantationen die zu verpflanzende Zehe zur Hälfte eingeschnitten, den Fingerstumpf eingenäht, wobei die Hand dem Fuß maximal genähert und der Patient in einer sehr unbequemen Lage ruhiggestellt werden mußte. Man mußte solange warten, bis die eine Hälfte der Zehe am Fingerstumpf angeheilt war und die andere Hälfte durchtrennt werden konnte, womit die Verpflanzung geglückt war. Seit der Entwicklung der mikrovaskulären Chirurgie, die in Amerika, Australien und in Japan vorangetrieben worden war, ist es möglich, z. B. eine Zehe direkt zum Finger zu übertragen, wobei man eine Arterie und mehrere Venen nähen muß, damit die Durchblutung sofort wieder hergestellt wird. Der erste, der eine solche Transplantation erfolgreich durchführte, war John COBERT in Großbritannien. Auf diese Weise können nicht nur Zehen, sondern auch Hautlappen, Hautmuskellappen, Knochen, kurz Verbindungen verschiedenster Gewebskombinationen übertragen werden, was, womit ich auf Ihre ursprüngliche Frage zurückkomme, nur mit Hilfe der Mikrochirurgie möglich wurde. NIKOLADONIS Zehenverpflanzung war eine große Pionierleistung. Aber die funktionellen Ergebnisse waren durchaus unbefriedigend, weil die verpflanzten Zehen unempfindlich, im Gebrauch gefühllos blieben und daher immer wieder verletzt wurden. Es entwickelten sich früher oder später Geschwüre, und der Patient war mit dem Operationsergebnis nicht glücklich. Erst seit man Nerven befriedigend nähen kann und die verpflanzte Zehe auch eine entsprechende Sensibilität bekommt, erst seit diesem Zeitpunkt ist die Zehentransplantation wirklich sinnvoll geworden. Sie sehen, wie da eins ins andere greift. Erst mit der Entwicklung der Mikrochirurgie der Nerven und insbesondere der Nerventransplantation sind diese Verfahren eigentlich richtig nützlich geworden.

*Frage: Haben Ihre nunmehr international anerkannten Arbeiten und Ergebnisse irgendwelche Auswirkungen gehabt?*

*Antwort:* Aufgrund meiner Bekanntheit auf dem Gebiet der Mikrochirurgie der peripheren Nerven ist es dazu gekommen, daß das erste Treffen auf dem Gebiet der Rekonstruktiven Mikrochirurgie im Jahre 1972 in Wien stattfand. Das war nur ein Versuch, der aber so erfolgreich war, daß er im darauffolgenden Jahr wiederholt wurde. Seit damals existiert die International Society of Reconstructive Micro-Surgery, deren erster Vorsitzender ich war. Jetzt trifft sich die Gesellschaft alle zwei Jahre in jeweils einem anderen Land.

*Frage: Erwarten Sie aufgrund Ihrer Erkenntnisse weitere Fortschritte oder meinen Sie, daß der mögliche Plafond erreicht ist?*

*Antwort:* Das ist eine völlig falsche Vorstellung, eine Entwicklung ist nie am Ende, sondern sie schreitet fort. Neue Erkenntnisse bringen neue Perspektiven. Und es ist ganz klar, daß auf dem Gebiet, allein auf dem der peripheren Nervenchirurgie, noch sehr viel zu wünschen offenbleibt und eine Weiterentwicklung angestrebt werden muß. Ganz besonders wichtig ist, daß die Chirurgen, die jetzt an Patienten aktiv tätig sind, Kontakte mit der theoretischen Forschung haben. Das ist heutzutage besonders schwierig, weil die Entwicklungen so rasend schnell vor sich gehen, daß man wirklich Mühe hat, Schritt zu halten. Deshalb ist es wichtig, daß von Zeit zu Zeit Symposien organisiert werden, bei denen reine Forscher mit klinisch tätigen Ärzten zusammenkommen. Ich hatte Gelegenheit, im Jahre 1980 ein solches Symposium in Padua zu organisieren, an dem alle Spitzenleute auf dem Gebiet der peripheren Nerven teilnahmen.

*Frage: Wie viele solcher Spitzenleute gibt es?*

*Antwort:* Vielleicht 30 oder 40 Chirurgen und ca. 20 Forscher. Es galt, die Leute an einem Tisch zusammenzubringen und die anstehenden Probleme nach praktischen Gesichtspunkten zu diskutieren. Dabei haben sich einige Aspekte ergeben, die auch zukunftweisend sein können.

*Frage: Können Sie darüber Genaueres sagen?*

*Antwort:* Es ist sicher verfrüht, Details anzuführen. Aber man hat z. B. die Bedeutung der Schwannzelle, die Bedeutung des Zusammenspiels dieser SCHWANNschen Zellen, die beim Aufbau der peripheren Nervenfasern eine besondere Rolle spielen, erkannt. Jetzt beginnt man langsam zu verstehen, wie man die Ergebnisse der Nervenregeneration oder die Nervenregeneration als solche verbessern könnte, wenn man in dieses Zusammenspiel im positiven Sinn eingreift.

*Frage: Welche Entwicklungsmöglichkeiten sehen Sie noch in der Plastischen Chirurgie?*

*Antwort:* Ich würde glauben, daß die Plastische Chirurgie am Anfang ihrer Entwicklung steht. Wir haben gelernt, Defekte zu decken, Verschiedenes zu ersetzen, aber wir sind z. B. nach wie vor nicht in der Lage, eine Nase so zu formen, wie sie wirklich ist. Wir können etwas formen, was so ähnlich aussieht wie eine Nase oder wie eine Ohrmuschel, aber wirklich die Form, wie sie die Natur vorgegeben hat, nachzumachen, davon sind wir weit entfernt.

*Frage: Warum kann man die Nase nicht nachahmen?*

*Antwort:* Weil die Nasenhaut eben Nasenhaut ist und wenn ich eine Nase aus Bauchhaut forme, dann ist es eben eine Nase aus Bauchhaut und keine richtige Nase.

*Frage: Aber wo sehen Sie dann eine Möglichkeit der Weiterentwicklung?*

*Antwort:* Die Möglichkeit einer weiteren Entwicklung müßte dahin gehen, daß man Gewebe zur Proliferation anregen könnte, um – damit wir bei diesem Beispiel bleiben – aus Resten einer durch Verletzung verlorengegangenen Nase wieder eine Nase machen zu können. Das ist eine Utopie, davon sind wir weit entfernt, aber in diese Richtung wird die Entwicklung sicher gehen. Daß man vorhandene Reste anregt, sich weiter zu entwickeln.

*Frage: Hat Ihre wissenschaftliche Forschungsarbeit einen schriftlichen Niederschlag gefunden, und eine Zusatzfrage, sind die Ergebnisse der 60 Weisen von Padua in irgendeiner Form festgehalten?*

*Antwort:* Natürlich hat die Forschungsarbeit in vielen Publikationen Niederschlag gefunden, und zwar in wissenschaftlichen Arbeiten, Beiträgen zu Lehrbüchern, usw. Ich bin dabei, zusammen mit Henry NIGST, Basel, und Dieter BUCK GRAMCKO, Hamburg, eine Handchirurgie herauszugeben. Der erste Band ist im vergangenen Jahr erschienen, der zweite wird heuer folgen. Das Symposium in Padua hat sich in einem gemeinsam mit GORIO und MINGRINO herausgegebenen Buch über „Post-traumatic Peripheral Nerve Regeneration" niedergeschlagen.

*Frage: Sind in diesem Buch die einzelnen Probleme festgehalten worden?*

*Antwort:* Die Probleme sind sowohl in Form von Arbeiten als auch in Form einer lebendigen Diskussion über die verschiedenen Meinungen dargestellt.

*Frage: Und trifft sich dieser Rat der Weisen noch einmal?*

*Antwort:* Ich nehme an, daß das in ein bis zwei Jahren wieder der Fall sein wird.

*Frage: Haben Sie, wenn man von Ihren Büchern absieht, Ihre Erkenntnisse und Techniken in anderer Form weitervermittelt?*

*Antwort:* Ja, und das habe ich als eine meiner wichtigsten Aufgaben betrachtet. Eine neue Technik, wie es die Mikrochirurgie der peripheren Nerven ist, kann man nur schwierig schriftlich oder auch über Vorträge und Dias weitervermitteln. Es schaut nämlich alles einfach und sehr leicht aus, aber das Auslassen oder Nichtbeachten eines Details bedeutet einen Mißerfolg. Darum war es für mich von Anfang an klar, alle Möglichkeiten auszuschöpfen, um meine Methode auch praktisch zu demonstrieren, wobei Fernsehübertragungen aus dem Operationssaal, die die Operation unter dem Mikroskop sichtbar werden lassen, zu Hilfe kommen. Wir haben also sehr frühzeitig, nämlich 1969, damit begonnen, Operationskurse zunächst in Wien an der I. Chirurgischen Klinik zu organisieren, die seit damals mindestens einmal, manchmal auch zweimal im Jahr stattfinden.

*Frage: Wie lange dauert so ein Ausbildungskurs?*

*Antwort:* Die Kurse sind für die Dauer von einer Woche konzipiert, in deren Verlauf die Operationen nicht nur demonstriert werden, sondern den Teilnehmern auch die Möglichkeit geboten wird, solche Operationen unter meiner oder der Aufsicht meiner Mitarbeiter durchzuführen. Der Kurs ist auf jeweils 30 Teilnehmer beschränkt, so daß jeder einzelne die Gewähr hat, die Methode im Tierversuch praktisch zu erproben. Die Konzeption des Kurses ist so, daß mit seiner Hilfe dem Interessierten ein Start geboten wird. Er kann dann seine Kenntnisse an seiner eigenen Wirkungsstätte erweitern. Andere Teilnehmer, nämlich jene, die weniger talentiert sind, überzeugt der Kurs, daß sie sich mit diesem sehr komplizierten Verfahren besser nicht auseinandersetzen und ihren Patienten keinen Schaden zufügen. Mit anderen Worten, ich versuche zu verhindern, daß durch unsachgemäße Technik den Patienten Schäden zugefügt werden.

*Frage: Haben Sie diese Kurse nur in Österreich abgehalten?*

*Antwort:* Man hat sich sehr bald auch in Deutschland für das Verfahren zu interessieren begonnen, hauptsächlich in Mainz, von wo der damalige Oberarzt Dr. SAMII für ein halbes Jahr nach Wien kam, um sich bei uns auszubilden. Dann bat man mich, die Operationskurse auch in Mainz zu leiten, manchmal alternierend mit Wien, manchmal auch sowohl in Wien als auch in Mainz. Später wendeten sich auch Kliniken in anderen Ländern mit dem Ersuchen an mich, bei ihnen solche Kurse abzuhalten. So beispielsweise hielt ich einen Kurs in Pamplona in Spanien und mehrere Male in den Vereinigten Staaten; dann half ich mit, im polnischen Breslau eine Mikrochirurgie aufzubauen und war drei Jahre hindurch in Polen, um solche Kurse zu halten. Diese meine Tätigkeit führte dazu, daß mir im Oktober 1980 die Würde eines Dr. honoris causa an der Medizinischen Akademie in Breslau verliehen wurde.

*Frage: Sie sind doch auch ständiger Gast in den Ländern des Mittleren Ostens?*

*Antwort:* Das ist richtig, ich war im Jahre 1971 zum ersten Mal in Kuwait und knüpfte gute Kontakte mit der dortigen Plastischen und Rekonstruktiven Chirurgie an. Der Plastik-Chirurg der Klinik in Kuwait wurde in Wien ausgebildet, und ich bin alle Jahre für zwei Wochen dorthin eingeladen, um Vorlesungen abzuhalten und Operationen durchzuführen. Die dort arbeitenden Chirurgen sind durchaus imstande, alle notwendigen Nachbehandlungen zu machen. In den Wochen, in denen ich jeweils als Gast im Lande bin, werden vor allem Problemfälle von mir operiert bzw. wenn die Erfolgsaussichten dort ungünstig sind, werden die Patienten nach Wien geschickt.

*Frage: Gibt es so etwas wie eine eigene „Vorlesungsreihe MILLESI“?*

*Antwort:* Das kann man nicht sagen. Ich bin einer der immer wieder eingeladenen Gastprofessoren, von denen es gar nicht so wenige gibt. Kuwait ist in dieser Beziehung sehr großzügig und holt sich aus vielen Ländern solche Wissenschafter, die von ihnen als Experten oder Kapazitäten empfunden werden.

# IV. KOPFKLINIKEN

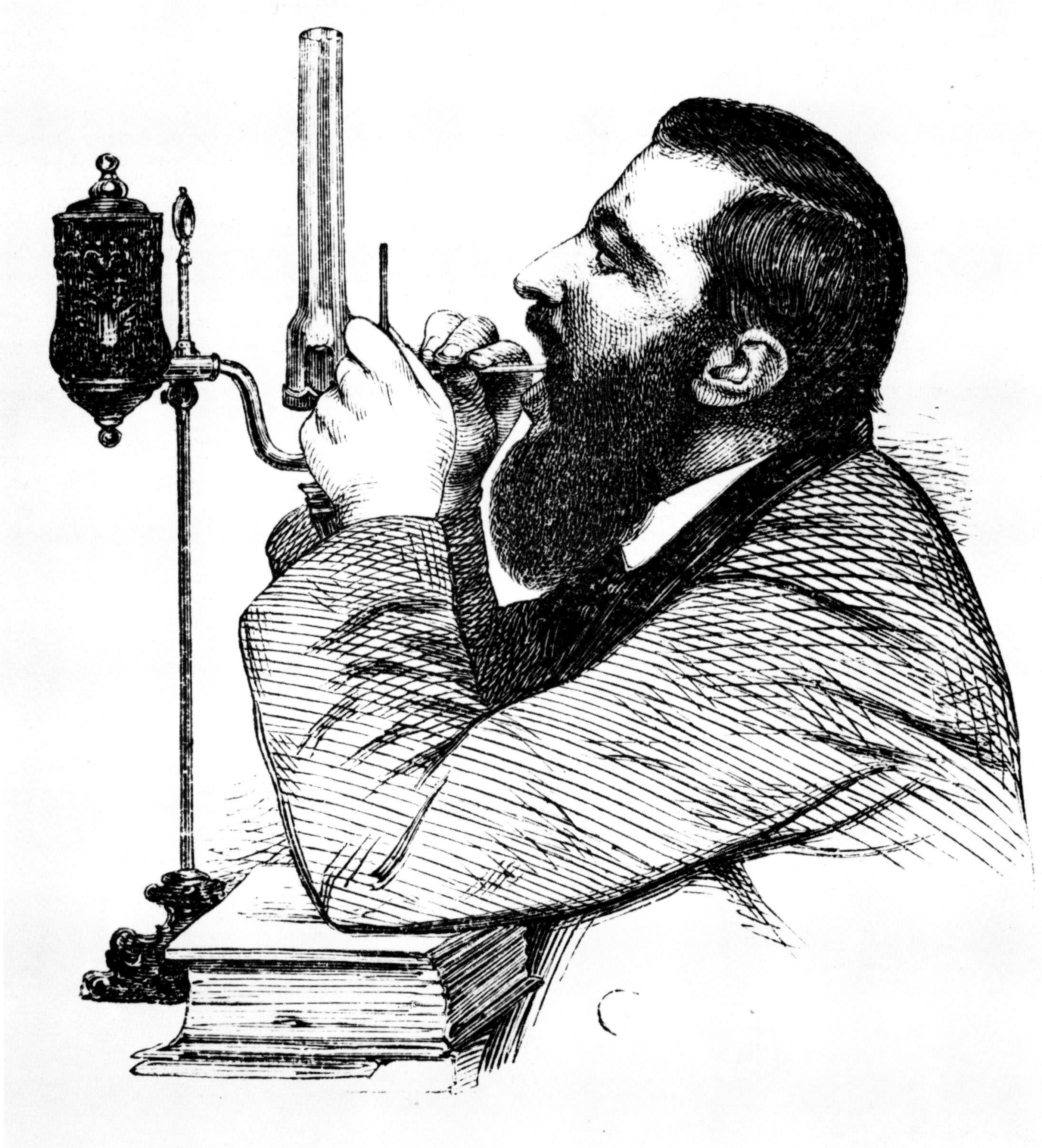

*Eine Autolaryngoskopie (Selbstbespiegelung des Kehlkopfes) durch J. N. Czermak (1860).*

# HALS-, NASEN- UND OHRENHEILKUNDE

Die Kliniken für Augen-, Hals-Nasen-Ohren- und Zahnheilkunde als Kopfkliniken zusammenzufassen, erscheint vielleicht etwas willkürlich. Doch ergeben sich nicht nur Gemeinsamkeiten in Hinblick auf die Lokalisierung, sondern auch bezüglich der mikrochirurgischen Technik, der Beziehung zu den Sinnesorganen und der technischen Hilfsmittel. In Prag war ein spezialisierter Unterricht in der Hand des Schülers des Ophthalmologen Johann Nepomuk FISCHER (1777–1847), Ferdinand von ARLT (1812–1887), der 1843 die Erlaubnis zu Vorlesungen über Ohrenheilkunde erhielt. Mit seiner Berufung nach Wien im Jahre 1856 endeten auch seine otologischen Vorlesungen (EULNER). Er wurde als Nachfolger von Georg Joseph BEER (1763–1821) und Anton von ROSAS (1791–1855) an der 1812 gegründeten Wiener Augenklinik einer der berühmtesten Augenärzte. Auch das 1869 gegründete „Knapps Archiv für Augenheilkunde und Ohrenheilkunde", das infolge der Auswanderung KNAPPS (1868) in die USA zweisprachig erschien, vereinigte die auch in der Praxis übliche Verbindung der beiden Fächer.

Spezialisierungsschwierigkeiten gab es zwischen der Otologie und Laryngologie. In Wien wurde die Ohrenheilkunde (1873) etwas später selbständig als die Laryngologie (1870). Adam POLITZER (1835–1920) wurde gleichzeitig mit Josef GRUBER (1827–1900) im Jahre 1894 Ordinarius für Ohrenheilkunde. Bis 1898 leiteten sie gemeinsam die erste Ohrenklinik der Welt. Bis 1907 war dann POLITZER alleiniger Vorstand.

Der Internist Ludwig TÜRCK (1810–1868) hatte sich mit neurologischen Fragen beschäftigt, bevor er sich seinem zweiten Arbeitsgebiet, der Laryngologie, widmete. Doch wie er die Entdeckung des Prinzips der sekundären Degeneration nur eine Woche später als der Engländer WALLER bekanntgab, so wurde ihm auch die Erfindung des Kehlkopfspiegels von Johann Nepomuk CZERMAK (1828–1873) strittig gemacht. Am 27. 3. 1858 erschien in der Wiener Medizinischen Wochenschrift CZERMAKS Artikel „Über den Kehlkopfspiegel", wo dieser auf eigene Versuche mit dem von TÜRCK konstruierten und ihm von diesem zur Verfügung gestellten Instrument verwies. Am 9. 4. desselben Jahres sprach CZERMAK, der damals in den Laboratorien BRÜCKES und LUDWIGS arbeitete, in einer Sitzung der Gesellschaft der Ärzte nochmals „Über GARCIAS Kehlkopfspiegel", veröffentlicht am 17. 4. in einer außerordentlichen Beilage zur Wiener Medizinischen Wochenschrift, wo CZERMAK in einer Fußnote, datiert mit 14. 4., die Priorität TÜRCKS ausdrücklich anerkannte, diese jedoch später wieder zurückzog und so den Streit inaugurierte, der als „Türckenkrieg" zwar viel Ärger verursachte, das Fach aber bekanntwerden ließ: „im Agon der beiden Männer blühte das neue Fach der Laryngologie in erstaunlich kurzer Zeit mächtig empor" (LESKY).

Auf SCHRÖTTER folgte 1890 Karl STOERK (1832–1899), nach ihm 1899 Ottokar von CHIARI (1853–1918). Erst unter seinem Nachfolger Markus HAJEK (1861–1941) kam es zur Vereinigung der Lehrfächer.

Die Kliniken wurden allerdings in die „Hals-, Nasen- und Ohrenklinik" und in die „Ohren-, Nasen- und Kehlkopfklinik" unterteilt. Erst nach der Zusammenlegung nach dem Abgang Emil SCHLANDERS (1888–1978) im Jahre 1959 und der Wiedererrichtung im Jahre 1969 entstanden die I. HNO-Klinik unter Otto NOVOTNY (geb. 1911) und die 2. HNO-Klinik unter Kurt BURIAN (geb. 1921). Der Vorgänger NOVOTNYS nach HAJEK war Emil WESSELY (1887–1954), damals noch an der 2. Ohrenklinik, und die Vorgänger BURIANS nach POLITZER, Victor URBANTSCHITSCH (1847–1921), Heinrich NEUMANN (1873–1939), Siegfried UNTERBERGER (1893–1979) und Emil SCHLANDER

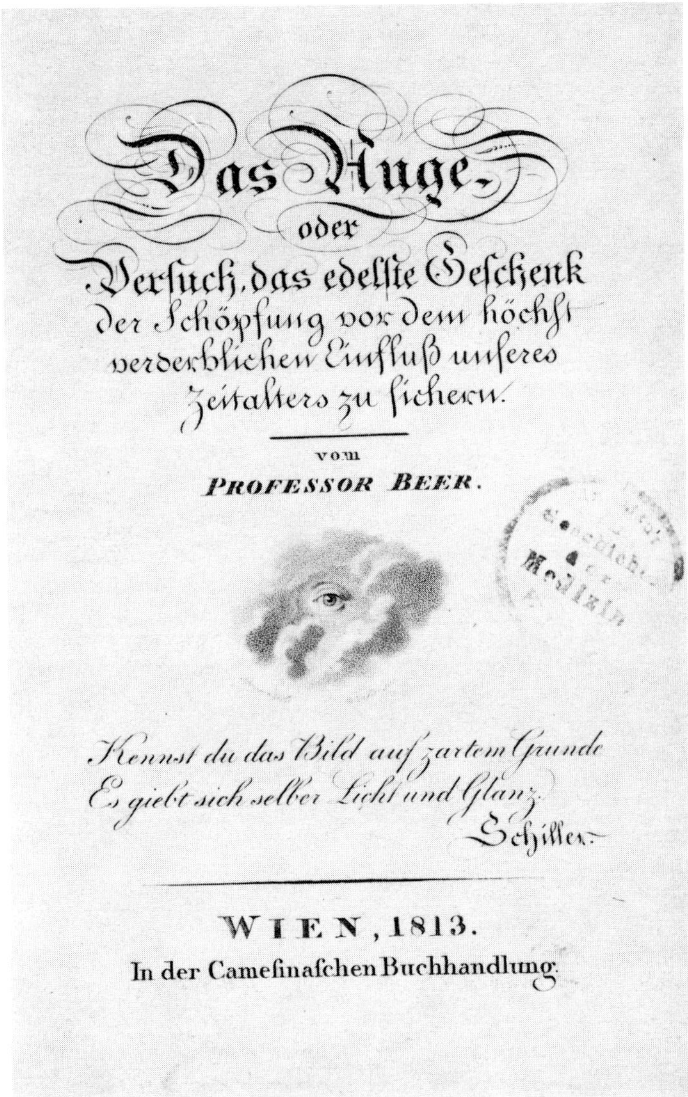

Das Auge,
oder
Versuch, das edelste Geschenk
der Schöpfung vor dem höchst
verderblichen Einfluß unseres
Zeitalters zu sichern.

vom
PROFESSOR BEER.

Kennst du das Bild auf zartem Grunde
Es giebt sich selber Licht und Glanz.
Schiller.

WIEN, 1813.
In der Camesinaschen Buchhandlung.

*Titelblatt eines Büchleins für Laien von G. J. Beer, Wien 1813.*

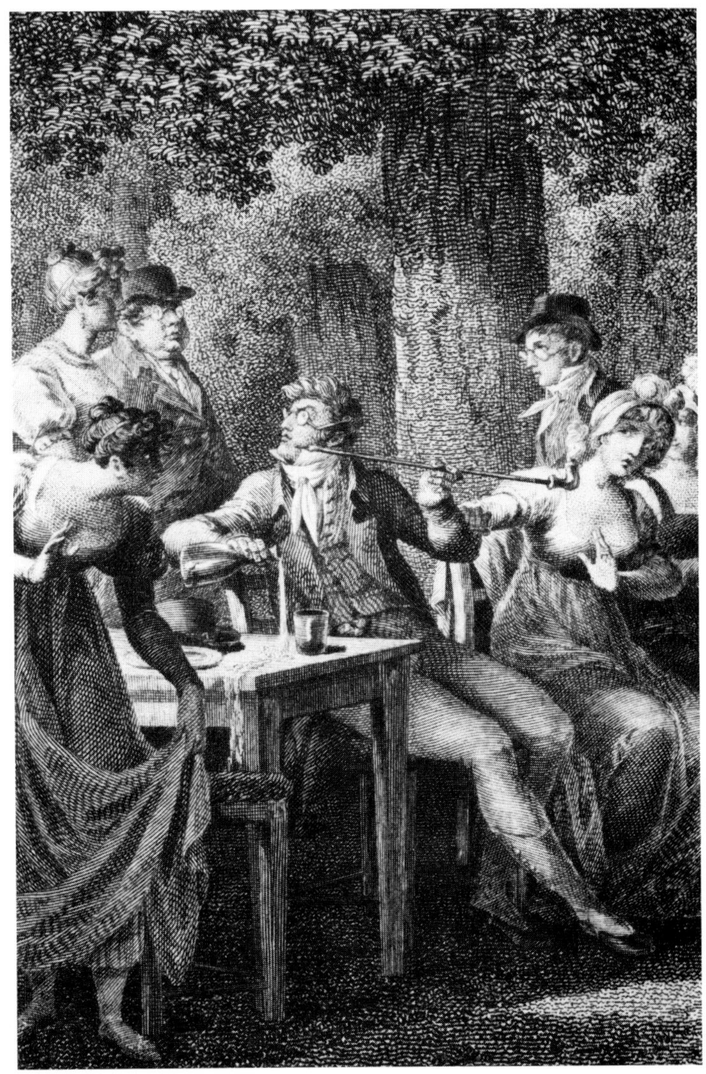

# AUGENHEILKUNDE

Als der junge Assistent der II. Universitäts Augenklinik Josef BÖCK (geb. 1901) in den 30er Jahren seinen „Amerikanerkurs" beendet hatte, machte er den Zuhörern Mut, doch noch Fragen zu stellen, wenn sie etwas nicht verstanden hätten. Nach einigem Zögern stand ein jüngerer Hörer aus Dallas, Texas, USA, auf und fragte: „O, it was very interesting, but can you tell me exactly – what is the difference between pupil and papill?" Der ziemlich verzweifelte Kursleiter, der sich sowohl sprachlich als auch fachlich auf den Unterricht sorgfältig vorbereitet hatte – Dollars waren sehr gefragt – erklärte geduldig den Unterschied der Pupille zum Sehnerveintritt. Das Schlimmste war, daß keiner über die Frage gelacht hat. Die Kursteilnehmer waren eben vor allem an der operativen Technik und weniger an der Theorie interessiert. Und das schien das Schicksal der Augenheilkunde von Anfang an gewesen zu sein.

Starstecher übten im Mittelalter ihr Gewerbe im Umherziehen aus. Sie waren ohne akademische Vorbildung und waren oft gleichzeitig Steinschneider, Zahnbrecher und Bruchschneider. Viel an Wissen war verlorengegangen, denn schon im alten Indien, Babylon und Ägypten war die Staroperation bekannt. HERODOT beschrieb die Spezialisierung der Augenärzte in Ägypten. Es soll dort unter Pharao Sesostris II. aus der XII. Dynastie um 1900 vor Chr. besondere Fachärzte für das rechte und für das linke Auge gegeben haben. Das in Ägypten heimische Trachom hat wohl eine besondere Notwendigkeit für spezialisierte Augenärzte gegeben. Im österreichischen Raum waren es später die Druiden, die unter Zaubersprüchen Fremdkörper aus dem Auge entfernten (Jakob GRIMM nach SCHÖNBAUER).

„Fleuch von uns Staub von hinnen zu der Lüge Genossen,
Lieblich (sei das) Augenbett, Weh und Schwulst (sei) fort!"

Die Behandlung von Augenleiden erstreckte sich von der Behandlung entzündlicher Erscheinungen über das chirurgische Eingreifen des Starstechens bis auf die Korrektur des dioptischen Apparates durch Kristalle und später durch bearbeitetes Glas als Brille.

Obwohl BOERHAAVE bereits um 1700 auf akademischem Boden Vorträge über Augenheilkunde gehalten hat, gedieh im Wien VAN SWIETENS dieses Fach nur langsam. Erst 1788 wurde Michael v. WENZEL der Ältere († 1790) neuerlich nach Wien gerufen, nachdem er schon einige Jahre vorher als Consiliarius von der Kaiserin hierher gebeten worden war. Er unterrichtete den Malteser Joseph BARTH (1745–1818), 1774 wurde dieser von MARIA THERESIA zum ordentlichen Professor der Anatomie ernannt. Er beschäftigte sich vorwiegend mit „der Ausziehung des grauen Stares", hielt aber seine Methoden möglichst geheim. An der Josephsakademie hielt Johann Adam SCHMIDT (1759–1809) seit 1796 Privatvorlesungen in Augenheilkunde. Er publizierte vor allem über Iritis nach Staroperationen, die künstliche Pupillenbildung und „über die Krankheiten des Thränenorgans" (1803).

BARTHS Assistent und wissenschaftlicher Zeichner, Georg Joseph BEER (1763–1821), war der eigentliche Begründer der Ophthalmologie in Wien. 1818 entstand dann das erste selbständige Ordinariat für Augenheilkunde.

Carl Ferdinand v. GRAEFE (1787–1840) war einer seiner Schüler, der 1810 ein klinisches Institut für Chirurgie und Augenheilkunde in Berlin gründete. Ein weiterer Schüler BEERS war sein Schwiegersohn Friedrich JÄGER RITTER VON JAXTTHAL (1784–1871), der 1826 ordentlicher Professor für Augenheilkunde an der Josephsakademie wurde. Zu dessen Schülern zählte wiederum Albrecht von GRAEFE (1828–1870), ein Verwandter des oben genannten C. F. von GRAEFE, der mit ARLT und DONDERS am meisten zur weiteren Entwicklung der wissenschaftlichen Augenheilkunde beigetragen hat.

BEER war ein vorzüglicher Lehrer, exzellenter Operateur und guter Maler. Der Nachfolger BEERS wurde 1821 nicht JAEGER, sondern Anton v. ROSAS (1791–1855). Er wurde auf Wunsch des Protomedicus STIFFT Inhaber der neugegründeten Lehrkanzel in Padua und von dort nach Wien berufen. Er war ganz im Sinne von STIFFT ein fleißiger Lehrer und Sammler. Seinem Assistenten Karl STELLWAG VON CARION (1823–1904), der bereits Schüler von ROKITANSKY war, verbot er sogar histologisches Arbeiten. Dieser führte dann allerdings die histologische Forschung in die Augenheilkunde ein. Er übernahm nach Friedrich JÄGER 1857 die Professur an der Josephsakademie bis zu deren Auflösung 1873.

Ferdinand von ARLT (1812–1887), ein Bergschmiedssohn aus dem Erzgebirge, brachte aus Prag als Schüler von Johann Nepomuk FISCHER (1777–1847) die pathologisch-anatomische Forschungsrichtung mit, als er 1856 die Nachfolge ROSAS antrat. Ganz auf das Praktische abgestellt ist ARLTS dreibändiges Lehrbuch „Die Krankheiten des Auges" (LESKY). Er erkannte als erster eine Ursache der Kurzsichtigkeit in der Verlängerung der Längsachse des Augapfels. Mit ARLT waren Eduard von JAEGER (1818–1884), der Enkel BEERS, und Carl STELLWAG VON CARION im Vorschlag gewesen. Damals ergaben sich entsprechende Mißstimmungen und Gegensätze. Als ARLT 1883 emeritierte, wurde nicht einer seiner vielen Schüler, sondern Carl STELLWAG VON CARION sein Nachfolger. STELL-

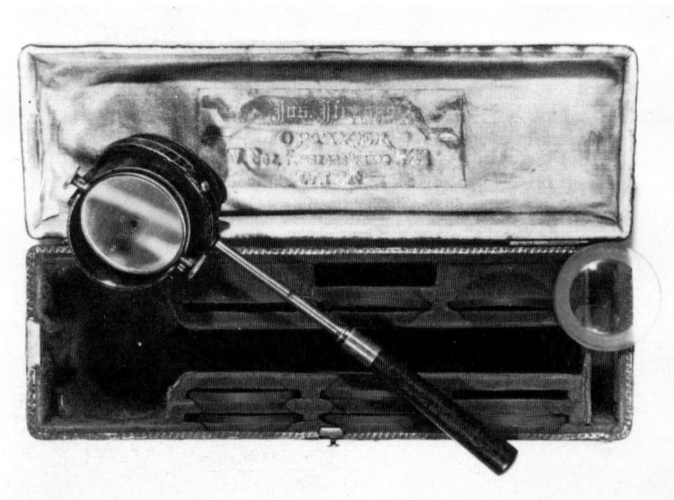

*Eduard Jäger's Augenspiegel, mit welchem seine berühmten Augenspiegelbilder bei Öllampenbeleuchtung (im aufrechten Bilde) gemalt wurden.*

WAG war weniger operativ-praktisch als wissenschaftlich-theoretisch tätig. 1884 übernahm STELLWAG die I. Augenklinik und endlich 1883 Eduard von JAEGER die II. Augenklinik. Er vervollständigte die Entdeckung des HELMHOLTZschen Augenspiegels mit einer eigenen Konstruktion des Ophthalmoskops. Sein Assistent Ludwig MAUTHNER (1840–1894) wurde der Interpret des stillen und zurückgezogenen JAEGER. JAEGER schuf die ersten Normen für die Brillenbestimmung. Die Drucklegung seiner schönen Atlanten finanzierte er mit seinem Privatvermögen. Der Schüler JAEGERS, MAUTHNER, besetzte 1894 den Lehrstuhl der I. Augenklinik nur für kurze Zeit. Sein Nachfolger wurde sein Mitassistent bei JAEGER, Isidor SCHNABEL (1842–1908). Er führte die Ophthalmoskopie in den Unterricht ein. Er war ein Tatsachen-Forscher im Sinne der SKODA-ROKITANSKYschen Schule. Seine Darstellungen waren streng logisch aufgebaut und zeigten wiederum deutlich den Einfluß der Philosophie KANTS auf die WIENER MEDIZINISCHE SCHULE.

An der II. Augenklinik arbeitete als Sekundararzt Karl KOLLER (1857–1944). Er wurde von einem Kollegen namens Sigmund FREUD (1856–1939) auf die Wirkung des Cocains, eines Extraktes aus der amerikanischen Cocapflanze, aufmerksam gemacht. KOLLER, der sich seit längerem mit dem Problem der Lokalanästhesie des Auges beschäftigte, gelang diese 1884 mit einer Lösung der Droge in destilliertem Wasser. Wegen einer Duellaffäre mußte KOLLER Wien 1885 verlassen und so vorerst auf die Früchte seiner Entdeckung verzichten. Erst spät, ab 1929, wurden ihm entsprechende Ehrungen zuteil.

Als Nachfolger von JAEGER erhielt 1885 Ernst FUCHS (1851–1930), ein Schüler ARLTS, die Leitung der II. Augenklinik. Er studierte bei WEDL Histologie und bei BRÜCKE Physiologie. Bei BRÜCKE hatte er auch die philosophische Einstellung, „daß wir nämlich nach KANT von den Dingen eigentlich nur wissen, was unsere Sinne uns sagen und daß wir nicht einmal wissen können, ob ein wirkliches Substrat zugrunde liegt" mitbekommen (LESKY). FUCHS war der erste, der auch englischsprachige Kurse an der Augenklinik einführte. So fanden sich schon von 1877–1881 über 700 Nordamerikaner zu solchen Kursen ein. Er verlangte die Abhaltung solcher Kurse auch von seinem Assistenten Friedrich DIMMER (1855–1926), der 1910 die Nachfolge von Isidor SCHNABEL (1842–1908) an der I. Augenklinik und 1915 die Nachfolge von FUCHS an der II. Augenklinik antrat. Als Nachfolger DIMMERS übernahm die I. Augenklinik 1915 Stephan BERNHEIMER (1861–1918) bis 1918. FUCHS hat es dann noch erlebt, daß seine beiden Schüler Josef MELLER (1874–1968) und Karl David LINDNER (1883–1961) die erste 1919, respektive die zweite Augenklinik 1927 übernahmen. Die Schule FUCHS mit ihrer weltweiten Ausstrahlung setzte sich in der nächsten Professorengeneration mit Arnold PILLAT (1891–1975) an der I., seinem Nachfolger Karl HRUBY (geb. 1912) und an der II. Augenklinik mit Josef BÖCK (geb. 1901) fort. Ihm folgte Hans SLEZAK (geb. 1927).

Prof. Dr. Hans Slezak
Vorstand der II. Universitäts-Augenklinik Wien

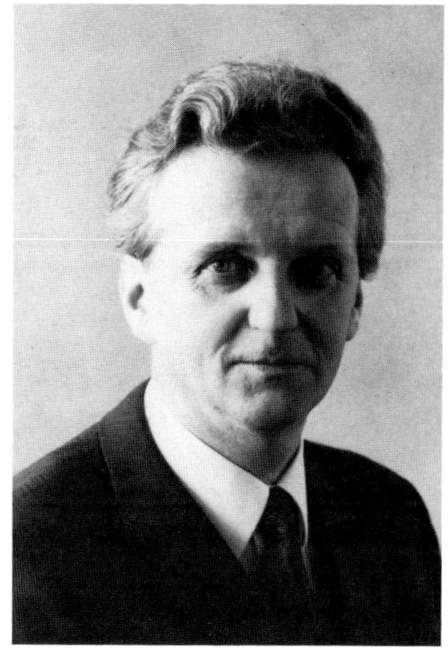

geboren am 24. August 1927 in Wien, Matura am Humanistischen Gymnasium. 1945 Studium an der Medizinischen Fakultät der Universität Wien, Promotion am 20. Dezember 1950 zum Doctor medicinae universae. Während des Studiums Demonstrator am Medizinisch-Chemischen Institut der Universität. Vom 2. Jänner 1951 bis 31. Jänner 1953 Operationszögling an der I. Chirurgischen Universitätsklinik in Wien, am 2. Februar 1953 Eintritt in die II. Augenklinik der Universität Wien. 1956 acht Monate als Assistenzarzt an der Augenklinik des Kantonspitals St. Gallen in der Schweiz tätig. Von 1962 bis 1972 Oberarzt an der II. Universitäts-Augenklinik in Wien, 1968 Zuerkennung der Venia legendi für Augenheilkunde. 1971 Konsiliarius und Operateur an der Augenklinik des Sabah-Spitals in Kuwait, 1973 Zuerkennung des Titels eines ao. Professors, im gleichen Jahr Ernennung zum o. Professor und Vorstand der II. Universitäts-Augenklinik. Seit 1974 österreichischer Repräsentant im Rat der Europäischen Ophthalmologischen Gesellschaft.

# Schneiden mit dem Strahl

Interview am 16. 11. 1981

*Frage: Stimmt es, daß die wissenschaftliche Ophthalmologie Anfang des 19. Jahrhunderts zu einem beträchtlichen Teil von Wien ausging?*

*Antwort:* Tatsächlich erfuhr die Augenheilkunde um die Wende des 18. zum 19. Jahrhundert von Wien aus maßgebliche Impulse. In dieser Stadt wirkte damals ein hervorragender Augenarzt, nämlich Joseph BARTH. Er war ein etwas schrulliger Mensch und meinte, ein Augenarzt sei für Wien genug. Die Obrigkeit war anderer Ansicht, und so nahm BARTH schließlich Adam SCHMIDT als Schüler an. SCHMIDT erlangte keine besondere Bedeutung. Joseph BARTH beschäftigte den Medizinstudenten Joseph Georg BEER als Zeichner; er tat alles, um BEER daran zu hindern, sich Kenntnisse in der Augenheilkunde anzueignen. Als sich BEER schließlich als Augenarzt niederlassen konnte, geschah dies unter Protest von BARTH und SCHMIDT. BEER wurde ein Meister seines Faches und erhielt 1812 eine Abteilung für arme Star-Patienten im Allgemeinen Krankenhaus, die 1818 in die erste und älteste Augenklinik der Welt umgewandelt wurde. BEER leitete diese Klinik noch ein Jahr. Ein Operationsmesser, das damals zur Eröffnung der Vorderkammer bei der Staroperation verwendet wurde, trägt seinen Namen, es hat heute nur mehr historische Bedeutung. BEER hielt an seiner Klinik den ersten organisierten Unterricht in Augenheilkunde für Medizinstudenten ab. Seine Schüler waren JÄGER, der Ältere, und ROSAS. JÄGER hatte eine Professur am Josephinum inne und schrieb eine wichtige Monographie über das Trachom, jene Augenkrankheit, die von den Soldaten Napoleons nach dem ägyptischen Feldzug nach Europa eingeschleppt worden war. Zu den Schülern JÄGERS zählen unter anderem JÄGER der Jüngere, von dem noch später die Rede sein wird, sowie Albrecht von GRAEFE; letzterer wurde zu einem der berühmtesten Augenärzte des vergangenen Jahrhunderts.

*Frage: Welche Augenärzte zeichneten sich in der zweiten WIENER MEDIZINISCHEN SCHULE besonders aus?*

*Antwort:* Der Schüler und Nachfolger BEERS, Anton von ROSAS, war nicht besonders erfolgreich. Dessen Nachfolger im Amt, Ferdinand von ARLT, erwarb sich hingegen hervorragende Verdienste: Er stellte die Pathologische Histologie in den Dienst der Augenheilkunde und trug auf diese Weise sehr wesentlich zur wissenschaftlichen Entwicklung der Ophthalmologie bei. In hohem Maße pflegte ARLT die Zusammenarbeit mit anderen Disziplinen der Medizin. Er genoß als Operateur internationales Ansehen; unter anderem galt sein Interesse auf dem Gebiete der Ophthalmochirurgie plastischen Eingriffen im Bereiche der Lider. ARLT verdankt die Augenheilkunde die bis heute gültige Erkenntnis, daß das Auge des Kurzsichtigen abnorm lang gebaut ist. Auch der Nachfolger ARLTS, Karl STELLWAG von CARION, erlangte weltweite Bedeutung. Auf ihn geht die noch heute gültige Definition der Übersichtigkeit als

Folge einer zu kurzen Sagittalachse des Auges oder einer zu schwachen Brechkraft der optischen Medien zurück. STELLWAG entdeckte das Symptom des seltenen Lidschlages bei Schilddrüsenüberfunktion (Morbus BASEDOW). Dieses Zeichen findet sich auch heute noch in den Lehrbüchern der Inneren Medizin und Augenheilkunde. JÄGER, der Jüngere, ebenfalls in dieser Zeit tätig, bediente sich bereits des von HELMHOLTZ erfundenen Augenspiegels. Er galt als einer der besten Kenner der Krankheiten des Augenhintergrundes, schuf einen auch heute noch sehenswerten Atlas mit farbigen Fundusbildern und wurde von seinen Fachgenossen als größter Ophthalmoskopiker der Welt bezeichnet. JÄGER leitete eine Abteilung für Augenkranke im Allgemeinen Krankenhaus, welche 1883 in die 2. Universitäts-Augenklinik umgewandelt wurde. An dieser Klinik arbeitete der junge Assistenzarzt Karl KOLLER, der 1884 beim Kongreß der Deutschen Ophthalmologischen Gesellschaft in Heidelberg über die bahnbrechende Entdeckung berichtete, daß Kokain eine wirksame Oberflächenanästhesie des Auges ermögliche. Damit war der erste Schritt zur Schmerzfreiheit bei Augenoperationen getan. JÄGER, der Jüngere, leitete die 2. Universitäts-Augenklinik nur mehr ein Jahr. Sein Nachfolger wurde 1884 Ernst FUCHS, der der Klinik bis 1915 vorstand. FUCHS setzte die ARLTsche Tradition, klinische Symptome mit pathologisch-histologischen Befunden zu korrelieren, fort. Er entdeckte bis dahin unbekannte Augenkrankheiten, die alle noch heute seinen Namen tragen; besonders seien die Keratitis punctata superficialis (eine Hornhauterkrankung), die Heterochromiecyclitis (eine Erkrankung der Regenbogenhaut) und die Atrophia gyrata chorioideae et retinae (eine Netzhaut-Aderhautdegeneration, die erblich ist und zur Erblindung führt) hervorgehoben. Hervorragende Arbeiten veröffentlichte FUCHS über die sympathische Ophthalmie sowie über das bösartige Melanom der Uvea. Die Bedeutung von Ernst FUCHS für die Augenheilkunde strahlt bis in die heutige Zeit aus. Sein Lehrbuch der Augenheilkunde erlebte viele Auflagen und wurde zum Standardwerk für mehrere Generationen von Augenärzten. Selbst in Amerika gilt Ernst FUCHS noch heute als der große alte Mann der Ophthalmologie. Es gibt wohl kaum einen Augenarzt auf der Welt, der seinen Namen nicht kennt.

*Frage: Wer war der Nachfolger von FUCHS?*

*Antwort:* FUCHS fand in Friedrich DIMMER einen würdigen Nachfolger. DIMMER leitete die 2. Universitäts-Augenklinik von 1915 bis 1927. Ihm verdankt die Augenheilkunde die erste brauchbare photographische Dokumentation des Augenhintergrundes mit Hilfe der NORDENSONschen Funduskamera. Seine Arbeit gilt als Pionierleistung auf diesem Gebiet. Auch als Diagnostiker hatte DIMMER große Qualitäten. So wurde die münzenförmige Hornhautentzündung von ihm beschrieben und trägt noch heute seinen Namen.

Der wichtigste Schüler DIMMERS war Arnold PILLAT. Er war von 1918 bis 1927 an der 2. Universitäts-Augenklinik tätig, von 1928 bis 1932 hatte er eine Professur am Rockefeller-Institut in Peking inne und 1933 übernahm er als Primarius die Augenabteilung der Lainzer Krankenhauses. 1936 wurde er Vorstand der Grazer Universitäts-Augenklinik. 1944 kehrte er nach Wien zurück und wurde hier zum Vorstand der 1. Universitäts-Augenklinik bestellt. PILLAT veröffentlichte wesentliche Arbeiten über die Vitamin-A-Mangelerkrankung des Auges, ferner gab er eine Verbesserung der Iridenkleisis (Operation gegen den Grünen Star) an, die allgemeine Anerkennung fand.

*Frage: Hat FUCHS Schüler von Format hinterlassen?*

*Antwort:* Die drei bedeutendsten Schüler FUCHS waren Maximilian SALZMANN, Josef MELLER und Karl David LINDNER. SALZMANN, seinerzeit Vorstand der Grazer Universitäts-Augenklinik, gilt als Vater der Gonioskopie. Diese Untersuchungstechnik ermöglicht die Inspektion der Vorderkammerbucht und gewann zunehmend an Bedeutung; sie zählt heute zum festen Bestand der klinischen Augenheilkunde. Die Untersuchung der Vorderkammerbucht ist für die Beurteilung des Grünen Stars und die Wahl der entsprechenden Glaukomoperation unerläßlich. Erst durch die Gonioskopie wurde der Hydrophthalmus (angeborener Grüner Star) operabel. Josef MELLER stand der 1. Universitäts-Augenklinik in Wien von 1919 bis 1944 vor. Er trug wesentlich zur Bedeutung der Wiener Medizinischen Schule in der Welt bei. Seine „Augenärztliche Operationslehre", ein Buch, in dem unter anderem auch etliche von ihm selbst stammende Operationsverfahren (Eingriffe an den Lidern, Operation der Pupillarschwarte etc.) zu finden sind, wurde in viele Sprachen übersetzt und darf in seinen Grundzügen auch heute noch als Standardwerk der Ophthalmochirurgie bezeichnet werden. Karl David LINDNER wurde 1927 als Nachfolger DIMMERS zum Vorstand der 2. Universitäts-Augenklinik ernannt; er leitete die Klinik bis 1953. Von LINDNER stammt die Zylinderskiaskopie, eine Untersuchungsmethode, die es erlaubt, die Refraktion des Auges unabhängig von den Angaben des Probanden exakt zu bestimmen. Die Zylinderskiaskopie gehört bereits zum allgemeinen Wissensgut der Augenheilkunde und wird von jedem ordentlich ausgebildeten Augenarzt beherrscht. LINDNER genoß Weltruf als Netzhautoperateur; die LINDNERsche „Bulbusverkürzung", eine Operationstechnik bei Netzhautabhebung, trägt seinen Namen. Bahnbrechende Leistungen vollbrachte LINDNER auf dem Gebiete der klinischen Erforschung des Glaskörpers; die Ergebnisse dieser Untersuchungen sind bis heute unverändert gültig.

*Frage: Fanden die Schüler FUCHS auch ihrerseits wieder Schüler, die Bedeutung erlangten?*

*Antwort:* Aus der Schar der Schüler MELLERS seien

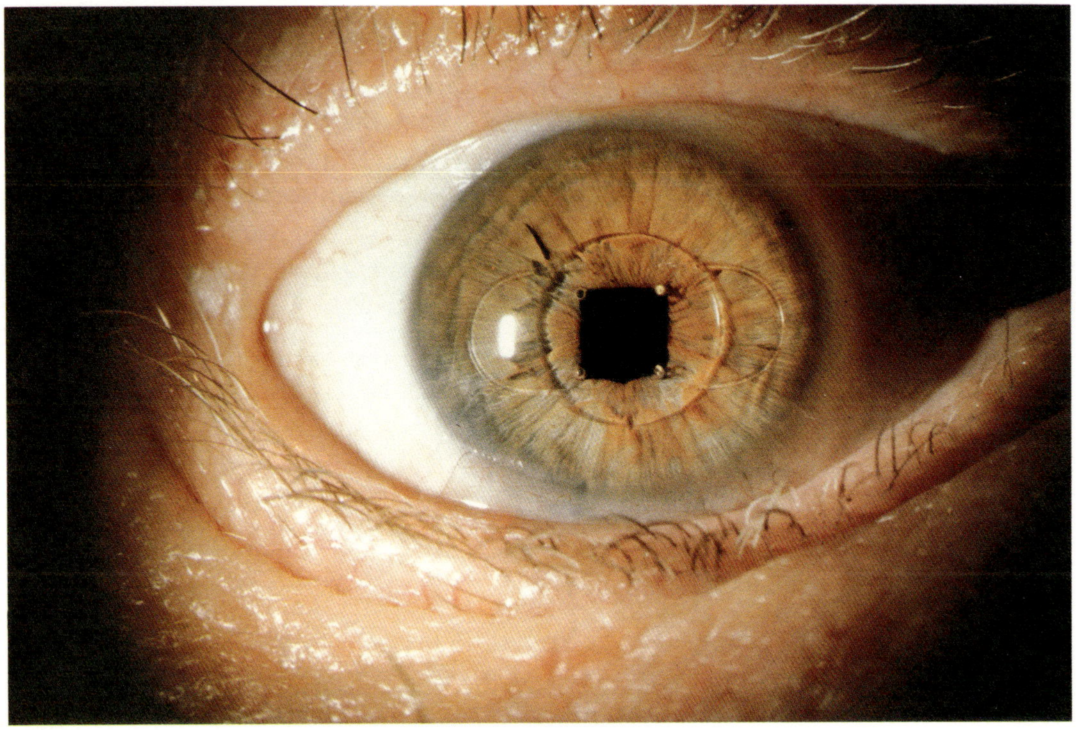

*Eingepflanzte Kunstlinse nach Staroperation (Irisclip-Linse).*

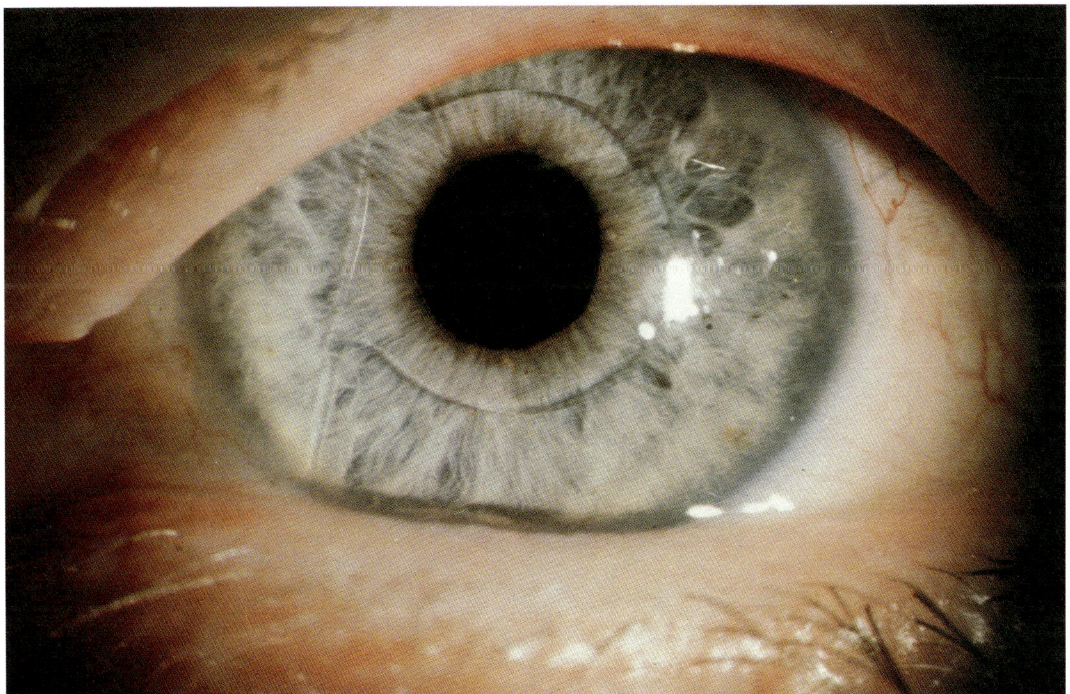

*Eingepflanzte Kunstlinse nach Staroperation (Vorderkammer-Linse).*

zwei überragende Persönlichkeiten genannt, die in Österreich tätig waren, Karl SAFAR und Josef BÖCK. SAFAR war Vorstand der Augenabteilung des Krankenhauses der Stadt Wien in Lainz. Er verbesserte die Technik der Diathermiekoagulation bei Netzhautabhebung durch spezielle Elektroden, die als „SAFARsche Nägel“ international bekannt wurden. Die generelle Anwendung der Diathermiekoagulation in verschiedenen Augenabschnitten geht auf SAFAR zurück und findet ihren Niederschlag in seinem Buch „Elektrochirurgie am Auge“. Josef BÖCK leitete von 1945 bis 1955 die Grazer Universitäts-Augenklinik, 1955 erhielt er den Ruf nach Wien und wurde hier als Nachfolger LINDNERS zum Vorstand der 2. Universitäts-Augenklinik ernannt. BÖCK beschäftigte sich erfolgreich mit experimentellen Untersuchungen der Blutkammerwasserschranke. Diese Forschungsrichtung erlangte in den letzten Jahren in verschiedenen wissenschaftlichen Zentren zunehmende Bedeutung. BÖCK verdankt die Augenheilkunde die Erkenntnis, daß den gefäßähnlichen Streifen des Augenhintergrundes Risse der BRUCHschen Membran (Grenzmembran zwischen Netz- und Aderhaut) zugrundeliegen. Internationale Anerkennung fand er bei seinen histologischen Studien auf dem Gebiete der Tumoren der Augenhöhle und der Tränendrüse. Dasselbe gilt auch für seine Leistungen auf dem Gebiete der experimentellen Elektroretinographie: Die Ergebnisse seiner Untersuchungen der Überlebens- und Wiederbelebungszeit der Netzhaut wurden weltweit anerkannt. Als Wegbereiter der Tonographie, einer speziellen Untersuchungsmethode der Kammerwasserdynamik, zählt BÖCK zu den Pionieren der Glaukomforschung. Zwei weitere Schüler MELLERS, nämlich Peter KRONFELD und Bertha KLIEN, beide gebürtige Österreicher, wirkten in den USA und brachten es dort zu hohem Ansehen. KRONFELD zählte zu den führenden Fachleuten auf dem Gebiet der Glaukomforschung, und KLIEN wurde als Ophthalmopathologin weltweit geschätzt.

Ein bedeutender Schüler LINDNERS ist Karl HRUBY. Er war nach der Emeritierung seines Lehrers supplierender Leiter der 2. Universitäts-Augenklinik und wurde 1955 als Nachfolger BÖCKS zum Vorstand der Grazer Universitäts-Augenklinik ernannt. 1964 kehrte er nach Wien zurück und übernahm als Nachfolger PILLATS die Leitung der 1. Universitäts-Augenklinik. HRUBY baute die Biomikroskopie des Glaskörpers und Augenhintergrundes zu einer klinisch praktikablen Untersuchungsmethode aus und gab dazu ein optisches Hilfsmittel an, das als „HRUBYsche Vorsatzlinse“ international bekannt wurde und bis heute als Bestandteil der Spaltlampe zur Untersuchung des Augenhintergrundes allgemein verwendet wird. Auch Ludwig SALLMANN sowie Herwig RIEGER gingen aus der Schule LINDNERS hervor und fanden internationale Anerkennung. SALLMANN war in den USA tätig und leitete das Eye Institute in Bethesda, das zu den berühmten amerikanischen National Institutes of Health gehört. RIEGER wurde als Ordinarius an die Augenklinik der Deutschen Karls-Universität in Prag berufen; eine angeborene Augenmißbildung, die er als erster beschrieb, trägt für immer seinen Namen (RIEGERsches Syndrom der Dysgenesis mesodermalis iridocornealis). Auch Helmut FANTA ist ein Schüler LINDNERS. Er ist vor allem als Ophthalmopathologe wissenschaftlich hervorgetreten und war Primarius der Augenabteilung der Krankenanstalt Rudolfsstiftung in Wien.

*Frage: Welche Lehrer haben Ihren Werdegang bestimmt?*

*Antwort:* Als Medizinstudent war ich Hörer von LINDNER, 1953 wurde ich sein Vorlesungsassistent; somit darf ich mich noch als Schüler LINDNERS bezeichnen. Auch von HRUBY, der damals als 1. Oberarzt an der LINDNERschen Klinik tätig war, wurde ich nachhaltig beeinflußt. Das meiste aber verdanke ich zweifellos meinem langjährigen Lehrer BÖCK, dessen Nachfolger ich wurde.

*Frage: Was halten Sie von der Anwendung der Laserstrahlen in der Augenheilkunde?*

*Antwort:* Die Laserkoagulation hat bereits ihren festen Platz in der Ophthalmologie. Sie wird bei verschiedenen Krankheiten des Augenhintergrundes und bestimmten Formen des Grünen Stars erfolgreich angewendet. Die Laseroperationen können an allen österreichischen Augenkliniken sowie größeren Augenabteilungen des Landes durchgeführt werden.

*Frage: Wie stehen Sie zur Einpflanzung intraocularer Linsen?*

*Antwort:* Meine Einstellung dazu ist indifferent: die Implantation intraocularer Linsen erhöht zweifellos die Risiken während und nach der Staroperation, bringt aber andererseits auch für den Patienten den erheblichen Vorteil, nach dem Eingriff von etwas umständlichen optischen Hilfsmitteln wie Starbrille oder Kontaktlinsen unabhängig zu sein. Man sollte keinen Patienten zur Linseneinpflanzung überreden, seinen dringenden Wunsch, eine intraoculare Linse zu erhalten, jedoch wenn möglich erfüllen. Linseneinpflanzungen erfolgen bereits in allen größeren operativen Zentren Österreichs.

*Frage: Welche Forschungsschwerpunkte gibt es derzeit an der 2. Universitäts-Augenklinik und welche wissenschaftlichen Leistungen wurden hier erbracht?*

*Antwort:* Die wichtigsten in den letzten Jahren an der 2. Universitäts-Augenklinik erbrachten wissenschaftlichen Leistungen betreffen folgende Gebiete:

Augen- und Hirnkreislauf
Neue Erkenntnisse bei Durchblutungsmessungen des menschlichen Auges mit Hilfe an der Klinik entwickelter plethysmographischer und rheographischer Techniken.

Verbesserung der Differentialdiagnose oculärer und orbitaler Durchblutungsstörungen.

Ophthalmo-Immunologie
Besserer Einblick in die Immunreaktionen bei Herpes simplex-Infektion der Hornhaut. Wichtiger Beitrag zur Erforschung des Zusammenhanges zwischen HLA-System und Glaukom.

Therapie der Augenmuskellähmung
Neue, von der Klinik ausgegangene Operation (muskuläre Neurotisation) zur Behandlung der Abduzenslähmung.

Elektroophthalmologie
Verbesserung der Differentialdiagnose dystrophischer Fundusveränderungen. Verfeinerung elektroophthalmologischer Registriermethoden. Neue Erkenntnisse über die Lokalisation und den Entstehungsmechanismus einzelner Potentiale im Elektroretino- und -oculogramm.

Echographie der Orbita
Entwicklung exakter Methoden zur Lokalisation und Gewebsdifferenzierung krankhafter Veränderungen der Augenhöhle. Standardisierung echographischer Methoden mit Hilfe eines an der Klinik entwickelten Gewebsmodelles.

Indentationsbiomikroskopie der Hinterkammer
Bisher nur in Leichenaugen erhebbare Befunde (bzw. nur in enucleierten Augen feststellbare Veränderungen) sind mit Hilfe einer an der Klinik ersonnenen Untersuchungsmethode nun klinisch sichtbar.
Der Auftritt intravenös injizierten Fluoresceins in die Hinterkammer kann in lebenden Augen untersucht werden (z. B. wichtig zum Nachweis einer frischen Zyklitis).

Stereoskopische Spaltlampenphotographie der Fundusperipherie und des Ziliarkörpers
Mit Hilfe einer an der Klinik entwickelten Methode wurden biomikroskopische Befunde photographisch dokumentierbar, die bisher nur zeichnerisch festgehalten werden konnten.

Intermediäre Uveitis (spezielle Form der Entzündung, vorwiegend bei Jugendlichen)
Es wurden bisher unbekannte Verlaufsformen des Leidens beschrieben und neue Gesichtspunkte der Pathogenese gefunden.

Glaskörperbiomikroskopie
Bei der klinischen Untersuchung der Glaskörperstruktur wurden neue Befunde entdeckt, die zum Teil für die Indikation zur Laserkoagulation peripherer degenerativer Netzhautschäden von Bedeutung sind.

Erbleiden
Neues Krankheitsbild des Augenhintergrundes (Fundus pulverulentus) wurde beschrieben.

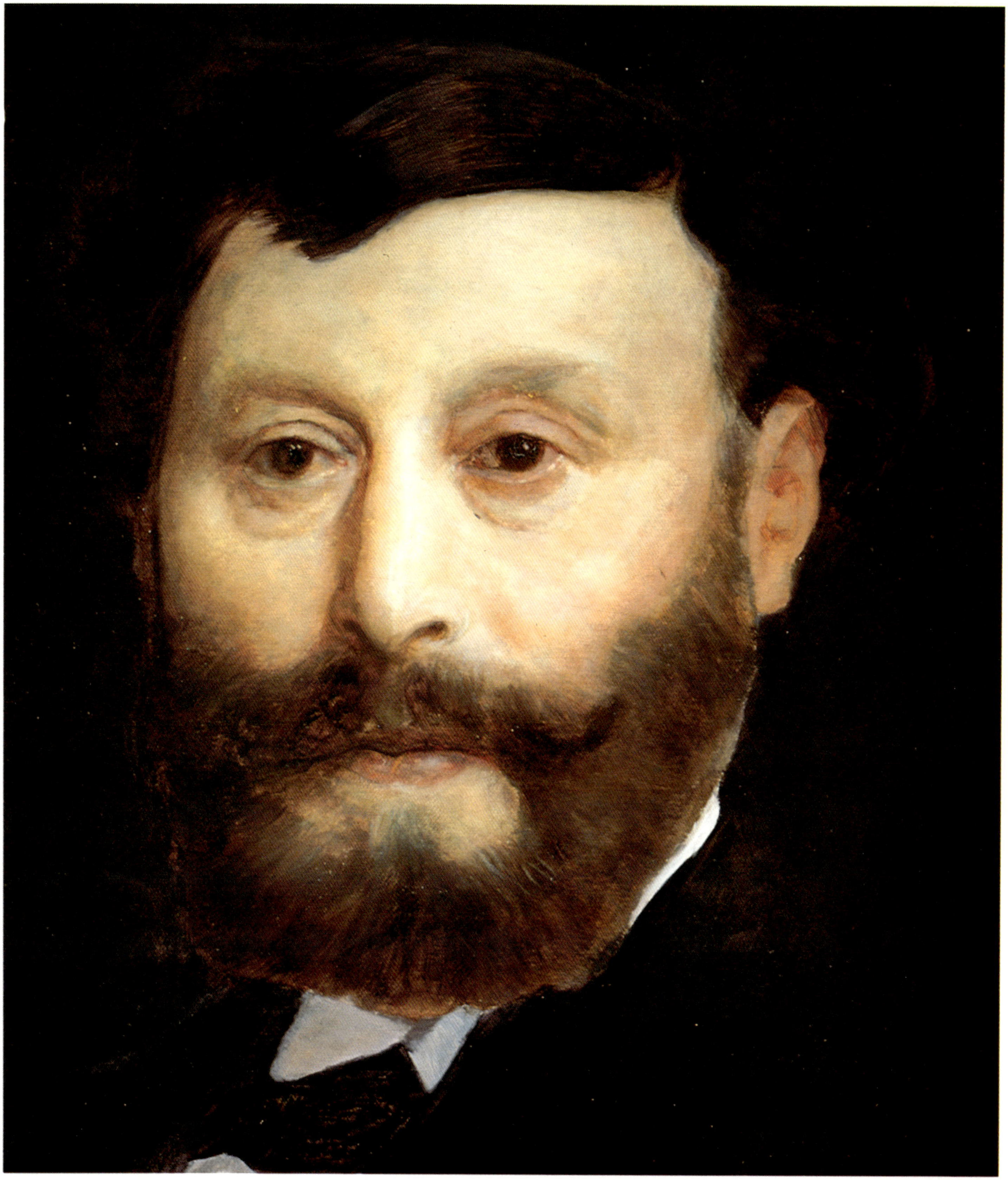

*A. Politzer, 52 Jahre alt, unsigniertes Ölgemälde (1887).*

# Prof. Dr. Otto Novotny

em. Vorstand der I. HNO-Klinik der Universität Wien

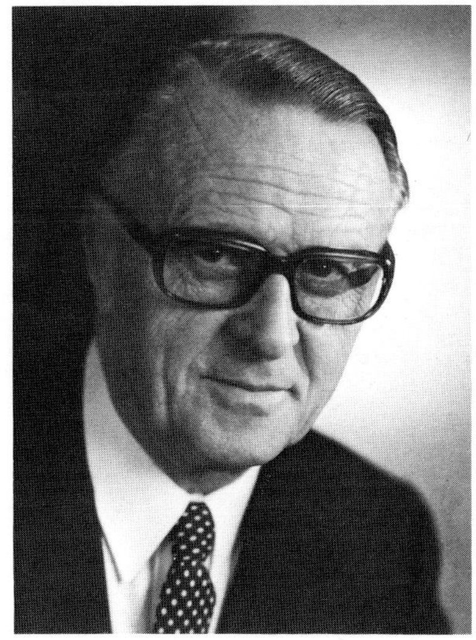

geboren am 25. Juli 1911 in Wien, Mittelschule in der Bundeserziehungsanstalt Traiskirchen, NÖ. Hochschulstudium an der Univ. Wien, Promotion Dr. med. 1935. 1931–1937 Anatomie, 1937 und 1938 Chirurgie und Interne, ab 1938 I. HNO-Klinik der Univ. Wien, (Prof. SCHLANDER, MARSCHIK, UNTERBERGER, HASLINGER, KOFLER). 1949 Habilitation (Zur Klinik der Pyramidenspitzeneiterungen), 1955 ao. Professor, 1961 o. Professor. Seit 1955 Chef der I. HNO-Klinik, 1982 Emeritierung. 1969–1970 Dekan, 1970–1972 Prodekan. Mitglied des Landessanitätsrates Wien, Stellvertretender Direktor des Allgemeinen Krankenhauses, Präsident der Wiener Gesellschaft der HNO-Ärzte, Präsident der Gesellschaft der Ärzte in Wien. Bevorzugtes Arbeitsgebiet: Mikroskopie des Schläfenbeines, otitische Komplikationen, Verletzungen der Nebenhöhlen, Röntgenologie in der HNO-Heilkunde, Geschwülste des Kehlkopfes, Muskellähmungen des Kehlkopfes.

# „ . . . so konservativ wie möglich“

Interview am 22. 10. 81

*Frage: Unter den Kopfkliniken ist die Hals-, Nasen- und Ohrenheilkunde das inhomogenste Fach. Zuerst hatte es Beziehungen zur Augenheilkunde und zur Zahnheilkunde, dann zerfiel es in die Laryngologie und Otologie. Die vielen Bezeichnungen, wie „Oto-Rhino-Laryngologie“ oder „Laryngoskopie“, die späte Vereinigung der Fächer in Wien, Würzburg, Berlin und München, charakterisieren die immer wieder auftretenden Schwierigkeiten dieses Faches.*
*Wie kam es in Wien zur Klinikgründung?*

*Antwort:* Der Kehlkopf und seine Krankheiten wurden Mitte des 19. Jahrhunderts von den Internisten behandelt. Die Kehlkopftuberkulose war damals ziemlich häufig. Das Kehlkopfkarzinom war kaum bekannt. Stimmbandlähmungen waren vorwiegend durch interne Erkrankungen verursacht und wurden daher vom Internisten behandelt. So war es der Primarius an der 6. Medizinischen Abteilung des Allgemeinen Krankenhauses in Wien, Ludwig TÜRCK (1810–1868), der sich als erster mit dem Problem der Kehlkopfspiegelung beschäftigte. Unabhängig vom Entdecker GARCIA (1854) veröffentlichte er seine Versuche mit dem von ihm entwickelten Kehlkopfspiegel in der Wiener Klinischen Wochenschrift und kam mit Johann Nepomuk CZERMAK (1828–1873) in den als „Türkenkrieg“ bekannt gewordenen Prioritätsstreit, der in der Gesellschaft der Ärzte öffentlich ausgetragen wurde. Zwei Schüler TÜRCKS, sein Sekundararzt Carl STIEREK (1832–1899) und Leopold SCHRÖTTER VON KRISTELLI (1837–1908), ein Assistent SKODAS, setzten sein Werk fort. 1870 wurde eine „Klinik für Laryngoskopie“ gegründet und der Dozent für Innere Medizin SCHRÖTTER als ihr Leiter eingesetzt. Es war die erste Klinik des Faches in der Welt. STOERK und SCHRÖTTER erhielten erst 1875 den Titel eines außerordentlichen Professors. 1890–1899 übernahm STOERK die Klinikleitung und wurde 1894 Titularordinarius. An der Wiener Poliklinik wirkte seit 1872 in einer laryngologischen Ambulanz Johann SCHNITZLER (1835–1893). Er war der Vater des Arztes und Dramatikers Arthur SCHNITZLER (1862–1931). In seinem Stück „Professor Bernardi“ beschrieb er die damaligen Zustände an den Kliniken, was ihm ein Aufführungsverbot eintrug. Ein Schüler SCHNITZLERS war Markus HAYEK (1861–1941). Er kann nach der Einführung des Kokains in die Sondenuntersuchung als Vater der Rhinologie bezeichnet werden.

*Frage: Die Vertreter der Laryngologie waren in Wien also allesamt Internisten. In England ist dieses Fach aus der Chirurgie herausgewachsen.*

*Antwort:* Auch in Wien kam der operative Teil des Faches natürlich aus der Chirurgie. So hat BILLROTH den ersten Kehlkopf operiert und BERGMANN hat die ersten Ohrenoperationen gemacht. In Wien war der Nachfolger von SCHNITZLER an der Poliklinik Ottokar von CHIARI (1853–1918), der bereits bei DUMREICHER in der Chirurgie gründlich ausgebildet worden war. Nach STOERKS Tod übernahm CHIARI die Klinik, die in „Klinik für Kehlkopf- und Nasenkrankheiten" umbenannt wurde. Er führte selbständig Operationen durch und war 1911 der Begründer „der schönsten und größten laryngologischen Klinik der Welt", wie er sich ausdrückte.

*Frage: Die berühmteste Schule des Faches geht aber von POLITZER aus?*

*Antwort:* Adam POLITZER (1835–1920) kann man als den Begründer der Otologie bezeichnen. POLITZER war 1860 Assistent beim Internisten OPPOLZER und wurde von diesem nach Deutschland, England und Frankreich geschickt, um sich in Richtung Otologie auszubilden. Nach seiner Rückkehr habilitierte er 1861 für Otiatrie. Er gründete gemeinsam mit dem 1863 für Otologie habilitierten Josef GRUBER (1827–1900) die erste Ohrenklinik der Welt. POLITZER und GRUBER wurden 1894 zu persönlichen Ordinarien ernannt. Hier entwickelte sich eine bedeutende otologische Schule. 7000 ausländische Ärzte sollen hier Kurse besucht haben. Die Kurse wurden von einer „Mackenzie Group" organisiert und wohl auch kommerziell ausgewertet. Das „Politzern", die Tubenausblasung, wurde in aller Welt bekannt. POLITZERS Lehrbuch wurde zur Bibel der Otologen.

*Frage: Aus dieser Schule ist ja auch der Nobelpreisträger BÁRÁNY hervorgegangen?*

*Antwort:* Nicht direkt, Robert BÁRÁNY (1876–1936) war wohl Assistent von POLITZER, erhielt aber seine neurologische Ausbildung, die die Grundlage seiner Labyrinth- und Vestibularisforschung bildete, bei KRAEPELIN in Freiburg. BÁRÁNY wurde von POLITZERS Nachfolger Viktor von URBANTSCHITSCH (1847–1921) habilitiert. 1916 erhielt er für seine bahnbrechenden Arbeiten über das Gleichgewichtsorgan den Nobelpreis. 1917 ging er an die Ohrenklinik nach Uppsala.

*Frage: Damit hatte Wien wieder einen seiner großen Söhne vertrieben?*

*Antwort:* Er muß ein schwieriger Mensch gewesen sein. Sein Chef URBANTSCHITSCH beschäftigte sich mehr mit den Hörstörungen und der Betreuung der Taubstummen. Neben der apparativen Versorgung forcierte er das Lippenlesen und das Hörtraining. Die beiden Assistenten POLITZERS, Gustav ALEXANDER (1873–1932) und Heinrich NEUMANN (1873–1939), wandten sich bereits der Mikrochirurgie des Labyrinths respektive des Innenohrs zu. ALEXANDER leitete 1907–1932 die otologische Abteilung der Poliklinik und NEUMANN übernahm von 1919–1938 die Ohrenklinik. NEUMANN verfeinerte die operative Ohrenheilkunde. Bei Mittelohreiterungen entfernte er nicht nur den Eiterbereich, sondern in einer Radikaloperation auch das umgebende Hohlraumsystem. Sein Slogan war: „So radikal wie nötig und so konservativ wie möglich". Neumann wurde der Ohrenarzt der europäischen Königshäuser. Zu seinen ständigen Patienten zählte der Herzog von Windsor und der König von Rumänien.
NEUMANN mußte 1938 die Klinik an den ZANGE-Schüler Siegfried UNTERBERGER abgeben. UNTERBERGER kam von Jena nach Wien und war ein Allround-HNO-Arzt. 1945 übernahm Emil SCHLANDER die Hals-Nasen-Ohrenklinik. Ab 1938 gab es die Trennung in Ohren- und Halsklinik nicht mehr. Es gab nur mehr die erste und zweite HNO-Klinik. SCHLANDER hat mit RAMADIER die Radikaloperation der Eiterung an der Pyramidenspitze entwickelt.

*Frage: Nach SCHLANDER wurden 1963 die I. und II. HNO-Klinik wieder vereinigt?*

*Antwort:* An der II. HNO-Klinik folgte auf HAJEK Emil WESSELY (1887–1954), nach ihm Camillo WIETHE bis zu dessen Tod (1949), worauf WESSELY noch einmal mit der Leitung betraut wurde. Am 22. September 1954 übernahm ich als ao. Professor die Klinik zunächst supplierend, im Februar 1961 wurde ich zum o. Professor und Leiter der Klinik ernannt. Seit 1970 gibt es wieder zwei HNO-Kliniken.

*Frage: Welches sind die Leistungen Ihrer Klinik?*

*Antwort:* Ich glaube nicht, daß meine Klinik besondere spezielle Methoden entwickelt hat, aber die Leistung seit WESSELY liegt vor allem in der Verfeinerung der Mikrochirurgie. Im übrigen liegen unsere Leistungen auf dem Gebiet der Lärmforschung, der Schwerhörigenfürsorge und der Pollenallergie.

*Frage: Was veränderte sich mit der Mikrochirurgie?*

*Antwort:* Die Mikrochirurgie hat die operative Ohrenheilkunde wesentlich verändert. Das liegt vor allem an den modernen Möglichkeiten der Vergrößerung und Ausleuchtung, sowie dem Einsatz der Fräse statt des Meißels und Hammers. Dadurch ist alles viel exakter geworden. Mit dem Mikroskop und Übertragung des Bildes auf den Bildschirm kann eine Aufbauplastik des Mittelohres als Tympanoplastik gemacht werden. Ebenso ist eine operative Behandlung der Otosklerose möglich geworden.

*Frage: Ist Wien da federführend?*

*Antwort:* Das wäre übertrieben zu sagen. Generell gesehen sind wir in nichts führend. International gesehen gibt es das kaum mehr, daß jemand so viel weiter ist. Wir sind guter Standard.

*Frage: Gibt es Ihrer Meinung nach eine WIENER MEDIZINISCHE SCHULE?*

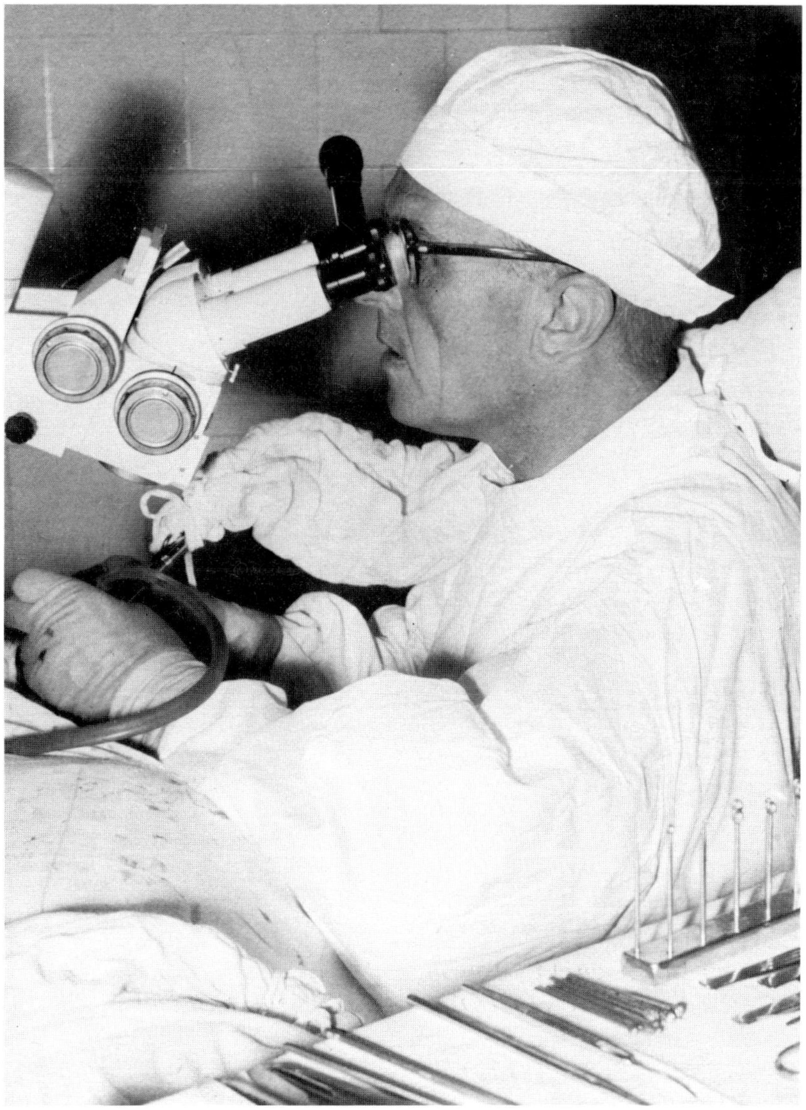

*O. Novotny bei einer Otoskleroseoperation unter dem Operationsmikroskop.*

*Antwort:* Ich würde sagen: Ja. Der Wiener Schule haften doch einige ärztliche Forderungen an. Dazu gehören vor allem die Kenntnis der eigenen Grenzen und im Gegensatz zu einer Hurramedizin – Solidität, Ehrlichkeit und eine Portion Charakter. Der Arzt redet mit dem Patienten, er fragt ihn aus und untersucht ihn persönlich. Der Technizismus kommt erst am Rande. Wien bemüht sich hier im Vorfeld zu sein, bemüht sich um eine sehr menschliche Medizin am Krankenbett.

*Frage: Auf Intensivstationen wird aber kaum mit dem Patienten geredet?*

*Antwort:* Bei uns gibt es bisher keine Intensivstation und ich sehe ihre Notwendigkeit nur darin, daß eine kritische Phase einer Erkrankung überbrückt werden soll, nicht aber, um Krüppel am Leben zu erhalten, um die sich dann kein Mensch kümmert.

*Frage: Ihre Klinik befaßt sich mit der Pollenallergie. Wurde die Pollenanalyse hier entwickelt?*

*Antwort:* Nein, die Verfahren waren schon bekannt, doch wurden sie hier durch 12 Pollenfallen in Österreich verfeinert und sicherer gemacht. Ein Warndienst über das Fernsehen macht die Allergiker aufmerksam.

*Frage: Soll man sozialmedizinische Einrichtungen Kliniken zuordnen?*

*Antwort:* Wir haben einen eigenen Kindergarten für schwerhörige Kinder. In unserer audiologischen Abteilung werden sie genau untersucht und betreut. Die Hörapparate werden angepaßt und vielleicht auch getragen. Damit haben wir angefangen.

*Frage: Wie steht es mit der Spezialisierung?*

*Antwort:* Die Spezialisierung greift immer mehr um sich, weil die Techniken immer schwieriger werden. Kehlkopfheilkunde kann nur von zwei bis drei Oberärzten an der Klinik vertreten werden. Der Chef muß aber immer noch ein Allrounder sein. Er muß die gesamt HNO-Heilkunde in der Ausbildung, Vorlesung und Prüfung vertreten können.

*Frage: Der Chef also ein Allrounder. Wird sich die Spezialisierung in Ohr, Nase, Kehlkopf etc. verhindern lassen?*

*Antwort:* In Lehre und Forschung sicher nicht. In der Ausbildung aber wird es zwei Sorten von HNO-Ärzten geben müssen; 1. Allrounder auf niedrigerem Niveau für die Praxis und 2. höhere Allrounder mit speziellem Wissen auf klinischen Gebieten für die Primariate und die akademische Karriere.

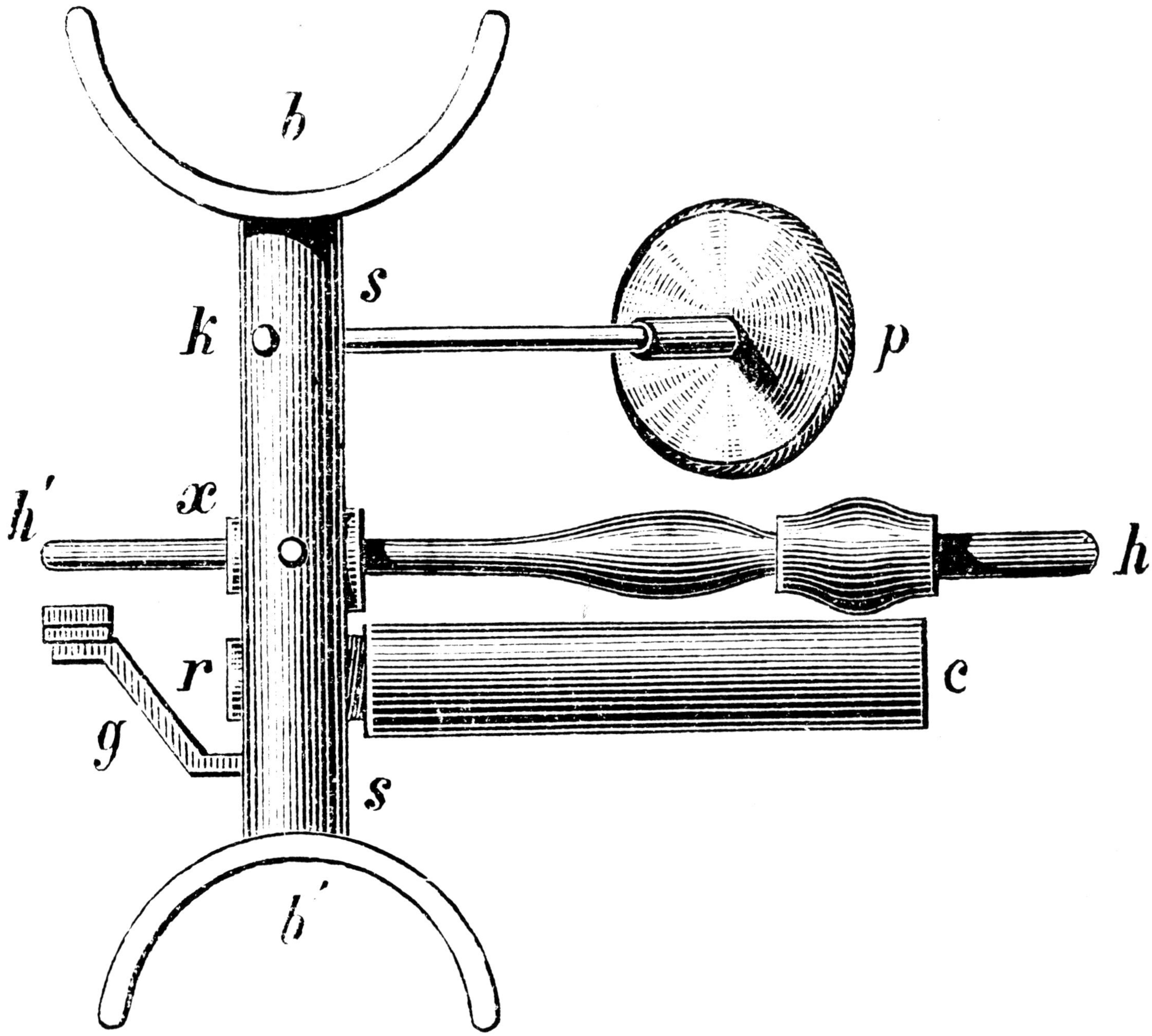


*Der „einheitliche Hörmesser" von A. Politzer zur Präzisierung der Hörschärfe (Wien 1896).*

## Prof. Dr. Kurt Burian

Vorstand der II. Universitätsklinik für Hals-, Nasen- und Ohrenkrankheiten Wien

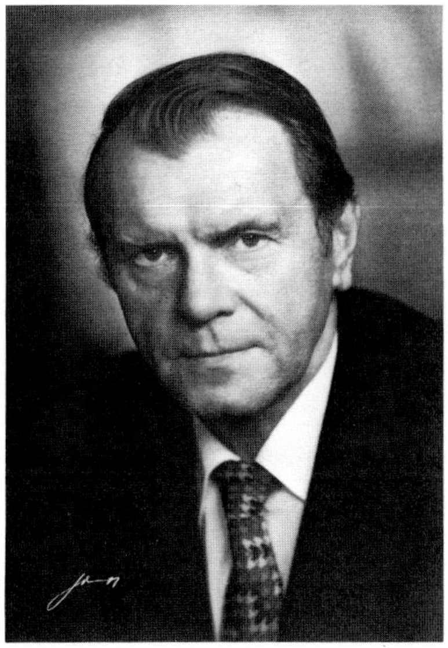

geboren am 9. Dezember 1921 in Wien, Medizinstudium teilweise an der Wiener, teilweise an der Deutschen Universität in Prag, 1946 Promotion zum Doktor der gesamten Heilkunde. 1947 Eintritt in den Verband der I. Medizinischen Klinik unter Professor LAUDA, 1948 II. Hals-, Nasen- und Ohrenklinik; Facharztausbildung unter Professor WIETHE. 1955 für ein halbes Jahr am Institut für Experimentelle Chirurgie an der Universität Montreal unter Prof. SELYE tätig, wissenschaftlicher Schwerpunkt Streßkonzept und endokrinologische Probleme. 1957 Zuerkennung der Venia legendi für das Fach Otorhinolaryngologie, 1959 Bestellung zum supplierenden Leiter der nach Professor SCHLANDER vakant gewordenen I. Hals-Nasen-Ohrenklinik in Wien. Nach Stillegung der Klinik im Jahre 1963 Führung der verbliebenen kleinen Reststation unter dem Namen „Filialstation der II. Hals-Nasen-Ohrenklinik" sowie deren Ambulanz, Konsiliartätigkeit an verschiedenen Kliniken des Alten Hauses. 1969 Wiedererrichtung des gleichfalls stillgelegten Lehrstuhles für Otorhinolaryngologie und Bestellung zum Ordinarius für dieses Fach. 1970 Ernennung zum Vorstand der wiedererrichteten Klinik, Ausbau experimenteller, elektronisch-mechanischer Laboratorien, Tierstallungen und Tierexperimentierstallungen. Wissenschaftliche Schwerpunkte auf den Gebieten der Rhinochirurgie, der Hypophyse, der Evoked Response Audiometry, der $CO_2$-Laser-Chirurgie und der Forschung auf dem Gebiet des Cochlear-Implantates bzw. der Hörprothese für völlig ertaubte Menschen.

# Das „elektrische Ohr"

Interview am 12. 3. 1982

*Frage: Die Ohrenheilkunde blickt auf eine lange ehrwürdige Tradition zurück, die wie alle anderen Fächer folgenschwere Zäsuren hinzunehmen hatte. Die erste fand im Jahre 1938 statt, als berühmte Herren Ihrer Klinik das Haus verlassen mußten, und die zweite mit Beendigung des 2. Weltkrieges, als ein neuer geistiger Aderlaß erfolgte. Können Sie diese beiden Perioden schildern und die weiteren Entwicklungen der Kliniken darstellen?*

*Antwort:* Zur Zeit der Begründung dieses Faches (1873) wurde von den ersten Ordinarien (GRUBER und POLITZER) die Ohrenheilkunde betrieben und von SCHRÖTTER VON KRISTELLI in anderen Räumlichkeiten des Allg. Krankenhauses die Laryngologie. Diese fachliche Trennung hat sich weitgehend bis zur Mitte der 30er Jahre erhalten. Sie kam unter anderem auch in der Bezeichnung zum Ausdruck: „Klinik für Ohren-Nasen-Kehlkopfkrankheiten" und Klinik für „Hals-Nasen-Ohrenkrankheiten". So galt in der Vorkriegszeit HAJEK als Begründer der modernen Rhinologie und NEUMANN als der führende Otologe. Beide haben sich zwar auch mit den jeweils anderen Gebieten befaßt, aber eben nur am Rande. Ihre Schwerpunkte waren entweder die Erkrankungen der Nase und des Kehlkopfes oder jene des Ohres, sie haben aber immerhin durch namhafte Vertreter des jeweiligen Gegenfaches dies an ihren Kliniken vertreten und bis zu einem gewissen Grad gefördert.

In der Zeit nach 1938 mit all ihren politischen und rassischen Konsequenzen kam es zu einer weiteren Verschmelzung der Fachbereiche an beiden Kliniken. UNTERBERGER – ein ZANGE-Schüler und Allrounder – übernahm die I. Hals-, Nasen- und Ohrenklinik und hat an der ehemaligen „Ohrenklinik" das ganze Fach und auch an der II. HNO-Klinik wurde unter WESSELY die gesamte Hals-Nasen-Ohrenheilkunde betrieben. Es war dies für den damaligen Stand des Faches sicherlich die einzig richtige Entwicklung.

*Frage: Wie hat sich das Fach nach Kriegsende weiterentwickelt? Mußte nicht auch UNTERBERGER Wien verlassen?*

*Antwort:* Ja, er schloß sich 1945 der sich zurückziehenden deutschen Wehrmacht an und gelangte so nach Kärnten, wo er Anfang 1946 das Primariat für Hals-, Nasen- und Ohrenheilkunde am Landeskrankenhaus Klagenfurt übernahm. Er hat dort als erster in Österreich die Mikrochirurgie eingeführt und damit Pionierarbeit geleistet. Nachfolger UNTERBERGERS in Wien wurde Emil SCHLANDER, ein ganz ausgezeichneter Ohrenchirurg, der gemeinsam mit seinen Mitarbeitern gleichfalls das ganze Fach vertreten hat. Er selbst, der NEUMANNschen Otologenschule verbunden, hat dennoch die großen Veränderungen, die sich durch die damals entwickelnde Mikrochirurgie ergaben, nicht mitgemacht und auch bei seinen Mitarbeitern nicht sonderlich gefördert. Sein besonderer Verdienst lag in seiner enormen diagnostischen Erfahrung und in seiner blendenden Operationstechnik alten Stils (Meisseltechnik).

*Frage: Setzte die mikrochirurgische Technik nicht erst 1962 ein?*

*Antwort:* Nein, sie hat schon im Krieg begonnen. Damals begann man bereits unter der Lupe zu operieren. Mit dem von der Firma ZEISS entwickelten Operationsmikroskop erfolgte der breite Durchbruch.
An der II. Hals-Nasen-Ohrenklinik wurde Prof. WIETHE Vorstand. Er hat als Schüler HAJEKS besonders die Rhino-Laryngologie vertreten; er galt als der „Sängerarzt". Seine nur 4jährige Tätigkeit reichte nicht aus, eine Schule aufzubauen. In dem folgenden Interregnum führte KOSCHIER als kommissarischer Leiter die Klinik.
1953 übernahm nochmals WESSELY die Klinik, doch nur ein Jahr nach seiner Berufung verstarb er plötzlich. Erst mit seinem Nachfolger NOVOTNY, 1. Oberarzt von SCHLANDER, begannen für die II. HNO-Klinik wieder ruhige Zeiten; er leitete die Klinik durch 27 Jahre. Obwohl ein ausgezeichneter Operateur – er war lange Zeit Demonstrator am Anatomischen Institut –, bezeichnet er sich selbst als einen eher konservativen Typ, der neuen Entwicklungen, wie etwa der modernen Tumorchirurgie, wenig aufgeschlossen gegenübersteht.
Nach SCHLANDERS Emeritierung wurde ich im Jahr 1959 supplierender Leiter der I. Hals-Nasen-Ohrenklinik, damals eine Klinik mit über 100 Betten. Meine Mitarbeiter und ich setzten alles daran, die Entwicklungen auf den verschiedensten Gebieten so rasch als möglich nachzuholen; wir starteten mit den rhinochirurgischen Eingriffen an der Hypophyse, die zu dieser Zeit nur von Neurochirurgen durchgeführt wurden. Dieser Zugangsweg wurde zwar schon zu Beginn des Jahrhunderts von CHIARI ausgearbeitet, geriet aber in den folgenden Jahrzehnten in Vergessenheit und erlebte im Zeitalter der Mikrochirurgie seine Renaissance; abgesehen davon waren noch andere Schwierigkeiten zu überwinden. In den 60er Jahren ergaben sich durch die notwendig gewordene Installierung einer neurochirurgischen Klinik Raumschwierigkeiten. Es war naheliegend, diese durch die Auflösung der vakanten I. HNO-Klinik und Verwendung deren Räume zu lösen.
Leider stand NOVOTNY diesen Auflösungstendenzen eher positiv gegenüber, zumindest unternahm er nichts zur Rettung der Schwesterklinik. Als die Auflösung von der Fakultät beschlossen wurde, setzte sich glücklicherweise ein weitsichtiger Beamter des zuständigen Unterrichtsministeriums, Herr Min.-Rat. Dr. STURMINGER, dafür ein, daß die Klinik nicht aufgelöst, sondern nur stillgelegt wurde. Administrativ gesehen blieben durch diesen Schachzug die Planstellen erhalten, so daß die Klinik im Bedarfsfall reaktiviert werden konnte.

*Frage: Ist es nicht sehr ungewöhnlich, daß die Fakultät einer Reduzierung zustimmt, ja sogar der Eliminierung einer Klinik? Haben dabei persönliche Differenzen eine Rolle gespielt?*

*Antwort:* Ich kann das schwer beantworten. Ich könnte mir sogar vorstellen, daß NOVOTNY überzeugt war, eine Klinik reiche aus, denn damals wurde ein schmerzliches und unrichtiges Argument geprägt: Die Hals-Nasen-Ohrenklinik sei ein „sterbendes Fach".

*Frage: Aber die Fakultät?*

*Antwort:* Die Fakultät war gezwungen, Räumlichkeiten für die Neurochirurgische Klinik zu schaffen. Man hätte sie natürlich auch anderswo finden können, aber die Stillegung war der einfachste und leichteste Weg. Der nun stillgelegten I. Hals-Nasen-Ohrenklinik verblieben lediglich ein größeres Krankenzimmer und die Ambulanzräume; sie wurde zur Filialstation der II. Hals-Nasen-Ohrenklinik erklärt und hatte die Aufgabe, ambulante Patienten und die Konsiliarfälle des alten Allg. Krankenhauses zu betreuen.

*Frage: In welchem Jahr spielte sich dieser Niedergang der traditionsreichen Ohrenheilkunde ab?*

*Antwort:* In den Jahren von 1963–1969, also 6 Jahre hindurch. Diese Zeit hat als einzigen positiven Aspekt die Möglichkeit geboten, das Schwergewicht meiner Tätigkeit auf die wissenschaftliche Forschung zu verlegen. Dazu war es notwendig, unbenützte Räume in der Umgebung der Klinik aufzutreiben und die erforderlichen Geräte zu besorgen. Der schon erwähnte Min.-Rat. Dr. STURMINGER hat in Erkenntnis des schweren Schicksals dieser Klinik großes Verständnis gezeigt, und auch die Krankenhausverwaltung hat unsere Bestrebungen, soweit es ihr möglich war, gefördert. In diesem Zusammenhang möchte ich dem damaligen wirtschaftlichen Direktor, Herrn Prof. PADIWY, in Dankbarkeit gedenken. So begannen wir verschiedene wissenschaftliche Arbeitsrichtungen zu bearbeiten und beschäftigten uns unter anderem als damals erste mit der „objektiven Audiometrie".

*Frage: Als erste in der Welt?*

*Antwort:* Nein, als erste in Europa. An dieser ganz neuen Entwicklung probierte man da und dort herum, die Forschungen waren zersplittert, und so entschlossen wir uns, einen Impuls zu setzen und einen internationalen Klub für „Evoked Response Audiometry" zu gründen.
Diese Methode ermöglicht eine objektive Beurteilung des Hörvermögens, an der der Patient nicht mitzuarbeiten braucht, ja er kann während der Untersuchung sogar schlafen. Obwohl zu Beginn die Fachwelt dieser neuen Methode sehr skeptisch gegenüberstand, nahm das Inter-

esse daran rasch zu; der „ERA-Club" fand zunehmend Anklang, und innerhalb kurzer Zeit zählten wir einige 100 Mitglieder. Im Zeitraum von nur 5 Jahren wurde die objektive Audiometrie zu einer Routinemethode, die heute in der ganzen Welt angewendet wird.
Ein ganz anderes Projekt war die Anwendung des SELYEschen Calciphylaxiekonzeptes in der Laryngologie; auch unsere ersten Versuche mit einem selbst hergestellten Cochlearimplantat reichen in diese Zeit zurück.

*Frage: Wodurch kamen Sie von der wissenschaftlichen Forschung wieder in einen aktiven Klinikbetrieb?*

*Antwort:* Das ist den Bemühungen von Prof. LINDNER, dem damaligen Vorstand des Institutes für Experimentelle Pathologie, zuzuschreiben. Er machte im Jahr 1969 in der Fakultät den Vorschlag, die Klinik zu reaktivieren und setzte sich auch tatsächlich durch.

*Frage: Welches wissenschaftliche Ergebnis aus der „stillen Zeit" betrachten Sie als das bedeutungsvollste?*

*Antwort:* International anerkannt wurde die Rhinochirurgie der Hypophyse. Wir haben diese Methode auch an anderen Kliniken demonstriert und eingeführt. Ebenso erscheint mir die „Objektive Audiometrie" als eine echte Innovation.

*Frage: Können Sie den rhinochirurgischen Weg zur Hypophyse kurz darstellen?*

*Antwort:* Es ist eigentlich eine alte Methode, die von CHIARI im Jahre 1906 in Wien kreiert worden war. Dieser Zugangsweg durch Siebbein- und Keilbeinhöhle, vom Augenwinkel ausgehend, führt auf kürzestem Weg und ohne Eröffnung der Nasenhöhle zur Hypophyse bzw. zur Sella; dabei muß der Gehirnschädel nicht eröffnet werden. Die Vorteile liegen auf der Hand. Man kann im Sellabereich viel radikaler, als es der bis dahin gebräuchliche neurochirurgische Weg erlaubte, präparieren; der Krankenhausaufenthalt konnte auf 6–7 Tage abgekürzt werden. Etwa zur gleichen Zeit wie wir haben sich mit diesem Problem eine Gruppe in Schweden und eine in der Schweiz beschäftigt. 10–12 Jahre später übernahmen die Neurochirurgen diesen rhinochirurgischen Zugang.

*Frage: Was ist die objektive Audiometrie?*

*Antwort:* Bei Hörprüfungen war man bisher immer auf die Mitarbeit des Patienten angewiesen. Nur auf diese Weise konnte man die Hörschwelle bestimmen. Wenn ein Patient nicht mitarbeiten will oder kann, wie etwa Simulanten oder Kleinkinder, war es nicht möglich, zu einem exakten Befund zu kommen. Gerade die Kleinkinder sind eine enorm wichtige Patientengruppe für diese neue Technik. Möglichst frühzeitig erhobene verläßliche Hörbefunde beim hörgestörten Kind sind enorm wichtig, da das Kind nur nach Erkennung der Hörstörung und entsprechenden Behandlungsmaßnahmen fähig ist, sprechen zu lernen. Das Wesentliche dieser Untersuchungen besteht darin, daß ein akustischer Reiz kleinste Potentialveränderungen in der Hirnstromkurve (EEG) erzeugt. Um die Veränderungen wußte man schon lange, aber man konnte sie nicht auswerten, weil sie in der Grundaktivität des EEGs untergegangen sind. Verwertet konnten diese physiologischen Reaktionen erst werden, als die „Mitteilungstechnik" mit Hilfe von Computern möglich wurde. Das Prinzip besteht darin, einen akustischen Reiz nicht einmal, sondern viele Male hintereinander anzubieten und die jeweils darauf folgenden Zeiträume von 500 ms, während der die Reizantworten („evoziertes Potential") auftreten, zu summieren. Dadurch wird all das, was in diesem poststimulatorischen Zeitabschnitten regelmäßig und wiederholt geschieht, (die Reizantwort), durch die Summation immer größer und tritt deutlich aus der Grundaktivität hervor. Es resultiert eine gerade Hirnstromkurve, aus der ein Anteil, nämlich das akustisch evozierte Potential, deutlich heraustritt. Unsere weitere Befassung mit diesem Gebiet hat zur Entwicklung einer Technik geführt, mit der wir auch das Sprachverständnis objektivieren konnten; sie beruht auf den von Gray WALTER beschriebenen Erwartungspotentialen. Dabei werden anstelle eines Tones zwei verschiedene Wortgruppen wechselweise angeboten (beispielsweise Tier- und Pflanzenbezeichnungen), wobei eine Wortgruppe mit einem zweiten Reiz gekoppelt wird.
In der Praxis: Nach der Wortgruppe Pflanzenbezeichnung läßt man 2 Sekunden vergehen und setzt als zweiten Reiz einen Lichtblitz. Die 2. Gattungsbezeichnung aber wird ohne nachfolgenden 2. Reiz angeboten. Wiederholt man diese Versuchsanordnung einige Male, lernt der Patient, vorausgesetzt, er versteht den Sinngehalt (Sprachverständnis), daß die Wortgruppe 1 mit einem nachfolgenden 2. Reiz verbunden ist. Ausdruck dieser Erkenntnis ist ein markantes Abfallen der Hirnstromkurve, die erst nach dem 2. Reiz wieder zur Norm zurückkehrt (Erwartungspotential, CNV). Auf diese Weise kann indirekt festgestellt werden, ob ein Patient Sprache versteht. Diese klinische Methode, die von der II. HNO-Klinik entwickelt wurde, ist zunächst nur zögernd anerkannt worden, beginnt sich aber jetzt vielerorts durchzusetzen.

*Frage: In den Jahren, in denen Ihnen keine Bettenstation zur Verfügung stand, führten Sie den Ambulanzbetrieb weiter, der sozusagen zu Ihrem klinischen Mittelpunkt wurde. War es Ihnen möglich, auch dort neue Entwicklungen einzuleiten?*

*Antwort:* In diesem Zusammenhang möchte ich die Errichtung einer neuro-otologischen Ambulanz erwähnen. Die Neurootologie ist ein wichtiger Bestandteil unseres Faches, weil wichtige Hirnnerven in ihren Versorgungsbereich fallen, so z. B. der Hörnerv, der Gleichgewichtsnerv, der Geschmacksnerv und der Nervus facialis und vagus, woraus sich eine sehr enge Beziehung zur Neuro-

logie ergibt. Störungen dieser Nerven wirken sich in Symptomen des HNO-Bereiches aus.
Ein Beispiel: Ein Hirntumor kann zu einer Hörstörung, Gleichgewichtsstörung, Riechstörung, Heiserkeit oder auch zu einer Gesichtslähmung führen, mitunter kann eines dieser Symptome erst auf einen Hirntumor hinweisen. Diese Beziehungen werden im Rahmen der Neurootologie untersucht und verwertet. An der Wiener Klinik hat man sich schon in den 20er Jahren sehr ernsthaft damit befaßt, und in diese Zeit fällt auch die Herausgabe eines mehrbändigen Handbuches der „Neurologie des Ohres", von ALEXANDER, MARBURG und BRUNNER. Wir haben in dieser Ambulanz alte Methoden aufgegriffen, neue entwickelt und auch die technischen Möglichkeiten (Computer) für die Diagnostik eingesetzt. Im Rahmen dieser Ambulanz wurde auch die am Versuchstier beschriebene Endoskopie des Kleinhirnbrückenwinkels erstmals am Menschen angewandt.

Nach Reaktivierung der stillgelegten Klinik wurden über Wunsch von NOVOTNY die Namen geändert, so daß die im neuen Allgemeinen Krankenhaus gelegene Klinik als I., jene im alten Haus als II. HNO-Klinik bezeichnet wurde. Durch die Bemühungen von Prof. LINDNER gab es ab 1970 wieder eine II. HNO-Klinik, der aber leider immer noch nicht mehr Raum zur Verfügung stand. 4 Betten, 1 Operationssaal mit Vorraum und Ambulanz und Bibliothek – das war alles. Erst 1972 konnte ein eigener Bau errichtet werden, der die neurootologische, die phoniatrische Abteilung, die Audiologie und das klinikeigene Rechenzentrum aufnahm. 1978 kam noch eine Station der ehemaligen Klinik FELLINGER hinzu, deren Ausbau allerdings zögernd und nur in Etappen möglich war. Erst 1981 konnte die Klinik in Betrieb genommen werden und verfügt nun über 30 Betten und einen modernen Operationstrakt. Von Außenstehenden wurde immer wieder mit Erstaunen festgestellt, daß trotz der geringen Bettenanzahl ein effizienter Operationsbetrieb aufrechterhalten werden konnte. Dies war nur durch eine extrem rationelle Bettenausnützung möglich. Während in deutschen Kliniken Patienten nach einer Tonsillektomie zwischen 4 und 5 Tage stationär gehalten werden, entlassen wir sie bereits am nächsten Tag. Nach einer Hypophysektomie wird der Patient, wenn irgend möglich, nach 6–7 Tagen entlassen. Auch nach größeren Ohroperationen werden die Patienten bereits nach wenigen Tagen entlassen. Auf diese Weise konnte trotz geringer Bettenzahl ein großes Operationsprogramm gehalten werden.

Seit 1981, da die Klinik über 30 Betten verfügt, konnten wir auch die Kopf-Halschirurgie, das ist ein Patientengut, welches die Betten langfristig blockiert, intensiver bearbeiten. Wir haben die Zusammenarbeit mit großen Krebszentren gesucht, wie etwa dem Institut Gustave ROUSSY in Paris, und haben uns in vieler Hinsicht den Behandlungsgrundzügen dieses Institutes angeschlossen. Die Klinik betreibt jetzt nicht nur die Ohrenchirurgie sehr intensiv wie schon bisher, sondern auch die Malignomchirurgie im Kopf-Halsbereich. In diesem Zusammenhang wird auch der $CO_2$-Laserstrahl an der 2. HNO-Klinik eingesetzt. Man muß sich nur vorstellen, daß man vor der Anwendung des $CO_2$-Lasers zur Entfernung einer noch nicht zu weit fortgeschrittenen, bösartigen Geschwulst des Kehlkopfes entweder den operativen Weg wählen konnte, und dabei den Kehlkopf eröffnen und meistens eine Tracheotomie anlegen mußte, ein Krankheitszustand, der mindestens 3–4 Wochen, oder den Patienten einer Strahlentherapie unterziehen konnte, die etwa 7–8 Wochen in Anspruch nahm. Mit dem $CO_2$-Laser ist es nun möglich geworden, umschriebene Malignome auf endoskopischem Weg zu beseitigen; dabei kann dem Patienten die Tracheotomie erspart werden. Viele dieser Patienten können am Tag nach der Tumorentfernung das Krankenhaus wieder verlassen, somit ist diese neue Behandlungsmethode auch von sozialmedizinischer Bedeutung. Auch diese Technik ist anfangs mit großer Zurückhaltung und Kritik aufgenommen worden und hat heftige Diskussionen ausgelöst; heute schließen sich immer mehr Kliniken dieser Technik an.

*Frage: Ihre Abteilung war also Wegbereiter?*

*Antwort:* Wir waren Schrittmacher für etwas, das in der Luft lag.

*Frage: Sie zeigten sich für Wiener Verhältnisse für jede Neuentwicklung ungewöhnlich offen. Sind die Ursachen für diese Aufgeschlossenheit in Ihrer Ausbildung zu finden?*

*Antwort:* Vielleicht insofern in der Ausbildung, weil ich nie einer bestimmten Schule angehörte und ich mir meine Interessengebiete selbst aussuchen konnte. Ich begann meine Ausbildung unter WIETHE, der eigentlich keine Schule entwickelte, da er nur vier Jahre im Amt war, dann arbeitete ich unter NOVOTNY vier Jahre, auch zu kurz, um von Schule zu sprechen. Wenn man wirklich interessiert ist, versucht man die verschiedensten Dinge aufzugreifen. Ist man in einer sogenannten Schule, so unterliegt man gewissen Zwängen, das kann mitunter gut, aber auch schlecht sein. Wir haben als junge Assistenten die Mikrochirurgie zu einer Zeit begonnen, in der Professor SCHLANDER als Chef der früher immer otologisch ausgerichteten I. HNO-Klinik prädestiniert gewesen wäre, sie aufzubauen, was er aber nicht getan hat. Besonders in dem 4jährigen Interregium zwischen WIETHE und NOVOTNY bin ich häufig an andere Kliniken gefahren, um neue Methoden kennenzulernen, die in Wien nicht angewandt wurden. Das hätte ich als Assistent eines Chefs, der eine Schule repräsentiert, kaum tun können. Insoferne hat meine damalige Situation dazu beigetragen, mich mit vielen Dingen zu befassen und aktuelle Neuentwicklungen zu verfolgen. Dieser Leistungszwang war von vitaler Bedeutung, weil er dazu beitrug, die wiedererrichtete Klinik am Leben zu erhalten.

*Frage: Hat der progressive Wissenschafter BURIAN Ideen entwickelt, auf die er befriedigt zurückblickt?*

*Antwort:* Glücklich bin ich, im Jahre 1972 eine Idee aufgegriffen zu haben, die damals noch sehr vage war. Der Ursprung dazu liegt 200 Jahre zurück, als VOLTA Ende des 18. Jahrhunderts seine Batterie entwickelte und die Idee hatte, das Hörorgan tauber Menschen mit elektrischem Strom zu reizen und akustische Empfindungen zu vermitteln. Erst 1957, als jemand im Verlaufe einer Ohroperation Elektroden in den Hörnerv steckte und bemerkte, daß der taube Patient tatsächlich Geräusche hören konnte, traten diese Versuche in ein ernstzunehmendes Stadium.

*Frage: Wer war dieser Jemand?*

*Antwort:* Es war DJOURNO. In den 60er Jahren hat man dann in San Franzisko und in Los Angeles diese Versuche aufgegriffen und Anfang der 70er Jahre überraschende Ergebnisse mitgeteilt. Das Überraschende war, daß diese Patienten Geräusche erkennen und unterscheiden konnten. Ich bin damals sofort nach Los Angeles gefahren und habe dort erlebt, wie man mit einer tauben Frau – die ein Cochlear-Implantat eingesetzt bekommen hatte – die ersten Übungen machte. Diese Frau, die durch 30 Jahre taub war, hörte nun plötzlich wieder, etwa daß jemand bei der Tür hereinkam und sich ihr von hinten näherte, oder sie konnte musikalische Rhythmen erkennen. Es handelte sich zwar noch nicht um ein Wortverständnis, aber es war dennoch eine enorme Hilfe für die Patienten.

Unmittelbar nach meiner Rückkehr starteten wir im Jahr 1973 mit unserem Projekt. Wir besaßen damals schon ein eigenes elektronisches und ein mechanisches Laboratorium. Leider mußten wir im Verlauf unserer Untersuchungen erkennen, daß mit unseren elektronischen Möglichkeiten zwar ein Erkennen von überraschenden Umweltgeräuschen möglich, jedoch kein Sprachgehör zu erzielen war. Im Jahre 1975 nahm ich daher mit zwei Ingenieuren, dem Ehepaar Dr. HOCHMAYER von der Technischen Universität in Wien, Kontakte auf und erklärte ihnen meine Vorstellungen. Mit finanzieller Unterstützung des Fonds zur Förderung der Wissenschaft in Österreich wurde in Zusammenarbeit mit dieser Gruppe ein neues Implantat entwickelt, mit dem wir schließlich Erfolge erzielen konnten, wie sie von keiner Arbeitsgruppe bisher erreicht wurden. Bei völlig tauben Menschen konnten wir durch die Implantation solcher Hörprothesen ein Verständnis für offene Sprache bis zu 75%, ohne Mithilfe des Lippenlesens erreichen. Mit der zusätzlichen Hilfe des Lippenlesens konnte in besonders günstigen Fällen bis zu 100% Sprachverständnis erzielt werden. In Fällen mit einem schlechteren Ergebnis konnten immerhin alle Umweltgeräusche, Wortlängen und musikalische Rhythmen erkannt werden. In Zusammenarbeit von Elektrostimulation und Lippenlesen wurde

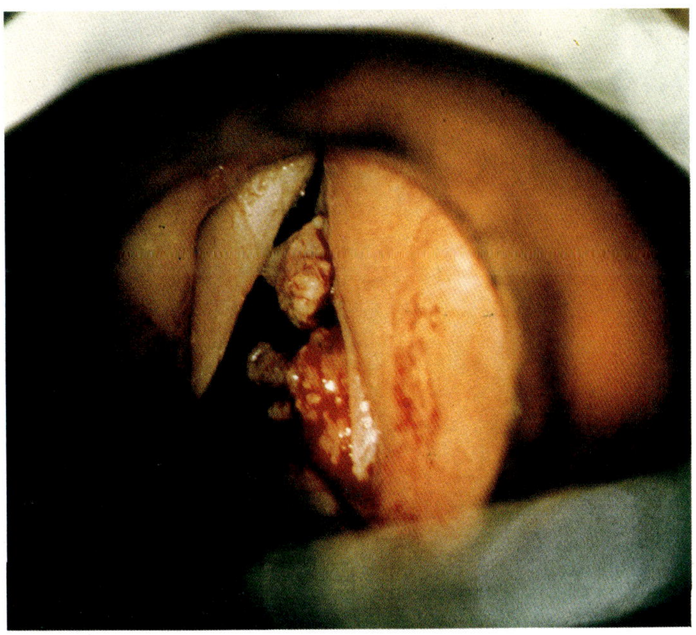

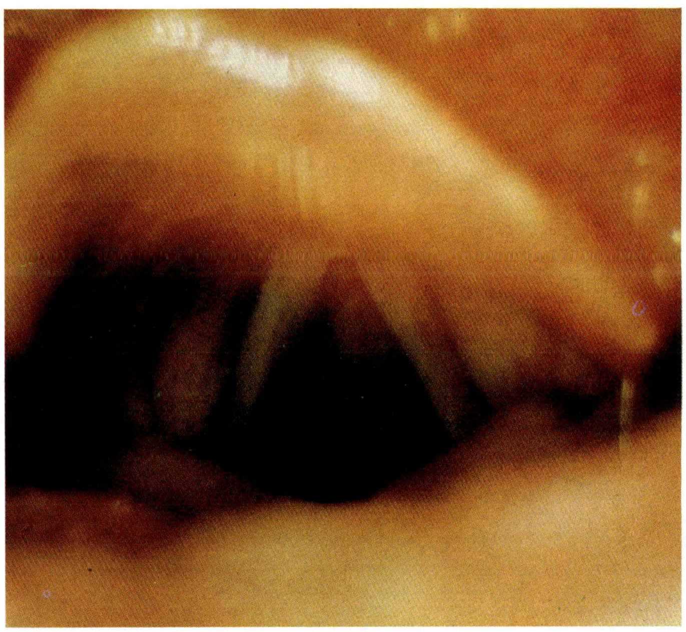

*Mikrochirurgische Abtragung eines rechtsseitigen Stimmbandkrebses mit $CO_2$-Laser*
*links: Zustand vor dem Eingriff*
*rechts: Zustand 1 Jahr später. Anstelle des entfernten rechten Stimmbandes hat sich eine Zusatzstimmlippe entwickelt, die dem Patienten ein gutes Sprechvermögen vermittelt. Der Krankenhausaufenthalt für den Eingriff betrug einen Tag.*

auch in diesen ungünstigen Fällen die Verständigungsmöglichkeit wesentlich gesteigert.

*Frage: Wann kamen Sie zu diesen Ergebnissen?*

*Antwort:* Wir haben die ersten Ergebnisse Ende 1978 veröffentlicht. Besonders interessant daran ist folgendes: Ganz allgemein ist die wissenschaftliche Konzeption dahin gegangen, daß man nicht wie anfangs nur eine Elektrode in das Innenohr einführte, sondern man sagte sich: „Beim normalen Hörvorgang wird die Schnecke an verschiedenen Orten gereizt und dadurch das Erkennen unterschiedlicher Frequenzen ermöglicht, man muß also möglichst viele Elektroden in das Innenohr einführen, um den physiologischen Reizzustand möglichst naturgetreu nachzuahmen". Trotzdem wurden mit dieser Konzeption keine so guten Ergebnisse erzielt, als sie unsere Gruppe erreichen konnte, die zwar auch 4 Elektroden in die Schnecke einführt, aber nur eine Elektrode elektrisch reizt.
Dieser erstaunliche Unterschied läßt unsere bisherigen Kenntnisse und Theorien über das „Hören" in einem ganz anderen Licht erscheinen und wird zweifellos auch die physiologische Forschung stimulieren.

*Frage: Warum setzen Sie dann vier Elektroden ein?*

*Antwort:* Weil wir ja nicht genau wissen, wo in der Schnecke eines tauben Menschen noch funktionsfähige Nervenfasern vorhanden sind. Es könnte also sein, daß eine Elektrode an einer Stelle liegt, wo keine funktionsfähigen Nervenfasern mehr sind; in einem solchen Fall haben wir noch drei andere Elektroden zur Auswahl. Es kann auch sein, daß im Laufe der Zeit eine Elektrode ihre Funktion einbüßt, dann gibt es Ersatzelektroden. Diese Erkenntnisse geben Anlaß, unsere frühere Vorstellung eines tonotopen Hörvorganges zu revidieren.

*Frage: Was bedeutet tonotopes Hören?*

*Antwort:* Tonotop heißt, daß jede Frequenz des akustischen Signals von einem bestimmten Ort in der Schnecke aufgenommen wird. Die hohen Frequenzen erregen die Nervenfasern in der Schneckenbasis, die niederen jene in der Schneckenspitze. Wenn wir nun mit einem Reizpunkt einer Elektrode auch Frequenzunterschiede bis zumindest 1000 Hz erkennen, dann muß das Hören außer im tonotopen Sinn auch noch anders funktionieren. Dies herauszufinden wird für die Physiologie sicher eine reizvolle Aufgabe in der Zukunft sein.

*Frage: Wird das Patent auch in Amerika mit dem Namen der Wiener Erfinders verbunden bleiben?*

*Antwort:* Das Cochlearimplantat wurde von der Wiener Arbeitsgruppe entwickelt und trägt den Namen „Wiener Hörprothese". Unter dieser Bezeichnung ist es auch in den USA bekannt.

*Frage: Heißt das, daß mit dieser Hörprothese auch jenen geholfen werden kann, bei denen der Gehörnerv geschädigt ist?*

*Antwort:* Bis zu einem gewissen Grad ja. Der Gehörnerv ist bei jeder Taubheit geschädigt. Nur gibt es Formen, bei denen in erster Linie die Hörzellen zerstört sind und der Hörnerv wenig geschädigt ist und solche, bei denen der Hörnerv stark geschädigt ist – etwa beim Schädelbasisbruch, wo er abgerissen sein kann. Wir müssen daher, ehe wir implantieren, mittels elektrischer Probereizung feststellen, ob der betroffene Patient durch elektrische Reize überhaupt akustische Empfindung vermittelt erhält.

*Frage: Ihr Kollege von der Plastischen Chirurgie hat von Nerventransplantaten erzählt. Wenn der Gehörnerv durchgerissen ist, kann man diese Operation der Nervenplastik anwenden oder nicht?*

*Antwort:* Nein, denn im Gegensatz zu einem motorischen Nerv kann man einen Sinnesnerv plastisch nicht ersetzen.

*Frage: Was ist – außer dem geschilderten Projekt – in der Zeit, seit Ihre Klinik wieder reaktiviert ist, an neuen wissenschaftlichen Ergebnissen erbracht worden und von hier aus weggegangen?*

*Antwort:* Wenn Sie noch weitere große wissenschaftliche Leistungen meinen, dann muß ich verneinen, aber es sind kleine Bausteine erarbeitet worden. Wir haben als erste beim Menschen die Möglichkeit der Endoskopie des Hirnschädels angewandt. Wir sind in der Diagnostik der Kleinhirnbrückenwinkeltumoren sehr viel weitergekommen. Es gibt immer Fälle, bei denen das übliche diagnostische Repertoire zu keiner endgültigen Diagnose führt. Früher hat man in solchen Fällen den Schädel probeweise eröffnet, ein nicht ganz ungefährliches Vorgehen. Wir versuchten daher eine Methode, die im Tierversuch in Deutschland angewandt wurde, auf den Menschen zu übertragen. Durch ein Bohrloch hinter dem Ohr sind wir in die hintere Schädelgrube eingegangen und konnten mit einem Endoskop, nicht dicker als 3 mm, den Kleinhirnbrückenwinkel visuell untersuchen.

*Frage: Ich komme noch einmal auf das „Cochlear-Implantat" zurück, das hier von Ihnen entwickelt worden ist. Hat es eine internationale Antwort in der Richtung gefunden, daß man versucht, Ihre Methode auch anzuwenden?*

*Antwort:* Das Projekt „Cochlearimplantat" wird heute international von einigen wenigen Arbeitsgruppen bearbeitet; jede kennt die Ergebnisse der anderen Gruppen und es finden häufig Dialoge im Rahmen von Symposien statt. Wir werden auch immer wieder von ausländischen Universitäten und Instituten, die daran interessiert sind, unsere Methode zu übernehmen, eingeladen, in Vorträgen oder durch eine enge Zusammenarbeit unsere Erkenntnisse zu verbreiten.

*Frage: Wo haben Sie das „Cochlearimplantat" zum ersten Mal vorgestellt?*

*Antwort:* Das erste Mal in der Gesellschaft der Ärzte in Wien. Noch vor etwa fünf Jahren, als ich in Halle an der Saale als Vortragender an einem Symposium darüber berichtete, erklärte mir ein amerikanischer Physiologe, daß ich an Lebenden experimentiere und dies zu verurteilen sei, denn es sei vom physiologischen Standpunkt aus nicht möglich, einem Menschen auf diese Weise ein Hörvermögen zu verschaffen. Drei oder vier Jahre später hatten wir am selben Ort wieder ein ähnliches Symposium; der gleiche Kollege hat nun in seinem Referat zu erklären versucht, warum es doch möglich sei, mit Hilfe elektrischer Reize zu hören. Das soll zeigen, in welch raschem Wandel unser Wissen auf diesem Gebiet ist.

*Frage: Können Sie sagen, daß die Methode jetzt weltweit Anerkennung und Nachahmung gefunden hat?*

*Antwort:* Ja, das kann man sagen. Es fangen heute viele Kliniken damit an, aber der technische Aufwand ist äußerst kostspielig. Es wäre zweckmäßiger, wenn sich diese Kliniken an einer der führenden Arbeitsgruppen beteiligen würden.

*Frage: Wann wird es soweit sein, daß andere Gruppen die „Wiener Hörprothese" übernehmen können?*

*Antwort:* Es wird wahrscheinlich schon heuer so weit sein, daß die von einer amerikanischen Firma produzierte „Wiener Hörprothese" erhältlich sein wird.

*Frage: Denken Sie an eine Weiterentwicklung und wenn ja, in welche Richtung?*

*Antwort:* In zweierlei Richtungen. Erstens einmal im Sinne einer Verkleinerung, dies betrifft besonders den Sprachprozessor, der außen getragen wird und der das akustische Signal aufnimmt und in elektrische Impulse verwandelt. Dieser Sprachprozessor ist zwar nur so groß wie eine Zigarettenschachtel, aber das kann man sicher noch verkleinern. Das schwierigste ist die sogenannte Codierung, d. h. wir müssen das akustische Signal in einer solchen Weise in elektrische Impulse verwandeln, daß möglichst viel Information übertragen wird. Da gibt es sehr viele Möglichkeiten. Welche die beste ist, wissen wir heute noch nicht.

*Frage: Sie sehen aber Möglichkeiten einer Weiterentwicklung?*

*Antwort:* Sehr wohl, etwa daß wir uns in Zukunft bemühen werden, die Elektroden nicht in das Innenohr einzuführen, sondern außen an der Schnecke anzubringen. Damit wäre das Implantat auch bei Personen mit Restgehör anwendbar. Bei diesen Menschen können wir natürlich nicht eine Elektrode in die Schnecke einführen, da dadurch das Restgehör zerstört würde.

*Frage: Haben sich auch Ihre Fachkollegen überzeugen lassen?*

*Antwort:* Meine Fachkollegen waren früher eher dagegen. Man sagte, daß es nicht gut sei, Hoffnungen bei tauben Menschen zu erwecken, ohne sie tatsächlich erfüllen zu können. Heute beginnt man langsam zu erkennen – ich sage langsam –, daß man auch schon mit den derzeitigen Möglichkeiten tauben Menschen eine echte Hilfe vermitteln kann.

*Frage: Wieviel Prozent der gehörlosen Menschen können Sie mit Ihrer Methode ein Sprachverständnis oder zumindest ein Hören vermitteln?*

*Antwort:* Das kann ich nicht sagen, weil der Erfolg von der Art der Taubheit abhängt. Ich habe schon erwähnt, wenn der Hörnerv nicht mehr funktioniert, können wir dieses Prinzip nicht anwenden. Es gibt heute keine Schätzungen über die Art der Ertaubungen. Man weiß ungefähr, mit wieviel tauben Menschen in einer Population zu rechnen ist, aber man weiß nicht, wie groß der Prozentsatz jener ist, die noch funktionsfähige Hörnervenfasern haben, bei denen es also möglich wäre, ein Implantat einzusetzen.

*Frage: Sind Sie der Meinung, daß Leute, die schon seit 20 Jahren nicht mehr hören, von sich aus auf die Idee kommen, Sie um Ihre Hilfe zu bitten?*

*Antwort:* Ja.

*Frage: Verbreitet sich die Kunde über irgendwelche Vereine?*

*Antwort:* Es wird sehr viel in den Medien berichtet. Was wir jetzt brauchen, ist ein großes klinisches Erfahrungsgebiet, und deswegen haben wir mit einer klinischen Studie an 100 Patienten begonnen. Es ist ein kostspieliges Unterfangen, das wir auch noch nicht zur Gänze finanzieren konnten.

*Frage: Was ist an dem Projekt so kostspielig?*

*Antwort:* Das Implantat allein kostet 50.000 Schilling. Auch benötigen wir einen großen Mitarbeiterstab, davon allein acht Techniker, Psychologinnen und Audiometristinnen.

*Frage: Wieviel Zeit benötigen Sie, um einen Patienten durchzuuntersuchen und ihm das Implantat einzusetzen?*

*Antwort:* Die Voruntersuchungen dauern etwa zwei bis drei Vormittage; nach der Implantation muß der Patient noch zwei bis drei Wochen zur Verfügung stehen, bis sein Sprachprozessor an seine spezielle Situation angepaßt ist. Der ganze Vorgang benötigt also ungefähr fünf Wochen, sodann kann er heimkehren und bekommt Trainingsmaterial auf Tonbändern mit. Er muß sich alle zwei Monate einer Kontrolluntersuchung unterziehen, damit wir die Trainingserfolge kontrollieren und den Fortschritt protokollieren können.

*Frage: Wann haben Sie mit dem Projekt der 100 Patienten begonnen?*

*Antwort:* Die Vorarbeiten haben schon im November 1981 begonnen, die ersten Patienten kamen Anfang März 1982.

*Frage: Wie kommen Sie an die Patientengruppe heran?*

*Antwort:* Die Patienten melden sich spontan.

*Frage: Für wie lange Zeit ist Ihrer Meinung nach dieser Versuch anzuberaumen?*

*Antwort:* Die klinische Studie ist für zwei Jahre anberaumt, ob wir damit durchkommen, weiß ich noch nicht. Für die endgültige Auswertung aller 100 Befunde werden wir mindestens drei Jahre benötigen. Allerdings werden wir schon weit vorher erste Berichte geben, weil sich der Trend schon vorher abzeichnet.

*Frage: Wenn ich zusammenfasse, war die Zeit zwischen 1959 und 1970 eine sehr bittere, sie hat Sie aber offenbar auf wissenschaftlichem Gebiet sehr stimuliert, und Sie ernten jetzt quasi die Früchte dieser Zeit?*

*Antwort:* Ja, das habe ich mir oft gedacht. Wir haben unter schweren Bedingungen gearbeitet, aber ich glaube, hätten wir diese Schwierigkeiten nicht gehabt, hätten wir zwar bequemer und angenehmer leben können, aber wir hätten dies alles nicht erreicht. Die Schwierigkeiten haben uns angespornt und uns sicher dazu geführt, mehr zu tun als wir normalerweise getan hätten.

*Frage: Sind Sie, wenn man so sagen darf, ein berühmter Mann?*

*Antwort:* Das bin ich sicher nicht. Es kennen mich meine Fachkollegen aus meinen Publikationen, aus meinen Kongreßvorträgen, aber berühmt würde ich das nicht nennen, dazu fehlt die Breitenwirkung.

*Frage: Sie würden also nicht sagen, daß aufgrund dieses letzten Projektes Wien zu einem Mekka der Ohrenspezialisten geworden ist?*

*Antwort:* Das würde ich nicht sagen. Es kommen zwar viele – vor allem aus dem Nahen Osten – zu uns, um ihre Ausbildung zu absolvieren oder spezielle Dinge zu lernen, es kommen auch viele aus dem Westen, um zu sehen, was wir beispielsweise auf dem Sektor Cochlearimplantat machen. Heute gibt es keine Beschränkung einer bestimmten Arbeitsrichtung auf einen bestimmten Ort. Die Kommunikation ist so intensiv, daß auch andernorts neue Erkenntnisse sehr rasch reproduziert oder sogar noch besser weiterbetrieben werden. Ich glaube, dies ist auch der Grund dafür, daß sich keine Schulen im alten Sinne entwickeln.

*Frage: Wird nach der Übersiedlung in das Neue Haus eine Unterteilung in bestimmte Richtungen stattfinden oder wird jede Klinik wiederum alles machen?*

*Antwort:* Seitens des Mittelbaues und der Studenten wurde gewünscht, daß jede Klinik das gesamte Fach betreut, und so war auch der Beschluß der Besetzungskommission für die dzt. vakante I. HNO-Klinik.

*Frage: Kann heute ein Klinikchef noch dieses Fachgebiet in seiner Gesamtheit beherrschen?*

*Antwort:* Natürlich kennt er es und wird die Routine aller verschiedenen Teil- und Arbeitsrichtungen beherrschen, wobei er sicherlich ein bevorzugtes Gebiet hat, das er mit Vorliebe betreibt. Es geht aber nicht nur um die Routine, es geht um den wissenschaftlichen Fortschritt; um heute an diesem Fortschritt aktiv mitzuarbeiten, braucht man zusätzlich basiswissenschaftliche Kenntnisse (Physik, Elektronik, Biochemie, Ultrastruktur u.s.w.), die sich allerdings nur auf einzelne Gebiete beschränken können. Hier beginnt bereits die Beschränkung auf engere Forschungsgebiete, die somit nur die Befassung mit einzelnen Teilgebieten erlaubt. Ähnliches gilt auch auf klinischem Gebiet, so ist beispielsweise die Mentalität oder die Persönlichkeit des Mikrochirurgen gegenüber jener des Makrochirurgen, der sich mit der großen Tumorchirurgie des Kopf-Halsbereiches befaßt, unterschiedlich; dementsprechend auch die Neigung, sich mit dem oder jenem Teilgebiet des Faches intensiver zu befassen. Wir bewegen uns heute wieder in Richtung einer Differenzierung der verschiedenen Arbeitsrichtungen des Faches, zumindest auf dem Gebiet der Forschung, dennoch müssen wir versuchen, die Einheit des Faches zu erhalten, um eine globale Ausbildung zu garantieren. Während früher Forschung und Ausbildung in einer Hand lag, wird es in Hinkunft zu einer Differenzierung kommen müssen. Forschung ist so aufwendig, daß sie nicht mehr neben der Lehre betrieben werden kann, sondern den ganzen Einsatz eines dafür geeigneten Personenkreises bedarf.

# ZAHN-, MUND- UND KIEFERHEILKUNDE

Bis heute sind die Schwierigkeiten zwischen dem Fach Zahnheilkunde und der medizinischen Fakultät, die seit eh und je bestehen, nicht endgültig beigelegt. Trotz mächtiger Standesorganisationen, der klaren Anerkennung der Notwendigkeit von gut ausgebildeten Zahnärzten für die Volksgesundheit, trotz der Etablierung einer Universitätszahnklinik und einer Universitätsklinik für Kieferchirurgie mit ordentlichen Professoren als Vorständen sind die seit Jahrhunderten bestehenden Differenzen nicht begraben, wenn vielleicht auch zugedeckt. Erst am 9. 11. 1976 gelang es dem Ordinarius für Zahnheilkunde, die Universitätszahnklinik im zweiten Anlauf in Universitätsklinik für Zahn-, Mund- und Kieferheilkunde umbenennen zu dürfen. Die Einwände dagegen kamen, wie es zu erwarten war, seitens der Hals-Nasen-Ohrenärzte, vom Kieferchirurgen – also vor allem von chirurgischer Seite. Betten hat diese Klinik nach wie vor keine und muß daher alle schwierigeren Fälle an die Kieferchirurgie abgeben, obwohl der seit 1905 systemisierte Extraordinarius am Institut für Zahnheilkunde in Innsbruck, Bernhard MAYRHOFER, bereits im Jahre 1907 in seinem Aufsatz „Über die Aufgaben der zahnärztlichen Institute und die Notwendigkeit ihres Ausbaues zu Kliniken" in der Wiener klin. Wschr., dringend Betten gefordert hatte. Wien war auf dem Gebiete der Zahnheilkunde vorbildlich und der Entwicklung in den übrigen deutschen Landen weit voraus. Georg CARABELLI VON LUNKASZPRIE (1787–1842) hielt bereits 1821 die ersten außerordentlichen Vorlesungen über Zahnheilkunde und bildete Assistenten wie NESSEL, TURNOVSKY und LÉSZAI in seiner Privatordination aus.

Wien war nicht nur durch seine frühen Vorlesungen und Publikationen, sondern auch in der Forderung führend, daß die Zahnheilkunde nicht von der Gesamtmedizin losgelöst werden sollte. Man lehnte sowohl die amerikanischen „dental schools" wie auch die lose Verbindung in Deutschland, die schließlich im „Dr. med. dent." mündete, ab. Nur ein voll ausgebildeter Mediziner sollte Zahnarzt sein. Die Zahnbrecher der alten Zeit sollten wie die Okulisten und die Steinschneider der Vergangenheit angehören. Trotz allem ließen sich die manchmal recht unerfreulichen Auseinandersetzungen der drei Richtungen, nämlich der Zahntechniker, Zahnärzte und Kieferchirurgen bis heute nicht ausmerzen und das Erbe aus der Zeit der deutschen Besetzung, die Dentisten, kann nur langsam durch eine zukünftige, ausschließliche Anerkennung von Vollmedizinern mit nachfolgender zahnärztlicher Ausbildung zu Fachärzten für Zahnheilkunde korrigiert werden. Im normalen Studium ist eine Grundausbildung Pflicht.

Auf CARABELLI folgte sein Schüler Moritz HEIDER (1816–1866). Er soll seinem späteren Lehrer gesagt haben: „Ein honetter Mensch, der was gelernt hat, kann kein Zahnarzt werden". Er wurde trotzdem 1843 Dozent und 1859 außerordentlicher Professor der Zahnheilkunde (LESKY).

HEIDER und Carl WEDL (1815–1891), die bei ROKITANSKY über pathologische Histologie arbeiteten, gaben 1865 gemeinsam einen „Atlas zur Pathologie der Zähne" heraus. In dem 1861 gegründeten „Verein österreichischer Zahnärzte" wie auch im 1859 gegründeten „Centralverein deutscher Zahnärzte" war HEIDER der erste Vorsitzende. Trotz seiner angesehenen Positionen in den Standesorganisationen und in der Publizistik in der bereits seit 1846 in Berlin erscheinenden Fachzeitschrift „Der Zahnarzt" und in den 1860 gegründeten „Mittheilungen des Central-Vereins deutscher Zahnärzte", später „Dtsch. Vierteljahrschrift f. Zahnheilkunde", gelang ihm die Institutsgründung nicht. Sein Schüler Philipp STEINBERGER (1829–1903), später Julius SCHEFF (1846–1922) und Otto ZSIGMONDY (1860–1917) hielten am Konzept HEIDERS, einer Einheit von Medizin und Zahnheilkunde, fest. Erst SCHEFF gelang 1890 die Gründung eines eigenen Institutes für Zahnheilkunde. Nach dem freiwilligen Rücktritt STEINBERGERS führte SCHEFF dieses „K. K. zahnärztliche Ambulatorium der Wiener Universität." Der Neffe STEINBERGERS, Josef Ritter von METNITZ (1861–1905), gab wie SCHEFF ein „Lehrbuch für Zahnheilkunde" heraus und errichtete auf eigene Kosten ein zweites Ambulatorium, in dem er mit Erlaubnis des Kultusministeriums Kurse abhielt. Mit seinem Assistenten und Nachfolger im Jahre 1905, Gustav Ritter von WUNSCHHEIM (1865–1938), siedelte er 1894 in die neugegründete zahnärztliche Abteilung der Allgemeinen Poliklinik um.

Erst SCHEFFS Nachfolger Rudolf WEISER (1859–1928) konnte in einem staatseigenen Gebäude ein zahnärztliches Institut errichten und bezog 1927 in einem Teil des alten Garnisonsspitals entsprechende Räume. Seine Nachfolger Hans PICHLER (1877–1949), Fritz DRIAK (1900–1959) und Hans LANGER (1907–1974) bauten das Institut weiter aus.

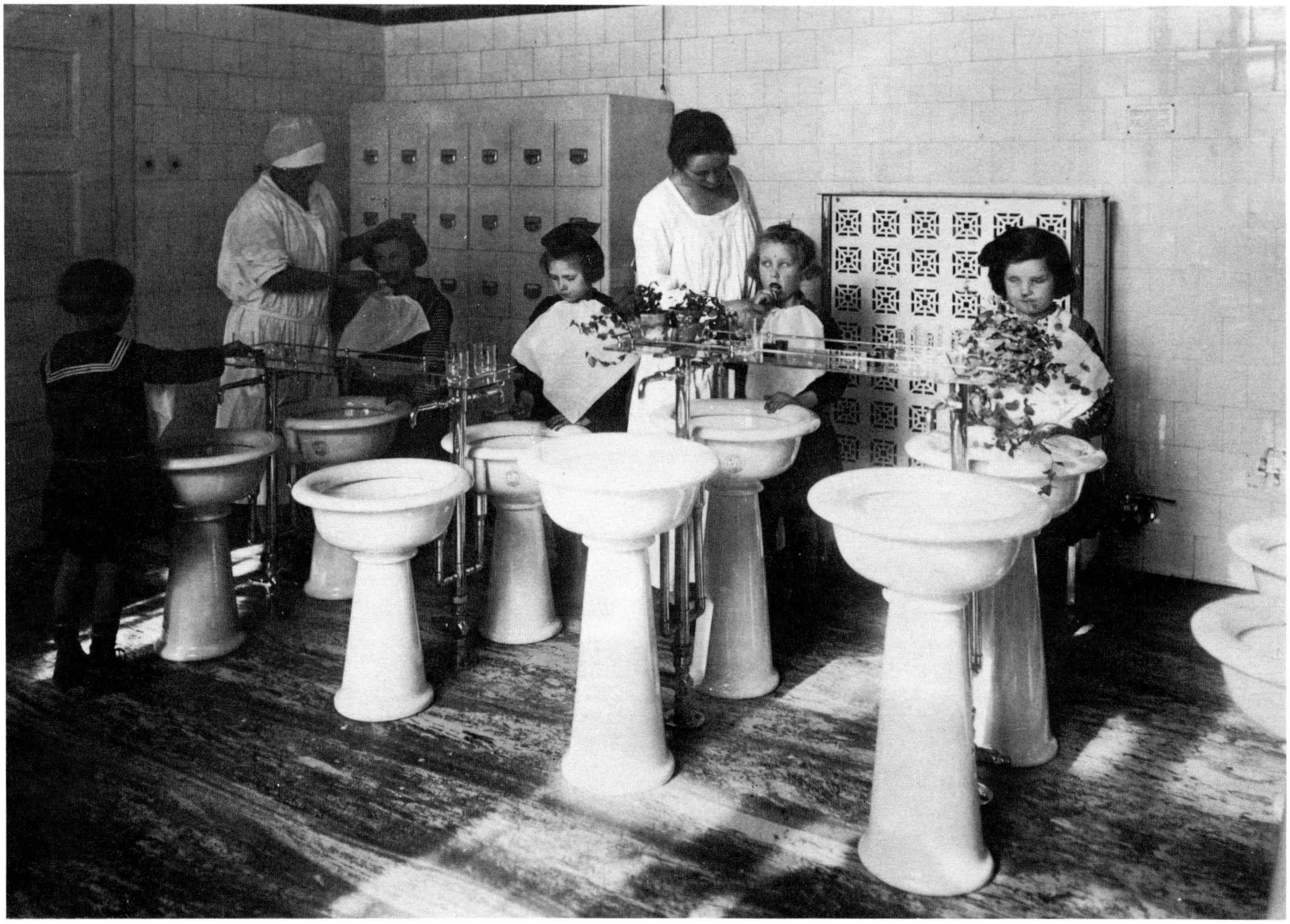

*Schulzahnpflegekurs in einer Schulzahnklinik in Wien 1927.*

## Prof. Dr. Koloman Keresztesi

Vorstand der Universitätsklinik für Zahn-, Mund- und Kieferheilkunde Wien

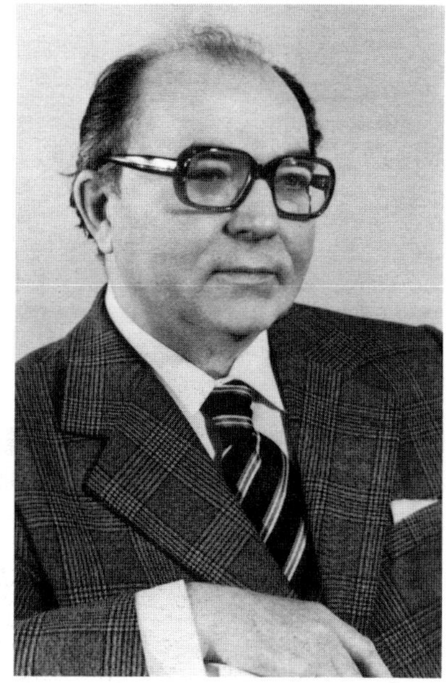

geboren am 7. Oktober 1916. Matura 1935, 1935–1940 Medizinstudium an der Universität Wien, Promotion am 3. Februar 1940 zum Dr. med. Kriegsdienst von 1939–1945, 1945–1946 Hilfsarzt an der II. Medizinischen Universitätsklinik, schon während dieser Zeit bis 1947 Besuch des zahnärztlichen Lehrganges an der Wiener Universität. Facharztprüfung am 10. März 1947. Seit 1. Juli 1946 im ärztlichen Dienststand der Universitätsklinik für Zahn-, Mund- und Kieferheilkunde Wien und ab November 1948 Universitätsassistent bzw. Oberarzt. Habilitierung für das Fach Zahnheilkunde am 16. November 1955. 1965 Verleihung des Titels eines ao. Professors. In der nun 36jährigen Tätigkeit an der Univ. Klinik für ZMK Wien in den verschiedenen Abteilungen der Zahnklinik tätig. Seit dem Wintersemester 1959 Leiter der theoretischen und praktischen Ausbildung in der Zahnerhaltungskunde im Rahmen des offiziellen zahnärztlichen Lehrganges. Am 6. Februar 1973 Ernennung zum ao. Professor, vom Ministerium zum Leiter der Abteilung für Zahnerhaltungskunde bestellt. 18. Jänner 1974 bis 31. Mai 1976 suppl. Leiter der Universitätsklinik für Zahn- Mund- und Kieferheilkunde, am 25. Mai 1976 Ernennung zum o. Professor und Bestellung zum Vorstand. November 1981 Österreichisches Ehrenkreuz für Wissenschaft und Kunst I. Klasse.

# Amalgam ist immer noch das beste

Interview am 28. 10. 1981

*Frage: Gibt es eine Entwicklungsgeschichte zu der heutigen Wiener Universitätsklinik für Zahn-, Mund- und Kieferheilkunde?*

*Antwort:* Will man von den beiden, rein auf theoretische Ausbildung ausgerichteten ersten Professoren CARABELLI und HEIDER absehen, beginnt die theoretische und praktische Ausbildung zum Zahnarzt im Rahmen der Wiener Universität in einer privaten Wohnung in der Garnisongasse 8, wo am 21. April 1890 das „K. K. Universitäts-Ambulatorium" eröffnet wurde, das zwei Jahre später in die Türkenstraße 9 übersiedelte und im Jahr 1894 in „K. K. Zahnärztliches Universitäts-Institut" umbenannt wurde. 1915 erhielt dieses Institut dank der Bemühungen des 1. Vorstandes Prof. Dr. Julius SCHEFF neue, zwei Stockwerke umfassende Räumlichkeiten in der Florianigasse 46 zugewiesen. Erst im Jahr 1927 konnte dieses Institut in ein „staatliches Gebäude", nämlich in einen Teil des ehemaligen Garnisonspitals in der Währinger Straße 25a übersiedeln. Am 27. Jänner 1956 wurde es zur „Universitäts-Klinik", und am 9. November 1976 endlich in Universitätsklinik für Zahn, Mund- und Kieferheilkunde umbenannt.

In vielen kleinen Schritten vollzogen sich auch die gesetzlichen Voraussetzungen über die Ausbildung der Zahnärzte.

In der Verordnung vom 13. 7. 1920 wurde im „Zahntechnikergesetz" die Bezeichnung „Zahnärzte", „Zahnbehandler" und „Zahntechniker" genau geregelt. Das Bundesministerium für Unterricht und das Bundesministerium für soziale Verwaltung ergänzten die Bestimmungen aus dem Jahr 1920 fünf Jahre später im Hinblick auf die Ausbildung von Zahnärzten. Am 31. Jänner 1930 schließlich wurden die Bestimmungen über die Ausbildung der Zahnärzte endgültig festgelegt: Seit damals muß an jeder medizinischen Fakultät in Österreich ein zahnärztlicher Lehrgang eingerichtet werden und der fertig ausgebildete Arzt eine vier Semester lange Spezialausbildung mit einer abschließenden Facharztprüfung absolvieren. Rückblickend kann man feststellen, daß dieses Gesetz aus dem Jahr 1930 ein sehr modernes Gesetz war. Es schreibt nicht nur die zu lehrenden Fächer vor, sondern bestimmt auch die Zusammensetzung der Prüfungskommission sowie detaillierte Angaben über die Prüfungen. In einer Verordnung aus dem Jahr 1930 wurden auch Voraussetzungen für die Führung des Standestitels „Zahnarzt" festgelegt. Bis dahin war dieser Titel keine „geschützte Bezeichnung". Jeder Arzt konnte sich, wenn er aktiv zahnärztlich tätig war, als „Zahnarzt" bezeichnen. Zu dem einst umstrittenen Berufsstand „Dentist":

Im Bundesgesetz vom 23. 2. 1949 wird der Beruf „Dentist" auf das „Aussterbeetat" gesetzt und im wesentlichen festgelegt, daß nur diejenigen Personen zur Ablegung der staatlichen Dentistenprüfung zugelassen werden, die vor dem 1. 1. 1948 ihre Ausbildung begonnen haben. Die Dentistenschule wurde am 31. Dezember 1975 geschlossen.

*Frage: Gibt es in der Zahnheilkunde eine „WIENER MEDIZINISCHE SCHULE" und hat diese Schule Tradition?*

*Antwort:* Zunächst möchte ich festhalten, daß sich die Zahnheilkunde schon sehr früh in vier Grundfächer aufgeteilt hat, nämlich in die Zahnerhaltungskunde (= konservierende Zahnheilkunde), in die Zahnersatzkunde (zahnärztliche Prothetik), die Kieferorthopädie und die Kieferchirurgie. In der weiteren Folge, vor allem in den letzten drei Jahrzehnten, haben sich weitere Spezialgebiete entwickelt. So wird die Zahnersatzkunde derzeit allgemein unterteilt in festsitzende und abnehmbare Teilprothetik sowie in die Totalprothetik. Aus der Zahnersatzkunde ging die Parodontologie hervor. Die Kieferchirurgie wird unterteilt in die ohne Zweifel zur Zahnheilkunde gehörige zahnärztliche Chirurgie und die interdisziplinär gelegene Kiefer- und Gesichtschirurgie. So hat sich aus der ursprünglichen „Zahnheilkunde" das Fach der Zahn-, Mund- und Kieferheilkunde entwickelt.

Außerhalb Österreichs sind die aufgezählten Spezialgebiete als selbständige Kliniken oder zumindest Abteilungen installiert, die von einem eigenen Ordinarius geleitet werden. In den Vereinigten Staaten findet man die selbständigen zahnärztlichen Hochschulen (Dental Schools), die unabhängig von medizinischen Fakultäten Zahnärzte ausbilden. Auch in manchen europäischen Staaten sind eigene Zahnmedizinische Fakultäten oder zumindest Kliniken und Polikliniken der Zahn-, Mund- und Kieferheilkunde mit mehreren Ordinariaten und zusätzlichen Extraordinariaten eingerichtet.

*Frage: Ihre Darstellung klingt, als wären Sie mit der Situation in Wien nicht zufrieden?*

*Antwort:* Der Vorstand der Zahn-, Mund- und Kieferheilkunde ist in Wien für alle Teilgebiete verantwortlich. Schon heute kann man kaum mehr alle Entwicklungen überblicken. Die explosionsartige Wissensvermehrung, die in den letzten Jahrzehnten in den oben erwähnten Grunddisziplinen erfolgte, ist von einer Person einfach nicht mehr zu bewältigen. Ich befürchte, daß nach meinem Ausscheiden aus dem aktiven Dienst es große Schwierigkeiten geben wird, einen Vorstand für diese Klinik zu finden, der in allen Fachgebieten der Zahn-, Mund- und Kieferheilkunde nicht nur kurativ, sondern vor allem auch wissenschaftlich bewandert ist.

*Frage: Zurück zur Tradition: Gab es eine WIENER MEDIZINISCHE SCHULE auf dem Gebiet der Zahnheilkunde?*

*Antwort:* Es gibt vor allem eine PICHLERsche Schule. Hans PICHLER, ein Schüler von EISELSBERG, hatte das Glück, in der Northwestern University Dental School in Chicago ein Schüler G. V. BLACKS (1836–1915) zu werden, der die wissenschaftliche konservierende Zahnheilkunde begründet hat. Seine Grundregeln der Kavitätenpräparation sind im Prinzip heute noch gültig und werden, abgesehen von geringen Ergänzungen, immer noch gelehrt. PICHLER brachte das BLACKsche Werk nach Wien und verbreitete die neue Lehre im europäischen Raum.

Im Verlauf des ersten Weltkrieges wurde man mit unzähligen Kiefer- und Gesichtsverletzungen konfrontiert, und es entstand notgedrungen eine Reihe von Kieferstationen als militärische Einrichtungen, darunter auch eine solche an der I. Chirurgischen Universitätsklinik, deren Vorstand EISELSBERG war. Dieser übertrug Hans PICHLER die Leitung einer Abteilung für Kiefer- und Gesichtsverletzungen. Nach dem Krieg entwickelte sich aus dieser die „Kieferstation der I. Chirurgischen Universitätsklinik" als ständige zivile Einrichtung. PICHLER, der 1923 zum ao. Professor ernannt wurde, begründete hier die „Wiener Schule der Kieferchirurgie", die in die Geschichte der Medizin eingegangen ist.

Das Zahnärztliche Universitätsinstitut hatte als ersten Vorstand Julius SCHEFF, der 1918 emeritierte und vor allem durch das von ihm herausgegebene, sechsbändige „Handbuch der Zahnheilkunde" zu größtem Ansehen gelangte. Sein Nachfolger wurde Rudolf WEISER, der vermutlich gleich hohes Ansehen wie PICHLER besaß. Nach dessen Tod wurde PICHLER der dritte Vorstand des „Zahnärztlichen Institutes der Universität Wien" unter gleichzeitiger Beibehaltung seiner Position als Leiter der oben zitierten „Kieferstation der I. Chirurgischen Universitätsklinik". Er war nicht nur ein genialer Operateur, der zahlreiche Operationstechniken entwickelte, sondern – als ehemaliger Schüler BLACKS – auch ein ausgezeichneter Vertreter der konservierenden Zahnheilkunde.

Seine bedeutendsten Schüler waren HOFER, der nach seiner Ausbildung als Vorstand der Charité nach Berlin ging und dort nach Wiener Vorbild eine kieferchirurgische Schule errichtete; WOLF, gleich seinem Lehrer Konservierer und Chirurg, übersiedelte zunächst als Leiter der kieferchirurgischen Abteilung nach Würzburg, um später schließlich Vorstand der gesamten Zahn-, Mund- und Kiefer-Klinik zu werden. Er spielte eine hervorragende Rolle im deutschen wissenschaftlichen Leben; TRAUNER, ein außerordentlich ideenreicher Chirurg, wurde Vorstand der Universitätszahnklinik und Kieferstation in Graz und entwickelte dort die Mundbodenplastik und Modifikationen der Spaltoperationen. Er hat mit seinem Lehrer PICHLER das dreibändige Lehrbuch der Kiefer- und Gesichtschirurgie herausgegeben; MATHIS war zunächst als Kieferchirurg in Graz, dann in Alexandria und schließlich als Leiter der Kieferchirurgischen Klinik an der Freien Universität in Berlin tätig; DRIAK wurde PICHLERS Nachfolger als Vorstand des damaligen Zahnärztlichen Universitätsinstitutes in Wien und setzte dessen Tradition auf dem Gebiet der Zahnerhaltungskunde fort. Durch seine Initiative wurde das Zahnärztliche Universitätsinstitut in „Universitätszahnklinik“ umbenannt. Um den Umbau der Klinik und die Ausgestaltung des zahnärztlichen Museums hat er sich große Verdienste erworben. Der „Verein Österreichischer Zahnärzte“, der bereits 1861 von Moritz HEIDER gegründet worden war, wurde dank DRIAKS Engagement nach dem 2. Weltkrieg zu neuem Leben erweckt. Schließlich ist CLEMENTSCHITZ hervorzuheben, der die Schule seines Lehrers nach Salzburg brachte und dort im Landeskrankenhaus eine große Kieferchirurgische Abteilung errichtete.

*Frage: Was läßt sich an weiteren wissenschaftlichen Erkenntnissen auf die Ära WEISER-PICHLER zurückführen?*

*Antwort:* Albin OPPENHEIM (1875–1945) war ein Schüler des Amerikaners Edward Hartley ANGLE (1855–1930), der mit seinem, an den Zähnen festsitzenden Außenbogen 1887 die Kieferorthopädie als wissenschaftliches Fach begründet hatte. OPPENHEIM brachte das amerikanische System nach Wien, wurde 1919 von WEISER gleich nach dessen Ernennung zum Klinikvorstand mit der Leitung der Orthodontischen Abteilung des Zahnärztlichen Institutes betraut und entwickelte eine berühmt gewordene Kieferorthopädie. Darunter versteht man das Regulieren des Fehlstandes eines oder mehrerer Zähne und die Korrektur der Fehlbeziehungen der Kiefer zueinander. Sein Nachfolger PETRIK entwickelte diese Schule weiter und befaßte sich vor allem mit der Funktions-Kieferorthopädie, die in ihren Ursprüngen auf den Norweger ANDRESEN und den Oberösterreicher HÄUPL zurückgeht. HÄUPL, der seine zahnärztliche Ausbildung an der Universität Innsbruck absolvierte, ging 1920 nach Norwegen und war bereits 1931 Professor für Pathologie der Zähne und Kiefer in Oslo. Dort stieß er auf das von Viggo ANDRESEN (1870–1950) erfundene Gerät, das er Aktivator nannte. HÄUPL untermauerte die Funktion des Aktivators wissenschaftlich und schuf die theoretischen Grundlagen des Systems, das als Funktionskieferorthopädie von Oslo aus seinen Weg durch Europa und darüber hinaus antrat. PETRIK übernahm diesen Aktivator, den man zu Regulierungszwekken nur in der Nacht anzulegen hat, baute die Methode aus und machte sie zu einem Charakteristikum der Wiener Schule.
Etwa zur gleichen Zeit arbeitete in Wien Arthur Martin SCHWARZ (1887–1963). Gemeinsam mit Bernhard GOTTLIEB und dessen Schüler Balint ORBAN führte er Forschungen über die Belastbarkeit des Zahnhalteapparates durch, wobei entdeckt wurde, daß es sich um eine „unheimlich niedrige Grenze der Unschädlichkeit einer Dauerkraft für die Wurzelhaut“ handelt. Im Jahre 1929 erkannte SCHWARZ auf einer Zahnärztetagung in Heidelberg schlagartig die Bedeutung eines ebenfalls abnehmbaren, nur nachts zu tragenden Gerätes, welches vom Holländer NORD vorgestellt worden war, jedoch bei den übrigen Tagungsteilnehmern nur auf Mißtrauen stieß. SCHWARZ brachte das Gerät mit nach Wien und entwickelte dieses dermaßen weiter, daß es schließlich, mit seinem Namen verbunden, als „aktive Platte“ zur Regulierung des Ober- bzw. Unterkiefers allgemeine Verbreitung fand. Sein „Lehrbuch der Gebißregulierung“ fand weltweite Anerkennung.
Dem Aktivator und der aktiven Platte gemeinsam sind die niedrigen Herstellungskosten, die es auch Minderbemittelten ermöglichen, von ihnen Gebrauch zu machen. Auf diese Weise wurden sie Grundlage für eine soziale Kieferorthopädie in Wien, die von hier ihren Weg in die Welt antrat. Um es gleich vorwegzunehmen: Auf dem Gebiete der Kieferorthopädie vertritt die Wiener Schule heute den Standpunkt, daß die Ausschöpfung aller Möglichkeiten einer Frühbehandlung ab dem 8. Lebensjahr (interceptive Kieferorthopädie), also noch vor Beendigung der vollen Entwicklung des Kauorganes, mit abnehmbaren Behandlungsgeräten – wie beispielsweise Platte und Aktivator, aber auch durch einfache, festsitzende Geräte wahrgenommen werden soll. Diese können auch vom zahnärztlichen Allgemeinpraktiker angewendet werden und setzen in keiner Weise die Behandlung durch einen kieferorthopädischen Spezialisten voraus. Ziel dieser prophylaktischen Versorgung ist, sich abzeichnenden Fehlentwicklungen möglichst frühzeitig entgegenzuwirken.
SCHWARZ führte übrigens auch die nach ihm benannte „Röntgenostatik“ ein. Es handelt sich dabei um eine statische Analyse von seitlichen Schädel-Fernröntgenaufnahmen, mit deren Hilfe Veränderungen im Bereich des Schädels festgestellt werden können. Diese Methode wird heute nicht nur von Kieferorthopäden, sondern auch von Kieferchirurgen in vielen Ländern angewendet.
Zum Ansehen der WIENER MEDIZINISCHEN SCHULE hat zweifelsfrei auch ein Arzt beigetragen, der ursprünglich gar kein Zahnarzt war. Der Dermatologe Dr. Robert BACK wechselte in die Zahnheilkunde über. Aus seiner dermatologischen Praxis war ihm die Wirkung des Kohlensäureschnees bekannt, die er nun auch in der Zahnheilkunde anzuwenden versuchte. Ihm ist die „Vitalitätsprüfung der Zähne mit Kohlensäureschnee“ zuzuschreiben, die internationale Verbreitung fand.

*Frage: Gibt es neue Entwicklungen, die von der Wiener Schule ausgegangen sind?*

*Antwort:* Der sogenannte „Karolyi Effekt“ ist die Erkenntnis über Schädigungen des Zahnhalteapparates durch Knirschen und Beißen (Parafunktionen). KAROLYI, erster Assistent von SCHEFF, hat diesen Effekt wahrgenommen und beschrieben und wurde damit zum geistigen Vater eines völlig neuen zahnärztlichen Grundlagengebietes, nämlich der „Gnathologie“, der Lehre von Funktion und Pathologie des Kausystems und seiner

Auswirkungen auf die Zähne, den Zahnhalteapparat, das Kiefergelenk, die Muskulatur und den Nervenapparat – kurz zusammengefaßt – auf das Kausystem. Die Gnathologie erarbeitet Funktionsanalysen, mit deren Hilfe Störungen der Kauflächenbeziehungen zwischen dem Unter- und dem Oberkiefer erkannt werden können. Im engen Zusammenhang damit steht übrigens der „Axiograph", ein Gerät, das in Gemeinschaftsarbeit mit dem Münchner Zahnarzt MACK und Dr. SLAVICEK von der Wiener Universitätszahnklinik entwickelt worden ist. Dieser Axiograph ermöglicht die Bestimmung der Bewegungsbahnen des Unterkieferköpfchens im Kiefergelenk. Er liefert für die Diagnostik genaueste Ergebnisse und ermöglicht die Herstellung von restaurativen Arbeiten – Inlays, Kronen, Brücken – sowie von abnehmbaren Teilersatzstücken und totalen Prothesen, die in der Gestaltung der funktionellen Kauflächen harmonisch den Bewegungen im Kiefergelenk angepaßt sind.
In der modernen Prothetik ist man von der mechanisch-kosmetischen zu der physiologisch funktionierenden Richtung übergegangen, wodurch zwar die Behandlungen wesentlich aufwendiger und kostspieliger geworden sind, dafür aber nachhaltige Schädigungen der Zähne, des Zahnhalteapparates, der Kiefergelenke und des neuromuskulären Systems als wesentliche Bestandteile des Kauapparates verhindert werden. An dieser Entwicklung hat die WIENER MEDIZINISCHE SCHULE durch grundlegende Arbeiten (R. SLAVICEK, W. SPERR, E. STICH) hohen Anteil erworben.
In der Mitte der 50er Jahre, als man sich zunehmend mit biologisch ausgerichteten Behandlungsweisen zu beschäftigen begann, setzte ich mich mit dem Problem von möglichen Schädigungen der Zahnpulpa durch Hitzeentwicklung auseinander, die sich durch die sich ständig erhöhenden Tourenzahlen der rotierenden Instrumente von seinerzeit 800–900 Umdrehungen (Fußtretbohrmaschine) auf schließlich 200.000–400.000 Umdrehungen bei Anwendung der Turbinengeräte zwangsläufig ergibt. Zur Erfassung der Größenordnung der Wärmeentwicklung wurden unter praxisnahen Bedingungen Temperaturmessungen im Dentin natürlicher Zähne (in vivo und an frisch extrahierten Zähnen) während Kavitäten- und Vollkronenpräparationen vorgenommen. Aus den aufgezeigten Meßwerten geht eindeutig hervor, daß bei den meisten maschinellen Bearbeitungen der Zahnhartgewebe mit normal-tourig rotierenden Instrumenten ohne Kühlmaßnahmen sowohl bei der Kavitäten-, als auch der Kronenpräparation thermische Reizwerte erreicht werden, die sich auf das lebende Gewebe schädigend auswirken können. Auch bei Anwendung höchsttouriger Umdrehungsgeschwindigkeiten konnten trotz der selbstverständlichen Spraykühlung bei ungünstigen Voraussetzungen nicht nur Schmerzempfindung auslösende, sondern auch gewebsschädigende Erwärmungen nachgewiesen werden („Das thermische Präparationstrauma", K. KERESZTESI).

*Frage: Vielleicht können wir nach der von Ihnen getroffenen Teilung in die verschiedenen Gebiete über die Ansichten der WIENER MEDIZINISCHEN SCHULE sprechen?*

*Antwort:* Auf dem Gebiet der Zahnerhaltungskunde, also der konservierenden Zahnbehandlung, ist die Wiener Schule besonders traditionsbewußt. Die Präparationskunde wird mit nur geringfügigen, durch neue Erkenntnisse und technische Entwicklungen bedingte Modifikationen immer noch nach den von BLACK entwickelten und von PICHLER nach Europa gebrachten Grundregeln ausgeübt. Die seit Ende der 40er Jahre in immer größerer Menge zur Verfügung stehenden ästhetischen Füllungsmaterialien auf Kunststoffbasis wurden und werden laufend klinisch erprobt und sehr kritisch beurteilt. Auch auf diesem Gebiet ist die Wiener Schule ziemlich konservativ geblieben und hält nach wie vor die Versorgung der Seitenzähne mit gegossenen Füllungen (Inlay und Onlay) und lege artis gelegten Amalgamfüllungen weiterhin für die zweckmäßigste Möglichkeit, Defekte dauerhaft zu versorgen. Nach wie vor vertritt die Schule den Standpunkt, daß die sogeannten ästhetischen Füllungen auf Kunststoffbasis nur dort angewendet werden sollen, wo sie infolge ihrer spezifischen, zahnartigen Färbung erforderlich sind.

*Frage: Hat das etwas mit den als „Wiener Methode" bezeichneten Füllungen zu tun?*

*Antwort:* Was Sie meinen, hat nichts mit der Kavitätenfüllung der Zähne, sondern mit der Wurzelfüllung zu tun. Pulpakranke Zähne und auch solche mit bereits infizierten Wurzelkanälen mit und ohne periapikalen Komplikationen zu erhalten, war stets ein besonderes Anliegen aller Vorstände der Wiener Zahnklinik bis zur Gegenwart. Aus dieser sehr prinzipiellen Einstellung heraus sind alle Entwicklungen aufmerksam und intensiv verfolgt worden. Nach eingehenden Untersuchungen über die Biocompatibilität der verschiedenen, zur Wurzelfüllung angebotenen Materialien, die ich gemeinsam mit KELLNER vom Histologisch-Embryologischen Institut durchgeführt habe, wurden schließlich die aus der PICHLER-Ära stammenden und vielfach als „Wiener Methode" bezeichneten Phosphatzement-Guttaperchapoint-Wurzelfüllungen durch Füllungsmaterialien auf Harzbasis ersetzt. Nach wie vor räumen wir der zugegebenermaßen sehr zeitaufwendigen Zahnerhaltung durch exakte Wurzelbehandlung- und füllung und gegebenenfalls angezeigte Wurzelspitzenresektion unbedingt den Vorrang gegenüber leichtfertig indizierten Zahnextraktionen und damit beginnenden Verstümmelungen des Gebisses ein.

*Frage: Warum steht man der Zahnimplantation, wie sie eigentlich auf der ganzen Welt schon Verbreitung gefunden hat, ablehnend gegenüber?*

*Antwort:* Ich nehme an, daß Sie mit dieser Frage die Fremdkörperimplantation meinen. Wir stehen diesen

Fremdkörperimplantationen in ihren verschiedenen Formen – Nadeln, Blätter, Schrauben usw. – nicht absolut ablehnend, aber doch reserviert gegenüber und schränken die Anwendung nur auf ganz bestimmte Fälle ein. In Fällen, in denen wir glauben, daß die Anwendung einer dieser Methoden für den Patienten nützlich ist, werden diese vorher sehr genau über die Erfolgsaussichten – insbesondere im Hinblick auf ihren noch nicht gesicherten Langzeiterfolg – informiert.

*Frage: Noch einmal: Warum diese zögernde Einstellung? Sind die Erfahrungen mit Implantaten noch so jung oder nicht zufriedenstellend gewesen?*

*Antwort:* Meines Wissens erfolgte eine Veröffentlichung über eine enosale Fremdkörperimplantation in Form eines Edelmetallgerüstes schon im Jahr 1937. Diese Methode – die enosale – ist anscheinend kriegsbedingt zunächst nicht weiter entwickelt bzw. verfolgt worden. Nahezu gleichzeitig wurden Versuche mit Fremdkörperimplantaten gemacht, die unter das Periost auf den Alveolarknochen eingepflanzt wurden (1937 MÜLLER und 1943 DAHL).

Die Begründung für mein Zögern liegt in erster Linie darin, daß orale Implantate offene Implantate sind, also die Schleimhäute durchragen. Die Durchtrittsstelle ist ein locus minoris resistentiae, überdies ist das Implantat ein „belastender Fremdkörper" und die Neigung des Körpers, Fremdkörper abzustoßen, ist trotz aller modernen Errungenschaften immer noch nicht überwunden. Theoretisch ist es erstaunlich, ja fast sogar schwer verständlich, daß solche „offenen", also die Schleimhaut durchragenden und selbstverständlich auch in unterschiedlichem Ausmaß belasteten Implantate doch durch mehrere Jahre funktionstüchtig bleiben. Durch die vielen, immer wieder neu angegebenen Methoden, orale Implantate zu setzen und auch durch den Wechsel der Materialien, fehlt es an Möglichkeiten, echte Langzeitwirkungen zu beobachten. Immerhin sind einige Fälle bekannt, von denen man weiß, daß Implantate bis zu acht, in ganz wenigen Fällen sogar bis zu 15 Jahren funktionstüchtig geblieben sind.

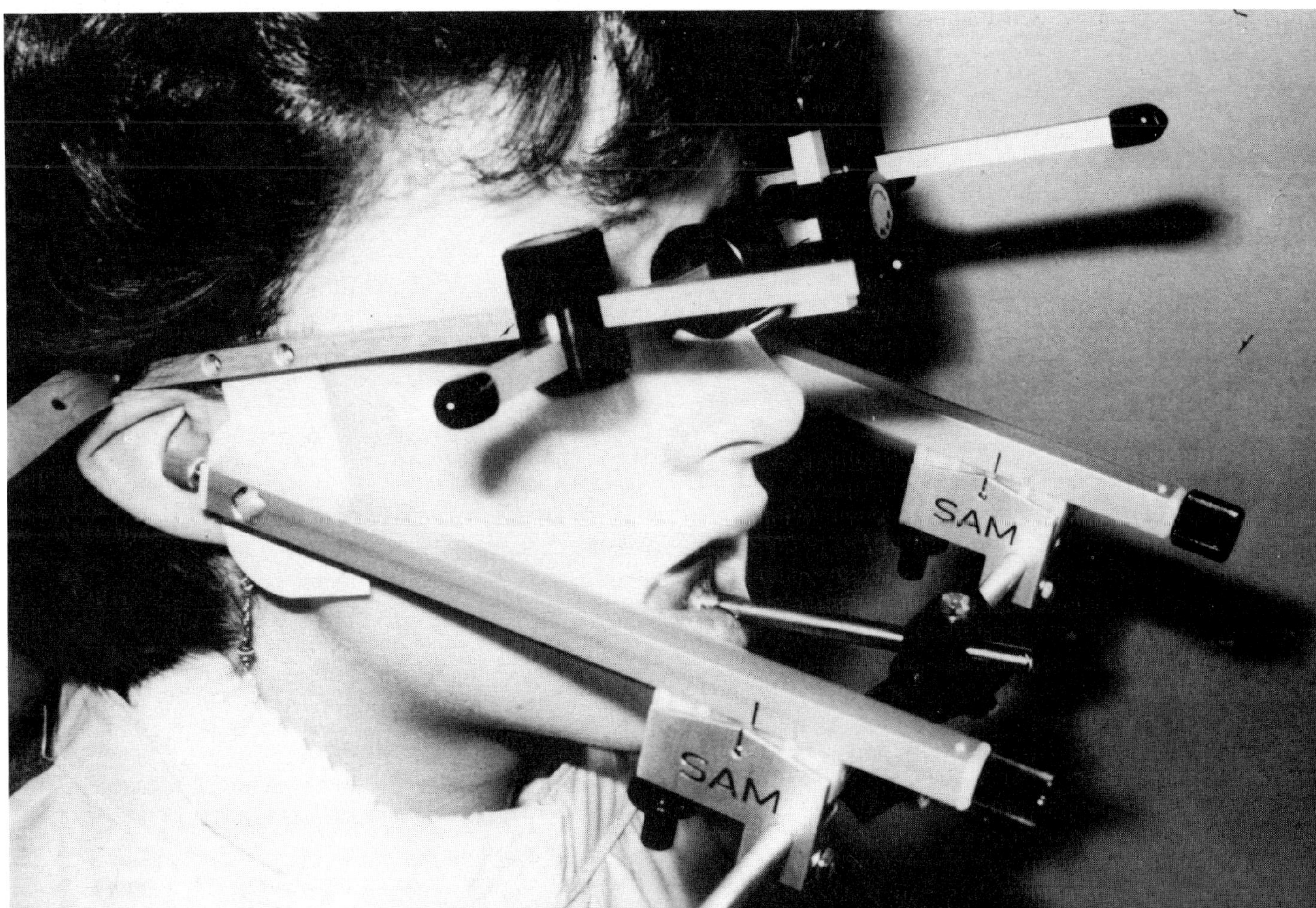


*Der Axiograph: ein Gerät zur Bestimmung der Bewegungen im Kiefergelenk, zur Diagnose von Kiefergelenkserkrankungen und zur funktionsgerechten Wiederherstellung des Gebisses.*

Was mich an der Situation persönlich stört, ist, daß Implantationsmethoden in den Massenmedien angepriesen werden, über die noch keine ausreichenden praktischen Erfahrungen vorliegen, wodurch in der breiten Masse der Bevölkerung vielfach falsche und unberechtigte Hoffnungen erweckt werden und die Verlockung entsteht, große finanzielle Opfer für einen doch nur zeitlich begrenzten Effekt zu erbringen.

*Frage: Ist die Wr. Universitätszahnklinik schon zu Ergebnissen gekommen, mit deren Hilfe man den Kariesbefall aufhalten könnte, der ja eine richtige Volkskrankheit geworden ist?*

*Antwort:* In allen industrialisierten Ländern ist die Karies eine echte Volkskrankheit, aber keine so neue, wie Sie glauben. Der derzeitige status: 50 Prozent aller Kinder vor Eintritt in die Schule und 95 Prozent aller Kinder bei Austritt aus den Pflichtschulen leiden an Karies. Es gibt fast keine Erwachsenen mehr, die kariesfreie Zähne haben. Die Eindämmung der Karies ist von allergrößter sozialmedizinischer Bedeutung. Die drei Grundpfeiler der Kariesprophylaxe sind sinnvolle Ernährung (Einschränkung des Zuckerverbrauches, wobei nicht so sehr die absolute Menge des konsumierten Zuckers, sondern die Häufigkeit der Aufnahme und die Konsistenz der zukkerhaltigen Nahrungsmittel die entscheidende Rolle spielt); regelmäßige und gründliche, in technischer Hinsicht richtig durchgeführte Mundhygiene und drittens die Ausnützung der kariesprophylaktischen Wirksamkeit von Fluoriden. Die einfachste, schon weltweit bewährte Methode ist die Fluoridierung des Trinkwassers, wobei in kariesprophylaktischer Hinsicht als optimale Dosierung ein Milligramm pro Liter Wasser (= 1/1000 Gramm) gilt. Der optimale Fluorgehalt im Wasser ist in Österreich nur in ganz wenigen, sehr kleinräumigen Gebieten zu finden. Eine künstliche Trinkwasserfluoridierung, wie sie vor allem in den Vereinigten Staaten, aber auch in anderen Ländern in Ost und West üblich ist, kann in Österreich derzeit aus rechtlichen und technischen Gründen nicht durchgeführt werden. Deshalb hat man im Jahre 1956 seitens der öffentlichen Hand mit der Aktion begonnen, Fluorid-Tabletten kostenfrei in Kindergärten und Pflichtschulen, aber auch an die Eltern zur Weitergabe zur Verfügung zu stellen. Der regelmäßige Gebrauch der Fluorid-Tabletten durch die Kinder hängt freilich vom Verständnis und der Bereitschaft der Erwachsenen ab. Österreich ist übrigens nicht das einzige Land, in dem die Kariesprophylaxe in der oben geschilderten Form betrieben wird. Diese Maßnahme geht auf die Initiative des ehemaligen Vorstandes der Universitätsklinik, Prof. Dr. DRIAK, und die Primarii der Schulzahnklinik GREINER und BINDER zurück, wobei ich auch einen nicht unerheblichen Beitrag geleistet habe, daß die Aktion auch anlief und eingehalten wurde.

*Frage: Konnten Sie selbst oder Ihre Mitarbeiter etwas zum Ansehen der WIENER MEDIZINISCHEN SCHULE beitragen?*

*Antwort:* Ich habe schon vorhin erwähnt, daß der Kariesbefall keine so moderne Krankheit ist, als man gewöhnlich annimmt. Ich habe versucht, die Entstehungsgeschichte der Karies zu erhellen und habe an Hand des reichlichen Skelettmaterials im Naturhistorischen Museum Forschungen, von der Jungsteinzeit bis ins Mittelalter reichend, durchgeführt. Ich gelangte zu Werten, die ziemlich stark von den Ergebnissen der als klassisch bezeichneten Untersuchungen von EULER im oberschlesischen Raum abweichen. Die Differenzen ergeben sich, weil ich nicht nur die Zahl der erkrankten Zähne den noch vorhandenen, gesunden Zähnen gegenübergestellt habe, sondern auch die Bruchstücke der vorhandenen Kieferteile zusammensetzte und solcherart aufzeigen konnte, wie hoch die noch während des Lebens eingetretenen Zahnverluste waren („Vor- und Frühgeschichte der Zahn-Karies", vorgestellt auf dem 7. internationalen Ernährungskongreß in Hamburg 1966 und „Die Geschichte der Zahnkaries als Grundlage einer natürlichen Kariesprophylaxe"/KERESZTESI, 1971). Ganz allgemein: In der Jungsteinzeit, aber auch schon früher gab es bereits Karies, freilich in sehr viel geringerem Ausmaß. Kinder und Jugendliche hatten in der vorgeschichtlichen Zeit praktisch kariesfreie Gebisse. Es mag von gewissem Interesse sein, daß der zweitälteste Kariesfund in der Geschichte in einem Braunkohlenstück in Kärnten zufällig entdeckt wurde. Es handelt sich um den ersten Mahlzahn einer schimpansenähnlichen Affenart, die auf 15 Millionen Jahre zurückdatiert wird.

*Frage: Stehen diesem wissenschaftlichen Ausflug in die Vergangenheit auch Ergebnisse gegenüber, die für die Gegenwart oder die Zukunft von grundlegender Bedeutung sein können?*

*Antwort:* Ich glaube, daß ich auf dem Gebiet der zahnärztlichen Chirurgie zu einem Ergebnis kommen konnte, das als wissenschaftlicher Impuls international anerkannt wird. Sie wissen sicherlich, daß es Menschen gibt, die man im Volksmund als „Bluter" bezeichnet, d. h., Menschen, die an Blutgerinnungsstörungen leiden. Für sie bedeutete eine Zahnextraktion einen lebensgefährlichen Eingriff. Die nach der Extraktion auftretenden Blutungen konnte man sehr häufig nicht beherrschen, und der Mensch starb an einem gezogenen Zahn. Ein glücklicher Umstand kam uns Ende der 40er Jahre zu Hilfe. Unsere Beziehungen zu der amerikanischen Besatzungsmacht waren so gut, daß wir bereits 1948 Thrombin in Reinsubstanz und Gelatine-Schwämme überlassen erhielten. Um Thrombin als einen besonders entscheidenden Faktor im Blutgerinnungsablauf wissend, versuchte ich, diesen Umstand für blutgerinnungsgeschädigte Patienten auszunützen. Ich begann, resorbierbare Gelatine-Schwämme mit

Thrombin zu tränken, sie nach der Zahnextraktion in die Wunde zu legen und danach die Wundstelle mit Catgut-Nähten zu verschließen. Die postoperativen Erfolge mit dieser Versorgung waren ein tatsächlich entscheidender Schritt in der Versorgung von Zahnextraktionswunden. Allerdings nur dann, wenn diese Patienten nach der oben geschilderten lokalen Versorgung einer umfangreichen stationären Substitutionsbehandlung durch den Internisten für mindestens 10 Tage unterzogen wurden. In den ersten Jahren erfolgte die Substitution durch Transfusion von Blut gesunder Patienten und ab Mitte der 50er Jahre mit Hilfe von Konzentraten (Kryopräzipitate). Den erfreulichen klinischen Ergebnissen dieser interdisziplinären Zusammenarbeit standen die immensen Kosten für Aufenthalt und Medikamente gegenüber. Sie betrugen pro Patient damals rund 150.000 Schilling.
1976 gelang ein weiterer großer Fortschritt: Die von Prof. LINDNER, dem Vorstand des Institutes für Experimentelle Pathologie, angeregten experimentellen und klinischen Forschungen mit der Fibrin-Klebemethode (Fibrinogen-Thrombin-Faktor XIII) seitens H. MATRAS (Univ. Klinik für Kiefer- und Gesichtschirurgie), H. P. SPÄNGLER von der I. Chirurgie sowie KOVACS und BRAUN von der Experimentellen Pathologie veranlaßten mich, diese in Wien entwickelte Methode erstmalig auch zur Versorgung von Zahnextraktionswunden bei Patienten mit Blutgerinnungsstörungen einzusetzen. Auf Grund der ausgezeichneten Erfolge konnte ich diese Methode am Österreichischen Zahnärztekongreß 1977 in Wien zum ersten Mal vorstellen. Sie ist ohne Zweifel ein entscheidender Fortschritt in der Medizin geworden, ermöglicht sie es doch, Eingriffe an haemophilen Patienten leichteren und mittleren Grades auch ambulant durchzuführen, wobei nur mehr eine relativ geringfügige, interne Substitution am Extraktionstag erforderlich ist. Abgesehen von den Erleichterungen für den Patienten konnten die Kosten für Spitalserhalter und Sozialversicherung durch dieses Verfahren ganz erheblich herabgesetzt werden. Die Methode beginnt sich durchzusetzen und gewinnt nun auch internationale Bedeutung.

*Frage: Ist es mit Hilfe dieser Methode möglich geworden, daß auch ein praktizierender Zahnarzt an sogenannten „Blutern" in seiner Privatordination Zahnextraktionen ohne besonderes Risiko vornehmen kann?*

*Antwort:* Theoretisch könnte auch ein praktischer Zahnarzt Extraktionen an solchen Patienten durchführen, doch sollte dies – im Hinblick auf Diagnose, Bestimmung des Schweregrades und die interne Substituierung – doch lieber der Klinik vorbehalten bleiben. Aber die Fibrin-Klebemethode gibt dem Praktiker eine andere Möglichkeit. Wir haben diese Methode nämlich auch zum Verschluß von Kieferhöhlen nach Zahnextraktionen herangezogen. Die Eröffnung einer Kieferhöhle gehört zu den unangenehmsten Komplikationen während einer Extraktion, weil sie einen sofortigen plastischen Verschluß erfordert. Es gibt zwar eine Reihe von operativen Dekkungsverfahren, die jedoch vom allgemein praktizierenden Zahnarzt – wenn er nicht über eine entsprechende chirurgische Ausbildung bzw. Übung verfügt – nur mit unsicherem Erfolg angewendet werden kann. Ist eine plastische Deckung aber einmal mißlungen, ist ein nachfolgender korrigierender Eingriff besonders schwierig. Nun aber ist es möglich geworden, Extraktionswunden, die mit einer Eröffnung der Kieferhöhle verbunden sind, mit Hilfe des Fibrinogen-Thrombin Faktor XIII und Kollagen-Vlies mit guten Erfolgsaussichten verschließen zu können. Sollte selbst dieser Eingriff mißlingen, kann eine nachträglich erforderlich werdende plastische Deckung ohne Schwierigkeiten durchgeführt werden.

*Frage: Gibt es auf irgendeinem Teilgebiet eine Entwicklung, die zukunftsträchtig ist?*

*Antwort:* In diesem Zusammenhang kann ich auf eine sich neu abzeichnende Entwicklung auf dem Gebiet der Kieferorthopädie hinweisen, die ein ehemaliger Assistent der Wiener Klinik und ein langjähriger Mitarbeiter von PETRIK in letzter Zeit unter der Bezeichnung „Okklusographie" und „Synthetographie" vorgestellt hat. Sie stellt meiner Meinung nach in der kieferorthopädischen Diagnostik und der Therapieplanung eine vielversprechende Neuerung dar. Die Dokumentation des Erfolges einer kieferorthopädischen Behandlung ist wesentlich dadurch erschwert, daß es unmöglich ist, Veränderungen, die in allen drei Richtungen des Raumes erfolgen, eindeutig mit den bisher zur Verfügung stehenden zeichnerischen, d. h. zweidimensionalen, Mitteln darzustellen. Bisher wurden zur Darstellung einerseits aus Kieferabdrükken gewonnene Modelle der Zahnreihen und der Alveolarfortsätze, andererseits Röntgenaufnahmen des Schädels, vorwiegend laterale Aufnahmen, die standardisiert mit einer großen Film-Röhrendistanz (laterales Fernröntgen) gewonnen werden, verwendet. Die zeichnerische Vermessung der beiden Hilfsmittel ermöglicht dem Kieferorthopäden zwar, skelettale Strukturen des Schädels numerisch zu beschreiben, eine exakte Darstellung der Einlagerung der Zahnbögen und eine Definition der erfolgten Positionsänderungen der Zähne ist im Fernröntgen nur unzureichend möglich.

Durch ein von H. KINAST entwickeltes optisches Gerät (Poligraph) ist es möglich, den Zahnbogen zweidimensional darzustellen und durch die Definition eines den Zähnen gegenüber wachstumsunabhängigen Punktes am Gaumen exakt auf das Fernröntgenbild zu übertragen. Dadurch wird die dritte Dimension, die transveral liegende Kauebene, im lateralen Schädelröntgen darstellbar. Diese neue Technik bringt eine wesentliche Erleichterung und Verbesserung der Diagnosestellung mit sich. Darüber hinaus ist es erstmals möglich, daß das durch den

Poligraphen gewonnene Bild der Zahnbögen durch Umzeichnung den gewünschten Bewegungen der einzelnen Zähne und Zahngruppen vor Beginn der Behandlung festgelegt und das Ergebnis vorweggenommen werden kann. Diese „Synthetographie“ erlaubt zusammen mit der Analyse des lateralen Fernröntgens eine sichere Diagnose und dementsprechend ein gesichertes Behandlungsergebnis.

# V. FRAUENHEILKUNDE UND UROLOGIE

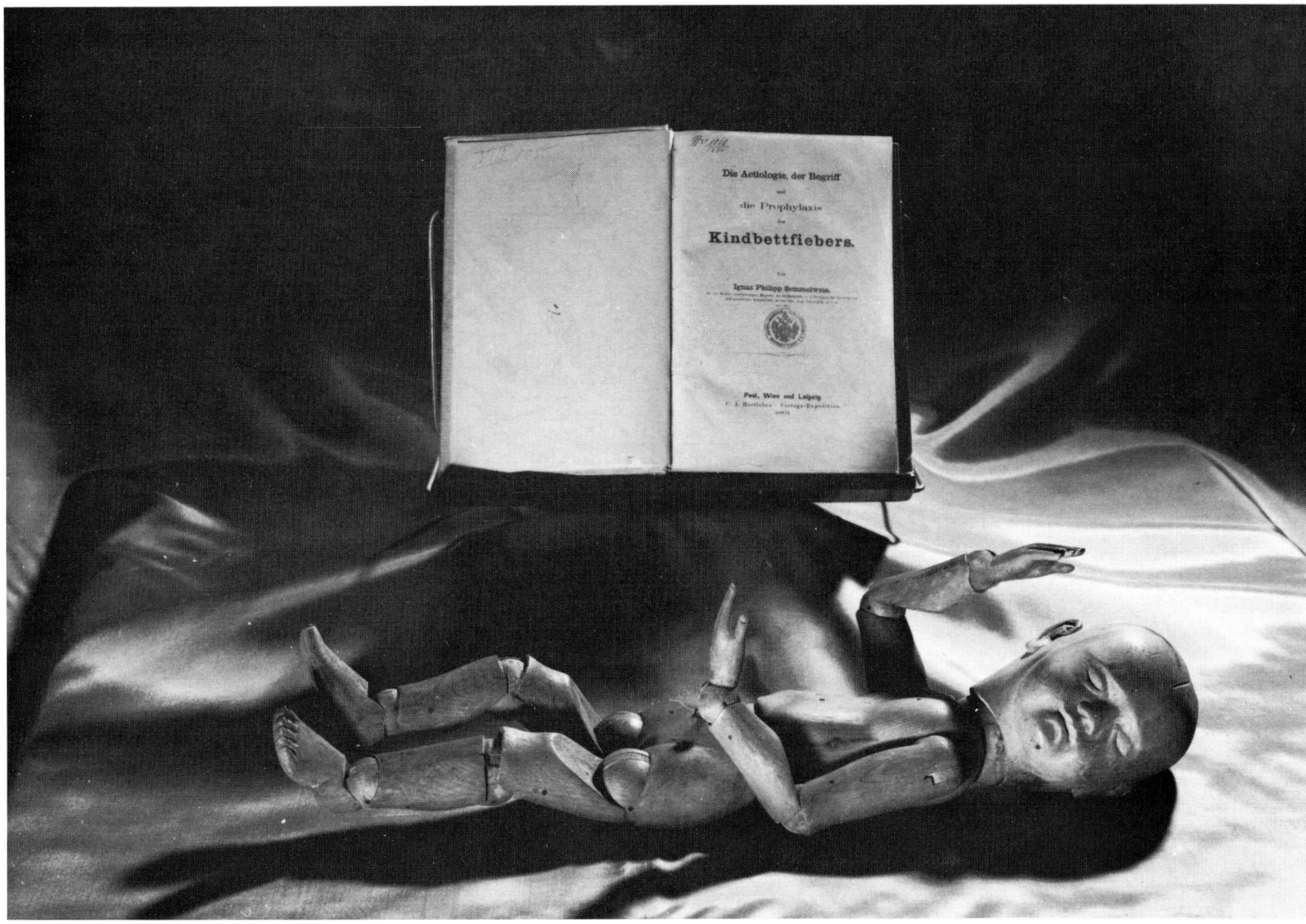


*Titelblatt zu dem Buch von Semmelweis über das Kindbettfieber (1861) und das „Phantombaby", das zur Zeit Semmelweis im Unterricht der Geburtshilfe verwendet wurde.*

# GYNAEKOLOGIE UND GEBURTSHILFE

JOSEPH II., der große Philanthrop, schuf 1784 einen Zufluchtsort für ledige Mütter, das Wiener Gebärhaus. Bis dahin wurde das Fach Geburtshilfe in Kombination mit Anatomie und Chirurgie unterrichtet. In den Gebäranstalten wurden vorerst nur Hebammen ausgebildet.
Johann Jacob FRIED (1689–1769) aus Straßburg war eine seltene Ausnahme. Er arbeitete bereits 1714 drei Monate als „Accoucheur" im Hôtel Dieu in Paris und erhielt 1728 die Leitung einer Gebäranstalt mit Hebammenunterricht im Straßburger Bürgerspital. Seit 1737 wurden dort schließlich auch Medizinstudenten zum Unterricht zugelassen. Sein Schüler Johann Georg ROEDERER (1726–1763) erhielt 1751 einen Ruf als Professor für Anatomie, Chirurgie und Geburtshilfe nach Göttingen, wo eine Gebäranstalt zum Unterricht für Hebammen und Medizinstudenten errichtet worden war; sie gilt als die älteste deutsche Frauenklinik (EULNER).
Seit 1752 wurde auch in der Wiener Gebäranstalt in St. Marx unter der Leitung von Johann Nepomuk CRANTZ (1722–1797) unterrichtet. Er erhielt 1754 den neu eingeführten Lehrauftrag für theoretische Geburtshilfe.
Sein Nachfolger wurde 1756 Valentin Ferdinand von LEBMACHER (1726–1797) als Chirurg und Geburtshelfer. Die operative Geburtshilfe war den Chirurgen überlassen. Diese waren aber zum Teil vorwiegend Geburtshelfer wie Simon ZELLER von Zellenberg (1746–1816), der am neuen Allgemeinen Krankenhaus als „Acchoucheur" tätig war, und Raphael STEIDELE (1737–1823), der Leiter der chirurgischen Klinik.
Nach LEBMACHER wurde 1789 Johann Lukas BOËR mit dem praktischen Unterricht in Geburtshilfe betraut. Er wurde 1808 Ordinarius. Während LEBMACHER und STEIDELE – letzterer noch bis 1817 – im Universitätsgebäude über theoretische Geburtshilfe lasen, war BOËR ein Mann der Praxis. Er bekämpfte den übertriebenen Einsatz der Zange und lehrte die Geburt als natürlichen Vorgang anzusehen und nur, wenn es unbedingt nötig sei, mit Instrumenten einzugreifen. Ihm sekundierte sein Schüler Wilhelm Joseph SCHMITT (1760–1827), der 1804–1826 die geburtshilfliche Lehrkanzel an der Josephs-Akademie innehatte. Einen „Mann des Maßes" nennt ihn Erna LESKY. Er schrieb „Über obstetricische Kunst und Künstelei" und warnte wie BOËR vor unkritischem, allzu aktivem Einsatz technischer Mittel.
Nach BOËR verfiel die Wiener Schule wie in der Chirurgie durch den unseligen Einfluß des Protomedicus STIFFT. Auf BOËR folgte Johann KLEIN (1788–1856), an der Josephinischen Akademie lehrte Clemens SCHWARZER (1785–1844) und an der theoretischen Lehrkanzel wiederum Johann Philipp HORN (1774–1845). Eine 2. Gebärklinik im Allgemeinen Krankenhaus übernahm ein Assistent KLEINS, Franz Xaver BARTSCH (1800–1861). Ein weiterer Assistent KLEINS war Ignaz Philipp SEMMELWEIS (1818–1865). Er hat 1847 die Ursache des Kindbettfiebers entdeckt.

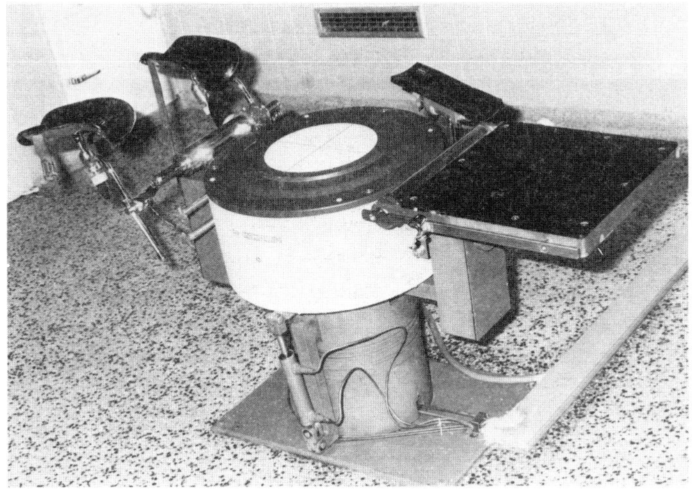

*Gamma-Operationskamera*

Auf der 1. Gebärklinik KLEINS wütete das Kindbettfieber. Seit ROKITANSKY wurden zahlreiche Sektionen vorgenommen und KLEIN ließ im Gegensatz zu BOËR an der Leiche üben. Im gleichen Hause waren die erste und zweite Gebärklinik untergebracht. Die Sterblichkeit an der ersten, an der Mediziner studierten, war beträchtlich höher als an der zweiten, die dem Hebammenunterricht vorbehalten war (im Jahr 1846 beispielsweise 11,4 : 2,7%). SEMMELWEIS zerbrach sich den Kopf über die Ursache dieser Differenz. Erst der Tod seines Freundes KOLLETSCHKA an Sepsis brachte ihn auf den Gedanken der Übertragbarkeit. SKODA selbst hat 1849 in einem Vortrag an der Akademie der Wissenschaften die streng logischen Schlußfolgerungen von SEMMELWEIS vorgetragen. KLEIN war nicht zu überzeugen, obwohl auch HEBRA und andere für SEMMELWEIS eintraten. HEBRA veröffentlichte den Erfolg der Chlorkalkwaschung der Hände für die Herabsetzung der Sterblichkeit der Frauen von 18% im April und Mai 1847 auf 2,45% in den folgenden Monaten bis Mitte November desselben Jahres. SEMMELWEIS wurde 1847 von KLEIN als Assistent nicht verlängert, 1850 trotz KLEINS Widerstand habilitiert. Er verließ 1850 Wien und wurde in Budapest 1855 Ordinarius für Geburtshilfe. Er kehrte schwer krank nach Wien zurück und starb 1865 (LESKY).

Auf KLEIN folgte an der 1. Klinik Carl BRAUN Ritter von FERNWALD (1823–1891). Er schrieb seinen Studenten bereits die desinfizierende Händewaschung vor. BRAUN modernisierte die Klinik und vereinigte als erster Geburtshilfe und Gynäkologie. Joseph SPÄTH (1823–1896) leitete zuerst die Gebärklinik des Josephinums nach Johann Baptist CHIARI (1817–1854). SPÄTH war ursprünglich ein Gegner von SEMMELWEIS, bekannte sich aber 1864 öffentlich zu dessen Lehre. 1886 wurde die II. Geburtshilflich-Gynäkologische Klinik nach SPÄTH von August von BREISKY (1832–1889) übernommen. Auf ihn folgte Rudolf CHROBAK (1843–1910), der als erster eine Hormonbehandlung mit getrockneten Eierstöcken bei ovariektomierten Frauen vorschlug. Sein Assistent Emil KNAUER (1867–1935) hatte die Wirkung von transplantierten Ovarien beim Kaninchen studiert. Joseph HALBAN (1870–1937) hat diese Versuche an der SCHAUTA-Klinik fortgesetzt und konnte die Wirkung des Eierstocks auf die Gebärmutter und die übrigen Genitalorgane beschreiben. Friedrich SCHAUTA (1849–1919) hatte 1891 die I. Klinik nach Carl BRAUN übernommen. Auf CHROBAK folgte Alfons von ROSTHORN (1857–1909) und auf diesen ein Schüler SCHAUTAS, Ernst WERTHEIM (1864–1920). SCHAUTA und WERTHEIM gerieten in einen schweren Gegensatz, der sich auf die Operationsmethode beim Gebärmutterkrebs bezog. WERTHEIM führte 1898 die erste Radikaloperation nach Öffnung des Bauchraumes durch, während SCHAUTA durch die Scheide operierte. Nach mehreren öffentlichen Konfrontationen, bei denen harte Worte fielen, bauten SCHAUTA und WERTHEIM ihre Methoden weiter aus. Es gelang beiden, die postoperative und spätere Mortalität zu senken. Beiden erwuchs durch die Radiumtherapie eine neue harte Konkurrenz.

An der I. Frauenklinik folgte auf SCHAUTA Heinrich von PEHAM (1871–1930), auf diesen Isidor Alfred AMREICH (1885–1972), dann Tassilo ANTOINE (1895–1980) und schließlich Eduard GITSCH (geb. 1920).

An der II. Frauenklinik folgten auf WERTHEIM Fritz KERMAUNER (1872–1931), auf diesen Wilhelm WEIBEL (1876–1945), dann AMREICH, nach ihm Heinrich KAHR (1888–1948), dann Hans ZACHERL (1889–1968), Hugo HUSSLEIN (geb. 1908) und Herbert JANISCH (geb. 1927).

## Prof. Dr. Eduard Gitsch

Vorstand der I. Universitäts-Frauenklinik Wien

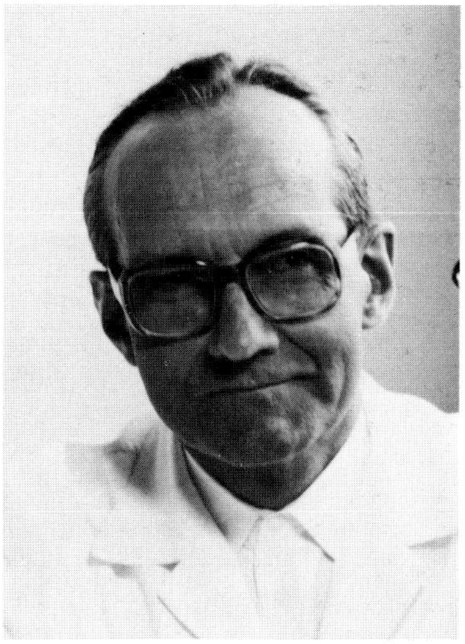

geboren am 3. August 1920 in Wels, Oberösterreich. Reifeprüfung am Humanistischen Gymnasium in Wien VIII.
Studium an der Medizinischen Fakultät der Universität Wien, Promotion zum Doktor der gesamten Heilkunde am 15. Jänner 1944. Nach Ableistung der verschiedenen Turnusfächer und einer insgesamt zweijährigen chirurgischen Ausbildungszeit Eintritt am 1. April 1947 in die I. Universitäts-Frauenklinik in Wien. 1. Februar 1955 klinischer Hochschulassistent; 9. April 1959 Zuerkennung der Venia legendi. März 1966 Verleihung des Titels eines ao. Professors, 9. April 1968 Ernennung zum Vorstand der I. Universitäts-Frauenklinik.

# Mit Signalstab und Gammakamera

Interview am 7. 10. 1981

*Frage: Was betrachten Sie als Besonderheiten der WIENER MEDIZINISCHEN SCHULEN auf dem Gebiet der Frauenheilkunde?*

*Antwort:* Für die 1. WIENER MEDIZINISCHE SCHULE ist es die prinzipielle Einstellung des Johann Lukas BOËR, der jeden Eingriff zu vermeiden suchte, der nicht notwendig war. Sein Verdienst ist die Lostrennung der Geburtshilfe von der Chirurgie und die Bevorzugung der „konservativen Geburtshilfe". Überragende Figur der 2. WIENER MEDIZINISCHEN SCHULE ist der Mann, hinter dem eigentlich keine Schule stand, Ignaz Philipp SEMMELWEIS, Entdecker des Kindbettfiebers und seiner Ursachen. Die Rolle des Leichengiftes führte zur Einführung der Antisepsis, die forciert erst von Carl BRAUN Ritter von FERNWALD an der Univ.-Klinik angewendet worden ist. Die eigentliche Blütezeit der Gynäkologie aber setzte erst nach Beendigung der 2. Schule ein. Die Schüler von SPÄTH, Friedrich von SCHAUTA und PISKACEK, gingen international in die Geschichte der Frauenheilkunde ein. PISKACEK, den man eher als Geburtshelfer einzuordnen hat, entdeckte eine klinische Veränderung am Uterus zur Früherkennung der Schwangerschaft. Die „PISKACEKsche Ausladung" entsteht nach der Einnistung des Eies in der Gebärmutterhöhle und kann vom untersuchenden Arzt frühzeitig getastet und somit die Schwangerschaft festgestellt werden. Der Nachfolger SPÄTHS, der Geburtshelfer August von BREISKY, erlangte internationale Bedeutung durch die Konstruktion eines geburtshilflichen Meßzirkels, mit dessen Hilfe man anatomische Fixpunkte des Beckens (Beckenausgangsdurchmesser) feststellen kann. Das Instrument wurde unter der Bezeichnung „BREISKYscher Beckenzirkel" bekannt. Ebenso weltbekannt wurde sein Nachfolger an der II. Univ. Frauenklinik Rudolf CHROBAK mit der von ihm entwickelten Methode zur Früherkennung des Gebärmutterhalskarzinoms. Mit der in das Gewebe einbrechenden Knopfsonde (wie in eine brüchige Stelle in einem eisbedeckten See) kann das Karzinom klinisch diagnostiziert werden. Der „CHROBAKsche Sondenversuch" wird international auch heute noch überall angewendet und dem Studenten in der Vorlesung demonstriert.

Mit Friedrich SCHAUTA, dem wohl berühmtesten Schüler SPÄTHS, könnte man den Beginn einer 3. Wiener gynäkologischen Schule terminisieren. Sie reicht bis PEHAM und AMREICH. SCHAUTA, der zwischen 1891 und 1919 der I. Frauenklinik vorstand, entwickelte die „SCHAUTAsche Radikaloperation", die in ihren Grundzügen auf einer vaginalen, aber nicht radikalen Exstirpationsmethode der Gebärmutter von CZERNY und SCHUCHARDT aufbaut. SCHUCHARDT versuchte die CZERNYsche Methode (Erstoperation 12. 8. 1878) zu erweitern, starb aber, ohne die Radikaloperation systematisch aufgezeichnet zu hinterlassen. SCHAUTA erweiterte und verfeinerte den Eingriff und die Technik und publizierte seine Erkenntnisse in der SCHAUTA-Monographie „Die erweiterte radikale Totalexstirpation des Uterus beim Kollumkarzinom". Etwa zur gleichen

Zeit war an der II. Univ.-Klinik ein anderer begnadeter Operateur tätig, der zwischen 1910 und 1920 Klinikchef war. Ernst WERTHEIM entwickelte die abdominale Radikaloperation des Kollum-Karzinoms, die zu der klassischen abdominalen Radikaloperation wurde. Über diese Entwicklung habe ich als ehemaliger Schüler der II. Univ. Frauenklinik anläßlich des 10. Bestandsjahres des „Zentralblattes für Gynäkologie“ berichtet.
Ähnlich wie SCHAUTA baute WERTHEIM auf einer Operationstechnik auf, die von W. A. FREUND zum ersten Mal am 30. 1. 1878 in Breslau mit glücklichem Ausgang für die Patientin unternommen worden war.
Der FREUND-Eingriff ist in der Folge vom Amerikaner CLARK und von den Deutschen RIES und RUMPF in einigen Details verbessert worden. WERTHEIM blieb es vorbehalten, nach der Eröffnung der Bauchhöhle die Gebärmutter mit allen verdächtig erscheinenden Lymphknoten zu entfernen. Der Eingriff fand unter der Bezeichnung „WERTHEIM-Operation“ Eingang in die internationale Medizinliteratur. Gemeinsam mit dem Anatomen SCHIFFMANN erweiterte LATZKO die WERTHEIM-Standardoperation durch die „obligatorische Entfernung aller Lymphknoten“ und berichtete über diese Methode, die nun an allen großen Operationszentren durchgeführt wird, im Jahre 1919 zum 1. Mal im Zentralblatt für Gynäkologie. Die sicherlich genügend Aufsehen erregende Veröffentlichung – allerdings nur in deutscher Sprache erschienen – wurde offenbar nicht überall gelesen. Denn nur so ist es erklärlich, daß später in anderen Kontinenten Operationsmethoden veröffentlicht wurden, die mit wenigen (für die Patientin leider negativen) Abweichungen das Operationsverfahren LATZKOS darstellen.

*Frage: Wenn man zusammenfaßt, haben SCHAUTA und WERTHEIM die Gynäkologie grundsätzlich verändert?*

*Antwort:* Ja, sie sind ganz große Vertreter der 3. Wiener gynäkologischen Schule gewesen. Isidor AMREICH, der zwischen 1939 und 1943 Drittnachfolger SCHAUTAS war, hat dessen Vaginaleingriff erweitert, indem er – wie LATZKO – mehr vom erkrankten Paragewebe entfernte. Über all diese Operationsmethoden haben PEHAM (Klinikchef zwischen 1921 und 1930) und AMREICH in einer der besten Operationslehren des Weltschrifttums, in dem Werk „Die gynäkologischen Operationen“ berichtet, das bis heute kaum übertroffen worden ist.

*Frage: Haben die Operationsmethoden ihren ursprünglichen medizinischen Stellenwert für die Patientin erhalten?*

*Antwort:* Durch die Einführung der modernen Hilfen – wie Abschirmung der Patienten durch Antibiotika – ist die SCHAUTA-Methode nicht mehr so relevant, und es wird die mehr Einsicht gewährende WERTHEIM–LATZKO-Methode bevorzugt, die nun zum sichersten Eingriff beim Gebärmutterhalskarzinom geworden ist. Die SCHAUTA-Methode wird jetzt nur mehr für das Stadium I A oder bei jenen Patientinnen herangezogen, die aus internen Gründen die WERTHEIM-Methode nicht verkraften können.

*Frage: Ist es einer nachfolgenden WIENER MEDIZINISCHEN SCHULE, einer Schule der Nachkriegszeit, auf dem Gebiet der Gynäkologie möglich gewesen, ähnlich anerkannte Leistungen zu vollbringen?*

*Antwort:* Das wird die Nachwelt zu beurteilen haben.
Aber es sind Leistungen vollbracht worden, über die man befriedigt sein kann.
Zwar keiner Wiener Schule zugehörig, hat sich der nach dem Krieg von Prag nach Wien zugewanderte Hermann KNAUS, zuletzt als Primar am Krankenhaus Lainz tätig, gemeinsam mit dem Japaner OGINO Weltruf durch seinen „KNAUS-Kalender“ erworben.
Er erkannte die Spontaneität des Eisprunges am 14. Zyklustag des 28tägigen normalen Zyklus und die Konstanz der 2. Zyklusphase (Gelbkörperphase) und konnte auf Grund dieser Erkenntnisse eine natürliche Methode zur Empfängnisverhütung erarbeiten. Allerdings funktionierte der KNAUS-Kalender nur bei absolut regelmäßig erfolgender Menstruation. Andererseits gelang es KNAUS, für sterile Frauen den günstigsten Empfängnistag mit mehr/minder großer Wahrscheinlichkeit zu errechnen. Schließlich konnte er im Tierexperiment die ruhigstellende Wirkung des Gelbkörpers für den schwangeren Uterus nachweisen.
Ein Schüler von KNAUS war Hugo HUSSLEIN, der zwischen 1964 und 1979 die II. Univ. Frauenklinik leitete. HUSSLEIN reorganisierte die Geburtshilfe in Österreich von Grund auf und eröffnete in Wien in den frühen 60er Jahren den ersten Intensivkreißsaal Europas.
Eine laufende monitäre Geburtsüberwachung durch Wehenkontrolle und Herzschlagfrequenz des Kindes ermöglicht dem Arzt bei einer Gefahr für den Geburtsakt den rechtzeitig rettenden Eingriff, wodurch die perinatale Mortalität ganz gewaltig abgesenkt werden konnte. Der Impuls von Wien fand europaweites Echo. HUSSLEIN war es auch, der 1964 die Familienplanung unter Einbeziehung der in den USA entwickelten Pille einführte und Familienplanungsambulanzen organisierte. An der I. Univ. Frauenklinik war nach meinem ersten Lehrer AMREICH zwischen 1943 und 1967 Tassilo ANTOINE als Vorstand tätig. Von ihm stammt das Kolpomikroskop zur Krebsfährtensuche. In die Geschichte der Frauenheilkunde gingen die wissenschaftlichen Erkenntnisse ANTOINES und ZACHERLS (Vorstand an der II. Univ. Frauenklinik zwischen 1949 und 1960) zur Früherkennung der Vor- und Frühstadien des Gebärmutterhalskarzinoms über die Konisation (kegelförmiger Ausschnitt) aus der Zervix als geeignete Untersuchungsmethode ein. Diese Methode, von ausländischen Ärzten immer wieder angezweifelt, blieb fester Bestandteil der Wiener Schule und hat tausenden Frauen das Leben ge-

rettet. Als letzte Initiative der 3. Wiener gynäkologischen Schule soll die Forcierung der vaginalen Operationsmethode auch zur Entfernung gutartiger Geschwülste – wie z. B. der Myome – genannt werden. Es gehört zweifellos zu den Verdiensten von SCHAUTA, PEHAM, HALBAN und AMREICH, daß dieser relativ harmlose Eingriff teilweise weltweite Verbreitung gefunden hat.

*Frage: Gibt es aus Ihrer Schaffensperiode wissenschaftliche Ergebnisse, die sich weltweit durchgesetzt haben?*

*Antwort:* Wir haben in dem von mir mit J. SPONA 1969/70 provisorisch installierten Hormonlabor, das auf dem Dach des Hörsaales neuerrichtete, radioimmunologische Hormonlabor am 5. Mai 1972 offiziell in Betrieb genommen, das Vorläufer in den USA und Schweden hatte. Aber schon 1971 konnten wir wissenschaftliche Ergebnisse aus diesem Labor publizieren, nämlich die „Schnellbestimmungsmethode des Luteinisierungshormones zur Ermittlung des Konzeptionsoptimums". Das bedeutet, daß man Frauen, die sich ein Kind wünschen, aber keines bekommen können, präzise den besten Tag für den Zeugungsakt nennen kann.

*Frage: Sie spielen auf die berühmten „Telefonkinder aus Wien" an, die seinerzeit als Zeitungshit rund um die Welt wanderten?*

*Antwort:* Ja, das war damals eine große Sensation. Wobei einschränkend gesagt werden muß, daß die Methode zur Feststellung des Luteinisierungshormones im Prinzip in den Vereinigten Staaten bereits bekannt war, was aber zur Voraussage des Konzeptionsoptimums fehlte, war die Schnellbegutachtung. Sie setzt tägliche Blutabnahmen voraus, über deren Ergebnisse (nach 4–5 St.) man den Tag des Eisprunges präzise erkennen und danach die Patientin verständigen kann, „eben heute den Zeugungsakt" vorzunehmen. Ein Ergebnis, das vor allem für jene Frauen besonders wichtig ist, bei denen der Eisprung medikamentös ausgelöst werden muß, aber ohne diese Methode sein Eintritt früher zeitlich nicht ermittelt werden konnte.

*Frage: Soviel zur Konzeption. Wie sieht es mit den Forschungen über die Entwicklung des Kindes im Mutterleib aus?*

*Antwort:* Wir haben an der Klinik Entwicklungen ins Rollen gebracht, die für das normale Wachstum des Foetus von enormer Bedeutung sein können. Wir erarbeiteten eine klinische Untersuchungsmethode, mit deren Hilfe die Plazentadurchströmung, also der Einstrom des Blutes in die Plazenta und damit deren Durchströmung, gemessen werden kann. Wir stellten dabei 3 Typen fest: Typ I (normal), Typ II (Übergangstyp), Typ III (patholog. Typ). Entsprechend der herabgesetzten Blutversorgung der Plazenta wird das Wachstum des Foeten zunehmend gefährdet. Diese von uns (GITSCH/JANISCH) entwickelte Methode mit der Bolustechnik stellten wir in einer 1971 erschienenen Publikation erstmalig vor. Sie ist in der Zwischenzeit von mehr als 100 internationalen Zentren übernommen worden. In Wien ist diese Kontrolle der Plazentafunktion längst zur Routine geworden.

*Frage: Trotz dieser internationalen Anerkennung, die ich aus der Übernahme der Methoden herauslesen möchte, wollen Sie nicht von einer neuen WIENER MEDIZINISCHEN SCHULE sprechen?*

*Antwort:* Sie verstehen, daß ich die Beurteilung gerne anderen überlassen möchte. Ich darf aber von einem anderen Ereignis sprechen, das erneut für internationale Aufmerksamkeit sorgte. Zur selben Zeit, als wir das Hormonlabor etablierten, wurde auch unsere Isotopenstation eröffnet, die erste auf der Welt, die in eine Frauenklinik integriert ist.
Die von uns erstmalig entwickelte Isotopenradikaloperation wird mit dem Einbringen radioaktiven Materials 12 Stunden vor der Operation vorbereitet. Am Operationstag ist der gesamte Regionärlymphgewebsapparat des Beckens markiert. Die Operation selbst wird auf einer zu einem Operationstisch umgebauten Gammakamera durchgeführt, auf deren Schirm die Lymphknotensituation erscheint. Mit Hilfe von Kamera und Schirm wird es möglich, selbst jene Lymphknoten zu entfernen, die durch ihre Lage im Becken mit freiem Auge nicht sichtbar sind, weil sie hinter Gefäßen, Muskeln oder Bändern verborgen liegen. Diese Lymphknoten werden mit einem Signalstab geortet und dann entfernt.
Der Isotopenradikaloperation ist es zu verdanken, daß die Rezidivmortalitätsrate bis auf 43 Prozent gesenkt werden konnte. Seit dem Jahre 1976 – bis dahin verwendete man Gold zur Darstellung – wird kolloidgebundenes radioaktives Technetium angewendet, das eine um 30 Prozent präzisere Darstellung ermöglicht. Derzeit wird auch das Mammakarzinom auf der Gammaoperationskamera operiert. Heute bedient man sich der Isotopenradikal-Operation auch in der Urologie (Hoden- und Prostata-Ca) und in der Chirurgie bei Sigma-, Rectum-, Magen- und Leberkarzinomen. Meiner Meinung nach wird es nicht mehr sehr lange dauern, bis diese vorläufig spezifische Lymphdrüsenoperationsmethode auch zu einer Organoperationsmethode ausgeweitet werden kann.
Auch die Standarduntersuchungen in der Karzinomnachsorge konnten wir dank der Isotopenstation entscheidend verbessern. Mit Hilfe der Isotopennephrographie ist es möglich, auftretende Rezidive 3 Monate eher aufzufinden, als es mit den herkömmlichen Methoden der Fall war.
(„Zur Diagnostik und Operation des Kollumkarzinomrezidivs, GITSCH/TULZER, 1975.")

*Frage: Können wir zur Frage der Blutversorgung des Foetus zurückkommen? Sie scheint Angelpunkt für bessere Chancen der Risikoschwangerschaft zu sein?*

*Antwort:* Ich habe Ihnen vorhin über die Meßmöglichkeiten der Plazentadurchströmung erzählt, von der das Gedeihen des Foetus bzw. die Lebendgeburt abhängen kann.
Um eine schlechte Plazentadurchströmung zu bessern, kann man mittels einer Plastikkuppel über dem Bauch der Gebärenden eine Dekompression herstellen. Eine Art Saugpumpe stellt das erwünschte Vakuum in 30 Sekunden langen Intervallen her, wodurch es zu einem Blutpool im Bereich des Uterus und der Plazenta kommt. Diese Methode hat HEYNS in Südafrika zur Geburtserleichterung entwickelt. Wir haben diese Methode zur Durchblutungsförderung der unterfunktionierenden Plazenta eingeführt. Die täglich 30 Minuten lange Behandlung ergibt eine bessere Funktion der Plazenta und eine erhöhte Chance, die Risikoschwangerschaft mit einem positiven Geburtsakt abzuschließen. Eine zweite Möglichkeit, die Plazentadurchströmung zu verbessern, besteht darin, den Perfusionswiderstand im uteroplazentaren Gefäßnetz herabzusetzen und dadurch die Durchblutung anzuheben. Die Herabsetzung des Perfusionswiderstandes wird durch bipolare Impulsstromreizungen im thoracolumbalen Bereich erzielt. Die Behandlung wird einmal täglich 2 Stunden lang durchgeführt. Die Methode werde ich im Jänner 1982 in den Vereinigten Staaten vorstellen.

*Frage: Noch einmal zurück zu den Radikaloperationen. Ist man heute – mit Hilfe aller Entwicklungen, die sich seit SCHAUTA und WERTHEIM ergeben haben – imstande, die Radikaloperation im postoperativen Verlauf risikofrei für die Patientin zu halten?*

*Antwort:* Wenn wir jetzt einmal von möglichen Rezidiven absehen, bestanden die postoperativen Risken nach einer abdominalen Radikaloperation in urologischen und chirurgischen Komplikationen. Man mußte feststellen, daß trotz aller angewandten Vorsichtsmaßnahmen nicht so selten uretervaginale Fistelbildungen auftraten. Die internationale Fistelfrequenz (ureter-vaginal) liegt dzt. zwischen 5% und 10%, postoperativ auftretender Ileus und Meteorismen um rund 1%–3%. Die Wiener Methode hat dazu geführt, daß seit dem Jahre 1972 die Fistelfrequenz unter 0,5% gesunken ist und Ileus und Meteorismen nicht einmal mehr zu beobachten sind.

*Frage: Was verstehen Sie unter Wiener Methode, meinen Sie eine von Ihnen selbst erarbeitete Methode?*

*Antwort:* Mich haben die genannten postoperativen Schäden rund um eine Radikaloperation – von der ich als Operationstechnik immer sehr beeindruckt war – immer sehr gestört. Ich meine die vielen Komplikationen, die nicht durch die Schuld des Operateurs auftreten. So habe ich speziell das Verhalten des Ureter während des gesamten Operationsvorganges und danach beobachtet und kam schließlich zu dem Schluß, das der Ureter nach dem Eingriff in seiner Aktivität reduziert erscheint.
Je geringer die Mobilität des Harnleiters, desto größer die Wahrscheinlichkeit der Fistelbildung. Es galt also, die Uretertätigkeit anzuregen, was mit Hilfe zweier Medikamente erreicht werden kann. Allerdings sind auch andere Maßnahmen, wie Erhaltung des paraureteralen Gewebes, die Absaugung von Wundsekret und Infektionsprophylaxe erforderlich. Seit der Verwendung dieser Vorgangsweise fiel die Fistelfrequenz auf unter 0,5%.

*Frage: Ich verstehe Ihren letzten Erfolgsbericht im Sinne der Wiener Schule, Sie verstehen sich nicht nur als „geschickter Handwerker", der die „Reparatur eines Einzelorganes" ohne Rücksicht auf den allgemeinen Zustand des Patienten vornimmt?*

*Antwort:* Daß für mich der Gesamtzustand des Patienten mindestens ebenso wichtig ist wie das von ihm akut empfundene Leiden, ersehen Sie aus meinen Bemühungen, auftretende Randerscheinungen während oder nach einer Operation, die später zu folgenschweren Beeinträchtigungen führen können, zu verhindern.
Man stelle sich die Situation einer Frau vor, die nach einer Radikaloperation an einer schwierig zu bekämpfenden Harninkontinenz zu leiden hat. Die Sorge um die möglichen Komplikationen sind doch gerade das typische Kennzeichen der WIENER MEDIZINISCHEN SCHULE, die immer darauf bedacht war und ist, den Menschen als Ganzes und nicht nur den primär erkrankten Teil von ihm zu sehen.

Prof. Dr. Herbert Janisch

Vorstand der II. Universitäts-Frauenklinik Wien

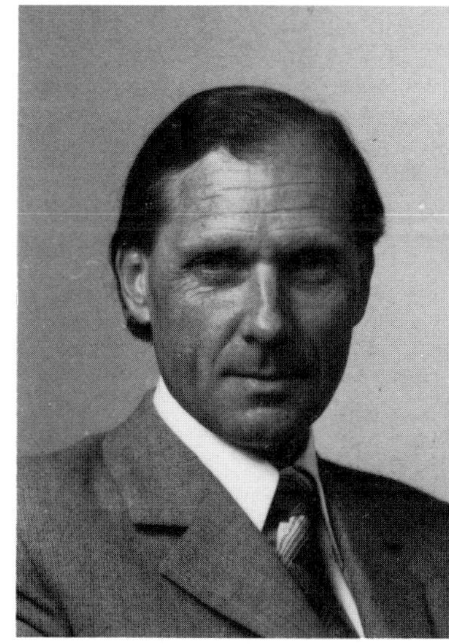

geboren am 9. April 1927 in Graz, Medizinstudium an der Grazer Karl-Franzens-Universität. Die geburtshilfliche und gynäkologische Ausbildung erfolgte an der I. Universitäts-Frauenklinik Wien unter dem damaligen Vorstand Prof. Dr. ANTOINE. Zwischenzeitlich erfolgten Auslandsaufenthalte in der Schweiz und der Bundesrepublik Deutschland, die zur Erweiterung des Wissens in verschiedenen Spezialgebieten der Geburtshilfe und Gynäkologie dienten. Die besonderen Arbeitsgebiete beziehen sich auf Untersuchungen über die morphogenetischen und funktionellen Veränderungen bei der Schwangerschaftsgestose, die therapeutischen Probleme in der Behandlung gynäkologischer Karzinome, die gynäkologische Urologie und die Erforschung der Plazentafunktion. Im November 1979 Ernennung zum Vorstand der II. Universitäts-Frauenklinik.

# Vom Embryotransfer zum Retortenbaby

Interview am 29. 1. 1982

*Frage: Seit der Übernahme der II. Universitäts Frauenklinik durch Sie wurde die Sterilitätsbehandlung zu einem Ihrer Forschungsschwerpunkte erhoben. Soweit ich weiß, haben auch Sie die Methode des sogenannten „Retortenbabys" aus dem angelsächsischen Raum nach Österreich gebracht und weiterentwickelt?*

*Antwort:* Wir haben uns bemüht, jenen Frauen, bei denen ein Tubenfaktor vorhanden ist, das heißt, ein vollkommener Verschluß des Eileiters durch Entzündungen besteht, oder bei Fehlen des Eileiters auf einer oder beiden Seiten nach vorangegangenen ektopischen Schwangerschaften (Eileiterschwangerschaft) zu helfen. Dabei kamen uns die Untersuchungen, die primär von England ausgingen, sehr entgegen. Wir haben diese Methode zunächst einmal übernommen, waren aber dann bestrebt, eigene Wege hinsichtlich der Nährlösungen, die für die Befruchtung und das Wachsen der Eizelle nach deren Entnahme aus dem mütterlichen Organismus notwendig sind, zu suchen.

*Frage: Wie kommt es zu einem Retortenbaby?*

*Antwort:* Die Vorgangsweise ist folgendermaßen zu verstehen: Zunächst werden sowohl die Frau einer Sterilitätsuntersuchung als auch gleichzeitig der Mann einer Spermauntersuchung unterzogen, wobei festgestellt wird, ob die Qualität des Spermas ausreichend ist. Ich möchte aber betonen, daß auch bei herabgesetzter Spermaqualität es durchaus im Bereiche des Möglichen liegt, mit der noch zu erklärenden Methode, die als in vitro-Fertilisierung bezeichnet wird, den gewünschten Erfolg zu erzielen. Wenn sich herausgestellt hat, daß bei der Frau ein Eisprung höchstwahrscheinlich stattfindet, wird ein genaues „timing" des Eisprunges erarbeitet, wobei bestimmte Hormone den bevorstehenden Eisprung anzeigen. Dann wird die Frau an unserer Klinik aufgenommen. Während einer Kurznarkose wird mit Hilfe eines vom Nabel in die Bauchhöhle eingeführten Laparoskopes (ein Gerät, das eine optische Betrachtung des inneren Genitales, also des Uterus, der Eileiter und Eierstöcke ermöglicht) und einer Punktionskanüle ein sprungreifes Eibläschen punktiert und sein Inhalt vorsichtig abgesaugt. Das so gewonnene Material wird in ein Schälchen gegossen und nach der Eizelle abgesucht. Wenn sie sich auffinden läßt, wird sie mit einem Nährmedium versetzt, mit den Samenzellen des Mannes zusammengebracht und unter genau geregelter Temperatur und Gasmischungen im Brutkasten gehalten. Dann wird die Eizelle regelmäßig auf Teilungsvorgänge beobachtet. Wird festgestellt, daß sogenannte Kernkörperchen (insgesamt zwei) vorhanden sind, sich die Eizelle anschließend regulär teilt und sich im 4- oder 8-Zellstadium befindet, wird der so herangezüchtete Embryo in die mütterliche Gebärmutter eingebracht. Diesen Vorgang bezeichnet man als Embryotransfer.

*Frage: Und wie geht ein solcher Transfer vor sich?*

*Antwort:* Ein dünner Teflonkatheter wird durch den Gebärmutterhals in die Gebärmutterhöhle geschoben und durch diesen der Embryo mit etwas Nährlösung vorsichtig in die Gebärmutterhöhle eingespritzt. Bei diesem Eingriff ist keine Narkose notwendig, weil die Frau davon überhaupt nichts spürt.

*Frage: Ist mit diesem Embryotransfer die erwünschte Schwangerschaft sichergestellt?*

*Antwort:* Ganz sichergestellt ist sie noch nicht, weil wir nicht wissen, ob der transferierte Embryo ein entsprechend vorbereitetes Endometrium vorfindet, in dem er sich einnisten kann. Zur Feststellung, ob die Rücktransferierung in die Gebärmutterhöhle erfolgreich war, kontrollieren wir 10 Tage nach dem Eingriff den Anstieg des Luteinisierungshormons. Ist der Anstieg vorhanden, war die Rücktransferierung erfolgreich. Untermauert wird dieser Befund durch einen Schwangerschaftstest, wobei für die Schwangerschaft die spezifische Beta-Untereinheit des choriogonadotropen Hormons maßgeblich ist.

*Frage: Wieviele solcher Schwangerschaften konnten Sie schon erzielen?*

*Antwort:* Innerhalb der relativ kurzen Zeit, in der wir uns an der II. Universitäts-Frauenklinik mit dieser Methode beschäftigen, haben wir in 10 Fällen Erfolg gehabt. Darunter waren allerdings 7 sogenannte „chemische Schwangerschaften", die 1–2 Wochen nach Ausbleiben der Menstruationsblutung abortiert wurden (sogenannte menstruelle Frühaborte). Eine Patientin abortierte am Ende des 2. Monats, 2 weitere Schwangerschaften stehen unter Beobachtung, eine davon in der 12. Schwangerschaftswoche. Hier handelt es sich um eine Zwillingsschwangerschaft mit positiv nachweisbaren Herzaktionen. Die andere Patientin befindet sich in der 9. Schwangerschaftswoche, allerdings bisher noch ohne nachweisbare Herzaktion.

*Frage: Was ist eine „chemische Schwangerschaft"?*

*Antwort:* Bei den vorhin erwähnten 7 Schwangerschaften dürfte es sich um sogenannte taube Eier gehandelt haben. Obwohl wir vor dem Rücktransfer eine reguläre Eizellteilung festgestellt hatten, dürfte die Lebensfähigkeit dieser Eizellen nur begrenzt gewesen sein. Aber auch bei spontan befruchteten Frauen ist eine Aborthäufigkeit von 75% zu beobachten, wobei diese Aborte unbemerkt ablaufen und die Menstruationsblutung mit einigen Tagen Verzögerung, maximal mit 1–2 Wochen Verspätung, von selbst wieder eintritt. Das Alter dieser Frauen liegt meist zwischen 34 und 40 Jahren.

*Frage: Wie häufig findet man Eizellen?*

*Antwort:* Die Eizell-Auffindungsrate ist an unserer Klinik sehr hoch. Aufgrund der genauen Vorbestimmung des zu erwartenden Eisprunges gelingt es uns in 80–85 Prozent, eine reife Eizelle zu gewinnen, die ja Voraussetzung für die in vitro-Fertilisation ist. Natürlich gibt es auch Fälle, bei denen wir zu früh oder zu spät punktieren und so nur eine unreife Eizelle bzw. eine schon abgestorbene Zelle finden. Wenn die Frauen einverstanden sind, kann der oben beschriebene Auffindungsvorgang, also die Laparoskopie zum Zwecke der Eizellgewinnung, in einem der nachfolgenden Zyklen wiederholt werden.

*Frage: Worin besteht die Weiterentwicklung Ihrer Methode?*

*Antwort:* Die Weiterentwicklung bezieht sich auf die Zusammensetzung der von uns verwendeten Nährmedien, die Modifikationen der ursprünglich von EDWARDS und STEPTOE sowie von LOPATA angegebenen Nährlösungen sind.

*Frage: Sehen Sie hinsichtlich der Gesundheit des Kindes erhöhte Risken bei künstlich herbeigeführten Schwangerschaften?*

*Antwort:* Die Frage, ob ein zu erwartendes Kind genetisch gesehen (von der Erbmasse her) gesund ist, steht immer offen. Um sie zu beantworten, wird zwischen der 14. und 16. Schwangerschaftswoche eine sogenannte Amniocentese durchgeführt, wobei aus dem gewonnenen Fruchtwasser eine Zellkultur aufgebaut und diese einer chromosomalen Analyse unterzogen wird. Unter Amniocentese versteht man eine Punktion durch die Bauchdecke hindurch in das Uteruscavum, die mit einer ganz dünnen Nadel durchgeführt wird. Wenn die Chromosomenanalyse einen normalen Satz ergibt, ist damit zu rechnen, daß ein gesundes Kind zu erwarten ist. Im übrigen sind bei der künstlich erzeugten Schwangerschaft keine anderen Komplikationen zu erwarten, als sie auch bei normalen Schwangerschaften zu beobachten sind.

*Frage: Vor etwa 50 Jahren hat es während Schwangerschaften eine sehr gefürchtete Krankheit gegeben, die man im Volksmund die Fraisen genannt hat. Gibt es die Krankheit überhaupt noch?*

*Antwort:* Die Fraisen sind letztlich das Endstadium einer sehr gefährlichen Krankheit, die während Schwangerschaften nicht selten zu beobachten ist, nämlich die Schwangerschaftsgestose, die in ihrer Kurzbezeichnung auch EPH-Gestose genannt wird. Diese Erstbuchstaben stehen für Ödeme (im Englischen: Edema), Proteinurie (Eiweißausscheidung) und Hypertonie. Die Häufigkeit dieser Erkrankung liegt bei etwa 5–7% aller Schwangerschaften. Die Endform – also die Fraisen selbst oder auch Eklampsie, wie die Fachbezeichnung lautet – tritt in ca. 0,5–1% dieser Schwangerschaftsgestosen auf. Die Eklampsie ist weniger für die westliche Welt als für die 3. Welt ein großes Problem und zweithäufigste Mortalitätsursache bei den Müttern. Die Eklampsie ist auch häufige Ursache für perinatale Mortalität. Die Probleme der Schwangerschaftsgestose bestehen darin, daß man sich über die Ursachen, die zu den Symptomen und den gefürchteten Komplikationen führen, nach wie vor unklar ist. Wegen dieser Unklarheiten habe ich versucht, durch

## IN VITRO - FERTILISIERUNG

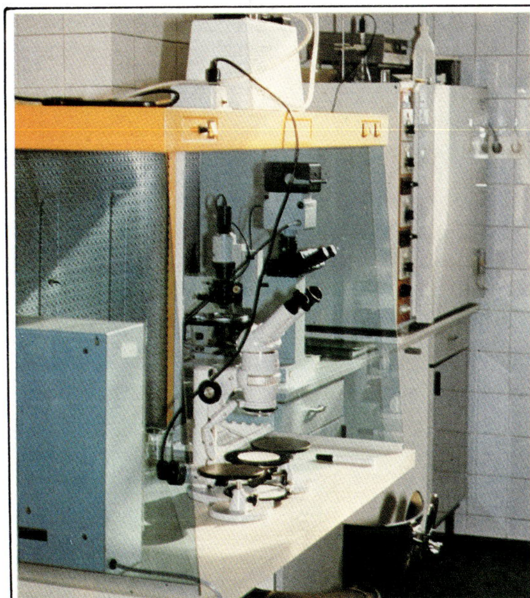

Eizellkulturlabor im OP - Trakt

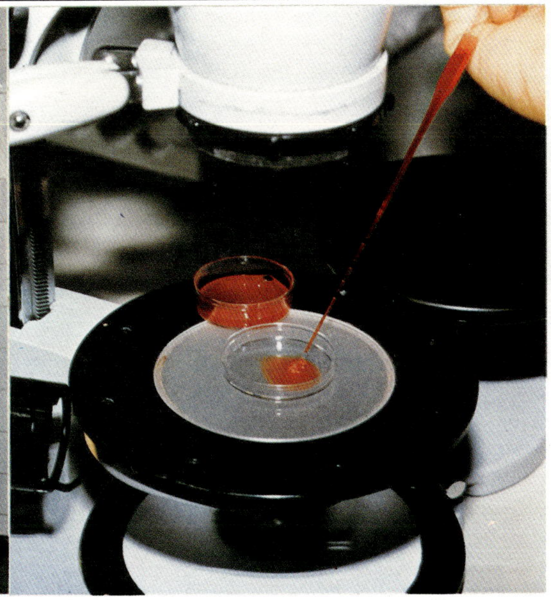

Gewinnung der Eizellen aus der Follikelflüssigkeit

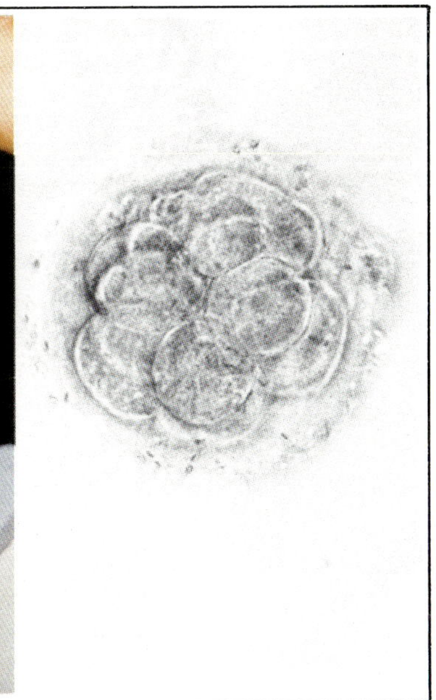

Befruchtete Eizelle im 8 - 16 Zell - Stadium

## ONKOLOGISCHES LABORATORIUM

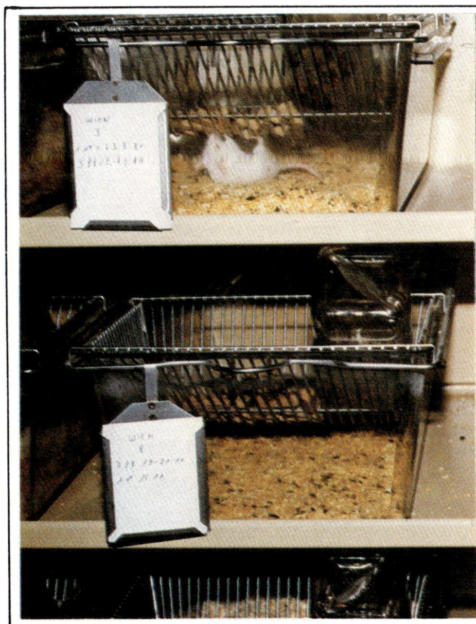

Laminar - Flow Regale

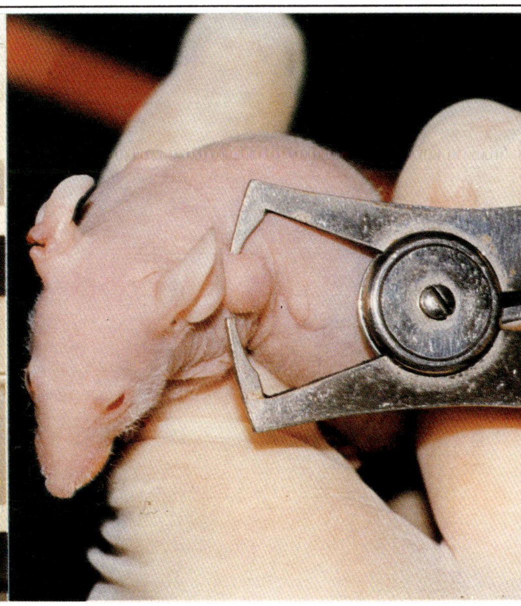

Messung des Tumorwachstums

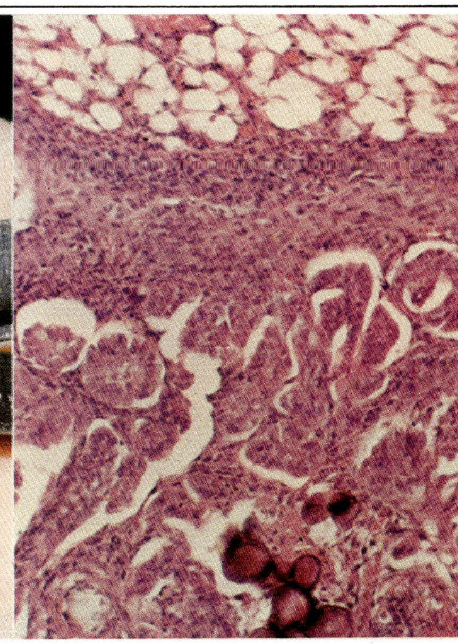

Tumortransplantat

eigene Forschungen Faktoren, welche für die Schwangerschaftsgestose verantwortlich sind, ausfindig zu machen. Die Erkrankung fängt sehr harmlos an: Es treten Schwellungen im Bereich der Beine auf, die dann langsam in die Bauchdecke, aber auch in die oberen Extremitäten, ja letztlich sogar in das Gesicht aufsteigen können. Im übrigen hat die Frau zunächst keine Beschwerden. Ihr Zustand wird gefährlich, wenn Kopfschmerzen auftreten, zu denen sich Übelkeit und Augenflimmern hinzugesellen – Vorboten eines unmittelbar bevorstehenden Krampfzustandes. Um es nicht so weit kommen zu lassen, ist es notwendig, die Frühstadien zu erfassen und entsprechend zu behandeln. Die sicherste Möglichkeit zur frühzeitigen Erkennung ist die regelmäßige Schwangerschaftsuntersuchung, wobei vor allem der Blutdruck kontrolliert und der Harn auf Eiweiß- und Zuckerausscheidung untersucht werden muß. Schenkt man auch im Verlauf der klinischen Untersuchung dem Auftreten von Ödemen Augenmerk, läßt sich die Erkrankung mit großer Sicherheit in einem sehr frühen Stadium entdecken. Um den praktisch tätigen Arzt die Früherkennung zu erleichtern, habe ich ein bestimmtes Punkteschema zur Orientierung über Grad und Schwere der Erkrankung erarbeitet, mit dessen Hilfe er feststellen kann, ob es sich um eine leicht-, mittel- oder schwergradige Form der EPH-Gestose handelt. Bei Kooperationsbereitschaft der Patientin können selbst mittelgradige Fälle noch ambulant behandelt werden, während die schwergradigen Fälle einer Spitalsbehandlung unterzogen werden müssen. Zum Verständnis dieser Erkrankung hat der von mir erforschte Funktionsablauf wesentlich beigetragen: Es zeigte sich, daß erste kleine Veränderungen im Blutsystem ablaufen und zwar sowohl auf plasmatischer, wie auch auf zellulärer Ebene vor allem im Mikrozirkulationsgebiet. Diese Mikrozirkulationsgebiete umfassen Körperorgane wie beispielsweise die Niere, die Leber, aber auch die Lunge und das Gehirn und – was für die Schwangerschaft von besonderer Wichtigkeit ist- auch die Plazenta. Kommt es in der Plazenta zu Gefäßeinengungen und damit zu einer Einschränkung der Butzirkulation, so ist in schweren Fällen die Sauerstoffversorgung und die Ernährung des Kindes gefährdet. Mit den ersten Untersuchungen zur Abklärung der EPH-Gestose habe ich in der Mitte der 60er Jahre begonnen und darüber das erste Mal auf einem Kongreß in Italien berichtet. 1968 erfolgte eine Publikation in der Wiener klinischen Wochenschrift bzw. in der heute nicht mehr existierenden Zeitschrift für Geburtshilfe und Gynäkologie.

*Frage: Was hat Sie veranlaßt, mit diesen Untersuchungen zu beginnen?*

*Antwort:* Bis zum Beginn meiner Untersuchungen gab es nicht nur keine Richtlinien über die Behandlung von Schwangerschaftsgestosen, sondern man wußte auch nichts über ihre Pathogenese. Pathologen und auch Internisten haben allerdings schon lange vor meinen Untersuchungen wegen der beobachteten erhöhten Eiweißausscheidungen von sogenannten Schwangerschaftsnephrosen gesprochen. So wurde also die diagnostische Punktion der Niere zu meinem Ansatzpunkt, wobei ich die überraschende Feststellung machen konnte, daß es sich in den meisten Fällen nicht um Veränderungen handelte, wie sie bei echten Schwangerschaftsnephrosen gefunden werden, sondern um rückbildungsfähige Veränderungen, die mit der internen Diagnose einer Schwangerschaftsnephrose nicht im Zusammenhang standen. Weitere Forschungen erbrachten, daß bestimmte Erkrankungen – wie etwa Infektionen – eine der Ursachen der Eklampsie sein können. Es stellte sich auch heraus, daß sowohl bakterielle Infektionen (wie Coli-Bakterien, Enterokokken oder Streptokokken) als auch Virusinfektionen das Nierengewebe selbst bzw. die Gefäße in der Niere angreifen können. Die Vermutungen, daß es sich möglicherweise nur um einen immunologischen Vorgang durch die Schwangerschaft selbst handelt, konnten trotz intensivster Forschungen bis heute nicht bestätigt werden. Immerhin aber wurde es möglich, durch die gewonnenen Erkenntnisse in Anlehnung an die sichtbaren Schweregrade eine Stufentherapie und als neue Methode die Behandlung mit Heparin einzuführen. Heparin ist eine Substanz, die die Blutgerinnung im Organismus verändert und mit gutem Erfolg bei Schwangerschaftsgestosen schweren Grades angewendet werden kann. Das Heparin durchbricht die Schranke der schlechten Durchblutung und verbessert somit die Sauerstoffversorgung sowohl im Bereich der Niere als auch im Bereich der Plazenta. Die Untersuchungsergebnisse wurden unter dem Titel „Die morphogenetischen und pathogenetischen Veränderungen der EPH-Gestose" publiziert und haben internationale Anerkennung gefunden. Mit Hilfe der neuen Behandlungsmöglichkeiten, aber natürlich auch durch die Früherkennung bei den regelmäßigen Schwangerschaftsuntersuchungen hat die Häufigkeit und Gefährlichkeit der EPH-Gestosen deutlich abgenommen. Ebenso ist die Mortalitätsrate – sowohl die mütterliche als auch die kindliche – deutlich zurückgegangen.

*Frage: Sind auf dem Gebiet der EPH-Gestosen noch weitere Entwicklungen zu erwarten?*

*Antwort:* Ich habe eine Reihe von Mitarbeitern an meiner Klinik gewinnen können, sich mit diesem Problem zu beschäftigen und weiter zu forschen. Die Diagnostik wurde mit Hilfe der Nierenbiopsie erweitert und es wurden auch neue Medikamente eingeführt – ich erwähne in diesem Zusammenhang nur die $\beta$-Sympaticoblocker in der Behandlung gegen Blutdruckerhöhung. Es ist auch gelungen, neue Erkenntnisse über das Auftreten der Schocklunge zu sammeln. Sie ist eine gefürchtete Folgeerscheinung schwerer EPH-Gestosen bzw. der Eklampsie. Unsere Klinik ist die einzige in Österreich, die sich mit diesem wirklich schwierigen Problem beschäftigt, und – soweit mit bekannt – gibt es nur noch einige Arbeitsgruppen in Deutschland, die sich mit dem Schocklungenproblem im Zusammenhang mit der EPH-Gestose auseinandersetzen. Man spricht nur nicht gerne über diese Verlaufsform, weil die Mortalitätsrate bei 80% liegt.

*Frage: Ich glaube zu wissen, daß ein zweiter Schwerpunkt Ihrer Forschungen auf dem Gebiete bösartiger Tumoren liegt und von Ihnen in Österreich eine spezielle Operationsform eingeführt worden ist, die sogenannte „Second look"-Operation?*

*Antwort:* Ja. Es ging und geht dabei um Eierstockkrebs, ein Karzinom, das kaum in einem Frühstadium aufzuspüren ist, weil die Frauen zu eben diesem Zeitpunkt keinerlei Beschwerden haben bzw. Symptome beobachtet werden können. So wird das Ovarial-CA erst in einem Stadium erkannt, wenn es bereits zu einer beträchtlichen Zunahme des Bauchumfanges gekommen ist oder wenn freie Flüssigkeit in der Bauchhöhle auftritt bzw. wenn sich ein Zufallsbefund im Verlauf einer gynäkologischen Routineuntersuchung ergibt. Leider gibt es bisher keinen chemischen Test, mit dem der Eierstockkrebs im Frühstadium mit großer Sicherheit nachgewiesen werden könnte. Von wenigen Fällen abgesehen bringen auch die zytologischen Untersuchungen (Krebsabstriche) im Rahmen der normalen gynäkologischen Untersuchung keine Ergebnisse.

*Frage: Haben Frauen, deren Bauchumfang beträchtlich zugenommen oder deren Bauchhöhle mit Flüssigkeit gefüllt ist, überhaupt noch Überlebenschancen?*

*Antwort:* Die Situation, die Sie jetzt geschildert haben, entspricht dem klinischen Stadium III. Oft erscheint ein solches Stadium zunächst sogar inoperabel, so daß vorerst nur eine kleine Gewebsbiopsie zur Feststellung der histologischen Diagnose entnommen werden kann. Anschließend daran wird bei den Patientinnen eine strahlen- oder chemotherapeutische Behandlung eingeleitet, wobei an meiner Klinik ein neues Schema einer solchen sogenannten „adjuvanten" Therapie eingeführt worden ist. Dieses bestand aus einer gleichzeitigen Anwendung einer Kombination von Strahlentherapie und Chemotherapie: So führten wir vorerst vier bis maximal sechs chemotherapeutische Zyklen durch und verabreichten gleichzeitig etwa 60% der gewöhnlicherweise eingesetzten Strahlendosis. Wurde nun im Verlauf dieser Behandlung festgestellt, daß sich das Karzinom verkleinerte, entschlossen wir uns zu einer Zweitoperation (Second look) mit dem Ziel, die gesamte Tumormasse zu entfernen oder sie zumindest unter die kritische Grenze zu reduzieren.

*Frage: Was versteht man unter kritischer Grenze?*

*Antwort:* Die kritische Grenze liegt bei 2 Zentimeter. Das heißt, daß das in der Bauchhöhle verbleibende Tumorgewebe nicht größer als maximal 2 cm im Durchmesser sein darf. Nach der abgeschlossenen Second-look-Operation werden weitere chemotherapeutische und Bestrahlungszyklen durchgeführt, wobei die Strahlendosis auf 100% aufgesättigt und der Behandlungszeitraum für die Chemotherapie auf 1–2 Jahre ausgedehnt werden kann.
Ich habe mit der Anwendung der Second-look-Operation im Jahr 1977 begonnen und festgestellt, daß die Kombination Chemotherapeutika-Strahlen-Operation zu einer überraschenden Erhöhung der Überlebensrate dieser bis dahin fast hoffnungslos kranken Frauen geführt hat. Es gelang mir, in mehr als 80% primär inoperabler Fälle den Tumor unter der kritischen Grenze entfernen zu können, die Überlebenschancen um bis zu 40–45% zu steigern und die Lebensqualität für diese schwerkranken Patientinnen fühlbar zu verbessern. Zum Vergleich sei angeführt, daß vor dem Einsatz der Second-look-Operation die Überlebensrate (mindestens fünf Jahre) bei Patientinnen im Stadium III unter 20%, bei jenen im Stadium IV überhaupt nur bei 5% lag. Erfreulicherweise gibt es bei dieser kombinierten Behandlungsform auch relativ wenig postoperative Komplikationen, wozu gelegentlich auftretende Darmkomplikationen zu rechnen sind. Das heißt, es kann gelegentlich ein Ileus oder auch eine Fistelbildung auftreten, die man im allgemeinen aber beherrschen kann.

*Frage: Wird die chemotherapeutische Behandlung Ihrer Patientinnen von der Universitätsklinik für Chemotherapie durchgeführt oder überwacht?*

*Antwort:* Die II. Universitäts Frauenklinik hat eine eigene onkologische Abteilung, an der auch die Chemotherapie vorgenommen werden kann. Um die oben ausgeführte Behandlungsmethode noch zu verbessern, haben wir an unserer Klinik ein Tiermodell eingeführt, und zwar das sogenannte Nacktmausmodell, an dem wir alle Möglichkeiten erproben wollen, die zytostatische Substanzen im Hinblick auf die Hemmung des Tumorwachstums zeigen können. Die Nacktmäuse sind dadurch charakterisiert, daß ihnen jegliche immunologische Abwehr fehlt. Diese besondere Situation ermöglicht uns, Tumorgewebe von unseren Patientinnen subcutan in die Nacktmäuse zu implantieren und innerhalb relativ kurzer Zeiträume zu beobachten, ob und wie rasch der Tumor wächst. Am gezüchteten Tumor wiederum können wir herausfinden, welche der vorhandenen zytostatischen Substanzen zu einer Tumorverkleinerung bzw. zum Verschwinden des implantierten Tumors führen. Dieser Vorgang benötigt ca. 6–8 Wochen. Daneben haben wir eine andere Methode zu entwickeln begonnen, die sogenannte „Tumorstammzellenkultur"; hiefür werden die Karzinomzellen auf speziellen Platten im Brutschrank inkubiert und hinsichtlich ihrer Zellteilung und der Ausbildung von Zellkolonien beobachtet. Diesen Zellkolonien werden nun Zytostatika zugesetzt, um so die Empfindlichkeit der Tumoren auf Chemotherapeutika zu testen. Mit dieser Methode erhält man schon nach 2–3 Wochen Ergebnisse.

*Frage: Ist diese Tumorstammzellenkultur schon als gesicherte Methode zu betrachten?*

*Antwort:* Wir haben mit diesen Forschungsarbeiten erst vor einem Jahr begonnen, und es wäre verfrüht, Prognosen für die gesicherten Ergebnisse vorauszusagen. Immerhin hat uns das National Cancer Institute eine Zusammenarbeit auf onkologischem Gebiet angeboten und Unterstützung für das Mäusemodellprojekt zugesagt.

*Frage: Hat Ihre spezielle Anordnung mit der Second-look-Operation plus Chemotherapeutika und Strahlen international etwas in Gang gebracht?*

*Antwort:* Nach der ersten Veröffentlichung in der Wiener Klinischen Wochenschrift 1979 über „Die Stellung der Second-look-Operationen in der Behandlung des Ovarialkarzinoms“ und 1981 in „International Synopses Periodical“ unter dem Titel „Current Concepts of the Surgical Management of Gynaecological Tumors“ wurde ich sozusagen weltweit eingeladen, meine Methode vorzustellen, wobei die Vorträge am National Health Institute und am National Cancer Institute in Washington internationale Anerkennung gefunden habe. Diesen Vorstellungen meiner Methode mit der anschließenden intensiven Diskussion ist es letztlich zuzuschreiben, daß uns die vorhin erwähnte Zusammenarbeit mit dem National Cancer Institute angeboten worden ist.

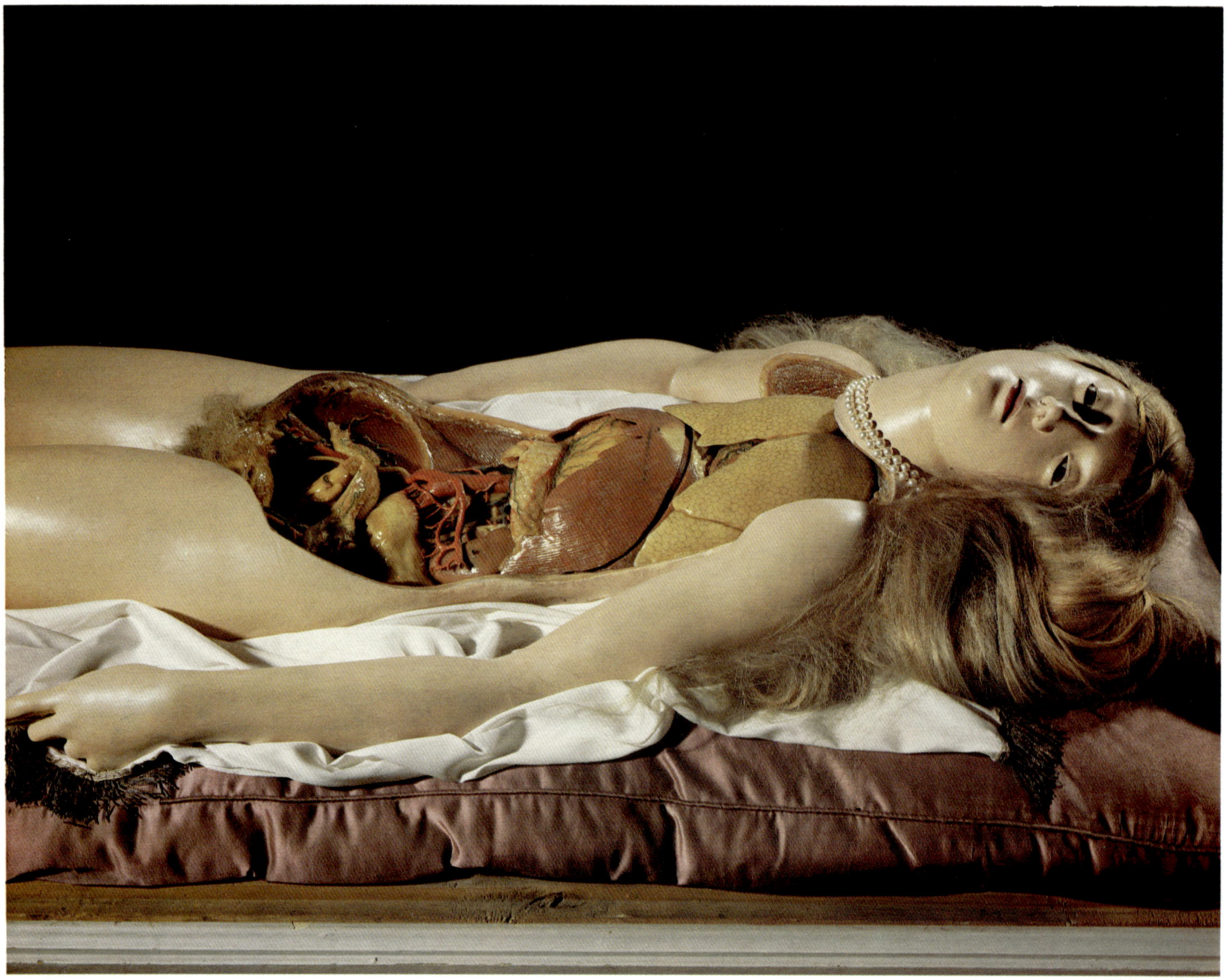

*„Gynäkologisches“ Wachspräparat, genannt die „Venus“, aus der Sammlung der toskanischen Präparate in der Josephinischen Militärakademie, angefertigt in Florenz zwischen 1775 und 1785.*

## Prof. Dr. Sepp Rummelhardt

Vorstand der Urologischen Universitätsklinik Wien

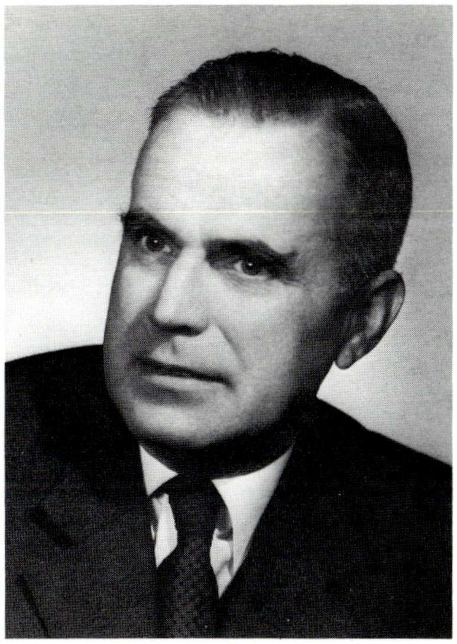

geboren am 23. September 1919 in Wien, Medizinstudium in Berlin, das mehrmals durch Fronteinsätze unterbrochen wurde. Medizinisches Staatsexamen Oktober 1944 mit der Gesamtnote „sehr gut" in Berlin. Die Promotion erfolgte auf Grund einer mir von Prof. L. SCHÖNBAUER zugeteilten Dissertation „Über das Schicksal der Patienten beim Pankreaskarzinom" am 6. November 1944 in Wien.
Juli 1946 Gastarzt an der I. Chirurgischen Universitätsklinik in Wien unter Prof. SCHÖNBAUER.
Am 15. September 1948 Zuteilung an die Urologische Station der Klinik unter Prof. DEUTICKE.
Oktober 1953 Facharzt für Urologie, 1958 Lehrbefugnis für Urologie, 1968 Verleihung des Titels eines ao. Universitätsprofessors, 28. Juni 1978 Ernennung zum o. Professor für Urologie.
1. Mai 1962 Übernahme des Primariates der Urologischen Abteilung des Krankenhauses der Stadt Wien-Lainz.
September 1974 Vorstand der Urologischen Universitätsklinik Wien.
Hauptarbeitsgebiete der Klinik sind: Steinleiden, Andrologie und Onkologie.

# Vom Steinschneider zum Urologen

Interview am 22. Juni 1982

*Frage: Sie sind seit 1974 Ordinarius für Urologie als Nachfolger von Professor ÜBELHÖR und somit der zweite Ordinarius für Urologie an der Wiener Universität. Ist die Urologie also eine junge Wissenschaft?*

*Antwort:* Sie ist sehr alt als Wissenschaft und als ärztliche Kunst, aber jung als selbständige Disziplin.

*Frage: Was heißt sehr alt?*

*Antwort:* So alt wie die Medizin überhaupt!
Urologische Instrumente besaßen schon die alten Ägypter, sie wurden im Bereich der griechisch-römischen Medizin benützt. Das Steinleiden war bekannt; die Versuche, Diagnosen aus der Harnbeschau zu stellen, finden sich schon in den ältesten medizinischen Schriften.

*Frage: Gibt es so etwas wie eine ungebrochene Tradition?*

*Antwort:* Ja, aber mit der Einschränkung, daß die Fortschritte nur sehr langsam erreicht wurden, insbesondere was die operative Seite des Faches betrifft.

*Frage: Spielen Sie auf die sogenannten Steinschneider an? Sind auch diese Vorläufer der modernen Urologie?*

*Antwort:* Ja und nein. Ja, weil sie ein rationales therapeutisches Ziel hatten, nein, weil es zum Großteil gewissenlose Operateure waren, die auf Jahrmärkten auftraten und nicht den Erfolg ihres Tuns beobachteten, sondern rasch weiterzogen und somit auch nichts dazu lernten.

*Frage: Und das blieb so?*

*Antwort:* Ja, durch Jahrhunderte. Denken Sie an Martin LUTHER, der schwere Steinkoliken hatte, oder an Feldmarschall LAUDON, der an einer Prostatahypertro-

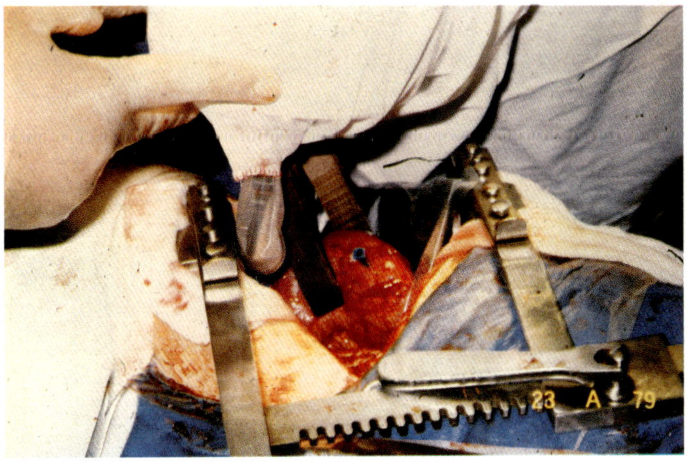


*Intraoperative Röntgendiagnostik:*
*Die vollständig mobilisierte Steinniere wird mit einer Holzzange gefaßt und aus dem Wundgebiet herausgehalten. Dadurch kann die Anode des Renodor-Röntgengerätes an die Nierenvorderfläche herangebracht werden. Es wird intraoperativ die Steinlage, die Steinentfernung und Steinfreiheit überprüft.*

phie gelitten hat. Beide wurden über die Norm gequält, LUTHER starb an einer Uraemie, LAUDON an einer Sepsis nach transrektaler Blasenpunktion.

*Frage: Und wann änderte sich diese Situation?*

*Antwort:* In Wien hat Vinzenz von KERN (1760–1829), dem 1805 der Lehrstuhl für Chirurgie übertragen wurde, sich als erster wissenschaftlich mit dem Steinleiden befaßt; angeregt durch PAJOLA, einen Arzt aus Venedig. KERN hatte in einer Serie von 334 urologischen Operationen nur 31 Patienten verloren!

*Frage: Somit wurde die Urologie aus den Bereichen des Steinschneiderwesens gelöst und in die Chirurgie eingegliedert?*

*Antwort:* Diese Eingebundenheit der Urologie in die Chirurgie blieb in Wien bis nach dem II. Weltkrieg erhalten. Das heißt aber nicht, daß die Urologie nicht gefördert wurde. So bot zum Beispiel Theodor BILLROTH seinem Mitarbeiter und Kollegen Leopold von DITTEL durchaus Entfaltungsmöglichkeiten. Es würde zu weit führen, die Geschichte der Zystoskopie in extenso darzulegen. Jedenfalls: die Ärzte Felix GRÜNFELD und Max NITZE fanden in dem Wiener Instrumentenmacher Josef LEITER den geeigneten Techniker, der ihre Wünsche erfüllen konnte, und DITTEL und seine Schüler machten sich sofort daran, die neugeschaffenen Möglichkeiten auszunutzen.

*Frage: Wann war das?*

*Antwort:* Das begann in den 80iger Jahren des vorigen Jahrhunderts.
In der ersten Hälfte unseres Jahrhunderts waren trotz wesentlicher Errungenschaften und neuer Entdeckungen die Strukturen der medizinischen Fakultäten im deutschen Sprachgebiet – und so auch in Wien – in ihrer organisatorischen Gliederung unverändert geblieben. Aber es war etwa am Ende des II. Weltkrieges eine Situation entstanden, in der die jeweiligen Ordinarien der klinischen Fächer – etwa der Chirurg oder der Internist – unmöglich das ganze ihm anvertraute Reich noch überblicken konnten. Die Sonderfächer, die zwar schon de facto bestanden, mußten allmählich Selbständigkeit und freie Entfaltungsmöglichkeiten gewinnen. Aber auch in den neuen Disziplinen öffnete sich wiederum ein weites Feld. So war es auch in der Urologie, und es nimmt daher nicht Wunder, daß eine Reihe großer Namen genannt werden muß, wenn die Entwicklung in Wien zu charakterisieren ist. Natürlich werde ich meinen Lehrer DEUTICKE als ersten nennen, aber ich habe ebenso von HRYNTSCHAK, von ÜBELHÖR und von BIBUS zu sprechen, bevor ich mich den Urologen meiner Generation zuwenden werde.

*Frage: Wer waren die Urologen der vorigen Generation? Was haben sie geleistet?*

*Antwort:* Paul DEUTICKE war langjähriger Leiter (1933–1953) der Urologischen Station der I. Chir. Universitätsklinik, bevor er das Primariat der Urologischen Abteilung der Allgemeinen Poliklinik der Stadt Wien übernahm. Er hat bereits 1941 in seiner Habilitationsschrift über eine erweiterte Nierenbeckenplastik berichtet und diese Methode 1949 und 1952 verbessert. DEUTICKE war nicht nur ein hervorragender Operateur, er setzte einen Meilenstein durch sein Buch „Die Röntgenuntersuchung der Niere und des Harnleiters in der urologischen Diagnostik". Dieses Werk erschien in der ersten Auflage 1964 und 10 Jahre später in einer zweiten. Dieses Buch ist in seiner Art einmalig, denn es bringt nicht nur Röntgenbilder, sondern auch Klinik, Diagnostik, operative und konservative Therapie und schließlich wieder Röntgenbilder, die das Ergebnis darlegen.

*Frage: Wer war sein Vorgänger an der Urologischen Abteilung der Allgemeinen Poliklinik der Stadt Wien? Worin sehen Sie dessen Bedeutung?*

*Antwort:* Theodor HRYNTSCHAK war Vorstand der Urologischen Abteilung der Allgemeinen Poliklinik der Stadt Wien, (1944–1952), er entwickelte eine bedeutsame Modifikation bei der suprapubischen Prostatektomie. Er empfahl den primären Blasenverschluß bei der Operation: „Die suprapubische Prostatektomie mit primärem Blasenverschluß nach eigener Methode" (1951), ein Verfahren, das weltweit Anerkennung gefunden hat.

*Frage: Richard ÜBELHÖR war der 1. Ordinarius für Urologie, können Sie etwas über seine Verdienste um das Fach berichten?*

*Antwort:* ÜBELHÖR war Leiter der Urologischen Abteilung im Krankenhaus der Stadt Wien Lainz von 1945 bis 1961, dann der erste Vorstand einer Urologischen Universitätsklinik in Österreich. ÜBELHÖR ist es zu verdanken, daß die Andrologie in den Händen der Urologen blieb, im Gegensatz zu Deutschland, wo diese der Dermatologie zugeordnet wurde. Seit 1952 hat ÜBELHÖR versucht, Fertilitätsstörungen zunächst empirisch zu behandeln. Sein Assistent G. GASSER hat 1962 die „Andrologische Sprechstunde" an der Klinik eingerichtet. Dieser Zweig der Urologie hat sich weiterentwickelt zur Endokrinologie des Mannes.
ÜBELHÖR hat die Operationstechnik der Darmblase bei bösartigen Erkrankungen der Blase oder der Prostata ausgebaut. Er erreichte die Harnableitung in den ausgeschalteten oder nichtausgeschalteten Dickdarm (1951). Im Frühsommer 1953 wurde unter der Leitung von ÜBELHÖR an der Urologischen Universitätsklinik in Wien – nachdem zwei seiner Assistenten PECHERSTORFER und FIGDOR bei ALWALL in Lund sich mit der Technik vertraut gemacht hatten – bei einem 53jährigen Mann mit Nierenversagen nach einer Schlafmittelvergiftung die erste Haemodialyse in Österreich erfolgreich durchgeführt. Seit dieser Zeit wurden zahlreiche Dialysen in der urologischen Klinik durchgeführt, bis die Nephrologie diese Tätigkeit übernahm.

*Frage: Wer gehört noch zum Kreis der Urologen der vorigen Generation?*

*Antwort:* Hier ist vor allem Bertram BIBUS, Primarius im Kaiser Franz Josef-Spital, zu nennen.
Im Oktober 1959 berichtete BIBUS über die von ihm entwickelte Zitronenkur in der Gesellschaft der Ärzte in Wien. Er zeigte, daß durch regelmäßige Einnahme von Zitronen Uratsteine aufgelöst werden können. Diese Zitronenkur ist der Vorläufer der heute geübten alkalisierenden Uralyttherapie beim nichtschattengebenden Harnsäurestein.

*Frage: Hat die Wiener Urologie auch an der Entwicklung der Lymphographie, der mittels Kontrastmittel erfolgenden Darstellung der regionalen Lymphknoten, einen Anteil?*

*Antwort:* Ja, Ende der 50er Jahre wurden in Zusammenarbeit mit Eva-Maria MANNHEIMER von der II. Med. Universitätsklinik (Prof. K. FELLINGER) und Lilly PFLEGER-SCHWARZ von der I. Universitäts-Hautklinik (Prof. J. TAPPEINER) lymphographische Untersuchungen mit wässrigem Kontrastmittel durchgeführt, vor allem bei Peniskarzinomen. Das damals verwendete wässrige Kontrastmittel wird zu rasch abtransportiert, und dadurch kommt keine ausreichende Füllung der Lymphknoten zustande. Erst nach einem Besuch an der Röntgendiagnostischen Universitätsklinik in Zürich bei WELLAUER konnte ich mit einem neuen öligen Kontrastmittel diese wichtige Untersuchungsmethode in Österreich einführen. Angiographische Untersuchungen zur Tumordiagnostik der Niere wurden in Österreich von SCHIMATZEK an der Urologischen Abteilung der Poliklinik der Stadt Wien durchgeführt. SCHIMATZEK beherrscht die lumbale Aortographie hervorragend. Ende der 50er Jahre wurde von PIZA, ESCH und mir begonnen, femorale Angiographien nach SELDINGER durchzuführen. Es mangelte damals noch an Angiographie-Tischen und entsprechenden Kassettenwechslern. Der Kassettenwechsel mußte damals noch mit der Hand durchgeführt werden, eine beträchtliche Strahlenbelastung für Arzt und Patienten. Seit Mitte der 60er Jahre wurde die automatische Serienangiographie – sowohl an der I. Chir. Universitätsklinik als auch im Krankenhaus der Stadt Wien-Lainz – hier gemeinsam mit SALZER und DENCK – gemacht.

*Frage: Auf welchen Teilgebieten sind seit 1945 noch entscheidende Fortschritte erzielt worden?*

*Antwort:* Da ist vor allem die Kinderurologie zu nennen, die bis zum Ende der 60er Jahre in der Beseitigung von Mißbildungen und in der symptomatischen Behandlung von Harninfekten bestand. Mein Mitarbeiter W. ESCH im Krankenhaus Lainz, H. WYLTSCHKE in der Urologischen Klinik widmeten sich mit besonderem Interesse diesem Sondergebiet. Durch Studienaufenthalte im Ausland fanden diese Herren die Möglichkeit, die Kinderurologie in Österreich aufzubauen. Es ist heute selbstverständlich, daß kein Harninfekt als Symptom allein behandelt wird. Zunächst ist die Ursache zu finden, damit eine zielgerichtete Therapie durchgeführt werden kann. Entscheidende Fortschritte wurden in den letzten Jahren an der Klinik besonders durch gute Zusammenarbeit mit der Universitäts-Kinderklinik (Prof. Dr. E. ZWEYMÜLLER), mit dem St. Anna-Kinderspital (Prof. Dr. P. KREPPLER), der Kinderklinik Glanzing (Prof. Dr. A. ROSENKRANZ) und dem Preyerschen Kinderspital (Prof. Dr. W. SWOBODA) erreicht.

*Frage: Was hat sich in der Röntgendiagnostik der Nierensteine geändert?*

*Antwort:* Hier ist vielleicht die intraoperative Röntgendiagnostik erwähnenswert. Sie ermöglicht eine Kontrolle, ob die operierte Niere steinfrei geworden ist. Dieses Röntgenverfahren wurde von G. LEUSCH (Urologische Universitätsklinik München), Prof. Dr. W. MAUERMEYER und von K. F. ALBRECHT (Wuppertal – Barmen) in die Nierensteinchirurgie eingeführt.
Dieses Untersuchungsverfahren wurde mit dem sogenannten Renodorgerät an der Urologischen Abteilung des Krankenhauses der Stadt Wien – Lainz von mir eingeführt und in der Urologischen Universitätsklinik weiterentwickelt.

*Frage: Welche Bedeutung hat die Urodynamik?*

*Antwort:* Der Ausbau der Kenntnisse der Urodynamik ist von besonderer Bedeutung. Die Störungen der Blasenentleerung werden hier ausgezeichnet erfaßt. An der Urologischen Universitätsklinik haben sich damit hauptsächlich H. HAIDLER und J. KÖCK um 1975 beschäftigt, und diese Arbeit wurde durch H. KIESSWETTER (Urologische Abteilung des Wilhelminenspitals) sehr gefördert. Auch mein Mitarbeiter N. NÜRNBERGER ist hier zu nennen.

*Frage: Wenn bei einer ausgeprägten Prostatahypertrophie der Allgemeinzustand einen größeren Eingriff nicht mehr erlaubt, kann man den Patienten doch noch vom Katheter befreien?*

*Antwort:* Ja, HASCHEK, der Nachfolger von Paul DEUTICKE an der Urologischen Abteilung der Wiener Poliklinik, hat Mitte der 60er Jahre aus den Vereinigten Staaten die Kryotherapie der Prostata mitgebracht. Es wurden allerdings die Erwartungen, die man anfänglich in diese Therapie bei Risikopatienten setzte, nicht ganz erfüllt, doch ist sie noch immer in Anwendung. Gleichzeitig wurde in der Allgemeinen Poliklinik der Stadt Wien unter der Leitung von HASCHEK die Bekämpfung der Harninfektion vorangetrieben. Es ist HASCHEKS Arbeit zu verdanken, daß auf eine unnötige prophylaktische Behandlung verzichtet werden kann.

*Frage: Wozu dient ein Röntgendiffraktionsgerät?*

*Antwort:* Für eine erfolgreiche Nierensteinbehandlung ist eine exakte Harnsteinanalyse unabdingbar. Es gelang mir, durch eine großzügige Spende der Nationalbank ein Röntgendiffraktionsgerät für die Klinik zu bekommen. Die Analysen werden nicht nur für die eigene Klinik, sondern für die Wiener Urologischen Abteilungen und für jene in der Steiermark und im Burgenland durchgeführt.

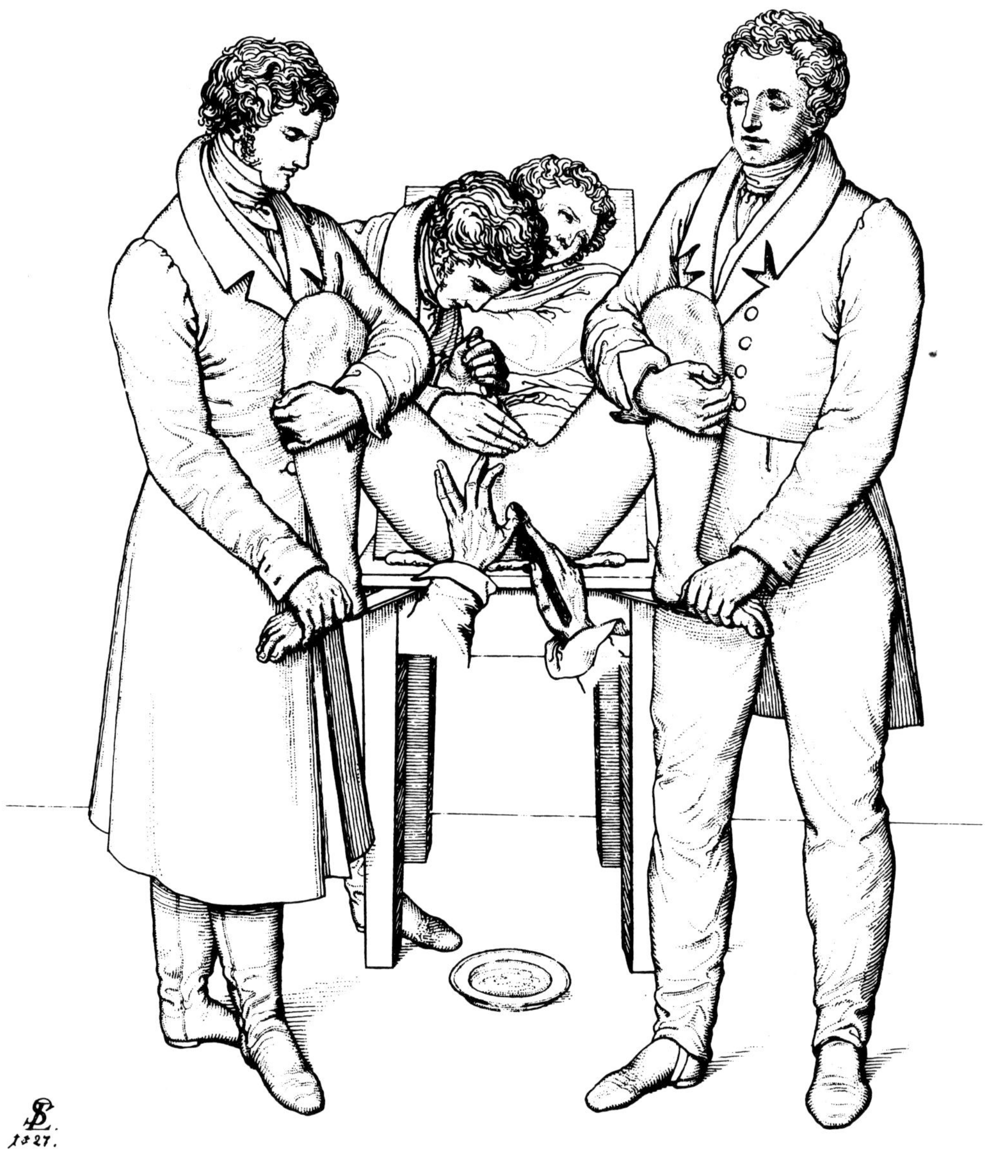

*Abbildung eines Steinschnittes (Sondierung und perineale Incision) aus V. von Kern, 1827.*

# VI. PSYCHIATRIE

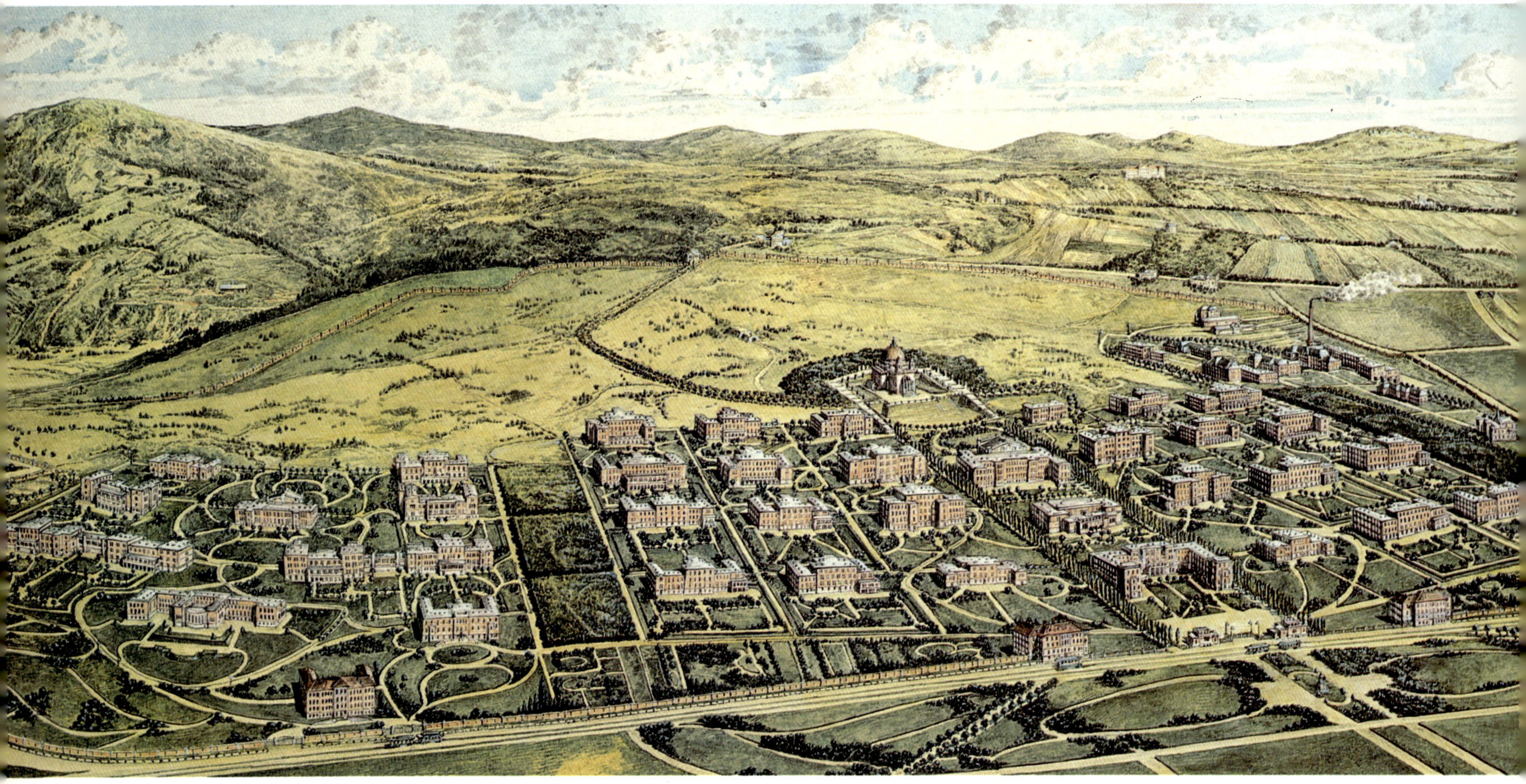

*Psychiatrisches Krankenhaus der Stadt Wien, Baumgartner Höhe*

# PSYCHIATRIE

Wenn ein Internist die Psychiatrie betrachtet, ist seine Beurteilung meist zwiespältig. Einerseits beneidet er den Psychiater um seine Beschäftigung mit dem wahren Inneren des Patienten, andererseits fühlt er sich mit seiner Befunddiagnostik dem Seelenarzt gewaltig überlegen. Die Einführung der Psychosomatik in die Innere Medizin und die Verwendung von Psychopharmaka in der Psychiatrie haben diese Differenzen zwar verwischt, aber doch nicht deutlich aufgehoben. Fast wie einem Laien kommt der psychiatrische Patient oft genug dem consiliariter ans Krankenbett gerufenen Internisten als recht normal vor und ebenso oft erscheinen dem Psychiater die vom Internisten erhobenen Befunde zu wenig wichtig. Doch ähnlich wie der Internist bemüht ist, den ganzen Menschen in seine Diagnostik miteinzubeziehen, versucht der moderne Psychiater, organische Ursachen für seelische Leiden zu finden. So nähern sich die Fächer einander immer weiter an. Demgegenüber steht die zunehmende Spezialisierung in beiden Fächergruppen.

In der Auseinandersetzung zwischen den psychiatrisch-neurologischen und den internen Fächern macht sich auch die Zwiespältigkeit der sogenannten Wiener Schule bemerkbar. Die philosophischen Richtungen sind das eine Extrem und die organisch-materialistischen das andere. Im Mittelpunkt steht allerdings immer wieder das „Primat der Klinik“, wie es DE HAËN postuliert hat. Damit steht der Patient im Krankenbett im Zentrum aller Überlegungen.

Die Psychiatrie beginnt in Wien mit der neuropathologischen Richtung, die Franz Joseph GALL mit seiner Zergliederungsmethode des Zentralnervensystems Ende des 18. Jahrhunderts begonnen hatte und die sich auf universitärem Boden mit MEYNERT etablierte und mit KRAFFT-EBING und OBERSTEINER fortsetzte. Selbst FREUD sah sich als Schüler des Physiologen BRÜCKE nicht nur als Psychotherapeut, sondern fühlte sich der neuropathologischen Schule zugehörig.

Neben dieser neuropathologischen Richtung wurde aber die sozialpsychiatrische Aufgabe der Psychiatrie nicht vernachläßigt. Welche Schule auch immer gerade in den Vordergrund getreten war, es fanden sich immer wieder aktive Vertreter der sozialhumanitären Richtung. Ludwig SCHLAGER (1828–1885), Moritz GAUSTER (1828–1896) zusammen mit dem aktiven Reformer Jaromir von MUNDY (1822–1894) bemühten sich um Voraussetzungen zur Hilfe für den einzelnen in Krankheit und Not geratenen Menschen, eine Fortsetzung der Bemühungen des großen Johann Peter FRANK. Wie weit diese Bemühungen auf Wiener Boden gingen, bezeugt der, wenn auch gescheiterte Versuch Hans HOFFS, Prostituierte an einer Station aufzunehmen und sie durch Psychotherapie zu resozialisieren.

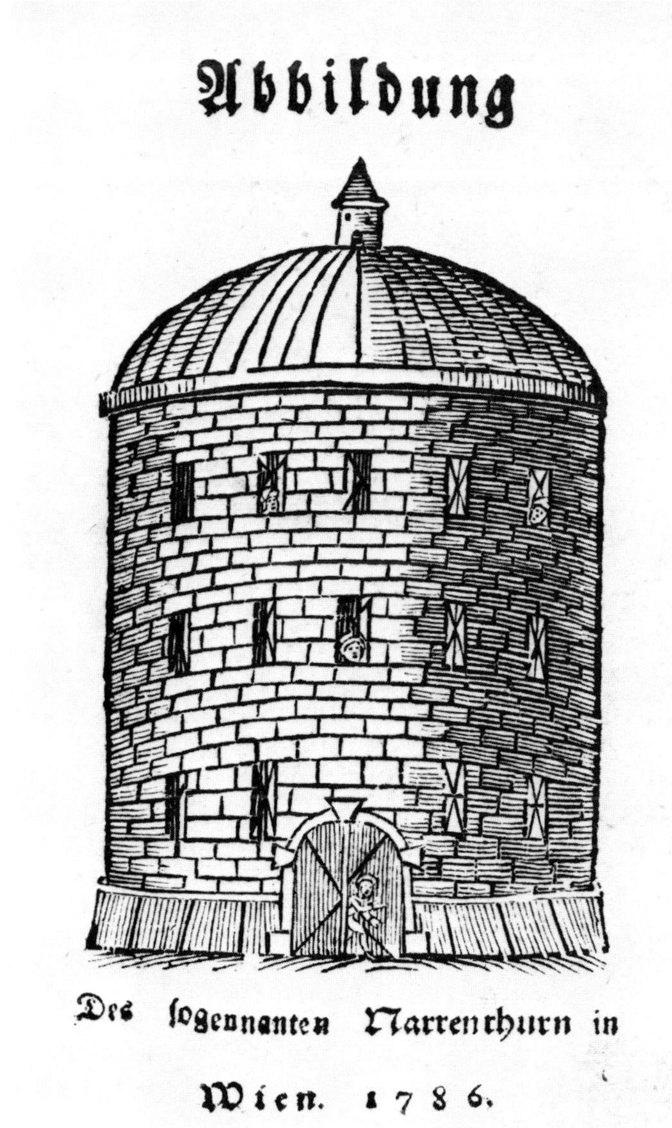


*Narrenturm im Bereich des Wiener Allgemeinen Krankenhauses. Titelkupfer zu: „Gründlicher Beweis, das es in Wien keine Narren giebt.“ (Wien 1786).*

Die Erste WIENER MEDIZINISCHE SCHULE, die sich von Herman BOERHAAVE (1668–1738), einem Anhänger der Lehre Thomas SYDENHAMS (1624–1689) ableitete, hatte wenig Verständnis für die Psychiatrie, obwohl er in seinen 1730 begonnenen Vorlesungen über Nervenkrankheiten in Leyden Manie und Melancholie voneinander abzugrenzen suchte. Weitere Anregungen gingen von Georg Ernst STAHL (1660–1734), Professor in Halle, später in Berlin, aus.

In Wien unter VAN SWIETEN war es Maximilian LOCHER († 1768), Arzt des Irrenhauses und Betreuer der Syphilitiker, der eine Einteilung der Geisteskranken versuchte. Sein Werk „Observationes practicae circa luem veneream, epilepsiam et maniam“, Wien 1762, enthält außer dem „Liquor mercurii Swietenii", dem Sublimat gegen die Lues, verschiedene Therapievorschläge gegen die „Deliria maniaca et melancholica": Antispasmodica, Moschus, Kampfer, Opium, Brechmittel und Aderlässe (KRONFELD, SCHÖNBAUER).

In die Periode der beginnenden Erkenntnis von psychischen und physischen Zusammenhängen fallen drei Lehren, die das wissenschaftliche Wien in Bewegung brachten: Die Schädellehre von Franz Joseph GALL (1758–1828), der „tierische Magnetismus" von Franz Anton MESMER (1734–1815) und die Lehre von Reiz und Erregbarkeit des John BROWN (1735–1788) aus Edinburgh. Der junge Graf METTERNICH soll eifriger Hörer der privaten Vorlesungen von GALL und der Vorlesungen von Johann Peter FRANK in Verteidigung der BROWNschen Lehre gewesen sein. Das schützte allerdings weder GALL noch FRANK vor der erbitterten Feindschaft der Gegenaufklärung, vertreten durch den Protomedikus, kaiserlichen Leibarzt und Nachfolger von VAN SWIETEN, Joseph Andreas STIFFT (1760–1836). Er verbot 1801 durch Kaiserdekret die Vorlesungen GALLS, der schließlich 1805 nach Paris übersiedelte. Er vertrieb den fortschrittlichen Johann Peter FRANK, der Wien 1804 nach Wilna verließ. Anton MESMER hatte sich bereits 1778 von Wien nach Paris zurückgezogen, um zahlreichen Anfeindungen zu entgehen. Obwohl GALL durch die von ihm entwickelten Zergliederungsmethoden die Gehirnforschung begründet hatte, nahm die Wiener Medizinische Fakultät davon keine Notiz.

Einer der leitenden Ärzte im Narrenturm, Bruno GOERGEN (1777–1842) gründete 1819 die erste private Irren-Heil-Anstalt, da er im Turm keine Möglichkeit einer psychisch-moralischen Behandlung sah, wie sie Philippe PINEL (1755–1826) vorgeschlagen hatte. PINEL war der erste, der 1793 in Paris die Geisteskranken von ihren Ketten befreite.

Der Beginn einer wissenschaftlichen Psychiatrie in Wien geht auf die beiden ersten Vertreter des Faches, Michael VISZANIK (1792–1872) und Ernst von FEUCHTERSLEBEN (1806–1849), die 1844 mit ihren Vorlesungen begannen, zurück. Beide waren Vertreter einer spekulativ-philosophischen Schule. VISZANIK reiste nach Deutschland, Frankreich und in die Schweiz, um dort zu lernen. Nicht zuletzt seinem Reisebericht war es zu danken, daß in Wien auf dem Bründlfeld 1853 die k. k. Irren-Heil- und -Pflegeanstalt, später das Heim der Psychiatrischen Klinik, gegründet wurde. Er befreite die Irren – 40 Jahre nach PINEL in Paris – von den Ketten. Seine Nachfolger waren Joseph Gottfried von RIEDL (1803–1870) und nach diesem Carl SPURZHEIM (1809–1872). „Das Versäumnis der ersten Jahrhunderthälfte war nachgeholt. Immer gewohnt, in klinischen Institutionen, in der Internen, der Geburtshilfe, Augenheilkunde, der Dermatologie und Pädiatrie die gebende zu sein, hier auf dem psychiatrischen Sektor war die Wiener Schule auch einmal die nehmende gewesen" (LESKY). FEUCHTERSLEBEN war ein Schüler und Anhänger der Lehre von Philipp Carl HARTMANN (1773–1830), eines strikten Gegners des BROWNianismus, ein Freund Christian Wilhelm HUFELANDS, dessen „Makrobiotik" HARTMANN in seiner „Glückseligkeitslehre für das physische Leben des Menschen" (1808) fortsetzte. HARTMANN wurde 1811 auf die Lehrkanzel für Allgemeine Pathologie, Therapie und Materia medica nach Wien berufen. FEUCHTERSLEBEN schrieb in Wien 1838 seine Schrift „Zur Diätetik der Seele" und schließt damit an Immanuel KANTS Schrift „Von der Macht des Gemüths, durch den bloßen Vorsatz, krankhafter Gefühle Meister zu sein" (LESKY).

Im Jahre 1845 war das Lehrbuch von Wilhelm GRIESINGER (1817–1868) „Pathologie und Therapie der psychischen Krankheiten" herausgekommen. Er war seit 1854 Professor der Inneren Medizin in Tübingen, später in Zürich und ab 1865 Professor der Psychiatrie und Neurologie in Berlin. Er formulierte: „Psychische Krankheiten sind Erkrankungen des Gehirns" und „Das Irresein ist nur ein Symptomenkomplex verschiedener anormaler Gehirnzustände" (ACKERKNECHT). Seine Ideen nahm Maximilian LEIDESDORF (1816–1889) auf. Er kann als Begründer des klinisch-psychiatrischen Universitätsunterrichtes in Österreich angesehen werden (LESKY). Joseph DIETL (1804–1878), der als Vertreter des therapeutischen Nihilismus der 2. Wiener Schule gilt, war ein Schüler SKODAS. Er schrieb eine „Anatomische Klinik der Gehirnkrankheiten" (Wien, 1846) und wurde damit zum Gegenspieler von FEUCHTERSLEBEN. LEIDESDORF hatte sich ganz der „deskriptiven Schule" nach dem Vorbild GRIESINGERS angeschlossen. Die wissenschaftliche „pathologisch-anatomische Schule" aber sollte erst durch den ROKITANSKY-Schüler Theodor MEYNERT (1833–1892) begründet werden. An der Irrenanstalt unter RIEDL wurde er Prosektor und 1870 an derselben Anstalt als ao. Professor für Psychiatrie Vorstand der neuerrichteten Psychiatrischen Klinik. 1873 wurde er Ordinarius und übernahm schon 1875 eine zweite Psychiatrische Klinik im Allgemeinen Krankenhaus, während LEIDESDORF seine Stelle an der Landesirrenanstalt übernahm.

Bereits 1846 hatte die Neuropathologie unter Ludwig TÜRCK (1810–1868) eine eigene Abteilung erhalten. Sie wurde nach seinem Tode 1868 wieder aufgelassen.

Ludwig TÜRCK gelang die Gründung einer Neurologen-Schule nicht. Es blieb Heinrich OBERSTEINER (1847–1922) vorbehalten, 1882 nach bescheidenen Anfängen ein Neurologisches Institut zu begründen. Er konnte dieses samt seiner ihm gehörenden Bibliothek und Sammlung 1919 an seinen Schüler und Nachfolger Otto MARBURG (1874–1948) übergeben.

Julius WAGNER VON JAUREGG (1857–1940) leitete von 1893–1902 die erste Lehrkanzel für Psychiatrie und

von 1902–1928 die zweite. Otto PÖTZL (1877–1962) übernahm 1928 die Psychiatrische Klinik. PÖTZLS Nachfolger war Otto KAUDERS (1893–1949) und dessen Nachfolger Hans HOFF (1897–1969).
Am Neurologischen Institut folgte auf MARBURG Oskar GAGEL (1899–1978). Hans HOFF übernahm 1950 auch dieses Institut, seit 1959 wird es von Franz SEITELBERGER (geb. 1916) geführt.
Nach dem Tod von HOFF wurde Ernst Peter BERNER (geb. 1924) Vorstand der Psychiatrischen Universitätsklinik, Herbert REISNER (1912–1982) Vorstand der Neurologischen Universitätsklinik, Walter SPIEL (geb. 1920) Vorstand der Universitätsklinik für Neuropsychiatrie des Kindes- und Jugendalters. Hans STROTZKA (geb. 1917) erhielt ein Institut für Tiefenpsychologie und Psychotherapie. Erwin RINGEL (geb. 1921) ein Institut für Medizinische Psychologie. Daneben entstanden noch Institute für Neuropharmakologie unter Christoph STUMPF (geb. 1924) und für Neurophysiologie unter Hellmuth PETSCHE (geb. 1923).

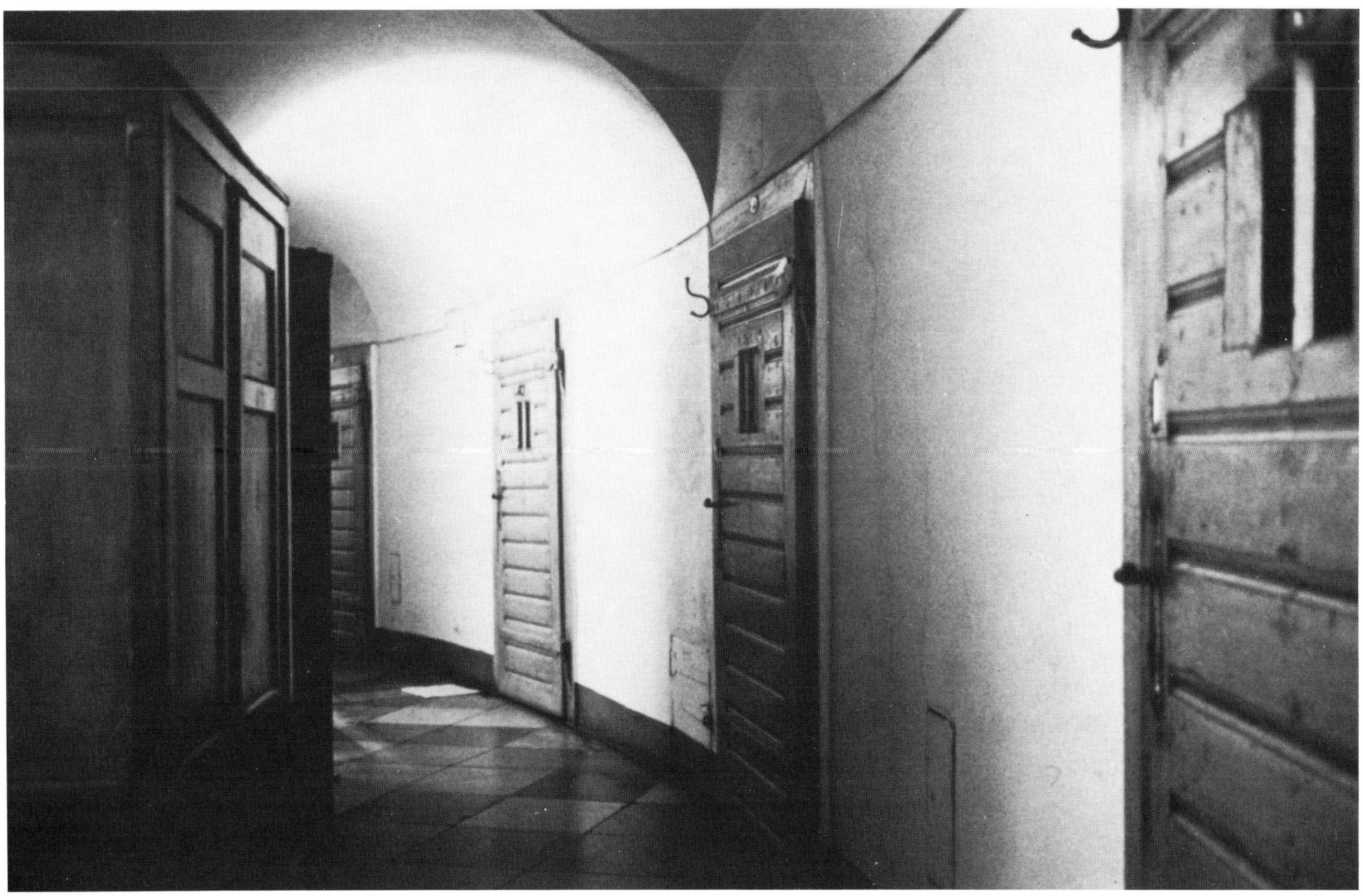

*Gang im „Narrenturm“ des Allgemeinen Krankenhauses in Wien mit den Türen zu den Krankenzimmern (Zellen).*

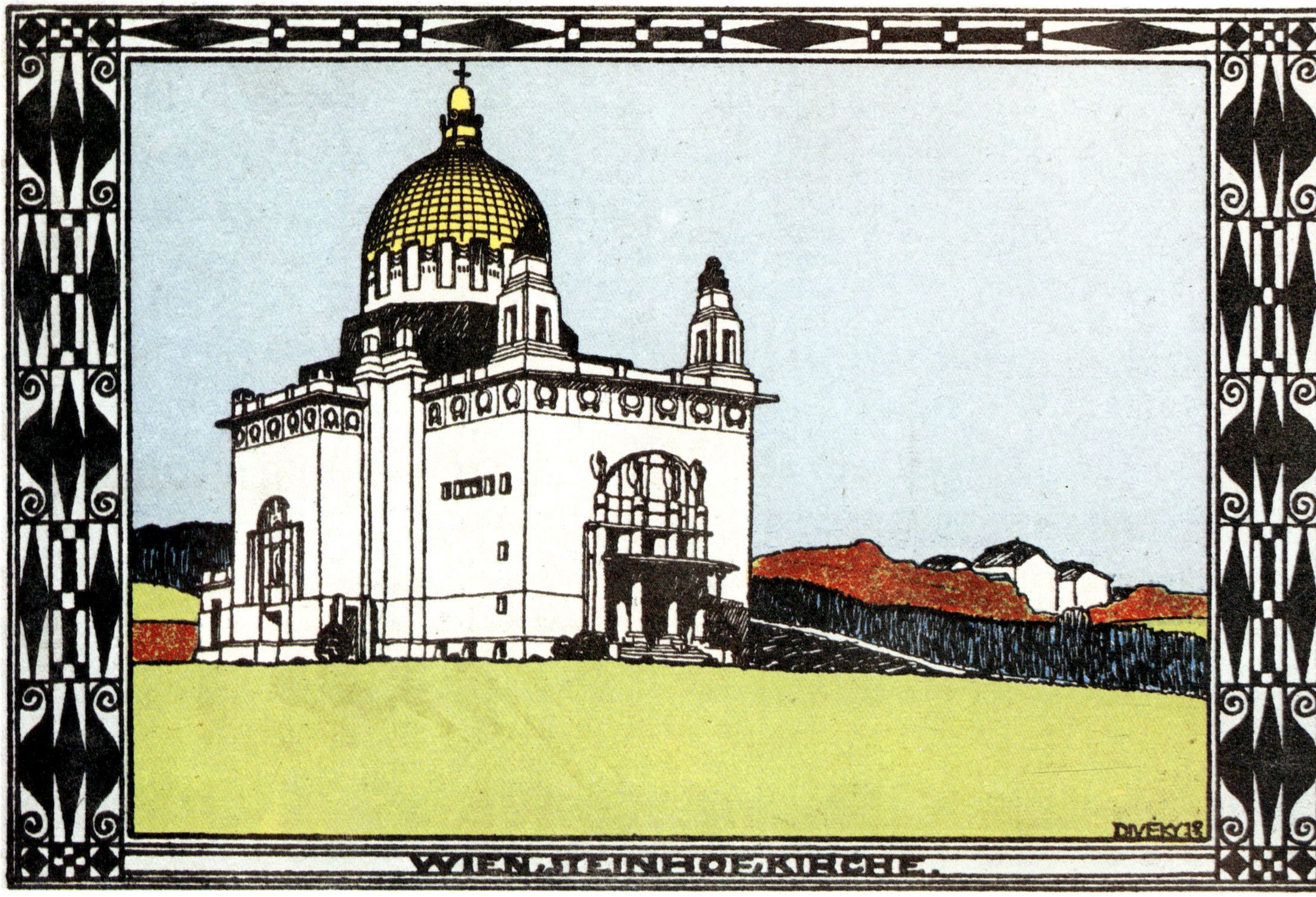


*Kirche am Steinhof, Divecky, Wiener Werkstätte*

Prof. Dr. Ernst Peter Berner

Vorstand der Psychiatrischen Universitätsklinik Wien

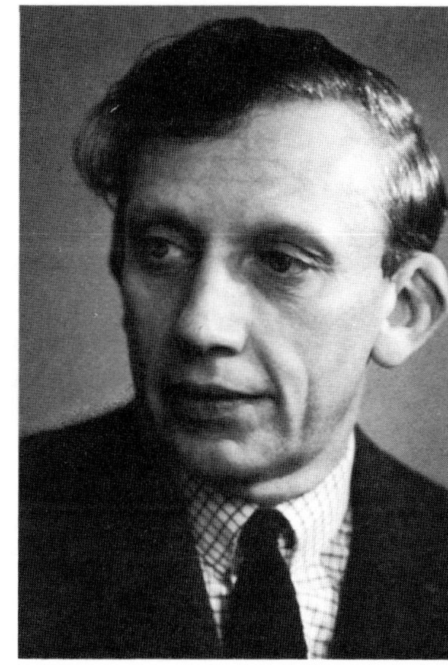

geboren am 15. November 1924 in Karlsbad, Medizinstudium an der Universität Wien, Promotion zum Dr. med. univ. 1951. 1951 Eintritt in die Psychiatrisch-Neurologische Univ. Klinik Wien, 1959 Ernennung zum Oberarzt, Nov. 1960 – Juni 1962 Mental Health Adviser beim UN-High Commissioner für Flüchtlinge in Genf, in der Folgezeit Missionen in Europa und Südamerika bis 1967. Habilitation am 24. Juni 1966 mit der Monographie „Das paranoische Syndrom". November 1966 bis Oktober 1967 Gastprofessor an der Universität Lausanne. Ab August 1969 supplierender Leiter der Psychiatrisch-Neurologischen Univ. Klinik, 21. Juli 1971 Ernennung zum o. Professor und zum Vorstand der Psychiatrischen Universitätsklinik Wien.
Seit 1971 Korr. Mitglied der Ges. deutscher Nervenärzte und Psychiater, ab 1. Juni 1978 General Secretary of the World Psychiatric Association, seit 1967 ordentliches Mitglied der AMP, seit 1975 Korr. Mitglied der American Psychiatric Association.

# Paranoia ist keine Krankheit

Interview am 3. 2. 1981

*Frage: Geht man zu den Ursprüngen der WIENER MEDIZINISCHEN SCHULE auf dem Gebiet der Psychiatrie zurück, stößt man zunächst auf zwei gegensätzliche Richtungen. Worin bestanden die Unterschiede zwischen diesen beiden Forschungsrichtungen?*

*Antwort:* Einerseits handelt es sich um einen naturphilosophischen und andererseits um einen anatomisch-biologischen Ansatz. Die von HARTMANN begründete naturphilosophische Schule hatte ihren Gegenspieler in FRANK, der von einer rein naturwissenschaftlichen Grundlage ausging. HARTMANN war also der Ahne der ersteren, FRANK derjenige der letzten.
HARTMANNS namhaftester Schüler und hervorragendster Vertreter der naturphilosphischen Richtung war von FEUCHTERSLEBEN, der HARTMANNS Überlegungen, der Mensch sei eine psycho-physische Einheit, weiter ausbaute. Von FEUCHTERSLEBEN schrieb der Seele besondere Macht zu und vertrat die Ansicht, daß einer Erkrankung des Körpers durch entsprechende psychische Anstrengungen vorgebeugt werden könne. Diese Theorien legte er in seinem berühmt gewordenen Buch „Diätetik der Seele" dar. Seine Gedankengänge waren nach dem Ende des 2. Weltkrieges sicherlich noch maßgeblich an der Gründung der Österreichischen Gesellschaft für Psychohygiene beteiligt. Von FEUCHTERSLEBEN ist zweifelsohne ein Vorläufer der psychosomatischen Medizin und ein echter Vertreter der philosophisch-optimistischen Tradition gewesen, die allerdings nach seinem Ableben weitgehend in Vergessenheit geriet, bis sie am Beginn des 20. Jahrhunderts von der Psychoanalyse und ihren Kindern erneut aufgegriffen wurde.

*Frage: Haben die naturphilosophischen Ideen bei der Behandlung geistig Erkrankter eine Rolle gespielt?*

*Antwort:* Sie wurden Arbeitsgrundlage der Anstaltsdirektoren der damaligen Zeit, die sich sehr um Verbesserungen der rechtlichen Grundlagen für die Behandlung und die Rehabilitation ihrer Patienten bemühten. PINEL wird die Abschaffung der Ketten zugeschrieben, mit welchen die Patienten früher beschränkt wurden. Einer der wichtigsten Vertreter dieser humanitären Richtung war VISZANIK, der erste Fachdozent für Psychiatrie, der 1839 330 Pfund Ketten vernichten ließ und versuchte, eine Besserung im Zustand seiner Patienten durch psychologische Behandlungsformen zu erreichen. Von GEORGEN wurde damals das erste psychiatrische Privatkrankenhaus gegründet, in dem man sich durchaus fortschrittlicher Methoden – unter anderem der Beschäftigungstherapie – bediente. Um die verbesserten, humaneren Bedingungen auch unbemittelten Patienten zugänglich zu machen, wurde 1853 eine Klinik mit 700 Betten errichtet, in der die „Behandlung ohne Zwangsmaßnahmen" durchgeführt werden sollte. Aus dieser Klinik wurde 1902 die Universitätsklinik, während ein neues psychiatrisches Krankenhaus auf dem Steinhof eröffnet wurde. Diese Entwicklung ist zweifellos ein Erfolg der philosophischen Richtung, vertreten durch HARTMANN, von FEUCHTERSLEBEN und die Krankenhausdirektoren.

*Frage: In welche Richtung hat sich die zweite Schule entwickelt?*

*Antwort:* Unter dem Einfluß von ROKITANSKY betrieb die zweite Schule pathologisch-anatomische und physiologische Gehirnforschung. Der Vater dieser Richtung, Franz Josef GALL, meinte, charakterliche Eigenschaften vom Schädelbau ableiten zu können, woraus sich seine recht spekulative „Phrenologie" entwickelte. Aber GALL spekulierte nicht nur, sondern erarbeitete auch exakte Methoden, die weiße und die graue Hirnsubstanz zu trennen. Auch gelang es ihm, gewisse Sprachzentren zu lokalisieren, was später durch BROCA wissenschaftlich untermauert wurde. Diese anatomische Schule, deren erster offizieller Repräsentant DIETL war, die Universitätsschule also, stand im Gegensatz zu FEUCHTERSLEBEN und postulierte, daß psychische Störungen nur dann auftreten, wenn das Gehirn mechanisch oder chemisch geschädigt ist. DIETL nannte seine Lehre die „objektive", im Gegensatz zu der von FEUCHTERSLEBEN betriebenen „spekulativen". Freilich stellte sich später heraus, daß auch DIETLS Erkenntnisse bis zu einem gewissen Grad spekulative waren, ein Trend übrigens, der die Wiener Psychiatrie durch viele Generationen kennzeichnete.

*Frage: Welche der Schulen blieb richtungweisend für die Entwicklung der heutigen Psychiatrie?*

*Antwort:* Abgesehen von den wichtigen Anstößen, welche die naturphilosophische Richtung der Sozialpsychiatrie und Psychohygiene gab, war vor allem die anatomische Schule für die moderne Psychiatrie bedeutungsvoll. Der deutsche Psychiater Hermann GRIESINGER, ebenfalls ein organischer Forscher, baute diese anatomische Richtung aus. Allerdings kam unter seinem Einfluß ein ganz neuer Aspekt in der Wiener Schule zum Tragen, nämlich die klinische Beobachtung und Beschreibung – also eine aus dem internen Bereich stammende Methode, um an die Ursachen der Erkrankung heranzukommen. Unter GRIESINGER kam es zu der Spaltung der „objektiven" wissenschaftlichen Richtung in eine deskriptive und eine pathologisch-anatomische Schule, wobei sich die letztere, gestützt auf ROKITANSKY, besonders den Lokalisationsproblemen widmete. Hervorragendster Vertreter der pathologisch-anatomischen Schule war MEYNERT. Er beschäftigte sich zunächst mit der Anatomie, dann mit der Pathologie, wurde nach 3 weiteren Studienjahren 1873 ordentlicher Professor für Psychiatrie und versuchte, die Psychiatrie auf eine moderne Grundlage zu stellen. Als ausgezeichneter Neurologe wurde er zum Vater der Cytoarchitektonik (Zellarchitektonik) des Gehirns und machte auf diesem Gebiet ganz erhebliche Entdekkungen, die von seinem hervorragenden Schüler von ECONOMO auf das Niveau der Weltberühmtheit gehoben wurden. Seine wesentlichste Hypothese war, daß im normalen Zusammenwirken zwischen Hirnrinde und Hirnstamm eine wichtige Grundlage für ein gesundes Seelenleben und in Störungen dieser Wechselbeziehungen Ursachen für Erkrankungen anzunehmen sind. Er entdeckte die Projektions- und Assoziationsfasern im Gehirn und stellte die These auf, „je mehr Assoziationsfasern vorhanden, desto mehr Fortschritte sind in der Humanisierung der species Mensch zu erwarten", eine Theorie, die noch heute ihre Bedeutung hat.
Gegen manche spekulativen Ausweitungen des naturwissenschaftlich ausgerichteten Anschauungen MEYNERTS erhob allerdings der deutsche Psychiater KRAEPELIN den Einwand, daß viele dieser Annahmen zwar geniale, aber wissenschaftlich durch nichts bewiesene Thesen seien.

*Frage: Kam es zu diesem Zeitpunkt nicht zu einer Art Doktorenaufstand?*

*Antwort:* Das ist vielleicht eine zu harte Beschreibung. Richtig aber ist, daß sich MEYNERT neben seinen wissenschaftlichen Forschungsarbeiten wenig Zeit für Obsorge und Behandlung der Patienten nahm und die Spitalsärzte sich von der Universität im Stich gelassen fühlten. Der mächtige ROKITANSKY beendete den Konflikt, in dem er eine zweite Psychiatrische Klinik gründete, zu deren Vorstand er MEYNERT machte, während dessen bisherige Klinik von LEIDESDORF übernommen wurde. Dieser führte eine solide klinische Arbeit ein, gründete die „Wiener Gesellschaft für Psychiatrie und Forensische Medizin" und ließ nichts unversucht, die pathologisch-anatomische Richtung MEYNERTS und seinen eigenen, mehr psychologischen Ansatz zu vereinen, was in seinem Buch „Pathologie und Therapie der Geisteskrankheiten" deutlich zum Ausdruck kommt. Diese Bemühungen setzte in hervorragender Weise KRAFFT-EBING fort. Er vertrat die Meinung, daß in der Psychiatrie nicht alles zu erklären sei, sondern vieles eben nur beschrieben werden könne. Die Pathologie und Histologie verwendete KRAFFT-EBING als Hilfswissenschaft im Dienste der klinischen Psychiatrie, deren wichtigstes Ziel die Behandlung der Patienten sein sollte.

*Frage: Gab es da nicht arge Konflikte mit MEYNERT?*

*Antwort:* Die Differenzen mit MEYNERT bestanden darin, daß sich dieser nur für Phänomene interessierte, die er erklären konnte und sich dabei vieler Hypothesen bediente, die nicht immer standhielten. Überdies war er nur gering an der medizinischen Versorgung interessiert und nahezu ausschließlich auf Forschung ausgerichtet. KRAFFT-EBING hingegen vertrat die Ansicht, daß in der Psychiatrie zunächst unerklärbare Phänomene hingenommen werden müßten. Auch meinte er, daß psychische Störungen Hirnkrankheiten seien, die pathologisch-anatomisch nicht immer erklärbar, sondern einfach „klinisch zu beschreiben" seien. Er hinterließ zahlreiche hervorragende Beschreibungen von Phänomenen, so etwa diejenige der „Dämmerzustände", die er als erster begrifflich faßte. Akuten organischen Erkrankungen mit den für sie typischen Symptomen (Fieberdelirien) gehörte sein Interesse ebenso wie der französischen Degenerationstheorie im Zusammenhang mit dem Sexualverhalten. So ist ihm das erste umfassende Standardwerk „Psychopathia sexualis" zu verdanken, das noch heute eine aufschlußreiche Grundlagenarbeit darstellt. Ein anderer Interessenschwerpunkt KRAFFT-EBINGS war das Generationsproblem und die sich daraus ergebenden Konfliktsituationen. Die Ergebnisse dieser Beschäftigung mit der Forensischen Psychiatrie fanden ihren Niederschlag in dem Werk über die rechtliche Situation, Unterbringung und Behandlung psychisch kranker Rechtsbrecher, das das erste „Lehrbuch der Forensischen Psychiatrie" war.

*Frage: Sie sagten, daß Sie sich KRAFFT-EBING besonders verbunden fühlen. Worin besteht der Zusammenhang zwischen KRAFFT-EBING und Ihnen?*

*Antwort:* Ich habe mich seiner Lehrrichtung angeschlossen, die die eines realistischen Klinikers und nicht eines reinen Theoretikers oder reinen Idealisten ist.

*Frage: Wer trug das geistige Eigentum, die geistigen Erkenntnisse KRAFFT-EBINGS weiter?*

*Antwort:* Der berühmteste Schüler von KRAFFT-EBING, der übrigens auch einer von LEIDESDORF war, ist wohl WAGNER-JAUREGG, der wie Sigmund FREUD Weltruf erlangte. WAGNER-JAUREGG begann seine Ausbildung im Institut für Allgemeine und Experimentelle Pathologie unter STRICKER und wollte eigentlich Internist werden. Weil aber in dieser Fachrichtung keine freie Stelle vorhanden war, nahm er eine solche bei LEIDESDORF an. Sein Interesse an der Internen Medizin aber findet sich in allen Denkansätzen wieder, mit welchen er an psychiatrische Probleme heranging, und die ihm schließlich den Nobelpreis brachten. Mit seinem Schüler PÖTZL möchte ich die Bedeutung von WAGNER-JAUREGG für die Psychiatrie so umreißen: „Die Psychiatrie schuldet MEYNERT den Brückenschlag zwischen Physiologie und Hirnpathologie. WAGNER-JAUREGG hat den Brückenschlag zwischen der Physiologie und der Pathologie des gesamten Körpers getan. Er war der erste, der internistisches Gedankengut in die Psychiatrie eingebracht hat."

*Frage: Worin bestand dieses internistische Gedankengut?*

*Antwort:* Er beschäftigte sich sehr eingehend mit dem Kretinismus und spürte die Zusammenhänge zwischen diesem und Schilddrüsenfunktionsstörungen auf. Seinen internistischen Überlegungen verdankt die Welt, daß es heutzutage sehr viel weniger Kropfkranke gibt, weil nämlich WAGNER-JAUREGG die Jodprophylaxe (jodiertes Salz) als Vorbeugungsmaßnahme einführte. Auch die Erkenntnisse, die ihm den Nobelpreis brachten, basieren auf internistischen Beobachtungen. Es gab zu dieser Zeit zahlreiche Patienten, die an einer progressiven Paralyse (4. Stadium, in der das Nervensystem betroffen wird) litten. Zur Zeit der Beobachtungen herrschte auf der Klinik eine Rotlaufepidemie. WAGNER-JAUREGG fiel auf, daß die Paralytiker, nachdem sie von einer Rotlaufinfektion wieder genesen waren, deutliche Besserungen in ihrer Primärerkrankung aufwiesen. Das brachte ihn auf den Gedanken, den Zustand von Paralysepatienten mit hohen Fieberstößen zu beeinflussen. Die entscheidende Idee aber war, das Blut malariakranker Patienten bei den Paralytikern als Infektionsträger zu verwenden, weil die Malaria eine in Attacken ablaufende, medikamentös einfach heilbare fieberhafte Erkrankung ist. Tatsächlich erzielte er nach 6–8 solcher induzierten Malariafieberanfälle, die dann durch Chinin unterbrochen wurden, hervorragende Heilungsergebnisse bei der Paralyse. Mit dieser Methode heilte WAGNER-JAUREGG nicht nur bis zu diesem Zeitpunkt unheilbar Kranke, sondern er entzog auch dem bis dahin in der Psychiatrie vorherrschenden therapeutischen Nihilismus den Boden. Der Nobelpreisträger WAGNER-JAUREGG ist mit seinen Forschungsarbeiten zu einem ersten großen Vorläufer der biologischen Psychiatrie geworden.

*Frage: Was versteht man unter biologischer Psychiatrie?*

*Antwort:* Die biologische Psychiatrie trägt den organischen Grundlagen psychischer Störungen Rechnung. Sie vertritt dementsprechend auch die Ansicht, daß man psychiatrische Erkrankungen nicht nur durch Psychotherapie, sondern auch durch Behandlungen beeinflussen kann, die über den Körper wirksam werden. Dazu gehören Behandlungen wie die Anwendung von Psychopharmaka oder die Elektroschockmethode. Psychotherapie allein erweist sich nur bei den rein psychogenen Störungen als wirksam. Das sind Formen von Fehlverhalten, die durch Erlebnisse entstehen. Dazu zählen Neurosen, Psychopathien und gewisse Formen des Wahns.

*Frage: Hat sich nicht WAGNER-JAUREGG auch mit den Voraussetzungen beschäftigt, unter welchen ein psychisch Kranker angehalten werden darf?*

*Antwort:* WAGNER-JAUREGG hat eine Einweisungsordnung geschaffen, die meiner Meinung auch heute noch als vorbildlich zu bezeichnen ist. Sie geht auf ein Ereignis zurück, von dem WAGNER-JAUREGG sehr beeindruckt war. Ein bekannter Volksschauspieler wurde in die Psychiatrie eingeliefert, weil ihn seine Frau für verrückt und für sich selbst als gefährdend bezeichnete. Dem Kaiser wurde dann von Freunden des Angehaltenen berichtet, daß WAGNER-JAUREGG ihn zu Unrecht in der Anstalt festhalte. Der war von diesem Vorwurf so erschüttert, daß er an die Formulierung von Schutzbestimmungen für die Patienten schritt: Der einweisende Arzt sollte ein Polizeiarzt sein. Die Rechtfertigung der Anhaltung sollte dann von einer Gerichtskommission überprüft werden, der ein anstaltsfremder Psychiater als Gutachter angehört. Dieses System sieht also wesentliche Absicherungen für den Patienten vor.

*Frage: Wie kann ein Amtsarzt, der so gut wie niemals ausgebildeter Psychiater ist, darüber entscheiden, ob ein ihm völlig unbekannter Mensch für sich selbst oder andere gefährdend ist? Woher bezieht ein solcher Amtsarzt die fachliche Qualifikation für eine so schwerwiegende Entscheidung?*

*Antwort:* Amtsärzte müssen eine besondere psychiatrische Ausbildung im Rahmen ihres Lehrganges durchmachen.

*Frage: Was halten Sie von den in Aussicht gestellten neuen Unterbringungsvorschriften in geschlossenen psychiatrischen Anstalten?*

*Antwort:* Zunächst muß man die angekündigte „Rechtsfürsorge für Kranke“ in geschlossenen Bereichen von Krankenanstalten im Zusammenhang mit dem Sachwaltergesetz sehen. Dieses Gesetz sieht Absicherungen und Einengungen der Entmündigung vor, nämlich daß ein psychisch Kranker durch seine Entmündigung nicht in den Status eines etwa 7jährigen Kindes hineingezwängt wird; besonders aber soll Entmündigung nicht wie bisher das Anhalteverfahren überflüssig machen. Anstelle des bisherigen Kurators tritt ein Sachwalter, der sich um den Kranken und seine persönlichen Verhältnisse kümmert. Mit seiner Hilfe wird eine wesentlich differenziertere, also humanere Entmündigung möglich sein. Mit den anderen Gesetzesänderungen zur Einweisung will man dem psychisch Kranken gleichfalls eine differenziertere Beurteilung sichern. Soweit mir bekannt, soll nach dem Entwurf dieses Gesetzes der Einweisungsmodus erschwert werden. Es müssen alle Alternativen zur Unterbringung, insbesondere ambulante Möglichkeiten z. B. im Rahmen sozialmedizinischer Dienste überprüft werden. Der Amtsarzt soll nicht mehr einweisen, sondern den Patienten lediglich der psychiatrischen Abteilung vorstellen. Dort sollen dann zwei Ärzte über die Notwendigkeit der Aufnahme entscheiden. Es soll auch verhindert werden, daß die Sicherheitsbehörden über jeden Patienten Aufzeichnungen führen, was sicher nicht im Sinne der Kranken selbst ist. Die endgültige Entscheidung über Anhaltung und darüber, wo der Patient anzuhalten ist, soll der Universitätsklinik für Psychiatrie vorbehalten sein. Durch die ersatzlose Streichung des § 49/2 des Krankenanstaltengesetzes wird überdies sichergestellt, daß bei Einweisungen aus öffentlichen Krankenhäusern ein Facharzt für Psychiatrie und Neurologie die „Vorstellung in der Klinik“ zu begründen hat. Damit soll erreicht werden, daß nicht irgendein Krankenhaus einen ihm schwierig erscheinenden Patienten – etwa die Großmutter, die ihre Kaffeetasse in einer kurzdauernden Verwirrtheit versehentlich umgeworfen hat – als geisteskrank und gefährlich in die Psychiatrie abgibt.

*Frage: Was wird künftighin mit Personen geschehen, die gegen ihren Willen eingewiesen werden? Man könnte ja in diesem Zusammenhang an die böse Nachbarin oder einen Mann denken, der sich seiner ungeliebten Frau auf diese Weise zu entledigen versucht und behauptet, der andere sei verrückt.*

*Antwort:* Die neuen Bestimmungen sehen vor, daß gegen eigenen Willen angehaltene Personen innerhalb von 4 Tagen nach der Einlieferung einer Gerichtskommission vorgestellt werden müssen. Diese Bestimmung wird verhindern, daß es zu den in der Öffentlichkeit kritisierten „Laufbandbegutachtungen“ kommt. Es werden durch die strengeren Einweisungs- und Aufnahmebedingungen Anhaltungen gegen den Willen des Patienten seltener sein. Die Gerichtskommission hat sofort zu entscheiden, ob der Patient überhaupt im Krankenhaus und wenn ja, ob er in einer offenen oder geschlossenen Abteilung zu bleiben hat.

*Frage: Die sensibilisierte Öffentlichkeitsmeinung scheint also zu ziemlich umgreifenden Veränderungen zu führen?*

*Antwort:* Daß eine Zeit der Reformen gekommen ist, soll gar nicht bestritten werden. Was aber offenbar Sie und die plötzlich laut gewordene Öffentlichkeit nicht wissen, ist der Umstand, daß sich die Psychiater bereits im Jahre 1972 und 1974 im Rahmen von Enqueten sehr ernsthafte Gedanken um ein neues Anhalterecht gemacht haben. Das heißt, wir beschäftigen uns seit 10 Jahren mit diesen Fragen und jetzt, da unser Zug sozusagen die Station verlassen hat, sind auf diesen fahrenden Zug Selbsthilfegruppen oder ähnliche Organisationen aufgesprungen.

*Frage: Was halten Sie und Ihre Kollegen von dieser neuen Situation?*

*Antwort:* Ich verstehe auf der einen Seite die Anliegen und die sich entwickelnden Reformen. Die leider sehr fühlbare Bewegung Antipsychiatrie, die von BASAGLIA ausgegangen ist, bringt aber für den Patienten viele Nachteile, deren man sich heute noch gar nicht bewußt ist. Die heftigen Agitationen haben die Patienten und ihre Angehörigen verunsichert und mißtrauisch gemacht. Die dadurch entstandene Kluft schadet dem Patienten, der ja ärztliche Hilfe braucht, und erschwert die ärztliche Arbeit.

*Frage: Lassen Sie uns noch einmal zum Erfinder der Einweisungsordnung zurückgehen. Kann man sagen, daß WAGNER-JAUREGG eine Schule im Sinne der WIENER MEDIZINISCHEN SCHULE zurückgelassen hat?*

*Antwort:* Er hat eine Reihe von bedeutungsvollen Schülern zurückgelassen, wie DATTNER, den Erfinder der DATTNER-Nadel zur verbesserten Abnahme der Liquorflüssigkeit. KAUDERS und PILCZ bauten seine Malariamethode weiter aus; STRANSKY, der ebenfalls ein biologischer Psychiater war, erweiterte wesentlich die Kenntnisse über die Schizophrenie und das manisch-depressive Krankheitsgeschehen; PÖTZL war Neurologe und Hirnforscher mit weit über die Landesgrenzen hinausgehenden Bekanntheitsgrad. Nicht zuletzt ist SAKEL zu erwähnen, der 1933 die Wirkung des Insulinschocks auf schizophrene Patienten entdeckte. Diese Entdeckung – die ihn übrigens in die Nähe einer Nobelpreiszuerkennung rückte – machte SAKEL durch einen Zufall: Irrtümlich erhielt ein schizophrenie-kranker Patient eine Insulininjektion, auf die er in ein Insulinkoma verfiel. Nachdem man ihn aus dem Koma zurückgeholt hatte, zeigte sich, daß sich seine Schizophrenie erheblich gebessert hatte. Diese erste Form einer Schockbehandlung, die von Wien über die ganze Welt ging, verlor ihre Bedeutung durch den späteren Einsatz des Elektroschocks, der für den Patienten wesentlich schonender verläuft.

*Frage: Wie standen WAGNER-JAUREGG, KAUDERS und STRANSKY zur Lehrmeinung ihres Zeitgenossen FREUD?*

*Antwort:* Sie standen ihr sehr skeptisch gegenüber.

*Frage: Ich höre aus dieser Definition den Gelehrtenstreit, der offenbar bis heute noch nicht zu einem Ende gekommen ist?*

*Antwort:* Niemand wird die Genialität und Bedeutung FREUDS abstreiten wollen. Er wird meiner Meinung

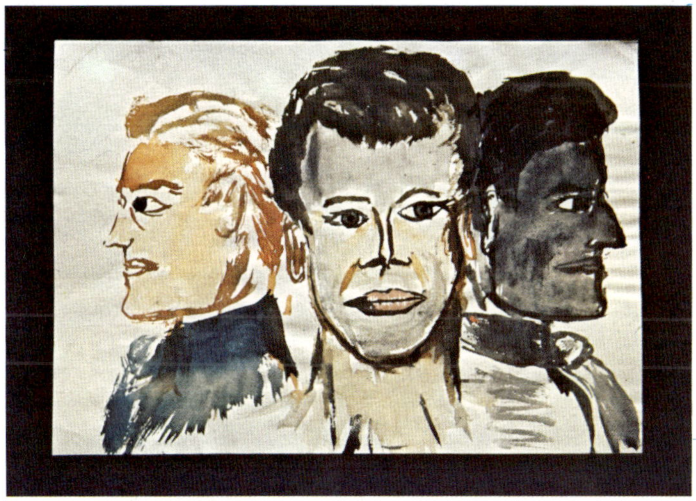

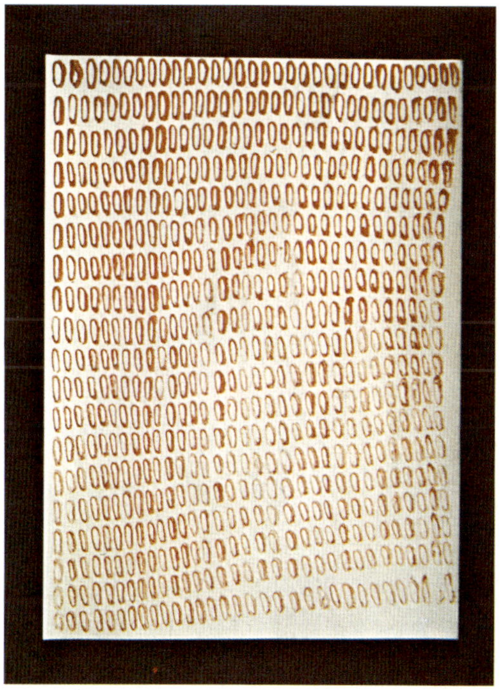

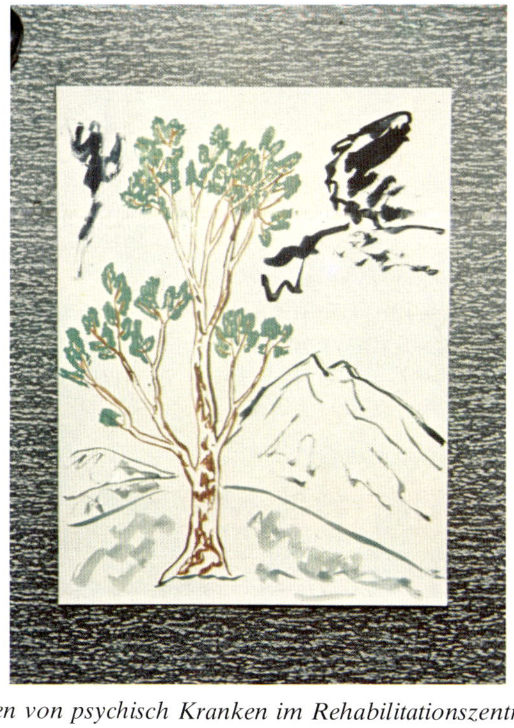

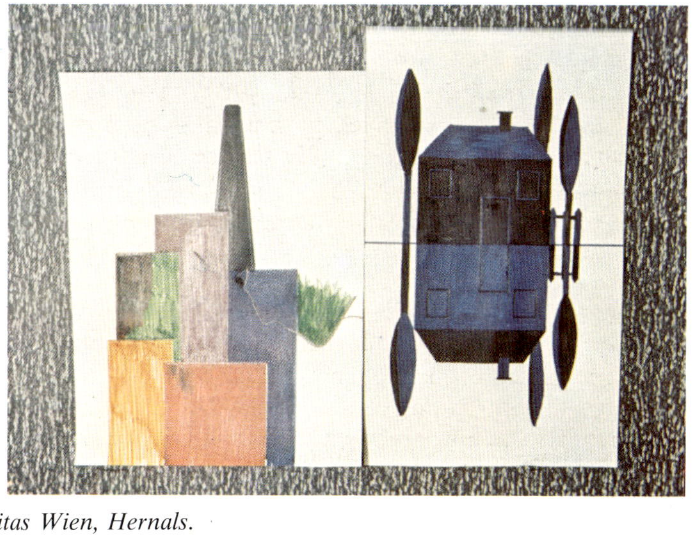

*Malereien von psychisch Kranken im Rehabilitationszentrum der Caritas Wien, Hernals.*

nach in 100 Jahren – so wie etwa Franz GALL heute – nicht mehr als eine historische Figur sein. Sein nicht anzweifelbares Verdienst liegt in der stärkeren Bewußtseinsmachung des Einflusses, den unser Triebleben auf unser Gesamtverhalten hat. FREUD war ein Schüler des Gehirnanatomen MEYNERT, wodurch er mit dem Schichtenaufbau des Zentralnervensystems vertraut wurde, der in der von ihm vorgenommenen Gliederung der Psyche in „Es, Ich und Über-Ich" seinen Niederschlag findet. Von seinem ersten Lehrer BRÜCKE zum Neurophysiologen ausgebildet, von MEYNERT mit den Gehirnlokalisationen vertraut gemacht, hielt er ab 1885 Vorlesungen über Neuropathologie. In seiner Ausbildungszeit entdeckte er übrigens auch den anästhetischen Effekt des Kokains. In Paris, wo er mit Hilfe eines Stipendiums ein Jahr studieren konnte, hatte er seine entscheidende Begegnung mit CHARCOT, der ihn mit den Problemen der Hysterie und Hypnose bekanntmachte. FREUD nahm vermutlich als Beobachter an Selbstversuchen teil, die CHARCOTS Assistenten mit Mescalin unternahmen. Hiebei wurde er erneut im Drogenrausch mit den sexuellen Erlebnissen konfrontiert, die mit dazu beigetragen haben mögen, daß der Sexualität in seinem System eine so große Bedeutung beigemessen wird. Noch nach seiner Rückkehr beschäftigte er sich mit neurologischen Problemen und schrieb wichtige Arbeiten über die Halbseitenlähmung und Probleme der Aphasie (Sprachstörungen). Bei seiner Beschäftigung mit den Sprachstörungen fand FREUD heraus, daß diese hauptsächlich dann auftreten, wenn die Aussagen emotionell besetzt sind. Er führte also die psychodynamische Betrachtungsweise – im Gegensatz zu der bisher gehandhabten statischen ein – was als wichtiger Baustein in der Psychiatrie bezeichnet werden muß.

*Frage: In diese Zeit fallen wohl auch seine Versuche mit BREUER?*

*Antwort:* Unter dem Einfluß der CHARCOTschen Hypnose-Experimente beschäftigten sich FREUD und BREUER mit dieser Technik und den unbewußten Vorgängen, die man mit Hilfe der Hypnose aufdecken konnte. FREUD ging dann daran, mit Hilfe der Technik der Analyse ohne Hypnose verdrängte Erlebnisse in das Bewußtsein zurückzurufen. Auf diese Weise geriet er, der mit der technisch-mechanistischen Schule begonnen hatte, in die Romantik hinein und baute seine Ergebnisse unter Bezug auf intuitive Interpretationen auf.

*Frage: Das war vermutlich der Grund, warum FREUD sich in Wien nie recht durchsetzen konnte, basiert doch die Wiener Schule auf stark naturwissenschaftlichen Grundlagen?*

*Antwort:* Dieser Umstand spielte zweifelsohne eine Rolle, aber sicher auch die Tatsache, daß FREUD emigrieren mußte. Jedenfalls ist seine Grundauffassung, daß Neurosen stets auf eine gestörte Sexualentwicklung zurückzuführen seien, auf heftigen Widerstand in der Wiener Schule, in der organisch-biologischen Psychiatrie gestoßen.

*Frage: Hat FREUD eine Schule hinterlassen?*

*Antwort:* Abgesehen von den großen Auswirkungen der FREUDschen Lehre in den Vereinigten Staaten hatte er in Wien zwar bedeutende Schüler, von denen aber gleich ihm die meisten emigrieren mußten. Der FREUD-Schüler ADLER, Schöpfer der Individualpsychologie, machte sich von der „Ursache Sexualität" los und stellte Machtstreben und Geltungsdrang als realitätsbezogene Ausgangsbasis in den Mittelpunkt seiner Lehre. Seine Betrachtensweise wurde von der Verhaltenstherapie aufgenommen und in die Technik dieser Therapie eingebaut (z. B. Überwindung von Minderwertigkeitskomplexen). Der ADLER-Schüler FRANKL wiederum entwickelte die Logotherapie, in die er mehr geistige Dimensionen hineinnahm und die Frage nach der Sinngebung einbrachte. Manche seiner Methoden werden heute in der Verhaltenstherapie angewendet – so etwa die paradoxe Intention. Das Prinzip derselben besteht darin, daß man etwas, wovor man sich neurotisch fürchtet, willentlich immer wieder anstrebt. Mit dieser Methode lassen sich Angstvorstellungen und Phobien überwinden. Unter den zahlreichen FREUD-Schülern gibt es z. T. natürlich auch Abtrünnige. Die meisten Schüler FREUDS haben im Ausland – quer über die Welt verstreut – seine Lehre in der ursprünglichen oder einer abgewandelten Form verbreitet.

In Wien blieben nur WINTERSTEIN und AICHHORN in der nationalsozialistischen Zeit, die heimlich Psychoanalysen weiter durchführten. WINTERSTEIN war Philosoph und daher mehr an den grundlegenden Aspekten der Psychoanalyse interessiert. AICHHORN beschäftigte sich vorwiegend mit verhaltensgestörten Jugendlichen und Charakterneurosen. Nach Kriegsende begründeten sie erneut die Psychoanalytische Gesellschaft. Paul SCHILDER, ein emigrierter Schüler FREUDS, war nicht nur Psychoanalytiker, sondern auch ein ausgezeichneter Neurologe. Er unternahm den Versuch, neurologische und neurophysiologische Ansätze mit analytischen Ideen zu verknüpfen und hielt seine Thesen in dem Werk „Grundriß einer Psychiatrie auf psychoanalytischer Grundlage" fest. Die hiermit vertretenen Vorstellungen haben sich wenig durchgesetzt, weil das Gedankengut der Psychoanalyse eben sehr spekulativ ist. Seine von ihm noch in Wien erarbeitete Erstbeschreibung einer besonderen Form einer Encephalitis hingegen trägt noch heute die Bezeichnung „SCHILDERsche Erkrankung", mit deren Darstellung er mit Recht Weltgeltung erreichte. Gleich seinem Lehrer WAGNER-JAUREGG stand PÖTZL den FREUDschen Thesen mißtrauisch gegenüber und ließ sich auch nicht zum Analytiker ausbilden. Er beschäftigte sich mit Hirnlokalisationsproblemen und in diesem Zusammenhang hauptsächlich mit Sprach- und Erkennungsstörungen (Agnosien). Seine grundlegenden Arbeiten auf diesen Gebieten, insbesondere über Farbagnosien, erlangten weltweite Anerkennung. Nach PÖTZL übernahm der klinisch-orientierte Psychiater KAUDERS den Lehrstuhl.

*Frage: KAUDERS und STRANSKY haben sich durch ihre Bemühungen um die Einführung der psychischen Hygiene-Bewegung große Verdienste erworben und zur Schaffung einer Reihe von Institutionen Grundlagen gelegt?*

*Antwort:* Eine österreichische Geschichte: Die Gedankengänge FEUCHTERSLEBENS griff ein geheilter amerikanischer Patient in einem Buch auf, das den Titel hat „Eine Seele, die sich wiederfand". Darin schildert er nicht nur seinen Leidens- und Heilungsweg, sondern ergänzt mit Anregungen, wie man seelische Erkrankungen verhindern könnte. Diese psychische Hygiene, das heißt die Lehre – wie lebt man, um gesundzubleiben und psychischen Erkrankungen vorzubeugen, – kann auf drei Ebenen verwirklicht werden. Die primäre Prävention besteht darin, so zu leben, daß man gesund bleibt, die sekundäre Prävention hat zum Ziel, frühzeitig Risikopatienten aufzufinden, und der tertiären Prävention geht es darum, Rückfälle zu verhindern. KAUDERS und STRANSKY sorgten für eine erste Verbreitung dieses Ideengutes und ließen ihm massive Unterstützung angedeihen. Hans HOFF wurde in seinem Streben, jedem Patienten jede nur mögliche Chance zur Heilung anzubieten, zum Begründer der Child Guidance Kliniken, des Rehabilitationszentrums der Caritas, von Eheberatungsstellen und der Sonderanstalt für geisteskranke Rechtsbrecher.

*Frage: Heute würde man HOFF wohl als Initiator von allen möglichen Selbsthilfegruppen bezeichnen?*

*Antwort:* Richtig, die Selbsthilfegruppen haben das Gedankengut von HOFF übernommen, für das die Menschen vor seiner Zeit noch nicht aufgeschlossen und reif waren. Seiner Initiative sind auch die neuropsychiatrischen Abteilungen an den verschiedenen Spitälern und das heute so dichte Netz von psychosozialen Diensten in nahezu allen Bezirken zuzuschreiben.

*Frage: Hätte Ihrer Meinung nach HOFF die Ideen von BASAGLIA aufgegriffen und das von ihm eingeleitete Experiment übernommen?*

*Antwort:* HOFF hat schon zu seiner Zeit die geschlossenen Abteilungen in der Klinik geöffnet und den Wunsch geäußert, man möge Steinhof auflösen. Zum Experiment BASAGLIA gibt es zu sagen, daß in Italien wesentlich mehr Menschen in geschlossenen Anstalten angehalten waren als jemals bei uns. Aber durch die radikale Reduktion der Anstaltsbetten wurden viele kranke Menschen buchstäblich auf die Straße gesetzt. Sie leben nun zum Teil unter wesentlich schlechteren Bedingungen als in den psychiatrischen Anstalten; erschreckend viele bedürftige Patienten verkümmern in den U-Bahnen der großen Städte. Ähnliches hat sich in den USA ereignet, wo man die Ideen BASAGLIAS begeistert aufgegriffen und zum Teil noch freizügiger durchexerziert hat. Dort suchen in vielen U-Bahn-Stationen pflegebedürftige, psychisch kranke Menschen einen Schlafplatz. Das Experiment BASAGLIAS hat sicher wichtige Anstöße gegeben, ist aber in seiner gesamten Tragweite als gescheitert zu bezeichnen.

*Frage: Spielten Sie vorhin nicht darauf an, daß HOFF neue Behandlungsformen in seiner Klinik einführte und gegen das Psychiatrische Krankenhaus ganz allgemein auftrat?*

*Antwort:* HOFF war vor allem sozialpsychiatrisch tätig, führte über die Österreichische Gesellschaft für Psychohygiene eine Fülle von neuen Institutionen ein und war ein großer Förderer des multifaktoriellen Standpunktes in der Psychiatrie. Mit anderen Worten, er griff die vom deutschen Psychiater KRETSCHMER entwickelte Theorie auf, daß psychische Erkrankungen meist mehrere Ursachen haben, nämlich eine erbliche Prädisposition, somatische und seelische Umwelteinflüsse, die von der Kindheit an wirksam werden und die in der Folge die Belastungsschwelle herabsetzen, sodaß auslösende Traumatisierungen zu einer Erkrankung führen können. Seine Einstellung, alle nur erdenklichen Möglichkeiten zur Behandlung eines psychisch Erkrankten auszunützen, kann man auf dem Gebiet der Psychiatrie als pionierhaft bezeichnen. HOFF, der von seiner Ausbildung her (als Schüler WAGNER-JAUREGGS und erster Oberarzt von PÖTZL) Neurologe war, übernahm 1950 als Ordinarius die Psychiatrisch-Neurologische Universitätsklinik, wo er als blendender neurologischer Diagnostiker und als hervorragender dynamischer Psychiatrieorganisator in Erscheinung trat.

*Frage: Sie haben nach HOFF die Klinik übernommen?*

*Antwort:* Ich habe die Gesamtklinik 2 Jahre hindurch geführt, dann erfolgte die Teilung in eine Neurologische und eine Psychiatrische Universitätsklinik.

*Frage: Sind Ihnen Entdeckungen gelungen, die man im Sinne der WIENER MEDIZINISCHEN SCHULE als richtungweisend, bzw. als einen internationalen Anstoß bezeichnen könnte?*

*Antwort:* Schon in meiner Habitilationsschrift „Das paranoische Syndrom" konnte ich nachweisen, daß der Verfolgungswahn keine Krankheit, sondern ein Syndrom ist, ein Zustand, der viele Ursachen haben kann. Auch konnte ich aufzeigen, daß die ehemalige Annahme falsch ist, daß Paranoiker immer an einer Schizophrenie leiden. In Wirklichkeit trifft dies für die wenigsten von ihnen zu. Es gelang mir darzulegen, daß der Verfolgungswahn weitgehend durch manisch-depressive Phasen, gelegentlich aber auch durch organische Krankheiten verursacht werden kann: z. B. Hirntraumen oder Alkoholschäden. Manchmal entsteht die Paranoia auch rein psychogen. Durch meine Untersuchungen konnte nachgewiesen werden, daß der Ausschluß des Zufalls, der als entscheidendes Wahnkriterium betrachtet werden muß (Überstiegsunfähigkeit), meist durch somatische Krankheiten bedingt wird. Dadurch hat sich natürlich die Behandlung der Paranoia grundsätzlich geändert. Durch den Nachweis, daß es eine alkoholische Paranoia gibt, ergab sich die Notwendigkeit, die hinter den anderen paranoiden Erscheinungen liegenden somatischen Ursachen rasch zu erkennen und zu behandeln, um auf diese Art zu verhindern, daß die Wahnvorstellungen chronisch werden. Diese meine Arbeit hatte zur Folge, daß ich für ein Jahr als Gastprofessor nach Lausanne berufen wurde.

*Frage: Haben sich durch Ihre Thesen im Hinblick auf die Abgrenzung des Krankheitsbildes „Schizophrenie" große Änderungen ergeben?*

*Antwort:* Die Diagnostik der Wiener psychiatrischen Schule auf dem Gebiet der endogenen Psychosen wurde dadurch grundlegend verändert. Wir vertreten die Meinung – die jetzt auch allmählich in der Bundesrepublik Deutschland und in den Vereinigten Staaten aufgegriffen wird – daß ein Großteil der angeblich Schizophrenen dem manisch-depressiven Krankheitsgeschehen zuzuordnen ist. Seit es spezifische Therapien für diese Krankheit, insbesondere das Lithium (Salz, das bei prophylaktischer Anwendung 60–70% der manisch-depressiven Phasen verhindern kann), gibt, ist diese Aufteilung von größter Wichtigkeit. Unser Denkansatz ist von großer diagnostischer Bedeutung, weil mit seiner Hilfe die Patienten herausgefiltert werden können, die mit Lithium zu behandeln sind. Der ursprünglich große Kreis schizophrener Patienten wurde auf diese Weise mehr als halbiert und die Heilungschancen für die übrigen erheblich verbessert. Ich glaube behaupten zu dürfen, daß unser Forschungsziel, die Patienten auf Grund von Symptomen zu beurteilen, als internationale Pionierarbeit anerkannt worden ist. Die von uns angegebenen Forschungskriterien wurden unter dem Namen „Achsensyndrome" bekannt und erlauben eben eine bessere Zuordnung zur manisch-depressiven oder zur schizophrenen Gruppe. Die Arbeiten, die seit dem Jahre 1966 kontinuierlich vorwärtsgetrieben worden sind, haben im Verlauf des letzten Jahrzehnts steigende Aufmerksamkeit erregt. Sprunghaft stieg das Interesse in der Fachwelt seit dem Erscheinen meines Buches „Psychiatrische Systematik" 1977 an, das jetzt schon seine 3. Auflage erlebt. Allmählich macht man sich von der alten Lehrmeinung frei, daß man aus klinischen Symptomen schon Krankheiten und nicht nur Syndrome erkennen kann. Die Krankheiten hinter den Syndromen kann man meiner Meinung nach nur aufdecken, wenn man zahlreiche Zusatzbefunde (Erbbefunde, Verlaufskriterien, organische Befunde und Therapieansprechbarkeit) erhoben hat.

*Frage: Haben Sie ein bestimmtes Forschungsziel für die Zukunft?*

*Antwort:* Wir wollen unseren Standpunkt unter Verwendung des „polydiagnostischen Ansatzes" in einem großen Vergleichsprogramm überprüfen. Zu diesem Zweck geben wir alle Untersuchungsergebnisse über endogene Psychosen in einen Computer. Diese Daten werden mittels verschiedener, international gebrauchter Diagnosekriterien ausgewertet. Das erlaubt eine Antwort auf die Frage, wie die von uns untersuchten Patienten mit den Forschungskriterien von St. Louis, London oder New York diagnostiziert würden. Die meisten psychiatrischen Schulen verwenden noch nicht so rigorose Forschungskriterien, wie sie in den genannten Universitäten und bei uns eingeführt sind, sondern stellen die Diagnosen immer noch intuitiv. Ein weiteres Forschungsprogramm betrifft eine prognostische Studie über endogene Psychosen, wobei Kontrollen zwei und 5 Jahre nach Erhebung des Erstbefundes durchgeführt werden.

*Frage: Der Arzt als Mensch wird also auch an Ihrer Klinik durch den „Maschinenarzt" ersetzt? Fühlen Sie sich überhaupt noch der Idee der alten WIENER MEDIZINISCHEN SCHULE zugehörig?*

*Antwort:* Ganz sicher, denn die Berichte, die wir dem Computer eingeben, schöpfen wir ja aus dem Patienten–Arzt-Gespräch, den Beobachtungen am Krankenbett und den am Patienten erhobenen Befunden.

*Frage: Sie sind also der Meinung, daß es an Ihrer Klinik das Vertrauensverhältnis Arzt–Patient im erwünschten Ausmaß gibt?*

*Antwort:* Wir würden wesentlich mehr Ärzte benötigen, die die notwendige Zeit aufbrächten, um das von den Patienten immer wieder verlangte Gespräch mit entsprechender Gründlichkeit und entsprechender Länge führen zu können.

## Prof. Dr. Hans Strotzka

Vorstand des Instituts für Tiefenpsychologie und Psychotherapie der Universität Wien


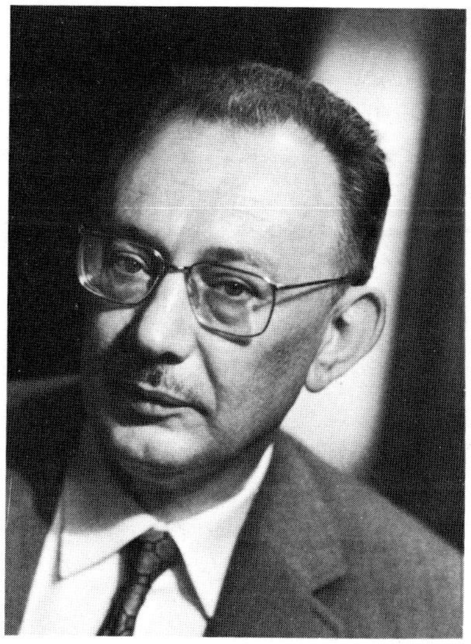

geboren 1917 Wien, dortselbst Studium der Medizin.
1940-1946 Kriegsdienst und Gefangenschaft nach kurzer Tätigkeit an der Psychiatrischen Universitätsklinik Wien (Prof. PÖTZL).
1946–1951 Nervenheilstätte Rosenhügel der Stadt Wien (Prof. STRANSKY und HOFF).
1951–1971 Leitung eines Psychotherapeutischen Ambulatoriums der Wiener Gebietskrankenkasse.
1950–1958 Psychoanalytische Ausbildung, seit 1968 Lehranalytiker der Wiener Psychoanalytischen Vereinigung.
1960–1965 Leitung des Psychotherapeutischen Ausbildungsinstituts der Wiener Psychiatrischen Klinik.
1959–1960 Sozialpsychiatrische Beratung des Hochkommisars der Vereinten Nationen für Flüchtlinge in Genf.
Seit 1964 Mitglied des ständigen Expertenrates der Weltgesundheitsorganisation für Psychiatrie.
1971 Vorstand des Instituts für Tiefenpsychologie und Psychotherapie der Universität Wien.

# Vom Tranchieren der Seele

Interview am 3. 3. 1982

*Frage: Sie stehen einem Institut vor, das seit nunmehr 10 Jahren besteht. Man kann also noch von keiner Tradition sprechen. Sie selbst aber müssen eine geistige Heimat haben, die darzustellen ich Sie bitte.*

*Antwort:* Meine Entwicklung ist eine zweifache. Die eine führt zum Sozialpsychiater, die andere zum Psychotherapeuten und Psychoanalytiker. Die Sozialpsychiatrie ist eine Neuerungsbewegung in der Psychiatrie, die sich nicht nur mit dem Erscheinungsbild psychisch Kranker und den Behandlungsmethoden befaßt, nicht nur mit der individuellen Psychiatrie, sondern auch mit den sozialen Bedingungen psychosozialer Störungen, d. h. den gesellschaftsbedingten und ihrer Verbreitung in der Bevölkerung. D. h., daß man sich nicht nur mit denjenigen beschäftigt, die von selbst zu einer Therapie kommen oder in die Therapie gebracht werden, sondern auch die Gesamtbevölkerung im Auge behält. Die therapeutische Arbeit ist mehr auf Rehabilitation ausgerichtet und basiert auf Zusammenarbeit mit Sozialarbeitern, mit den Patienten selbst, deren Aktivierung und der ihrer Angehörigen. Hinsichtlich dieses Arbeitsbereiches sind meine geistige Heimat die angloamerikanischen Bemühungen, die besonders nach dem 2. Weltkrieg stark ausgebaut wurden und bis zu einem gewissen Grad die Psychohygiene-Bewegung in Europa fortgesetzt haben. Sie ist in Österreich mit Persönlichkeiten wie STRANSKY, KAUDERS und HOFF verbunden, wobei vor allem Hans HOFF uns seine amerikanischen Erfahrungen sehr intensiv vermittelt hat. Sein Verdienst ist, daß er vielen seiner Mitarbeitern erste internationale Kontakte schuf und ihnen die Möglichkeit gab, im Ausland zu lernen, an Vorträgen und Kongressen teilzunehmen oder Stipendien zu erhalten. Im sozialpsychiatrischen Sinn also liegen meine Wurzeln in der Psychohygiene und der Mental-Health-Bewegungstradition und da wieder vor allem in England, wo ich sehr viele Anregungen erhalten habe.

Die zweite Richtung in meiner Entwicklung ist der Psychotherapie und der Psychoanalyse zuzuordnen, wobei sich freilich durch mein sozialpsychiatrisches Engagement manches – auch in Betrachtung der Psychotherapie – verändert hat. Mit einigen Unterbrechungen habe ich durch fast 20 Jahre ein Psychotherapie-Ambulatorium der Wiener Gebietskrankenkasse geführt, wo psychotherapeutische Behandlungen kostenfrei durchgeführt werden. Wir waren daher gezwungen zu versuchen, psychotherapeutische Kurzmethoden anzuwenden. Diese haben sich oft sehr weit von der psychoanalytischen Praxis entfernt. Aber in der Theorie bin ich immer Psychoanalytiker geblieben, ist doch die Psychoanalyse einerseits eine Technik, andererseits aber die Theorie von normalem und pathologischem Verhalten, in der der FREUDsche Einfluß unverändert stark erhalten geblieben, allerdings auch manches von der ADLERschen Lehre und manches von den Neoanalytikern hinzugefügt worden ist. Ehe ich bei der Wiener Psychoanalytischen Vereinigung zwischen 1950 und 1958 meine Ausbildung absolvierte, gehörte ich etwa 3 Jahre dem Arbeitskreis von CARUSO an, dem ich bis zu seinem Tode freundschaftlich verbunden war, von dem ich mich aber aus wissenschaftlichen Gründen getrennt habe, weil ich manches an seinem Konzept nicht akzeptieren konnte. Das wären also die beiden schulbedingten Wurzeln meiner Ausbildung.

*Frage: Die aber doch relativ wenig mit dem Begriff der WIENER MEDIZINISCHEN SCHULE zu tun haben?*

*Antwort:* Fast nichts, denn beide, vor allem die Psychoanalyse, haben sich ja außerhalb der Universität und des akademischen Lebens, ja, nicht nur außerhalb, sondern auch dagegen und im Gegensatz dazu entwickelt. Es war zwar so, daß WAGNER-JAUREGG Psychoanalytiker an seiner Klinik duldete, wie Heinz HARTMANN, Paul SCHILDER, Erwin STENGEL und Jan EHRENWALD, aber er selbst stand der Psychoanalyse mit Skepsis gegenüber. Diese Haltung pflanzte sich in der Tradition fort, wie es auch der jetzige Lehrstuhlinhaber beweist.

*Frage: Der jetzige Lehrstuhlinhaber für Psychiatrie meint, daß FREUD zwar ein genialer und unerhört kreativer Mensch war, daß man aber in 100 Jahren von ihm quasi wie von einem Denkmal sprechen wird.*

*Antwort:* Das halte ich für völlig falsch. Es ist aber richtig, daß die Psychoanalyse als Theorie des Verhaltens und als Basis psychotherapeutischen Behandelns in den letzten 20 Jahren viele Konkurrenten bekommen hat. Es handelte sich vor allem um Lerntheorie und die Verhaltenstherapien, die aber, wie man an der jüngsten Entwicklung ermessen kann, zum Teil Modeerscheinungen gewesen und teilweise schon wieder im Verschwinden sind. Der vorübergehende Terrainverlust der Psychoanalyse, der etwa in den letzten 10 Jahren in Amerika zu beobachten war, ist vorbei und es geht schon wieder aufwärts. Eine besonders interessante Entwicklung kann man eben jetzt in den sozialistischen Staaten beobachten, wo die Psychoanalyse als bürgerliche und individuelle Konzeption für lange Jahre mehr oder weniger verboten war. In jüngster Zeit werden auch dort die Gedanken FREUDS wieder diskutiert, ja es gab vor kurzem einen auch mit ausländischen Gästen besetzten großen Kongreß über das Unbewußte in Tiflis. Frau Doz. WODAK, eine Linguistin, die mit uns eng zusammenarbeitet, nahm an diesem Kongreß teil und berichtete, daß man sich an vielen russischen Universitäten intensiv mit dem Unbewußten befaßt. Bei dem letzten Psychotherapiekongreß in Dresden in der DDR hat der jetzige repräsentative Psychotherapeut vom BECHTEREW-Institut in Leningrad zur größten Überraschung aller Hörer erklärt, daß die psychoanalytischen Begriffe von Übertragung, Gegenübertragung und Widerstand in das sowjetische Konzept durchaus integrierbar seien und mit ihnen gearbeitet werde. Es kann also keine Rede davon sein, daß die Psychoanalyse überholt ist. Sie wandelt sich nur, sie hat sich auch zu FREUDS Lebzeiten ständig gewandelt. FREUD selbst hat mit wachsender klinischer Erfahrung ununterbrochen sein Konzept abgeändert, und solche Veränderungen laufen natürlich weiter. Die Psychoanalyse heute ist nicht mehr das, was sie zum Zeitpunkt von FREUDS Tod war, sondern es hat sich in den über 40 Jahren dazwischen sehr vieles verändert. Es sind Gruppenkonzepte, psychoanalytische Kurzmethoden dazugekommen, und es ist versucht worden, die Psychoanalyse zunehmend auch vom traditionellen, sagen wir sozialwissenschaftlichen Standpunkt wissenschaftlich zu entwickeln und zu beobachten. Ich halte die Psychoanalyse für lebendig wie eh und je und glaube, daß sie dauernder Bestandteil der psychotherapeutischen Theorie und Praxis sein wird.

*Frage: Eine Psychoanalyse im Sinne FREUDS bzw. nach der Art von FREUD bedarf doch einer ungeheuer langen Zeitspanne, wenigstens Monate, meistens sogar länger als Monate. Ist eine solche Behandlung im Jahre 1982 überhaupt noch durchführbar, durchführbar auch im Hinblick auf die entstehenden Kosten? Sie haben von einem Ambulatorium der Gebietskrankenkasse gesprochen, in dem die Patienten auf Kosten der Krankenkasse versorgt werden. Ich kann mir nicht vorstellen, daß die Krankenkasse in der derzeitigen finanziellen Situation noch lange im Stande sein wird, derart lang andauernde psychoanalytische Behandlungen zu bezahlen. Vielleicht wird sie die Kosten bei dem einen oder anderen schwierigen Patienten übernehmen, vermutlich aber doch diese Behandlungsweise nicht als Massenbehandlung aufrechterhalten können?*

*Antwort:* Das ist ein wichtiger Einwand, mit dem man sich auseinandersetzen muß. Prinzipiell muß man zwischen der sogenannten Standardtechnik der Psychoanalyse und den analytischen Gruppenmethoden unterscheiden. Bei Anwendung der Standardtechnik liegt der Patient 3 bis 5mal wöchentlich für jeweils 50 Minuten auf der Couch, der Therapeut sitzt hinter ihm, freies Assoziieren des Patienten, Beschränkung der Aktivität des Analytikers auf bloße Deutung. Dem gegenüber stehen die von der Standardtechnik abgeleiteten Kurzmethoden, das ist vor allem die sogenannte Fokaltherapie, die an der TAVISTOCK-Klinik in London entwickelt worden ist, und den analytischen Gruppenmethoden, die ganz wesentlich weniger Zeitaufwand benötigen, aber trotzdem auf psychoanalytischen Theorien beruhen. Die Standardtechnik wird heute vorwiegend nur mehr für Ausbildungszwecke als sogenannte Lehranalyse verwendet. Bei jenen ganz wenigen Fällen, bei denen sich der hohe Aufwand an Zeit und Geld als wirklich notwendig erweist, empfehle ich, es zuerst mit einer Kurztherapie zu versuchen und die große analytische Methode erst anzuwenden, wenn es gar nicht anders geht. Zu den Zweifeln über die Kostenfrage: Ich glaube, Operationen am offenen Herzen und Dialysen, also alle aufwendigen Therapien der Organmedizin, kommen noch wesentlich teurer.

*Frage: Aber das sind doch lebensrettende Eingriffe. Würden Sie eine Psychotherapie unter solche Eingriffe reihen?*

*Antwort:* Auch die Psychotherapie kann ein lebensrettender Eingriff sein. Die schrecklichste Gefahr, mit der Psychiater und Psychotherapeuten konfrontiert sind, ist schließlich der Selbstmord oder die Schädigung anderer Menschen, des Partners, der Kinder usw.

*Frage: Dieses Problem gehört aber doch nicht mehr in die Psychotherapie, sondern geht in die Psychiatrie. Menschen, die sich selbst oder andere gefährden, werden deshalb dort angehalten.*

*Antwort:* Die Prophylaxe solcher Entwicklungen wäre häufig eine psychotherapeutische Aufgabe, so daß sich die Entwicklung gar nicht mehr ergäbe.

*Frage: Die Fakultät in Wien hat sich mit großem Erfolg und lange Zeit hindurch einer Aufsplitterung in einzelne Fächer widersetzt. Nach HOFFS Tod kam es zur Aufteilung der Klinik, und in der Folge wurde auch das Institut für Tiefenpsychologie gegründet. Welchen Tätigkeitsbereich umfaßt Ihre Institution?*

*Antwort:* Nach der Aufteilung in Psychiatrie, Kinderneuropsychiatrie und Neurologie führten ziemlich komplexe Überlegungen dazu, die Psychotherapie auf psychoanalytischer Grundlage aufzubauen, was mit dem Wort Tiefenpsychologie auch ausgedrückt werden soll. Unter Tiefenpsychologie versteht man alle Formen von Psychologie, die das Unbewußte als wesentliche Determinante des Verhaltens erkennen. Drei Hauptmotive haben dazu geführt, daß dieses Fach quasi im Nachvollzug gegenüber der internationalen Entwicklung geschaffen worden ist. Die Gründe waren folgende: Auf der einen Seite übten die Studenten, insbesondere die Psychologiestudenten, starken Druck aus und forderten, daß die Psychoanalyse im akademischen Lehrbetrieb wesentlich stärker berücksichtigt werden sollte. Außerdem war der erste internationale Kongreß für Psychoanalyse vorzubereiten, der 1971 in Wien anberaumt war.
Das Ministerium, respektive Minister FIRNBERG persönlich, waren damals sehr interessiert daran, die Psychoanalyse als Universitätsfach präsentieren zu können. Schließlich hatte ich selbst damals zwei Berufungen nach Deutschland, und man wußte, daß ich Österreich verlassen würde, wenn man mir nichts Gleichwertiges angeboten hätte.

*Frage: Sie erwähnten, das Fach sei quasi nachvollziehend geschaffen worden. Ich frage, hat Wien, die Stadt von FREUD und ADLER, keine geistigen Nachfahren mehr hervorgebracht? Es scheint, daß zwischen der Jahrhundertwende und der Gründung dieses neuen Institutes ein großes Vakuum liegt.*

*Antwort:* Das ist zweifellos richtig, wobei – sehr vereinfacht ausgedrückt – auch die politische Entwicklung maßgeblich eine Rolle gespielt hat. Mit den Jahren 1934 und 1938 kam es zu einer totalen Unterbrechung jener Entwicklung, die von Wien ausgegangen ist. Von den 63 Vollmitgliedern der psychoanalytischen Vereinigung des Jahres 1938 blieben nur zwei übrig, nämlich AICHHORN und WINTERSTEIN, die während der Nazizeit und nach Kriegsende die Tradition aufrechterhielten bzw. versuchten, an der alten anzuknüpfen, um eine neue wieder aufzubauen. Wir haben also mit der rein materiellen Aufbauzeit eine Unterbrechung der Kontinuität von 2 bis 3 Jahrzehnten, die immer noch zu spüren ist. Überdies hat die Wiener Medizinische Fakultät als eine der ältesten der Welt eine sehr starke und fest verankerte naturwissenschaftliche Tradition, die sehr organisch ausgerichtet ist und psychosozialen Überlegungen wie auch einer psychosozialen Aufgabe des Arztes eher ablehnend gegenübergestanden ist.

*Frage: Es hat vor nicht allzulanger Zeit eine Diskussion gegeben, bei der Vertreter der Salzburger Fakultät und der Wiener Fakultät einander gegenübersaßen und eine wütende Studentensprecherin die Anklage erhob, daß es an der Salzburger Fakultät immer noch keine Möglichkeit gäbe, Psychoanalyse zu studieren und zu erlernen. Ist Salzburg den psychosozialen Aufgaben des Arztes noch verschlossener als Wien?*

*Antwort:* Das ist nur ein kleines Symptom von vielerlei Spannungen dieser Art. Spannungen zwischen den Studenten und Fakultäten, Spannungen innerhalb der Fakultäten. Das Problem ist unverändert geblieben, und es ist ganz klar, daß Vertreter einer organischen Medizin der psychoanalytischen – das gleiche gilt übrigens auch für die Psychosomatik – skeptisch gegenüberstehen. Im Psychologiebereich wiederum haben die Vertreter einer experimentellen Bewußtseinspsychologie eine ähnliche Haltung. Wir hingegen vertreten einen ganz anderen Wissenschaftsbereich.
Ist doch die Psychoanalyse eine hermeneutische Wissenschaft, also eine, in der man nicht alles berechnen, quantifizieren und auch nicht alles erklären kann, sondern man sich in viele Dinge einfühlen und sie verstehen muß, sie also nicht, wie in den Naturwissenschaften, in den Computer einfüttern kann.

*Frage: Ist es Ihnen oder einem Ihrer Mitarbeiter in den 10 Jahren seit der Gründung gelungen, ähnliche Leistungen, wie sie FREUD und ADLER um die Jahrhundertwende gesetzt haben, zu erbringen? Ich meine Leistungen, die mit internationalen Wertmeßstäben gemessen werden können?*

*Antwort:* Natürlich eindeutig nein. Genau wie in vielen anderen Fächern der Medizin – sieht man von gewissen Technologien ab – leben wir in einer epigonalen Periode, und es hat sich auf dem Gebiet der Psychotherapie weltweit nichts ergeben, was mit den genialen Entdeckungen der Pioniere unserer Zeit vergleichbar wäre. Worauf ich bis zu einem gewissen Grad stolz bin, ist eine Entwicklung, die in der Luft lag, die wir aber als die ersten in die

Realität umsetzen. Das ist der sogenannte Methodenpluralismus, den wir zu integrieren und patientenzentriert einzusetzen versuchten. D. h., daß wir alle Entwicklungen auf dem Gebiet der Psychotherapie wie der Tiefenpsychologie, der Verhaltenstherapie, der Gruppen – und vor allem der Familientherapie in den Dienst des Patienten stellen, also patientenzentriert arbeiten, und mit dieser Einstellung liegen wir doch eher im Spitzenfeld der internationalen Entwicklung, weil die Psychoanalyse und die einzelnen psychotherapeutischen Schulen im allgemeinen die Eigenschaft haben, theorie- und technikzentriert zu denken. In der Praxis bedeutet das, daß der zur Psychotherapie kommende Patient jeweils mit jener Technik behandelt wird, die der jeweilige Psychotherapeut beherrscht, d. h., der Patient muß sich anpassen. Was sicherlich ganz falsch ist, vielmehr müßte eine große Palette von Techniken und die ihnen zugrundeliegenden Theorien zur Verfügung stehen, die alle zu beherrschen dem Einzeltherapeuten nur im Rahmen eines größeren Teams möglich ist. Auch habe ich meine Zweifel, ob der in Einsamkeit praktizierende Therapeut noch unserer Zeit angepaßt ist. Dieses Team muß überlegen, mit welcher Methode dem jeweiligen Patienten in seiner speziellen sozialen und Lebenssituation am erfolgreichsten geholfen werden kann. Es ist also eine sogenannte Differentialindikation zu treffen. Da jede einzelne Methode von uns gleichwertig eingestuft wird, haben wir am Institut nicht nur Psychoanalytiker, sondern auch eine Verhaltenstherapeutin, eine Gesprächstherapeutin, 2 bis 3 Familientherapeuten und 2 Gruppentherapeuten. Wir praktizieren vor, daß die psychotherapeutischen Schulen nicht nur gegeneinander kämpfen, sondern im Dienste des Patienten auch miteinander kooperieren können. Diese Einstellung kommt in unseren großen Institutsbüchern und nicht zuletzt in der bevorstehenden Gründung eines Dachverbandes der psychotherapeutischen Vereinigungen Österreichs zum Ausdruck, der in dieser Form einmalig sein wird. In ihm werden nicht nur verwandte Schulen, also die tiefenpsychologischen vertreten sein, sondern auch die anderen, wie Verhaltenstherapie, Gesprächstherapie, Familientherapie usw. Das ist etwas, was eine gewisse einmalige Leistung des Instituts darstellt, auf die wir auch relativ stolz sind, allerdings keine Pionierleistung, die sich auch nur annähernd mit der unserer großen Schulgründer vergleichen könnte.

*Frage: Sie haben von einer neu zu gründenden Vereinigung gesprochen. Ist das eine Plattform, die unter Umständen als Beispiel von Wien ausgehen könnte?*

*Antwort:* Wenn sie funktioniert, ja. Sie ist jetzt nach über 10jähriger Vorarbeit im Gründungsstadium, woran vor allem PAKESCH, der leider zu früh verstorbene Grazer Paralellehrstuhlinhaber, beteiligt war. Und dieser Dachverband soll einerseits die Interessen der in Psychotherapie stehenden Patienten vertreten, also u. a. Kassenhonorierung für psychotherapeutische Behandlungen, andererseits Klärung über die Qualifikation bringen, Klärung der äußerst heiklen Frage der nicht-ärztlichen Psychotherapeuten, was immer noch ein ganz offenes Problem ist, herbeiführen.

*Frage: Was sind nicht-ärztliche Psychotherapeuten?*

*Antwort:* Vor allem Psychologen, die zwar eine psychotherapeutische, aber keine medizinische Ausbildung haben. Da gibt es eine große Tradition, man denke an Anna FREUD, die Volksschullehrerin war, um das berühmteste Beispiel zu zitieren, und die sicher die bedeutendste derzeit lebende Kinderpsychiaterin ist*. Dieser Fragenkomplex soll vom Dachverband bearbeitet werden. Nicht minder wichtig wird die Abklärung der Differentialdiagnose und der Vor- und Nachteile der zur Verfügung stehenden Techniken für den jeweiligen Patienten sein, die in kollegialer Zusammenarbeit herausgefiltert werden sollten. Wenn uns diese Gemeinschaftsarbeit gelingt, was noch nicht sicher ist, wäre sie als sensationell zu betrachten.

*Frage: Woran könnte sie scheitern?*

*Antwort:* Es könnte daran scheitern, daß die Unterschiede zwischen den verschiedenen Schulen eben noch zu groß sind. Die beiden größten Schulen sind ja tiefenpsychologische. International gesehen nähern sich ihnen ganz ohne Zweifel die Verhaltenstherapeuten, aber die Frage ist, ob dieser Annäherungsprozeß schon so weit fortgeschritten ist, daß ein fruchtbringendes Gespräch zwischen den Schulen möglich ist.

*Frage: Wie lange wird Ihrer Meinung nach dieser Annäherungsprozeß noch dauern.?*

*Antwort:* Das kann eine Frage von Jahrzehnten sein.

*Frage: Ist der Begriff Differentialindikation ein von Wien ausgehender oder gibt es ihn anderswo auch?*

*Antwort:* Den gibt es auch anderswo, vor allem bei FÜRSTENAU in Deutschland, der vermutlich diesen Begriff zum ersten Mal als Theorie zu diskutieren begann.

*Frage: Wie wird dieser Begriff in den Vereinigten Staaten gehandhabt?*

*Antwort:* Dort ist man noch weit davon entfernt.

*Frage: Sie haben zu Beginn von Ihrem Spezialgebiet Sozialpsychiatrie gesprochen. Ich möchte auf einen merkwürdigen Gegensatz hinweisen, der ziemlich häufig zu beobachten ist. Da ist auf der einen Seite vehementer Widerstand gegen die Psychiatrie bzw. gegen die Art, in der man die Patienten behandelt, und auf der anderen Seite wahrscheinlich die vermehrte Notwendigkeit, einer neurotisch gewordenen Bevölkerung psychiatrische Hilfe angedeihen zu lassen. Spüren Sie diesen Gegensatz, spüren Sie das Mißtrauen von jenen Menschen, die eigentlich von Ihnen betreut werden sollen?*

* Gestorben 8. X. 1982 in London.

*Antwort:* Diese Spannung ist in der Tat sehr groß, und wir spüren sie auch sehr stark. An sich sind wir als Psychotherapeuten und als ambulant tätige Psychiater nicht in dem Ausmaß von dem Mißtrauen betroffen, das den Anstalten und den in psychiatrischen Krankenhäusern arbeitenden Kollegen entgegengebracht wird, an deren Adresse ja die massiven Angriffe gerichtet sind. Aber es ist schon so, daß einerseits die Angriffe gegen die Psychiatrie auch uns die Arbeit sehr erschweren, weil sie einen großen Vertrauensverlust mit sich brachten, aber auf der anderen Seite ist diese Psychiatriekritik wiederum sehr wichtig, weil sie ein wesentlicher Motor für die Reformbestrebungen in der Psychiatrie ist. Wir wissen heute, daß die großen Anstalten, die wir geerbt haben, durch Passivierung und Isolierung, durch die inhumane Behandlung und die Art der Unterbringung die Patienten negativ beeinflussen. Aber es sind jetzt auch bei uns Bestrebungen in Gang gekommen, die Anstalten zu verkleinern, sie aufzugliedern und zu öffnen, ambulante Dienste einzurichten, eine intensive Zusammenarbeit mit den Sozialarbeitern zu suchen, sich der Gruppenarbeit zu bedienen, Aktivierungen zu fördern und die Öffentlichkeit miteinzubeziehen, kurz sich des ganzen Instrumentariums zu bedienen, das man unter moderner Sozialpsychiatrie versteht. Das verdanken wir zum Teil der scharfen Kritik der Öffentlichkeit, wodurch auch die Politiker Handhaben erhielten, mehr Geld und Aufmerksamkeit dafür aufzuwenden. Es soll aber nicht übersehen werden, daß sich die Psychiater immer um Reformen bemüht haben, aber offenbar nicht jene Durchschlagskraft besaßen, die notwendig gewesen wäre.

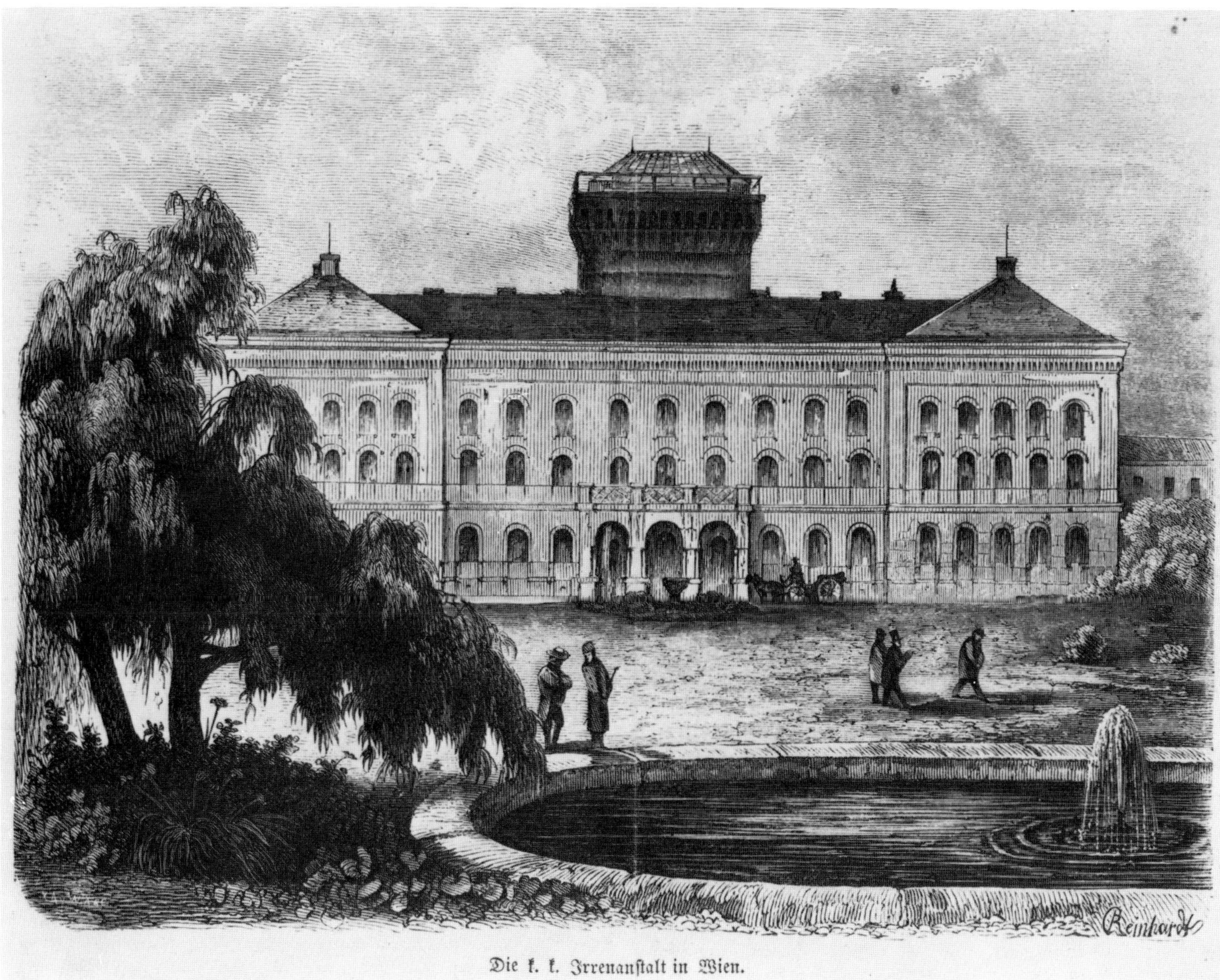


*Die k. k. Irrenanstalt in Wien.*
*Zeichnung v. Reinhardt, Zeitungsausschnitt, (Wien) 1858. (Spätere Psychiatrische Klinik, abgerissen 1974.)*

*Frage: Aber das italienische Experiment soll ja praktisch gescheitert und als Folge davon sollen die Patienten heute sozusagen unterversorgt sein?*

*Antwort:* Das stimmt schon. Wir stehen in enger Verbindung mit Italien und beobachten mit großem Interesse die Auswirkungen des psychiatrischen Gesetzes, das dort vor 2 oder 3 Jahren eingeführt worden ist. Man handelte zu schnell und radikal, hatte zu wenig Aufnahmeeinrichtungen zur Wiedereingliederung in die Gemeinschaft und war nicht so vorbereitet, wie es notwendig gewesen wäre, um die aus den Anstalten entlassenen Patienten aufzufangen. Ich glaube, daß bei uns die Entwicklung vernünftiger und richtiger ist, indem man zuerst die entsprechenden Einrichtungen aufbaut, wie etwa die psychosozialen Dienste, z. B. in Wien, und erst danach die Patienten aus den Anstalten herausnimmt. Ich würde nicht sagen, daß das Experiment prinzipiell gescheitert ist, es ist nur meines Erachtens zu schnell und radikal durchgeführt worden.

*Frage: Ist Ihr spezielles Arbeitsgebiet eine der Grundlagen für die Humanisierung im Strafvollzug gewesen?*

*Antwort:* Daran waren wir eigentlich nur am Rande beteiligt. Woran ich aber im psychohygienischen Sinne sehr intensiv beteiligt bin, ist die veränderte Form der Mutterberatung. Wir sind der Überzeugung, daß junge Eltern beim ersten Kind am ehesten bereit und zu motivieren sind, Ratschläge anzunehmen und ihre Verhaltensweisen zu ändern. Aber die Einbeziehung dieses wichtigen Aspekts in die Mutterberatung ist nichts Neues, sie wird in England schon lange praktiziert, wie man ja überhaupt feststellen muß, daß Österreich in unserem Bereich doch ein Nachvollzugsland ist. Das läßt sich mit der Kleinheit des Raumes und mit der Beschränktheit der Mittel wie auch mit der Unterbrechung der kontinuierlichen geistigen und wissenschaftlichen Entwicklung in diesem Land erklären. Das bezieht sich nicht nur auf die Nazizeit, sondern auch auf die rein materiell orientierte Aufbauzeit danach, in der man diesen Belangen, die für uns wesentlich sind, sehr wenig Augenmerk geschenkt hat.

*Frage: Was aber nicht unbedingt ausschließen müßte, daß doch – so wie es in der Blütezeit der WIENER MEDIZINISCHEN SCHULE war – von Einzelpersonen kreative und richtungsweisende Impulse gesetzt werden könnten?*

*Antwort:* Selbstverständlich nicht. Schließlich war die Erste Republik sehr arm und auf kleinen Raum beschränkt, und es gingen trotzdem unglaubliche Leistungen von Wien aus. Und zwar in jeder Beziehung, in der Philosophie, in der Musik und in der Wissenschaft. Vor allem von den Wissenschaftern, aber solch goldene Zeiten gibt es offenbar nicht so häufig, wie man es sich wünschen würde. Bis jetzt würde ich die Zweite Republik nicht als eine so befruchtende geistige Ära wie die Erste bezeichnen, dafür baute sie aber einen ganz besonders wichtigen Wert auf, nämlich die Bejahung dieses Staates und die Identifikation der Bürger mit ihm, was in der Ersten Republik nicht der Fall war.

*Frage: Ist seit der Gründung des Instituts von Ihnen, von Mitarbeitern, vom Institut eine Entwicklung in Gang gesetzt worden, die doch als bedeutungsvoll anzusprechen ist?*

*Antwort:* Ich glaube schon, daß man diese Frage bejahen kann. Ohne daß die Reihenfolge eine Wertung darstellen soll, möchte ich erwähnen, daß Ludwig REITER die Familientherapie und die Forschung über Werte in der Psychotherapie initiiert hat; daß sich Frau Dr. KATSCHNIG mit ihrer Arbeit mit Familien, in denen psychosomatisch erkrankte Kinder aufwachsen, ungeheuer engagiert hat und mit ihrer sehr intensiven zweiwöchigen Psychotherapie im Rahmen von Ferienaufenthalten erstaunliche Erfolge erreichen konnte; daß Frau Dr. RINGLER mit ihrer verhaltenstherapeutischen Geburtsvorbereitung und Schwangerenbehandlung die Risken von Geburtsschäden bei Kindern zweifellos absenken konnte; daß Frau Dr. SPRINGER die Psychosomatik in der Gynäkologie entwickelt hat und gemeinsam mit ihrem Mann die Therapie von Sexualstörungen modernisiert und über MASTERS und JOHNSON hinausgehend Modifikationen dieser Therapie entwickelt hat; daß Frau Dr. JAGER vor allem auch in der internationalen Familienplanung führend mitarbeitet. Unsere Sozialarbeiterin MONTAG baute einen hervorragenden, jeweils 6 Monate währenden und alljährlich stattfindenden Kurs für psychiatrische Sozialarbeiter auf und ist an der Supervision, also der fachlichen Begleitung und Verbesserung der Arbeit von Sozialarbeitern führend beteiligt. Professor BECKER hat an der Modernisierung der psychoanalytischen Theorie in ihrer Verbindung zu Lern- und Informationstheorien gearbeitet und grundlegende Entwicklungen initiiert. Das alles sind Arbeiten, die vom Teamverband des Instituts geleistet werden. Eben laufen Untersuchungen über die Psychosomatik des Karzinoms, das ist eine neue Forschungsrichtung, die mir vielversprechend zu sein scheint, weil sie den Nachweis erbringen könnte, daß selbst beim Karzinom seelische Faktoren eine große Rolle spielen.

*Frage: Ist das ein Forschungsgebiet, das allein von Ihrem Institut bearbeitet wird?*

*Antwort:* Nein, alles sind Arbeiten, die sich in ein internationales Gefüge einordnen. Ich glaube, daß bei der heutigen Vernetzung der Wissenschaften – man steht ja durch Publikationen, Kongresse und gegenseitigen Besuchen in ständigem Kontakt mit allen Entwicklungen auf der ganzen Welt – es wohl kaum mehr einen Platz gibt, wo etwas allein gemacht wird. Das Zeitalter der Einzelforschung und der isolierten Teamarbeit ist als Folge der Spezialisierung und der Kommunikationsdichte wahrscheinlich für immer vorbei.

## Prof. Dr. Walter Spiel

Vorstand der Universitätsklinik für Neuropsychiatrie des Kindes- und Jugendalters Wien

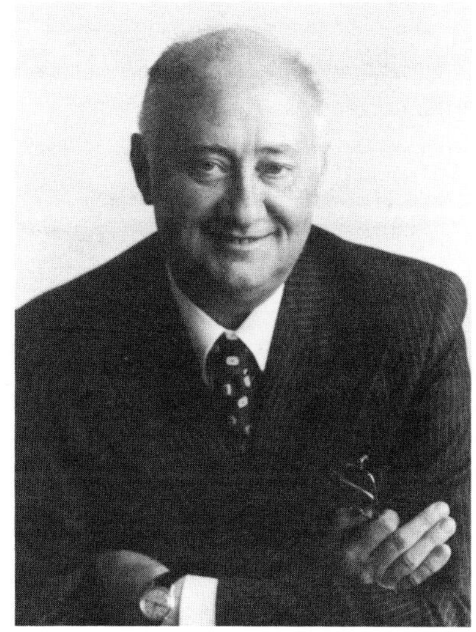

geboren am 28. Dezember 1920 in Wien, Matura 1939, Medizinstudium an der Universität Wien, Promotion 1946, Habilitation für das Gesamtgebiet der Psychiatrie und Neurologie mit der Habilitationsschrift „Die endogenen Psychosen des Kindes- und Jugendalters" 1961, Lehrbeauftragter für Kinder- und Jugendpsychiatrie und für Forensische Psychiatrie, ao. tit. Professor 1968. Seit 1975 Inhaber des Lehrstuhles für Neuropsychiatrie des Kindes- und Jugendalters und Vorstand der Klinik. Ger. beeid. Sachverständiger für Psychiatrie und Neurologie, Konsulent des Bundesministeriums für Justiz, jugendpsychiatrischer Berater des Jugendamtes der Stadt Wien.
Mitglied der American Psychiatric Association, korrespondierendes Mitglied der Schweizerischen und Deutschen Kinderpsychiatrisch-Kinderneurologischen Gesellschaft; vier Jahre Assistent Secretary General der Int. Association of Child-Psychiatry, anschließend acht Jahre Vizepräsident derselben Vereinigung; Präsident der Union Europäischer Paedopsychiater. Herausgeber des XI. und XII. Bandes der Kindler-Enzyklopädie „Die Psychologie des 20. Jahrhunderts". Inhaber des Goldenen Ehrenzeichens der Stadt Wien.

# Mit einem Bein auf Sigmund Freud

Interview am 10. 3. 1982

*Frage: Seit wann gibt es eine eigene Kinderpsychiatrie? Meiner Erinnerung nach gab es dieses Fach zu HOFFS Zeiten noch nicht.*

*Antwort:* Das ist unrichtig, die Geschichte der Kinderpsychiatrie reicht eigentlich viel weiter zurück. Schon zu Beginn des Jahrhunderts, etwa ab 1910, beschäftigten sich sowohl Angehörige der FREUDschen wie auch der ADLERschen Schule mit den Problemen von psychisch gestörten Kindern. Nach dem Ersten Weltkrieg, nämlich in den 20er und 30er Jahren, befaßten sich sowohl Ärzte wie Lehrer – beispielsweise mein Vater Oskar SPIEL und August AICHHORN – mit den Problemen psychisch auffälliger Kinder. Auf ärztlicher Seite war es beispielsweise der Wiener Nobelpreisträger PIRQUET, der an seiner Klinik eine heilpädagogische Abteilung aufbaute. Soweit die Vorgeschichte, die beweist, daß sehr wohl Interesse für psychisch auffällige Kinder vorhanden war. Dann kam die Nazizeit und der Zweite Weltkrieg, Zeiten, in denen auf dem wissenschaftlichen Gebiet überhaupt nicht gearbeitet wurde. Nach Überwindung der ersten harten Überlebensperiode nach dem Zweiten Weltkrieg, also in den 50er Jahren, fanden sich plötzlich Mediziner und Psychologen aus ganz Amerika und der Sowjetunion, um die Probleme von nerven- bzw. psychischkranken Kindern zu studieren. Als Hans HOFF die Wiener Klinik mit dem sehr klaren Auftrag übernommen hatte, sie von den Resten der NS-Zeit zu säubern und zu modernisieren, beauftragte er mich, den eben 30jährigen jungen Assistenzarzt, schon im Herbst 1952, mich mit der Psychiatrie und Neurologie der Kinder zu beschäftigen. Ich reiste von Tagung zu Tagung, von Kongreß zu Kongreß und von Symposium zu Symposium, wobei uns die Weltgesundheitsorganisation Verbindungen und Mittel für die Reisen zur Verfügung stellte. Ich selbst erhielt über mehrere Jahre ein ROCKEFELLER-Stipendium, mit dessen Hilfe ich schließlich meine kleine Station an der Klinik HOFF aufbauen konnte.

*Frage: Als selbständige Abteilung?*

*Antwort:* Zuerst war es nur ein Kinderzimmer mit 5 Betten, später mit 7 und 12 Betten, bis in den 60er Jahren eine richtige eigene Abteilung daraus hervorwuchs, die gleichberechtigt mit etwa der Frauen- oder Männerstation war.
In dieser Zeit bildete sich in Europa ein Arbeitskreis mit etwa zwanzig, mir ungefähr gleichaltrigen Kollegen, die auch heute noch freundschaftliche Verbindungen haben, die eigentlich das Fachgebiet Kinder- und Jugendneuropsychiatrie begründeten.

*Frage: Was war das für eine Arbeitsgemeinschaft? Hatte sie einen Namen?*

*Antwort:* Ja, die Societé Europeén Pädopsychiatrique, also Gesellschaft für Europäische Kinderpsychiatrie. Dieser Gesellschaft gehörten zwischen 30 und 40 Fachleute aus allen europäischen Ländern an, die sich übrigens heuer im Herbst zu einer Freundschaftsrunde in Wien zusammenfinden werden. Bis zu HOFFS Tod im Jahr 1969 war meine Abteilung Bestandteil der Klinik HOFF. Ich bearbeitete in dieser Zeit zwei Forschungsschwerpunkte: Die Geisteskrankheiten des Kindes- und Jugendalters, worüber ich auch ein Buch mit dem Titel „Die endogenen Psychosen des Kindes- und Jugendalters" schrieb, das heute noch das Lehrbuch für ganz Europa ist. Mein zweiter Interessenschwerpunkt galt der Psychohygiene, wobei ich dem Verein für Psychische Hygiene in den 60er Jahren für 10 Jahre als Generalsekretär vorstand. Später zum internationalen Sekretär ernannt, gelang es mir, in dieser Eigenschaft die Mental-Health-Bewegung in der ganzen Welt ein wenig zu beeinflussen. In aller Bescheidenheit übrigens, nämlich unter der Führung des berühmten HOFF, den ich für einen der bedeutendsten Männer auf diesem Gebiet gehalten habe und immer noch halte.

*Frage: Er war so etwas wie ein sozialer Motor?*

*Antwort:* Keine Frage. Und wenn man ihm heute abspricht, daß er wissenschaftlich potent war, so halte ich das für blanken Unsinn. Er war es.
Schon vor dem Tod von HOFF fanden in der Fakultät Überlegungen statt, ob man nicht aus diesem Fachgebiet etwas Eigenes aufbauen sollte. Mit großer Verspätung fanden diese Überlegungen statt, wie das in Österreich schon üblich ist. Zu diesem Zeitpunkt gab es längst schon eigene Lehrkanzeln in der Bundesrepublik, in der Schweiz, die gut und gerne 10–15 Jahre alt waren, gar nicht zu sprechen von denen in den Vereinigten Staaten und der UdSSR. Trotz aller meiner Hinweise, daß wir den internationalen Anschluß gänzlich zu verlieren im Begriffe waren, gab es wenig Verständnis. Für die Kinder gab es und gibt es in Österreich wenig Verständnis. Das gilt auch für die akademische Welt. Trotz HOFFS vehementen Einsatzes für die Verselbständigung des Faches gab es nur Schwierigkeiten über Schwierigkeiten . . .

*Frage: Schwierigkeiten in der Fakultät oder Schwierigkeiten mit den zuständigen Ministerien?*

*Antwort:* Auf beiden Ebenen. Überall waren Schwierigkeiten und Einwände wie „Warum das zerteilen, warum eine Subdisziplin, wir wollen keine Subdisziplin etc.".

*Frage: Die Absplitterung war wohl auch gegen den Gedanken der Wiener Schule gerichtet. Und HOFF war ja der letzte Vertreter der WIENER MEDIZINISCHEN SCHULE auf dem psychiatrisch-neurologischen Gebiet.*

*Antwort:* Der noch versucht hat, alles in seiner Hand zu halten. Nach seinem Tod ging es allerdings relativ rasch. Die Fakultät war vor die Frage gestellt, ebenso wie das Ministerium, diese gigantisch große Klinik doch zu unterteilen, denn plötzlich war allen klar, daß kein Mensch – so wie es HOFF getan hat – die ganze Klinik weiter führen könnte.

*Frage: Warum? Gab es nach HOFF keinen Wissenschafter mehr mit seiner geistigen Kapazität?*

*Antwort:* Aber ja, doch die Fachgebiete Neurologie und Psychiatrie hatten so expandiert, daß es für einen Menschen nicht mehr möglich war, das ganze Gebiet zu repräsentieren. HOFF hat man auf Grund seiner jahrzehntelangen Reputation, seiner überlegenen Weisheit und seines überlegenen Alters noch eine derartige Leistung zugetraut, aber schon mein kleines Fach hat er nicht mehr durchschaut und übersehen. Es stellte sich also die Frage der Aufteilung, und Anfang der 70er Jahre wurde die weltberühmte Klinik HOFF aufgegliedert in die Psychiatrie, Neurologie und in die Neuropsychiatrie des Kindes- und Jugendalters. Später wurden das Institut für Tiefenpsychologie und die kleinen Extraordinariate Elektrodiagnostik, EEG, Biochemie und schließlich die Psychosomatik eingebunden, denen jüngst das Ordinariat für Medizinische Psychologie hinzugefügt wurde. Am Beginn dieser Aufteilung wurde mir 1972 meine Abteilung als Extraordinariat übergeben. Zwei Jahre später übersiedelte ich mit meiner Abteilung in das neue Haus, wo ich meine neue Klinik aufbaute, 1975 schließlich wurde aus dem Extraordinariat ein Ordinariat, eine richtige Klinik mit selbständiger Verantwortlichkeit.

*Frage: Auf dem Gebiet der Neuropsychiatrie des Kindes- und Jugendalters gibt es also eigentlich keine lange Geschichte und Tradition?*

*Antwort:* Es ist eine relativ junge Disziplin, die je nach Betrachtensweise 60 bzw. 30 Jahre alt ist. Ich lege auf die Erklärung Wert, warum ich auf dem komplizierten Namen der Klinik beharrt habe, der nicht überall in der Welt akzeptiert wird. So gibt es beispielsweise in Deutschland Kliniken, die nur Kinderpsychiatrie, in der Sowjetunion nur solche, die Neuropädiatrie (rein neurologische) heißen. Meine wissenschaftliche Auffassung aber ist, daß der, der über die Psyche eines Kindes eine Aussage machen will, auch das Hirn, das für die Psyche eine Voraussetzung ist, theoretisch und praktisch in der Diagnostik beherrschen muß. Man muß meiner Meinung nach die Neurologie können, um Psychiatrie zu betreiben, weil ohne dieses Wissen die gesamte Psychologie und auch die FREUD- und ADLER-Lehren im luftleeren Raum hängen. Zur Neuropsychiatrie gehört meiner Meinung nach das organische Wissen um das Nervensystem, um seine Krankheiten und um seine Funktionsweisen, verknüpft mit dem Wissen um die psychologischen und psychischen Vorgänge. Ich habe bei den Berufungsverhandlungen für diese Klinik darauf bestanden, und ich stehe nicht an zu sagen: hätte ich diese Bezeichnung nicht bekommen, hätte ich die Klinik nicht übernommen. Es war eine absolute conditio sine qua non. Der damit erreichte Klinikumfang war tatsächlich so etwas wie ein „Impuls aus Wien". Kollegen in anderen Ländern haben sich nämlich damit zufriedengegeben, Kliniken für Teilgebiete in der Annahme aufzubauen, daß zu dem Teilgebiet irgendwann ein anderes hinzugesellt wird, und so entstanden Kliniken für die kindliche Neurologie, für behinderte Kinder, für psychotherapeutische Probleme usw. In der Zwischenzeit kommen die Inhaber solcher Kliniken nach Wien, um meinen Klinikaufbau zu studieren und fragen voll Neid, wie ich es geschafft habe.

*Frage: Sie haben eigentlich im Sinne der klassischen WIENER MEDIZINISCHEN SCHULE das ganze Haus zugeschnitten?*

*Antwort:* Natürlich, ich bin nicht nur ein Schüler von HOFF und Alfred ADLER, sondern auch ein Schüler von PÖTZL. Und er war der Hirnphysiologe der Welt, der das Occipitalhirn erforscht und vieles erarbeitet hat, was man heute über die Sehrinde weiß. Ich hatte das Glück, bei diesem großen alten Mann lernen zu können. Ich habe mir für die Zeit, in der ich diese Klinik führen kann, zur Maxime gemacht, mit dem linken Bein auf Sigmund FREUD und mit dem rechten Bein auf Otto PÖTZL zu stehen, um zu versuchen, immer eine Verbindung zwischen dem psychischen Innenleben eines Menschen, seinen Problemen und Komplexen und den Erkrankungen der „Apparatur", nämlich des Gehirns, das das Innenleben ermöglicht, herzustellen. Diese psychoorganische Verbindung ist das, was meine Klinik und meine Schule auszeichnet.

*Frage: Sie haben eine Schule entwickelt? Oder waren Sie mindestens bemüht, eine Schule im alten Sinn des Wortes aufzubauen?*

*Antwort:* Ob man eine Schule entwickelt hat, stellt sich immer erst nach dem Tod heraus. Aber ich war bemüht, eine solche aufzubauen, in der wissenschaftlichen Überzeugung, daß die Seele des Menschen auf einem Apparat spielt, den ich untersuchen kann, der Nervensystem heißt. Und daß zwischen dem psychischen Bereich auf der einen und dem Nervensystembereich auf der anderen Seite Verbindungen bestehen müssen, daß es Voraussetzungen gibt, die in einem oder anderen Bereich Konsequenzen auslösen. Das ist meine wissenschaftliche Philosophie, die den Studenten beizubringen und weiter zu vermitteln ich mich bemühe, und ich kann sagen, daß trotz zeitweilig auftretender heißer Diskussionen wir alle, die Studenten, meine ärztlichen Mitarbeiter und ich in dieser Grundeinstellung übereinstimmen. Diese Grundeinstellung geht, wenn ich so sagen darf, als wissenschaftlicher Impuls von Wien in die Welt hinaus.

Seit 4 bis 5 Jahren ist beispielsweise ein Team am Werk, dem praktisch alle meine Assistenten angehören, mit einem wissenschaftlichen Projekt, dem sogenannten hirnlokalen Psychosyndrom; die Fragestellung ist, welche psychischen Phänomene sind zu beobachten, wenn nicht das ganze Hirn, sondern nur ein ganz bestimmtes, kleines Areal zerstört ist. Interessant für uns ist die Fragestellung, ob solch ein Psychosyndrom auch beim Kind aufzufinden ist. Wenn ein Erwachsener nach einem Schlaganfall etwa eine Blutung im Hirn von der Ausdehnung von 1 cm² hat, wird dadurch nicht das ganze Hirn betroffen, wodurch sich ganz bestimmte Ausfälle – beispielsweise Verlust der Sprechfähigkeit – einstellen. Alle übrigen Fähigkeiten, wie Denken, Lesen oder Schreiben werden erhalten bleiben. Ganz ungeklärt ist das Problem, an dem nicht nur wir, sondern Experten auf der ganzen Welt arbeiten, ob sich ein solcher „Schlaganfall" auch beim Kind ereignen kann, denn – und das hat man bisher immer übersehen – es gibt Hirnschädigungen während der Schwangerschaft oder während der Geburt. Es wäre möglich, daß eine Hirnschädigung das kindliche Sprachzentrum irritieren könnte. Zum Unterschied von Erwachsenen vermag das Kind aber noch nicht zu sprechen, so daß man nicht beurteilen kann, ob es seine Sprache verloren hat oder nur nicht bilden kann, ein großer Unterschied! Das Baby im ersten Lebensmonat hat eben noch keine Sprache. Der Schwerpunkt unserer Forschung muß also dort liegen, die Entwicklung sogenannter Risikokinder zu verfolgen und zu beobachten, wie sich die Funktionen bilden.

*Frage: Wie kommt eine Klinik an solche Risikokinder heran?*

*Antwort:* Per Zufall. Man weiß, daß wir uns mit diesem Problem beschäftigen, wir haben gute Kontakte mit der Kinderklinik und Professor ZWEYMÜLLER, wir haben auch gute Kontakte mit ROSENKRANZ in Glanzing usw. Es geht also um die Fragestellung der Hirnleistungen in der Entwicklung. Die Hirnleistungen nehmen während des Heranreifens des Menschens zwischen 0 und 25 Jahren ständig zu, dann kontinuierlich wieder ab. Dieses Abnehmen der Hirnleistung ist übrigens ein genauso interessantes Gebiet, mit dem sich die Gerontologen und die für Erwachsene zuständigen Psychiater und Neurologen auseinandersetzen. Wir aber beschäftigen uns mit den Problemen der Entfaltung cerebraler Funktionen. Dank der intensiven Unterstützung durch Minister FIRNBERG, die dafür Millionen Schilling zur Verfügung gestellt hat, habe ich ein Speziallabor erhalten, dessen Ausstattung so hervorragend ist, daß man bis Baltimore reisen muß, um ein gleichrangiges zu finden.

*Frage: Was ereignet sich in diesem Labor?*

*Antwort:* Die Apparate, elektronisch und nicht-elektronisch gesteuert, ermöglichen es uns, Hirnleistungen zu testen. Durch sehr komplizierte Verfahren kann man auch gewisse Lernprozesse experimentell wiederholen und aus dem ermittelten Lernzuwachs oder der festgestellten Lernbehinderung Rückschlüsse auf den Zustand dieses Systems ziehen.

*Frage: Könnte ein Ergebnis dieser wissenschaftlichen Arbeit irgendeinmal sein, daß durch einen Umlernprozeß, einem Umformprozeß Ersatzleistungen für den geschädig-*

*ten durch einen anderen Teil des Gehirns übernommen werden könnten?*

*Antwort:* Das ist es gerade, was wir mit unseren Kindern seit jetzt schon 10 Jahren machen. Das ist der zweite Teil unserer Arbeit. Wir betreiben ja nicht nur Diagnostik, um zu theoretischen Erkenntnissen zu gelangen, sondern all unsere Arbeit zielt natürlich darauf ab, sie klinisch umzusetzen. Vor 5 oder 6 Jahren habe ich an meiner Klinik ein Department errichtet, das sozusagen die Ergebnisse der Diagnostik übernimmt und umsetzt. Man sagt sich z. B., dieses Kind hat eine Schwäche beim Hören langer Worte, es ist nicht in der Lage, sie richtig aufzunehmen. Kurze Worte ja, lange Worte nein. Die Therapeuten beginnen also mit einem auf das Erfassen langer Worte ausgerichteten Training. Das Training beginnt mit kurzen Worten, dann werden sie ein bißchen länger, wieder ein bißchen länger und noch länger, bis man schließlich dieses Kind durch sogenannte funktionell-therapeutische Übungen in die Lage versetzt hat, seinen Defekt auszugleichen. Schönstes Ergebnis unserer Arbeit ist, daß wir uns nicht mehr damit zufriedengeben müssen, ein Leistungsdefizit beispielsweise mittels eines Tests festzustellen und hinnehmen zu müssen, daß z. B. das Kind zwar addieren und subtrahieren, aber die Denkoperation des Dividierens nicht verstehen kann, sondern daß wir mit diesen funktionell-therapeutischen Übungen in der Lage sind, die mangelnden Funktionen und damit Fähigkeiten am Menschen zu entwickeln und aufzubauen.

Es gibt dann noch ein zweites Forschungsprojekt, mit dem sich mein Oberarzt Dr. FRIEDRICH beschäftigt, der, auf meinen 20 Jahre zurückliegenden Psychoseforschungen aufbauend, seine Habilitation über die Frage, wie die Reifungsstufen Pubertät und Adoleszenz Schizophreniesymptome verändern, macht. Diese Fragestellung kann man in der Literatur 100 Jahre zurückverfolgen. Man weiß genau über die Formen von Psychosen und Schizophrenien bei Erwachsenen Bescheid, kennt auch ihre Symptomatologie, und man kennt auch die Symptome der Schizophrenie im Kindesalter relativ genau. Was fehlt, sind genau dokumentierte Beobachtungen über die Periode des Reifungsprozesses, der die Symptome verändert.

*Frage: Gibt es schon Ergebnisse?*

*Antwort:* Es gibt bisher eine außerordentlich komplizierte Liste von Symptomen, Berechnungen, welche Erscheinungen mit welcher Altersgruppe zusammenhängen und welche Rolle der Sozialstatus spielt. Es ist eine sehr komplizierte Arbeit, die meiner Meinung nach auch international Aufmerksamkeit finden wird.

*Frage: Hat es außer den geschilderten Projekten eine Arbeit von SPIEL gegeben, die eine Weiterentwicklung in Schwung gebracht hat?*

*Antwort:* Das kann man so nicht sagen. Ich war zwar lange Jahre der Präsident der Internationalen Vereinigung für Kinderpsychiatrie, und ich habe natürlich, schon bedingt durch die 35 Jahre, die ich jetzt auf diesem Gebiet arbeite, einen großen Einfluß. Mit meinem Namen verknüpft ist die Psychoseforschung, mein Buch darüber war das erste nach dem Zweiten Weltkrieg, das auf diesem Gebiet erschienen ist und in dem klare Richtlinien gegeben werden und eine klare Diagnostik angegeben worden ist. Meine Arbeiten auf dem Gebiet der cerebralen Schädigungen mögen für viele ein Denkanstoß gewesen sein. Mein, wenn ich so sagen darf, liebstes Kind sind meine Arbeiten über die Neurosen, in denen ich versuche, Klarheit zu schaffen und Definitionen zu erstellen.

*Frage: Handelt es sich da um ein Buch?*

*Antwort:* Es handelt sich um zahlreiche Beiträge in allen möglichen Publikationen. So wie ich mich eben jetzt wieder einmal in eine internationale Diskussion über Dokumentation eingemischt habe. Es gibt nämlich derzeit Tendenzen – sie stammen von einem Engländer – für ein Dokumentationssystem über psychische Symptomatik. Ich halte dieses Dokumentationssystem für falsch und habe meine Ansicht darüber in einem Artikel in einer internationalen Zeitschrift kundgetan. Dieser Beitrag hat großes Aufsehen erregt. Die einen meinen, endlich habe sich jemand gefunden, der sich traut, zu sagen, daß die übliche Diagnoseart nicht sehr klug ist. Die anderen meinen das Gegenteil. Aber zur Frage über Bücher: Ich habe im Laufe der letzten 30 Jahre 300 wissenschaftliche Arbeiten, ein Lehrbuch über kindliche Psychosen, ein kleines Kompendium über Tiefenpsychologie der Entwicklung, ein umfangreiches Werk in der Kinder- und Jugendneuropsychiatrie geschrieben, das einen Überblick über die gesamte Therapie in der Psychotherapie bis zum Elektroschock gibt. Zuletzt habe ich als Herausgeber zwei Bände des KINDLER-Lexikons zusammengestellt, das die gesamte Psychologie und Medizin des Kindes- und Jugendalters dokumentiert. Ich trage mich mit dem Gedanken, bis zum Ende meiner akademischen Laufbahn vielleicht noch ein Lehrbuch des Gesamtgebietes zu schreiben, in dem die typischen Wiener Auffassungen herausgearbeitet werden sollen.

*Frage: Ich springe jetzt von der wissenschaftlichen Laufbahn des Walter SPIEL auf menschliche Probleme um, die sich ihm meiner Meinung nach aufdrängen müssen. Was sagt der Leiter der Jugendpsychiatrie zu den Aussteigern in der jungen Generation, zu der Verantwortungslosigkeit, mit der sie sich selbst, ihrer Umwelt und nicht zuletzt ihrem Staat gegenüberstellen, Phänomene, die übrigens nicht nur auf Österreich beschränkt, sondern international zu beobachten sind? Welche Wurzeln zu diesem Verhalten sieht der Psychiater, welche Möglichkeiten, die jungen Menschen auf den Boden der Realität zurückzuholen? Oder muß man wirklich zusehen, wie sie sich in den Schafstall zurückziehen?*

*Antwort:* Wahrscheinlich müssen wir zuschauen. Ich glaube nicht, daß es einen Weg oder eine Möglichkeit gibt, durch Maßnahmen etwas zu verändern. Die heranwachsenden Menschen zwischen dem 12. und 20. Lebensjahr, alle, jeder einzelne und auch wir, die „Alten" waren so in diesen Jahren. Das sind Jahre, in denen man sich mit den Ideologien, mit der Politik, mit den Begriffen gut und schlecht auseinandersetzt. Zuerst ist man ein Baby, das am Rockzipfel der Mutter hängt, in dieser Zeit spielt man. Die nächste Zeitspanne gehört der Schule. In ihr lernt man lesen und schreiben und die Sozialisation und dann, dann wird man 12 oder 13 Jahre alt, und dann müssen alle Jugendlichen anfangen nachzudenken, wie es weitergehen soll, wozu man da ist, was das Heimatland ist, wie man verwaltet wird, was der Sozialismus, was die Kirche usw. ist, also der ganzen Fragenkomplex der Ideologien. Die Generation, über die man jetzt ein abfälliges Urteil von der Jugend hören kann, ist in einer Zeit aufgewachsen, als die Welt und die Angebote noch überschaubar waren.
Wenn sich heute ein Mensch mit 14 Jahren solche Fragen stellt, muß er mindestens zwischen 20 Schattierungen wählen. D. h., unsere Gesellschaft ist in allen Belangen pluralistisch geworden, es bieten sich tausend Möglichkeiten an, und der junge Mensch muß fast zwangsweise orientierungslos werden. Das weiß man heute, das ist durch vielseitige Studien belegt. Es fehlt der Jugend von heute – aber das ist keine Kritik an der Jugend, sondern eine solche an den Erwachsenen – die „wohlgeordnete" Orientierungsvermittlung. Weil es sie in Wirklichkeit gar nicht mehr gibt, ja nicht geben kann. Wir können daher nicht das Verhalten der Jugend kritisieren, wir können es nur traurig zur Kenntnis nehmen. Wir können auch nicht den Ausweg wählen, eine Art Naziideologie einzuführen, in der alles völlig geschlossen und einheitlich und von der Wiege bis zur Bahre, über die Erblichkeit bis zum Umbringen alles geregelt ist. Man könnte anarchistische Vorstellungen entwickeln, in die man alle Facetten politischer und religiöser Art hineinprojizieren kann. Es ist heute nicht mehr denkbar, daß sich irgendein Staat in der Welt nach einem bestimmten Schema orientieren kann, oder doch – einen gibts, Persien. In Persien gibt es das Jugendproblem, daß der junge Mensch nicht weiß, was er als Ideal wählen soll nicht, weil ihm das Ideal vorgeschrieben ist.

*Frage: Es soll doch auch in den Ostblockstaaten weniger Schwierigkeiten geben?*

*Antwort:* Schwierigkeiten hat man nur in einem Land, in dem es Pluralismus gibt. Die meisten Schwierigkeiten hat man in dem Land mit dem größten Pluralismus, nämlich in Amerika. Zurück zur Reaktion der jungen Leute. Aus diesem Dilemma haben sich zwei wirklich gefährliche Entwicklungen ergeben. Auf der einen Seite lehnen sich die jungen Leute gegen die Unsicherheit, die Orientierungslosigkeit, das Nichtvorhandensein von Leitbildern, gegen ihnen fragwürdig erscheinende Politiker auf und beschließen für sich selbst, auszusteigen. Das ist die eine Gruppe. Die andere dokumentiert ihre persönliche Unsicherheit und ihren Aufruhr in einer Terrorgruppe, mit deren Hilfe sie die Welt verändern möchte.
Das sind die beiden Extreme, in denen sich Teile unserer Jugend bewegen. Aber ich weiß keinen Ausweg, denn die Ideale Humanismus und Toleranz lassen sich schlecht anbieten und werden nicht so leicht akzeptiert.

*Frage: Trägt unsere Gesellschaft nicht auch noch zu dieser Verunsicherung bei, indem erprobte Systeme abgeändert, verändert, wenn man will bis zu einem gewissen Grad demontiert werden?*

*Antwort:* Solange die Kirche, wie es derzeit praktiziert wird, Nachhilfeunterricht in Psychologie oder Soziologie macht und nicht vom lieben Gott redet, solange wird die Kirche keine Ausstrahlung haben.

*Frage: Eben jetzt gibt es heftige Debatten über die Mikroprozessoren, deren Grundthema für meine Begriffe erschütternd ist. Zu all den geschilderten Unsicherheiten scheint auch noch der innerste Lebensinhalt des einzelnen in Gefahr gestellt zu sein, nämlich die Arbeit, und das Erfolgserlebnis durch die Arbeit.*
*Kommt der Kirche nicht eine neue Aufgabe und neue Bedeutung in diesem Zusammenhang zu?*

*Antwort:* Ich würde mir das sehr wünschen. Ich bin in meinen alten Jahren zu der Überzeugung gekommen, daß wir die Kirche mit allen uns zur Verfügung stehenden Mitteln unterstützen und fördern müssen. Sie ist Stütze der Moral und gibt dem Menschen Orientierung.
Stellen wir einmal folgendes Denkmodell an: Vor 20 Jahren habe ich noch über eine Welt geschrieben, in der immer weniger und weniger Arbeit zu leisten sein und immer mehr und mehr Freizeit zur Verfügung stehen wird. Ich habe also von den Mikroprozessoren, die diese Entwicklung noch sehr beschleunigen werden, noch gar nichts gewußt. Es gibt einen berühmten Ausspruch von Aldous HUXLEY, der sagt: „Es gibt immer mehr und mehr Menschen, die immer weniger und weniger arbeiten und es gibt immer weniger und weniger Menschen, die immer mehr und mehr zu arbeiten haben." Die Freizeit für die Mehrheit wird dagegen eingetauscht werden, daß einige Superspezialisten immer weniger davon konsumieren können. Aber wer von all diesen Menschen wird imstande sein, eine kultivierte Freizeit zu verbringen? Diejenigen, die immer mehr und mehr arbeiten oder die, die immer weniger arbeiten?

*Frage: Wird es dann noch mehr neurotische Kinder geben? Kinder und Jugendliche mit immer geringer werdender Betätigung und Freude an der Betätigung suchen also einen Ausweg, und der heißt Aussteigen und Schafe züchten, oder einen anderen – die Flucht in eine Welt, die nur in ihren Illusionen besteht, nämlich in die Rauschgiftszene. Wie sieht sie in Wien aus?*

*Antwort:* Die neurotischen Kinder werden immer mehr. Der Rauschgiftkonsum ist eine nach wie vor ansteigende Verhaltensform junger Leute, die in den meisten Fällen schreckliche Folgen hat und die in der ganzen Welt ein Problem darstellt. Glücklicherweise macht sie sich in Österreich – wie bei vielen anderen Reaktionen auch – nicht so sehr bemerkbar. Warum das so ist, kann ich nicht erklären. Vielleicht hat WILDGANS mit seiner berühmten Rede auf Österreich recht, wenn er die Österreicher so darstellt, wie sie eben sind. Auf jeden Fall kam alles, was bisher über uns hinwegbrauste, mit Verzögerung auf der einen und mit einer gewissen Abschwächung auf der anderen Seite zu uns. Ein echtes Problem sehe ich darin, daß man zwei strukturell ganz verschiedene Gruppen von Rauschgift-Jugendlichen bedenkenlos zusammenmischt. Zu der einen Gruppe gehören die Neugierigen, die Verführten, die bei einer Party einmal ausprobieren, weil die Mitzi und der Pepi es auch ausprobiert haben, und wenn es der Fritzi nicht auch ausprobiert, ist er nicht „in". Davon leben die Dealer, darum geht es auch in den Schulen. Bei dieser Gruppe „Süchtiger" die Medizin bzw. Psychiatrie einsetzen zu wollen, ist schlechthin Unsinn. Weil es sich nur um ein Fehlverhalten ähnlich dem handelt, wie man seinen Mut beweist, wenn man ins Steffl geht und ein Halstuch stiehlt oder Fensterscheiben in der U-Bahn zerschlägt. Das ist Aufmüpfigkeit, Ausprobieren, Austesten der eigenen Größe, der eigenen Macht. Für sie alle hat die öffentliche Moral einzusetzen, die Polizei einzugreifen, hier hat man die Burschen zurechtzuschütteln, und wenn es notwendig ist, unter Umständen auch mit ein bißchen Gewalt. Sie sind keine gefährlichen Fälle, sie werden, wenn sie 10 Jahre älter sind, ihren eigenen Kindern sagen: „Sei ja nicht so blöd, ich war einmal so ein Trottel, tu das bitte nicht". Sie alle überwinden diese Phase ganz allein.

*Frage: Aus eigener Kraft?*

*Antwort:* Zum Großteil aus eigener Kraft. Jeder Wirbel um sie ist völlig sinnlos, ja, er erzeugt geradezu das Gegenteil. Der herrliche Film „Die Kinder vom Bahnhof Zoo" hat in Wien mindestens 1000 Jugendliche dazu gebracht, es auch einmal zu probieren. Und nicht tausende davon abgehalten. Denn alles, was so dargestellt wird, macht letztlich lüstern darauf. Man darf natürlich solche Fälle nicht zu Außenseitern machen, und ich finde es geradezu verkehrt, daß es in manchen Schulen Anordnungen gibt, solche Kinder aus dem Unterricht zu eliminieren. Sie gehören nicht eliminiert, sondern integriert, belehrt, bekniet, damit sie davon ablassen. Man kann diese Kinder nicht einfach in ein Eck stellen und sie verlassen. Die Zahl dieser Kinder ist gigantisch groß. Sie sind nicht manipulierbar durch die Sozialversicherung, die Medizin, die Psychologie oder durch die Jugendämter. Das geht nicht. Für eine so große Zahl gibt es nur Öffentlichkeitsarbeit, die Medien müssen eingesetzt werden. Die Herren Redakteure und Journalisten sollten endlich einmal in die Zeitungen hineinschreiben, daß der Rauschgiftkonsum gefährlich ist, ein Unsinn und nicht, daß irgendein Dichter seine große Lyrik im Haschischrausch geschrieben hat. Das verführt, reizt an. Gerade das wirkt stimulierend auf einen jungen Menschen in der 7. Klasse, weil er doch auch Lyriker werden will.
Jetzt zur zweiten, ungleich kleineren Gruppe, die wirklich süchtig ist. Da besteht eine Krankheit, das sind Menschen, denen man helfen muß, hier gehören die Psychiatrie, die interne Medizin, die Psychologen und Sozialarbeiter eingesetzt. Diese Menschen muß man aus ihrem Zustand herausholen, ein sehr mühsames Unternehmen.

*Frage: Sie sprechen von einer kleinen Gruppe?*

*Antwort:* Es handelt sich um einige hundert bis einige tausend.

*Frage: Die Koordinationsstelle im Innenministerium spricht von etwa 90.000.*

*Antwort:* Da sind schon solche dabei, die Probierer sind.

*Frage: Die sind nicht gefährdet?*

*Antwort:* Sicherlich auch. Nur – wie ich vorhin sagte – der Schrei nach dem Psychiater, der Schrei nach dem Psychologen bei so vielen Menschen ist doch irreal.
Was stellt man sich vor? Sind wir Zauberer?

*Frage: Die öffentlichen Meinungsmacher sind ja nicht so wichtig. Aber sind die verzweifelten Eltern nicht wichtig?*

*Antwort:* Auch denen muß man die Wahrheit sagen. An ihnen liegt es, sie müssen etwas tun. Sie dürfen das Kind nicht verstoßen und müssen sich selbst in einer solchen Krisensituation richtig benehmen.
Bei den Schwerkranken muß man selbstverständlich sehr intensiv bemüht sein. Aber auch in diesem Zusammenhang ist die Verlogenheit der Publizistik groß: Wenn ein Süchtiger zugrundegeht, dann ist das eine Schlagzeile in jeder Zeitung. Daß sich gleichzeitig in Wien täglich einige Menschen umbringen, das ist alltäglich, interessiert nicht. Darauf weist Erwin RINGEL immer wieder hin: Es gibt zehnmal soviel Tote durch Selbstmord wie Süchtige. Aber damit haben wir uns abgefunden, das gibt es halt in unserer Welt.

*Frage: Die Sucht ist ja noch relativ jung, und man fürchtet sich davor, daß sie sich noch weiter ausbreitet.*

*Antwort:* Weil sie uns Angst macht, weil wir Verbreitungsangst haben, und weil sie etwas Neues ist. Aber mit dem Betrunkenen und dem Leberzirrhotiker haben wir schon gelernt, uns abzufinden.

*Frage: Mit welchen Augen betrachtet der Jugendpsychiater das Verhältnis zwischen Eltern und Kindern heute? Ist die Erziehung amikaler, freundschaftlicher, konstruktiver geworden als etwa vor 50 Jahren, oder hat die Kommunika-*

*tion zwischen den Generationen aufgehört, ist man nicht fast sprachlos geworden?*

*Antwort:* Ich stelle der jetzigen Elterngeneration ein gutes Zeugnis aus. Ich glaube, es hat gegenüber der Elterneinstellung vor 30, 40 oder 50 Jahren eine deutliche Wendung zu einer positiven, herzlichen Beziehung zum Kind eingesetzt. Das Verständnis und die Kameradschaftlichkeit ist größer geworden, auch die Partnerschaft ist besser geworden. Ich rede jetzt von der normalen Durchschnittsbevölkerung. Nicht von den Psychopatheneltern. Bei neurotischen und gestörten Kindern, bei kriminellen Kindern kann man Eltern finden, die schrecklich sind, wo alles danebengeht. Die Zahl dieser Fälle ist natürlich recht groß, aber die meisten Eltern sind doch o. k.

*Frage: Warum verlassen dann so viele 16, 17jährige das Elternhaus?*

*Antwort:* Das sind nicht so viele. Wir unterliegen nur der Faszination des außergewöhnlichen Ereignisses. Ich habe durch meine Leute eine sozialpsychologische Untersuchung durchführen lassen, wie hoch der Prozentsatz der Gestörten in Mittelschulklassen ist. Ich meine gestört in jeder Hinsicht: Ob sie jetzt Rauschgift nehmen, ob sie davonlaufen, ob sie herumflegeln oder sich destruktiv betätigen, bei allen diesen ist schon etwas gestört. Wir fanden heraus, daß es keine Klasse gibt, in der es mehr als 3 solcher Gestörten gibt. Meine Erfahrung geht dahin, daß die meisten unserer Kinder und Jugendlichen völlig normal, psychisch vollkommen gesund und sehr vernünftige Menschen sind, mit denen man gut reden kann und deren Eltern auch erfreuliche Leute sind. Bei etwa 10% gibt es Schwierigkeiten. Das heißt, jeder 10. Fall oder 8. Fall, also jede 8. Familie oder jedes 10. Kind ist gestört, um diese muß man sich kümmern. Für sie gibt es die Kinder- und Jugend-Neuropsychiatrie, dazu ist diese medizinische Wissenschaft da. Völlig falsch ist wiederum – was immer wieder vom Fernsehen und der Presse den Leuten eingeredet wird –, daß die Verhältnisse genau umgekehrt liegen. Als ob nur 10% Normale und 90% Verrückte auf dieser Welt wären. Die, die in der Zeitung stehen, sind abnorme Fälle. „Vater mißhandelt Kind“. Aber der nette „Papa“ ist 99mal und der Mißhandler nur einmal vorhanden. Auch wieder ein unlösbares Problem. Die Freiheit der journalistischen Berichterstattung lebt von exzeptionellen Fällen, weil man anderes nicht verkaufen kann, daher entsteht eine falsche Perspektive.

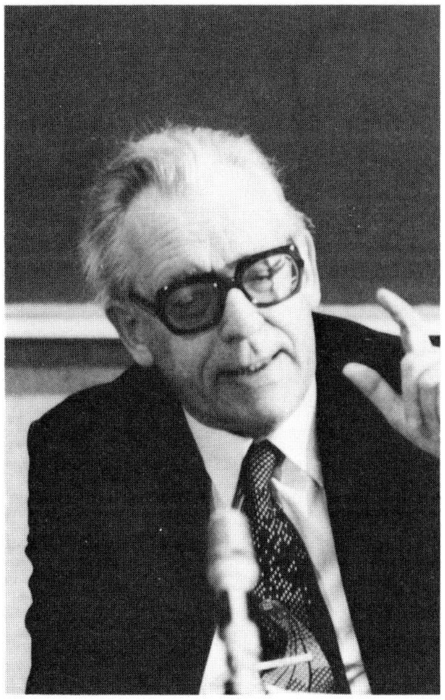

## Prof. Dr. Erwin Ringel

Vorstand des Universitätsinstitutes für Medizinische Psychologie Wien

geboren am 27. April 1921 in Temesvar. Von 1931 bis 1939 Mittelschulstudium am Akademischen Gymnasium und Abschluß mit Matura in Wien. 1939 bis 1945 Studium an der Medizinischen Fakultät in Wien, 1946 Promotion zum Doktor med. Eintritt in die Psychiatrisch-Neurologische Universitätsklinik Wien, dort heute tätig. Gleichzeitig mit der Ausbildung zum Facharzt für Psychiatrie und Neurologie psychotherapeutische Ausbildung mit Entscheidung für die Schule der Individualpsychologie. 1948 Errichtung des ersten Selbstmordverhütungszentrums der Welt im Rahmen der Caritas. 1953 Ernennung zum Assistenten (Oberarzt). 1954 Beauftragung durch HOFF, neben der Leitung der Frauenpsychiatrischen Station die erste Psychosomatische Station in Österreich aufzubauen. 1960 wird über seine Initiative die internationale Vereinigung für Selbstmordverhütung gegründet, deren erster Präsident und seit 1969 Ehrenpräsident auf Lebzeiten. 1961 Karl-RENNER-Preis der Stadt Wien. 1962 Habilitation für das Fachgebiet Psychiatrie und Neurologie. 1968 Verleihung des Titels eines ao Professors. 1971 Gründungsmitglied des Internationalen Kollegiums für Psychosomatik und Präsident des Europäischen Kongresses für Psychosomatik in Wien. 1972 Ernennung zum ao Professor für Psychosomatik und Leiter des Psychosomatischen Departments der Psychiatrischen Klinik. 1981 Alfred-ADLER-Plakette; 1. September 1981 Ernennung zum o. Professor für Medizinische Psychologie.

# Selbstmörder kann man erkennen

Interview am 1. 2. 1982

*Frage: In meiner Bestandserhebung über die WIENER MEDIZINISCHEN SCHULE 1982 führe ich mit Ihnen ein Gespräch, das mir das einfachste zu werden verspricht. Gibt es doch keine Vorgeschichte zu Ihrem Fach, zu der Medizinischen Psychologie. Die Frage ist: Ist es ein neues Fach, und wie schaut es aus?*

*Antwort:* Für Österreich ist es ein neues Fach, nicht aber in anderen Ländern. Beispielsweise in der Bundesrepublik Deutschland ist die Medizinische Psychologie seit langem eingeführt und ein Obligatfach im I. Studienabschnitt. In Österreich haben sich die Studenten erst im II. Studienabschnitt mit diesem Fach zu beschäftigen, wiewohl im I. Studienabschnitt „der Mensch" zu wenig präsent ist. Dies wirkt sich so aus, daß selbst in der Anatomie nur Leichen und nicht Menschen erlebt werden, die eine Vorgeschichte haben. Erst in der Physiologie erfolgt die Hinwendung zum Menschen – sie wurde vom unvergeßlichen Prof. AUERSWALD ganz besonders betont. Im Lehrgegenstand Medizinische Psychologie ist davon auszugehen, daß der Mensch Gefühle hat, sich von „subjektiven" Sorgen und Ängsten bedroht fühlt, die seinen Krankheitsverlauf wesentlich beeinflussen. Es handelt sich um ein Fach, das in Österreich von Grund auf erarbeitet und neu aufgebaut werden muß. Eine große Schwierigkeit sehe ich darin, daß die in der Welt vorhandenen Lehrbücher von meinem Standpunkt zutiefst unbefriedigend sind. Sie gehen nämlich davon aus, daß die Seele nur eine Gehirnfunktion ist. Ich möchte das als eine mechanistische Psychologie bezeichnen, die aus Tests und statistischen Erhebungen besteht. Unter diesen Umständen wird eine meiner ersten Aufgaben sein, endlich ein Lehrbuch der medizinischen Psychologie zu verfassen, welches den Gefühlen des kranken Menschen gerecht wird und wenigstens auf diesem Gebiet jene Technisierung vermeidet, die auf den anderen Gebieten so dominiert. In diesem Sinne soll das Fach ein Gegengewicht gegen den heute in der Medizin herrschenden „Trend" darstellen.

*Frage: Welche Lehrziele werden die Studenten zu erreichen haben?*

*Antwort:* Höchstes Lehrziel wird sein, den Studenten einzuprägen, wie durch ein partnerschaftliches Gespräch zwischen Arzt und Patienten der ganze Mensch und seine „subjektive Wirklichkeit" erfaßt werden kann. Dieses Gespräch soll, ausgehend von den Standardfragen, zur Erhebung der biographischen Anamnese führen, hat sich mit seiner Kindheit und mit seiner Vorgeschichte und seiner Umwelt zu beschäftigen und wird nicht nur die bewußte Persönlichkeit, sondern auch unbewußte Anteile zu erfassen versuchen. Dabei wird man nicht auf die Neurosenlehre verzichten können, denn es ist klar, daß der Neurotiker ganz anders auf seine Krankheit reagiert als der nichtneurotische Mensch. Der zukünftige Arzt muß sich unbedingt darüber im klaren sein, daß jeder Mensch seine ganzen Konflikte in die Krankheit mit einbringt: dazu gehören sicherlich insbesondere Familienprobleme und die Schwierigkeiten in der Berufswelt. In diesem Sinne muß auch die Sozialmedizin Bestandteil der Medizinischen Psychologie sein. Der neue Gegenstand wird sich auch damit zu beschäftigen haben, welchen Stellenwert die Gesundheit in unserer Gesellschaft (wird sie verherrlicht, was tun wir, um gesund zu bleiben usw.?) und welchen die Krankheit hat (wird der Kranke akzeptiert und in seiner menschlichen Würde geachtet?).

*Frage: Kommen wir damit nicht schon in das Gebiet der psychosomatischen Erkrankungen bzw. der Psychosomatik?*

*Antwort:* Medizinische Psychologie und Psychosomatik sind nicht identisch. Die medizinische Psychologie ist insofern somatopsychisch orientiert, als sie die seelischen Reaktionen des körperlich kranken Menschen beschreibt. Die Psychosomatik wiederum lehrt, wie seelische Faktoren den Körper krankmachend beeinflussen können. Trotz dieses Gegensatzes ist aber leicht zu erkennen, daß die beiden Richtungen viel Gemeinsames haben, vor allem tendieren beide zur Ganzheitsmedizin.

*Frage: Glauben Sie, daß ein Arzt überhaupt imstande sein kann, alle anfallenden Fragen und Probleme eines anderen Menschen zu lösen?*

*Antwort:* Das höchste Ausbildungsziel meines Lehrfaches ist, die Persönlichkeitsentwicklung des werdenden Arztes zu fördern, den Versuch zu unternehmen, die vielen Hemmungen und Ängste, die der Medizinstudent vor dem Patienten hat, zu lösen, und ihm gerade dadurch die Möglichkeiten zu geben, seinen Gesprächspartner Patient so weit aufzulockern, daß er ihm vertrauensvoll gegenübertritt. Mit anderen Worten: der Student soll reif gemacht werden für eine mitmenschliche Begegnung, wobei seine eigene persönliche (humanistische) Entwicklung Voraussetzung ist.

*Frage: Wie stellen Sie sich diesen Prozeß vor?*

*Antwort:* Mein Fach besteht aus drei verschiedenen Lehrveranstaltungen: 1. aus einer dreistündigen wöchentlichen Pflichtvorlesung, 2. aus einem Seminar von einer Stunde pro Woche, das ebenfalls eine Pflichtveranstaltung ist, und schließlich einem Pflichtkolloquium, das vor der letzten Prüfung des II. Rigorosums abzulegen ist.

*Frage: Haben Sie aus den Veranstaltungen der vergangenen Monate schon einen gewissen Eindruck über die erreichten oder nicht erreichten Lehrziele bei Ihren Studenten beobachten können?*

*Antwort:* Mit den Ergebnissen aus diesem 1. Semester bin ich nicht unzufrieden. Die Aufgabe der Vorlesung ist es, Wissen zu vermitteln und die Studenten für das neue Fach zu begeistern – gerade die Jugend ist es, die stürmisch nach diesem „Kurswechsel" in der Medizin verlangt hat, und dementsprechend ist das Echo sehr gut. Im Pflichtseminar wird der Student auf seine Begegnung mit dem Patienten praktisch vorbereitet, es sollte auch dem Sichselberkennenlernen dienen.

*Frage: Eine Art Selbstanalyse also?*

*Antwort:* Eine Selbstanalyse kann man in 12 Stunden pro Semester nicht erreichen. Es ist primär die Begegnung mit dem Patienten, die in einem Rollenspiel erarbeitet werden soll. Für diejenigen Studenten, die besonders interessiert sind, ist an eine weiterführende Lehrveranstaltung gedacht, die die Selbstanalyse einschließt. Sie werden wissen, was eine BALINT-Gruppe ist.

*Frage: Sie ist mir kein Begriff.*

*Antwort:* BALINT – ein Schüler FREUDS – hatte die Idee, etwa 10 Ärzte in einer Gruppe zusammenzufassen. Er ließ sich über schwierige Fälle aus ihrer Praxis berichten, um mit ihnen eine Analyse dieser Fälle zu erarbeiten. Aus dem Bericht über die Problemfälle wurde aber sehr bald eine Analyse der berichtenden Ärzte, und seither nennt man diese Art der Selbstanalyse BALINT-Gruppe.

*Frage: Haben Sie schon Interessenten für eine weiterführende Lehrveranstaltung gefunden?*

*Antwort:* Im Vorlesungsverzeichnis sind bereits vier Lehrveranstaltungen unter „Selbsterfahrung" angekündigt, denen jeweils ein erfahrener Psychotherapeut vorstehen wird. Ich vermute, daß wir bald zu wenig Lehrpersonal für diese freiwilligen Selbsterfahrungsgruppen haben werden, auch wenn wir dabei tatkräftige Unterstützung durch das Institut für Tiefenpsychologie und Psychotherapie erhalten. Meine Lehrkanzel verfügt jedenfalls im Moment nur über zwei Assistenten.

*Frage: Sie sind ja augenblicklich in einer Doppelfunktion tätig. Auf der einen Seite sind Sie der Ordinarius für Medizinische Psychologie und auf der anderen Seite sind Sie Leiter des Departments „Psychosomatik" an der Psychiatrischen Universitätsklinik. Wäre es nicht vorstellbar, die beiden Tätigkeiten zusammenzufassen und etwa ein Institut für Medizinische Psychologie und Psychosomatik zu begründen?*

*Antwort:* Diese Lösung kommt absolut in Betracht, wenn man davon ausgeht, daß in nächster Zeit die Psychosomatik keinen eigenen Lehrstuhl bekommt. Vorläufig aber ist sie nicht realisierbar, weil einem Institut keine Bettenstation angeschlossen sein darf. Eine Universitätsklinik für Medizinische Psychologie und Psychosomatik aber wäre eine unerhört aufwendige Angelegenheit und würde sicherlich im Moment und wohl auch in absehbarer Zeit aus Kostengründen nicht genehmigt werden.

*Frage: Fühlt sich der Patient der Psychosomatischen Station an der Universitätsklinik für Psychiatrie nicht sehr belastet? Man weiß doch um das Vorurteil, in einer psychiatrischen Station aufgenommen und behandelt worden zu sein. Gibt es einen zwingenden Zusammenhang zwischen Psychiatrie und psychosomatischen Erkrankungen?*

*Antwort:* Der Zusammenhang besteht ganz einfach darin, daß die Abteilung für Psychosomatische Erkrankungen in Österreich aus der Psychiatrie herausgewachsen ist, weil nur diese Klinik (unter HOFF) bereit war, eine solche Station einzurichten. Dieses Modell umfaßt jetzt 16 Betten und sollte eigentlich nur Ausbildungsstätte für künftige Kollegen sein, die dann als psychosomatisch ausgebildete Ärzte an Schwerpunktspitäler oder normale andere Krankenhäuser zu psychosomatischen Kranken (eventuell auch Abteilungen) gerufen werden sollten. Richtig ist Ihr Einwand, daß sich die Patienten durch die Aufnahme in die Psychosomatische Abteilung an der Psychiatrischen Universitätsklinik oft anfänglich belastet fühlen. Sobald sich aber der erste diesbezügliche Schock gelöst hat, schwindet dieses Belastungsgefühl, nicht zuletzt deswegen, weil die Psychosomatische Abteilung eben ein selbständiges Departement und damit eine eigene Organisation ist. Richtig ist aber auf der anderen Seite auch, daß es so gut wie keine psychosomatischen Abteilungen in Schwerpunktspitälern oder Krankenhäusern gibt, wiewohl wir vor einem Anwachsen von psychosomatischen Erkrankungen in einem Ausmaß stehen, von dem sich heute noch niemand eine richtige Vorstellung macht.

*Frage: Ich komme zu Ihrem wichtigsten Ausbildungsziel, nämlich dem Verhältnis zwischen Arzt und Patient. Sind Sie mit den derzeitigen Verhältnissen nicht nur in den Krankenhäusern, sondern auch in den Ordinationen zwischen Arzt und Patient zufrieden?*

*Antwort:* Ich glaube, daß dem Patienten sehr viele Rechte vorenthalten werden, beispielsweise Informationen über die Diagnose, über die Therapie, über die Folgen einer Therapie. Es wird dem Patienten nicht genügend klargemacht, welche Bedeutung der Eingriff für das künftige Leben haben wird.

Es wird vieles unternommen, um den Patienten nicht zum mündigen Patienten werden zu lassen. Es darf daher niemanden wundern, daß die Selbsthilfegruppen, die immer zahlreicher werden, mitunter antiärztlich eingestellt sind. Sowohl der Einzelpatient wie auch die Selbsthilfegruppen fühlen sich eben oftmals von den Ärzten im Stich gelassen.

*Frage: Was meinen Sie mit „im Stich gelassen"?*

*Antwort:* Ich meine damit, daß ganze Generationen von Ärzten herangezogen worden sind unter der Vorstellung, der Patient müsse demütig, gehorsam und vor allem still sein. Die von den Ärzten als „Troublemaker", also als „aufmüpfig" qualifizierten Patienten, die sich über etwas beschweren, brauchen vielfach das Aufbegehren, die emotionale Reaktionen und den Kampf, weil sie nur auf diese Art und Weise ihre eigene Krankheit zu überwinden imstande sind. Für solche Patienten kann die vom Arzt erwünschte und erwartete Opferhaltung eine tödliche sein. Deshalb bemühe ich mich, Kollegen heranzuziehen, die eine solche Verhaltensweise – nämlich den „Gott in Weiß" – nicht mehr an den Tag legen, und ich habe auf Grund des guten Echos gerade bei der Jugend die Hoffnung, daß sich in Zukunft Schritt für Schritt eine Änderung ergeben wird. Dafür sind positive Vorbilder notwendig, weswegen es gilt, in Zukunft bei der Besetzung von leitenden Posten nicht nur wissenschaftliche, sondern auch menschliche Qualitäten zu berücksichtigen. Schranken müssen auch einem bestimmten Hochmut der Wissenschaft gesetzt werden. Ohne Versuche wird es keinen Fortschritt geben, aber der Mensch darf dabei nicht zum wehrlosen Objekt degradiert werden, er muß gleichberechtigter Partner sein. Wie sehr diese Partnerschaft fehlt, habe ich bei einer Tagung, die wir im Frühjahr 1981 unter dem Titel „Mit dem Krebs leben" veranstaltet haben, beobachten können, als wir Patienten, die nach Krebsoperationen waren, Gelegenheit gegeben haben, über ihre persönlichen Verhältnisse nach der Operation, über die Auswirkungen ihrer Erkrankung und der Therapie in den kommenden Jahren zu berichten und auch offen Kritik zu üben. Die alte medizinische Schule hat – ausgehend von einem falschen Autoritätsbegriff – solche Kritik nie oder doch nur höchst selten zugelassen.

*Frage: Haben Sie im Sinne der Wiener Schule einen Meilenstein setzen können, ich meine eine große Leistung?*

*Antwort:* Mit dem Wort „Meilenstein" muß man vorsichtig sein. Immer erst in einem großen zeitlichen Abstand kann beurteilt werden, was eine echte Pionierleistung war. Jedenfalls habe ich im Jahr 1948 ein Selbstmordverhütungszentrum im Rahmen der Caritas, basierend auf Teamarbeit, aufgebaut, wie es sicher auf der ganzen Welt nicht existiert hat, und dort das entwickelt, was später als „Wiener Weg der Selbstmordverhütung" bezeichnet worden ist. In Wien hat auch über meine Initiative der erste internationale Kongreß über „Selbstmordverhütung" im Jahr 1960 stattgefunden, dort habe ich den Vorschlag gemacht, eine „International Association for Suicide Prevention" zu gründen. In der Folge wurde ich zu ihrem ersten Präsidenten gewählt, 1969 wurde ich Ehrenpräsident auf Lebenszeit. Als besondere Genugtuung empfinde ich, daß 1985 der Weltkongreß über Selbstmordverhütung, der alle 2 Jahre stattfindet, in Wien veranstaltet werden wird, um gerade hier, am Gründungsort, das 25jährige Bestehen dieser weltweiten Organisation zu feiern. Im Verlauf der Jahre entwickelte sich das Selbstmordverhütungszentrum, das nicht zuletzt dank der Unterstützung durch die Psychiatrische Klinik (HOFF), durch die Kirche (WEINBACHER, UNGAR) und durch die Polizei (HOLAUBEK) ausgebaut worden war, zum Krisenzentrum der Caritas am Währinger Gürtel. 1970 hat KREISKY in seiner Antrittsrede zur ersten Alleinre-

gierung eine Grundsatzerklärung abgegeben, in der er festhielt, daß das Erhalten von Leben, die Selbstmordverhütung, nicht ein privates, sondern ein staatliches Anliegen sein müsse.
Zwischen der Grundsatzerklärung des Bundeskanzlers und der Errichtung des ersten staatlichen Kriseninterventionszentrums verging zwar geraume Zeit, aber dank der Initiative von Frau Minister LEODOLTER wurde schließlich 1978 in der Spitalgasse 11 das neue Krisenzentrum gegründet. Das war ein denkwürdiger Fortschritt; aber es fehlen aus finanziellen Gründen noch einige Ausbaustufen: das Team müßte rund um die Uhr und auch am Wochenende zur Verfügung stehen. Ferner müßte es möglich sein, die Betten, die wir doch schon haben, auch zu belegen, damit ein Mensch in einer Notsituation dort, und nicht auf einer Psychiatrie, die kritischen Tage überstehen kann. Wie dem aber auch sei, meine Idee, ein Team einzusetzen, das Lebensmüde aufhält, den letzten Schritt zu vollziehen, verbreitete sich rund um die Welt, dies mag nicht nur medizinisch, sondern auch gesellschaftspolitisch von Bedeutung sein. Allerdings habe ich in den vielen Jahren seit der Gründung der Lebensmüdenfürsorge etwas sehr Wichtiges hinzugelernt: ich werde jedem Lebensmüden jede nur mögliche Hilfe anbieten. Sie muß einfach vorhanden sein – ich werde aber niemanden mehr durch zwanghafte Anhaltung zwingen, am Leben zu bleiben. Ich werde ihm sagen: „Etwas Besseres als den Tod findest du überall", aber ich werde ihm meine Hilfe nicht aufzwingen, sie auch nicht fortsetzen, wenn ich nach Anwendung aller Möglichkeiten – und die sind nicht gering – keine positive Beziehung zum Leben herstellen konnte.

*Frage: Die Selbstmordverhütung und das Werk, das Sie darum herum aufgebaut haben, ist eher als eine organisatorische Tat, sicher eine höchst verdienstvolle, zu klassifizieren. War es Ihnen aber auch möglich, ein wissenschaftliches Werk zu errichten, das man als Impuls der Wiener Schule bezeichnen könnte?*

*Antwort:* Ich habe im Jahr 1949 das präsuizidale Syndrom beschrieben, das zu einem Weltbegriff geworden ist.
In dieser Beschreibung habe ich auf Grund einer Untersuchung von 745 Patienten die Hauptkriterien erstmals sehr detailliert erfaßt, die psychisch dem Selbstmord vorausgehen. Dieses präsuizidale Syndrom wird heute allgemein als das entscheidende Kriterium angesehen, an dem wir bestehende Selbstmordgefahr erkennen können. Es eröffnet viele Möglichkeiten einer spezifischen, antisuizidalen Therapie und Erziehung. Schließlich ergeben sich daraus gesellschaftspolitische Konsequenzen, denn immer wieder liefern auch Gesellschaftsstrukturen einen bedenklichen Beitrag zum Entstehen eines präsuizidalen Syndroms. Aber ohne ausgeübte Verantwortung für unsere Mitmenschen wird es keine wirkliche Reduktion der Selbstmordtendenz geben.
Gemeinsam mit meinem unvergeßlichen Lehrer HOFF habe ich dann das „erste psychosomatische Reaktionsmuster" beschrieben, das sich schon beim Kind zum ersten Mal manifestiert und als Grundlage späterer psychosomatischer Erkrankungen anzusehen ist. Zur größeren Verdeutlichung: Ein Kind, das sich nicht zu artikulieren vermag, das noch nicht sprechen kann, drückt einen Konflikt mit der „Organsprache" aus, womit eben psychosomatische Symptome entstehen (leider werden diese Symptome aber sträflich vernachlässigt). Später werden diese in der Kindheit gesetzten Reaktionsmuster unter gewissen Belastungssituationen reaktiviert und damit zur viel schwerer zu heilenden psychosomatischen Erkrankung.

*Frage: Was verstehen Sie unter sträflicher Vernachlässigung?*

*Antwort:* Das Kind wird heute ganz allgemein viel zu gering bewertet. Es ist klein, hilflos, dem Erwachsenen ausgeliefert, der diese Macht mißbraucht und das Kind zur Erfüllung eigener Wünsche degradiert. Dem Kind wird zu wenig Zeit gewidmet, es werden ihm viel zu wenig Werte vermittelt – SPERBER spricht von Waisenkindern mit Vater und Mutter – es bleibt beunruhigend sich selbst überlassen. Schon die Eltern können sich nicht mehr ausdrücken, die Kinder können es erst recht nicht. Wenn man bedenkt, daß hinter jeder psychosomatischen Erkrankung nicht ausgedrückte Gefühle stehen, wird man begreifen, daß unter solchen Umständen die psychosomatischen Krankheiten in einem ungeheuren Maß ansteigen müssen.

*Frage: Soweit ich mich erinnere, haben Sie eine Psychosomatische Gesellschaft gegründet?*

*Antwort:* Ich habe die Österreichische Gesellschaft für Klinische Psychosomatische Medizin gegründet, der auch Patientengruppen angehören. Eines der Anliegen dieser Gesellschaft ist, aus diesen Patienten (oder Patientengruppen) mündige Patienten zu machen. Mit zunehmender Mündigkeit werden diese psychosomatischen Patienten auch verstehen lernen, daß man ihnen einen erheblichen Anteil ihrer Rechte oft einfach vorenthält – nämlich die psychische Behandlung – was in meinen Augen ein Vergehen gegen die Menschenrechte ist. Eines unserer Ziele muß es sein, daß die mündig werdenden Patienten künftighin diese ihre Rechte erfüllt erhalten.

*Frage: Wie sind Sie – unter Inbetrachtziehung Ihres katholischen Hintergrundes – zu einer derart progressiven Einstellung gekommen?*

*Antwort:* Mir scheint das heute eine konsequente Entwicklung zu sein, die gar nicht im Gegensatz zu meinem katholischen Glauben steht. Jeder Katholik hat sozial zu denken und die Gebote der Nächstenliebe zu beachten. Aber Sie haben recht: Es war eine lange Wanderung in den letzten 15 Jahren, die ich zu unternehmen hatte, ehe ich zu meiner jetzigen Einstellung gefunden habe. Einen Teil hat mein Vater gelegt, der ganz sicherlich kein Sozialist, aber ein sehr sozial denkender Mensch war. Dann war da mein unvergeßlicher individualpsychologischer Lehrer (ich bin ja seit 1961 Vorstand der Österreichischen Individualpsychologen), der Sozialist Oskar SPIEL, der in Abwandlung des bekannten Ausspruches von Viktor ADLER die Nächstenliebe in der Parteigarderobe nicht vergessen hat. Dann kamen meine Lehr- und Lernjahre mit Hans HOFF, der seine ganze Kraft in die Verwirklichung sozialer Möglichkeiten stellte. Und schließlich Papst JOHANNES XXIII., der das große Erlebnis in meinem Leben war und der zweifellos den letzten Wandlungsprozeß in mir bewirkt hat. Durch ihn bin ich endgültig auf den sozialistischen, oder lassen Sie mich besser sagen, sozialen Weg gekommen. Nicht zuletzt wird es auch die Konfrontation mit meiner eigenen Krankheit gewesen sein, die in mir noch mehr Verständnis für den Schwächeren und die menschlichen Verpflichtungen, die man ihnen gegenüber hat, entstehen hat lassen. In diesem Sinne ist auch die ungewöhnliche Führung meiner Abteilung zu verstehen, die sich sehr wohl von der heutzutage immer noch üblichen stark unterscheidet. So habe ich beispielsweise einmal in der Woche ein einstündiges Parlament eingeführt: An dieser Parlamentssitzung nehmen sowohl die Patienten wie auch das gesamte Personal und die Ärzte teil, und jeder kann darüber sprechen, was ihm nicht paßt oder was er geändert sehen möchte. Mein Leitgedanke bei der Errichtung dieses Parlaments war die Definition der Demokratie: „Aus Betroffenen Beteiligte zu machen." Und so werden die Vorlesungen der nächsten Semester der Entwicklung eines neuen „Arzt-Seins" und der Respektierung des mündigen Patienten dienen, dem wir aufgeschlossen und verständnisbereit gegenüberstehen sollen. Wir wollen keine Revolution, die immer nur entstanden ist, weil man es versäumt hat, den richtigen Augenblick wahrzunehmen, in dem man durch Entgegenkommen eine Änderung der Verhältnisse hätte erzielen können. So will ich den Weg der Evolution gehen und ihn mit allen meinen Kräften unterstützen.

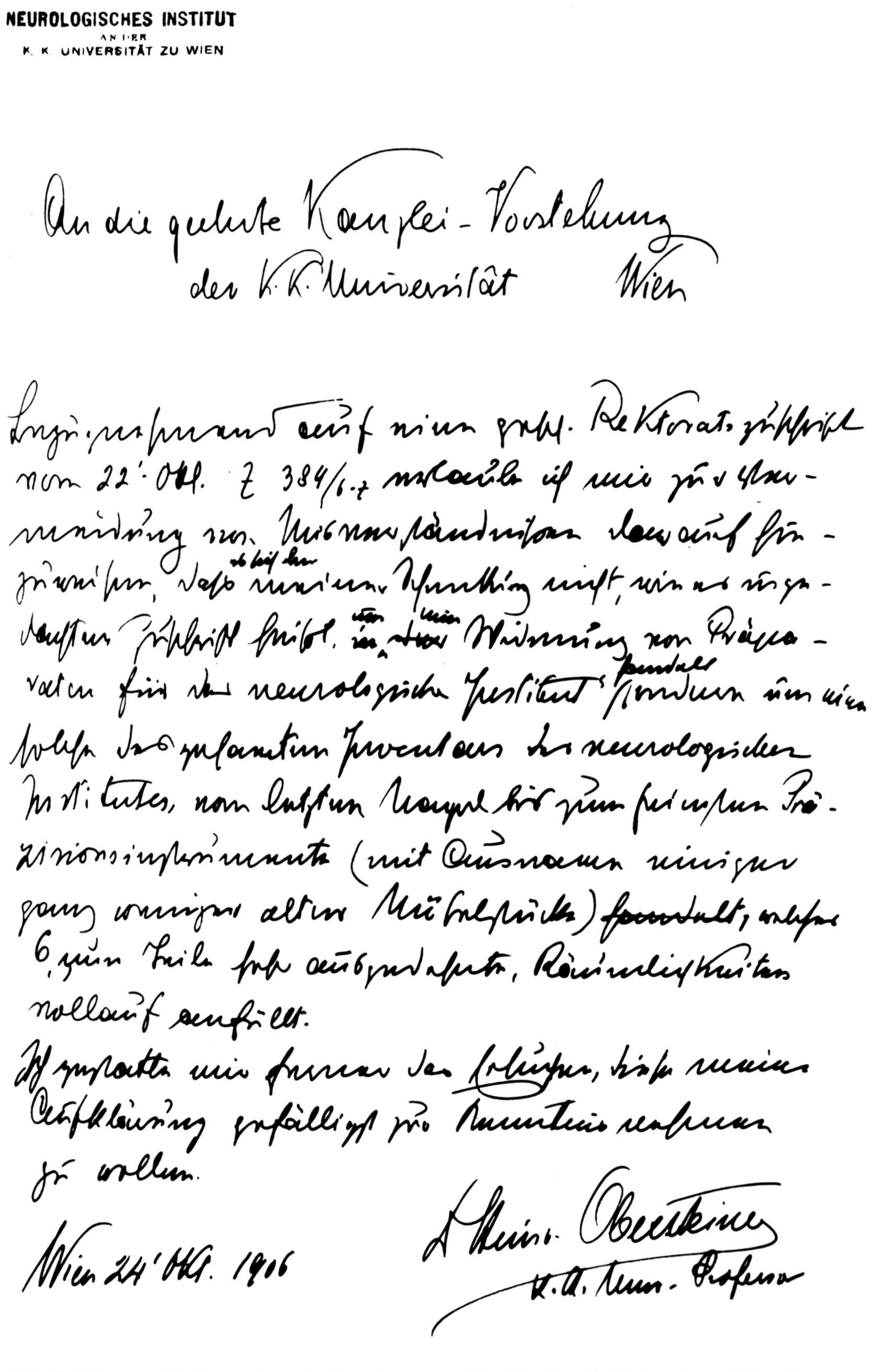
NEUROLOGISCHES INSTITUT
AN DER
K. K. UNIVERSITÄT ZU WIEN

An die geehrte Kanzlei-Vorstehung
der k. k. Universität Wien

Bezugnehmend auf eine geehrt. Rektoratszuschrift vom 22. Okt. Z 384/6.7 erlaube ich mir zur Vermeidung von Missverständnissen darauf hinzuweisen, dass es sich bei meiner Schenkung nicht, wie es die geehrte Zuschrift sagt, um eine Widmung von Präparaten für das neurologische Institut handelt, sondern um eine solche des gesamten Inventars des neurologischen Institutes, vom letzten Nagel bis zum feinsten Präzisionsinstrumente (mit Ausnahme einiger ganz weniger alter Möbelstücke) ~~handelt~~, welches 6, zum Teile sehr ausgedehnte, Räumlichkeiten vollauf erfüllt.
Ich gestatte mir ferner das Ersuchen, diese meine Aufklärung gefälligst zur Kenntnis nehmen zu wollen.

Wien 24. Okt. 1906

Dr Heinr. Obersteiner
k. k. Univ.-Professor

*Abbildung des Originalbriefes von H. Obersteiner, in dem dieser am 24. Oktober 1906 das ihm gehörende gesamte Inventar des Neurologischen Institutes dem Staate schenkt.*

# VII. NEUROLOGIE

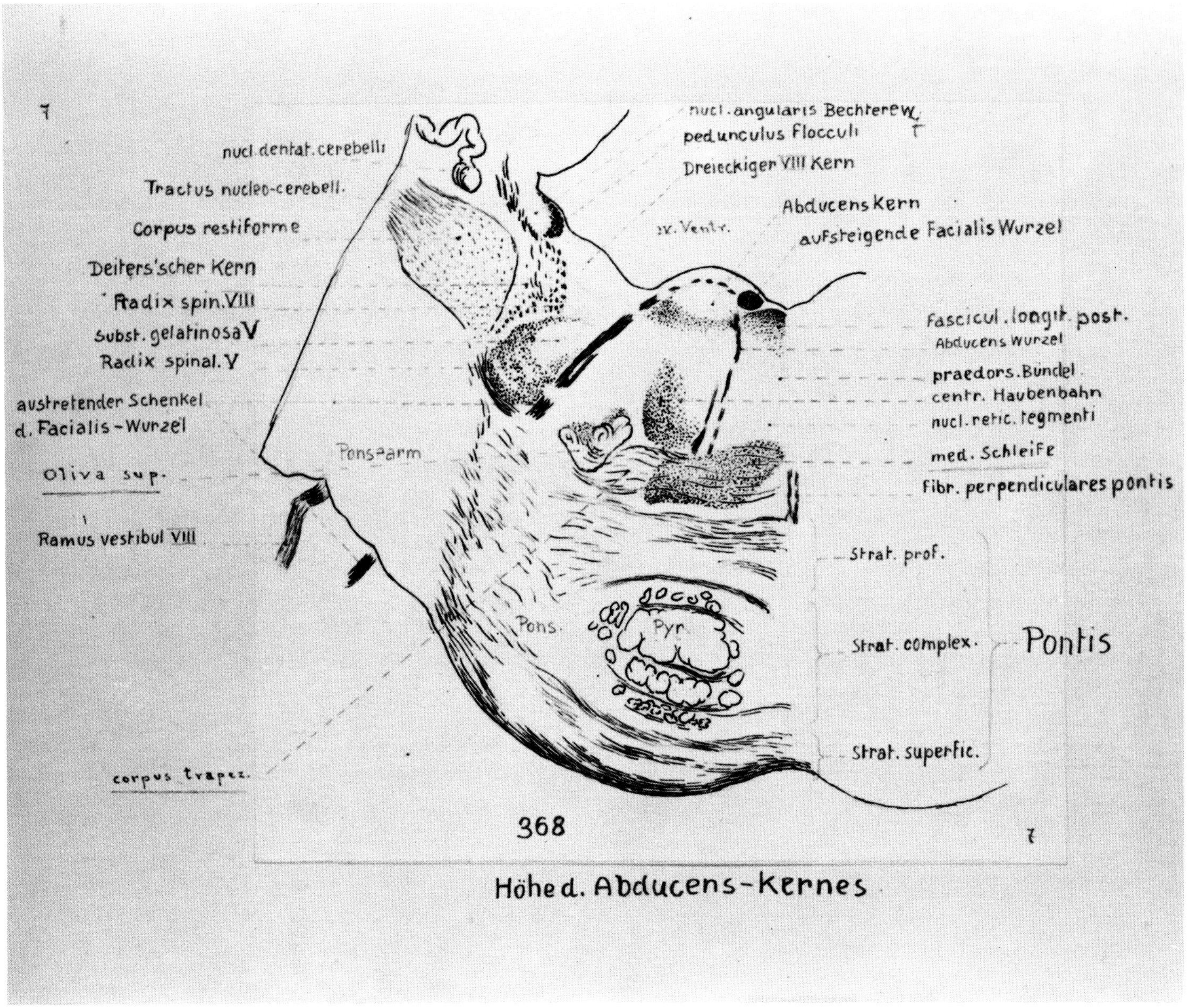


*Abbildung einer Originalzeichnung von H. Obersteiner eines Hirnschnittes in der Höhe des Abducens-Kernes um 1880.*

# NEUROLOGIE

Die Neurologische Klinik mußte aus dem alten Psychiatriegebäude, das dem Neubau Platz machen mußte, ausziehen und sich in den Räumen der alten noch von ESCHERICH geplanten Kinderklinik einrichten. REISNER räumte Kurt PATEISKY (geb. 1917) eine eigene Abteilung für Elektro-Neurodiagnostik ein. REISNER hat eine Schule aufgebaut, aus der hervorragende Neurologen hervorgegangen sind. Darunter sind besonders F. GERSTENBRAND (geb. 1924), K. SUMMER (geb. 1928), G. STRICKER-BAROLIN (geb. 1929), P. PROSENZ (geb. 1934), W. D. HEISS (geb. 1939) und E. KLAUSBERGER (geb. 1916) zu nennen.
Herbert REISNER ereilte am 30. März 1982 ein allzu früher Tod nach einem schweren Krebsleiden. Sein Arbeitsgebiet war die Neurologie, er beherrschte aber noch das gesamte Gebiet Psychiatrie-Neurologie und leitete, nach einer kurzen Supplierung nach Hans HOFF in Wien, die Psychiatrisch-Neurologische Klinik in Graz von 1968 bis zu seiner Berufung nach Wien 1971 auf die selbständige Universitätsklinik für Neurologie. Auch seine wissenschaftlichen Arbeiten umspannen noch beide Gebiete. Er war ein tief humanistisch gebildeter, eleganter Herr mit ungewöhnlichem Organisationstalent. Es gelang ihm, durch den großzügigen Ausbau weitgehend selbständiger Abteilungen ein hervorragend funktionierendes Zentrum für Neurologie aufzubauen.

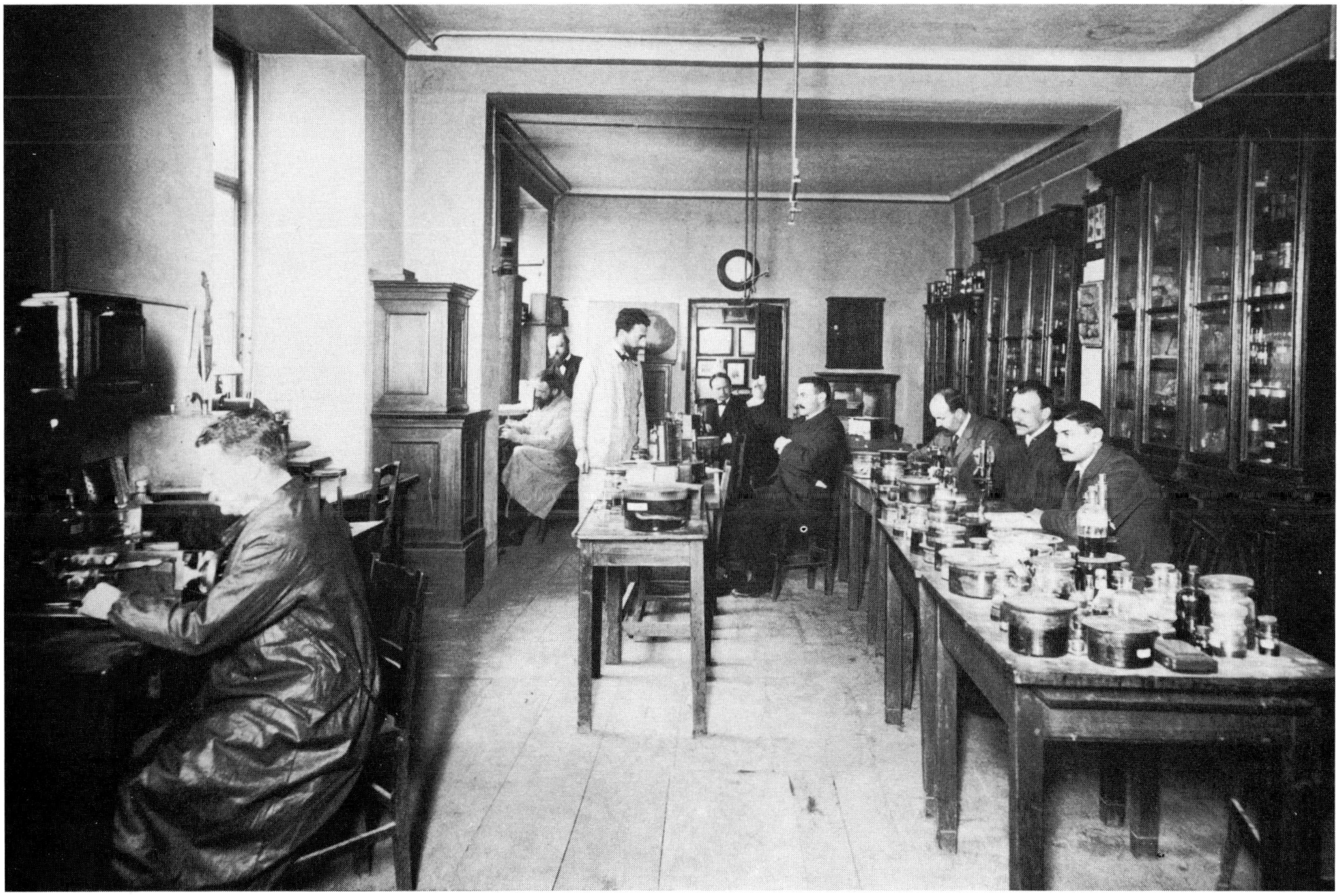

*Arbeitsraum im Neurologischen Institut von Prof. Obersteiner mit Studierenden an Arbeitsplätzen. Otto Marburg im hellen Arbeitsmantel.*

## Prof. Dr. Herbert Reisner

bis 30. März 1982 Vorstand der Neurologischen Universitätsklinik Wien

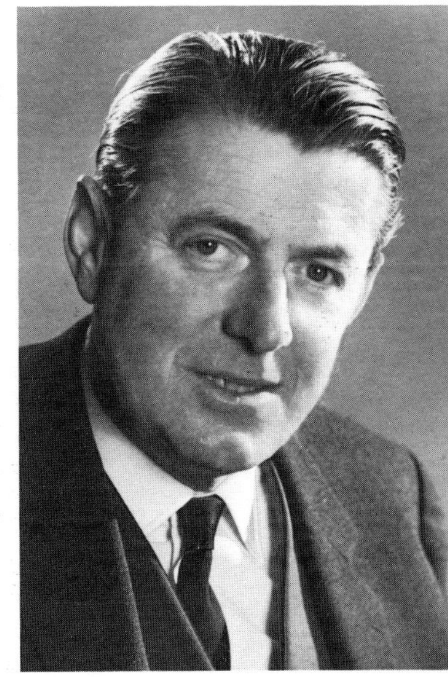

geboren am 1. Dezember 1912 in Wien. Während des Medizinstudiums an der Wiener Universität drei Jahre als Demonstrator im Chemischen Institut unter Otto FÜRTH tätig, je ein halbes Jahr an der I. Medizinischen Universitätsklinik unter Eppinger und am Pathologisch-Anatomischen Institut unter H. CHIARI. Promotion am 18. Juli 1938, anschließend Eintritt in die Wiener Psychiatrisch-Neurologische Universitätsklinik, die damals von O. PÖTZL geleitet wurde. Ab 1942 klinischer Assistent, im Mai 1943 zur Deutschen Wehrmacht eingezogen. Während der Militärdienstzeit fast ein Jahr unter Viktor von WEIZSÄCKER im Otfried Försterinstitut in Breslau tätig. Ab August 1945 Wiederaufnahme der Arbeit an der Wiener Psychiatrisch-Neurologischen Universitätsklinik unter Otto KAUDERS.
1949 Habilitierung für Neurologie und Psychiatrie. Von August 1949 bis Oktober 1950 supplierender Leiter der Wiener Psychiatrisch-Neurologischen Universitätsklinik. Von Jänner 1951 bis 1. Oktober 1968 Vorstand der I. Neurologischen Abteilung des Krankenhauses der Stadt Wien-Rosenhügel und Ärztlicher Leiter dieser Institution. 1958 zum ao. Professor ernannt. Seit 1. Juli 1968 o. Professor. Übernahme der Leitung der Psychiatrisch-Neurologischen Universitätsklinik in Graz am 23. September 1968. Im Frühjahr 1971 zum Vorstand der Neurologischen Universitätsklinik in Wien ernannt. Leiter dieser ab 1. September 1971 bis zu seinem Tod am 30. März 1982.

# Das schmerzende Phantom

Interview am 24. 2. 1982

*Frage: Seit 1971 gibt es eine eigene Klinik für Neurologie. Waren und sind Sie mit der Trennung von Psychiatrie und Neurologie einverstanden? Warum ist die Klinik geteilt worden?*

*Antwort:* Ich bin mit der Teilung sehr einverstanden, weil mit dem Wissensstand und Umfang, den Psychiatrie und Neurologie angenommen haben, es nicht mehr möglich ist, daß ein einzelnes menschliches Gehirn imstande wäre, das riesige Gebiet zu übersehen. Es reicht von der Anatomie – das ist die Neuroanatomie, die Anatomie des Nervensystems – über die Neurologie – das ist die Klinik von Patienten mit neurologischen Störungen – über die Psychiatrie – das ist die Klinik von Patienten mit psychischen Störungen – bis zur Psychotherapie und Tiefenpsychologie, womit das Fach eben in die Philosophie hineinreicht. Dazu kommen noch die Grenzgebiete, die einerseits die Neurochirurgie berühren (wozu anzumerken ist, daß Neurologen keine Neurochirurgen sind), wie auch die Kinderpsychiatrie, die sich sehr stark von der Psychiatrie der Erwachsenen unterscheidet und deshalb von einem eigenen Fachmann geführt werden muß. Dazu gehören auch die Sozialpsychiatrie, die Psychosomatik und die Übergänge zur Psychologie, nämlich die Neuropsychologie. Auch die Neurologie kommt ohne Psychologen nicht zurecht. Zusammengefaßt: Schon aus dieser nicht ganz vollständigen Darstellung erkennen Sie, daß ein einzelner Mensch nicht imstande ist, das ganze Wissensgebiet zu überschauen und zu beherrschen. Ich komme noch aus einer Zeit, in der Neurologen auch noch Psychiater waren. Wenn man alt und routiniert ist, weiß man von jedem Gebiet so viel, daß die Mitarbeiter, die auf irgendeines der Gebiete spezialisiert sind, einem nichts vormachen können. Heutzutage gibt es praktisch keine einzige Klinik, in der Psychiatrie und Neurologie, die von einem Ordinarius geführt wird. Dieser Entwicklung sind viele Auseinandersetzungen vorausgegangen, ehe man sich zu der Trennung durchgerungen hat. Aber ich bin der festen Überzeugung, daß der Trennungsschnitt unternommen werden mußte.

*Frage: Sie sind also ein überzeugter Verfechter der Dezentralisierung?*

*Antwort:* Ja, wenngleich ich an dieser Stelle vor einer Entwicklung warnen muß, die man derzeit im Ausland beobachten kann. Dort nämlich geht die Dezentralisation so weit, daß man schon eigene Lehrkanzeln für Epilepsie bzw. für periphere Neurologie gegründet hat. Das ist sicher eine falsche und eine sehr gefährliche Entwicklung. Ich will damit sagen, daß weitere Unterteilungen nicht vorgenommen werden dürfen, weil sonst bestimmte Ärzte etwa nur mehr auf periphere Nerven spezialisiert sind und von anderen Krankheitsbildern nur mehr wenig wissen. Damit hört sich die Wiener Neurologie auf. Die von HOFF noch gemeinsam geführte Klinik für Psychiatrie und Neurologie wurde im Jahr 1971 in eine für Psychiatrie und eine für Neurologie aufgeteilt.

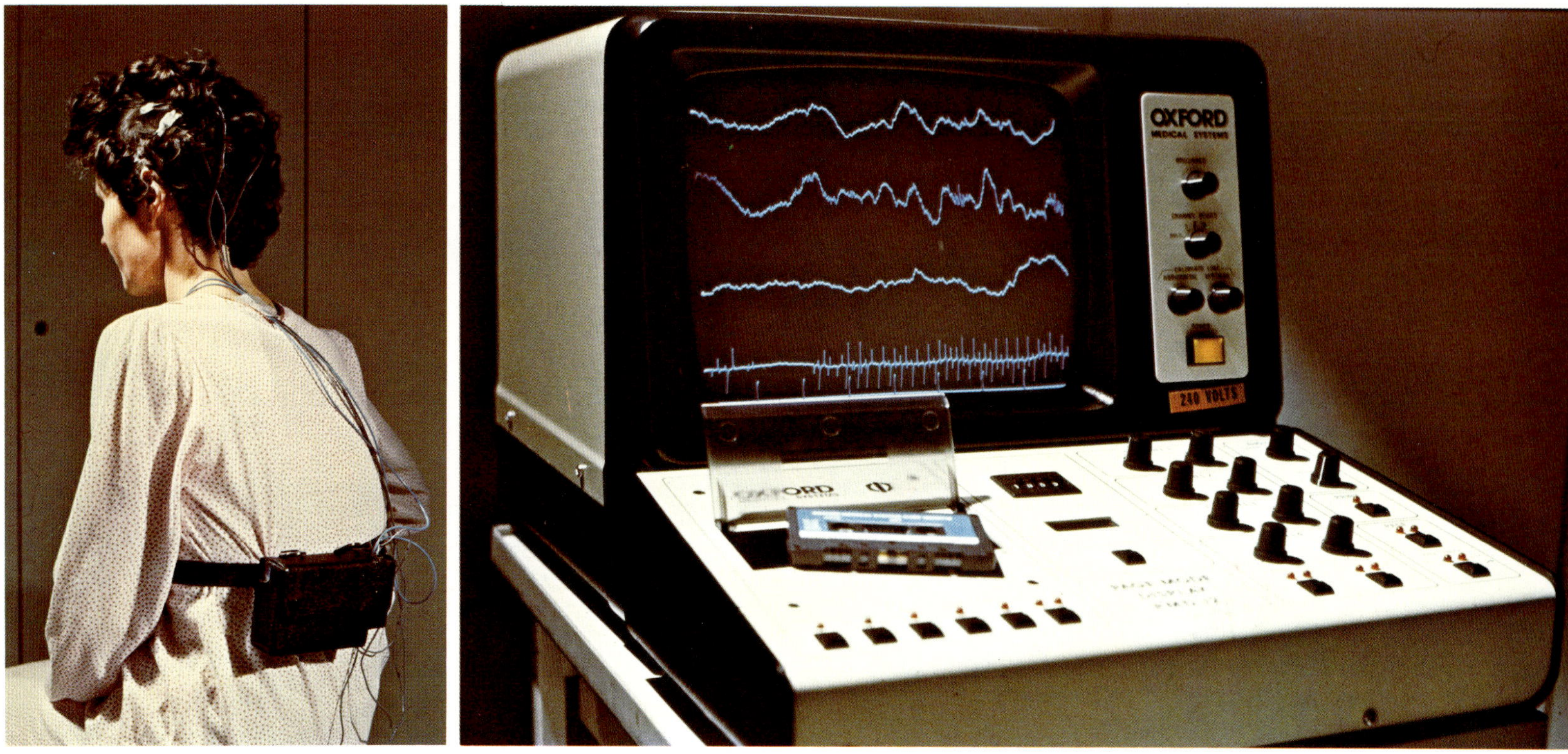


*Langzeit-EEG-Registrierung bei freibeweglichen Versuchspersonen.*

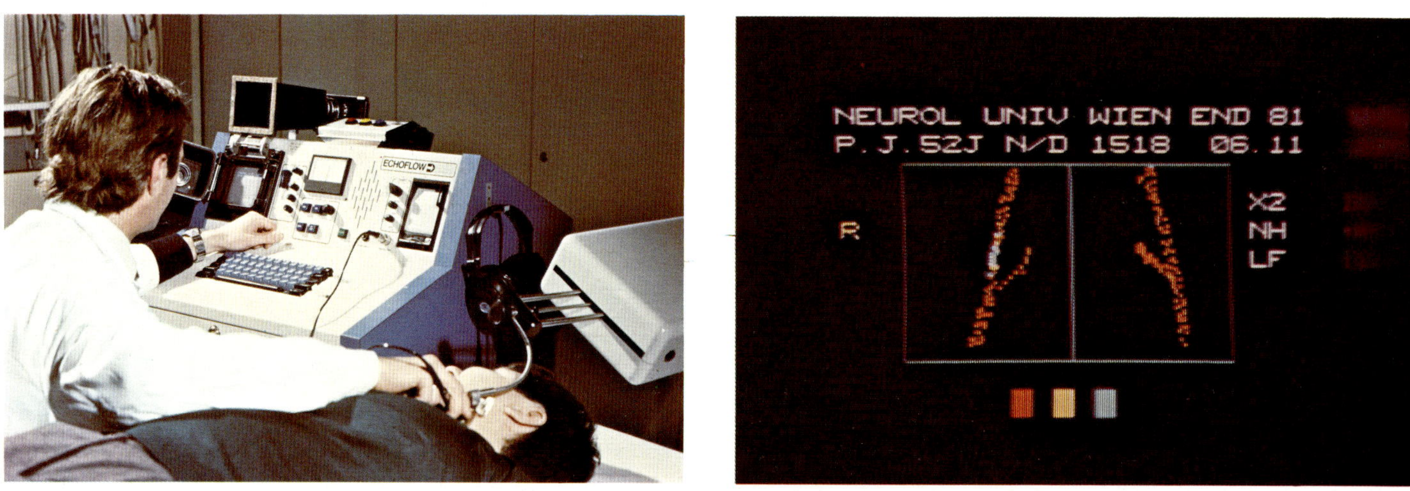


*Unblutige Messung und Darstellung der Blutstromgeschwindigkeit in den gehirnzuführenden Halsschlagadern.*

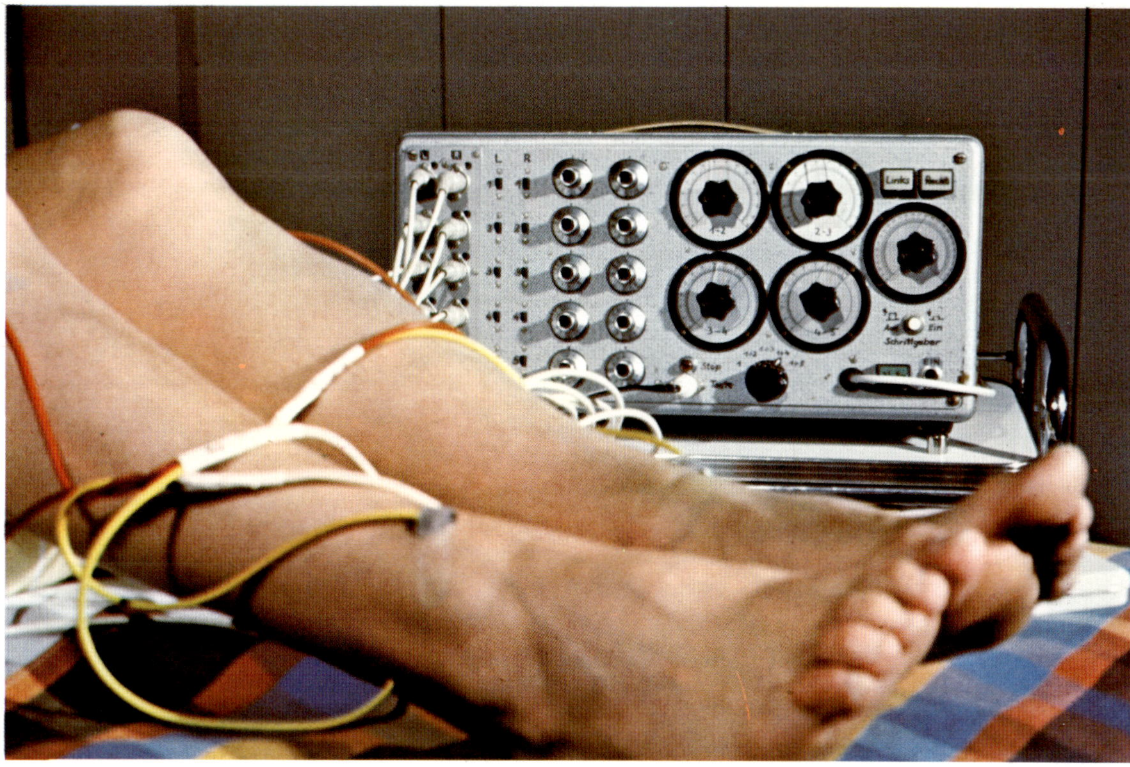

*Reizelektrischer Schrittgeber.*
*Behandlung spastischer Lähmungen.*

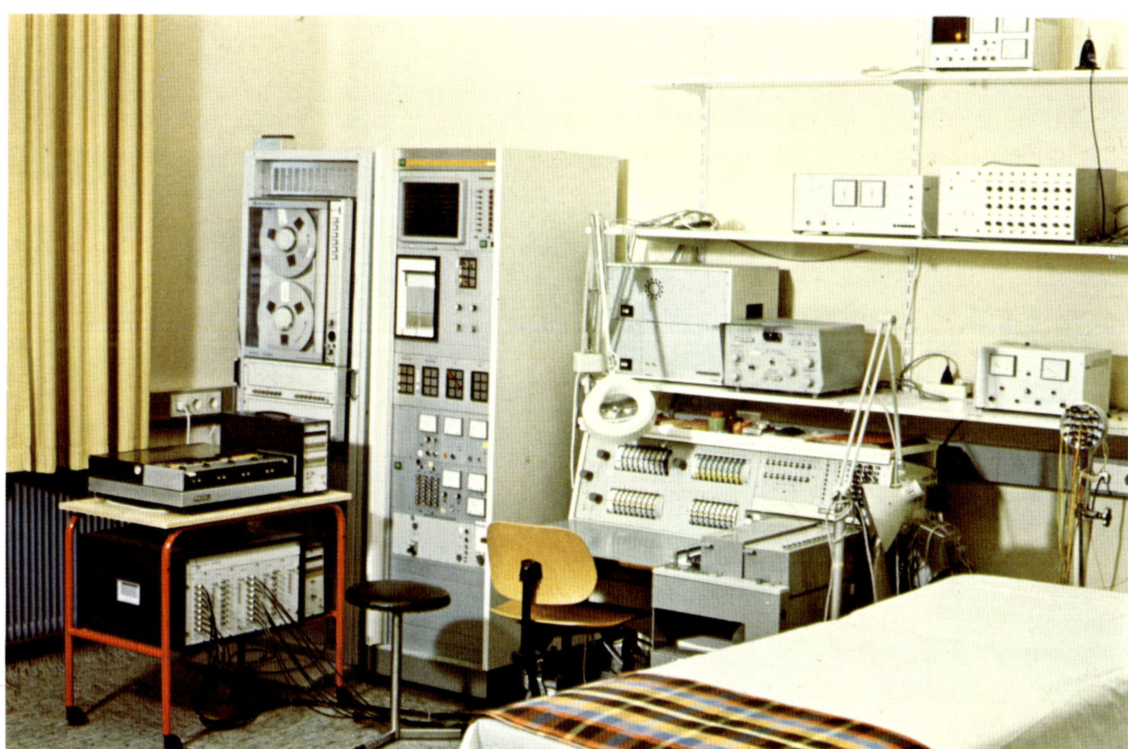

*Biologischer Meßplatz.*
*Registrierung verschiedener Biosignale.*

An der Wiener Neurologischen Klinik gibt es nur eine selbständige Abteilung, nämlich das Departement für Elektroneurodiagnostik. Alle übrigen Untersuchungen, die zur Erstellung eines neurologischen Befundes notwendig sind, werden von Ärzten meiner Klinik durchgeführt, so die Neuroradiologie einschließlich der Computertomographie, die Nuklearmedizin, die Neurochemie und Neuropsychologie und schließlich die physikalische Medizin. Alle diese Abteilungen werden von Herren meiner Klinik geleitet. Womit ich bei den Vorzügen meiner Klinik und auch bei Ihrer Frage angekommen bin – der Frage nach der Tradition der WIENER MEDIZINISCHEN SCHULE. Ich habe alle Methodikmöglichkeiten, die zur Erstellung einer Diagnose und eines Therapieplanes benötigt werden, im eigenen Haus und die Resultate laufen letztendlich bei mir zusammen, mindestens aber bin ich jederzeit in der Lage, mir die Befunde im eigenen Haus anzusehen. Diese optimale Situation ist nicht nur für mich, sondern auch für den Patienten von großem Vorteil, ja Wichtigkeit, weil der Patient bei allen Untersuchungen oder Kontrollen immer wieder ihm vertraute Gesichter sieht. Und das ist für das Vertrauensverhältnis Patient-Arzt von größter Bedeutung. Das Haus mit allen seinen nun vorhandenen Einrichtungen ist vor 6 Jahren nach meinen Vorstellungen umgebaut worden, und es gibt niemanden, der mich nicht um diese Klinik mit allen ihren Möglichkeiten beneidet. Seit diesem Umbau haben wir auch einen kranialen Computertomographen.

*Frage: Was ist die kraniale Computertomographie?*

*Antwort:* Sie ist eine Untersuchungsmethode, die mit Hilfe von Röntgenstrahlen erfolgt. Dabei wird der ganze Schädel in Schichten von 1–1½ cm untersucht, wobei keine normalen Röntgenbilder hergestellt werden, sondern ein Umrechnungsprozeß der Dichteunterschiede zwischen den einzelnen Teilen des Schädels (also Knochen, Gehirn, Gehirnflüssigkeit) erfolgt. Mit Hilfe dieser Darstellungsmöglichkeiten kann sofort nachgewiesen werden, ob etwa eine Gehirnblutung stattgefunden hat oder ob ein Tumor vorliegt. Es lassen sich aber auch neben dem Gehirn die Sehnerven, die Augäpfel und das Rückenmark darstellen. Das Gerät und die von ihm angebotenen Untersuchungsmöglichkeiten stellen eine ungeheure Bereicherung für die Diagnostik und die Verlaufsbeobachtung zerebraler Erkrankungen dar. Die Ganzkörpertomographie gestattet die Untersuchung aller Organe des menschlichen Körpers. Die vielfältigen Untersuchungsmöglichkeiten, die im eigenen Haus zur Verfügung stehen, das unter der Leitung eines Ordinarius steht, gibt es sonst nirgends.

*Frage: Werden Sie die Vielfalt Ihres Hauses erhalten können?*

*Antwort:* Es gibt Bemühungen, Arbeitsgebiete abzutrennen und anderswo einzugliedern. So sollen die Abteilungen der bei mir tätigen Neuroradiologen und Nuklearmediziner in die großen Zentralabteilungen eingegliedert werden, wenn das neue AKH fertiggestellt sein wird. Ich habe meine Zweifel, ob es möglich sein wird, den derzeitigen Zustand für immer zu erhalten. Nach der Fertigstellung des neuen AKH werden die Tendenzen zur Zentralisierung vermutlich übermächtig werden. Sie wurde auch seinerzeit festgelegt und sie wird sich wahrscheinlich nicht verhindern lassen. Vorgesehen ist, daß ein oder zwei meiner Ärzte in diesen Zentralen für die Neurologie mitarbeiten sollen. Wie die Realisierung dieser theoretischen Vorstellungen dann aussehen wird, wird sich zeigen.

*Frage: Wiewohl Sie ein eifriger Verfechter der Dezentralisation sind, scheint es mir doch, daß hier in Ihrem alten Haus der alte Schulgedanke noch sehr lebendig ist, nämlich der Leitgedanke der WIENER MEDIZINISCHEN SCHULE, daß ein einziger für den Patienten verantwortlicher Arzt sich alle Befunde anliefern läßt und sie dann zu dem vor ihm im Bett liegenden Patienten in Relation setzt?*

*Antwort:* Das wollte ich gerade sagen. Die Voraussetzung für den Einsatz aller dieser kostspieligen Methoden ist die gründliche klinische Untersuchung, von deren Ergebnis weitere Maßnahmen abhängen. Ich habe meine Mitarbeiter so ausgebildet, daß sie zuerst das Arzt-Patientengespräch führen, dann den Kranken einer genauen klinischen Untersuchung unterziehen und dann erst Entscheidungen über die Anwendung anderer Methoden treffen. Erst nach dieser gründlichen klinischen Untersuchung dürfen andere, gezielte Methoden angewendet werden. Für diese Einstellung, die eine prinzipielle ist, gibt es zwei Gründe: 1. ist jede Untersuchungsmethode eine Belastung für den Patienten und 2. ist jede dieser Methoden kostspielig. In der Praxis sieht das so aus: Wenn uns beispielsweise ein praktischer Arzt einen von Kopfweh geplagten Patienten mit dem Verlangen nach einer kranialen Computertomographie zuweist, werden wir diese Untersuchung primo loco nicht, sondern nur dann durchführen, wenn sie wirklich indiziert ist, also nur dann, wenn die klinische Untersuchung und das Gespräch mit dem Patienten über die Anamnese seines Leidens einen Hinweis oder erhärteten Verdacht auf das Vorhandensein eines Tumors ergeben.

*Frage: Weil Sie den Patienten nicht belasten wollen oder weil Sie die Kosten nicht ins Unermeßliche ansteigen lassen wollen?*

*Antwort:* Beides ist gleich wichtig. Jede dieser technischen Methoden belastet den Menschen, auch wenn er von der Belastung nichts spürt. Die Kosten eines Tumorpatienten betragen heutzutage etwa 20.000 Schilling nur für den Untersuchungsbereich. Und je mehr sich die Technik entwickelt, desto höher werden die Kosten steigen. Es gibt keinen Zweifel, daß wir die technische Medizin brauchen, aber ich lege größten Wert darauf, daß sie nicht eine vorrangige Position eingeräumt erhält und daß sie von meinen Mitarbeitern nicht überbewertet wird. Mein Lehrfach heißt Klinische Neurologie und diese muß auch das führende Prinzip bleiben.

*Frage: Wenn ich unser bisheriges Gespräch überdenke, sind Sie so etwas wie ein letzter Vertreter der alten WIENER MEDIZINISCHEN SCHULE? Fürchten Sie nicht, daß nach Ihrer Emeritierung sehr wesentliche Veränderungen in der Einstellung zum Patienten und auch hinsichtlich des Verantwortungsgefühles zu entstehenden Kosten eintreten werden?*

*Antwort:* Wenn einer meiner Schüler mein Nachfolger wird, dann hat er meine Einstellung und wird ihr weiter folgen, weil ich sie täglich vorlebe und täglich lehre. Wird die Klinik aber von jemandem übernommen, der von einem Lehrer kommt, der eine andere Ethik vertritt, dann wird sich freilich vieles ändern.

*Frage: Jetzt und heute funktioniert die Zusammenarbeit der einzelnen Departementchefs unter Ihrer Führung komplikationsfrei und fugenlos?*

*Antwort:* Ja, wobei ich betonen muß, daß die wichtigste Voraussetzung für die klaglose Zusammenarbeit darin besteht, daß sich die Kollegen vertragen und daß es zwischen ihnen zu keinen Eifersüchteleien kommt.

*Frage: Wie kann es zu einer Eifersucht zwischen beispielsweise einem Neurologen und einem Neurochirurgen kommen?*

*Antwort:* Ganz einfach daraus, aus welcher Betrachtungsweise man an ein Krankheitsbild herangeht, wie also etwa der Neurologe oder der Neurochirurg eine bestimmte Krankheit beurteilt. Es gibt eine große Anzahl neurologischer Krankheiten, die nur durch einen neurochirurgischen Eingriff geheilt werden können, wie etwa Tumoren des Gehirns oder des Rückenmarks oder auch bestimmte Erkrankungen, die mit Blutungen zwischen Hirnhaut und Gehirn einhergehen. Solche Patienten kommen entweder primär zu uns, und wir müssen die Diagnose stellen und zwar sehr rasch, wobei uns die Computertomographie zu Hilfe kommt. Diese Patienten, die unter Umständen noch am selben Tag operiert werden müssen, werden von uns zum Neurochirurgen geschickt. Oder es tritt der umgekehrte Fall ein, nämlich der Patient erscheint primär beim Neurochirurgen, der dann einen Neurologen als Konsiliarius beizieht. In den letzten 15 Jahren hat sich diese vielleicht manchmal rivalisierende Doppelbeziehung beträchtlich erweitert, nämlich auf dem Gebiet der verschiedenen Gefäßerkrankungen des Gehirns, wie etwa Einengungen der Halsschlagader, bestimmten Durchblutungsstörungen innerhalb des Gehirns, die natürlich vom Gefäß- bzw. Neurochirurgen behandelt werden müssen, aber zunächst für die Diagnoseerstellung auf meine Klinik kommen. Ich möchte unterstreichen: Es gibt heute keine gute Neurologie, hinter der nicht eine gute Neurochirurgie steht.

Jetzt zur Diagnostik: Zur Diagnostik benötigt man die Einrichtungen der technischen Medizin, die ich früher aufgezählt habe, aber auch die Zusammenarbeit mit den Neuropathologen, also mit den Anatomen. Es gibt eine Reihe von Erkrankungen – vor allem Muskelerkrankungen und Erkrankungen der peripheren Nerven, zu deren Diagnose man mikroskopische und chemische Untersuchungen bestimmter Muskelabschnitte benötigt. Das heißt, daß bei Patienten dieser Art ein im Durchschnitt 0,5 bis 1 $cm^3$ großer Muskelwürfel dem Patienten entnommen und dieser mikroskopisch und chemisch untersucht wird. Das also ist die Zusammenarbeit mit den Neuropathologen.

*Frage: Machen die vielen neuen Verfahren auf allen Ebenen – einschließlich der Computertomographie – die invasiven Verfahren der Gefäßdarstellung oder der Luftfüllung überflüssig?*

*Antwort:* Nein. Die Patienten, um die es sich in diesem Zusammenhang handelt, sind solche mit Gefäßkrankheiten und raumfordernden Prozessen des Gehirns.
Natürlich wird man nicht zuerst die invasiven Methoden anwenden. Nach der gründlichen klinischen Abklärung werden erst Methoden angewendet, die unblutig sind. Aus deren Ergebnissen wird man zur Entscheidung kommen, ob auch die invasive Methode – die Arterienfüllung – zusätzlich notwendig ist. Es wird sich um Patienten handeln, bei denen nach all diesen Untersuchungen ein gefäß- oder neurochirurgischer Eingriff vorzunehmen wäre. Nun gibt es aber Patienten, die von vornherein einen operativen Eingriff ablehnen, was ich durchaus respektiere. Wird diese Einstellung von vornherein klargestellt, werde ich nicht angiographieren, also nicht invasiv untersuchen. In allen übrigen Fällen wird aber die letzte Entscheidung für einen neurochirurgischen Eingriff von den Ergebnissen der invasiven Untersuchung abhängig sein. Übrigens versteht man unter invasiven Verfahren heutzutage nur mehr die Darstellung von Gefäßen, während die Luftfüllung der Liquorräume des Gehirnes durch die Computertomographie überflüssig geworden ist.

*Frage: Fürchten Sie nicht, daß durch die zahlreichen Departements, die Sie vorhin aufgezählt haben, eines Tages das Mutterfach Neurologie auseinanderfällt und die kleinen Spezialgebiete krebsartig zu wuchern beginnen?*

*Antwort:* Das muß absolut verhindert werden. Im übrigen aber hängt eine solche Entwicklung ganz vom künftigen Lehrstuhlinhaber ab. Wenn sich ein Lehrstuhlinhaber ein derartiges Auseinanderstreben bieten läßt, dann wird das Fach zerfallen. Wenn er schwach ist, ist diese Gefahr sicher vorhanden, und die Folgen wären schrecklich. Von den Kollegen, die ich als meine Nachfolger zu sehen vermeine, hat aber wohl keiner im Sinn, das Fach zu unterteilen.

*Frage: Meine Frage geht in eine andere Richtung, nämlich, daß die einzelnen Departements immer spezialisierter arbeiten, sich immer mehr verselbständigen und die Leiter dieser Abteilungen dann plötzlich zu der Überzeugung kommen, aus dem Departement müßte ein eigener Lehrstuhl werden und dann, ihrer Überzeugung entsprechend, diese Meinung mit Vehemenz vertreten?*

*Antwort:* Momentan kann ich solche Tendenzen hierorts nicht sehen.

*Frage: Sind von Ihnen selbst oder von Ihren Mitarbeitern Leistungen gesetzt worden, die international zu Denkanstößen geführt haben?*

*Antwort:* Zu dieser Frage ist eine einleitende Bemerkung notwendig. Ich begann 1938 als Assistent an der Psychiatrisch-Neurologischen Klinik, die zu dieser Zeit unter der Leitung von Otto PÖTZL stand, mit meiner Ausbildung zu den Fächern Neurologie und Psychiatrie. Nach der Kriegsdienstleistung übernahm ich nach dem Tod von KAUDERS, der als Nachfolger von PÖTZL die Klinik geführt hatte, für ein Jahr supplierend die Leitung des Hauses, also von 1949–1950. Nach der Lehrbeauftragung von Hans HOFF übersiedelte ich in das Neurologische Krankenhaus auf dem Rosenhügel, wo ich bis 1968 als Leiter der Anstalt verblieb. Danach übersiedelte ich an die Neurologisch-Psychiatrische Universitätsklinik in Graz. In beiden Häusern, besonders aber in Graz, waren viele bauliche Abänderungen notwendig. Vor allem aber in Graz, wo unter anderem die Mauer, die seinerzeit errichtet worden war, um die Patienten von der Umwelt zu trennen, niedergerissen werden mußte. 1971 kehrte ich nach Wien zurück.
Nach dem Beschluß, die Neurologie von der Psychiatrie abzutrennen, wurde mir das Haus der ehemaligen Kinderklinik zur Verfügung gestellt, und es begann der Aus- und Umbau zu der heutigen Neurologischen Universitätsklinik. Das Haus wurde nicht nur modernisiert, sondern es wurden der Klinik alle Apparate für die auf einer Neurologie benötigten technischen Untersuchungsmethoden zur Verfügung gestellt. Auf diese glückliche Konzentration aller dieser Spezialuntersuchungen in meinem Haus habe ich schon an anderer Stelle hingewiesen.

*Frage: Diese Darstellung beschreibt den Organisator und Manager einer neuen Klinik. Was aber hat der Wissenschafter an Schwerpunktarbeiten geleistet?*

*Antwort:* Ich habe bis heute 325 wissenschaftliche Arbeiten veröffentlicht, die sich mit verschiedenen Problemen der Neurologie, aber auch der Psychiatrie befassen. Ich habe ja schon angeführt, daß ich die Psychiatrische Klinik in Wien supplierend und die Grazer Nervenklinik und Psychiatrie, die dort noch teilweise als Einheit geführt wird, geleitet habe. Meine ersten Arbeiten befaßten sich mit chemischen Problemen, die ich damals gemeinsam mit O. FÜRTH im Chemischen Institut durchführte. An der Wiener Psychiatrischen Klinik habe ich gemeinsam mit HOLZER, dem späteren Ordinarius der Grazer Klinik, und Frau Dr. KLAUE die ersten Elektroschocks durchgeführt. Wir waren damals quasi Pioniere mit der Einführung und Anwendung der E-Schocktherapie. Diese Therapie hat sich im Lauf der Jahre zwar geändert, ist aber auch jetzt noch bei bestimmten Krankheitsbildern eine nicht wegzudenkende Therapieform, obwohl sie sehr zu Unrecht häufig verteufelt worden ist. Ein anderes meiner Arbeitsgebiete war das der Polyneuritiden, also der Nervenentzündungen und Nervenwurzelentzündungen, in welchem Gebiet über die verschiedensten Formen und Verläufe ich bis heute publiziert habe. Ein weiterer Aspekt wurde besonders bedeutungsvoll, nämlich die Bearbeitung der sogenannten Phantomglieder. Es kommt nämlich sehr häufig vor, daß ein Patient nach Amputation einer Gliedmaße diese weiter erlebt bzw. sie als schmerzhaftes Glied empfindet. Darüber habe ich im Verlauf der Jahre sehr viel gearbeitet und zuletzt im Jahr 1981 über den sogenannten Phantomzahn berichtet. Es handelt sich um Menschen, denen ein Zahn gezogen worden ist, die ihn jedoch weiter als vorhanden empfinden.

*Frage: Gibt es schon eine Erklärung für den Phantomschmerz?*

*Antwort:* Es gibt eine Reihe von Theorien, aber keine ist bisher befriedigend. Es sind z. T. spekulative Erklärungen, z. T. solche, die die Ursache in der Lokalisation eines Krankheitsherdes im Gehirn vermuten, und es gibt tiefenpsychologische Theorien. Aber eine wirklich stichhaltige Erklärung gibt es bis jetzt nicht. Nachdem ich die Leitung des Neurologischen Krankenhauses Rosenhügel übernommen hatte, wurde mein Hauptarbeitsgebiet Forschung, Diagnostik und Therapie zerebraler Durchblutungsstörungen, vor allem bei Patienten nach Schlaganfällen. Für Europa erstmalig installierte ich im Jahr 1951 im Krankenhaus Rosenhügel eine eigene Apoplexiestation, die Patienten mit Schlaganfällen als Zentrum zur Verfügung steht, und in dem sie auch zentral erfaßt werden. Diese Station wurde sehr bald zum Ziel von Kollegen aus Europa, die die Einrichtungen dieser Station studierten. In den nachfolgenden Jahren veröffentlichte ich zu diesem speziellen Problemkreis 20 Arbeiten, die letzte dazu stammt aus dem Jahr 1981. Zu erwähnen ist auch meine Beschäftigung mit der Forensischen Psychiatrie, die noch in die Zeit vor meiner Ernennung zum Professor fällt. Zu meiner Zeit war es zum Erwerb des Professorentitels noch notwendig, dazu besondere Arbeiten vorzulegen. Meine Arbeit trug den Titel „Das psychiatrische Fakultätsgutachten".
1960 begann ich mich mit der Behandlung mit Psychopharmaka zu beschäftigen, in erster Linie mit Tofranil, mein Bericht über die Ergebnisse war einer der ersten in der deutschsprachigen Literatur. In vielen anderen Publi-

kationen setzte ich mich mit der Anwendung, aber auch mit Indikation und Mißbrauch der Psychopharmakatherapie auseinander. Hervorheben möchte ich noch eine Arbeit, die in der Zeit meiner Tätigkeit am Rosenhügel entstand und die sich mit dem Krankheitsverlauf von 1000 Patienten mit zerebralen Insulten auseinandersetzt. Zu eben dieser Zeit wurde die Polyomyelitis-Schutzimpfung eingeführt und nervöse Komplikationen nach Anwendung inaktiver Vakzine beobachtet. Ich habe in einer Arbeit diese Folgeerscheinungen beschrieben. 1964 begannen meine Forschungen über die karzinomatöse Neuropathie, also den nicht metastatischen neurologischen Folgeerscheinungen maligner Tumoren.

Zu Beginn der 60er Jahre wurden die nuklearmedizinischen Untersuchungsmethoden in der Nervenheilkunde immer wichtiger. Über die Bedeutung der Hirnszintigraphie bei schwer lokalisierbaren Gehirntumoren veröffentlichte ich dann 1968 gemeinsam mit Frau Dr. ZITA eine wissenschaftliche Arbeit. Dann begann die Periode, in der operative Eingriffe nach Gehirnschlag in Prophylaxe und Therapie eingeführt wurden. (Karotisdesobliteration und andere Eingriffe.) Es begann damals die Zusammenarbeit mit der Neurochirurgischen Klinik und den einzelnen gefäßchirurgischen Abteilungen auf diesem Spezialgebiet. Seit Einführung dieser Therapie wurden in rund 1000 Patienten operiert, wobei die meisten von ihnen in Zusammenarbeit mit DENCK behandelt wurden. Die Methode an sich wurde nicht in Österreich erfunden, aber die ersten Eingriffe in diesem Land wurden von DENCK nach Indikationsstellung von REISNER unternommen. Die operativen Eingriffe haben in Hinblick auf die externa-interna Anastomosen, also Verbindungen des äußeren Carotis-Kreislaufes mit der Carotis interna, zunehmend an Bedeutung in Therapie und Prophylaxe beim Gehirnschlag gewonnen. Ein weiterer Forschungsschwerpunkt, an dem ich als erster in Österreich gearbeitet und berichtet habe, waren den Zwischenfällen mit neurologischen Symptomen gewidmet, die sich nach Einnehmen der Antibabypille ereigneten. Ich habe heute die Krankheitsgeschichten von 84 Patientinnen, die nach der Einnahme von Antibabypillen zerebrale Insulte erlitten. Diese Patientinnen werden laufend beobachtet und ihre Krankheitsbilder fortlaufend berichtet.

In letzter Zeit war es notwendig, sich mit der Koordinierung klinischer und nichtklinischer Befunde für Diagnostik und Therapie zerebraler Gefäßerkrankungen zu beschäftigen. In meinem Berichten darüber setzte ich mich mit dem Problem auseinander, welche Methoden einem Patienten mit zerebraler Gefäßerkrankung zumutbar sind, ihn also nicht zu sehr belasten, und welche blutigen Eingriffe bei einzelnen Fällen angezeigt erscheinen, wobei es sich dabei immer um Vorbereitungsuntersuchungen für später durchzuführende chirurgische Eingriffe handelt. Im Mittelpunkt der Betrachtungen stehen zwei Faktoren, nämlich 1. die Zumutbarkeit für den Patienten und 2. die Kosten, die bei solchen Untersuchungen zur Erstellung einer Diagnose anlaufen und von nicht geringer Größenordnung sind. Ich möchte noch einmal auf die Zeit meiner Arbeit in Graz zurückkommen, in der die Zeckenencephalitis eine häufig zu beobachtende Krankheit war. Die Frühsommermeningoencephalitis spielt gerade in diesem Gebiet eine große Rolle, und es gab zu meiner Zeit ständig etwa 20 Patienten mit diesem Leiden an der Klinik. Allerdings muß hinzugefügt werden, daß damals die prophylaktische Impfung noch nicht eingeführt war. Die Probleme, mit denen ich mich zu beschäftigen hatte, waren diagnostischer, therapeutischer und prophylaktischer Art. In den letzten beiden Jahren habe ich mich dem Forschungsschwerpunkt Diagnostik und Therapie von zerebralen Gefäßerkrankungen bei alten Menschen zugewendet. Gemeinsam mit BURIAN und FANTA erschien im Jahre 1980 ein Buch über Neuro-Otologie, worüber in den letzten 50 Jahren im deutschen Sprachraum nichts geschrieben worden ist. Erwähnen möchte ich eine umfangreiche Arbeit, die über Therapiemöglichkeiten bei zerebralen Insulten, im besonderen über Antikoagulantien und Aggregationshemmer Auskunft gibt.

Ganz speziell habe ich mich mit der Rehabilitation nach zerebralen Insulten, also der Wiederherstellung nach Halbseitenlähmung beschäftigt, die eigentlich nur zu einem geringen Teil zur neurologischen und zu einem viel größeren Teil zur physikalischen Medizin gehört.

*Frage: Ist irgendein Verfahren oder eine Methode mit Ihrem Namen verbunden?*

*Antwort:* Es ist häufig so in der Medizin, daß irgendeine Behandlungsmethode oder Entdeckung nach dem Urheber bezeichnet wird. Genau so häufig ist, daß derartige Bezeichnungen dem Autor gar nicht bekannt sind, so lange er am Leben ist. So erfuhr ich vor einigen Jahren, daß es eine REISNERsche Schmerzinfusion und vor wenigen Wochen, daß es eine Demenzform gäbe, die von REISNER beschrieben und nach ihm benannt worden sei.

*Frage: Gibt es unter Ihren Mitarbeitern solche, von denen Sie meinen, daß sie besondere Leistungen gesetzt haben?*

*Antwort:* Ja, solche Mitarbeiter gibt es. An ihrer Spitze steht wohl Prof. PATEISKY, der die Abteilung für Neurophysiologie an meiner Klinik leitet und als Pionier auf dem Gebiet der Elektroneurodiagnostik und der Elektroenzephalographie zumindest auf österreichischem Gebiet zu bezeichnen ist. Er begann sehr bald nach dem Krieg mit seinen sehr anspruchsvollen Forschungen, die ihm eine Reihe von internationalen Preisen einbrachten. Mit ihm gemeinsam arbeitet jetzt Doz. MAMOLI, der sich vor allem mit der Elektroneurodiagnostik der Muskeln und der peripheren Nerven befaßt und eine Fülle international anerkannter Arbeiten geschrieben hat. Gleichfalls als Pionier ist Prof. KLAUSBERGER anzusprechen, der in Österreich die Neuroröntgenologie einführte und noch auf der alten Psychiatrisch-Neurologischen Klinik Erstuntersuchungen dieser Art unternahm. Auch er verfaßte eine Reihe von international außerordentlich beachteten Arbeiten mit hohem wissenschaftlichen Niveau. Schließlich möchte ich Prof. HEISS erwähnen, der derzeit in Köln am Max-Plank-Institut tätig ist. Er hat an unserer Klinik Pioniertaten auf dem Gebiet der Neuronuklearmedizin getätigt.

*Frage: Gibt es Forschungsprojekte, von denen Sie meinen, daß sie zukunftsweisend sind und Ansatzpunkte in sich tragen?*

*Antwort:* Es gibt zwei solche Projekte, von denen ich meine, daß von ihnen Anstösse ausgehen könnten. Das eine läuft schon seit einigen Jahren und es gibt darüber schon erste Publikationen. Es handelt sich um eine gebündelte Untersuchungsserie zur Diagnostik zerebraler Gefäßerkrankungen, in der alle Untersuchungsmöglichkeiten zusammengefaßt sind, also Elektroneurodiagnostik, Nuklearmedizin, Hirndurchblutungsmessungen, Neuroradiologie und eine Untersuchungsmethode, die nur angedeutet worden ist, nämlich die kranielle Computertomographie. Wir, die wir das erste Gerät dieser Art erhielten, konnten auf diesem Gebiet grundlegende Forschungsarbeiten leisten. Diese speziell auf Diagnostik ausgerichteten Untersuchungen betreibt seit 6 Jahren mein Sohn Thomas REISNER. Eine neue Ära, die österreichweit bei uns ihren Anfang nahm. Das Forschungsprojekt, in das also alle vorhandenen Untersuchungsmöglichkeiten einbezogen sind, engt sich zunehmend auf spezielle Fragengebiete ein.

*Frage: Was sind diese speziellen Fragen bzw. was ist der Kern des Forschungsprojektes?*

*Antwort:* Der Kern des Forschungsprojektes sind Registrierung, Feststellung und für die Therapie wichtige Ergebnisse für die Hirndurchblutungsmessung zu finden. Es soll also möglich werden, Zeichen über veränderte Hirndurchblutung aufzuspüren und eine auf diese Veränderungen spezifisch ausgerichtete Therapie, in Ergänzung von Arbeiten anderer Forscher herauszufinden. Das zweite Forschungsprojekt, das unter der Leitung von Frau Dr. MAJDA steht, beschäftigt sich mit Problemen der multiplen Sklerose. Es wird gemeinsam mit deutschen Kliniken durchgeführt. Forschungsschwerpunkt des Projektes sind Probleme der Immunologie. Forscher auf der ganzen Welt, vor allem aber in den mit uns zusammen arbeitenden Kliniken tragen Bausteine zusammen, aus denen sich mit der Zeit hoffentlich ein Gebäude entwickeln wird, mit dessen Hilfe man irgendwann einmal die multiple Sklerose beherrschen wird können.

*Frage: Haben Sie eine Vorstellung, wie rasch diese Forschungen für den Patienten zu nützen sein werden?*

*Antwort:* Ich nehme an, daß das noch in diesem Jahrhundert sein wird, daß man also nach einer 15jährigen Forschungsarbeit Therapieformen finden wird, die zur Heilung solcher Patienten führen können.

# NEUROPATHOLOGIE UND NEUROCHIRURGIE

Der Internist Hermann NOTHNAGEL (1841–1905) erklärte am 27. Mai 1905, sechs Wochen vor seinem Tode, bei einer Tagung der Vienna Medical Association: „Die Nervenpathologie ist so ziemlich das best kultivierte Detailgebiet der speziellen Pathologie geworden. Allerdings hat es an Versuchen nicht gefehlt, sie ebenso wie die Psychiatrie von der Inneren Medizin abzutrennen, aber wir Internisten halten sie fest, sie gehört zur Inneren Medizin, wie sie aus ihr hervorgegangen ist.“ Allerdings gab es bereits seit 1882 ein von Heinrich OBERSTEINER (1820–1891) gegründetes Neurologisches Institut. Es wurde Vorbild für die Hirnforschungsinstitute von Frankfurt, Zürich, Madrid, Amsterdam, Petersburg, Budapest, Berlin, Leipzig und Philadelphia. Einer seiner Schüler war Constatin ECONOMO von SAN SERFF (1876–1931). Er wurde selbst auch Leiter eines Hirnforschungsinstitutes an der Psychiatrischen Klinik 1931, im Jahr seines Todes. Der Nachfolger OBERSTEINERS war Otto MARBURG (1856–1940). Er wurde 1919 Ordinarius für Neurologie. Er mußte 1938 emigrieren. Ihm folgte 1940 Oskar GAGEL (geb. 1899), der 1945 gehen mußte. Hans HOFF ließ 1950 das Institut wieder aufleben. Es wurde 1959 von seinem Schüler Franz SEITELBERGER (geb. 1916) übernommen.

In der Neurochirurgie hat Wien einige Tradition. Die Wiener Chirurgen EISELSBERG, RANZI und SCHÖNBAUER beschäftigten sich bereits intensiv mit diesem in England und den USA inaugurierten Fach. Erst 1964 gelang es dem Schüler SCHÖNBAUERS Herbert KRAUS (1910–1975), eine eigene Klinik für Neurochirurgie zu erhalten. KRAUS war schon als Assistent SCHÖNBAUERS ein international anerkannter Neurochirurg. Er war ein brillanter Operateur, ein aufgeschlossener und fröhlicher Mensch. Sein Tod war überaus tragisch. Wegen eines Bronchuskarzinoms mußte eine Lunge entfernt werden. KRAUS war voll über seinen Zustand aufgeklärt und erlebte mit vollem Bewußtsein die Bildung von Hirnmetastasen, die mehrmals von seinem Schüler BRENNER operativ entfernt wurden. KRAUS hinterließ eine Beschreibung des Verlaufs seiner tödlichen Erkrankung, die tief beeindruckend ist und für die menschliche Größe dieses ungewöhnlichen Menschen spricht.

Sein Nachfolger wurde 1978 Wolfgang KOOS (geb. 1930).

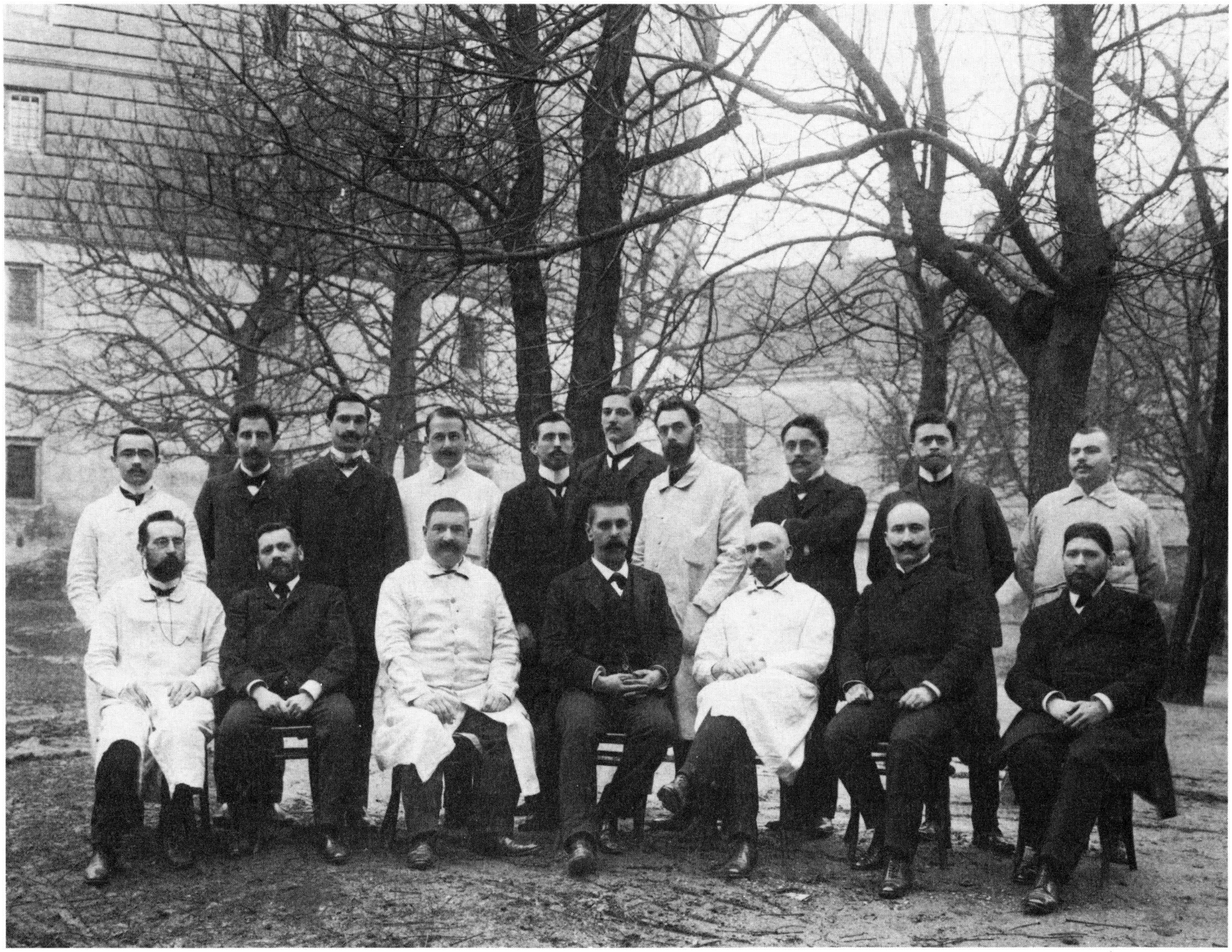

*Gruppenbild J. v. Wagner-Jauregg mit seinen Ärzten aus dem Jahr 1905.*

## Prof. Dr. Franz Seitelberger

Vorstand des Neurologischen Institutes der Universität Wien

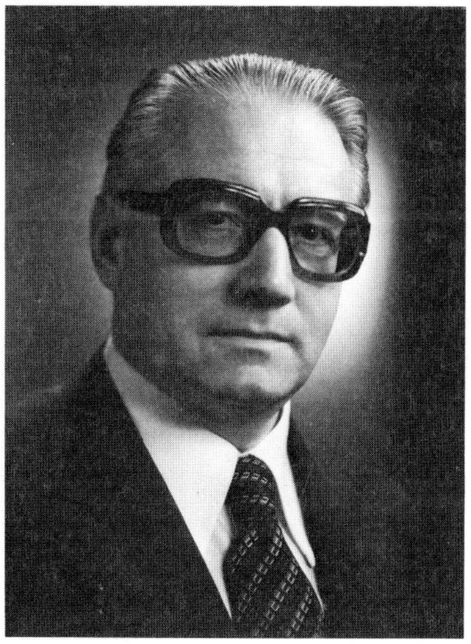

geboren am 4. Dezember 1916 in Wien. Matura am Humanistischen Gymnasium in Wien-Hietzing. Studium an der Universität Wien. 1940 Promotion zum Doktor der gesamten Heilkunde. Ausbildung unter G. HERRMANN, TÖNNIS, STRANSKY und HOFF. Ernennung zum Facharzt für Neurologie und Psychiatrie April 1950. Ab 1. Februar 1951 im Neurologischen Institut unter HOFF tätig. Studienaufenthalt an der Neuropathologischen Abteilung des Max-Planck-Institutes für Hirnforschung in Gießen bei Prof. Dr. J. HALLERVORDEN. 1954 Dozent für Neurologie, Neuroanatomie und Neuropathologie an der Universität Wien mit Habilitationsschrift „Über die Pelizaeus-Merzbacher'sche Krankheit (Klinisch-Anatomische Untersuchung zum Problem ihrer Stellung unter den diffusen Sklerosen)."
1958 Zuerkennung des Titels eines Professors für Neurologie, Neuroanatomie und Neuropathologie. 1. Oktober 1959 Berufung als ao. Professor an die Lehrkanzel für Neurologie und Bestellung zum Vorstand des Neurologischen Institutes der Universität Wien (Obersteiner Institut). 1960 als Visiting Scientist am National Institute for Neurological Diseases and Blindness der N.I.H. in Bethesda (USA). 5. März 1964 Ernennung zum o. Professor für Neurologie an der Universität Wien.
1959 bis 1970 geschäftsführender Sekretär der „Research Group for Neuropathology", der Weltvereinigung für Neurologie. Seit 1961 Schriftleiter und Herausgeber der internationalen Fachzeitschrift „Acta neuropathologica", seit 1964 Leiter der Österreichischen Arbeitsgemeinschaft für Neuropathologie und seit 1969 der Österreichischen Arbeitsgemeinschaft für Neurobiologie.
Seit 1970 Wirkliches Mitglied der Österreichischen Akademie der Wissenschaften. Seit 1965 wissenschaftliches Mitglied der Max-Planck-Gesellschaft zur Förderung der Wissenschaften. Seit 1966 Mitglied der IBRO (International Brain Research Organisation). Seit 1968 Mitglied der Deutschen Akademie der Naturforscher Leopoldina. Seit 1970 Direktor des Hirnforschungsinstitutes der Österreichischen Akademie der Wissenschaften.
Dekan der Medizinischen Fakultät der Universität Wien im Studienjahr 1974/75; Rektor der Universität Wien 1975–1977; Prorektor 1977/78.

# Das sind nun einmal Wiener Schicksale . . .

Interview am 21. 6. 1982

*Frage: Der Zufall will es, daß mein letztes Interview zur Bestandserhebung über die WIENER MEDIZINISCHE SCHULE 1982 einem Institut gilt, das im Dezember 1982 seinen 100. Geburtstag feiert. Es ist ein berühmtes Institut, und war, soweit ich weiß, weltweit das erste Institut seiner Art?*

*Antwort:* Ja, das Neurologische Institut der Universität Wien ist 1882 von Heinrich OBERSTEINER als erstes Medizinisches Hirnforschungsinstitut oder Neurologisches Forschungsinstitut gegründet worden. Damit wurde zugleich die Neurologie als ein eigenes Fach mit eigenen Methoden und eigenen Forschungszielen konstituiert. OBERSTEINER war Psychiater und hat als Schüler von MEYNERT besonders auf die organischen Bedingungen des Nervensystems und seine Struktur, auf die Morphologie, hingewiesen. OBERSTEINER hat dieses Spezialgebiet der medizinischen Hirnforschung besonders gepflegt. Er hat die anatomische und pathologische Forschung am Nervensystem durch eigene originelle Arbeiten und unter Anwendung neuer Methoden unglaublich ausgebaut. Er hat das erste große Lehrbuch des Faches „Anleitung zum Studium des Baues des Nervensystems" geschrieben, das über Jahrzehnte das Standardwerk schlechthin war. Aber es ist viel mehr in diesem Werk, als dieser Titel aussagt. Er hat darin die Struktur dieses Faches von einem ganz modernen Standpunkt aus entworfen, in dem er die Interdisziplinarität, die für die Erforschung des Organs Nervensystem – dieses unerhört komplexen Organs – notwendig ist, erfaßt und sie in seinem Institut dann auch derart verwirklicht, daß unter dem Dach des Institutes nicht nur neuroanatomische Forschungen betrieben, neuropathologische Studien mit erstmaliger Beschreibung von Krankheiten und Veränderungen geleistet wurden, sondern daß auch die Neurophysiologie, die damals erst durch hervorragende Forscher im Entstehen war, die Elektroneurophysiologie und nicht zuletzt die Neurochemie initiiert wurden. Das ist eigentlich das Konzept und die Struktur, die auch heute noch die medizinische Hirnforschung aufweist, allerdings in bedeutend erweiterter Weise, und darin lag OBERSTEINERS Genialität.

*Frage: Hat OBERSTEINER an Ihrem Institut selbst gearbeitet und war es schon hier in der Schwarzspanierstraße 17 lokalisiert?*

*Antwort:* Ja. Die Geschichte des Instituts ist sehr interessant. An der Stelle, an der heute das Institut steht, stand damals die alte Währinger Gewehrfabrik. Die Gründung des Institutes bestand darin, daß es zunächst einen großen Kasten gegeben hat: „Am Anfang war der Kasten", in dem die damals kleinen Sammlungen und die Instrumente untergebracht waren. Dann wurden in der Gewehrfabrik Räume adaptiert und das Institut hatte eine beschränkte räumliche Kapazität zur Verfügung.

OBERSTEINER war schon zehn Jahre lang als hervorragender Lehrer tätig und gleich nach der Institutsgründung haben sich nicht nur aus Wien und Österreich, sondern auch aus Europa und aus der ganzen Welt Lernbegierige bei ihm angesammelt, die in dieses völlig neue Fach und seine Methoden eingeführt werden wollten. Wenn man die Listen der Gäste des Institutes, die oft Jahre hier gearbeitet haben, anschaut, so findet man – von Amerika bis Japan reichend – zahllose berühmte Namen. Alle späteren Gründungen von Hirnforschungsinstituten im medizinischen Bereich gehen auf das Vorbild dieses Wiener Institutes zurück. 12 Jahre später wurde das nächste Institut in Philadelphia gegründet, ein noch späteres war das berühmte EDINGER-Institut in Frankfurt, das 25 Jahre nach der Gründung unseres Neurologischen Institutes ins Leben gerufen wurde. Die internationale Ausstrahlung von OBERSTEINER und seiner Instituts- und Fachgründung war ungemein groß. In der internationalen Hirnforschungsorganisation „International Brain Commission", die er gemeinsam mit deutschen, englischen und amerikanischen Forschern gegründet hatte, war er führend tätig. Diese sehr wichtige Organisation ist mit dem Ende des ersten Weltkrieges in die Brüche gegangen und nicht wieder aufgebaut worden. Erst nach dem Ende des zweiten Weltkrieges entstanden ähnliche internationale Organisationen, insbesondere die International Brain Research Organisation (IBRO).

OBERSTEINER hat also in diesem Institut gearbeitet. Interessant zu verfolgen ist auch die Vorgeschichte der Institutsgründung bis zum anerkannten Institut durch die Fakultät. OBERSTEINER hat Jahre hindurch an das Ministerium Briefe gerichtet, in denen er große Summen Geldes zur Gründung des Institutes angeboten hat mit der zusätzlichen Widmung, seine sehr wertvolle und umfangreiche wissenschaftliche Bibliothek dem Institut zu überlassen. Das Ministerium hat jahrelang gezögert, ehe es auf den Vorschlag eingegangen ist und diesen mäzenatischen Vorschlag OBERSTEINERS und sein Geschenk angenommen hat.

*Frage: Warum hat sich das Ministerium gewehrt?*

*Antwort:* Man war damals nicht so auf Geschenke aus und es wurde sehr lange geprüft, ob es wirklich ein Geschenk wäre, das man annehmen kann, und eine Gründung, die auch aus ministerieller Sicht als Kulturfaktor von Bedeutung wäre. Schließlich wurde der Schenkungsakt doch akzeptiert. Das Institut wurde als selbständiges, neurologisches Institut gegründet, das heißt, als eine Forschungsstätte, die zwar medizinischen Charakter, aber keine Bettenstation und keine klinischen Einrichtungen hat. Alle, die hier gearbeitet haben, waren aber Fachärzte, Neurologen und Psychiater, die klinische Probleme mit wissenschaftlichen Methoden lösen wollten. OBERSTEINER selbst war Leiter einer großen Privatirrenanstalt. Sein Nachfolger MARBURG, der ihm im Jahre 1919 gefolgt ist, war neurologischer Konsiliarius in der Chirurgie bei RANZI und hatte dort eine kleine Bettenstation. Auch GAGEL, der Nachfolger MARBURGS, hatte eine klinische Position in der Allgemeinen Poliklinik, deren Betreuung sich sinnvoll mit der neurologischen Forschungsarbeit hier verbunden hat. Es ist noch zu sagen, daß das heutige Gebäude während des ersten Weltkrieges gebaut und vollendet wurde und ein noch immer recht modernes Gebäude ist, das man durch Adaptationen auch den heutigen Erfordernissen meist zufriedenstellend anpassen kann.

*Frage: Hat sich zwischen den Kliniken und diesem theoretisch-wissenschaftlichen Institut eine fruchtbare, konstruktive Zusammenarbeit ergeben, die Früchte für die Patienten getragen hat, oder hat man mehr oder weniger isoliert agiert?*

*Antwort:* Die Arbeit von OBERSTEINER und MARBURG war unbedingt auch klinisch relevant, wenn auch eine breite Zusammenarbeit mit den Fakultätsinstitutionen der Neurologie und Psychiatrie damals nicht bestanden hat, und zwar aus prinzipiellen strukturellen, aber auch aus persönlichen Gründen.

*Frage: Heißt das, daß man an der Klinik versucht hat, die gleichen Arbeiten zu tun, die ohnehin an diesem Institut geleistet worden sind?*

*Antwort:* Nein, das hat man nicht. Die klinische Neurologie war ja bis vor kurzem kein eigenes Fach. Das Paradoxe der Wiener Situation war, daß es ein Neurologisches Forschungsinstitut gegeben hat – welches eben jetzt 100 Jahre alt ist – aber bis vor 12 Jahren keine Neurologische Klinik. Die Neurologie war bis dahin in Form einer Abteilung in der Psychiatrisch-Neurologischen Klinik vertreten. Dieses wichtige, methodisch eigenständige Gebiet hatte keine eigene Vertretung in Lehre und klinischer Forschung, was in meinen Augen für die Entwicklung der so grandios begonnenen Schöpfung der Neurologie in Österreich zweifellos ein Nachteil war. Aber das sind nun einmal Wiener Schicksale, und vielleicht hat gerade die große Autorität bedeutender Persönlichkeiten, wie die eines WAGNER-JAUREGG, dazu beigetragen, daß diese Verselbständigung der Neurologie gegenüber der Psychiatrie nicht stattgefunden hat. Doch sehe ich darin ein historisches Versäumnis.

*Frage: Hat sich WAGNER-JAUREGG der Erkenntnisse bedient, die an diesem Institut erarbeitet wurden?*

*Antwort:* Es hat eine fruchtbare konkrete Zusammenarbeit in der Form, daß Anfragen von der Klinik an das Institut gerichtet worden wären, nicht stattgefunden. Wesentliche neurologische Leistungen blieben mehr oder minder theoretische Erkenntnisse, die eine große klinische Tragweite hätten haben können.

*Frage: Und sie offenbar auch gehabt haben, soweit sich die Entwicklungen außerhalb Österreichs abgespielt haben?*

*Antwort:* Unbedingt. Die internationale Geltung des Neurologischen Institutes war seit der Gründungszeit hervorragend. Wenn man in der Welt von der Wiener Neurologie sprach, dann meinte man OBERSTEINER und die Arbeiten aus dem OBERSTEINER-Institut oder Persönlichkeiten, die in diesem Institut tätig waren.

*Frage: Wenn ich jetzt die Zeit seit der Gründung im Jahre 1882 bis zum Beginn oder besser wahrscheinlich bis zum Ende des zweiten Weltkrieges zusammenzufassen versuche, gab es in dieser Periode Arbeiten, die internationalen Anklang gefunden haben?*

*Antwort:* Ja. Zunächst einmal die Gründungsleistungen, die genialen OBERSTEINERschen Arbeiten, die sozusagen namenloses Gut der Neurologie sind; sie tragen keine Marke mehr, und auch nicht jeder Neurologe weiß, daß sie von OBERSTEINER geleistet worden sind. Besonders hervorzuhebende Leistungen aus einer etwas späteren Zeit sind die MARBURGschen Arbeiten über die multiple Sklerose, die heute noch konzeptmäßig diskutablen Inhalt haben und eigentlich die wesentlichen Veränderungen ganz klar dargelegt haben. Dann SPIEGELS physiologische Arbeiten, darunter die „Ophthalmo-Oto-Neurologie“ – eine klassisches Lehrbuch. SPIEGEL, der dann später nach Philadelphia berufen wurde, hat dort die stereotaktische Neurochirurgie begründet. SPIEGEL lebt heute noch und wir werden ihn in diesem Jahr zum Ehrendoktor der Medizinischen Fakultät der Universität Wien machen. Die Beschlüsse sind schon gefaßt. MARBURGS Arbeiten über Hirntraumen und auf mehreren anderen Gebieten sind auch anzuführen. Aber, wie gesagt, das meiste ist namenlos und zum Gemeinbesitz aller Neurologen auf der Welt geworden. Erwähnen sollte man schließlich auch noch, daß FREUD in diesem Institut gearbeitet und hier seine berühmte Arbeit über die infantile Cerebralparese, die noch immer die klassische neuropathologische Arbeit ist, geschrieben hat.

*Frage: Die Gründungsepoche des Institutes reicht vermutlich bis zum Jahr 1938?*

*Antwort:* Ja. Die Zeit danach war nicht sehr glücklich. Die meisten Mitarbeiter waren emigriert, die Arbeitsbreite des Institutes war sehr eingeengt und die allgemeinen Bedingungen – Besetzungs- und Kriegszeit – haben sich natürlich auch bald ausgewirkt. Traurig wird es besonders nach dem Ende des Krieges, als es für Jahre keinen Vorstand des Institutes gab, das Institut ein Niemandsland war, das aller Planstellen und aller materiellen Hilfsmittel beraubt wurde. Es wurde verwaltet, aber es hat sich nichts abgespielt und es war gesichtslos. Die Stelle des Vorstands wurde 1949 an den zurückgekehrten Prof. HOFF übergeben. Die Stelle als Vorstand des Neurologischen Institutes war seine akademische Position, seine klinische war die eines Direktors am Rosenhügel. Ab dieser Zeit war es dann möglich bzw. hat es HOFF ermöglicht, daß im Institut wieder die traditionelle Arbeit aufgenommen werden konnte. Ich hatte mich immer für eine Arbeit an dem Institut interessiert und mich diesen Aufgaben seit 1950/51 als wissenschaftliche Hilfskraft gewidmet.

*Frage: Warum hat man denn das Institut von 1945–1949 so völlig verrotten lassen?*

*Antwort:* Es hat niemanden Kompetenten gegeben. Der Vorstand war weg: GAGEL hatte Wien eigentlich ohne Grund fluchtartig verlassen. Das hat sich sehr schlecht ausgewirkt, weil, wie schon angedeutet, die Planstellen natürlich anderen bedürftigen Instituten auf dem Weg über die Fakultät gegeben werden konnten, auch die Dotationen sind in andere Kassen geflossen. Die Assistenten hatten sich verlaufen oder waren aus dem Krieg nicht wiedergekommen. Zum Schluß bestand das Personal des Institutes aus einer technischen Assistentin und einer wissenschaftlichen Hilfskraft. Im Jahre 1951 habe ich diese Stelle der wissenschaftlichen Hilfskraft angenommen. Langsam – Schritt für Schritt – konnte man dann mit der Arbeit des Wiederaufbaus beginnen, was gut und eigentlich rasch gelungen ist. Im Jahre 1957 konnten wir den 75jährigen Bestand des Institutes bereits wieder in einem hochangesehenen internationalen Kreis feiern. Das Institut hatte schon damals, also im Jahre 1957, durch seine inzwischen geleisteten Arbeiten wieder einen angesehenen Ruf gewonnen. Es waren viele Persönlichkeiten zu der Feier gekommen, die sich an die alten Zeiten erinnerten und sich über die neuen Entwicklungen freuten.

*Frage: Sie sagen, das Institut hatte wieder internationales Ansehen erreicht. Haben denn in den Jahren dazwischen die Amerikaner nicht eine ganze Menge auf neurologischem Gebiet geleistet, das wieder einzuholen für Sie wahrscheinlich mühselig war?*

*Antwort:* Das ist zweifellos richtig. Ich möchte aber sagen, daß sich die Arbeiten, die wir mit unserem wenigen Personal in der Zeit zwischen 1951 und 1957 leisten konnten, international behauptet haben, daß wir Themen behandelten, die relevant waren und originale Ergebnisse erzielten, die neue Aspekte gebracht haben, und daß wir neue Methoden anwandten, wie beispielsweise die Histochemie. Ich begann am Nervensystem diese histochemischen Untersuchungen anzuwenden, was zu etlichen neuen Aussagen und Einsichten geführt hat. Langsam haben wir aufgeschlossen, zumindest in der Qualität und der Problemstellung unserer Arbeiten, nicht in der Breite der Arbeiten und der Methoden.

*Frage: Was hat sich also in dem wiederbelebten Institut wissenschaftlich abgespielt?*

*Antwort:* Wir haben sehr eifrig gearbeitet und ich habe mich bemüht, Mitarbeiter zu gewinnen, um eine Teamarbeit zu ermöglichen.

*Frage: Gibt es eine innere Strukturierung im Institut?*

*Antwort:* Das Institut besitzt eine Gliederung in Abteilungen bzw. Arbeitsgruppen. Das konnte ich aber nicht sofort in Angriff nehmen: es war sehr schwierig, so lange ich nur eine wissenschaftliche Hilfskraft war, irgendetwas zu erreichen. Ich habe dann – noch unter HOFF – einen Mitarbeiter bekommen. Ich selbst wurde im Jahre 1954 habilitiert, dann wurde ich Assistent – auf Grund dieser wissenschaftlichen Qualifikation – und im Jahre 1959 zum Vorstand des Institutes bestellt. Erst dann konnte ich den Institutsausbau in Angriff nehmen und Schwerpunkte setzen. So etwa die Neuropathologie mit zwei Schwerpunkten. Wir machten uns erstens an die Untersuchung der Gehirne von an neurologischen Krankheiten verstorbenen Patienten. Diese Untersuchungen erfolgten im Einvernehmen mit dem Pathologischen Institut; diese Arbeiten wurden durch das Verständnis von Prof. CHIARI, der zunächst skeptisch war, sehr gefördert. Das war ein ganz wesentlicher Fortschritt, da bis dahin ein solcher regulärer Kontakt mit dem Pathologischen Institut noch nie bestanden hatte. Der zweite Schwerpunkt war der Ausbau der klinischen Neuropathologie, d. h. der Diagnostik mit Hilfe von morphologischen Methoden, also Biopsien bei Hirntumoroperationen und Biopsien bei Krankheiten des peripheren Nervensystems und/oder der Muskeln. Die wissenschaftlichen Befunde, die dabei erhoben wurden, sollten der Klinik und dem Patienten unmittelbar zugute kommen. Daneben gab es natürlich theoretische Forschungen über Krankheitsursachen und Bedingungen. Dann begann ich eine Neurophysiologie aufzubauen und konnte dafür Kollegen PETSCHE gewinnen, der heute Professor und Vorstand eines selbständigen Institutes für Neurophysiologie ist. Er hat hier im Institut mit systematischen neurophysiologischen Arbeiten über die Funktion der Großhirnrinde begonnen. Die Neurophysiologie hat sich sehr gut entwickelt und solchen Selbständigkeitscharakter bekommen, daß wir den Antrag stellten, dafür ein eigenes Institut zu begründen. Das heutige Neurophysiologische Institut hat also seine Wurzeln hier im Neurologischen Institut. Dann richteten wir die Neurochemie als eine Abteilung des Institutes unter der Leitung des jetzigen Prof. Hans BERNHEIMER ein, die sich ebenfalls sehr gut entwikkelt hat und international angesehen ist.
Schließlich entstand der schon erwähnte Interessensschwerpunkt der Muskel- und Nervenkrankheiten in Zusammenarbeit mit klinischen Institutionen, der jetzt spezielles Arbeitsgebiet von Prof. Elfriede SLUGA ist. Einst ein Pionierversuch, ist diese Organisationsform heute in aller Welt fest etabliert.
Die wichtigste, jüngste Erweiterung in unserem Institut war die Schaffung der Arbeitsgruppe für Experimentelle Neuropathologie, in der wir besonders das Problem der multiplen Sklerose und der Entmarkungskrankheiten bearbeiten, wobei meine Mitarbeiter international in vorderster Linie stehen.

*Frage: Hat sich die Neurologische Klinik Ihrer Arbeiten, Ihrer Ergebnisse und Ihrer Aufbauleistungen bedient?*

*Antwort:* Leider nicht in dem Maße, wie ich es erhofft hatte oder auch nur in jenem Maße, als ich es für zweckmäßig angesehen hätte. Sie müssen überlegen, daß hier eine einzigartige Situation vorliegt: Es gibt keinen anderen Platz in der Welt, wo eine Neurologische Klinik und eine selbständige Neurologische Forschungsinstitution vorhanden sind – nicht im Sinne eines theoretischen Hirnforschungsinstitutes, sondern einer Institution der klinisch-neurologischen Forschung – wie es eben bei uns der Fall ist. Das zu schätzen verlangt Einsicht in wissenschaftliche Entwicklungen und Tendenzen: in Wien aber sind die traditionellen Kräfte ganz – besonders in der erfolgreichen und geschichtlich beladenen, klinischen Sphäre – sehr stark, sodaß es Schwierigkeiten gemacht hat, eine Zusammenarbeit über Instituts- und Klinikgrenzen hinweg zu etablieren.

*Frage: Diese Situation ist vermutlich auf das Streben zurückzuführen, dem man in so vielen Fächern begegnen kann, nämlich alles in einer Hand behalten zu wollen?*

*Antwort:* Ja, und ich glaube, das festzuhalten ist wichtig. Ich habe schon früher angedeutet, daß die Neurologie/Psychiatrie in Wien zu lange in einer mächtigen Hand war. Nach dem Tod von HOFF wurde aber die fällige Trennung von Neurologie und Psychiatrie durchgeführt. Damals habe ich – aus meiner Erkenntnis oder aus meiner Sicht – strukturelle Vorschläge zu der sich anbahnenden wissenschaftlichen Entwicklung in der Neurologie gemacht, deren Realisierung bedeutet hätte, daß die Neurologische Klinik und das Neurologische Institut, also diese einzigartige Polarität in Wien, in einer vernünftigen, strukturierten und geordneten Weise zusammengewirkt und sich klinisch orientierte Forschung und klinische Praxis ergänzt und gefördert hätten. Dafür habe ich aber leider bei der Mehrzahl des Kollegiums kein Verständnis gefunden, eben aus der von Ihnen erwähnten traditionellen Tendenz heraus, soviel als möglich in der eigenen Hand zu behalten. Die klinischen Vorstände sind viel eher bereit, von ihnen als nützlich betrachtete „Hilfs"-Wissenschaften in ihrer eigenen Klinik zu etablieren, als sich auf den Weg der Zusammenarbeit mit anderen zu begeben. Das birgt aber oft die Gefahr eines Dilettantismus in sich. Außerdem halte ich diesen Zustand für unökonomisch und aus verschiedenen anderen Gründen als nicht günstig; aber so ist nun einmal die Tendenz und sie ist noch immer vorhanden.

*Frage: Eine einzige rühmliche Ausnahme besteht offenbar zwischen Ihnen, Ihrem Institut und der Neurochirurgie?*

*Antwort:* Wir haben eine geregelte Arbeitsbeziehung mit der Neurochirurgischen Klinik, für die wir die Diagnosen von Gehirntumoren erstellen. Wir arbeiten aber nicht nur mit ihr, sondern auch mit der Pathologie geregelt zusammen, was ich bereits erwähnte und besonders unterstreichen möchte und nicht zuletzt mit dem Institut für Gerichtliche Medizin.

*Frage: Ist es so, daß eine wissenschaftliche Entdeckung, die SEITELBERGER in seinem Institut macht und die für den klinischen Neurologen von Bedeutung sein könnte, dieser die SEITELBERGERsche Erkenntnis nicht zur Kenntnis nimmt, sondern sie bestenfalls als Ansporn empfindet, sie an seinem Haus nachzuvollziehen?*

*Antwort:* Was an tatsächlichen Erkenntnissen gewonnen wird, macht seinen Weg auf alle Fälle. Es wird in kurzer Zeit wissensmäßiges Gemeingut. Das gilt für die Kenntnis von Krankheiten wie für Methoden in der Diagnose und in der Untersuchung, die dann sehr wohl auch an der Neurologischen Klinik verwendet werden. Wissenschaftliche Erkenntnisse setzen sich durch, darüber kann man unbesorgt sein. Wenn man einen richtigen Befund macht oder etwas findet, das einen neuen Weg eröffnet und das auch andere bestätigen, dann macht ein solches Ergebnis seinen Weg. Die Wissenschaft und ihre Entwicklung sind also durch schlechte Zusammenarbeit nicht ernstlich gefährdet. Anders wirkt sich dieser Zustand bei der täglichen Zusammenarbeit aus, weil jeder neue Gesichtspunkt unmittelbar zum Tragen kommen könnte, beide Teile wechselseitig angeregt würden und der Fortschritt in Erkenntnissen vielleicht beschleunigt, zumindest aber gezielter erreicht werden könnte. Es gibt Dinge, die für Kliniker Probleme sind oder sein müßten und die sie beiseite lassen müssen, weil sie nicht die Möglichkeit haben, ihre Beziehungen wirklich zu erkennen bzw. sie zu verfolgen. Bei einer engen Zusammenarbeit mit einem Institut wie dem unserem ließe sich die Situation ändern: Man würde manches sehen, was man jetzt nicht sieht, und es könnten Probleme, die den Kliniker belasten, durch Zusammenarbeit eventuell einer vernünftigen Lösung zugeführt werden. Es wäre ein Austausch, bei dem jeder etwas gewänne. Die neurologische Forschung würde ihrerseits auf Probleme verwiesen werden, die in der theoretischen Arbeit nicht aufscheinen, die aber unter Umständen wissenschaftlich sehr fündig werden könnten. Aber leider hat die tägliche Zusammenarbeit niemals entsprechend funktioniert.

*Frage: Funktioniert sie jetzt?*

*Antwort:* Wir stehen vor personellen Änderungen auf dem Gebiet der Neurologie und ich glaube, daß vielen bewußt ist, daß neue Entwicklungen begonnen und neue Wege gegangen werden müssen. Ich hoffe das auch für das Gebiet der Zusammenarbeit zwischen Neurologischem Institut und Neurologischer Klinik.

*Frage: Wie ist die Entwicklung im Ausland weitergegangen? Dort hat man die Wiener Einführung oder Entdekkung, wie immer man es nennen will, übernommen, hat das Wiener Institut nachgeahmt, hat sich danach ausgerichtet. Hat man in diesen Ländern das jeweilige Neurologische Institut in den klinischen Bereich inkorporiert oder gibt es auch dort Trennungen?*

*Antwort:* Die Entwicklungen sind sehr verschieden gewesen, aber sie alle hatten natürlich ihre Auswirkungen auf die klinische Neurologie. Im anglo-amerikanischen Ausland haben sich bald Gehirnforschungsinstitute als rein theoretische, nicht-medizinische Forschungsinstitute entwickelt, in denen Grundlagenprobleme des Gehirns abseits von Krankheitsbildern studiert wurden. In der Zwischenzeit aber hat sich die Neurologie und Gehirnforschung insgesamt so gewaltig geändert, daß man – besonders seit dem Ende des Zweiten Weltkrieges – nicht mehr alle diese Fäden verfolgen kann. In der westlichen Welt hat sich die Neurologie als eigenes Fach etabliert, für das eigene und meist sehr differenzierte Forschungseinrichtungen aufgebaut worden sind. Es gibt nur mehr ganz wenige Institutionen, in denen noch eine so umfassende, mehrschichtige neurologische Forschung betrieben wird wie bei uns. Das wird von vielen Wissenschaftern bereits als ein gewisser Mangel empfunden und unser kleines Institut, das nach der alten Tradition wieder aufgebaut hat, wird vielfach wieder als Modell angesehen. Man erwägt, wie man die auseinandergesplitterten Detailforschungen wieder zusammenbringen, mindestens aber gruppieren könnte, um die Forschung über Probleme der Neurologie – nicht des Gehirns an sich – als Erforschung der Erkrankungen des Nervensystems wieder umfassend durchführen zu können.

*Frage: Wie war Ihre persönliche wissenschaftliche Entwicklung?*

*Antwort:* Zunächst die eines Interesses, dann die Ausbildung eines Facharztes für Neurologie und Psychiatrie. Wissenschaftlich haben sich meine ersten Arbeiten in Richtung der PÖTZLschen Untersuchungen in der Großhirnpathologie orientiert, also auf der Suche nach dem Verständnis der psychischen Leistungen, insbesondere der sogenannten höheren Hirnleistungen, die an das Großhirn gebunden sind, auf der Basis anatomischer Untersuchungen. Von dieser Seite kam ich dann zur Neuropathologie, also zur Erforschung von Krankheitsprozessen des Gehirns überhaupt, die dann zum Schwerpunkt meiner wissenschaftlichen Arbeit geworden ist. Da gab es verschiedene größere Gebiete, z. B. sehr viele Arbeiten über Entzündungen, vorwiegend Entmarkungsprobleme, Stoffwechselkrankheiten des Nervensystems, insbesondere angeborene Stoffwechselkrankheiten – die sogenannten Enzymopathien – und schließlich die degenerativen Krankheiten, eine große, eigene Gruppe von Krankheiten, die es nur im Nervensystem gibt und die mit nichts anderem verglichen werden können. Und da sind mir Beobachtungen originaler Art gelungen.

*Frage: Können Sie diese ausführlicher beschreiben?*

*Antwort:* Da war zuerst meine Habilitationsschrift, die einer genetisch bedingten Entmarkungskrankheit, der kindlichen PELIZAEUS-MERZBACHERschen Krankheit gewidmet war. Das Krankheitsbild, das ich erstmals beschrieben habe, trägt jetzt meinen Namen. In der Beschäftigung mit den degenerativen Krankheiten bin ich darauf gestoßen, daß es eine bestimmte morphologische Form von Alternsveränderungen des Gehirns gibt, die sich ganz gesetzmäßig mit dem Lebensalter bei jedem Menschen entwickelt, und zwar schon von frühen Jahren an, eine Form, deren morphologisches Substrat interessanterweise auch pathologisch verstärkt auftreten und eine ganze Reihe von Krankheiten produzieren kann. Die bekannteste davon ist die HALLERVORDEN-SPATZsche Krankheit. Durch die Identifikation ihres charakteristischen morphologischen Substrates konnte ich die ganze Krankheitsfamilie klassifizieren und definieren und die Natur dieses Substrates als Alternsveränderung erstmals identifizieren. Es handelt sich um die sogenannte neuroaxonale Dystrophie und die von ihr abhängigen Krankheiten.

*Frage: Was sind die davon abhängigen Krankheiten?*

*Antwort:* Es gibt einmal die von mir beschriebene frühe Erscheinungsformen der infantilen neuroaxonalen Dystrophie. Diese Veränderung ist, wie gesagt, physiologisch und in jedem alternden Gehirn aufzufinden. Nun gibt es aber den merkwürdigen Umstand, daß unter erbbedingten Voraussetzungen dieselbe Veränderung in anderer Form auftritt, insofern, als sie unglaublich stark, sehr frühzeitig und an anderen Orten als üblich im Gehirn auftritt und rapid mit anderer zeitlicher Dynamik fortschreitet. Diese Umstände bewirken, daß sich daraus eine eigene Krankheit entwickelt, deren gewebliches Substrat aber jene Veränderung ist, wie sie ganz normalerweise bei gesunden älteren Menschen gefunden wird. Aber die Ausprägung, in der sie aufscheint, und die veränderten Parameter, die ich eben geschildert habe, machen eben die Krankheit aus. Und es gibt eine ganze Reihe verschiedener krankhafter Manifestationen der neuroaxonalen Dystrophie.
Ich stieß auf dieses Krankheitsbild im Jahre 1951 durch eine infantile Erkrankung, an der ein niederösterreichisches Geschwisterpaar litt, und von der ich durch den Arzt, der die Kinder beobachtete, gehört hatte. Ich habe die Kinder noch lebend gesehen und untersucht. Nach ihrem Tod hatten wir die Gehirne zu untersuchen. Ich konnte mit den klinischen Beobachtungen des Arztes und auch unseren eigenen Ergebnissen zunächst nichts anfangen, sie nirgends einordnen. Das Nichterkennenkönnen führte ich zunächst darauf zurück, daß ich ja eigentlich ein Autodidakt in meiner Wissenschaft war. Bei späteren Aufenthalten am Max Planck-Institut für Hirnforschung und in amerikanischen Instituten erfuhr ich, daß niemand eine Erklärung für dieses Problem hatte. In der Zwischenzeit habe ich das Krankheitsbild beschrieben und dabei die Veränderung erfaßt, die man bis dahin nicht definiert hatte. Es handelte sich eben um die infantile neuroaxonale Dystrophie.
Der Aus- und Aufbau dieses Institutes hat viele meiner Kräfte gebunden, wie auch die zunehmenden Tätigkeiten in internationalen Organisationen, z. B. in der Weltvereinigung der Neurologie oder in der Redaktion der von mir gegründeten internationalen Zeitschrift ACTA NEUROPATHOLOGICA, die zu einer der bedeutensten internationalen Zeitschriften auf diesem Gebiet geworden ist. Die Zahl meiner Mitarbeiter hat sich erhöht, die Qualität ihrer Arbeiten haben international beachtetes Niveau und die Wiener neurologische Forschung hat – bei aller Begrenztheit der zur Verfügung stehenden Mittel – wieder einen hohen qualitativen Rang.

*Frage: Die wissenschaftlich anerkannte Position Ihres Institutes wird sich bei dem bevorstehenden Kongreß im Oktober 1982 wohl auch auswirken?*

*Antwort:* Ich bin dessen sicher. Allein, daß der Kongreß hier in der Stadt unseres Institutes stattfindet, bedeutet eine große Anerkennung. Es ist der 9. Internationale Kongreß für Neuropathologie. Ich war während der letzten Periode Präsident dieser Vereinigung; damals fand der Kongreß in Washington statt. Daß er in diesem Jahr nach Wien kommt – in unser Institut, das 100 Jahre alt wird – empfinde ich als besondere Auszeichnung und Freude.

*Frage: Rechnen Sie mit einer starken internationalen Beteiligung?*

*Antwort:* Wir rechnen mit ca. 1000 Teilnehmern; sehr viele von ihnen kommen aus den Vereinigten Staaten. Wir haben schon jetzt von dort über 300 Anmeldungen und täglich kommen neue. Fast ebensoviele Teilnehmer erwarten wir aus Japan. Japan muß speziell erwähnt werden, weil die Japaner immer ganz besonders an der morphologischen neurologischen Forschung in Wien interessiert waren. Zu MARBURGS Zeiten gab es manchmal gleichzeitig 12 Japaner, die als Forschungsgäste am Institut tätig waren. Sie haben hier sehr viele Arbeiten produziert. Nach dem 2. Weltkrieg konnte ich viele Verbindungen wieder aufnehmen, erneuern und festigen. An meinem Institut sind fast ständig japanische Mitarbeiter tätig, für Herbst dieses Jahres erwarte ich den nächsten. Ich selbst bin wiederholt nach Japan eingeladen worden und habe dort mit besonderer Freude die Entwicklung der Neuropathologie verfolgt, die ja mein engeres wissenschaftliches Arbeitsgebiet ist, und die dort ganz in den Traditionen der Wiener Schule erfolgt. Japan erlebt im Augenblick die intensivste Entwicklung in der Neuropathologie und besitzt auch die stärkste nationale Gesellschaft in diesem Fach. Selbst in den japanischen Tageszeitungen findet der 100. Geburtstag unseres Institutes seinen Niederschlag. Man erinnert dabei auch an die japanischen Wissenschafter, die einmal hier studiert haben, ehe sie ihre nationale Karriere machten.

*Frage: Sie haben vorhin erwähnt, es gäbe an Ihrem Institut eine Neurochemie, eine Neuropathologie, eine Neurohistologie, eine Neuropsychologie und eine Experimentelle Neuropathologie. Es gibt also fünf innere Richtungen. Haben Sie nicht Sorge, daß sich diese Sparten allmählich spalten und schließlich auseinanderbrechen werden?*

*Antwort:* An das Auseinanderbrechen glaube ich nicht. Eine Knospe hat sich abgelöst, nämlich die Neurophysiologie. Es könnte schon sein, daß sich auch ein anderes Teilgebiet auf Grund seiner Eigendynamik zu dieser Konsequenz entwickelt. Aber ich würde darin keinen Fehler sehen, weil ich überzeugt bin, daß – so wie die Kontakte zu der Neurophysiologie auch nach der Verselbständigung ausgezeichnet geblieben sind – die innere und sachliche Verbindung auch in jedem anderen Fall bestehen bliebe. Uns alle, die an diesem Institut arbeiten, verbindet das absolute Interesse an der Sache und damit das Interesse an der möglichst dichten Kommunikation, am Gespräch mit den Forschungsnachbarn, das in unserem interdisziplinären Institut eben ausgezeichnete Voraussetzungen hat. Der innere Zusammenhalt unserer Arbeitsgruppen ist daher sehr stark und spontan.

*Frage: Werden Sie bei dem Kongreß, der nur einen Monat vor dem historischen Datum der Institutsgründung stattfinden wird, wissenschaftliche Erkenntnisse vorstellen können, von denen Sie meinen, daß sie zukunftsträchtig sind? Also, daß Auswirkungen in greifbarer Zeit zu erwarten sind?*

*Antwort:* Wir sparen unsere Ergebnisse nicht für Kongresse auf; wir bieten sie aber bei Kongressen dar. So halten wir es auch bei diesem Kongreß, auch wenn er in einem Zusammenhang mit der 100-Jahr Feier steht. Es wird daher Mitteilungen über Schwerpunkte unserer Arbeit geben. Beispielsweise Ergebnisse experimenteller Arbeiten an einem Krankheitsmodell, das weitgehendst der menschlichen multiplen Sklerose entspricht und das von meinen Mitarbeitern entwickelt wurde. An diesem Krankheitsmodell wurde intensiv gearbeitet und eine Fülle von Befunden in Relation zu der menschlichen Krankheit erhoben: Hier wurde wirklich neues Wissen gewonnen, von dem ich überzeugt bin, daß es in dieser oder jener Form auch der Klinik, der Krankheit zugute kommen wird. Wie Sie wissen, gibt es bisher keine Behandlung der multiplen Sklerose und auch wir haben die Therapie noch nicht im Blick. Aber es könnte sein, daß sich durch unsere Versuche Ansätze und brauchbare Möglichkeiten eröffnen. Es handelt sich da um ein medizinisches Gebiet von größter Wichtigkeit, und unser Bemühen bedeutet, wie ich glaube, eine zukunftsträchtige Arbeit. Auch die Arbeiten, die in weiterem Umfang mit dem Altern des Gehirns zusammenhängen, haben viele Konsequenzen, nicht nur als Erkenntniswert, sondern auch für den ärztlichen Bezug vieler Krankheiten. Es laufen Studien nicht nur morphologischer Art, sondern auch neurochemischer Art, in denen meiner Meinung nach Ergebnisse stecken, die sich durchaus klinisch auswirken können. Man muß sich bewußt sein, daß das Altern an sich ein Schicksalsvorgang ist. Es gibt aber Alterskrankheiten, also Krankheiten, die im Alter häufig auftreten, die durch die individuelle Lebensführung wesentlich gefördert werden. Unsere Untersuchungen ermöglichen eine Unterscheidung zwischen schicksalshaften, unabwendbaren Veränderungen und solchen, die vermeidbar wären. Dies ermöglicht einen Ansatzpunkt für ärztliche Aufklärung, Prävention und Therapie. Aus jetziger Sicht betrifft dies vorwiegend die Gefäßkrankheiten des Gehirns, die nicht in dem Maß schicksalsbedingt sind wie die vorhin erwähnten Alternsveränderungen, und die also durch ärztliche Prophylaxe und eine entsprechend einsichtige, informierte Lebensführung, aber auch durch zweckmäßige Benutzung des Organs – im Fall des Gehirns durch lebenslanges Lerntraining – erfolgreich beeinflußt werden könnten.

Zu unserer kleinen Abteilung für Neuropsychologie möchte ich noch etwas sagen. Sie beschäftigt sich mit den Zusammenhängen der psychischen Leistungen mit der Gehirntätigkeit sowie mit den Störungen dieser für den Menschen entscheidenden Leistungen durch Gehirnveränderungen. Es ist ein Gebiet, das bedauerlicherweise von den Neurologen auf der ganzen Welt derzeit nicht sehr beachtet wird, so daß sich die Psychologen dieser Sparte ungehindert annehmen konnten, denen natürlich die medizinischen Voraussetzungen für die vollständige Einsicht in das gesamte Gebiet fehlen. Ich versuche, die Neuropsychologie wieder zu einer neurologischen und ärztlichen Domäne zu machen. Ob mir das gelingen wird, weiß ich freilich noch nicht. Von uns aus laufen auf diesem Gebiet u. a. in Zusammenarbeit mit den Linguisten Untersuchungen, die sich mit den Störungen der Sprache, also den Aphasien beschäftigen. Diese Studien begannen noch unter der Ägide des leider verstorbenen Professor GLONING, der an diesem Institut Abteilungsleiter war, und der aus den Forschungsergebnissen auch neue Therapiemethoden initiiert hat.

*Frage: Sehen Sie auf dem eben angesprochenen Gebiet der Neuropsychologie Möglichkeiten zu einer Neuentwicklung, bezogen auf den Patienten?*

*Antwort:* Ja, unbedingt. Gerade auf dieser Forschungsebene sind in letzter Zeit ganz große Fortschritte gemacht worden: Die Erforschung der Struktur der Großhirnrinde und ihrer Arbeitsweise ist durchaus als zukunftsträchtiges Gebiet zu betrachten. Wie Sie wissen, wurden Erkenntnisse auf diesem Gebiet kürzlich mit Nobelpreisen ausgezeichnet. Praktische Auswirkungen sind in Zukunft sicher zu erwarten.

*Frage: Welche Weiterentwicklungsmöglichkeiten sehen Sie in der Neuropsychologie?*

*Antwort:* Eine Weiterentwicklung sehe ich darin, daß man in die Grundlagen dieser feinen, sehr komplizierten Leistungen des Großhirns bessere Einblicke gewinnt. Es ist heute schwer zu sagen, welche genauen Auswirkungen solche Erkenntnisse für die Behandlung von Kranken haben können. Wir studieren, wie gesagt, besonders die sprachlichen Leistungen. Aus der genauen Analyse der morphologischen Grundlagen der Art der Läsionen und ihrer Lokalisation ergeben sich, zusammen mit der Kenntnis der sprachlichen Strukturstörung, schon jetzt Ansätze für eine gezielte Therapie bestimmter Sprachstörungen bei Patienten, die einen Schlaganfall hatten, oder Hirnverletzungen durch Unfälle mit nachfolgenden Sprachstörungen erlitten. Auch auf diesem Gebiet hat das Institut also mit Patienten zu tun. Sie werden hier untersucht und es werden für sie Behandlungstrategien entwickelt, die dann gewöhnlich in entsprechenden Spitalsabteilungen durchgeführt werden. Wir geben also unsere wissenschaftlichen Erkenntnisse an die Praxis weiter.

*Frage: Es sind also Ihre Forschungen nicht rein theoretisch ausgerichtet, sondern doch auch auf Patienten bezogen? Gibt es dafür auch ein bestimmtes Konzept?*

*Antwort:* Unserer Tendenz nach betreiben wir wissenschaftliche, neurologische Krankheitsforschung. Das heißt, wir bedienen uns der Methoden der Grundlagenwissenschaften wie Morphologie, Chemie, Physiologie und Psychologie zur Erforschung der Bedingungen und der Entstehung sowie des Verlaufs von neurologischen Krankheiten. Wir verwenden die Grundlagenforschung angewandt auf die Erforschung von Krankheiten, um deren Ergebnisse für den Patienten, für die klinische Diagnose und für die klinische Therapie zugänglich und verfügbar zu machen. Das ist also unser Konzept. Unsere Forschungsarbeit, ganz gleich, auf welchem Gebiet sie erfolgt, ob sie neurophysiologisch oder morphologisch oder chemisch ist, geht vom Nervensystem bzw. vom Gehirn als Organ aus, das uns immer in seiner Vielschichtigkeit und funktionalen Mehrdimensionalität bewußt bleibt, dem entsprechend es nicht nur ein Gewebe aus Zellen und Blut darstellt, sondern auch ein computerähnliches System der Informationsverarbeitung zur Steuerung unseres Verhaltens und den Ort unserer seelischen und geistigen Tätigkeiten. Medizinische Hirnforschung ist also nicht eine methodisch isolierte, sondern eine primär interdisziplinäre und integrative Disziplin. Ich schätze mich glücklich, mit meinen Mitarbeitern an der großen Aufgabe mitzuwirken, die Kenntnis des wichtigsten menschlichen Organs im Geiste der zugrundeliegenden Tradition der Gründung des Neurologischen Institutes zu erweitern und zu vertiefen.

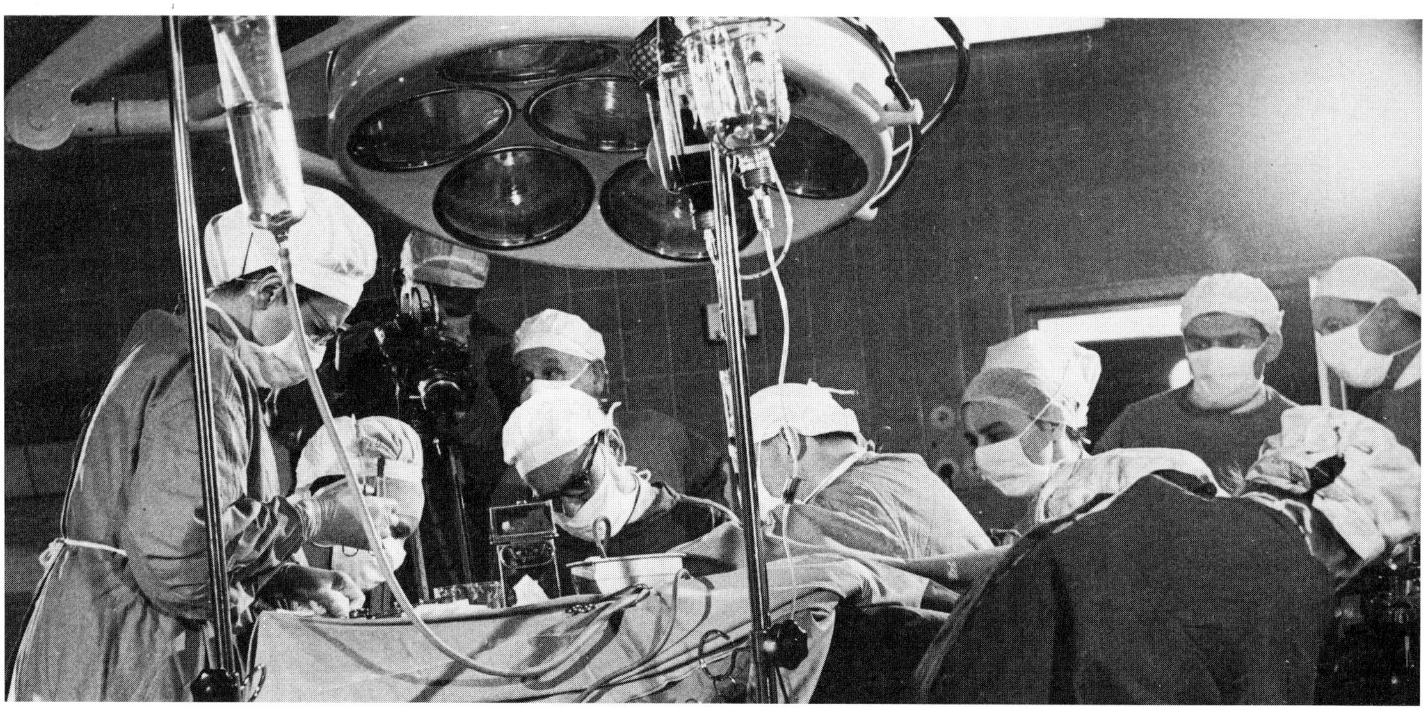

*H. Kraus bei einer neurochirurgischen Operation um 1960.*

## Prof. Dr. Wolfgang Koos

Vorstand der Neurochirurgischen Universitätsklinik Wien

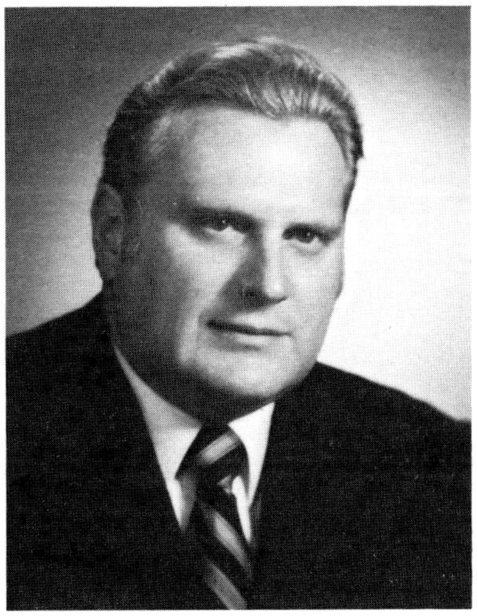

geboren 1930 in Wien, Matura 1948 am Humanistischen Gymnasium. Medizinstudium an der Medizinischen Fakultät der Universität Wien, Promotion zum Doktor der gesamten Heilkunde 1955. Fachausbildung an der Neurochirurgischen Universitätsklinik Zürich (Prof. KRAYENBÜHL), allgemein-chirurgische Ausbildung 1955–1957 an der Chirurgischen Universitätsklinik Basel (Prof. NISSEN). Vollständiges neurochirurgisches Ausbildungsprogramm an der George Washington University School of Medicine in Washington, D. C. unter Prof. J. WATTS. Anschließend Ausbildung am Neurological Institute in Montreal bei W. PENFIELD und in pädiatrischer Neurochirurgie am Children's Medical Center in Boston bei F. INGRAHAM und D. D. MATSON. 1961 Rückkehr nach Österreich, bis 1963 Oberarzt in der Bundesstaatlichen Krankenanstalt für Neurochirurgie in Bad Ischl (Doz. D. W. KRÜGER). 1963 im Auftrage des Bundesministeriums für Soziale Verwaltung Errichtung einer eigenen neurochirurgischen Abteilung an der Chirurgischen Abteilung des Landeskrankenhauses Klagenfurt (Prof. JUDMAIER), die er bis zu seiner Übersiedlung nach Wien führte. Ab September 1964 Oberarzt an der von Prof. Dr. Herbert KRAUS neugegründeten Neurochirurgischen Universitätsklinik in Wien. 1972 Lehrbefugnis für Neurochirurgie. 1973/74 Professor für Neurochirurgie an der George Washington University School of Medicine, Washington, D. C. 1974 Rückkehr an die Wiener Klinik. 1977 tit. ao. Professor. Im gleichen Jahr Bestellung zum Vorstand der Neurochirurgischen Universitätsklinik, Wien.

# Neurochirurgie wird sich weiter aufgliedern

Interview am 13. 2. 1982

*Frage: Der Lehrstuhl und die Universitätsklinik für Neurochirurgie an der Universität Wien sind kaum 20 Jahre alt. Eigentlich verwunderlich, ist doch aus der Medizingeschichte bekannt, daß sich schon seit der Jahrhundertwende hervorragende Chirurgen in Wien intensiv mit dem Fachgebiet der Hirnchirurgie befaßt haben. Sind die Gründe für eine so späte Anerkennung der Neurochirurgie als selbständiges Fach in der lokalen geschichtlichen Entwicklung der Hirnchirurgie zu suchen und wie ist diese Entwicklung in ihren Anfängen vor sich gegangen?*

*Antwort:* Um den späteren Werdegang der Wiener Neurochirurgie besser verstehen zu können, muß man sich vergegenwärtigen, daß der Beginn der österreichischen, insbesondere der Wiener Hirnchirurgie in einer Zeit wurzelt, in der die europäische Chirurgie durch die Entwicklung der Anästhesie und durch die Einführung der Antisepsis LISTERS und der Asepsis BERGMANNS in die Operationssäle einen ungeahnten Aufschwung genommen hatte.

In Österreich erlangte mit der Ära BILLROTHS und seiner Schüler die Wiener Medizinische Fakultät nach dem Höhenflug der ZWEITEN MEDIZINISCHEN SCHULE noch einmal Weltbedeutung. Es mag in den Gegebenheiten der damaligen Zeit begründet sein, daß der Wandel der Chirurgie vom Handwerk zur wissenschaftlichen Disziplin und der Drang nach neuen Wegen BILLROTHS Schüler am meisten beseelte. Weite des Blickes, Exaktheit der Methodik, Verläßlichkeit, Verantwortungsgefühl und echte Menschlichkeit bestimmten den klinischen Alltag. BILLROTHS Vermächtnis, das Erbe seiner Schule, ging zunächst in die Hände eines Mannes über, der es ein Leben lang getreulich wahrte und mehrte: Anton von EISELSBERG.

Um die Bedeutung EISELSBERGS für die Neurochirurgie ermessen zu können, muß man sich vergegenwärtigen, was sich in den Jahren unmittelbar vor und nach seinem Eintritt in die Klinik BILLROTHS 1882 auf der internationalen chirurgischen Bühne abgespielt hatte.

Sieben Jahre vor EISELSBERGS Aufnahme in die BILLROTHsche Klinik als Operationszögling war die antiseptische Wundbehandlung in die Klinik eingeführt worden. 1881, also ein Jahr vorher, hatte BILLROTH seine, die Chirurgie revolutionierende erste Magenresektion mit Erfolg vorgenommen. Zwei Jahre danach, 1884, wagte sich der Engländer Rickman GODLEE als erster Chirurg an die Entfernung eines vom Neurologen BENNETT diagnostizierten gliomatösen Hirntumors. Ein weiteres Jahr später konnte DURANTE in Rom einen gutartigen Hirntumor, ein Meningeom der Hirnbasis, erfolgreich exstirpieren. Im gleichen Jahr begann, weit weg von Wien, nämlich in England, ein Chirurg sich ausschließlich neurochirurgischen Problemen zuzuwenden. Heute kann man den 9. Februar 1886 als Geburtstag der Neurochirurgie schlechtweg bezeichnen, den Tag nämlich, an dem Viktor HORSLEY zum Hauschirurgen des National Hospital for Nervous Diseases am Londoner Queen Square bestellt wurde. HORSLEY hat als erster die Notwendigkeit einer Spezialisierung für die Chirurgie des Zentralnervensystems erkannt.

Im folgenden Jahr, 1887, wagte sich KEEN in den USA an die Entfernung eines Großhirnmeningeoms. Im selben Jahr konnte HORSLEY in London als erster mit Erfolg eine Geschwulst des Rückenmarks entfernen.

*Frage: Wann wurden von EISELSBERG, der wohl als erster Pionier der Hirnchirurgie im Rahmen der WIENER MEDIZINISCHEN SCHULE genannt werden muß, die ersten Operationen am Gehirn und Rückenmark ausgeführt und wie wurden die Ergebnisse dieser frühen Hirnoperationen von der medizinischen Öffentlichkeit beurteilt?*

*Antwort:* 1892, ein Jahr nach Einführung der aseptischen Wundbehandlung, mit der die Antisepsis abgelöst wurde, führte EISELSBERG in Wien seine erste Laminektomie durch. 1894 beschreibt EISELSBERG, nun bereits Ordinarius in Utrecht, seine erste Kleinhirnfreilegung bei einem Patienten mit neurologischem Verdacht auf einen Kleinhirntumor. Der Tumor wurde bei der Operation nicht gefunden, es handelte sich um eine später autoptisch verifizierte Geschwulst des Stirnhirns. Gerade die Neurologen unter uns können bestätigen, wie leicht es gerade zu dieser Fehllokalisation kommen kann.
Der Enthusiasmus der Neunzigerjahre über die ersten Operationen von Hirngeschwülsten war um die Jahrhundertwende geschwunden und tiefe Enttäuschung hatte sich verbreitet. Die pessimistische Auffassung des berühmten deutschen Chirurgen Ernst von BERGMANN wurde von den meisten Chirurgen geteilt; selbst HORSLEY, ein geborener Optimist, hatte die neurologischen Kollegen durch seine Resultate nicht zu überzeugen vermocht. Sie überwiesen ihm ihre Tumorfälle nur mit Zögern, gleichsam als letzten Ausweg.
Es war der echte Pioniergeist der BILLROTHschen Schule, der EISELSBERG aus dieser aussichtlos erscheinenden Situation den Mut gab, sich dennoch der Neurochirurgie zuzuwenden.

*Frage: Von wann an widmete sich EISELSBERG in Wien systematisch und kontinuierlich der Chirurgie des Gehirns und Rückenmarks? Gab es bereits in dieser frühen Entwicklungsphase der Neurochirurgie spezielle Interessen im Rahmen des Fachgebietes?*

*Antwort:* Im Jahre 1901 übernahm EISELSBERG die I. Chirurgische Klinik in Wien. Er war damals 41 Jahre alt. Seine Art, mit größter Schonung des Gewebes zu operieren, prädestinierte ihn geradezu für die Chirurgie des Zentralnervensystems, der er sich von nun an intensiv zuwandte. Von den 95 großen Arbeiten, die EISELSBERG veröffentlichte, haben sich 17 mit Fragen der Neurochirurgie befaßt.
Schon aus dem Jahr nach der Klinikübernahme liegen Protokolle über einige chirurgische Eingriffe vor, die auf Grund der noch unzulänglichen Diagnostik nicht von Erfolg gekrönt waren. 1904 gelang EISELSBERG die erste erfolgreiche Entfernung eines gliomatösen Tumors im Bereich der Zentralregion. Der Patient wurde zwei Monate nach der Operation in gutem Zustand aus der Klinik entlassen.
Während der folgenden Jahre wandte sich das Hauptaugenmerk der neurochirurgisch tätigen Chirurgen der Behandlung des Hypophysentumors zu. Für Wien war dies kein Zufall. 1901 hatte der Wiener Alfred FRÖHLICH ein neues, mit einem Hypophysentumor zusammenhängendes Krankheitsbild, die Dystrophia adiposo-genitalis, beschrieben. Die Akromegalie war bereits seit 1886 durch die Beschreibung des Franzosen Pierre MARIE bekannt. Die Grundlage für die chirurgische Behandlung des Hypophysentumors war durch die umfangreichen Untersuchungen des Vorstandes der Innsbrucker Chirurgischen Klinik Hermann SCHLOFFER geschaffen worden, der 1906 den transphenoidalen Zugang zur Sella turcica beschrieb. Er führte die erste Operation am 16. 3. 1907 aus. Schon drei Monate später folgte EISELSBERG mit einer Modifikation der SCHLOFFERschen Technik. In diesem Jahr operierte er drei Hypophysentumoren neben acht anderen Hirntumoren. Im selben Jahr gelang es EISELSBERG auch, als erster mit Erfolg einen intramedullären Rückenmarkstumor zu entfernen. Acht Monate später reihte sich Julius von HOCHENEGG, der Vorstand der II. Chirurgischen Klinik in Wien, in die Reihe von Hirnchirurgen mit einer eigenen Modifikation der SCHLOFFERschen Technik ein. Es hat damals international viel Aufsehen erregt, daß es ihm mit dieser Modifikation gelang, einen Patienten mit Akromegalie zu heilen.

*Frage: Fanden diese frühen Erfahrungen EISELSBERGS und seiner Schüler internationale Verbreitung über Literatur und Vorträge?*

*Antwort:* Selbstverständlich. Im Jahre 1908 erschien ein Bericht über die ersten 23 an der Klinik EISELSBERG operierten Hirntumoren durch LEISCHNER. EISELSBERG veröffentlichte 1910, im gleichen Jahr, in dem der später so berühmte amerikanische Chirurg Harvey CUSHING seinen ersten Hirntumor operierte –, es handelte sich um ein Meningeom des Großhirns –, bereits Operationserfahrungen mit 71 Hirntumoren. Schon vor Ausbruch des 1. Weltkrieges wurde so die Klinik EISELSBERG immer mehr als das Zentrum neurochirurgischer Aktivität angesehen. EISELSBERG und seine Assistenten, an erster Stelle Egon RANZI, hatten vom 1. 4. 1901 bis 1. 7. 1913 168 Fälle von Hirn- und Rückenmarkstumoren operiert, sodaß sie vor der 42. Tagung der Deutschen Gesellschaft für Chirurgie 1913 über ihre reiche Erfahrung berichten konnten.

*Frage: Der 1. Weltkrieg mit seiner großen Zahl von Gehirn- und Rückenmarksverletzten hat vermutlich neurochirurgische Probleme in den Vordergrund gerückt und Anreiz zur Bildung eigener Spezialstationen gegeben?*

*Antwort:* Nach Ausbruch des 1. Weltkrieges steigerte sich die neurochirurgische Aktivität in enormem Ausmaß und konzentrierte sich zwangsläufig auf die Kriegsverletzungen des Gehirns und Rückenmarks. Geschoßextraktionen aus dem Gehirn wurden gemeinsam mit dem Radiologen Guido HOLZKNECHT unter Röntgenkontrolle durchgeführt. Es wird berichtet, daß von 26 Operierten nur ein Patient gestorben ist. Von 142 wegen Schußverletzungen des Rückenmarks operierten Patienten starben nur 14 im Anschluß an die Operation, während 41 Patienten vollständig geheilt wurden. Aber trotz der enorm gesteigerten neurochirurgischen Aktivität wurde keine eigene Abteilung für Neurochirurgie gegründet.

*Frage: In Wien hatte die klinische Neurologie und vor allem die Hirnanatomie durch das Wirken berühmter Vertreter der Wiener Neurologenschule wie Ludwig TÜRCK, Theodor MEYNERT und vor allem Heinrich OBERSTEINER, dem Gründer des Neurologischen Instituts der Universität Wien, einen Spitzenrang in der Weltmedizin erreicht. Waren von dieser neurologischen Seite fördernde Einflüsse und Anregungen für eine mehr „neurologisch ausgerichtete" Entwicklung der Wiener Neurochirurgie ausgegangen?*

*Antwort:* Sicherlich noch nicht in der Form, wie sie sich z. B. in den angelsächsischen Ländern bereits anzubahnen begann, nämlich in der Person eines „operierenden Neurologen" bzw. „neurologischen Chirurgen". Dagegen hatte sich schon während des 1. Weltkrieges eine sehr enge „interdisziplinäre" Zusammenarbeit zwischen Neurologen und Chirurgen angebahnt, als der schon früher als Neurologe immer wieder konsultierte Otto MARBURG nunmehr von EISELSBERG als neurologischer Dauerkonsiliarius an die Chirurgische Klinik geholt wurde. Man berichtet, daß EISELSBERG keine neurochir-

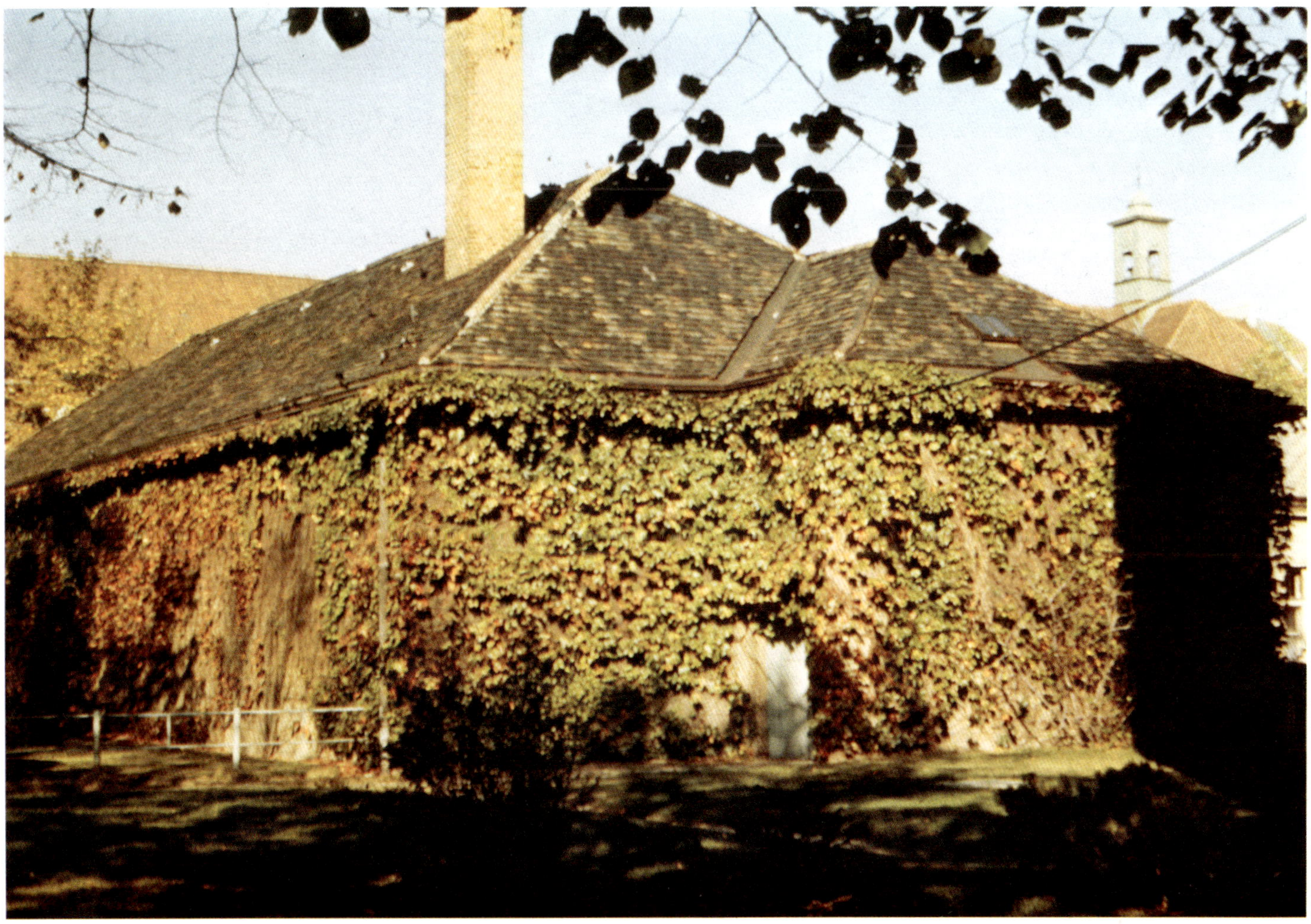

*Während des 2. Weltkrieges errichteter Operationsbunker der I. Chirurgischen Univ.-Klinik im 1. Hof des Wiener Allgemeinen Krankenhauses. In diesem Bunker befand sich auch der neurochirurgische Operationssaal, in dem mehr als 15 Jahre lang alle neurochirurgischen Operationen ausgeführt wurden.*

urgische Operation vornahm, ohne daß MARBURG ihm mit seinem neurologischen Rat beigestanden wäre. Es ist dies ein typisches Übergangsstadium der Neurochirurgie, für das es auch in anderen Ländern Europas zahlreiche Beispiele gibt, in dem der neurochirurgisch interessierte Allgemeinchirurg sich der Kenntnisse des neurologischen Spezialisten bedienen mußte. Während des Krieges und in den ersten Nachkriegsjahren waren durch die enge Zusammenarbeit MARBURGS mit der Klinik EISELSBERG, insbesondere mit Egon RANZI, zahlreiche wissenschaftliche Werke entstanden. In dem umfangreichen Handbuchartikel über „Die Kriegsschädigungen des Rückenmarkes" wurde das reiche Material wissenschaftlich bewältigt, das der Krieg an die I. Chirurgische Klinik gebracht hatte. Im gleichen Jahr konnte MARBURG, der 1919 Vorstand des Neurologischen Institutes geworden war, mit RANZI gemeinsam über Erfahrungen mit 318 Hirntumoren berichten. Auch der klinisch außerordentlich interessierte Wiener Anatom Julius TANDLER gehörte nun zu dieser neurochirurgischen Arbeitsgemeinschaft. Er hat mit Ranzi gemeinsam 1920 ein international sehr anerkanntes Werk, die „Chirurgische Anatomie und Operationstechnik des Zentralnervensystems" herausgebracht.

*Frage: Haben die neurochirurgisch interessierten Chirurgen der Wiener Kliniken die sich während der ersten beiden Jahrzehnte dieses Jahrhunderts vollziehende Abspaltung der Neurochirurgie als Spezialfach vom Gesamtgebiet der Chirurgie verfolgt und hat man sich nicht versucht gefühlt, eine ähnliche Entwicklung auch in Wien anzuregen?*

*Antwort:* Selbstverständlich liegt dieser Gedanke nahe und gewinnt bei der Weltbedeutung der Wiener Chirurgenschule auch besonders an Gewicht. Und doch muß man feststellen, daß gerade die Universität dieser traditionsreichen Schule, die sich für das Gesamtgebiet der Chirurgie verantwortlich fühlte, jeglicher Bestrebung nach einer Aufgliederung des Gesamtfaches in selbständige Subspezialitäten völlig verständnislos und entschieden ablehnend gegenüber stehen mußte.
In der Größe und Bedeutung der Gesamtinstitution liegen die entwicklungshemmenden Faktoren, von denen nicht nur die Eigenentwicklung der Neurochirurgie betroffen werden sollte.
Ein Beispiel: SCHÖNBAUER, der im Laufe seiner Tätigkeit an der I. Chirurgischen Klinik immer mehr Interesse an neurochirurgischen Problemen gewonnen hatte, unternahm unmittelbar nach der Habilitation 1924 als 36jähriger eine Studienreise in die USA. Diese führte ihn zunächst nach Boston zu Harvey CUSHING, bei dem er um die Jahreswende 1924/25 vier Monate verbrachte. SCHÖNBAUER schreibt selbst über diesen Aufenthalt, daß er durch intensives, nächtelanges Studium der Krankengeschichten in CUSHINGS Klinik „sehr bald einen Einblick in die enorme Leistung und in die ausgezeichneten Erfolge CUSHINGS gewinnen konnte". Er schildert dessen persönliche Arbeitsweise und schreibt weiter: „Ich war voll der Bewunderung für die Zähigkeit und Ausdauer CUSHINGS und es wurde mir klar, daß ich ihm in seinem Tempo nicht werde folgen können".
CUSHING operierte bekanntlich sehr langsam und lehnte es ab, mehr als einen Eingriff am Tag auszuführen.
Nach Besuchen bei den beiden anderen führenden Neurochirurgen Amerikas, bei FRAZIER in Philadelphia und DANDY in Baltimore, schreibt SCHÖNBAUER: „Den größten Eindruck hatte mir CUSHING gemacht, und die Monate bei ihm waren, glaube ich, die wichtigsten und lehrreichsten für meine Zukunft".
Die folgenden, genau 40 Jahre vor der Gründung der Wiener Neurochirurgischen Klinik, niedergeschriebenen Gedanken SCHÖNBAUERS hätten für das Schicksal der Neurochirurgie in Österreich richtungsweisend sein können. Er schreibt: „Es wurde mir klar, daß jeder Neurochirurg, der CUSHING nachfolgen wollte, sich vollkommen der Neurochirurgie widmen müsse, ja es kam mir damals schon der Gedanke, daß EISELSBERG . . . neben seinen vielen anderen Verpflichtungen nicht imstande sein könne, Neurochirurgie so zu betreiben, wie ich es bei CUSHING sah", und noch weiter: „Wie aber sollte ich EISELSBERG solche Vorschläge machen, wie sollte ich an ihn herantreten mit dem Verlangen, etwa mir die Neurochirurgie zu übergeben? Er hätte glauben müssen, daß ich ihn aus einem seiner Lieblingsfächer verdrängen wollte".
Welche Gefühle sich hinter diesen Worten verbergen, kann nur einer erfassen, der sich selbst mit Haut und Haaren einem Spezialgebiet verschrieben hat. Im Erkennen vorher ungeahnter Möglichkeiten und dem Unvermögen, diese in die Tat umsetzen zu können, darin liegt die Tragik, die aus den Worten SCHÖNBAUERS spricht, und die auch das weitere Schicksal der Wiener Neurochirurgie durch Jahrzehnte begleiten sollte. Nach der Rückkehr SCHÖNBAUERS aus den USA in die Heimat tritt in seinen Arbeiten die Neurochirurgie immer mehr in den Vordergrund.

*Frage: Wie wurden die unglaublichen Erfolge der amerikanischen Neurochirurgen, insbesondere der von CUSHING und seiner Schüler in Wien aufgenommen? Hat man sich Gedanken darüber gemacht, wie diese früher unvorstellbaren Erfolge auch bei schwersten Hirnoperationen zustande kamen, hat man Vergleiche mit den eigenen Operationsergebnissen gezogen und wurden in Wien konkrete Vorschläge für eine Verbesserung der eigenen Erfolgsraten laut? Und vor allem, konnten sich mahnende Stimmen durchsetzen?*

*Antwort:* Zu diesen berechtigten Fragen muß ich folgendes feststellen: Die Erfahrungen mit nun etwa 500 Hirntumoren, die unvermeidlichen Mißerfolge, mit denen die

Neurochirurgie auch jetzt noch belastet war, haben EISELSBERG, auf dessen Schultern die volle Verantwortung einer weltberühmten Schule lastete, schwer bedrückt. Als er auf der 50. Tagung der Deutschen Gesellschaft für Chirurgie im Jahre 1926 den Festvortrag über Probleme der Gehirn- und Rückenmarkschirurgie hielt, kam dieses Bekenntnis deutlich zum Ausdruck: „Da ich von meinem Lehrer BILLROTH her gewohnt bin, die Ursache jedes Mißerfolges zunächst in mir selbst zu suchen, so erlebte ich viele trübe Stunden, umsomehr, als ich beim Vergleich meiner Resultate mit den Erfolgen anderer, besonders amerikanischer Chirurgen, allen voran CUSHING, mich fragen mußte, worin meine schlechteren Resultate begründet sind".

Daß eine Antwort auf die gestellte Frage nicht von einem Chirurgen, sondern von einem Neurologen, allerdings von einem damals bereits weltbekannten Mann, kam, ist sicherlich aus der hervorragenden Stellung der Neurologie in Wien und ihrer bereits traditionellen Bindung zur Chirurgie des Zentralnervensystems zu erklären. In einem Vortrag, gehalten am 11. 3. 1930, in der Gesellschaft für Neurologie und Psychiatrie in Wien, brach Constantin von ECONOMO mit seinem Referat „Über die Notwendigkeit der Neurochirurgie als Spezialfach" eine Lanze für eine eigenständige Neurochirurgie.

ECONOMO, damals 56jährig, führte aus: „Ein Fach, in welchem uns die Amerikaner jedenfalls voraus sind, ist die Neurochirurgie. Es dürfte vielleicht hier noch nicht allgemein bekannt sein, daß sich in Amerika die Neurochirurgie zu einem eigenen Spezialfach entwickelt hat, das, von der allgemeinen Chirurgie zum Teil getrennt, in engster Verbindung mit der Neurologie dasteht. Wie weit diese Trennung von Vorteil oder Nachteil ist, will ich im Laufe der Besprechung darzustellen versuchen". Im weiteren schildert ECONOMO seine Eindrücke, die er bei dem Besuch verschiedener neurochirurgischer Zentren in Amerika gewonnen hat. ECONOMO sagt über seine Eindrücke von CUSHINGS Leistung folgendes: „Im Laufe von mehr als drei Dezennien hat CUSHING durch Konzentrierung seiner Tätigkeit auf das Studium und die Behandlung von Hirntumoren es nicht nur zu einer großen persönlichen Virtuosität in den Hirnoperationen gebracht, sondern er hat außerdem – und das ist für uns das Wichtigste – durch Benützung aller Hilfsmittel und aller Errungenschaften der Nebenfächer, durch Abänderung derselben für die ungewöhnlichen speziellen Bedingungen, die sich bei der Behandlung des Gehirns ergeben, eine eigenartige Technik zurechtgelegt, die mitteilbar und erlernbar ist, und deren Erfolge jetzt wohl schon zahlreiche Bestätigungen gefunden haben".

Auch heute besteht für uns kein Zweifel, daß die eindrucksvolle Entwicklung der Neurochirurgie ohne die besondere Art von CUSHINGS Operationstechnik kaum denkbar gewesen wäre. Ich darf in diesem Zusammenhang einige Sätze zitieren, mit denen CUSHING bereits 20 Jahre früher die Mitchell Banks Memorial Lecture über „Neue Erfahrungen mit Hirntumoren und ihre chirurgische Behandlung" schloß: „Intrakranielle Chirurgie ist vom technischen Standpunkt aus insoferne verschieden von allen anderen Formen der Chirurgie, als sehr zarte Gewebsstrukturen betroffen werden, die nicht in der Art mit Tupfern, Klemmen und Ligaturen behandelt werden können, wie die Gewebe, mit denen der Chirurg bis jetzt in der Hauptsache sich abgegeben hat. Es ist sehr viel einfacher, Schaden als Gutes zu tun durch das herkömmliche grobe und hastige Vorgehen. Man muß den Mut haben, langsam und sorgfältig zu operieren, um bessere Resultate zu erzielen; denn der Erfolg hängt in einem großen Maß von Kleinarbeit, Geduld und Zeitaufwand ab". ECONOMO schilderte, wie bei drohendem Schock CUSHING mit der in Lokalanästhesie ausgeführten Operation bis zu einer Viertelstunde aussetzte, bis der Patient durch Injektionen und schwarzen Kaffee sich erholt hatte.

In seinen weiteren Ausführungen weist ECONOMO auf die beträchtlichen Unterschiede in den Resultaten der Hirnoperationen in Europa und jenen CUSHINGS hin.

Daraus sollte man den bindenden Schluß ziehen, daß es absolut notwendig ist, die Hirnchirurgie, oder besser gesagt, die Chirurgie des Nervensystems zu einer eigenen Spezialität zu entwickeln. Ein Chirurg, der materiell die Zeit dazu findet, die nötige Zahl von oft 6–8 Stunden dauernde Hirnoperationen auszuführen, um sich darin die notwendige Übung zu erwerben, wird entweder die allgemeine Chirurgie aufgeben müssen oder er wird nie der von den Neurologen erwünschte Neurochirurg sein.

Ratschläge und Meinungsaustausch zwischen Chirurgen und Neurologen während der Operation können das nie ersetzen, was einen Neurochirurgen mit gründlicher Hirnkenntnis in die Lage versetzt, bei unvorhergesehenem Befund am offenen Schädel sofort richtig zu handeln.

Gibt es aber einmal bei uns Neurochirurgen, so werden die Operationen bei einer Erkrankung des Nervensystems nicht mehr bloß als Ultimum refugium angesehen werden, sondern es werden dann die Fälle schon im Frühstadium dem spezialistisch ausgebildeten Chirurgen zugeführt werden. Es wäre also meiner Ansicht nach auch nötig, daß Neurochirurgische Abteilungen an unseren Neurologischen Kliniken errichtet werden.

Der Vortrag ECONOMOS gipfelt in der Forderung: „. . . falls wir auf dem Gebiete der operativen Behandlung der Nervenkrankheiten nicht gegenüber Amerika zurückbleiben wollen, scheint es mir notwendig, erstens Neurochirurgen heranzuziehen und zweitens für dieselben an den Neurokliniken kleine Neurochirurgische Abteilungen zu errichten".

Hinsichtlich Ausbildung meint ECONOMO, es wäre „augenblicklich naheliegender, wenn ein für die Neurochirurgie speziell interessierter Chirurg die nötigen neu-

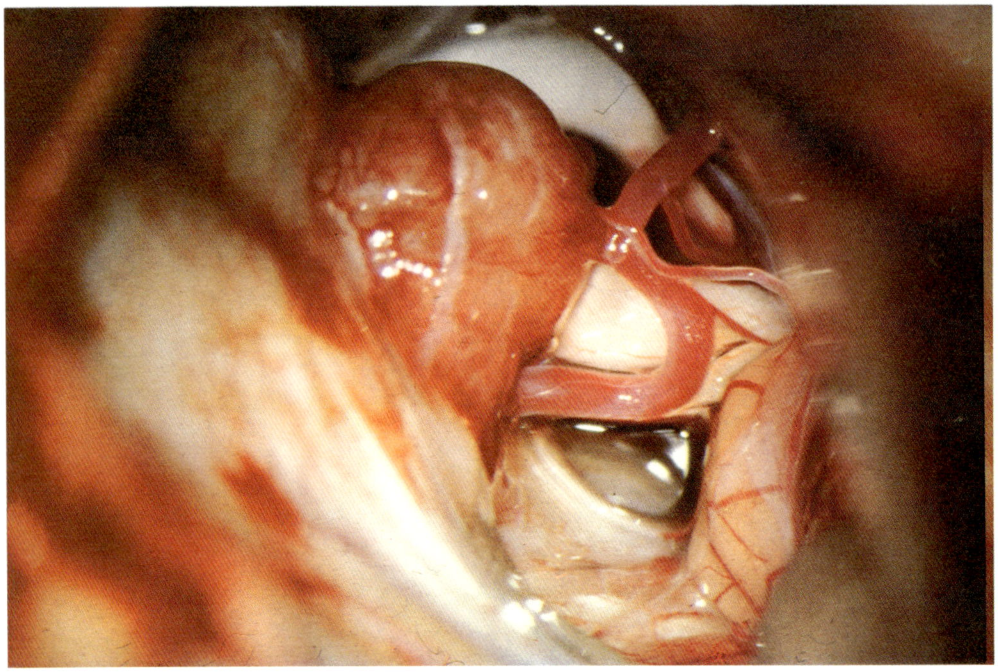

*Beispiel einer modernen Hirnoperation: Operationsphoto eines mikroneurochirurgischen Eingriffes, der Entfernung eines linksseitig gelegenen Kleinhirnbrückenwinkeltumors (Tumor des Gehörnerven). Der Operateur sieht den Tumor und den angrenzenden Gehörnerven durch das Operationsmikroskop 20fach vergrößert.*

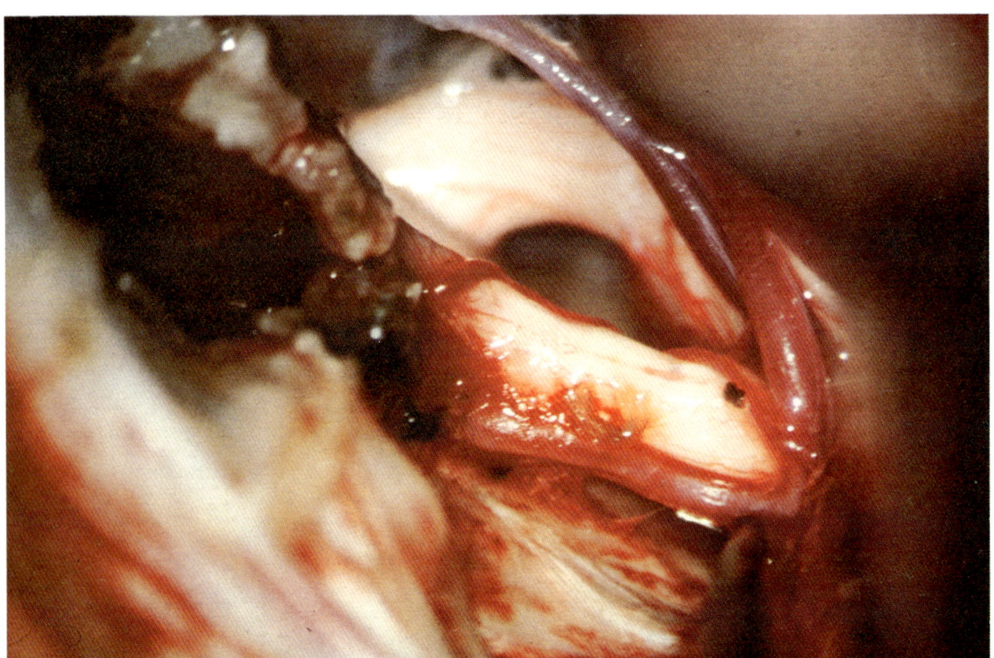

*Der Tumor ist nach Eröffnung des inneren Gehörganges (links im Bild) total entfernt. Die Funktion des Gesichtsnerven, wie auch das Gehör sind erhalten.*

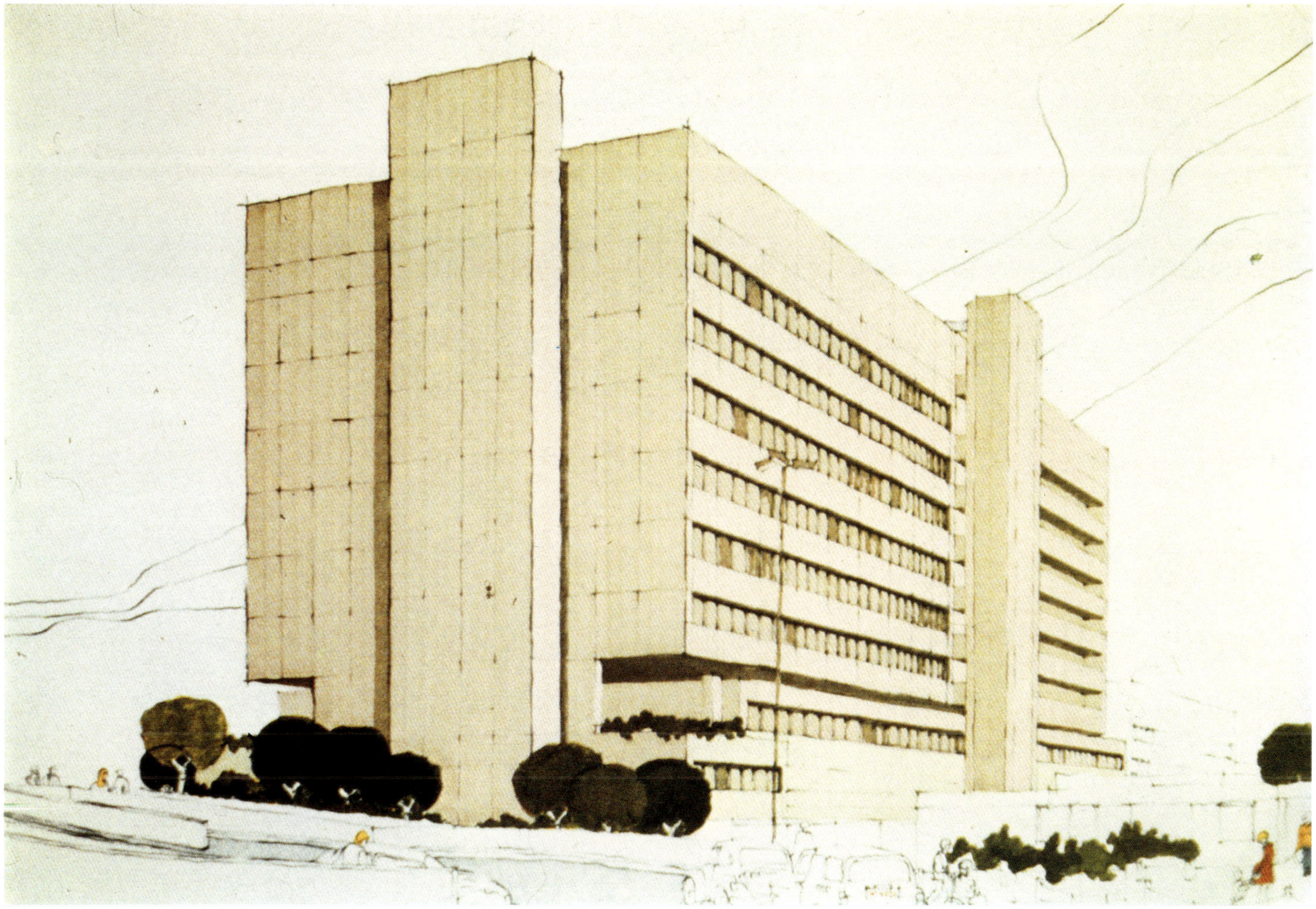

*Neubau der Neurochirurgischen Universitätsklinik nach der Fertigstellung des Rohbaues im Frühjahr 1982.*

rologischen Kenntnisse sich noch aneignen sollte und ihm dann die Leitung einer Neurochirurgischen Abteilung an der Klinik für Neurologie zugewiesen würde, wo ein Nachwuchs von Neurochirurgen herangezogen werden könnte. Hinsichtlich der Frage des materiellen Auslangens stellt ECONOMO fest: „Die Neurochirurgie ist ein für sich allein hinlänglich ausgedehntes Gebiet, damit sie auch als ausschließliche Spezialität geübt, die Lebensmöglichkeiten des Chirurgen garantiert. Denn es würden in ihr Gebiet auch die Behandlung der Rückenmarkstumoren und die operativen Eingriffe zur Schmerzbehebung bei Nervenkrankheiten, bei Tabes, Trigeminusneuralgie und dergleichen mehr fallen. Eine Zweimillionenstadt wie Wien könnte 2–3 Neurochirurgen brauchen."
Man muß bedenken, daß diese Worte 34 Jahre vor der Gründung der Wiener Neurochirurgischen Klinik und Schaffung des ersten Ordinariats für Neurochirurgie in Österreich und 47 Jahre vor Einführung eines eigenen Facharztes für Neurochirurgie in unserem Lande gesprochen wurden.

*Frage: Wurde die Neurochirurgie von der I. Chirurgischen Klinik als dem Zentrum neurochirurgischer Aktivitäten allein oder auch an anderen Wiener Krankenhäusern ausgeübt?*

*Antwort:* 1930 schied SCHÖNBAUER aus dem Verband der I. Chirurgischen Klinik aus und übernahm die Chirurgische Abteilung am Krankenhaus der Stadt Wien Lainz. Hier konnte er, unterstützt vom Neurologen Hans HOFF, in verhältnismäßig kurzer Zeit der Neurochirurgie in Österreich eine erste Heimatstätte schaffen. Der publizistische Niederschlag dieser fruchtbaren Periode ist die gemeinsam mit HOFF verfaßte Monographie „Hirnchirurgie". SCHÖNBAUER operierte in diesen Jahren etwa 10 Hirntumoren pro Monat. HOFF versuchte durch exakteste Untersuchung der Patienten eine Tumortypisierung auf der Basis neurologischer Symptomgruppen. SCHÖNBAUER betont, daß in mehr als 90% der Fälle der Tumor an der vom Neurologen bezeichneten Stelle gewesen wäre. Trotzdem bleibt aus verschiedenen Gründen die Operationssterblichkeit außerordentlich hoch: 32 Prozent.

*Frage: Was ist nach der Emeritierung EISELSBERGS im Jahre 1931 auf dem Boden der Wiener chirurgischen Schule vor sich gegangen? Sind EISELSBERGS Schüler und Enkelschüler auch weiterhin der fast schon traditionellen Pflege dieses Lieblingsfaches des jeweiligen Klinikchefs treu geblieben und wie standen sie dem Gedanken der Schaffung einer selbständigen Neurochirurgischen Abteilung an der Universität gegenüber?*

*Antwort:* Das bedeutende Wiener Erbe EISELSBERGS fiel an Egon RANZI. 18 Jahre stand der nun 57jährige im Bannkreis EISELSBERGS. In den acht Jahren, in denen er den Lehrstuhl für Chirurgie an der Innsbrucker Universität innehatte, zeichnete er sich durch glänzende Organisation des klinischen Betriebes aus und konnte durch seine Charaktereigenschaften – unbedingte Verläßlichkeit, Gewissenhaftigkeit, Rechtlichkeit, Sauberkeit und Pflichtgefühl – das Vertrauen der Ärzte und der Bevölkerung zur Klinik erfolgreich festigen. Sein Leben war mit bienenhaftem Fleiß und unermüdlicher Ausdauer voll der Chirurgie geweiht. Zerstreuung und Ablenkung lagen ihm fern. Güte und Wohlwollen prägten seine persönlichen Entscheidungen.

Man kann sich vorstellen, daß – wie BREITNER betonte – im Lebensbild RANZIS „die Trommel der Werbung keinen Raum hatte".

Es ist nicht von ungefähr, daß ich gerade der Persönlichkeit RANZIS in meinen Ausführungen größeren Raum widme. Er ist derjenige Vertreter der EISELSBERG-Schule in Wien, der sich am intensivsten mit der Chirurgie des Zentralnervensystems beschäftigte. Seine Sorgfalt. seine Sachlichkeit und Aufrichtigkeit waren wohl maßgeblich dafür, daß man ihm wiederholt die Abfassung des neurochirurgischen Abschnittes von Handbüchern übertrug und daß seine Angaben über Erfolge und Mißerfolge lebhafte Beachtung fanden.

So mag es auch nicht verwundern, daß der Titel von RANZIS Antrittsvorlesung in Wien, die er am 3. November 1932 im Beisein EISELSBERGS hielt, lautete: „Über Entwicklung und Fortschritt der Neurochirurgie". RANZIS Denken und Fühlen ist ganz in der Schule EISELSBERG verhaftet und von der Persönlichkeit des verehrten Lehrers überstrahlt, vielleicht wäre besser gesagt „überschattet", wenn er sagt: „Mit Absicht habe ich die Entwicklung der Chirurgie des Zentralnervensystems zum Thema meines heutigen Vortrages gewählt, denn gerade dieses Gebiet ist in den letzten 30 Jahren an der EISELSBERG-Klinik ganz besonders ausgebaut worden". RANZI fährt fort: „Wenn ich ein Spezialgebiet der Chirurgie hier behandle, so möchte ich nicht mißverstanden werden. Nichts liegt mir ferner als die Meinung, daß ich vielleicht die Aufgabe des klinischen Lehrers vornehmlich in der Pflege eines Spezialgebietes sehe. Nichtsdestoweniger aber glaube ich, daß der Fortschritt vor allem durch intensive Vertiefung in e i n Gebiet gebracht wird. Allerdings nur unter der Voraussetzung, daß dieses Spezialgebiet auf einer gründlichen Ausbildung in dem Gesamtfach fußt".

RANZI sieht das Idealbild des Neurochirurgen, die Vereinigung von Chirurgen und Neurologen in einer Person, in CUSHING und FÖRSTER verwirklicht. Resignation spricht aus den folgenden Worten: „Aber ich glaube, dies wird immer eine Ausnahme bleiben. Im allgemeinen wird auch der sich spezialistisch mit der Nervenchirurgie beschäftigte Chirurg, mit Rücksicht auf die Größe des Faches, der Mithilfe eines Neurologen nicht entbehren können".

Am 4. 10. 1935 betrat ein weiterer Akteur die chirurgische Bühne Wiens, einer, der damals noch nicht ahnen konnte, daß ihn das Schicksal ausersehen hatte, 35 Jahre später der Gründer der Neurochirurgischen Klinik in Wien zu werden. An diesem Tage nämlich trat Herbert KRAUS seinen Dienst als Assistent an der Klinik RANZI an. KRAUS war bereits in Pharmakologie und Interner Medizin vorgebildet und hatte seine ersten wissenschaftlichen Abhandlungen verfaßt.

Im gleichen Jahr erhielt Herbert OLIVECRONA die erste Professur für Neurochirurgie in Stockholm.

Zu dieser Zeit waren die Weichen für die Neurochirurgie in Wien bereits gestellt. Für die führenden allchirurgischen Meister war die Chirurgie des ZNS ein integrierter Bestandteil der Chirurgie schlechtweg. RANZI hatte seinen Standpunkt bereits in seiner Antrittsvorlesung dargelegt. SCHÖNBAUER erklärte auf der Tagung der Deutschen Gesellschaft für Chirurgie 1936 zur Frage der Abtrennung der Neurochirurgie von der allgemeinen Chirurgie: „Die Neurochirurgie kommt aus der Allgemeinchirurgie, sie wurzelt in ihr und hat bei ihr zu bleiben, nur müssen Chirurgen, die sich mit der Neurochirurgie befassen, trachten, auch die diagnostischen Methoden der Neurologen und die notwendigen Spezialfächer sich zu eigen zu machen; sie müssen in der Neurochirurgie so vorgehen, wie in der Allgemeinchirurgie, sie müssen also auch hier bestrebt sein, das große Gebiet zu erfassen und zu erlernen".

Am 1. April 1939 übernahm SCHÖNBAUER, der letzte Repräsentant der EISELSBERG-Schule, nun 51jährig, Klinik, Lehrstuhl und Tradition. Trotz des gewaltigen Arbeitspensums, das nun auf seinen Schultern ruhte, blieb die Neurochirurgie wohl zeit seines voll ausgefüllten Chirurgenlebens sein liebstes Kind.

Doch noch immer war die Stunde für die Schaffung einer eigenen neurochirurgischen Arbeitsstätte in Wien nicht gekommen.

*Frage: Wie kam es also zur Gründung einer selbständigen Neurochirurgischen Univ.-Klinik in Wien und welche fachlichen und personellen Voraussetzungen waren dafür gegeben?*

*Antwort:* Bald nachdem SCHÖNBAUER Herbert KRAUS zum Oberarzt der Klinik gemacht hatte, begann sich Letzterer mehr und mehr der Neurochirurgie zuzuwenden. Nur die ersten sieben seiner wissenschaftlichen Arbeiten befaßten sich mit allgemeinchirurgischen Themen, die folgenden 100 waren neurochirurgischen Inhalts. 1949 habilitierte sich KRAUS und erhielt Gelegenheit, zwei Monate lang die verschiedenen neurochirurgischen Zentren in den USA zu besuchen. Während dieses Besuches bahnten sich Freundschaften mit führenden amerikanischen Neurochirurgen an, die sein Leben überdauern sollten.
SCHÖNBAUER war der letzte Vorstand einer riesigen, alle chirurgischen Spezialfächer umfassenden Klinik. Nach seinem Tod im Jahr 1963 vollzog sein Nachfolger Paul FUCHSIG die Entwicklung, die in den meisten Ländern bereits abgeschlossen war, nach, nämlich die sinnvolle Aufgliederung der I. Chirurgischen Klinik in selbständige Spezialkliniken, denen im Laufe der folgenden Jahre eigene Lehrstühle an der Universität zugeteilt wurden. So wurde unter anderem auch ein Neurochirurgisches Ordinariat an der Universität Wien eingerichtet und gleichzeitig wurde durch Umbauten der Räumlichkeiten der damaligen verwaisten I. HNO-Klinik im 8. und 9. Hof des alten Teils des Allgemeinen Krankenhauses ein eigener Klinikbereich für Neurochirurgie geschaffen.
Der Gründer und erste Vorstand der Wiener Neurochirurgischen Klinik, Professor Herbert KRAUS, hatte sich bereits während der langen Zeit seiner Zugehörigkeit zur Klinik SCHÖNBAUER im In- und Ausland als Repräsentant der Wiener Neurochirurgie profilieren können. Als Vorstand der chirurgischen Abteilung des Kaiser Franz Josef-Spitals in Wien gelang es ihm, dort eine neurochirurgische Wirkungsstätte aufzubauen, in der Neurochirurgie auf internationalem Niveau gepflegt wurde und weithin Anerkennung fand. So war es selbstverständlich, daß Herbert KRAUS mit der Planung und Einrichtung und in weiterer Folge mit der Leitung der neugegründeten Neurochirurgischen Universitätsklinik in Wien betraut wurde. Die Klinik konnte im Oktober 1964 ihre Arbeit aufnehmen.

*Frage: Sie sagten gerade, daß die Wiener Neurochirurgie im Herbst des Jahres 1964 ihre Tätigkeit aufnahm. Es ist bekannt, daß in den meisten anderen Ländern Europas zu dieser Zeit bereits selbständige Neurochirurgische Kliniken mit Universitätslehrstühlen bestanden. Es wäre aus Vergleichsgründen interessant zu wissen, wann diese akademische Selbständigkeit der Neurochirurgie an anderen europäischen Universitäten erlangt wurde?*

*Antwort:* Die Anerkennung der Neurochirurgie als selbständiges klinisches Lehrfach geht in einigen europäischen Ländern bereits auf die Zeit vor dem 2. Weltkrieg zurück. So erhielt Herbert OLIVECRONA 1935 die erste Professur für Neurochirurgie in Stockholm und begründete dort eine weltweite Schule. Zwei Jahre später, 1937, wurde in Berlin das erste neurochirurgische Ordinariat in Deutschland für Wilhelm TÖNNIS geschaffen, der damit Lehrmeister einer ganzen Neurochirurgengeneration wurde. 1939, knapp vor Kriegsausbruch, wurde der nicht minder berühmte Geoffrey JEFFERSON Professor für Neurochirurgie an der Universität von Manchester und somit war der erste Lehrstuhl dieses Faches auch in England geschaffen worden.
In den ersten Nachkriegsjahren wurde die Pionierarbeit einiger Neurochirurgen durch die Schaffung von Neurochirurgischen Lehrstühlen anerkannt; so Normann DOTT 1947 in Edinburgh und Eduard BUSCH, dem bereits 1934 die Leitung der ersten selbständigen Neurochirurgischen Klinik in Dänemark übertragen worden war, 1948 in Kopenhagen; Hugo KRAYENBÜHL, dessen Neurochirurgischer Klinik in Zürich bereits 1939 Selbständigkeit zugesprochen worden war, wurde 1948 Ordinarius in Zürich und damit der erste neurochirurgische Lehrstuhlinhaber in der Schweiz. Daniel PETIT-DUTAILLES wurde 1949 Professor für Neurochirurgie in Paris. In die Liste der eben Genannten müßten noch alle die weltbekannten Neurochirurgen aufgenommen werden, denen, obgleich Gründer vielbesuchter neurochirurgischer Kliniken und Lehrstätten, vorwiegend aus lokalen Umständen die Zuteilung eines neurochirurgischen Lehrstuhls versagt blieb.
Es muß an dieser Stelle erwähnt werden, daß die schicksalschwere Zeit vor und während des 2. Weltkrieges auch für die Entwicklung der Wiener Neurochirurgie und ihre Pioniere eine einschneidende Wandlung mit sich brachte: Egon RANZI verlor 1938 seinen Lehrstuhl und starb schwerkrank binnen Jahresfrist. Anton v. EISELSBERG wurde das Opfer eines schrecklichen, lange Zeit geheimgehaltenen Eisenbahnunglücks in Oberösterreich.
Otto MARBURG und Ludwig HIRSCH waren gezwungen, nach den Vereinigten Staaten zu emigrieren und starben im Exil. Den großen Anatomen und Philanthropen Julius TANDLER hatte das gleiche Schicksal bereits früher ereilt; er war zwei Jahre zuvor als Emigrant in Moskau gestorben. Politische Wirrnisse und Krieg zerrissen persönliche und publizistische Bande für viele Jahre und ließen in unserem Lebensraum für realisierbare Gedanken in Richtung einer Eigenständigkeit der Wiener Neurochirurgie keinen Raum.

*Frage: Konnten Sie als Student, der sich bereits damals für die Neurochirurgie interessierte, einen persönlichen Einblick in die neurochirurgische Tätigkeit an der Klinik SCHÖNBAUER gewinnen, und was beeindruckte Sie damals besonders?*

*Antwort:* Als Student in den ersten klinischen Semestern (ab 1950) wurde ich zum ständigen Hörer der beiden Einführungsvorlesungen in die Neurochirurgie, die von

den Dozenten Herbert KRAUS und Paul HUBER an der I. Chirurgischen Klinik, meist an Samstag-Vormittagen, gehalten wurden. Ob dies den Vortragenden stets zur Freude gereichte, habe ich nie erfahren, denn meist war ich der einzige Hörer. Doch bahnte sich im Laufe dieser „Privatissima" eine Bindung mit meinem späteren Chef an, die auch die vielen Jahre meiner Abwesenheit aus Wien überdauern sollte.
1952 und 1953 famulierte ich wiederholt an der sogenannten neurochirurgischen Station, die aus den Sälen 78 und 79 bestand: ein Saal für Männer, ein Saal für Frauen, der eine Saal unterstand KRAUS, der andere HUBER. Die Hirnoperationen fanden im letzten Raum des sogenannten „Bunkers" statt, der der Chirurgischen Klinik auch heute noch vorgelagert ist, doch heute durch seinen dichten Efeuüberzug viel von seinem kriegsmäßigen Aussehen verloren hat. Die neurochirurgischen Eingriffe wurden von mehreren Assistenten ausgeführt. Es war nicht nur die charmante Persönlichkeit von Herbert KRAUS, die uns Famulanten bewog, uns um die Assistenz bei ihm zu reißen, sondern selbst wir Unerfahrenen verstanden, daß wir einen „geborenen" Neurochirurgen vor uns hatten. Ich habe damals viel von ihm gelernt und abgeguckt.

*Frage: Konnten Sie nach Ihrer Promotion Ihre neurochirurgische Ausbildung in Wien erhalten oder hatten Sie Gelegenheit, auch ausländische neurochirurgische Kliniken kennenzulernen?*

*Antwort:* Aus Gründen der Fachausbildung für Neurochirurgie – in Österreich gab es damals diesen Facharzt noch nicht – trat ich nach meiner Promotion im Jahre 1955 in die Züricher Neurochirurgische Universitätsklinik als Assistent ein. Damit begannen zehn Lern-, Lehr- und Wanderjahre. Nun war ich erstmals Mitglied einer richtigen großen und berühmten Neurochirurgie geworden. Die ersten Tage waren recht verwirrend: 20 Assistenten, eine Fülle von Operationen, Konferenzen, gelegentliche sprachliche Schwierigkeiten mit dialektsprechenden Schweizer Patienten und anderes mehr. Hugo KRAYENBÜHL selbst gehörte über seinen Lehrer Sir Hugh CAIRNS (Oxford und London) der CUSHINGschen Schule an und war Mitte der dreißiger Jahre mit der Leitung einer eigenen neurochirurgischen Abteilung im Rahmen der Chirurgischen Universitätsklinik betraut worden, die 1939 in eine selbständige Neurochirurgische Klinik umgewandelt worden war. 1948 wurde KRAYENBÜHL Ordinarius für Neurochirurgie an der Universität Zürich. Rückblickend muß ich feststellen, daß seit diesen Tagen meiner Züricher Tätigkeit KRAYENBÜHL mein sogenannter „Guter Geist" war, dessen weit vorausblickende Ratschläge nicht nur meine eigene Laufbahn nachhaltig beeinflußten, sondern die auch der Entwicklung der Wiener Klinik bis zum heutigen Tag zum Nutzen gereichen. Ich möchte nur die Kinderneurochirurgie und vor allem die Mikroneurochirurgie erwähnen. Um meine allgemeinchirurgische Ausbildung zu vervollständigen, wechselte ich mit Jahresausgang in die Chirurgische Universitätsklinik Basel über. Professor NISSEN hatte sein seinerzeit dem Studiosus gegebenes Versprechen eingehalten und mir eine der vielbegehrten Stellen an seiner Klinik gegeben. Die folgenden zwei Jahre gehörten für mich zu den sicherlich entscheidenden meiner Ausbildung. NISSEN war für mich der Prototyp des Klinikchefs mit allen Vorzügen und Nachteilen, allen Stärken und Schwächen eines großen Mannes, einer faszinierenden Persönlichkeit und eines ebenso großen Chirurgen. Er war es auch, der mir den Weg für eine reguläre Ausbildung in den USA ebnete. Die folgenden Jahre waren meiner neurochirurgischen Fachausbildung an der George Washington University in Washington D. C. gewidmet, die mir ermöglichte, alle Bereiche der Neurochirurgie bei den damals hervorragendsten Vertretern der Spezialsparten zu lernen: Insbesondere möchte ich J. W. WATTS, den Chef der Klinik, einen Schüler FRAZIERS und Percival BAILEYS, ferner H. RIZZOLI, einen DANDY-Schüler, J. WILLIAMS, einen Meister der Kinderneurochirurgie und H. AMMERMANN, der aus der Schule CUSHINGS und HORRAX kam, ferner G. HAYES einen hervorragenden Hirngefäßchirurgen, und W. HAYMAKER und O. STOCHDORPH (jetzt in München), meine Lehrer in Neuropathologie, dankbar erwähnen.
Meine weiteren Lehrer in New York, L. DAVIDOFF und L. POOL, in Boston INGRAHAM und MATSON und in Montreal der große Wilder PENFIELD vervollständigten das Bild, das ich von einer modernen Neurochirurgie 1961 in die Heimat zurückbringen konnte.
Es folgten eine fruchtbare Arbeitsperiode bei Dieter KRÜGER in Bad Ischl, dann kam die erste Bewährungsprobe als selbständiger Neurochirurg, als ich vom Bundesministerium für soziale Verwaltung den Auftrag erhielt, an der chirurgischen Abteilung des Landeskrankenhauses Klagenfurt eine eigene Neurochirurgie einzurichten und einzuarbeiten. Die selbstlose Unterstützung durch den Chef der Chirurgischen Abteilung, JUDMAIER, und die vorbildliche Zusammenarbeit mit den chirurgischen Kollegen und den übrigen Abteilungen erleichterten diese Aufgabe, die mir viel Freude bereitete. Mit einem lachenden und einem tränenden Auge schied ich von Klagenfurt, als im August 1964 die endgültige Übersiedlung nach Wien bevorstand.

*Frage: Wenn man die Entwicklung der großen medizinischen Disziplinen wie Chirurgie, Innere Medizin usw. während der letzten 10–15 Jahre betrachtet, kann man überall eine zunehmende Tendenz zur Subspezialisierung feststellen. Zeichnet sich auch im Rahmen eines relativ „jungen" Spezialfaches, wie es die Neurochirurgie ist, ähnliches ab, und in welchem Maße konnte die spätgeborene Wiener Neurochirurgie daran teilnehmen oder vielleicht sogar Initiativen setzen?*

*Antwort:* Unsere heutige Neurochirurgie ist nicht mehr das begrenzte Spezialgebiet, das es zum Zeitpunkt der Klinikgründung im Jahre 1964 war. Die großen Änderungen liegen nicht so sehr in der Zunahme der Zahl der aufgenommenen Patienten und der vorgenommenen Operationen, sondern vor allem in der Auffächerung der Neurochirurgie in eine Anzahl von Spezialrichtungen, an deren Entwicklung auch die Wiener Neurochirurgische Klinik entscheidenden Anteil hatte und hat.

Am Anfang pflegte die Wiener Neurochirurgie zwei Spezialfächer, nämlich die Kinderneurochirurgie und die stereotaktische Neurochirurgie. In beiden Fächern wurde an der Klinik wissenschaftlich und klinisch Außerordentliches geleistet. Beide Spezialrichtungen sind heute an vielen neurochirurgischen Kliniken des deutschen Sprachraumes sowie in anderen europäischen Ländern durch selbständige Departments vertreten.

In diesen Jahren gingen von der Klinik weltweite Impulse für die Anerkennung der Kinderneurochirurgie als Spezialfach aus. In diese Zeit fällt auch der erste internationale Kongreß für Kinderneurochirurgie in Wien, der in der Gründung einer Europäischen Gesellschaft für pädiatrische Neurochirurgie gipfelte.

Die Abteilung für stereotaktische Neurochirurgie wurde unter der Leitung von Josef GANGLBERGER zu einem Wiener Zentrum wissenschaftlicher Hirnforschung mit einem Wirkungskreis, der über die Wiener Medizinische Fakultät hinausging. Kontaktfreudigkeit mit den Nachbardisziplinen und die stete Bereitschaft zur Zusammenarbeit und zum Gedankenaustausch mit ausländischen Kliniken prägten den Geist der Wiener Klinik. Aus dieser Kooperation heraus entstanden wertvolle und grundlegende wissenschaftliche Werke.

Die Jahre 1974 und 1975 wurden durch das schicksalhafte Leiden des Klinikchefs überschattet. Monate der Hoffnung endeten schließlich in der verzweifelten Resignation des Bewußtseins, nicht mehr helfen zu können. Keiner der Mitarbeiter an der Klinik wird vergessen, mit welchem Heroismus der Kranke sein Leiden ertrug, von dem er so viele Patienten durch seine chirurgische Kunst hatte retten können. Herbert KRAUS starb am 4. Juli 1975. Die Klinik wurde bis zur Berufung des neuen Klinikvorstandes interimistisch vom 1. Oberarzt der Klinik, Heinrich BRENNER, geleitet, der dann das Primariat der Neurochirurgischen Abteilung des Krankenhauses der Stadt Wien-Rudolfstiftung übernahm.

*Frage: Während der letzten Jahre hielten in allen Bereichen der Medizin, und insbesondere in der Chirurgie, bedeutende technische Erfindungen ihren Einzug, wie z. B. die Herz-Lungen-Maschine bei Gefäß- und Herztransplantationen etc. Gab es auch in der Neurochirurgie einschneidende technische Neuerungen, welche die operativen Möglichkeiten wesentlich verbesserten und erweiterten?*

*Antwort:* Vor mehr als 10 Jahren begann der entscheidende Wandel in der Neurochirurgie mit der Einführung des Operationsmikroskopes im Operationssaal und Labor. Die Wiener Klinik hat als eine der ersten von Anbeginn an konsequent die Mikrochirurgie gepflegt, an deren Weiterentwicklung mitgearbeitet und alle ihre Möglichkeiten klinisch und experimentell ausgeschöpft.

So wurden nicht nur konventionelle Operationsmethoden der Erwachsenen- und Kinderneurochirurgie verfeinert und dadurch Mortalität der Patienten auf ein früher undenkbares Minimum gesenkt, es konnten auch neue Spezialrichtungen im Rahmen der Neurochirurgie eingeschlagen werden. Unter den klinischen und wissenschaftlichen Schwerpunkten der Klinik möchte ich in erster Linie die mikrovaskuläre Neurochirurgie nennen, die es uns heute ermöglicht, in vielen Fällen von zerebralem Insult (Hirnschlag) durch Schaffung neuer, extraintrakranieller Gefäßverbindungen zum minderdurchbluteten Gehirn weiteren Schlaganfällen vorzubeugen, respektive neurologische Störungen zu bessern oder zu beseitigen, um die Patienten wieder arbeitsfähig zu machen.

Bei Hirnblutungen als Folge von Gefäßmißbildungen, wie Aneurysmen und arterio-venösen Angiomen, konnte durch die mikrochirurgischen Methoden nicht nur die früher hohe Operationssterblichkeit auf wenige Prozent gesenkt werden, unsere Erfahrung zeigt auch, daß wir durch eine frühzeitige Operation während der ersten Tage nach der Subarachnoidalblutung viele Patienten retten können, die sonst an einer Rezidivblutung zugrunde gehen würden. An der Klinik wurde überdies eine neue Methode der Gefäßwandverstärkung bei Aneurysmen und der Abdichtung von Gefäßnahtstellen auch bei kleinsten Hirngefäßanastomosen experimentell erprobt und in die Klinik eingeführt; diese Methode der Fibrinklebung muß als eine der größten Errungenschaften der neurochirurgischen Tätigkeit in den letzten Jahren angesehen werden.

Auf dem Gebiet der spinalen Neurochirurgie wurde der operative Ersatz von tumorzerstörten Wirbeln in allen Abschnitten der Wirbelsäule zu einer häufig ausgeführten Operation, die vom thoraxchirurgisch geschulten Neurochirurgen allein oder gemeinsam mit dem Thoraxchirurgen und orthopädischen Chirurgen durchgeführt wird.

Wichtige Fortschritte wurden durch die mikrochirurgischen Methoden auf dem großen Gebiet der Hirntumorbehandlung erzielt. Zum vordringlichen Gebot der Erhaltung des Lebens durch die Entfernung des Tumors kann nun in vielen Fällen auch die Forderung nach Erhaltung der neurologischen Funktion treten, an welche früher ohne die Hilfe des Operationsmikroskopes nicht zu denken war; z. B. die Schonung der Gesichtsnerven und, wenn möglich auch der Hörnerven bei Tumoren des N. stato-acusticus etc. Enge operative Zusammenarbeit mit dem Neurootologen Kurt BURIAN und seinen Mitarbeitern hat insbesondere im Hinblick auf die Radikalität der Tumorentfernung große Fortschritte gebracht. Kann

die Funktion des Gesichtsnerves nicht erhalten werden, helfen neue mikrochirurgische Methoden der Nervenrekonstruktion kosmetisch günstige Ergebnisse zu erzielen.
Die Mikrochirurgie erlaubt auch die radikale oder wenigstens teilweise Exstirpation von Tumoren in der Nachbarschaft lebenswichtiger Zentren des Hirnstamms und der Stammganglien, sodaß in fast allen Fällen Gewebe zur histologischen Tumordiagnose gewonnen werden kann. Dies ist die Voraussetzung für die eigentliche Behandlung der malignen Hirntumoren mittels Radiotherapie, Chemo- und Immunotherapie. Dies gilt insbesondere für die Hirntumoren des Kindesalters. Das vorher Gesagte trifft in gleicher Weise auf die Tumoren des Rückenmarks zu.
Auch die früher auf die Stereotaxie beschränkte funktionelle Neurochirurgie hat sich im Rahmen eines speziellen Departments der Klinik unter J. GANGLBERGER zu einem weit gefächerten Spezialgebiet entwickelt. In ihren Bereich fällt die Behandlung der verschiedenen Formen extrapyramidaler Bewegungsstörungen, epileptischer Anfallsformen sowie das ganze große Gebiet der Schmerzchirurgie.

*Frage: Der Trend einer weitergehenden Spezialisierung im Rahmen des Fachgebietes der Neurochirurgie scheint noch nicht abgeschlossen. Sehen Sie für die Wiener Neurochirurgie die Möglichkeit, mit dieser Entwicklung in räumlicher wie in personeller Hinsicht Schritt zu halten?*

*Antwort:* Glücklicherweise kann diese Frage bejaht werden. Durch die zunehmende Aufgliederung der Neurochirurgie in Spezialbereiche und die damit verbundene Zunahme sehr diffiziler und vor allem langdauernder Operationen, aber auch durch die rasante Entwicklung der neuroradiologischen Diagnostik mit speziellen Untersuchungen, die für eine exakte präoperative Diagnose und intraoperative Röntgenkontrolle unerläßlich sind, erwies sich bereits vor Jahren die jetzige Klinik als zu klein und apparativ ungenügend ausgestattet. Im Jahre 1966 wurde von den zuständigen Gremien des Bundes und der Stadt Wien ein Erweiterungsbau für die Klinik als notwendig befunden und grundsätzlich bewilligt. Die Lösung, auf die man sich nach jahrelanger sorgfältiger Planung schließlich einigte war die, statt eines Provisoriums für die Klinik einen Neubau im Areal des neuen Klinikums zu errichten, der in absehbarer Zeit bezogen werden kann. Ich kann jetzt schon sagen, daß dieser großzügige Bau, zu dessen Verwirklichung sämtliche Mitarbeiter der Klinik in entscheidender Weise beitragen konnten, den Vorstellungen einer modernen Neurochirurgie mit allen diagnostischen, therapeutischen wie auch wissenschaftlichen Funktionsbereichen in idealer Weise gerecht werden wird.
Die Stellung der heutigen Wiener Neurochirurgie läßt sich am besten so beurteilen, daß sie, die ihre Anerkennung als selbständige Institution im Rahmen der Wiener Medizin lange erkämpfen mußte, gerade durch diesen geschichtlichen Werdegang einen typisch wienerischen Charakter entwickelte, den sowohl traditionelles, lokales, wie auch kritisch geprüftes fremdes Gedankengut prägt, der der Neurochirurgie auch für die Zukunft einen wichtigen Platz sowohl im Rahmen der Wiener, wie auch der internationalen neurologischen Wissenschaften, zu sichern vermag.

# VIII. ANAESTHESIOLOGIE

# ANAESTHESIOLOGIE

Der Beginn einer wissenschaftlichen Anaesthesiologie in der Verwendung anaesthesierender Substanzen war für den Stil der WIENER MEDIZINISCHEN SCHULE typisch. Es war kein geringerer als Sigmund FREUD (1856–1939), dessen medizinisch-theoretische Interessen vor allem bereits 1876 unter der Leitung des Physiologen Ernst v. BRÜCKE stark gefördert wurden und die er in gehirnanatomischen Arbeiten bei Theodor MEYNERT weiterbildete, der 1884 im Laboratorium Salomon STRICKERS die anaesthesierende Wirkung von Extrakten aus Cocablättern erkannte. Vor ihm hatte allerdings bereits Carl Damian SCHROFF als Leiter des Pharmakologischen Institutes in Wien bei seinen Untersuchungen über Alkaloide bei Cocablättern und MERCKscher Reinsubstanz im Selbstversuch eine „Abstumpfung der Tast- und Geschmacksempfindlichkeit sowohl an der Zunge, als am Gaumen" bemerkt. FREUD berichtete seinen Freunden Carl KOLLER (1857–1944), einem 26jährigen Sekundararzt an der II. Augenklinik, und auch dem 34jährigen Okulisten an der Poliklinik, Leopold KÖNIGSTEIN (1850–1924), von seinen Versuchen mit dem Extrakt aus der amerikanischen Coca-Pflanze. FREUD interessierte die zentralnervöse Wirkung von Tropfen, die ihn sogar in Gefahr brachten, süchtig zu werden. KOLLER hatte schon mit anderen Mitteln wie Brom und Chloralhydrat experimentiert, aber nicht den richtigen Erfolg gehabt. Erst eine wässrige Lösung des Cocaextraktes brachte zuerst am Froschauge und dann beim Menschen die volle Möglichkeit der Anaethesie. BRETTAUER berichtete darüber zuerst bei der Heidelberger Tagung der XVI. Versammlung der Ophthalmologen 1884 und dann am 17. Oktober 1884 in der Gesellschaft der Ärzte in Wien „Über die Verwendung des Cocain zur Anaesthesirung am Auge."

Zwei Tage darauf hat KÖNIGSTEIN in derselben Gesellschaft über das gleiche Thema vorgetragen. Mit Mühe wurde ein Prioritätsstreit verhindert.

„Durchs Reden kommen die Leut z'am", sagt man in Wien und so ist eben ein typisches Kennzeichen der Wiener Schule der ständige Erfahrungsaustausch in „Couloirgesprächen", zu denen sich die Vertreter aller Fächer freundschaftlich am Gang, im Garten oder im „Cafe Klinik" treffen. Zwistigkeiten sind dabei nicht ausgenommen, doch werden sie meist bereinigt.

Carl KOLLER war das Glück weniger gnädig und es ereilte ihn ein Schicksal, das leider für die Wiener Schule nicht weniger typisch ist. Er mußte nach einer Duellaffäre 1885 Wien und 1888 auch Europa nach New York verlassen, wo er 1944 starb.

Nach KOLLER führte Edmund JELINEK (1852–1924) das Kokain in der Rhino-Laryngologie ein. Anton WÖLFLER (1850–1917), ein Assistent BILLROTHS und späterer Ordinarius für Chirurgie in Graz und Prag, begann es in der Chirurgie zu verwenden.

Obwohl Carl Ludwig SCHLEICH die Entdeckung der Lokalanaesthesie im Jahre 1894 zugesprochen wird (EULNER), ist der Erstentdecker sicherlich KOLLER auf eine Anregung FREUDS hin.

In Wien hatte der fortschrittliche Chirurg Franz SCHUH (1804–1865) die „Ätherisation" bereits am 27. Jänner 1847 eingeführt. Theodor BILLROTH, sein Nachfolger, beschäftigte sich intensiv mit dem Chloroform.

Erst ab 1890 rückte das Chloroform immer mehr in den Hintergrund, da statistisch zu beweisen war, daß auch Alkohol-Chloroform-Äther gefährlicher war als Äther und ebenso oft tödlich wirkte wie reines Chloroform.

Die intravenöse Narkose wurde erstmals in Frankreich von D'ORÉ 1875 mit Chloralhydrat versucht, setzte sich aber nicht durch. Erst viel später, um 1925 wurden die Barbiturate Somnifen, Pernocton, seit 1932 Evipan hauptsächlich zur Narkoseeinleitung und Thiobarbitate wie Pentothal, Thiopenthal um 1946 für die Kurznarkose verwendet. An den Untersuchungen über die Wirkung von Basisnarkotika hatten mehrere Wiener Chirurgen größeren Anteil.

Eine Verselbständigung des Faches Anaesthesiologie von der Chirurgie gelang in Wien erst im Jahre 1967 und es wurde Otto MAYRHOFER-KRAMMEL (geb. 1920) als erster Vorstand der Klinik für Anaesthesie und allgemeine Intensivmedizin bestellt.

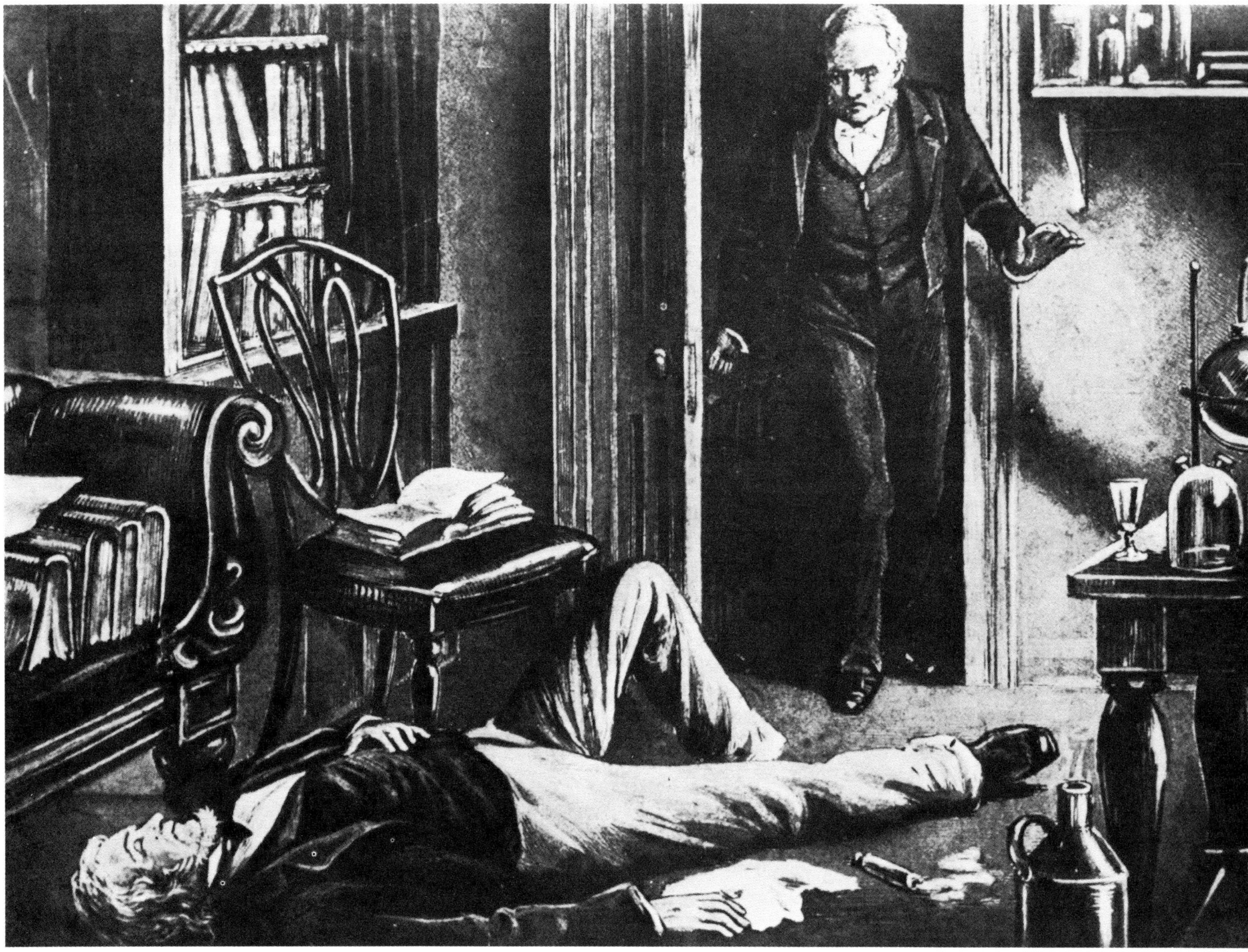

*Der dramatische Selbstversuch J. Y. Simpson's im Jahr 1852. Nach einer zeitgenössischen Illustration.*

## Prof. Dr. Otto K. Mayrhofer-Krammel

Vorstand der Klinik für Anaesthesie und allgemeine Intensivmedizin der Universität Wien

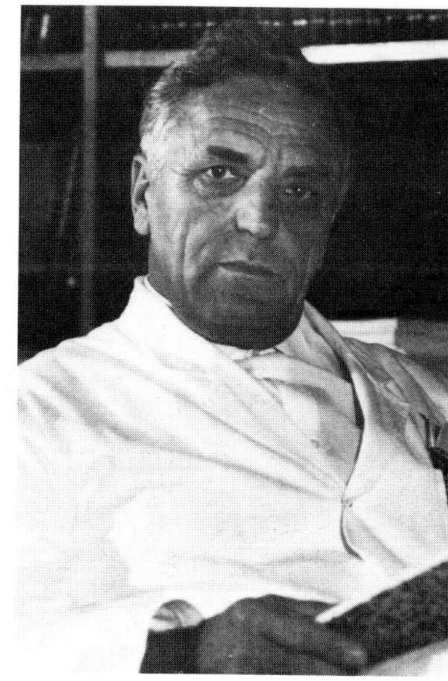

geboren am 2. November 1920 in Wien, Matura mit Auszeichnung am Humanistischen Gymnasium in Baden bei Wien 1938. Militärdienst von Herbst 1938 bis Herbst 1945.
Promotion an der Universität Wien am 8. Dezember 1944 zum Doktor der gesamten Heilkunde. 1945 neun Monate Innere Medizin (Lazarett), 1945/46 12 Monate Pathologie (Institut CHIARI, Wien), 1946/47 12 Monate Chirurgie (Klinik DENK, Wien), 1947/48 sechs Monate Anästhesie-Grundausbildung in London und Glasgow. 1949/50 18 Monate Fachausbildung (Columbia Presbyterian-Medical Center, New York), 1952 Facharzt für Anästhesiologie. Gründungspräsident der Österreichischen Gesellschaft für Anästhesiologie. 1955 Habilitation an der Universität Wien. 1958 ständiger Lehrauftrag für klinische Anästhesiologie und Leiter der klinischen Anästhesieabteilung im Allgemeinen Krankenhaus. 1961 Ernennung zum ao. Professor und Vorstand des Institutes für Anästhesiologie, 1. Jänner 1978 Klinik für Anästhesie und allgemeine Intensivmedizin. 1967 Ernennung zum o. Professor für Anästhesiologie. Von 1972–1976 Präsident des Weltbundes der Anaesthesiegesellschaften. Ehrendoktorate der Medizinischen Universität Szeged, der Medizinischen Akademie Poznan und der Universität Reims. Ab 1976 Wirkliches Mitglied der Österreichischen Akademie der Wissenschaften. 1976/78 Prodekan der Medizinischen Fakultät der Universität Wien.

# Der Arzt als Versuchskaninchen

Interview am 10. 12. 1981

*Frage: Gibt es eine Tradition, eine WIENER SCHULE auf dem Gebiet der Schmerzausschaltung?*

*Antwort:* Die WIENER SCHULE beginnt mit dem Augenarzt Dr. Carl KOLLER, der die Wirkung des von Sigmund FREUD empfohlenen Kokains als schmerzbetäubendes Mittel zuerst an sich selbst ausprobierte und es 1884 zum ersten Mal bei einem ophthalmologischen Eingriff an einem Patienten verwendete und so zum „Vater der Lokalanästhesie“ wurde. Von Wien aus nahm die Lokalanästhesie mit Hilfe von Kokain ihren Weg um die ganze Welt. Der Wiener Chirurg Hans FINSTERER – bei dem ich noch Schüler war – hat diese Form der Anästhesie auf einen so hohen Stand gebracht, daß sie als Lokal- und Regionalanästhesie auch bei großen Operationen – wie beispielsweise im Abdomen – erfolgreich angewendet werden konnte. Diese beiden Leistungen sind zweifelsohne als Meilensteine der WIENER MEDIZINISCHEN SCHULE zu betrachten.
Bei einer Magenoperation schaltete FINSTERER den Schmerz zunächst durch eine rautenförmig angelegte, lokale Oberflächenanästhesie aus, so daß die Bauchhöhle schmerzfrei eröffnet wurde und der Operateur an den Nervus splanchnicus herankommen und unter dem Zwerchfell ein Depot von Anästhetika anlegen konnte. Finsterer, der ein sehr schonender Operateur war, bevorzugte diese Art der Betäubung, weil sie Operations- und Mortalitätsrisiken – verglichen mit der Vollnarkose – bedeutend verringerte. Als ich 1944 – noch Student –, in den folgenden Jahren junger Arzt war, hatte ich ohne viel Anleitung und Ausbildung Tropfäthernarkosen mit Maske durchzuführen. Die Risken, die damit verbunden waren, konnte ich sicherlich nicht ganz abschätzen. Den Äthernarkosen folgten die Evipannarkosen, die ein Horror für die Ärzte waren. Evipan ist ein gutes Einschlafmittel, aber ein ungutes Langzeitanästhetikum, weil der Patient stundenlang nachschläft. Als Mononarkotikum ist Evipan vor allem deshalb ungeeignet, weil der Arzt mögliche Folgewirkungen nicht steuern kann. Man kann nur warten, wann der Patient wieder aufwacht.

*Frage: Wenn ich Sie recht verstehe, haben Sie damals, als junger, fachlich nicht ausgebildeter Arzt, als Narkotiseur gearbeitet. Es gab also zu diesem Zeitpunkt noch keine Ausbildungsvorschriften für einen Narkosearzt?*

*Antwort:* Die Entwicklung der Anästhesie blieb in Kontinentaleuropa zurück, weil die wenigen Ärzte, die sich auf das Narkosefach spezialisieren wollten, unter der Dominanz der Chirurgen standen und keine Aussicht hatten, in dem von ihnen auserwählten Teilgebiet reüssieren zu können. Als typisches Beispiel möchte ich den 1892 geborenen Schwaben Hans KILIAN anführen, der als ganz junger Mann in die Vereinigten Staaten ging und sich dort ausbildete. Als er in den 20er Jahren, zurückgekehrt nach Deutschland, als spezialisierter Anästhesist arbeiten und Anästhesie lehren wollte, sah er sich ungeheuren Schwierigkeiten gegenüber. Er mußte alle Bestrebungen zur Verselbständigung der Anästhesie aufgeben und sich wieder der Chirurgie zuwenden. Er wurde Ordinarius in Breslau. Seine Liebe aber gehörte weiterhin den Problemen der Schmerzausschaltung. Als erster faßte er Erfahrungen und Erfolge in dem Lehrbuch „Lokalanästhesie – Lokalanästhetika" zusammen, die bis zum Erscheinungsjahr 1959 auf der ganzen Welt gesammelt worden waren.

Die moderne österreichische Anästhesie beginnt erst nach dem zweiten Weltkrieg. Sie mußte sich notgedrungen an den wissenschaftlichen Erkenntnissen der Engländer und Amerikaner orientieren, die – im Gegensatz zu den Europäern – moderne Techniken und moderne Anästhetika längst in die Praxis eingeführt hatten.

*Frage: Warum hat man sich in Wien, wo immerhin die schmerzbetäubende Wirkung des Kokains erkannt und bahnbrechend für die übrige Welt eingeführt worden ist, den neuen Methoden widersetzt?*

*Antwort:* Quergelegt haben sich die Vertreter der WIENER MEDIZINISCHEN SCHULE, die Spezialisierungen vermeiden und die ärztliche Wissenschaft als Ganzes unter einem Dach behalten wollten. Sie sind nicht nur für das Hintanhalten von Narkosemethoden, sondern auch für das lang verzögerte Selbständigwerden der Fachrichtungen Urologie, Neurochirurgie, Plastische Chirurgie und Orthopädie verantwortlich. Prof. SCHÖNBAUER, der sicher der letzte Vertreter der WIENER MEDIZINISCHEN SCHULE war, duldete keine selbständigen Kliniken. Erst unter seinem Nachfolger FUCHSIG wurde das Errichten von Spezialkliniken möglich.

*Frage: Sie haben also – allen Widerständen zum Trotz – eine Spezialisierung gewagt?*

*Antwort:* Ich muß hervorheben, daß der Leiter der II. Chirurgischen Universitätsklinik, Wolfgang DENK (1932–1954), sehr wohl erkannte, daß im chirurgischen Bereich nur durch Spezialisierungen wissenschaftliche Erfolge möglich sind. Er führte die Thorax-, Lungen- und Herzchirurgie in Österreich ein. Er ermutigte mich, im Ausland Erfahrungen und Ausbildung auf dem Gebiet der Anästhesie zu sammeln. Ihm verdanke ich es, daß ich 1947/1948 in Großbritannien und 1949 bis Ende 1950 an der Columbia University in New York Theorie und Praxis der Schmerzausschaltung studieren konnte. Als ich 1948 von Großbritannien nach Wien zurückkam, brachte ich den ersten portablen und zerlegbaren Narkoseapparat mit, von dem man in Österreich noch nicht einmal in der Theorie etwas wußte. Durch diesen Apparat wurde die endotracheale Intubations-Narkose möglich, die ich in Österreich einführte und über die ich noch im Jahr 1948 die Monographie „Endotracheale Narkose" schrieb. Diese Narkoseform besteht im Einschläfern des Patienten mit Hilfe von Evipan (das später vom Penthotal abgelöst wurde) und dem darauffolgenden Einführen eines Schlauches in die Luftröhre. Am Ende des Schlauches befindet sich eine etwa vier Zentimeter lange Gummimanschette, in der ein zweiter dünner Schlauch eingebettet ist. In diese Manschette kann Luft geblasen und auf diese Art und Weise eine absolute Abdichtung erreicht werden. Als Narkosemittel verwendete ich Sauerstoff plus Lachgas oder andere verdampfende Narkosemittel zur Anlage der Allgemeinnarkose. Die Vorteile dieser Methode bestanden in einer absolut möglichen Kontrolle der Atemfunktion, dem Freihalten der Atemwege und der Möglichkeit, die Narkose ferne vom Operationstisch durchzuführen, wodurch der Operateur ungehindert agieren konnte.

Die endotracheale Narkose machte es möglich, Curare in gereinigter und gut dosierbarer Form anwenden zu können. Curare, das indianische Pfeilspitzengift, bewirkt eine Entspannung der Muskeln und ist hauptsächlich bei Operationen im Abdomen wichtig, weil es die Bauchdeckenmuskulatur erschlaffen läßt. Überdies konnten durch die Anwendung von Curare die übrigen narkotischen Substanzen – wie Evipan oder Fluothan – wesentlich niedriger dosiert werden. Durch die gezielte Muskelentspannung wird der Übertragungsmechanismus von den Nerven auf die Muskeln gelähmt.

*Frage: Haben sich seit der Einführung der endotrachealen Narkose grundlegende Veränderungen in der Anästhesie ergeben?*

*Antwort:* Die moderne Anästhesie beruht auf dem Bemühen, die vier prinzipiellen Faktoren isoliert und gezielt auszuschalten. Die vier Faktoren sind die Bewußtseinsausschaltung, die Schmerzausschaltung, die Reflexausschaltung und die Muskelentspannung. Die Bewußtseinsausschaltung wird durch intravenöse Narkosemittel – fast ausschließlich durch Penthotal – erreicht. Dieses Narkosemittel wurde 1935 von John LUNDY, USA, in die Praxis eingeführt. Es schaltet zwar das Bewußtsein, nicht aber in zufriedenstellender Weise den Schmerz aus. Für die Schmerzausschaltung verwendet man heute Lachgas und intravenös eingeführte morphinartige Abkömmlinge. Mit Hilfe der Neuroleptika wird die Reflexausschaltung erzielt, indem das vegetative Nervensystem gedämpft wird. Die Muskelentspannung schließlich wird mit Hilfe von Curare erreicht, wobei Naturcurare fast nicht mehr zur Anwendung kommt. Das Tubocurin wird aus Pflanzen gewonnen, die nur in Südamerika wachsen. Sehr frühzeitig hat man sich mit der Herstellung synthetischer Muskelrelaxantien beschäftigt.

Auf diesem Gebiet gelang Wien der große Wurf. Die Chemie-Linz entwickelte 1950 ultra-kurzwirkende Muskelrelaxantien, die der Wiener Pharmakologe Prof. Franz Theodor BRÜCKE 1951 in seine Tierexperimente aufnahm. Drei dieser chemischen Substanzen boten sich für den Versuch am Menschen an. Sie wurden mir von BRÜCKE zu weiteren Experimenten zur Verfügung gestellt. Ich war damals eben aus den Vereinigten Staaten zurückgekehrt und war der einzige Arzt, der eine Fachausbildung auf dem Gebiet der Anästhesie hatte.

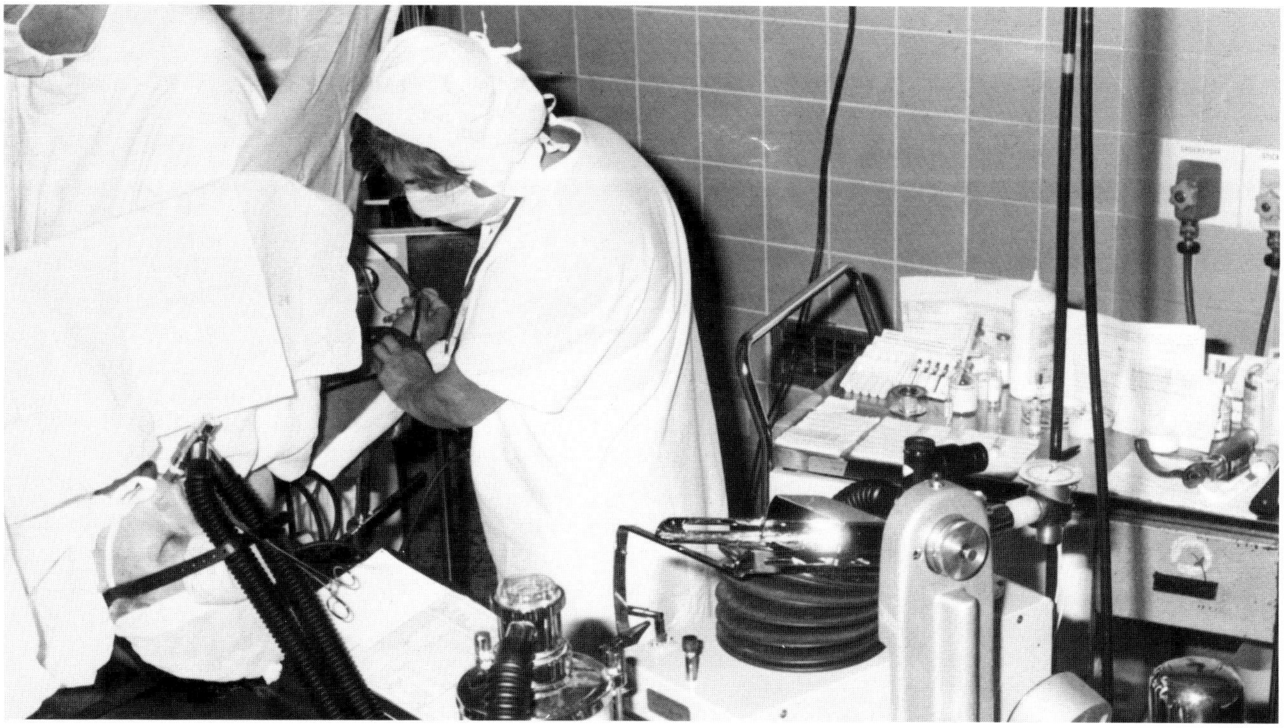

*Die Tätigkeit des Anaesthesisten im Operationssaal: Narkose, künstliche Beatmung, Überwachung der Herz- und Kreislauffunktion mittels EKG, Blutdruckmessung, Infusionen, etc.*

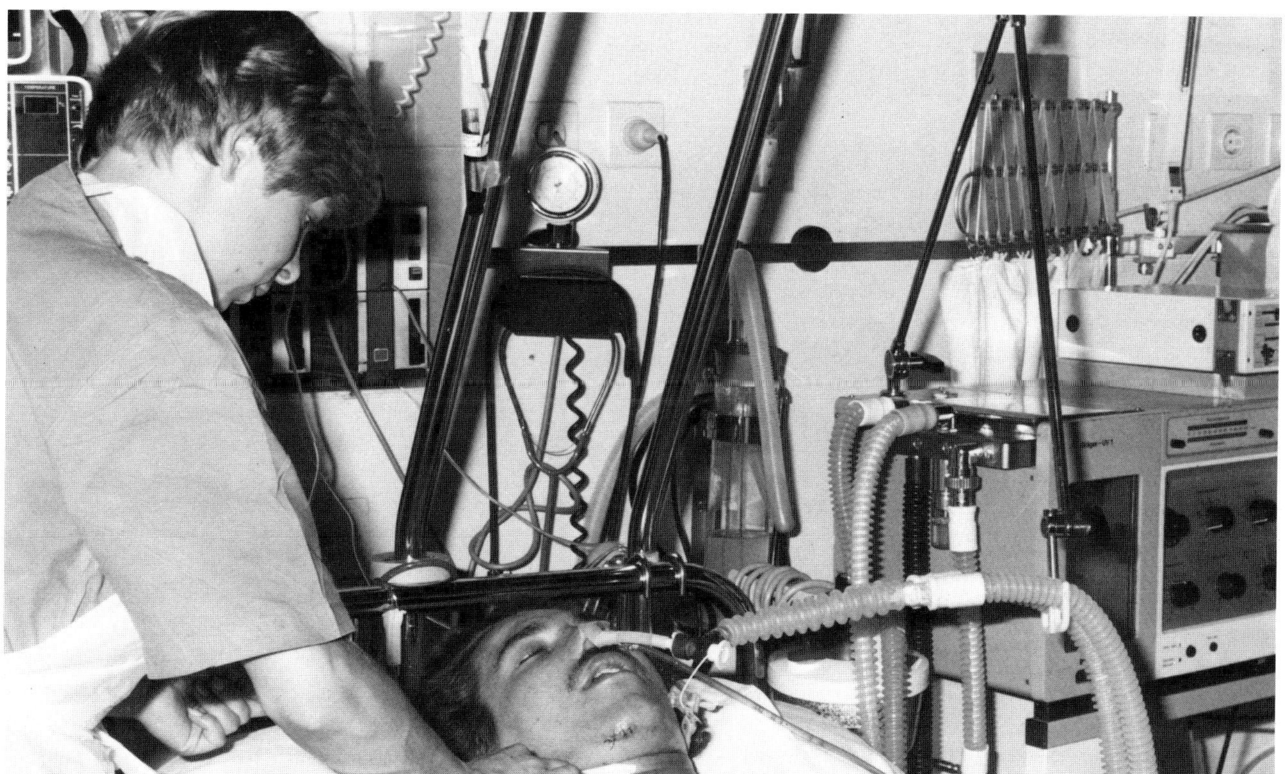

*Die Tätigkeit des Anaesthesisten in der Intensivstation. Langzeitbeatmung bei Atemstörungen, Kontrolle der Bewußtseinslage, künstliche Ernährung, Infusionstherapie, ev. Hämodialyse (künstliche Niere), etc.*

*Frage: Konnte man damals so einfach Versuche am Menschen machen?*

*Antwort:* Gemeinsam mit den Kollegen Dr. CHOTT, Dr. GINZEL und Frau Dr. HASSFURTHER erprobte ich die Substanzen an mir selbst. Ich ging nach den gemeinsamen Selbstversuchen dann allein noch ein Stück weiter. Ich ließ mir diese Substanzen bis zur atemlähmenden Dosis injizieren bzw. mit wechselnder Tropfgeschwindigkeit infundieren. Die Ergebnisse der Selbstversuche waren, daß alle drei Substanzen einen ähnlichen Wirkungsmechanismus, nämlich den des „neuromuskulären Blokkers" aufwiesen, d. h., der Übergriff des Nervreizes auf die Muskulatur wurde durch zwei bis fünf Minuten ausgeschaltet und es kam zu einer idealen und kompletten Entspannung sämtlicher Muskeln. Das Succylcholin („Lysthenon") erwies sich auch bei längeren Operationen als ein hervorragendes Relaxans. Über die Wirkung des atoxischen Lysthenon, durch Selbstversuche erkannt, berichtete ich in deutschen und englischen Publikationen, die international große Aufmerksamkeit erregten. Weltweit überließ man der WIENER MEDIZINISCHEN SCHULE den Ruhm, das Lysthenon in die klinische Medizin eingeführt zu haben. Seit dem Jahr 1952 kann man in der Tat von einer Wiener Anästhesiologenschule sprechen.

Gemeinsam mit einem deutschen und einem Schweizer Anästhesisten habe ich das erste deutschsprachige Lehrbuch der Anästhesie herausgebracht, das eben jetzt seine fünfte Auflage erlebt. Es erscheint nun unter dem Titel „Lehrbuch der Anästhesiologie, Reanimation und Intensivtherapie".

Von einem weiteren Beitrag der WIENER MEDIZINISCHEN SCHULE darf man wohl auch auf dem Gebiet der Intensivmedizin sprechen. Allerdings reichen die Anfänge der Wiener Intensivmedizin auf sehr ähnliche, aber sehr kleine Zentren in Kopenhagen zurück, die Ende der 40er Jahre in Dänemark im Verlaufe einer riesigen Poliomyelitis-Epidemie sich zu entwickeln begannen. Die WHO sponserte damals in Kopenhagen eine Schule für Anästhesie und ein Zentrum für Spezialisationsanästhesie, die eben aufgebaut wurden. Für die atemgelähmten Patienten wurden im Verlauf der Epidemie alle Ärzte herangezogen – z. T. auch Studenten –, um sie durch manuelle Beatmung über die kritischen Tage hinwegzubringen. Dort liegen die Wurzeln für alle Formen der künstlichen Beatmung, wie sie heute längst Gewohnheit geworden sind. Und dort liegen auch die Wurzeln für Langzeitbeatmungsgeräte, die in der Folge entwickelt worden sind. Zwischen 1950 und 1960 bildeten sich unter meiner und meines Kollegen R. KUCHERS Leitung an beiden Wiener Chirurgischen Universitätskliniken Anästhesiegruppen.

Als ich 1961 Lehrstuhlinhaber wurde, habe ich gemeinsam mit meinen Mitarbeitern die erste Intensivstation aufgebaut. Sie lag im Bereich der I. Chirurgischen Universitätsklinik und in den Räumen jenes Gebäudeteiles, in dem einmal die I. Unfallstation unter SCHÖNBAUER untergebracht war.

Noch unter SCHÖNBAUER hatte man bekanntlich im alten AKH einen Pavillon für eine neue Unfallstation errichtet, und die freigewordenen Räume wurden in eine elf- bis zwölfbettige Intensivstation umgebaut, die heute die modernste Intensivstation von Kontinentaleuropa ist. Der 1963 in Betrieb gegangenen Intensivstation folgte vier Jahre später eine zweite derartige Einrichtung an der II. Chirurgischen Universitätsklinik.

Von dort aus starteten meine beiden Mitarbeiter Rudolf KUCHER und Karl STEINBEREITHNER ihre Pionierarbeit, die in dem sensationellen Werk „Intensiv-Station-Pflege-Therapie" über die „Möglichkeiten, Erfahrungen und Grenzen" berichteten. Noch ehe das Werk 1972 auf dem Markt erschien, machte der geniale KUCHER, an einer endogenen Depression leidend, nur 49jährig seinem Leben durch Selbstmord ein Ende. Das Buch der beiden fand weltweite Anerkennung. STEINBEREITHNER hat sich in der Zwischenzeit einem weiteren Spezialgebiet zugewendet und steht nun einer eigenen Abteilung „Experimentelle Anästhesiologie und Intensivtherapie" an meiner Klinik vor.

Aus meinem ehemaligen „Institut für Anästhesiologie", das sich 1961 selbständig gemacht hat und dem ich zunächst als Extraordinarius, dann als Ordinarius vorstand, wurde 1978 die „Universitätsklinik für Anästhesie und allgemeine Intensivmedizin". Die der Klinik eigenen Betten – von den chirurgischen Kliniken getrennt – stehen Patienten mit schweren Schädel- und Rippenfrakturen, bewußtlosen Zuständen, Muskellähmungen und Wundstarrkrampf zur Verfügung. Daneben gibt es heute bereits Intensivstationen an den internen, psychiatrischen und neurologischen Universitätskliniken sowie jener für Neugeborene und Kleinkinder.

*Frage: Gibt es eine Entwicklung, die mit Ihrem Namen verbunden international bekanntgeworden ist?*

*Antwort:* Die Entdeckung des Lysthenons ist mit dem Namen Wien, nicht nur mit meinem Namen verbunden. Auch die Entwicklung der Intensivstation ist mit der WIENER MEDIZINISCHEN SCHULE, wenn Sie so wollen, verbunden. Merkwürdigerweise sind England und die Vereinigten Staaten auf dem Gebiet der Intensivbehandlung immer noch hinten nach. Es gibt in den angelsächsischen Ländern einige hervorragende Praktiker, auch Forscher, aber die Intensivmedizin blieb allgemein auf dem Status des „Dazugekommenen" – sie wurde zumeist von Chirurgen und Internisten an sich gerissen, die sich – mehr/minder spezialisiert und ausgebildet – mit allen Problemen einer Nachbehandlung auseinanderzusetzen haben und natürlich nicht über jenes Spezialwissen verfügen, das heute an den Wiener Stationen durchaus üblich ist.

In Wien legte man und legt immer noch Wert darauf, daß Fachärzte für Anästhesie nicht einseitig ausgerichtete Narkosespezialisten werden, sondern die gesamtärztliche Ausbildung erhalten bleibt. Ehe ein Arzt zur Facharztqualifikation zugelassen wird, hat er den dreijährigen Krankenhausturnus zu absolvieren wie jeder, der eine Praxis zu eröffnen gedenkt. Nach dem Spitalsturnus folgt eine vierjährige Spezialausbildung zum Anästhesiefacharzt. In den Vereinigten Staaten genügte noch vor nicht allzulanger Zeit eine einjährige Spitalspraxis und eine zweijährige Facharztausbildung, die in der Zwischenzeit um ein weiteres Jahr ausgedehnt worden ist.

*Frage: Ich erinnere mich an eine Äußerung des Unfallchirurgen SPÄNGLER, daß die Ärzte seiner Unfallklinik an Ihrer Klinik eine Ausbildungszeit zu absolvieren haben.*

*Antwort:* Den jungen Chirurgen und Unfallchirurgen sind nicht nur jeweils drei Monate Praxis in der Anästhesie, sondern auch ein Ausbildungssemester an einer Intensivstation vorgeschrieben, um ihnen ein Basiswissen für alle modernen Intensivtherapien zu vermitteln.

*Frage: Sind Sie selbst oder einer Ihrer Schüler zu einem Forschungsergebnis gelangt, das internationale Aufmerksamkeit erregt hat, wobei ich Lysthenon und Intensivstation ausklammere?*

*Antwort:* Zunächst will ich einschränken: Meine Mitarbeiter und ich können und wollen keinen Alleinanspruch auf dem Gebiet der Intensivmedizin geltend machen. Allerdings haben sich KUCHER und STEINBEREITHNER mit ihren Arbeiten eine Führungsposition in der Entwicklung der Intensivmedizin sicherlich erobert.
Ich glaube aber, daß die Arbeitsgruppe um meinen Kollegen Prof. Dr. BENZER jetzt an einer Beatmungsmethode arbeitet, die mir – auch international betrachtet – vielversprechend erscheint. Es handelt sich dabei um eine Methode der Dauerbeatmung einer – aus irgendwelchen Gründen stillzustellenden – Lunge. Bei dieser Dauerbeatmung werden nach durchgeführter Intubation pro Minute bis zu 3000 Gasimpulse abgegeben, wodurch die ausgefallenen natürlichen Funktionen in schonendster Art ersetzt werden können.

*Frage: Die Wissenschaft Anästhesie ist in Österreich – wie Sie am Beginn dieses Interviews festgestellt haben – eine relativ junge Wissenschaft. Konnten Sie persönlich besondere Leistungen auf diesem Gebiet setzen?*

*Antwort:* Ich war eines der Gründungsmitglieder des Weltbundes der Anästhesiegesellschaft, deren erster Präsident der Kanadier Harold GRIFFITH war. Im Jahr 1964 wurde ich Generalsekretär und von 1972 bis 1976 deren Präsident. Mit dem Mainzer Kollegen FREY und dem Basler Kollegen HÜGIN habe ich im Jahr 1951 die Zeitschrift „Anästhesist" gegründet, die heute noch die führende deutschsprachige Zeitschrift auf diesem Gebiet ist.

Aber lassen Sie mich noch einmal zu Leistungen im Kollegenkreis zurückgehen. An der II. Intensivstation wurde – als erste im deutschsprachigen Raum – eine computerisierte Patientenüberwachung eingeführt. Die Anregungen zu einer solchen Form der Patientenbetreuung kamen aus Frankreich und den Vereinigten Staaten, wo es ein paar hervorragende Zentren dieser Art gibt. Ich möchte an dieser Stelle unterstreichen, daß die computerisierte Patientenüberwachung nicht die Arbeiten des Arztes oder der Schwester übernehmen oder ersetzen soll, sondern die Arbeit des Computers stellt eine zusätzliche Leistung in der Betreuung der Patienten dar. Der Computer, in den alle Normalwerte eingefüttert sind, schlägt nicht nur Alarm, sondern weist sofort auf die spezifisch alarmierenden Anzeichen am Patienten hin. So macht er unter anderem Angaben über die Flüssigkeitsbilanz des Patienten, also einerseits über die Mengen der künstlich zugeführten Flüssigkeit und andererseits über natürlich ausgeschiedene. Vor der Visite treffen alle behandelnden Ärzte zu einer Morgenbesprechung zusammen, in deren Verlauf der „Diensthabende von gestern" an den „Diensthabenden von heute" alle Beobachtungen inklusive der Mitteilungen des Computers übergibt. In dieser Sitzung, an der auch Schwestern und die der Station zugeteilte Psychologin teilnimmt, wird die Behandlung für den anlaufenden Tag festgesetzt. Mit diesem umfassenden Wissensstand beginnt die Visite am Krankenbett. Zusätzliche Angaben können die Ärzte von einem Bildschirm beziehen, der für je zwei Betten zur Verfügung steht. Die einzelnen Werte können nicht nur nachgefragt und abgerufen, sondern auch graphisch dargestellt werden.

*Frage: Womit wir wieder einmal bei dem heiklen Thema der immer unmenschlicher werdenden, vertechnisierten Medizin angekommen sind. Kann sich der Leiter einer Intensivstation nicht vorstellen, daß gerade so hilflose Menschen wie die in den Intensivstationen mehr als alle anderen des ärztlichen Zuspruchs, der Menschlichkeit bedürfen?*

*Antwort:* Diese computerisierte Station hat aus gerade diesen Gründen sich nach langem Zögern dazu entschlossen, eine hauptamtlich tätige Psychologin mit einem von ihr selbst ausgewählten, freiwillig tätigen Mitarbeiterkreis zur – wie Sie sagten – menschlichen Betreuung der Patienten heranzuziehen. Die Psychologin und ihre Mitarbeiter stellen auch den Kontakt mit den Angehörigen her. Sie sehen also, diese so mechanistisch orientierte Ärztegruppe hat mit der Vermenschlichung der Intensivstation begonnen. Nicht zuletzt aus der Erkenntnis, daß Ärzte und Schwestern so ausgelastet sind, daß sie sich mit den vielen kleinen Nebensächlichkeiten, die Patienten und Angehörigen doch ungeheuer beschäftigen, nicht mehr auseinandersetzen können.

*Frage: Was sagen Ihre Kollegen an anderen Kliniken zu dieser Einrichtung und was halten die Patienten davon, von einem Nichtarzt betreut zu werden?*

*Antwort:* Ich muß zugeben, die Kollegenschaft war sehr skeptisch. Ich erinnere mich an die sehr zurückhaltende Einstellung von Professor NAVRATIL, der an der uns benachbart liegenden, postoperativen cardiochirurgischen Intensivstation Patienten liegen hatte, die durch eine besonders lange Zeit zu versorgen waren. Er stand der „psychischen Betreuung" eher sehr ablehnend gegenüber, brachte aber dann soviel Objektivität auf, dieser Art der Patientenversorgung einen unbehinderten Beobachtungszeitraum zu gewähren. Er wurde nicht nur bekehrt, sondern erklärte sich sogar bereit, gemeinsam mit Kollegen SPÄNGLER von der Unfallchirurgie und mir für ein Assistentengehalt aus eigener Tasche für die Psychologin aufzukommen, bis diese vom Krankenanstaltserhalter schließlich auf eine Planstelle gesetzt wurde.

*Frage: Gibt sich aber der Patient mit der Ersatz-Vatergestalt zufrieden?*

*Antwort:* Wir haben mittels Fragebogen die aus den verschiedenen Intensivstationen entlassenen Patienten über ihre Einstellung zu der Psychologin und ihren Helfern um Stellungnahme gebeten. Dabei stellte sich heraus, daß die Patienten und auch die Angehörigen sehr zufrieden waren, jemanden um sich zu wissen, der jederzeit mit Auskünften, guten Worten und kleinen Hilfestellungen zur Seite steht. Sie sollen diese Psychologin als eine Art Mittelsperson mit Filterfunktion zwischen Patient und Arzt betrachten, die dank ihrer Schulung imstande ist, aus einander oft gleichen oder überschneidenden Fragen oder Problemen eine einzige Kernfrage herauszuarbeiten und sie mit dem Arzt zu besprechen. Selbstverständlich bleiben dem Arzt schwerwiegende oder entscheidende Gespräche mit den Patienten oder den Angehörigen vorbehalten. Sicher wird keine Psychologin einem Angehörigen mitteilen, daß mit dem Eintreten des Todes in längstens 14 Tagen zu rechnen sei.

*Frage: Gibt es in der Kollegenschaft Ärzte, die sich einer gleichen Mittelsperson zu bedienen wünschen und gibt es eine Art Ausbildungsstätte für solche Mittelspersonen?*

*Antwort:* Ob es Kollegen gibt, die sich einer solchen Fachkraft bedienen wollen, kann ich nicht sagen. Sicher hingegen weiß ich, daß es rund um Prof. STROTZKA im Institut für Tiefenpsychologie und Psychotherapie einen Arbeitskreis gibt, dem Professoren und Ärzte, aber auch Kommunikationstechniker und Studenten angehören, die sich mit diesen Problemen und den Vorbereitungen auf einen solchen Einsatz beschäftigen. Bedenken Sie doch, welche Arbeitsleistungen heutzutage die konservativ tätigen Ärzte wie Internisten, Psychiater, Neurologen und Chirurgen zu erbringen haben, mit wieviel technischen Details sie belastet sind. Sie können und wollen auch gar nicht mit der einzelnen Psyche mehr zu tun haben, als es das aktuelle Krankenbild unbedingt erfordert.

*Frage: In Ihrer Intensivstation müssen – so ergab das Gespräch mit SPÄNGLER von der Unfallchirurgie – nicht ganz selten ebenso schwerwiegende wie heikle Entscheidungen getroffen werden. Nämlich über den Abbruch einer Behandlung, wenn die Grenzen der Intensivtherapie erreicht sind und an den Maschinen nur mehr ein noch atmender Leichnam hängt. Wie sind diese Grenzen erkennbar und wer stellt fest, daß sie erreicht sind?*

*Antwort:* Für den Arzt, der Reanimation im weitesten Sinn betreibt, verschieben sich die therapeutischen Grenzen ständig. Allerdings ist nicht alles, was technisch „machbar" ist, auch immer sinnvoll und ethisch vertretbar. Die Auffassung, der Intensivmediziner müsse um jeden Preis das Leben verlängern bzw. den Tod seines Patienten hinauszögern, sollte längst der Vergangenheit angehören. Auch heute noch gilt die Feststellung von Papst PIUS XII. während einer Privataudienz am 24. 11. 1957 für Anästhesisten und Reanimateure: „Nicht der Kirche, sondern dem Arzt obliegt es, zu erkennen, wo die Grenzen des menschlichen Lebens liegen; und früher eingeleitete außergewöhnliche Therapiemaßnahmen zum richtigen Zeitpunkt wieder einzustellen, kann daher keine Sünde vom Standpunkt der Kirche aus sein".

*Frage: Wer ist für die richtige Erstellung des Zeitpunktes zuständig?*

*Antwort:* Über die Berechtigung des Behandlungsabbruches beim irreversiblen Funktionsausfall des Gehirnes gibt es heute keinen Zweifel mehr. Am Beginn der diesbezüglichen Diagnostik stehen die klinischen Symptome. Wenn ein Patient mit klinischen „Hirntod-Symptomen" auf eine ihm verabreichte Atropininjektion nicht mit einer Veränderung der Herzfrequenz reagiert, kann daraus der Ausfall der Funktion des Hirnstammes geschlossen werden.

*Frage: Könnte zu diesem Zeitpunkt mit möglichen Organentnahmen begonnen werden?*

*Antwort:* Nein. Zwischen diesem ersten Resultat und einer Organentnahme muß ein sogenanntes Null-Linien-EEG über einen Zeitraum von mindestens sechs Stunden vorliegen oder zumindestens mit Hilfe einer Carotisangiographie ein kompletter zerebraler Zirkulationsstop nachgewiesen werden.

*Frage: Zwischen diesen einwandfrei nachzuweisenden klinischen „Hirntod-Symptomen" und dem „lebenden Leichnam" gibt es aber doch noch verschiedene Übergangsphasen?*

*Antwort:* An jeder Intensivstation wird es immer wieder Patienten geben, bei denen nach zwischenzeitlichen Besserungen ihres Zustandes eines Tages das Ende der therapeutischen Möglichkeiten herangekommen ist. An unserer Klinik sind es derzeit etwa 10–15 Prozent der Intensivpflegefälle. Das sind beispielsweise Patienten, deren septischer Zustand durch keinerlei antibiotische oder sonstige Medikamente mehr beeinflußt werden kann. Oder Patienten mit nicht mehr sanierbaren Abdominalpathologien, Nierenversagen und Schocklunge. Diese Gruppe der „Unrettbaren" belastet die Kapazität der Intensivbehandlungsstationen ungeheuerlich. Auch für diese Patienten gibt es Richtlinien, die einen schrittweisen Behandlungsabbruch erlauben. Nach dem Entzug aller medikamentösen Hilfen werden bei solchen Patienten nur mehr Basistherapien – wie Körperhygiene, Sorge für freien Atemweg, für Harnableitung und Stuhlgang sowie für die Zufuhr von Flüssigkeiten mit Basis-Nährstoffen – angewendet. Diese minimale Therapie darf allerdings nicht eingestellt werden – ihre Unterlassung würde einer aktiven Sterbehilfe gleichkommen, welche vom ethischen Standpunkt her abzulehnen ist.

*Frage: Die sicher sehr hilfreiche Entscheidung des Papstes entbindet Sie also nicht des hippokratischen Eides? Ich versuche mit meiner Frage an die ethischen Grenzen heranzukommen, die Sie vorhin mit „ethischem Standpunkt" angesprochen haben.*

*Antwort:* Der Heilauftrag des Arztes kann sicherlich nicht so verstanden werden, daß er auch verpflichtet wäre, den unabwendbaren Eintritt des Todes mit allen ihm zu Gebote stehenden Mitteln hinauszuzögern. Ich vertrete ganz im Gegenteil die Meinung, daß jeder Mensch das Recht hat, in Würde zu sterben. Und machen wir uns nichts vor, gerade an Intensivstationen besteht die Gefahr einer „Entwürdigung des Sterbens" durch eine überdimensionierte Technologie. Zu den Grenzen der Intensivtherapie aus ethischer Sicht gehört – und das haben mein Kollege K. STEINBEREITHNER und ich jüngst in einer Arbeit mit dem Titel „Die Grenzen der Intensivtherapie" sehr genau herausgearbeitet – die primäre Überlegung, ob die Aufnahme gewisser Patienten überhaupt gerechtfertigt ist. So meinen wir beispielsweise, daß unheilbare Karzinompatienten, die viel persönlicher Zuwendung, häufiger Besuche durch Angehörige und nur der Linderung etwa vorhandener Schmerzen bedürfen, nicht in die hektische Atmosphäre einer Intensivstation, sondern in kleinere Räume an Normalstationen gehören. Sehr viel schwieriger wird die Situation für den Leiter einer Intensivstation, wenn er sein letztes freies Bett einem Schwerstkranken mit minimaler Überlebenschance zur Verfügung stellen soll und damit keine Chance für einen jungen Schwerverletzten offenläßt, der möglicherweise durch die Rettung herangebracht werden soll. Diese Fragestellung soll unserer Meinung nach der Leiter der Intensivstation mit seinen Mitarbeitern diskutieren und nach bestem Gewissen entscheiden. Hohe Anforderungen werden an die Erfahrung und das ärztlichen Ethos eines Intensivtherapeuten gestellt, wenn er einen Patienten für unrettbar verloren hält und ihn zur Freimachung eines Bettes an eine Normalstation transferieren sollte – wo er wahrscheinlich viel würdevoller sterben kann. Hier sollte sich unserer Meinung nach der Therapeut nicht scheuen, die Angehörigen in einem ausführlichen Gespräch über die hoffnungslose Situation zu unterrichten und den Patienten danach in eine andere Station bringen lassen. Wobei festgehalten werden muß, daß die Entscheidung über eine akute oder schrittweise Einstellung der Therapie und die Entlassung aus der Intensivstation nicht von den Angehörigen mitbestimmt werden kann, sondern ausschließlich eine ärztliche bleiben muß. Die ethischen Grenzen lassen sich wohl nicht genau abzeichnen, werden immer fließend und immer dem Gewissen des Arztes untergeordnet sein.

## Prof. Dr. Karl Steinbereithner

Leiter der Experimentellen Abteilung der Klinik für Anästhesie und Allg. Intensivmedizin der Universität Wien

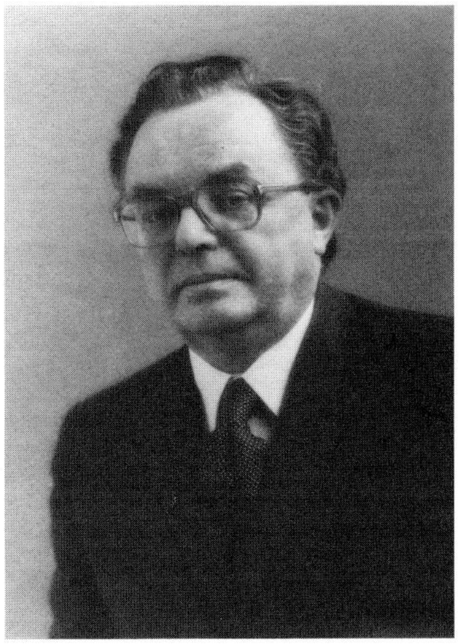

geboren am 18. September 1920 in Weyer/Enns, OÖ. Humanistisches Gymnasium, Reifeprüfung 1938 in Graz. Wehrmachtsangehöriger von Dezember 1938 bis August 1945 (einschließlich englischer Kriegsgefangenschaft). Während des Krieges sechs Semester Medizinstudium (Innsbruck und Graz) Promotion 1948 in Wien. Allgemeinchirurgische und internistische Ausbildung (SCHÖNBAUER und FELLINGER). Seit 1951 als Anaesthesist tätig, Facharzt 1955, Venia legendi 1963, tit. ao. Prof. 1969, ao. Professor 1973, o. Professor 1982, 1977 Leiter des L. BOLTZMANN-Instituts f. experimentelle Anaesthesiologie u. intensivmedizinische Forschung. – 1963–1972 Leiter der Intensivtherapiestation I (I. Chir. Univ. Klinik, Klinik f. Anaesthesie u. Allgem. Intensivmedizin – anfangs alternierend mit R. KUCHER), seit 1973 Leiter der Experimentellen Abteilung der Klinik. Mitglied zahlreicher wissenschaftlicher Gesellschaften, Senatsmitglied der Europ. Akad. f. Anaesthesiologie, diverse Gastprofessuren in U.S.A., Venezuela u. BRD, Träger mehrerer wissenschaftlicher Preise wie Innitzerpreis, Preis der Hoechststiftung, Prix Ernest Kern.

# Narkose ohne Risiko

Interview am 11. 2. 1982

*Frage: Sie haben 1973 die Experimentelle Abteilung an der Universitätsklinik für Anästhesiologie und Allgemeine Intensivmedizin gegründet. Sie haben sich aber 10 Jahre vorher mit einem großen Projekt beschäftigt, nämlich der Planung und Errichtung einer Intensivstation. War also die Spezialisierung der Experimentellen Abteilung 1973 notwendig?*

*Antwort:* Gemeinsam mit meinem verstorbenen Freund Rudolf KUCHER konnte ich die erste Intensivstation im deutschen Sprachraum aufbauen. Zunächst war die Station nur als Versuchsprojekt gedacht und in alten leerstehenden Räumen untergebracht. Allmählich wurde sie ausgebaut, im Verlauf der Jahre umgebaut und auf den letzten technischen und einrichtungsmäßigen Stand gebracht; ich glaube, daß sie jetzt, zwei Jahre nach Vollendung dieser Renovierungsarbeiten, als sehr moderne zeitgemäße Intensivstation gelten kann.

*Frage: Wie sind Sie damals auf die Idee gekommen, eine Intensivstation an der Chirurgischen Klinik zu etablieren?*

*Antwort:* Der Bedarf nach einer solchen Station drängte sich geradezu auf. Man hatte früher immer 6, 8 oder 10 Patienten in allen möglichen Kliniken liegen, die einer besonderen Betreuung und Pflege bedurften. Der Wunsch, besonders schwere Fälle konzentriert in einer Station überwachen zu können, war damals auf der ganzen Welt zu verspüren. Verletzte nach schwersten Unfällen, Patienten nach großen Operationen, aber auch andere Menschen, die in irgendeiner Weise in vitale Not geraten waren, sollten in Abteilungen zusammengezogen werden, aus denen im Laufe der Zeit die Intensivstationen erwuchsen. Die ersten Ideen zu solchen Stationen stammen übrigens aus Tübingen, die von den Skandinaviern aufgegriffen wurden, als ihr Land von einer riesigen Poliomyelitiswelle erfaßt wurde und es viele Atemgelähmte gab; weitere Anregungen kamen aus den Vereinigten Staaten, wo man sich in großen Krankenhäusern sehr viele Gedanken über progressive Krankenbetreuung machte.

*Frage: Wie spielte sich bei Ihnen die Entwicklung von einer kleinen „Versuchs"-Station zu der Intensivstation ab, die man heute wohl als vorbildlich bezeichnen kann?*

*Antwort:* Es war ein steter Lernprozeß wie bei vielen Stationen in anderen Ländern, aber es war auch die Verarbeitung unserer Erfahrungen, die wir mit Schwerstkranken sammeln konnten. Doch was von unserer Seite zunächst nur als Versuch gedacht war, an den man sogar mit gewissem Zögern und gewisser Zurückhaltung heranging, wurde plötzlich zu einem inneren Anliegen. Es zeigte sich, daß die Arbeit mit diesen Schwerstkranken etwas war, was nicht nur Ärzte, sondern auch Schwestern und Pfleger enorm ansprach und für Jahre zu fesseln vermochte. Daher arbeiten wir auch heute noch nur mit Freiwilligen. Wir konnten in der Zwischenzeit einen Sonderausbildungslehrgang für Intensiv- und Dialyse-Schwestern bzw. -Pfleger einrichten, der von einem

Teamgeist getragen ist, wie man ihn kaum sonst noch beobachten kann.

*Frage: Sie haben über Ihre Erfahrungen hinsichtlich Aufbau und Ausbau einer Intensivbehandlungsstation und auch über Ihre Erfahrungen mit dem Patientengut in solchen Einheiten gemeinsam mit Ihrem Kollegen KUCHER ein Buch geschrieben, das weltweit großes Aufsehen erregt hat.*

*Antwort:* Mit dem „weltweiten Aufsehen" wäre ich eher vorsichtig. Es ist im deutschen Sprachraum recht gut angekommen und war dort für einige Zeit von gewisser Bedeutung. Aber jetzt zurück zu Ihrer Frage nach der Notwendigkeit einer eigenen Experimentellen Abteilung. Sie war grundsätzlich notwendig, weil sich immer mehr das Bedürfnis herauskristallisierte, bestimmte Fragestellungen zu beantworten, zu deren Klärung der Mensch bzw. der Patient natürlich nicht als „Versuchskaninchen" herangezogen werden darf, sondern Tier- und chemische Versuchsreihen notwendig sind.

*Frage: Welche speziellen Fragen wurden und werden untersucht?*

*Antwort:* Wir haben uns viele Fragen gestellt – so viele, daß ausländische Kollegen immer wieder erstaunt gefragt haben, wie wir mit einer solchen Fülle fertig werden wollen – unter denen es wichtige Schwerpunkte gab. Ein Problem, mit dem wir uns lang und sehr intensiv beschäftigt haben, war der Wirkungsmechanismus der Akupunktur, und zwar nicht der Akupunktur als Heilverfahren, sondern als schmerzdämpfende Maßnahme. Mein Mitarbeiter PAUSER konnte nicht nur zeigen, daß an der Akupunktur „etwas dran ist", sondern zur Abklärung des Mechanismus der Schmerzdämpfung beitragen. Es kann heute als gesichert angenommen werden, daß unter dem Akupunkturreiz im Körper bestimmte morphiumähnliche Substanzen freigesetzt werden, die unter der Bezeichnung Endorphine bekannt geworden sind, die den schmerzdämpfenden bzw. hemmenden Effekt ausüben. Wir konnten auch zeigen, daß diese schmerzdämpfenden Effekte sich durch pharmakologische Hemmer der Morphiumwirkung – sogenannte Morphiumantagonisten – aufheben lassen.
Noch nicht befriedigend geglückt ist die künstliche Herstellung von Endorphinen, die als natürliche Körpersubstanzen außerordentlich kurzlebig sind. Gelänge die Synthese künstlicher Endorphine, die den gleichen schmerzhemmenden Effekt auslösen, wie ihn die natürlichen Substanzen haben, bekäme man das Schmerzmittel der Zukunft in die Hand, ein Ziel, das wohl erst in vielen Jahren zu erreichen sein wird.

*Frage: Man kann Endorphine noch nicht künstlich herstellen?*

*Antwort:* Es gibt schon einige synthetische endorphinartige Substanzen, die aber nicht unumstritten sind.

*Frage: Beschäftigen Sie und Ihre Mitarbeiter sich mit der Herstellung künstlicher Endorphine?*

*Antwort:* Wir hatten einen Biochemiker, der sich damit ernsthaft auseinandersetzte. Er folgte leider einem lukrativen Angebot in die Schweiz, wo er jetzt seine Forschungen betreibt. Wir werden uns überlegen müssen, ob wir uns nicht an ausländische Arbeitsgruppen anschließen sollen.

*Frage: Wird die Akupunktur als Schmerzhemmer auch klinisch angewendet?*

*Antwort:* Das Deutsche Herzzentrum in München führt 80% seiner Operationen mit Hilfe einer leichten Basisnarkose und der nachfolgenden Anwendung von Akupunktur durch. In Wien hat sich die Gruppe um Prof. BENZER und PAUSER von der Universitätsklinik für Anästhesie damit beschäftigt, doch sind in letzter Zeit gewisse Zweifel aufgetaucht, ob die durch Akupunktur erreichbare Schmerzhemmung nicht zu gering ist und dadurch nicht vielleicht schädliche Reizeffekte am sympathischen Nervensystem entstehen könnten, die nicht erwünscht wären. Zur Zeit stehen verschiedene Meinungen einander gegenüber.

*Frage: Sie haben ein, mindestens für den deutschsprachigen Raum, neuartiges Forschungsprojekt durchgeführt, das für eine gewisse Gruppe von Menschen lebenserhaltend geworden ist. Sie fanden im Rahmen dieses Projektes Familien heraus, die an einem Erbleiden erkrankt sind und die – ungewarnt – an einer kurzen Narkose zugrundegehen können. Sie führten für diesen Personenkreis eine Karte ein, die den behandelnden Arzt vor bestimmten Narkosen warnt. Wie kamen Sie gerade zu dem Projekt?*

*Antwort:* Es gibt ein Gebiet, das gerade uns Anästhesisten sehr interessiert, das ist die Pharmakogenetik: Sie befaßt sich mit genetischer Überempfindlichkeit, oder noch besser, dem durch Vererbung bedingten anderen Verhalten bestimmten Medikamenten gegenüber, als dies bei der Mehrzahl der Menschen zu beobachten ist. Da gibt es vor allem eine Erkrankung, die sogenannte „maligne Hyperthermie", über die sehr viele Theorien aufgestellt worden sind, aber noch keine verbindliche Aufklärung gefunden werden konnte. Menschen, die daran leiden, fiebern bei Anwendung eines bestimmten Inhalationsnarkotikums bis 43 oder 44° C und sterben daran innerhalb kürzester Zeit (unter malign versteht man ein bösartig schnell verlaufendes Zustandsbild), wenn man diesen Zustand nicht „abfängt". Die malignen Hyperthermie-Kranken reagieren auch gegen ein bestimmtes muskelerschlaffendes Mittel sehr negativ.
Wird dieses muskelerschlaffende Medikament in Kombination mit dem Inhalationsnarkotikum angewendet, wird bei diesen Menschen – übrigens auch bei Tieren, und hier besonders bei Schweinen – das oben geschilderte Fiebersyndrom mit meist tödlichem Ausgang

ausgelöst. Wenn man einen solchen Vorgang bei einer Person einmal beobachtet hat, müßte unbedingt deren ganze Familie durchuntersucht werden, um weitere Erbträger herauszufinden. Bei ihnen darf nie mehr eine derartige Narkose angewendet werden, weshalb wir für sie eine am Hals zu tragende Erkennungsmarke und die Warnkarte für den behandelnden Arzt eingeführt haben. Wir haben im Verlauf der Jahre eine Reihe derartiger Familien in Österreich ausfindig machen können. Leider stößt man auf sie meistens nur über einen Narkosezwischenfall, und es ist fast immer sehr schwierig, die zugehörigen Familienmitglieder davon zu überzeugen, daß sie an einer malignen Hyperthermie leiden.

*Frage: Es ist also eine vererbbare Familieneigenschaft?*

*Antwort:* Ja. Aber die Familien wollen es meist nicht wahrhaben. Ich erinnere mich an den besonders tragischen Tod eines zweijährigen Buben nach einem lächerlichen chirurgischen Eingriff. Die Eltern wollten nicht glauben, daß das Kind an maligner Hyperthermie gelitten hatte und mindestens einer von ihnen Träger der Erbkrankheit sein müßte. Sie entschlossen sich zu einem zweiten Kind, das nur durch einen Kaiserschnitt entbunden werden konnte. Vorher gab die Mutter ihre Zustimmung zur Entnahme eines winzigen Muskelteiles, und wir konnten an Hand der Untersuchungsergebnisse nachweisen, daß die Mutter Erbträgerin der malignen Hyperthermie und somit das an dem Narkosezwischenfall verstorbene Kind wohl ebenfalls Träger der Krankheit war.

*Frage: Wieviele Familien mit maligner Hyperthermie überwachen Sie?*

*Antwort:* Zur Zeit sind es 17 Familien mit sehr zahlreichen Familienmitgliedern, auf die wir auch nur über Narkosezwischenfälle stießen. Glücklicherweise sind die Ärzte auf Zwischenfälle dieser Art jetzt sehr aufmerksam geworden, und daher müssen sie nicht mehr tödlich enden. Kürzlich beobachteten wir eine Familie, in der ein solcher Erbträger schon vor dem chirurgischen Eingriff verstarb.

*Frage: Vor Einsetzen der Narkose?*

*Antwort:* Durch die Streßwirkung, die bei solchen Patienten schon auslösender Faktor für das Hinauffiebern sein kann. Diese Streßsituation ist vermutlich auch die Ursache für das Zustandsbild bei Schweinen, das durch die psychische Erregung bzw. das Zusammenpferchen auf zu knappem Raum entsteht und zum Tod führt. Die oben zitierte Familie wollte nicht zur Kenntnis nehmen, daß das verstorbene Kind und Teile der Familie an der malignen Hyperthermieanlage erkrankt sind; nur zwei der insgesamt 12 Familienmitglieder haben sich bisher für eine Untersuchung bereit gefunden.

*Frage: Ein tödlicher Leichtsinn?*

*Antwort:* Es ist ein tödlicher Leichtsinn. Aber niemand will eine Erbkrankheit in der Familie wahrhaben. Selbst Ärzte standen am Anfang unseren Behauptungen mißtrauisch und skeptisch gegenüber. Ich glaube, daß man Geduld für einen langsamen Entwicklungsprozeß braucht, bis sich die in Frage kommenden Personen über den scheinbaren Makel einer Erbkrankheit hinwegsetzen und freiwillig zu den Untersuchungen kommen.

*Frage: Stellten Sie nicht mit Ihrem Mitarbeiter SPORN bei einem Kongreß in Hamburg 20 Träger dieses Erbmerkmals mit ihren Anamnesen vor, was einer kleinen Sensation wegen des umfangreichen Materials gleichkam?*

*Antwort:* Was den Umfang anlangt, gibt es in Toronto Frau BRITT, die wesentlich mehr Patienten unter Beobachtung hat. Was die systematische Durchuntersuchung anlangt, war vermutlich unsere Präsentation ungewöhnlich umfangreich und gründlich. Bei den vorgestellten Personen handelte es sich um Mitglieder erbkranker Familien, die sich in den letzten Jahren einer Operation zu unterziehen hatten und die um ihre Krankheit und die damit verbundenen Gefahren wußten. Sie meldeten sich bei uns an und wir konnten durch entsprechende Vorsorgemaßnahmen das Operationsgeschehen folgenfrei halten.

*Frage: Nochmals zurück zu der Erkennungsmarke am Hals und der Warnkarte – können die von den Trägern dieser Erkennungsmarke herangezogenen Ärzte im eigenen Wirkungsbereich eine Behandlung durchführen?*

*Antwort:* Nach Rücksprache mit unserer Abteilung kann jeder Arzt selbstverständlich jeden Eingriff vornehmen, weil wir auf die zu erwartenden Zwischenfälle aufmerksam machen. Manchmal wird es schon genug sein, wenn der herangezogene Arzt durch die Warnkarte weiß, daß der Patient Anlageträger der malignen Hyperthermie ist und ein erhöhtes Anästhesierisiko besteht.

*Frage: Haben Sie ein Forschungsprojekt in Arbeit, das sich in absehbarer Zukunft erfolgversprechend für Patienten umsetzen lassen wird?*

*Antwort:* Viele Projekte werden mit großer Hoffnung angegangen und bringen zum Schluß keine brauchbaren Ergebnisse. Wir sind aber mit einer Untersuchung beschäftigt, die von großem Allgemeininteresse sein könnte. Es betrifft den Ersatz von Blut durch neuartige Ersatzstoffe bzw. -lösungen. Einer Bluttransfusion steht man immer mit gewissen Bedenken u. a. wegen der möglichen Gefahr einer mit der Transfusion übertragenen Hepatitis gegenüber. Auch gibt es Reaktionen gegen übertragenes Blut, weil es eben ein fremdes Organ ist, einer Transplantation fast vergleichbar.

*Frage: Es gibt ja auch Menschengruppen – wie beispielsweise die Zeugen Jehovas – die selbst bei Lebensgefahr eine Bluttransfusion ablehnen.*

*Antwort:* Sie lehnen die Transfusion aus religiöser Überzeugung ab, die meiner Meinung nach unbedingt respektiert werden muß. In den letzten Jahren wurde eine Stoffgruppe, die sogenannten Fluosole, entwickelt, die wir gegenwärtig an einem Schockmodell untersuchen. Das Schockmodell simuliert eine akute Unfallsituation. Die Fluosole binden mehr Sauerstoff als alle bisher bekannten Blutersatzstoffe, so daß die Hoffnung besteht, selbst große Blutverluste bei Patienten, die keine Transfusionen erhalten sollen oder wollen, ausgleichen zu können.

*Frage: Und was geschieht während des Schockmodellversuches?*

*Antwort:* Es ist der Versuch, die Situation einer akut verunfallten Person an einem Versuchstier, das aber wohlgemerkt in Narkose liegt, nachzuahmen. Das heißt, den Zustand eines ausblutenden Patienten mit einer inneren oder äußeren Verletzung, dessen Kreislauf immer mehr verfällt und der Blutdruck etwa bis auf 40 oder 60 mm/Hg absinkt, ehe ein Arzt eintrifft. Ein Zustand, der für die inneren Organe – wie das Hirn, die Niere, auch für das Herz natürlich schädlich ist. Am narkotisierten Kaninchen wird durch langsamen Blutentzug dieses Zustandsbild nachzuahmen versucht, um die eintretenden Schäden und den Wirkungsmechanismus der zugeführten Fluosole überprüfen zu können.

*Frage: Ist Ihre Zukunftsvorstellung, daß jeder Arzt einem derart darniederliegenden Verunfallten primär eine derartige Infusion (etwa Fluosol) verabreicht, oder soll dies erst im Rettungswagen erfolgen?*

*Antwort:* Meine Vorstellung wäre, daß jeder halbwegs vorgebildete Autofahrer eine Blutersatzlösung mit sich führt und dem Verletzten verabreicht. Mindestens aber sollte es jeder Arzt schon vor Eintreffen der Rettung tun.

*Frage: Sie sind eine sonderbare Mischung aus aktivem Wissenschafter, der seine eigene Abteilung gegründet hat, und einem großen Organisator, um nicht zu sagen Manager, der für den Ausbau der Intensivbehandlungsstation an der Universitätsklinik für Anästhesie und allgemeine Intensivmedizin verantwortlich zeichnete und seit dem Jahr 1975 in der Baukommission des AKH tätig ist. Ist es Ihnen möglich, die Geschichte des skandalumwitterten Neubaues zu rekonstruieren?*

*Antwort:* Ich war durch viele Jahre stellvertretender Vorsitzender und bin seit dem Jänner 1982 Vorsitzender der Baukommission. Das skandalumwitterte Haus ist eine sehr schwierig in Worte zu kleidende Angelegenheit. Der Beschluß, ein so großes Haus zu errichten, in dem das „alte" und das „neue" Haus zusammengenommen werden soll, geht in den Beginn der 50er Jahre zurück. Nachdem 1954 der Grundsatzbeschluß gefaßt worden war, begannen 1957 die intensiveren Planungen, der Baubeginn setzte erst in den 60er Jahren ein.

*Frage: Zu Beginn betrug der präliminierte Baukostenbetrag eine Milliarde, Ende der 50er Jahre waren es bereits 2 1/2 Milliarden und jetzt weiß man noch nicht, ob man mit 50 Milliarden das Auslangen wird finden können. Eine gigantische Steigerung, finden Sie nicht?*

*Antwort:* Sicher, aber ich glaube, daß die Schätzungen zuerst sehr oberflächlich waren, weil man überhaupt keinen Überblick über das Ausmaß der Technik und der Investitionen in einem derartigen Riesenbau hatte. Zur Zeit des Grundsatzbeschlusses fehlten alle Erfahrungen, weil erst zu dieser Zeit auf der ganzen Welt mit dem Planen und Errichten von 1500–1800 Betten umfassenden Spitälern begonnen wurde. 1960 waren die Planungen im vollen Gang. Beschlossen werden konnten aber immer nur kleine Bausektionen, um durch das Baugeschehen die funktionierenden Kliniken, die man für den Krankenhausalltag dringend benötigte, nicht zu stören; man konnte also immer nur „stückerlweise" niederreißen und aufbauen.

*Frage: Eine Wende im zögernden Baufortschritt setzte aber doch ab 1968 ein, als man der ersten großen Rezession im Baugewerbe Maßnahmen entgegensetzen mußte?*

*Antwort:* Ja, damals wurden die Personalwohnhäuser, sodann die Kinderklinik und die Psychiatrie relativ rasch errichtet. Der Bau wurde auch vorangetrieben, weil man erkannte, daß man sonst die ganze Planung verlorengeben müßte.

*Frage: Als mit den Aushubarbeiten begonnen wurde, wußte man schon, daß es ein Zentralbau mit 20 Stockwerken und 2200 Betten werden würde?*

*Antwort:* Die Annahme war noch viel optimistischer, man dachte an 2600 Betten. Später stellte sich heraus, daß dafür nicht genug Räume vorhanden sein würden. Man muß aber den seinerzeitigen Planern zubilligen, daß sich in den dazwischen liegenden Jahren etwa der Bedarf an Nebenräumen der Kliniken entscheidend geändert hatte. Es lagen also neue Voraussetzungen vor, von denen die erste Planungsgruppe noch keine Vorstellung hatte.

*Frage: Damals hat es ja auch noch keine aufgespaltene Interne Medizin gegeben?*

*Antwort:* Die Innere Medizin war sicherlich unterrepräsentiert und freie Betten auf der Internen waren „Mangelware". Also mußte im Rahmen der Gesamtplanung der Stadt Wien eine Neuverteilung zugunsten der Inneren Medizin vorgenommen werden.

*Frage: Damals gab es ja auch noch keine Kardiologie und Gastroenterologie?*

*Antwort:* Das hat damit nichts zu tun. Ich glaube vielmehr, daß man in der Zwischenzeit zu der Überzeugung gekommen ist, daß kleinere Abteilungen in mancher Hinsicht günstiger zu führen sind, oder vielleicht umgekehrt, Großkliniken ab 150 Betten durch einen Leiter nicht mehr überschaubar und beherrschbar sind. Dieser Erkenntnis folgend versuchte man, kleinere Einheiten zuschaffen. Eine Neugliederung hätte an der Gesamtanzahl der Betten im internen Bereich nichts geändert.

*Frage: Seit 1967 waren die Professoren also in etwa über den Umfang ihrer Kliniken informiert und hatten ihre Wünsche äußern können? Von welchem Zeitpunkt an wurde am Gesundheitsplan der Stadt Wien gearbeitet?*

*Antwort:* Die Diskussionen darüber begannen etwa 1975, und allmählich fand man zu einem Kompromiß, der sowohl den Bedürfnissen der Fakultät und der einzelnen Kliniken als auch den vorausschauend prognostizierten Bettenbedarfszahlen der Stadt Wien entsprach.

*Frage: Was geschah von 1965–1975, bis Sie als stellvertretender Vorsitzender in den Bauausschuß delegiert wurden?*

*Antwort:* Detailplanungen, Umplanungen, Neuplanungen; ich bin über Einzelheiten nicht genügend informiert.

*Frage: Zwischendurch wurde doch auch der Rohbau hochgezogen?*

*Antwort:* Das war ein Gerippe von außen. Aber dann begannen die echten Schwierigkeiten, weil die Betriebsorganisation nachhinkte. Dennoch entwickelte sich die Geschichte langsam in die Richtung eines funktionierenden, organisch wachsenden Organismus, wenn nicht eben das, was Sie als skandalumwitterte Geschichten bezeichnen, passiert wäre.

*Frage: Begannen diese nicht schon früher? Ich erinnere mich, daß in der damals fertiggestellten Kinderklinik Türen und Türstöcke herausgerissen werden mußten, weil sie so schmal dimensioniert waren, daß man keine Betten hatte durchschieben können?*

*Antwort:* Ich kenne Häuser, bei deren Errichtung man auf den Einbau von Kaminen vergessen hat.

*Frage: . . . die Roßauer Kaserne ist ohne Toiletten gebaut worden, aber dann mußte sich der Baumeister umbringen.*

*Antwort:* Es ist nicht meine Aufgabe, zu beurteilen, was mit mangelhaften Baumeistern zu geschehen hat. Aber es kann natürlich in einem Krankenhaus vorkommen, daß zu schmale Türen konzipiert wurden. Da waren Vorgaben, die hießen, für diese Räume gibt es nur diese Türgröße, und man vergaß zu überlegen, daß Betten durch sie hindurchzuführen seien. Ich glaube, das sind Mini-Skandale, die es bei einem Bau dieser Größenordnung gibt. Ich glaube, man sollte zwischen den Menschen und einzelnen Ereignissen, die durch sie oder ihr Versagen herbeigeführt worden sind, unterscheiden und zwischen dem Grundkonzept des Hauses, an das ich persönlich glaube.

*Frage: Warum haben Sie überhaupt die Position in der Baukommission übernommen, die der eines Wissenschafters doch fremd ist?*

*Antwort:* Ein berühmter österreichischer Politiker sagte einmal, „Die Politik fängt beim Semmelpreis an". Ich bin der Überzeugung, daß der Wissenschafter, wenn er nicht ein „Super-Elfenbeinturmwissenschafter" ist, sehr wohl die Verpflichtung hat, sich berufspolitisch zu engagieren. Und wo anders läge für ein Mitglied der Fakultät der Universität Wien eine berufspolitische Aufgabe, wenn nicht im Bereich des Neubaues dieser Klinik. Ich sehe auch keinen Widerspruch zwischen dem Wissenschafter und dem Vorsitzenden der Baukommission, sehe ich davon ab, daß manchmal fast unerfüllbare Anforderungen in zeitlicher Hinsicht zu bewältigen sind, wenn man Wissenschaft und Neubau zu koordinieren versucht. Meiner Meinung nach hat jeder Wissenschafter die echte Verpflichtung, mindestens so weit politisch tätig zu werden, als es seine engeren Berufsumstände betrifft. Aus dieser Überzeugung heraus bin ich auch ein überzeugter Anhänger der Gewerkschaft, weil ich – im Gegensatz zu vielen meiner Kollegen – der Meinung bin, daß auch ein Hochschullehrer in einem demokratischen Staat seine Interessen legal und vernünftig nur mit Hilfe oder durch die Aktivität der Gewerkschaft vertreten und erreichen kann. Aus der gleichen Überzeugung kommen auch mein Interesse und Einsatz für den Neubau. Und da man um meine Mitarbeit an der Intensivstation wußte, war es nur logisch, daß ich in die Planungskommission als Vertreter der operativen Fächer gewählt wurde. Dann trat auch das Universitätsorganisationsgesetz in Kraft, das auch eine Fakultätsvertretung im Baugeschehen mit Assistenten und Studenten zwingend vorschrieb. So entstand die Baukommission, der ich nun als Vorsitzender vorstehe.

*Frage: Konnten Sie in den Jahren seit 1975 mitbestimmend eingreifen?*

*Antwort:* Ich kann sagen, daß sowohl das erste Management, also jene Konstruktion, der zu gleichen Teilen Vertreter der Gemeinde Wien und des Bundes angehörten und das bis zur Gründung der AKPE* das Baugeschehen leitete, als auch die Vorstände des neuen Managements der AKPE immer um einen Konsens mit der Fakultät bemüht waren. Natürlich gab es gelegentlich Differenzen, auch mit der Stadt Wien, für die es ja jetzt einen eigenen Projektleiter gibt, aber man hat sich immer wieder zusammengefunden.

Ja, man hat sich sogar in Klausuren zurückgezogen, um etwa die Probleme im Bereich des Operations- oder Intensivtraktes durchzudiskutieren und echte Lösungen zu erzielen. Dann sind die Früchte dieser Zusammenarbeit leider durch die diversen „Skandale" wieder in Frage gestellt worden.

*Frage: Worin bestanden für Sie diese Skandale?*

* Allgemeines Krankenhaus-Planungs- und Errichtungsgesellschaft

*Antwort:* Für uns bestanden sie gar nicht. Das Management war nur plötzlich weg vom Fenster, und wir wurden über die Einsetzung einer neuen Führungscrew informiert. Neue Direktoren wurden ausgeschrieben, und danach begann erneut das Problem der Kontaktfindung, die Bemühungen um eine gemeinsame Sprache, um die Probleme dem anderen verständlich machen zu können. Denn jeder, der neu hinzukommt, hat ja keine Vorstellung, was dieses Haus eigentlich bedeutet, und bis er sich mit ihm identifiziert und die Größe und die Schwierigkeiten der Aufgabe erkennt, dauert es ein halbes Jahr und länger.

*Frage: Sie waren also dafür da, dem neuen Management begreiflich zu machen, daß eine Intensivstation benötigt wird?*

*Antwort:* Ich würde sagen, ihm gewisse Planungen und Voraussetzungen nahe zu bringen, die z. B. eine Intensivstation benötigt, wobei es darüber ja schon längst genaue Listen und Pläne gibt. Das Problem an sich war aber eher darin zu sehen, daß das neue Management von der Idee besessen war, um jeden Preis Einsparungen vornehmen zu müssen. Es bedurfte langer Gespräche, die starren Fronten aufzuweichen, ein brauchbares Gesprächsklima zu finden, aber – jedesmal, wenn es wieder so weit war, begann ein neues Management. Jetzt stehen wir vor dem vierten.

*Frage: Vermutlich wird Ihr Hauptinteresse auf der Ebene des Forschungsbereiches liegen? In Prozentzahlen ausgedrückt, wie groß wird der Anteil der Forschung sein?*

*Antwort:* Darüber wird im Augenblick wieder zwischen dem Bund und der Stadt Wien eine Meinungsdifferenz ausgetragen. Bisher waren 16% als Forschungsanteil vorgesehen, bezogen auf patienten- und nichtpatientengebundene Forschung. Da die Stadt Wien mit den Mitteln, die sie bisher vom Bund erhielt, nicht zufrieden ist, stellt sie sich jetzt auf den Standpunkt, daß in jedem behandelten Patienten 50% Forschung stecken und die Zahlungsmodalitäten 50 zu 50 aufgeteilt werden müssen. Für uns ist nur wichtig, daß wir forschen können und nicht die Frage, wer für die Finanzierung aufkommt. Derzeit gilt noch immer die offizielle Version, die vom Bund und von den Planern vertreten wird, daß der Forschungsanteil 16% beträgt.

*Frage: Bedeutet die Einstellung der Stadt Wien den Versuch, finanzielle Verpflichtungen abzuschütteln und zu Lasten des Wissenschaftsministeriums abzuschieben?*

*Antwort:* Das kann gar nicht mehr als Versuch bezeichnet werden, weil die Gemeinde den Vertrag gekündigt hat. Die Causa muß wahrscheinlich von den Höchstgerichten entschieden werden, eine Angelegenheit, die wir nur beobachtend verfolgen.

*Frage: Aber Sie müßten ja interessiert sein, daß ein möglichst großer Anteil auf die Forschung entfällt?*

*Antwort:* Für die Forschung wird sich dabei nichts ändern. Gerungen wird ja nur um die Aufteilung der Kosten, wobei die Stadt die Meinung vertritt, daß unter dem Titel „Forschung" vom Bund ein höherer Kostenbeitrag zur Gesamterhaltung des Spitals zu leisten ist.

*Frage: Waren an den vielen Bauverzögerungen und an den unglaublichen Kostensprüngen von 1 auf 50 Milliarden nicht auch die Professoren schuld, weil sie in ihren Ansprüchen immer maßloser wurden?*

*Antwort:* Das ist eine Frage, die mich geradezu entzückt, ich kann sie kaum mehr hören. Nur die „maßlosen Professoren" sind angeblich dafür verantwortlich zu machen, daß erstens lange Verzögerungen in der Planung entstanden, zweitens immer wieder Planungsänderungen durchgeführt werden mußten und drittens immer wieder Wünsche auftauchten, von denen man nichts geahnt hat. In meinen Augen tragen alle Schuld: Regierung, Stadt, Fakultät und die Parteien.

*Frage: Wieso die Parteien?*

*Antwort:* In dem Sinn, daß sie jeweils zu gleichen Teilen oder allein Regierungsverantwortung trugen. Sie alle haben ihren Teil beigetragen, so daß ich meine, niemand ist von Schuld auszuschließen. Richtig ist vielleicht, daß die Fakultät die seinerzeitige Planung etwas zu nachlässig an sich vorbeirauschen ließ. Aber es war umgekehrt so, daß sich die Fakultät nicht verbindlich artikulieren konnte, weil man unendlich lang um das UOG gerungen hat und niemand wußte, wer mitspracheberechtigt sein würde. Eben hört man ja auch wieder von „Alternativkonzepten".

*Frage: Von wann bis wann währte eigentlich die sogenannte Grobplanung?*

*Antwort:* Sie ist wiederholte Male im Lauf der Jahre geändert und wieder neu geändert worden, über die Anzahl der Änderungen kann ich Ihnen aber keine Auskunft geben. Der Historiograph des AKH wird sich wahrscheinlich erst im Jahr 2000 finden.

*Frage: Und wie steht es mit den Feinplanungen?*

*Antwort:* Die Feinplanung ist noch nicht abgeschlossen, weil zur Feinplanung ein fertiger 1:50 = Plan gehört, in dem alle medizin-technischen Einrichtungen und sonstigen technischen Gewerke enthalten sein müssen. Wir befinden uns im Stadium der Erstellung . . .

*Frage: Es wird also jetzt verbindlich beschlossen, welche Einrichtungen am Tage X der Eröffnung wo zu finden sein werden?*

*Antwort:* Dies ist schon geschehen, jetzt geht es um wichtige Details.

*Frage: Konnte ein Professor in Ihrer Position als Kommissionsvorsitzender eigentlich wahrnehmen, welche Machinationen ein Herr Winter vornahm?*

*Antwort:* Ich glaube, Sie überschätzen die Rolle der Baukommission. Diese wird ebenso wie die Stadt Wien um ihre Meinung befragt, ob eine bestimmte Planung – etwa die des Operationssaalgeschosses – nach Wissen und klinischen Erfahrungen der Mitglieder dieser Kommission oder der Gesamtfakultät eine brauchbare Funktion im Betrieb erwarten läßt. Sie wird nicht gefragt, ob die Firma X oder Y besser ist. Dazu gibt es den Vorstand, dazu war zuerst die Aktiengesellschaft da, die dann in eine Ges. mbH umgewandelt wurde, und nur der Vorstand dieser Gesellschaft hat derartige Fragen zu entscheiden.

*Frage: Sie sind also von den Ereignissen, die ich Skandal nenne, so überrascht worden wie Herr und Frau Österreicher auch, als sie das erste Mal in den Zeitungen davon gelesen haben?*

*Antwort:* Ich würde so sagen: Die Skandalhintergründe, die Scheinfirmen und ähnliches mehr waren sicher für mich so überraschend wie für viele Österreicher. Umgekehrt muß man sagen, daß jeder, der länger im Leben steht, weiß, daß meist nicht alles ganz supersauber zugeht. Das glauben ja heute nicht einmal mehr Herr und Frau Österreicher. Und in dieser Richtung würde ich sagen, daß wir ein „mittelgutes" Gefühl hatten, aber kein negatives.

*Frage: Sie hatten also keinen Verdacht, daß Winter und Co. etwas schieflaufen ließen?*

*Antwort:* Wenn ich von durch nichts bewiesenen Gerüchten absehe, die immer herumgeschwirrt sind, hat es für uns keinerlei Verdachtsmomente gegeben.

*Frage: Machen wir einen großen Sprung – nehmen wir an in das Jahr 1990 – und das Haus ist in Betrieb gegangen. Ein schrecklich inhumanes Haus, wie mir vorkommt. Was sagen Sie, nur mehr als Arzt befragt, zu einem Haus, in dem an die 1800 Patienten behandelt, versorgt und wieder gesund nach Hause entlassen werden sollen?*

*Antwort:* Zunächst hoffe ich, daß das Haus früher in Betrieb genommen wird, weil zwischen jetzt und 1990 acht Jahre liegen und bis dahin die medizin-technische Einrichtung sich um eine Generation erneuert oder „verjüngt" haben würde. Würden wir wirklich erst zu diesem Zeitpunkt beginnen, wäre all das, was wir jetzt angeplant haben, dann schon wieder veraltet.

Aber jetzt zum inhumanen Krankenhaus. Das Schlagwort vom inhumanen Spital kann ich kaum mehr ertragen, denn: jedes Spital ist so human wie die Menschen, die dort arbeiten bzw. die Patienten betreuen. Ich erinnere Sie an die primitive Intensivstation, in der ich einmal zu arbeiten begonnen habe. In ihr wurden etwa 400 nierentransplantierte Patienten unter wirklich unguten hygienischen Verhältnissen versorgt, und es ist keinem einzigen etwas passiert. Ich verstehe unter Humanität, daß die in einer Station oder in einem Krankenhaus Tätigen alles unternehmen, um Schädigungen ihrer Patienten zu vermeiden.

*Frage: Darf ich Sie an dieser Stelle ein bißchen festnageln? Während der vielen Interviews, die ich für diese Bestandserhebung geführt habe, waren Klagen, mindestens aber Unbehagen über die nicht sehr humane Einstellung der jungen Ärzte nicht zu überhören und auch die Art und Weise nicht zu übersehen, wie das Schwesternpersonal mit wartenden oder in den Betten liegenden Patienten verfuhr. Auch nicht in sehr humaner Weise, wie ich aus eigener Anschauung weiß. Sich auf die Humanitas in acht Jahren zu verlassen, kommt mir ein bißchen gewagt vor.*

*Antwort:* Ich bin ein Schüler von SCHÖNBAUER, unter dessen apodiktischer Allmacht ich manches durchgemacht habe. Aber er hat mir auch vieles vorgelebt und mich geformt. Ich werde es nie vergessen, wie er oft noch um 2 Uhr morgens erschien, um nach einem schwierigen Patienten zu sehen. Das heißt, das Entscheidende ist das vorgelebte Beispiel, das Problem der Humanitas ist ein Erziehungsproblem. Man hat lange Zeit hindurch über die junge Arztgeneration viel Negatives gesagt, das für damals vielleicht auch zutreffend war. Aber in dieser Zeit bestand eine große Unsicherheit, vielleicht auch eine zu materialistische Einstellung bei den jungen Leuten. Jetzt aber wächst eine Ärztegeneration nach, bei der Arztsein das Ziel ist. Und dasselbe gilt auch – immer nur aus meinem kleinen Intensivbereich heraus betrachtet – für die Schwestern. An unserer Abteilung gibt es nur freiwillige Schwestern und Pfleger, und ich könnte fünfmal so viele ausbilden, als mir zeit- und platzmäßig möglich ist. Und das sind patente junge Menschen, die inhumane Kollegen, die sich um den Patienten nicht kümmern, ohne Zögern „hinaustreten". Ein Selbstausleseprozeß, der sich fortsetzen wird, wenn wir nicht umständehalber gezwungen sind, einfach jeden zu nehmen. Es bestand einmal ein Käufermarkt auf dem ärztlichen Sektor, und es ist jetzt vielleicht auch noch ein Käufermarkt auf dem Pflegesektor vorhanden.

Aber wir sind heute schon so weit, daß der, der sich bemüht, der freiwillig ein bißchen mehr bringt an Leistung, an innerem Engagement als der andere, der also gegenüber dem sogenannten Stundenschinder auffällt, bevorzugt, aber auch im Kollegen-Kreis geachtet wird.

*Frage: Sind Ihnen also die Früchte der Massenuniversität willkommen, weil ein erhöhtes Angebot bei einer verringerten Nachfrage gewährleistet erscheint?*

*Antwort:* Ich glaube nicht, daß die Massenuniversität, die auch einen hohen „drop out" hat, ein anderes und erhöhtes Angebot zur Folge haben wird. Aber zurück zum Anfang, ich glaube nicht, daß das Haus inhuman sein wird.

*Frage: Gehen wir davon aus, Ärzte und Schwestern werden mit einem neuen Berufsethos ausgestattet sein, wenn das neue Haus in Betrieb geht. Glauben Sie an einen reibungslosen Ablauf?*

*Antwort:* Die Ärzte und Schwestern werden sich ein bis zwei Jahre ächzend, stöhnend und jammernd mit diesem Haus auseinandersetzen müssen. So wie zur Zeit VAN SWIETENS, als FRANK über Befehl des Kaisers das alte AKH übernehmen mußte und sagte: „Majestät, nur weil Majestät es wünschen, habe ich mich dieser Aufgabe unterzogen, aber so etwas kann in Wirklichkeit nicht funktionieren . . .“ Aber ich sage Ihnen, es wird funktionieren, und ich fürchte mich nicht davor, daß einmal mein Sohn verächtlich sagen wird: „Und daran hat mein Alter herumgeplant“!

*Frage: Sie haben also keine Angst vor der Zusammenballung von 2000 Menschen?*

*Antwort:* Probleme wegen der Zusammenballung wird es vielleicht mit den Besuchern geben, aber das kann man versuchen, zu organisieren; das Kommen und Gehen der Beschäftigten, dieses Problem kann man mit gestaffelten Arbeitszeiten sicher lösen. Man kann alles, wenn man nur will.

# IX. KLINISCHE CHEMIE UND PHYSIK

# KLINISCH-CHEMISCHES LABORATORIUM

OPPOLZER stellte 1866 als erster Vorstand der II. Medizinischen Klinik den Antrag, den damaligen Assistenten BRÜCKES seiner Klinik beizugeben: Salomon STRICKER (1834–1898) wurde 1868 Extraordinarius und Vorstand des neugegründeten Institutes für Experimentelle Pathologie. Schon im ersten Abschnitt seiner Tätigkeit wurde das Institut weltbekannt. STRICKER machte im Verlauf seiner histologischen Arbeiten die Beobachtung des Durchtritts von roten Blutkörperchen durch die Kapillaren und regte damit COHNHEIMS Entdeckung der Diapedese auch der weißen Blutkörperchen im Jahre 1867 an. Im zweiten Abschnitt seines Wirkens stellte er sich gegen die VIRCHOWsche Theorie, „omnis cellula e cellula", und erkannte die Bedeutung der Interzellularsubstanzen. Im 1873 ausgebauten Institut mit vielen tüchtigen und erfolgreichen Schülern, zu denen Max KASSOWITZ, Max LEIDESDORF, Samuel von BASCH, Arnold SPINA, Julius WAGNER V. JAUREGG, Gustav GÄRTNER, Jakob PAL, Arthur BIEDL und viele andere spätere Vorstände von Kliniken und Instituten gehörten, wurden vor allem bahnbrechende neuropathologische Experimente durchgeführt. In seiner letzten Schaffensperiode baute er den Unterricht in funktioneller Pathologie aus.

Es war weniger die Chemie als das physiologische Experiment, das hier der Klinik zugute kam.

Die Laboratoriumschemie vertrat auch Johann Florian HELLER (1813–1871), der schon 1842 unentgeltlich Körperflüssigkeiten, insbesonders Harne von Patienten des Allgemeinen Krankenhauses, untersuchte. 1844 richtete er ein pathologisch-chemisches Institut im Allgemeinen Krankenhaus ein. Im selben Jahr gab er auch das „Archiv für physiologische und pathologische Chemie und Mikroskopie und ihre Anwendung für die praktische Medizin" in Wien als Fortsetzung der von SIMON in Berlin gegründeteten Zeitschrift heraus. Aufgrund des Widerstandes der Medizinischen Fakultät (SCHUH, ROKITANSKY, SKODA) wurde der Dr. chemiae J. F. HELLER nur Dozent, blieb aber Vorstand des Institutes. Erst sein Nachfolger Ernst LUDWIG (1842–1915) wurde 1874 Ordinarius für Medizinische Chemie. Auch er war Nicht-Mediziner und entsprechenden Angriffen der Fakultät ausgesetzt. Schließlich wurde er aber 1882 Dr. honoris causa der Wiener Medizinischen Fakultät. Wie HELLER ein begeisterter Lehrer, hielt er Laboratoriumskurse in Fortsetzung der Methode seines Lehrers Joseph REDTENBACHER (1810–1870), der an der philosophischen Fakultät Chemie unterrichtete. Gleichzeitig funktionierte das medizinisch-klinische Laboratorium von Franz Coelestin von SCHNEIDER (1812–1897) seit 1854 am wiedereröffneten Josephinum. Er war ursprünglich Theologe, später Mediziner und praktischer Arzt, dann Assistent bei REDTENBACHER, dem Schüler WÖHLERS und LIEBIGS. Die 5. Österreichische Pharmakopöe von 1855 hat er mit dem Pharmakologen SCHROFF herausgegeben und dazu im selben Jahr einen zweibändigen „Commentar" verfaßt. Er war, obwohl Nachfolger von REDTENBACHER, zeitlebens mit der Medizin verbunden, auch noch als Ministerialrat im Innenministerium.

LUDWIG hat die 8. Ausgabe der Österreichischen Pharmakopöe bearbeitet und die Wiener Schule der Medizinischen Chemie begründet. Zu seinen zahlreichen Schülern gehörte Julius MAUTHNER (1852–1917), der 1913 sein Nachfolger wurde. Er war vorher Vorstand des chemischen Institutes der Poliklinik in Wien. Nach seiner kurzen Vorstandstätigkeit folgte Hans FISCHER (1881–1945) bis 1921. Dieser erforschte das Hämoglobin. Als nächster war Emil FROMM (1865–1928) bis 1928, der erfolgreiche physiologische Chemiker, nach ihm Otto von FÜRTH (1867–1938) bis 1938, dann Hermann Karl BARRENSCHEEN (1887–1958) bis 1945 und schließlich Franz SEELICH (geb. 1902) Leiter des Institutes für Medizinische Chemie. Hans TUPPY (geb. 1924) wurde 1963 Vorstand des neuen Institutes für Biochemie. Vorstand des Institutes für Medizinische Chemie wurde 1973 Erich KAISER (geb. 1925). Das Institut für Klinische Chemie und Laboratoriumsdiagnostik begründete Franz GABL (geb. 1921) im Jahre 1978.

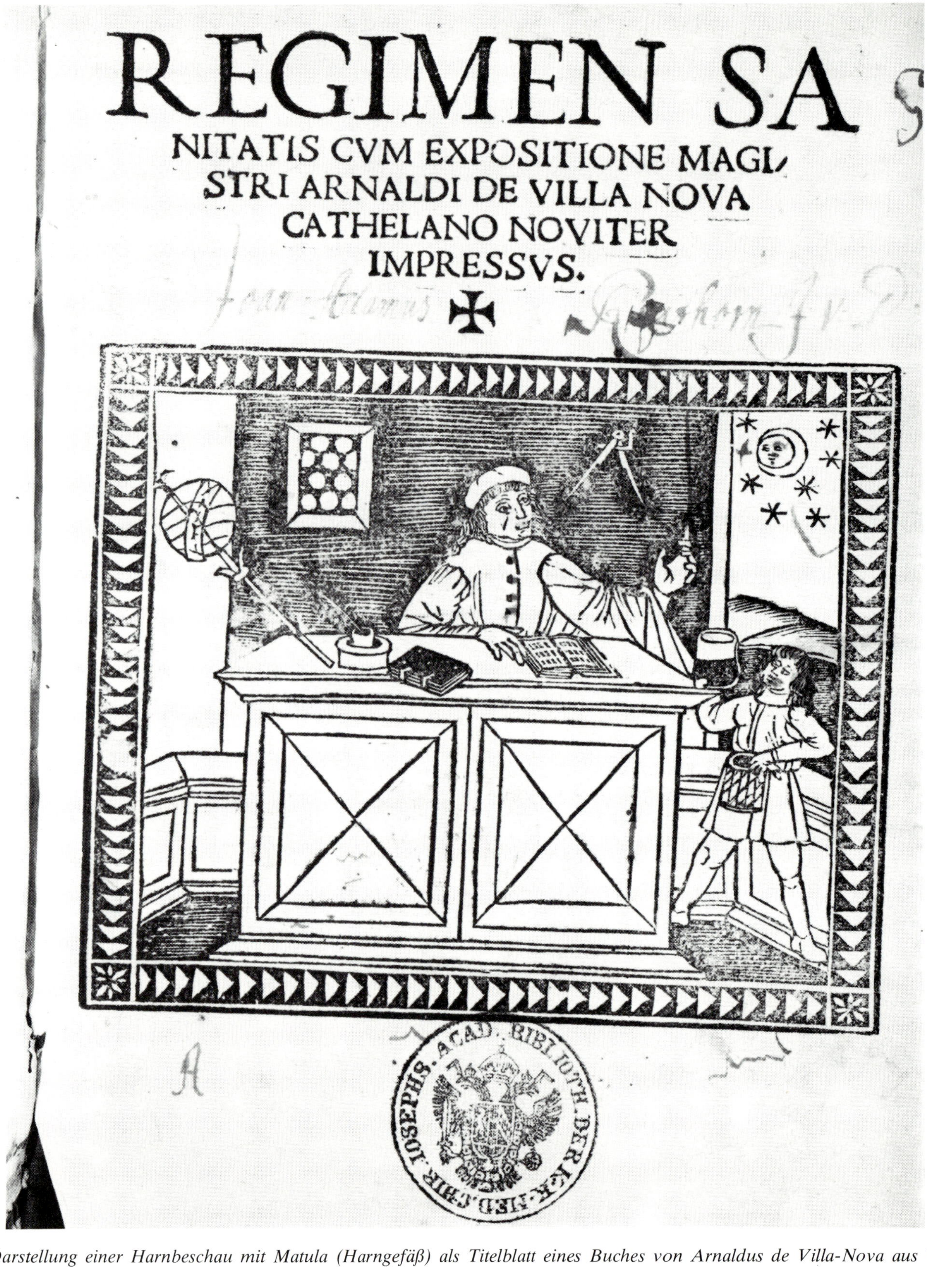


*Frühe Darstellung einer Harnbeschau mit Matula (Harngefäß) als Titelblatt eines Buches von Arnaldus de Villa-Nova aus Venedig 1780.*

## Prof. Dr. Franz Gabl

Vorstand des Institutes für Klinische Chemie und Laboratoriumsdiagnostik der Universität Wien


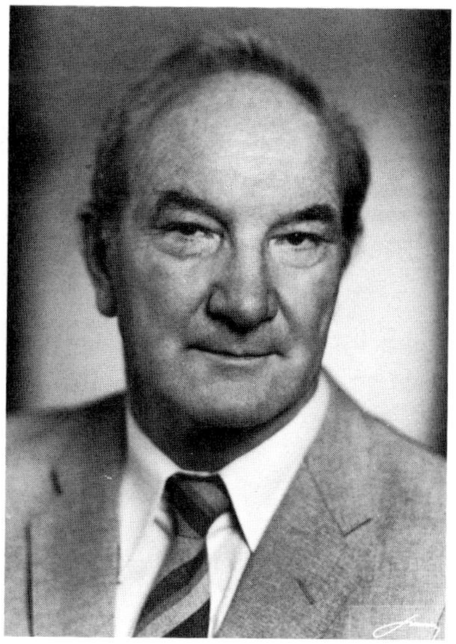

geboren am 22. Jänner 1921 in Schönwies, Tirol. Medizinstudium an der Universität Innsbruck, 1947 Promotion zum Doktor der gesamten Heilkunde. Zunächst unbezahlter Gastarzt, dann 4 Jahre Assistenzarzt am Medizinisch-Chemischen Institut der Universität Innsbruck. Über Einladung von Professor HITTMAIR 1951 Aufbau des Laboratoriums der Innsbrucker Medizinischen Universitätsklinik nach theoretischen und praktischen Erfordernissen. Im Rahmen eines British-Council-Stipendiums 1953 nach England zur Ausbildung in Klinischer Pathologie mit den Teilfächern Klinische Chemie, Hämatologie, Bakteriologie und Patho-Histologie an der Postgraduate Medical School in London. 1954 „Academic Postgraduate Diploma in Clinical Pathology" (DCP) der Universität London. Nach Rückkehr Leitung des Zentrallaboratoriums an der Innsbrucker Klinik. Daneben klinischer Assistent, später Oberarzt, 1959 Facharzt für Innere Medizin. 1967 die Lehrbefugnis für Innere Medizin mit besonderer Berücksichtigung der klinisch-chemischen Methodik. 1969 Einrichtung des Zentrallaboratoriums im Stadtspital Triemli, Zürich. 1973 I. Medizinische Universitätsklinik in Wien, 1973 Ernennung zum ao. Professor. Ausbau des Labors der Klinik, Planung des Zentrallaboratoriums für den Neubau des Allgemeinen Krankenhauses im Rahmen der Baukommission der Medizinischen Fakultät. 1976 Berufung an die Medizinische Chemie der Veterinärmedizinischen Universität Wien. Im gleichen Jahr Schaffung eines Ordinariates und Institutes für Klinische Chemie und Laboratoriumsdiagnostik. Berufung primo und unico loco und Ernennung am 28. Februar 1978 zum o. Professor an der Universität Wien.

# Vom Harnkosten zur Hormonanalytik

Interview am 2. 4. 1982

*Frage: Das Fach Laboratoriumsmedizin ist ein junges Fach, kaum 30 Jahre alt. Sie selbst mußten nach England fahren, um dort Ihre Facharztausbildung zu machen. Was war vor der offiziellen Institutionalisierung des Faches Laboratoriumsmedizin, was hat sich nachher entwickelt?*

*Antwort:* Laboratoriumsuntersuchungen wurden angewendet, solange es die Medizin gibt. Sie wurden als sogenannte Bedside-Methode in Nebenräumen von Krankenzimmern, teilweise sogar in Kellern durchgeführt.

*Frage: Worin haben diese Bedside-Untersuchungen, in allen Nebenräumen plaziert, damals bestanden?*

*Antwort:* Zunächst im wesentlichen in der Untersuchung des Harnes, weil dieses Material am leichtesten zur Verfügung stand. Die Harnuntersuchung entwickelte sich aus der sogenannten Harnbeschau, d. h. der Harn wurde in einer Matula, in einem Gefäß gesammelt und im wesentlichen aus Harnfarbe, Harntrübung und Sedimenten Rückschlüsse auf Krankheiten gezogen.

*Frage: Wann wurde diese Harnbeschau eingeführt?*

*Antwort:* Die Harnbeschau gab es schon im Altertum und im Mittelalter. Zuckerkrankheiten beispielsweise wurden auch durch Kosten des Harnes diagnostiziert.
Der Arzt tauchte den Finger in den Harn und leckte dann am Finger, um festzustellen, ob der Harn süß war oder nicht, weil ja bekanntlich bei der Zuckerkrankheit Zucker, Glukose, mit dem Harn ausgeschieden wird.

*Frage: Die Harnbeschau ist also der Beginn der Laboratoriumsmedizin?*

*Antwort:* Das kann man so sagen. Mit zunehmenden Entwicklungen und Kenntnissen der Biochemie wurden im vergangenen Jahrhundert zunehmend auch biochemische Methoden für die Diagnostik von Krankheiten eingesetzt. Aus diesen biochemischen Methoden und unter Verwendung biochemischer Methoden für die Diagnostik entwickelte sich in den letzten Jahrzehnten die sogenannte Klinische Chemie und die Klinische Biochemie.

*Frage: Was hat man am Ende des vergangenen Jahrhunderts unter biochemischen Methoden verstanden?*

*Antwort:* Man beobachtete beispielsweise die Sedimentation der roten Blutkörperchen und die Gerinnung des Blutes, das vom Patienten abgenommen worden war, und auch das Blutplasma. Dabei fand man heraus, daß z. B. bei einem Gelbsucht-Patienten das Serum sehr stark gelb, bei einem Gesunden hellgelb, oder bei einem Anämiker ganz besonders hell war, weil bei letzterem Blutfarbstoff in geringeren Mengen als bei normalen vorhanden ist und zu entsprechenden weiteren Farbstoffen abgebaut wird. Bei einem Patienten mit Fettstoffwechselstörungen konnte man sehen, daß das Serum unter Umständen milchig trüb war.

*Frage: Es war also eine beobachtende Wissenschaft?*

*Antwort:* Nicht nur. Man hat ja dann auch chemische Untersuchungen an diesem Blutserum angestellt. Man hat natürlich auch die Blutkörperchen untersucht. Daraus ist später eine getrennte Wissenschaft geworden, die wir heute Hämatologie nennen. Aus den Beobachtungen über die Art und Weise, wie das Blut gerinnt – nämlich normalerweise relativ rasch, bei bestimmten Patientengruppen langsam – aus diesen Beobachtungen entwikkelte sich später die gesamte Gerinnungsanalytik, die heute gleichfalls eine eigene Wissenschaft, die Hämostaseologie, geworden ist.

*Frage: Sie ist nicht mehr Bestandteil der Labormedizin?*

*Antwort:* Selbstverständlich gehört sie zur Labormedizin. Wenn wir heute von Labormedizin oder Laboratoriumsmedizin sprechen, dann meinen wir ein sehr großes Gebiet. Als ich 1953/54 in England den Kurs besuchte, der ein Jahr lang währte und damals in Europa einzigartig war, verlangte man als Voraussetzung für diesen Kurs, der sich Clinical Pathology nannte und mit einem Diplom der Universität London abgeschlossen wurde, daß man auf einem der Teilgebiete der Laboratoriumsmedizin bereits größere Erfahrungen gesammelt hatte. Bei mir war es die Klinische Chemie, mit der ich mich nach absolviertem Medizinstudium 4 Jahre lang am physiologisch-chemischen Institut der Universität Innsbruck unter R. STÖHR beschäftigt und mich in den chemischen Methoden der Laboratoriumsdiagnostik perfektioniert hatte. Der Kurs in England bestand aus den Fachgebieten Pathologische Anatomie und Histologie, Mikrobiologie – also Klinische Bakteriologie und Virologie –, der Hämatologie, und zwar dem Teil der Hämatologie, der in der Bearbeitung des Blutes im Laboratorium bestand und zu der auch die Gerinnungsanalytik gehörte – und dem vierten großen Gebiet, der sogenannten Klinischen Chemie.
Heute würde man unter Laboratoriumsmedizin alle Untersuchungen, die der Diagnose und Therapie-Kontrolle von Krankheiten dienen, verstehen, soweit sie an vom Patienten abgenommenem Material, wie Blut, Urin und sonstigen Körpersäften, also Speichel, Liquor, Abstrichen von Körperoberflächen (Hals, Scheide etc.) vorgenommen werden können, ausgenommen die Methoden der Pathologischen Anatomie und Histologie. Dieses Gebiet hat sich an den Universitäten verselbständigt und ist schon lange ein eigenes Lehr- und Prüfungsfach.

*Frage: Man könnte die Labormedizin als ein „vorangehendes" und die Pathologie als ein „nachgehendes oder begleitendes" Fach bezeichnen?*

*Antwort:* Das stimmt bis zu einem gewissen Grad, wobei allerdings der Pathologe durch die Gefrierschnitttechnik zum wichtigen Begleiter einer Operation geworden ist, der während des Operationsgeschehens ein Karzinom zu diagnostizieren oder auszuschließen imstande ist und auch die Größe des krebsigen Gebietes anzugeben vermag. Die Pathologische Anatomie ist also auch ein wichtiges begleitendes Untersuchungsverfahren entwickelt, die sich schon längst nicht mehr nur mit der „Leiche nachher" beschäftigten. Eher im Gegenteil: Früher war der Pathologe sozusagen hauptberuflich der Medizinpapst, der nachher feststellte und (ver-)urteilte, wie gut oder schlecht ein Arzt den Patienten behandelt hatte. Das ist heute nicht mehr in diesem Ausmaß der Fall.

Die Laboratoriumsmedizin von heute ist ein so großes Gebiet, daß sie ein einzelner nicht mehr beherrschen kann, obwohl sie in großen Krankenhäusern immer noch unter der Obhut eines eigenen Fachmannes (Facharzt für Laboratoriumsmedizin) oder auch eines Pathologen geführt wird. Dieser Mann betreut nicht nur die Pathologische Anatomie, sondern unter Heranziehung von Mitarbeitern auch die Bakteriologie, d. h. ein Wissenschafter ist für die Klinische Bakteriologie und auch das Laboratorium – also Klinische Chemie, Hämatologie und für die Gerinnung – verantwortlich. In Wien findet man solche Verhältnisse an großen städtischen Spitälern wie etwa am Wilhelminenspital, wo ein Schüler von mir, BAYER, tätig ist, und dort außer der Pathologischen Anatomie eben mit einer entsprechenden Anzahl von ärztlichen Mitarbeitern die gesamte Laboratoriumsmedizin betreut. Allerdings werden bakteriologisch-virologische Untersuchungen meist an staatliche Institute oder Universitätskliniken eingeschickt. Hämatologie, Blutgruppenserologie, Gerinnung und Klinische Chemie werden durch das sogenannte zentrale Laboratorium betreut.

An den Universitätskliniken wurde die Pathologische Anatomie sehr stark weiterentwickelt. Etwas spezifisch, wie Wien eben ist, werden bei uns am Pathologisch-Anatomischen Institut auch bakteriologische Untersuchungen gemacht. Aber das ist eher aus historischer Sicht zu verstehen. Alle anderen Laboruntersuchungen – chemische, hämatologische und Gerinnungsuntersuchungen – werden teilweise an den einzelnen Kliniken selbständig durchgeführt, ohne daß das jeweilige Fach durch einen eigenen Mann vertreten ist. Der jeweilige Klinikchef hat sozusagen seinen „Hauschemiker" – zumindest was die Chemie anlangt – und für die Hämatologie ließ man jeweils einen Arzt (Internisten) ausbilden oder die Arbeiten einfach durch medizinisch-technische Assistentinnen betreiben.

Mit zunehmender Entwicklung der Kenntnisse und der Methoden, besonders nach dem Zweiten Weltkrieg, reichte diese Handhabung nicht mehr aus. In den angelsächsischen Ländern, aber auch in Skandinavien nahm die Bedeutung des Labors für Diagnostik und Therapiekontrolle so zu, daß sich schließlich eigene Fächer entwickelten – in England und den USA war das zunächst die schon zitierte Clinical Pathology.

An manchen Kliniken gehörte zu dieser Clinical Pathology auch noch die Pathologische Anatomie. Je weiter die Entwicklung fortschritt, je spezifischer die Methodik wurde, desto weniger konnte die Laboratoriumsmedizin von einem Mann beherrscht oder auch nur dirigiert werden, und die Aufspaltung in Fächer war notwendig.

*Frage: In England war sie also schon vor circa 50 Jahren ein eigenes Fachgebiet, und Sie mußten 1953/54 dort hinfahren, um den Facharzttitel erwerben zu können?*

*Antwort:* Das stimmt, es gab damals nur an ganz wenigen Stellen der Welt, eigentlich nur im angelsächsischen Raum, richtige Schulen oder Kurse für das Fach Laboratoriumsmedizin. Es gibt auch heute noch nicht viele solcher Möglichkeiten im mitteleuropäischen Raum. Gründungen von Gesellschaften für Laboratoriumsmedizin oder ganz spezifischer, wie solcher für Mikrobiologie oder Hämatologie oder für Klinische Chemie haben dazu geführt, daß sich diese Gesellschaften um die Ausbildung kümmern und Vorschriften ausarbeiten, welche Studien die Bewerber für das von ihnen ausgewählte Fachgebiet absolviert haben müssen. Im allgemeinen benötigt man für jedes einzelne Fach sechs Jahre Ausbildungszeit, nachdem man zum Doktor der Medizin promoviert hat. In manchen Ländern ist die Laboratoriumsmedizin ausschließlich Medizinern vorbehalten, wie dies beispielsweise in Österreich, Belgien oder Dänemark der Fall ist.

*Frage: Was heißt „es ist vorbehalten"?*

*Antwort:* Unter „vorbehalten" verstehe ich, daß ein Nicht-Mediziner dieses Fach in der Praxis nicht selbständig ausüben darf und dieser auch nicht Leiter eines Klinikprimariates sein dürfte. In anderen Ländern, wie etwa in Deutschland, Holland oder Frankreich besteht eine engere Verflechtung mit der Chemie oder Pharmazie und es gibt dort Möglichkeiten, daß Chemiker oder Pharmazeuten zu Labormedizinern ausgebildet werden können. In Deutschland und der Schweiz kann ein Chemiker mit entsprechender zusätzlicher Ausbildung auch Leiter eines Laboratoriums werden. In Österreich ist dies bei der gegebenen Situation nicht möglich.

*Frage: Was verstehen Sie „unter der gegebenen Situation"?*

*Antwort:* Unter gegebener Situation verstehe ich, daß das österreichische Ärztegesetz verlangt, daß auch die Laboratoriumsmedizin nur von einem Mediziner und nicht von einem noch so gut ausgebildeten Chemiker selbständig betrieben werden darf.

*Frage: Können wir vielleicht zusammenfassen, was heutzutage zur Laboratoriumsmedizin gehört?*

*Antwort:* Derzeit ist die Situation so, daß es in Österreich ein einziges Ordinariat und Universitätsinstitut für Klinische Chemie und Laboratoriumsdiagnostik gibt. Das Institut für Klinische Chemie und Laboratoriumsdiagnostik befaßt sich einerseits mit der Klinischen Chemie, aber im Akutlaboratorium auch mit der gesamten Laboratoriumsdiagnostik einschließlich Hämatologie, Gerinnung, Harnanalytik, soweit es die Akutdiagnostik betrifft. Es gibt an mehreren Kliniken der Wiener Universität noch Laboratorien, die die Routinebefunde – für die eigenen und benachbarten Kliniken – erarbeiten, wie beispielsweise an der I. u. II. Medizinischen, an der I. Chirurgischen Klinik und an den beiden Frauenkliniken.

*Frage: Was geschieht mit diesen Laboratorien nach der Übersiedlung ins Neue Haus?*

*Antwort:* Geplant ist, daß dann die Routinediagnostik in einem zentralen Laboratorium für alle Kliniken zusammengefaßt wird, wo die Untersuchungen des Blutes, des Serums oder Plasmas, der verschiedenen Körpersäfte, des Harns und Stuhls etc. unter Anwendung auch klinisch-immunologischer Methoden durchgeführt werden. Unter die zentrale Organisation fallen auch die Untersuchungen der Hämatologie, der Gerinnungsanalytik und der Hormonanalytik. Dafür steht ein räumlich ausreichendes Areal zur Verfügung, das wohl nicht mehr von einem Chef allein überwacht werden kann. Der Personalstand des Instituts muß von derzeit 25 auf etwa 150 Mitarbeiter erhöht werden, um die verschiedenen Fächer in der Routinediagnostik bewältigen zu können. Allein im Akutlabor werden täglich bis zu 1000 Proben anfallen.
An diesem Institut, das den jetzigen Namen weitertragen wird, muß Klinische Chemie, Klinische Biochemie und überhaupt Laboratoriumsmedizin auch als Forschung betrieben werden.
Jede Klinik und jedes Institut ist vom Gesetzgeber verpflichtet, nicht nur die Behandlung von Patienten vorzunehmen, sondern auch Forschung zu betreiben. D. h., daß jede Klinik ihre eigenen Forschungslaboratorien haben und ihren speziellen Interessen nachgehen wird. Diese Forschungslaboratorien bleiben auch im neuen Haus erhalten, werden räumlich auf einem Areal oder wenigstens gruppenweise zusammengefaßt, aber der jeweiligen Klinik unterstellt sein.
Die Routinediagnostik aller Kliniken aber wird zentral durchgeführt werden.

*Frage: Hat das Forschungslaboratorium nicht denselben Aufwand wie ein Routinelaboratorium?*

*Antwort:* Im künftigen Routinelaboratorium muß es möglich sein, daß ein morgens eingesandtes Untersuchungsmaterial am gleichen Tag bearbeitet, analysiert und auch der Befund an die zuständige Station zugestellt wird, also bei der Nachmittagsvisite die Befunde vorliegen. Für die Forschung ist eine solche Eile meist nicht notwendig, weshalb aus diesem Grund eine Trennung zwischen Forschungs- und Routinelaboratorium gemacht werden kann. „Zeit ist Geld", aber Eile (Geschwindigkeit in der Analytik) kostet Geld. Außerdem bedient sich die Forschung verschiedener Methoden, die unter Umständen noch fraglich von routinediagnostischem Wert sind. So gibt es jetzt in der Hormonanalytik Methoden, die eben noch Forschungsmethoden sind, die so zeitaufwendig und umständlich sind, daß man sie in der Routinediagnostik

nicht einsetzen kann. In 2–3 Jahren werden sie vielleicht soweit entwickelt und die Ergebnisse so gesichert sein, daß man sie als Routineuntersuchung einsetzen, vielleicht auch mechanisiert durchführen lassen kann – bei entsprechender Anzahl und Wichtigkeit für die Routinediagnostik und Therapiekontrolle.
Als Beispiel möchte ich ein ganz junges Gebiet in der Klinischen Chemie anführen, nämlich die Medikamentenspiegelbestimmung. Bis vor kurzem glaubte man, wenn man einen Herzpatienten mit Digitalis behandelt, genüge es, den Puls zu kontrollieren. Wenn der zuerst schnelle arhythmische Puls langsamer geworden ist, dann bestehe der Blut- und Gewebespiegel, den man erreichen wollte. Hatte der Patient aber auch Übelkeit und Brechreiz, so wußte man, daß die Digitalisdosis bereits zu hoch war. Heute kann man mit Hilfe von Digoxinbestimmungen im Serum die Therapie sehr viel besser lenken und darüber wachen, daß bestimmte Spiegelgrenzen eingehalten werden.

*Frage: Ist das ein Forschungsprojekt oder schon in die Realität umgesetzt?*

*Antwort:* Das ist schon in die Realität umgesetzt und wird auch angewandt, wenn auch noch nicht in dem Ausmaß, wie es vielleicht in ein oder zwei Jahren sein wird. Dieses Gebiet wird übrigens sowohl vom Routinelabor als auch den Laboratorien der Klinischen Pharmakologie bearbeitet, weil es ja vor allem zunächst ein Forschungsgebiet der Klinischen Pharmakologie war. Zu prüfen ist auch, ob diese Methoden mit radioaktivem Material durchgeführt werden müssen oder ob sich Methoden finden lassen, bei denen kein radioaktives Material anfällt. Dann kann man nämlich diese sogenannte „Enzym-Immuno-Assay“, (ohne radioaktive Stoffe) in jedem Laboratorium anwenden. In beiden Fällen spielen bei der Erkennung der Medikamente immunologische Faktoren eine Rolle. Mit Hilfe von immunologischen Methoden können nämlich die Untersuchungen sehr viel spezifischer als mit rein chemischen Methoden gemacht werden. Ein anderes neues Gebiet ist die Forschung nach den „Tumor-Markern“, d. h. also nach Stoffen, die man unter Umständen im Serum auffinden kann und die auf bestimmte Geschwülste, Tumoren hinweisen. Die CEA-Bestimmung ist eine solche Methode.

*Frage: Was ist das?*

*Antwort:* Unter CEA verstehen wir „carcino-embryonales Antigen“.

*Frage: Darf ich Sie unterbrechen? Ich habe vor einigen Tagen mit Professor STEFFEN von der Immunologie über eben dasselbe Gebiet ein Gespräch geführt. Gibt es eine Zusammenarbeit zwischen dem Institut für Immunologie und Ihrem Institut?*

*Antwort:* Das Institut für Immunologie ist im wesentlichen ein universitäres Forschungsinstitut, während das Institut für Klinische Chemie und Laboratoriumsdiagnostik vorwiegend ein Serviceinstitut für die Universitätskliniken darstellt, zumindest soweit es den relativ großen Routineanteil betrifft. Wir arbeiten aber bei entsprechenden Fragestellungen mit allen Universitätsinstituten und Kliniken zusammen.

*Frage: Sie haben aber gerade von einer immunologischen Forschungsarbeit gesprochen, wird also doppelt geforscht?*

*Antwort:* Ja. Das Institut für Immunologie macht auch immunologische Analysen für praktische Ärzte und hat einen Anteil an Routine zu leisten. Am Institut für Immunologie wird relativ viel für die Rheumadiagnostik gearbeitet.
Das carcino-embryonale Antigen ist einerseits eine Routinemethodik, um z. B. bei einem Patienten, der wegen eines Dickdarmkrebses operiert worden ist, das Wiederauftreten des Tumors oder von Metastasen zu erfassen. Auf diese Art kann dies sehr viel früher als durch reine klinische Beobachtung geschehen. Auf der anderen Seite fand man heraus, daß das carzino-embryonale Antigen (CEA) nicht aus einem einzelnen Stoff besteht, sondern selbst eine Stoffgruppe darstellt. Dies wiederum ist ein Forschungsgebiet, das weiter aufzuschlüsseln Aufgabe des Immunologischen Institutes sein kann. So geht also auf universitärem Boden Forschung und Routine immer wieder ineinander über. Ein anderes Beispiel dafür ist das periphere Blutbild, das nicht erst jetzt, sondern schon seit fast 50 Jahren eine Routineuntersuchung darstellt.

*Frage: Was ist das periphere Blutbild?*

*Antwort:* Unter peripherem Blutbild verstehen wir einen Blutausstrich, der nach den in den verschiedenen, im peripheren Blut vorhandenen Zellen differenziert wird, also nach Lymphozyten, Granulozyten, Thrombozyten und natürlich den roten Blutkörperchen. Und dieses periphere Blutbild ist unter verschiedenen Umständen bei verschiedenen Erkrankungen prozentuell und in Absolutzahlen verschieden. Bei einer Anämie fehlt es an roten Blutkörperchen. Bei einer Leukämie sind bestimmte weiße Blutzellen vermehrt und qualitativ pathologisch verändert. Bis vor ganz kurzer Zeit hat man aber nicht gewußt, daß sich ein normaler Lymphozyt unter bestimmten Bedingungen in einen „Blasten“, zu einem Myeloblasten, Erythroblasten usw., also zu einer Stammzelle („Blast“) „rückverwandeln“ kann. Heute weiß man, daß sich solche Blasten in einer Größenordnung von 50 bis 100 Zellen je Kubikzentimeter Blut im peripheren Blut jedes Menschen finden. Bis vor kurzer Zeit glaubte man, daß solche Stammzellen nur im peripheren Blut von an Leukämie erkrankten Personen vorhanden seien. Das ist eine ganz neue Erkenntnis, die man aus Lymphozytenkulturen und Knochenmarkskulturen herausgefunden hat.

*Frage: Welche Leistungen hat die WIENER MEDIZINI-*

*Laborautomat:*

*Segment eines Rotors aus Acryl-Glas. Die 29 identischen, radial angeordneten Küvetten bilden einen Rosettenring. Jede einzelne Küvette besteht aus präzis gefertigtem Meßteil, sowie aus zwei vorgelagerten Behältern, einer für Reagenz, der andere für die Probe. Dieser ist nach dem ersten Zentrifugieren leer und die Küvette gefüllt.*

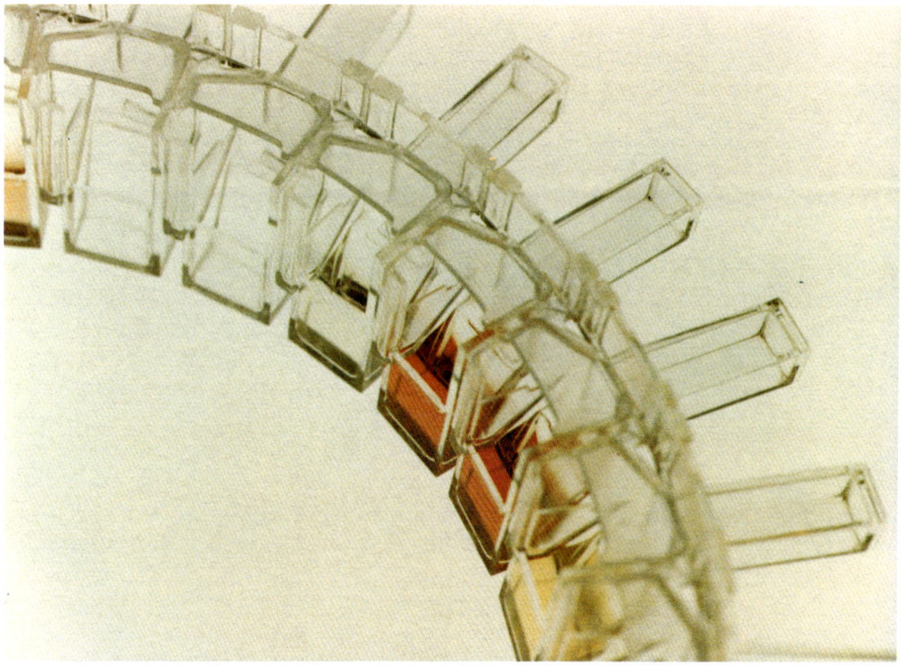

*Das optische System besteht aus einem Gitterspektralphotometer mit einem Wellenlängenbereich von 290–700 nm. Die Lichtquelle von hoher Intensität ist eine langlebige Xenon-Blitzlichtlampe. Als Detektor ist eine Halbleiter-Photodiode eingebaut.*
*Die Kompensation der natürlichen Schwankungen der Blitzlichtintensität geschieht nach Abzweigung eines Teilstrahles. Die Extinktionsmessung erfolgt in zum Strahlengang liegenden Küvetten.*

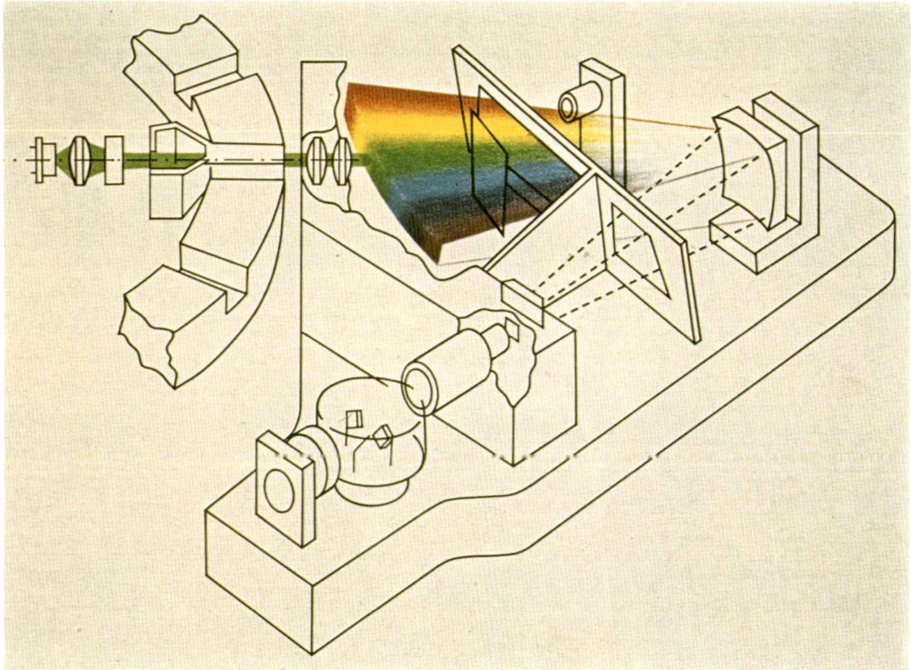

*Die Abbildungen stellen wichtige Teile eines modernen Analysenautomaten dar (Cobao-Bio, La Roche).*

*SCHE SCHULE auf den einzelnen Gebieten der Laboratoriumsmedizin erbracht, wobei vorweggenommen wird, daß die Laboratoriumsmedizin als Laboratoriumsmedizin eben noch keine ganzen 30 Jahre alt ist?*

*Antwort:* Daß die Laboratoriumsmedizin noch ein junges Fach ist, stimmt. In Österreich gibt es das Fach Laboratoriumsmedizin (Facharzt für Medizinische und Chemische Labordiagnostik) erst seit 1969. Aber es hat schon länger Primariate an Wiener Spitälern gegeben, die praktisch den anderen Primariaten gleichgestellt waren – (z. B. SCHOLL am Wilhelminenspital), die zum Teil aber auch unter Leitung eines Internisten oder eines Pathologen waren. Die Leistungen der Wiener Schule auf dem Gebiet der Laboratoriumsmedizin beginnen sehr früh, schon vor LANDSTEINER, der um 1900 die Blutgruppen entdeckte. Die Blutgruppenserologie ist eines der sehr wichtigen Fächer in der Laboratoriumsmedizin geworden, in Wien auch ein selbständiges Universitätsinstitut mit Weltruf.
In den 50er Jahren waren SANGER und TUPPY an der Aufklärung des Insulins beteiligt (SANGER bekam dafür den Nobelpreis). TUPPY hat, als er nach Wien zurückgekommen war, als noch recht junger Mann den Lehrstuhl für Biochemie erhalten. Die chemische Aufklärung des Insulins hat es ermöglicht, daß Insulin heutzutage erstens viel besser gereinigt werden kann und zweitens, daß es jetzt schon möglich ist, Insulin synthetisch zu erzeugen. PERUTZ, ebenfalls ein Wiener, hat in London als erster die Strukturen des Hämoglobinmoleküls mit Hilfe von Röntgenstrukturanalysen aufgeklärt. Auf dem Gebiete der Hämatologie wurden namhafte Arbeiten in Wien gemacht, zum Teil nicht an den Universitätskliniken, sondern auch an anderen Wiener Spitälern. Eine Knochenmarkspunktionsnadel ist nach KLIMA und ROSEGGER benannt. KLIMA, ein namhafter Wiener Hämatologe, lebt heute noch hochbetagt in Wien.

*Frage: Sie erzählen, TUPPY und PERUTZ machten in London großartige Entdeckungen. Das klingt nach Ausverkauf der Wiener Schule ins Ausland?*

*Antwort:* Der hat auch stattgefunden, vor allem zwischen den beiden Weltkriegen, als namhafte Wissenschafter ins Ausland gingen, teils aus rassischen Gründen, zum anderen Teil waren die Forschungsmöglichkeiten in Österreich nicht sehr groß. Vor allem aber auch nach dem zweiten Weltkrieg gingen gute Leute weg, wie etwa das Ehepaar CORI, das nach Amerika auswanderte und dort für Arbeiten über den Kohlehydratstoffwechsel den Nobelpreis erhielt. So war es mit anderen Wissenschaftern eben auch. Vor LANDSTEINER war der Chemiker HELLER bemüht, im Rahmen des Allgemeinen Krankenhauses ein chemisches Harnlaboratorium aufzubauen. Sein Bemühen war mit großen Schwierigkeiten verbunden und fand nur ungenügende Anerkennung, weil man einem Chemiker nicht zutraute, genügend klinisches Verständnis aufzubringen, um mit seinen Untersuchungen, wie etwa den Harnanalysen, etwas Wesentliches zur Diagnostik beitragen zu können.

*Frage: Dieses „Nichtzutrauen" existiert, wie Sie vorhin andeuteten, in Österreich immer noch?*

*Antwort:* Zum Teil, ja.
Jedenfalls war es aber HELLER, der in den 80er Jahren des vorigen Jahrhunderts bereits ein eigenes medizinisches Laboratorium im Bereich des AKH aufgebaut hatte. In dem Buch „Laboratoriumsmethoden der Wiener Kliniken" herausgegeben von H. K. BARRENSCHEEN und R. WILHEIM aus dem Jahre 1928 findet man mit Ausnahme der pathologisch-anatomischen Untersuchung praktisch alle Laboratoriumsuntersuchungen, die an den Wiener Kliniken zwischen den beiden Weltkriegen üblich waren.
In diesem Buch gibt es bereits ein Kapitel über die serologische Tumordiagnose von Ernst FREUND. FREUND hatte bereits damals einen „Krebstest" entwickelt, der letzten Endes aber nicht zu dem führte, was man sich erwartet hatte. Aber in dieser Beziehung geht es uns heute nicht viel besser, auch heute ist eine Frühdiagnose des Krebses aus dem Blutserum praktisch nicht möglich.

*Frage: Sie sind ein Spezialist auf dem Gebiet der Klinischen Chemie. Gibt es auf diesem Spezialgebiet Leistungen, die aufhorchen ließen?*

*Antwort:* Dies stimmt nur zum Teil und betrifft meine derzeitige Aufgabe. In Innsbruck und Zürich habe ich auch sehr viel hämatologisch und immunologisch gearbeitet. Doch zu Ihrer Frage bezüglich der Bedeutung Wiens auf klinisch-chemischen Gebiet und überhaupt auf dem Gebiet der Labormedizin. Nach dem 2. Weltkrieg hat der langjährige Professor für Medizinische Chemie LEIPERT – er wird heuer zusammen mit den anderen emeritierten österreichischen medizinischen Chemikern, STÖHR und SEELICH, 80 Jahre alt – im Jahre 1953 gemeinsam mit Walter BIRINGER und Walter PILGERSTORFER ein Buch herausgegeben, das sich „Laboratoriumsdiagnostik" nennt.
Das bei Urban & Schwarzenberg in Wien und Innsbruck herausgebrachte Buch mit seinen 736 Seiten verwendet zum ersten Mal in Österreich den Ausdruck „Laboratoriumsdiagnostik" und faßt alle Grundsätze der Mikroskopie für die Untersuchung des Blutes, der Blutzellen und der Bakterien, die physikalischen Untersuchungsmethoden, vorwiegend die Untersuchung der pH, Wasserstoff-Ionenkonzentration und ihre Messung, die Untersuchung des Sternalmarkes, die Senkungsgeschwindigkeit der Blutkörperchen, die chemischen Untersuchungen des Blutes, die Untersuchung des Blutes auf Mikroorganismen und Parasiten sowie die Bestimmung der Blutgruppen und schließen die Untersuchung des Harnes und der Harnkonkremente und die Untersuchung des Sputums

zusammen. Es gibt mehrere klinisch-chemische Analysemethoden, die nach LEIPERT benannt sind.

*Frage: Gibt es in der Nachkriegszeit Denkanstöße, gibt es jetzt Projekte, von denen man erwarten könnte, daß sie zum Glanz der Wiener Schule beitragen könnten?*

*Antwort:* Der Glanz einer Medizinischen Schule wird einerseits durch hervorragende Persönlichkeiten als Ärzte, Lehrer und Forscher, andererseits aber auch durch Lehrbücher, die aus dieser Schule stammen, widergespiegelt. So gibt es z. B. seit 1975 die „Laboratoriumsdiagnostik" von E. DEUTSCH und G. GEYER mit insgesamt 26 Mitarbeitern. Das Buch behandelt Normalbereiche der Ergebnisse und Interpretationen abnormer Befunde. Eine dritte Auflage dieses Buches ist in Vorbereitung. Ebenso ist eine zweite erweiterte Auflage des ursprünglich Innsbrucker Buches von HUBER, PASTNER und GABL mit einem neuen Wiener Beitrag von LECHNER über Blutgerinnungsstörungen „Laboratoriumsdiagnose hämatologischer und immunologischer Erkrankungen" in Vorbereitung.
Ich bin Mitherausgeber der Zeitschrift „Das Medizinische Laboratorium" (Hirzel-Verlag, Stuttgart), KAISER Mitherausgeber der Zeitschrift für Klinische Chemie und Klinische Biochemie (De Gruyter, Berlin), um nur einige zu nennen. Um aber auf Ihre Frage spezifischer einzugehen, was Neuerungen in der Laboratoriumsmedizin betrifft, so kann man von einer wirklich weltweit anerkannten Wiener Gruppe DEUTSCH, LECHNER und Mitarbeiter mit ihren Arbeiten über Blutgerinnungsstörungen, oder SPEISER und MAYR vom Institut für Blutgruppenserologie (WHO-Referenz-Laboratorium) sprechen. Prof. MAYR ist eine Kapazität auf dem Gebiet der HLA-Typisierung. KNAPP am Institut für Immunologie (Vorstand Prof. STEFFEN – Steffen-Test!) ist eine Kapazität auf dem Gebiet für Tumormarker an Lymphozyten. MÜLLER, II. Chirurgische Klinik, hat grundlegende Arbeiten zum Harnsäurestoffwechsel gemacht (Lesch-Nyhan-Syndrom).
SINZINGER, II. Medizinische Klinik, führt eine Arbeitsgruppe, die sich mit Prostaglandinstoffwechsel befaßt.
WIDHALM an der Univ. Kinderklinik ist führend im Fettstoffwechsel von Kindern und in der Atheroskleroseforschung tätig.
Der frühere Mitarbeiter am Institut, BAYER, (jetzt Primarius im Zentrallabor im Wilhelminenspital) hat hervorragende Arbeiten über Isoenzyme, speziell Kreatinin-Phosphor-Kinase-Isoenzyme gemacht.
BAUER hat an unserem Institut die Frage der Antikörperfunktion von Paraproteinen studiert. Die Anwendung immunchemischer Methoden in der Klinischen Chemie ist ein Hauptanliegen von mir (CRP 1962, Entdeckung des IgA als Hauptimmunglobulin im Speichel und Sekreten gleichzeitig mit TOMASI jun. in den USA, 1961).
Diese Beispiele zeigen, daß die österreichische Labormedizin sehr wohl wieder den Anschluß an bestes internationales Niveau gefunden hat. Dies war auch der Grund, daß die Vertreter der Österreichischen Gesellschaft für Klinische Chemie gegen große und starke Konkurrenz den Weltkongreß für Klinische Chemie 1981 (3000 Wissenschafter aus aller Welt) im Kongreßzentrum der Wiener Hofburg übertragen erhielten. Im Jahre 1983 wird ebenfalls im Kongreßzentrum Hofburg ein internationaler Kongreß für Laboratoriumsmedizin stattfinden.
Weiters kann man anführen, daß z. B. DEUTSCH der erste war, der in Österreich die Nierenclearance durchführte oder WATSCHINGER, jetzt ein Nierenspezialist und internistischer Primarius in Linz, der an der Entwicklung der ersten künstlichen Niere, gemeinsam mit KOLFF in Amerika, beteiligt war.
Im Lande selbst wurde in diesem Jahren wenig entwikkelt, aber es waren immer wieder Österreicher im Ausland, die an Entwicklungen von Methoden beteiligt waren, die heute Weltruf genießen. Auch heute sind wir in der Methodenforschung, soweit es Laboratoriumsmethoden betrifft, aber auch auf anderen Gebieten der Medizin, noch relativ bescheiden. Sicher wird die eine oder andere Arbeit bzw. Methode publiziert, die dann in anderen Ländern mitübernommen wird. Aber von einer führenden Rolle der Wiener Schule, wie es einmal war, kann man sicher nicht sprechen.

*Frage: Gibt es Ihrer Meinung nach eine WIENER MEDIZINISCHE SCHULE, hat es sie Ihrer Meinung nach jemals gegeben, oder wird es wieder eine geben?*

*Antwort:* Die sogenannte WIENER MEDIZINISCHE SCHULE hat immer nur aus großen Einzelpersönlichkeiten bestanden, die es zu manchen Zeiten in größerer Zahl an der Fakultät gab. Es waren sicher nie alle Fächer gleichermaßen führend oder überhaupt vorhanden. Wenn man unter WIENER MEDIZINISCHER SCHULE versteht, daß die Medizin in Wien einmal weltweit führend war, so ist das relativ richtig. Daß nach dem 1. Weltkrieg besonders viele gute Lehrer und Professoren an den verschiedenen Kliniken in Wien waren, beweisen die vielen Ärzte aus den Vereinigten Staaten, die mit Hilfe eines Stipendiums hierherkamen, um sich weiterzubilden.

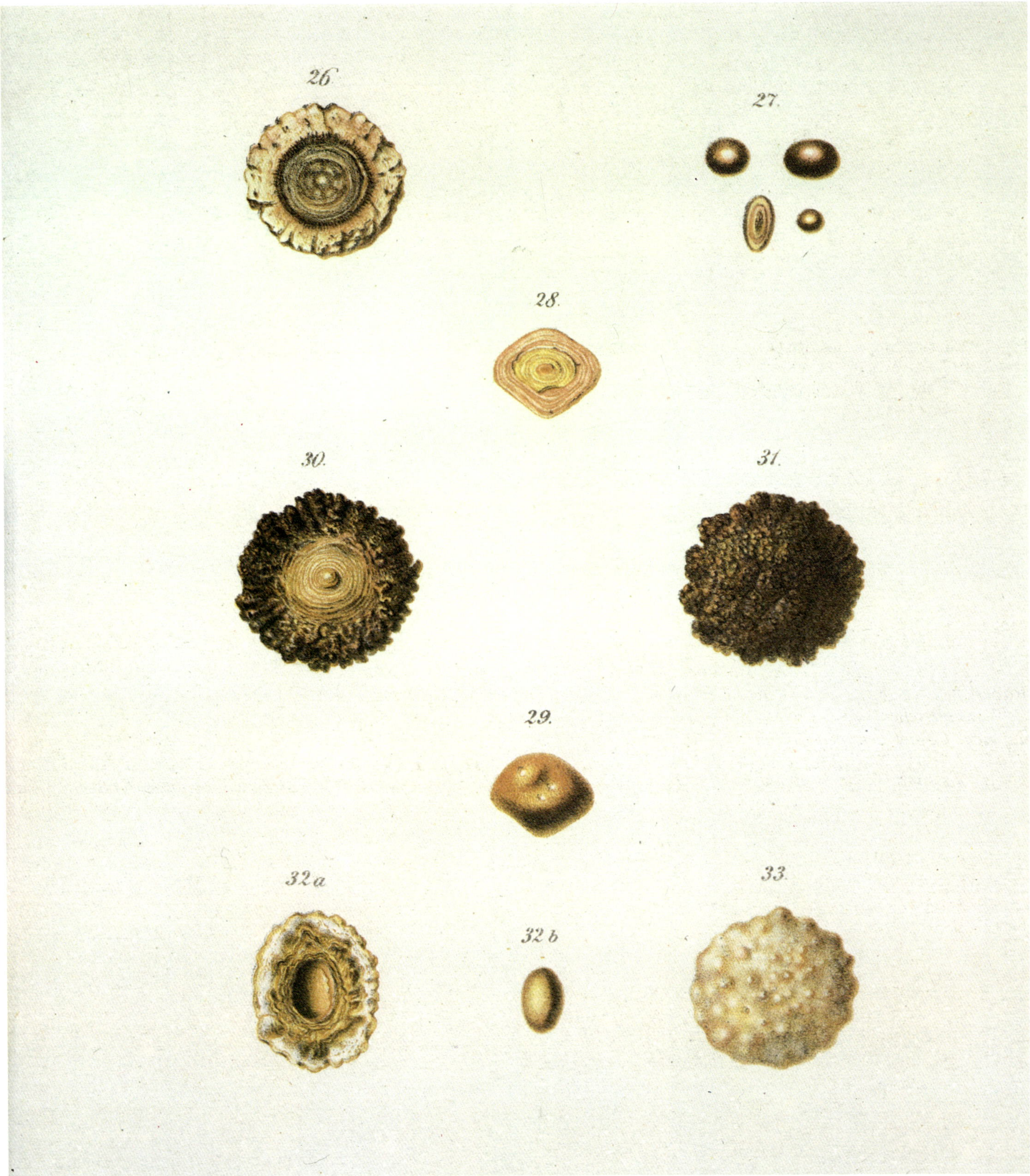


*Abbildung von Harn-Concretionen (Harnsteine) aus F. Heller, Wien 1860.*

## Prof. Dr. Herbert Pokieser

Vorstand des Zentralen Institutes für Radiodiagnostik der Universität Wien

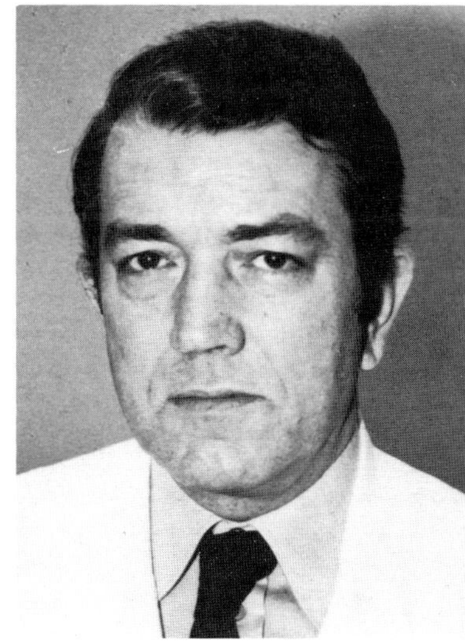

geboren am 22. September 1930 in Korneuburg, NÖ. Nach Reifeprüfung 1948 Beginn des Medizinstudiums an der Universität Wien. Promotion 1954, anschließend Gastarzt am Pathologisch-Anatomischen Institut der Universität Wien und ab 1955 im Wilhelminenspital der Stadt Wien. Nach Turnusausbildung zum praktischen Arzt Beginn der Fachausbildung 1957 am Röntgeninstitut dieses Krankenhauses unter dem damaligen Leiter Prof. Dr. R. PAPE. Nach Facharztanerkennung Eintritt als Assistenzarzt an die I. Chir. Univ. Klinik Wien und Tätigkeit an der dortigen Röntgenstation. Schwerpunkt wissenschaftlicher Arbeit waren die Einführung der Isodensmammographie, der selektiven Organarteriographie und der Röntgendiagnostik an der Intensivbehandlungsstation.
1968 Übernahme der Leitung der Röntgenstation an der I. Med. Univ. Klinik Wien. Habilitation für Radiologie 1972. Mehrere Studienaufenthalte im Ausland, ein Semester Tätigkeit als Gastdozent an der Radiologischen Klinik der Universität Tübingen.
1977 Ernennung zum ao. Professor und Bestellung zum Abteilungsvorstand am Röntgeninstitut der Allgemeinen Poliklinik der Stadt Wien. Berufung auf den Lehrstuhl für Röntgenologie an der Univ. Wien und Ernennung zum o. Prof. und Vorstand des Zentralen Institutes für Radiodiagnostik der Univ. Wien am 1. Oktober 1980.

# Kompetenzkonflikte – der medizinische Alltag

Interview am 30.1. 1982

*Frage: Glänzende Wiener Wissenschafter haben der Radiologie wahrhaften Weltruf verschafft. Gustav KAISER, NEUSSER, vor allem aber Guido HOLZKNECHT und Robert KIENBÖCK begründeten eine Schule, die vermutlich ihresgleichen nicht wieder fand. Sie waren Pioniere auf dem Gebiet der medizinischen Radiologie, Diagnostik und Therapie. Gibt es einen Anschluß an diese Zeit, aus der das berühmte Zentralröntgeninstitut stammt?*

*Antwort:* Die Pionierarbeit auf radiodiagnostischem und therapeutischem Gebiet wurde von den unmittelbaren Nachfolgern HOLZKNECHTS und KIENBÖCKS weitergeführt und der internationale Ruf, von dem Sie sprechen, erhielt sich bis zum Jahr 1938. Männer wie E. G. MAYER, Konrad WEISS, FLEISCHNER und CZEPA waren maßgebliche Vertreter der Röntgenszene. Das Jahr 1938 wurde zu einer grausamen Zäsur, und viele namhafte Schüler HOLZKNECHTS verließen die Stätte ihres Wirkens. Besonders erfolgreich in der Emigration war FLEISCHNER, der noch heute als Pionier der Lungenröntgenologie in den USA gilt. Noch heute gibt es die „FLEISCHNER Society", eine Vereinigung hervorragender Radiologen auf dem Gebiet der Thorax-Röntgendiagnostik. Nach dem Krieg waren viele der emigrierten Wiener Radiologen in hohe Positionen an U. S. Universitäten vorgerückt und kamen nicht mehr zurück.

*Frage: Und in Wien gab es niemanden, der eine neue Wiener Schule errichten hätte können?*

*Antwort:* Wenn man will, kann man von einer doppelten Tragödie sprechen. Die eine betrifft den intellektuellen Aderlaß, die andere ein spezifisches Wiener Problem, nämlich, daß Teile der Wiener Fakultät der Radiologie die Eigenständigkeit absprachen und sie nur als Hilfswissenschaft im Rahmen der jeweiligen Klinik betrachten wollten. Dies mit der Begründung, daß sie die „Verantwortung für den Patienten zur Gesamtheit trügen", eine folgenschwere Einstellung, weil damit – ohne über die zunehmende Entwicklung der Radiologie und die Einführung neuer Methoden informiert sein zu können – die Verantwortung für etwas übernommen wird, wofür Spezialwissen fehlt.

*Frage: Wie ließ sich diese Einstellung mit dem weltberühmten Ruf des Zentralröntgeninstituts vereinigen?*

*Antwort:* Das Zentralröntgeninstitut war so lange von Leben erfüllt, als ihm die Persönlichkeit eines HOLZKNECHTS Leben gegeben hat. Nach dem Krieg war es ein „Name".

*Frage: Wieso ist es zu so vielen, dezentralisiert ausgebauten, einzelnen Röntgenabteilungen an den verschiedenen Kliniken gekommen?*

*Antwort:* Sie wissen, daß das Zentralröntgeninstitut aus der klinikeigenen Röngtenabteilung der II. Med. Klinik hervorgegangen ist. Sie wurde 1899 ausgegliedert und als „Röntgen – Zentrale" 1902 von HOLZKNECHT übernommen. Daneben blieben klinikeigene Röntgenabteilungen bestehen, und in den folgenden Jahren wurden auch an den chirurgischen Kliniken ähnliche Röntgeneinrichtungen geschaffen. Und alle diese klinikeigenen Röntgenabteilungen wurden von den einzelnen Professoren natürlich vehement unterstützt, weil sie zum eigenen Einflußbereich gehörten. Überdies war das Zentralröntgeninstitut ab den 20er Jahren auf radiologische Untersuchungen auf dem Gebiet der Schädeldiagnostik, besonders der Hals-, Nasen- und Ohrenkrankheiten spezialisiert. Ein wissenschaftliches Arbeitsgebiet, das in den 50er Jahren an Bedeutung verlor, als man die meisten einschlägigen Erkrankungen mit Hilfe der Antibiotika ausheilen konnte. Fachliche Neuentwicklungen nach dem 2. Weltkrieg, insbesondere Gefäß- und Mammadiagnostik, wurden primär an klinischen Röntgenabteilungen aufgegriffen, weil eben dort das entsprechende Patientenmaterial vorhanden war.

*Frage: Welche Arbeitsinhalte blieben dem Zentralröntgeninstitut vorbehalten?*

*Antwort:* Nach 1945, vielmehr noch in den frühen 50er Jahren fehlten neue Arbeitsinhalte. Als der weit über den deutschsprachigen Raum bekannte und renommierte Radiologie ZDANSKY, der vor allem auf dem Gebiet der Inneren Medizin und der Kardiologie hervorragende Arbeiten geleistet hatte, zum Leiter des Institutes bestellt wurde, erkannte er bald, daß er sozusagen keine Kompetenzen für Klinische Radiologie auf dem Gebiet der Inneren Medizin und Chirurgie hatte und man auch nicht bereit war, ihm neue einzuräumen. Er versuchte zum Beispiel, die Nuklearmedizin in die Forschungsarbeit des Zentralröntgeninstitutes aufzunehmen, was vom Ordinarius einer medizinischen Klinik erfolgreich verhindert wurde. Verbittert resignierte ZDANSKY und folgte einer ehrenhaften Berufung nach Basel, wo er mit höchster Anerkennung tätig war.

*Frage: Hat sich bei einer solchen Situation überhaupt noch jemand gefunden, eine Berufung an das Institut anzunehmen?*

*Antwort:* Der sehr berühmte HOLZKNECHT-Schüler E. G. MEYER, der dem Institut schon zweimal als provisorischer Leiter vorgestanden war, nahm 1955 die Berufung an, wohl in der Hoffnung, das Haus seines Lehrers mit neuem Leben zu erfüllen. Sehr auf die unerhört diffizilen komplizierten Röntgenuntersuchungen des Schädels und besonders des Schläfenbeines spezialisiert, paßte MEYER natürlich in die Traditionslinie des Institutes, nur gab es allmählich weniger Patienten mit einschlägigen Erkrankungen, die zu untersuchen waren. Und wesentliche, neue wissenschaftliche Erkenntnisse auf diesem Gebiet waren zu dieser Zeit nicht mehr zu erwarten.

*Frage: Sind Kompetenzkonflikte ein Wiener Symptom oder gibt es sie anderswo auch?*

*Antwort:* Sie gehören zum Alltag im deutschsprachigen Raum, sie finden nahezu überall statt, wo es darum geht, persönliche Machtbereiche vergrößern zu können. Daran scheiterte übrigens die Berufung eines sehr interessierten Bewerbers für den nach dem Abgang MEYERS freigewordenen Lehrstuhl. Es handelte sich um einen führenden Radiologen aus Deutschland, dem der Lehrstuhl angeboten worden war, der aber als Voraussetzung verlangte, die einzelnen klinischen Röntgenabteilungen an das Zentralröntgeninstitut anzugliedern, um die wissenschaftliche Weiterentwicklung zu gewährleisten. Während sich drei Klinikchefs mit dieser Forderung einverstanden erklärten, scheiterte die Berufung am Vorstand einer Medizinischen Klinik, der schon für den Abgang ZDANSKYS verantwortlich gewesen war. Die Bewerbung wurde zurückgezogen und ein Ordinariat in der BRD vorgezogen. Mit der vakanten Lehrkanzel wurde der erste Oberarzt MEYERS, der Schädelspezialist PSENNER betraut, der diese bis 1979 innehatte. Ihm gelang es, einige Innovationen im Nachziehverfahren in die Arbeiten des Zentralröntgeninstitutes einzugliedern, wie etwa die Mammadiagnostik, die Angiographie und sehr spät auch die Computertomographie. Aber wie gesagt, es handelte sich um Nachziehverfahren und nicht um Impulse, die vom Zentralröntgeninstitut ausgegangen sind.

*Frage: Wenn die Herren Klinikchefs auf ihren wirklichen oder vermeintlichen Rechten beharrten, warum entschloß man sich dann nicht, die Idee der Zentralisation aufzugeben und das Institut zu schließen? Und wieso haben Sie sich unter diesen Umständen bereitgefunden, den Lehrstuhl für Radiologie zu übernehmen?*

*Antwort:* Zu ihrer ersten Frage: Das Zentralröntgeninstitut betreut nach wie vor Kliniken ohne eigenes Röntgen und Überhänge von den Ambulanzen der medizinischen und chirurgischen Kliniken. Überdies hat es nach wie vor eine Monopolstellung für Schädelspezialröntgen und für Ganzkörper-Computertomographie, die für das gesamte AKH und viele Krankenhäuser in Wien, NÖ und Burgenland durchgeführt werden. Es ist heute das weitaus größte Röntgeninstitut im AKH und arbeitsmäßig voll ausgelastet. Nach dem neuen Studiengesetz ist es überdies verpflichtet, das Klinikfach Radiologie im II. Studienabschnitt zu lehren und für die Fachausbildung der Ärzte zu sorgen.
Zu ihrer zweiten Frage: Nach dem Beschluß der Fakultät im Jahre 1977 wird die Radiologie im neuen Haus ein Zentralbetrieb wie in allen fachlich führenden Staaten – beispielsweise die USA, Schweden, England etc. – mit einem eigenen Akutversorgungsraum für Unfallpatienten werden. Schon seit 1972 war ich mit Planungs- und Integrationsarbeiten für den neuen Betrieb befaßt, weil ich Erfahrung in Röntgenabteilungen der Chirurgie und Internen Medizin gesammelt hatte.

*Frage: Wenn man davon ausgeht, daß für das Zentralröntgeninstitut und Ihre Arbeit mit dem Fakultätsbeschluß neue rechtliche Grundlagen geschaffen worden sind, wird es doch vieler Kämpfe bedürfen, alles zu vereinigen. Fühlen Sie sich dafür stark genug?*

*Antwort:* Auf Grund der vorliegenden Beschlüsse erwarte ich weniger Kämpfe als vielfältige Überlegungen und Planungsarbeiten, um die Funktion dieser für Wien neuartigen Organisationsstruktur sicherzustellen. Ich weiß mich hier überdies mit den Leitern aller bestehenden klinischen Röntgeninstitute einig und werde von ihnen auch voll unterstützt. Das Konzept für das neue Zentralinstitut berücksichtigt selbstverständlich historisch gewachsene Strukturen, indem bestehende radiologische Arbeitsgruppen auch im neuen Haus jene klinischen Bereiche zu betreuen haben werden, in denen sie jahrelange Erfahrung besitzen.

*Frage: Wie kamen Sie zu diesem Konzept?*

*Antwort:* Ich kann sagen, daß ich mich seit mehr als 10 Jahren mit der Erarbeitung dieses Konzeptes beschäftigt habe. Ich habe die entsprechenden Einrichtungen eingehend in den Vereinigten Staaten, in Schweden und Finnland studiert und die gewonnenen Erfahrungen mit den Fachkollegen des AKH immer wieder diskutiert. Gemeinsam haben wir für die Wiener Verhältnisse Brauchbares herausgeholt, uns aber sehr wohl gehütet, jene Überspezialisierungen zu übernehmen, die für Arzt wie für Patienten negative Auswirkungen haben. Unter Überspezialisierung verstehe ich folgendes: In den Vereinigten Staaten beispielsweise benötigt man zur Erhebung eines internen Befundes die Einweisung in zahlreiche Fachröntgenstationen – wie etwa in eine Lungen-, Herz-, Gefäß-, Magen-Röntgenstation etc., was ungeheuer zeit- und arbeitsaufwendig ist. Das von uns erarbeitete Konzept sieht die Einweisung in einen internen oder einen chirurgischen Röntgenbereich vor, wo alle einschlägigen Befunde von einer einzigen, mit der spezifischen klinischen Problematik vertrauten Arbeitsgruppe erhoben werden. Es ist also eine Art Gegenkonzept, wenn ich die gewonnenen Erfahrungen als Grundlage annehme.

*Frage: Werden Sie als Leiter eines offenbar riesigen Betriebes noch Zeit zu kreativer Forschungsarbeit haben?*

*Antwort:* Ich bin in dieser Hinsicht ein Optimist und glaube, im neuen UOG eine Hilfe zu finden. Das UOG erlaubt nämlich zu delegieren. Ich stelle mir vor, daß ich verschiedene Leitungsfunktionen an Mitarbeiter abtreten und so Zeit haben werde, den Kontakt zur Routine und zur wissenschaftlichen Arbeit nicht zu verlieren. Ich stelle mir eine Art Leitungsgremium vor, in dem ich als primus inter pares mit sehr selbständigen Departmentchefs zusammenarbeiten werde.

*Frage: Sind in Ihrem Generalkonzept noch kleine, dezentralisierte Röntgenabteilungen vorgesehen?*

*Antwort:* Unabhängig vom Zentralinstitut wird wie bisher die einfache traumatologische Röntgendiagnostik in den Unfallkliniken betrieben, die häufig notwendigen Spezialuntersuchungen – wie etwa die Angiographie, die Computertomographie und die Ultraschalluntersuchungen aber werden vom Zentralinstitut übernommen werden, das in unmittelbarer Nachbarschaft im Unfallbereich entsprechend eingerichtete Arbeitsräume haben wird – also eine Art Spezialdepartement, in dem rund um die Uhr gearbeitet wird. Darüber hinaus werden wie bisher in den Kliniken außerhalb des Zentralbaues, also der Kinderklinik und der Neurochirurgie klinikeigene Röntgeninstitute betrieben werden. Die Vorteile eines großen Zentralinstitutes werden sowohl vom personalmäßigen, vom ökonomischen wie auch vom Einsatz der hochspezialisierten teuren Geräte und den Möglichkeiten der wissenschaftlichen Bearbeitung zum Tragen kommen. Zwischen den Ärzten bettenführender Abteilungen und den Radiologen werden neue Kommunikationsformen zu entwickeln sein, wofür zahlreiche Demonstrations- und Besprechungsräume zur Verfügung stehen.

*Frage: Wird die heute schon enorme Anzahl von Röntgenaufnahmen noch weiter zunehmen?*

*Antwort:* Sie nimmt nicht zu, sondern wie die Statistiken beweisen, ab. Bis vor 5 Jahren betrug die jährliche Zuwachsrate 8%. Durch den Einsatz neuerer Verfahren und alternativer Methoden ist sie in den dazwischenliegenden Jahren auf 3–5% zurückgegangen.

*Frage: Wird durch andere Methoden – wie Ultraschalldiagnostik und Computertomographie – die Röntgendiagnostik beeinflußt werden?*

*Antwort:* Ja. Gegenwärtig ist dieser Prozeß voll im Laufen. Sowohl der Ultraschall als auch die Computertomographie führen zu einer Reduktion angiographischer Untersuchungen. Mit Hilfe der Computertomographie werden den Patienten so sehr belastende Untersuchungen wie die Luftfüllung der Hirnhohlräume (Pneumoencephalographie) zunehmend verschwinden. Anzuführen sind auch die modernen endoskopischen Verfahren zur Magen-Darmdiagnostik, welche die üblichen Röntgenuntersuchungen etwas zurückdrängen. Wesentlich ist aber festzuhalten, daß alle neuen oder alternativen Verfahren gerade die häufigst angewendeten Röntgenuntersuchungen, Thoraxraum- und Skelett betreffend, nicht ersetzen können.

*Frage: Was betrachten Sie als Ihre wichtigste persönliche Leistung auf dem Gebiet der Radiologie?*

*Antwort:* Die außerordentlich frühe Aufnahme der in Schweden entwickelten angiographischen Kathetertechnik. Es gelang mir Mitte der 60er Jahre, an der Röntgenstation der I. Chirurgischen Universitätsklinik die Einrichtungen für die moderne Angiographie zu installieren und mit ihrer Hilfe zahlreiche neue diagnostische Erkenntnisse auf dem Gebiet der selektiven Angiographie von Bauchorganen zu beginnen. Besondere internationale Beachtung fanden auch die mit dem Aufkommen der Nierentransplantation notwendigen diagnostischen Erfordernisse, welche ich gleichfalls durch die selektive Angiographie gewinnen konnte. Die damals sehr starken Impulse, die der neue Klinikvorstand FUCHSIG setzte, führten auch zur Errichtung der ersten Intensivbehandlungsstation im deutschsprachigen Raum. Damit eröffnete sich für mich ein neues Feld wissenschaftlicher Arbeiten in der Röntgendiagnostik. Bis dahin unbekannt gebliebene pathologische Veränderungen an Schwerstkranken (etwa der Verlauf von Schockzuständen) konnten durch systematische Analysen der am Krankenbett angefertigten Röntgenbilder des Thorax analysiert und zu einer Zeit auch publiziert werden, als diese heute geläufigen Prozesse noch weitgehend unbekannt waren. Diese beiden wissenschaftlichen Arbeitsbereiche konnte ich unter weit verbesserten apparativen und personellen Voraussetzungen an der Röntgenstation der I. Medizinischen Klinik fortführen und ausbauen („Selektive Angiographie der Eingeweideorgane", POKIESER, Stuttgart 1972 und „Röntgendiagnostik an der Intensivstation" im KUCHER/STEINBEREITHNER Werk unter dem Titel „Intensivbehandlung" 1972).

Ein besonderes persönliches Anliegen war mir der Aufbau einer Studentenvorlesung, die auf die Aneignung praktischer Kenntnisse ausgerichtet sein sollte, wobei die Studenten darauf trainiert werden sollten, akute Erkrankungen am Röntgenbild erkennen zu können. „Die Systematisierung der radiologischen Fachausbildung", die ich gemeinsam mit den Dozenten IMHOF und CZEMBIREK ausarbeitete, eine 600 Seiten umfassende Anleitung, wurde tatsächlich zu einem durchschlagenden Erfolg. Es handelte sich um einen teilweise operationalisierten Zielkatalog, in dem der werdende Facharzt die erforderlichen Kenntnisse und praktischen Fertigkeiten detailliert angeführt übermittelt erhält. Unterstützt vom Österreichischen Institut für Gesundheitswesen und dem Bundesministerium für Gesundheit und Umweltschutz konnte ich auch ein radiologisches Ausbildungszentrum errichten. In einer eigens dafür adaptierten Wohnung unweit des AKH stehen Studenten und Fachärzten eine umfangreiche Fachbibliothek und eine, von der amerikanischen Röntgengesellschaft entwickelte Lehrfilmsammlung zur Verfügung, die alle Möglichkeiten der Selbstweiterbildung anbieten. Ich bin auf dieses 1976 gegründete Zentrum, das als einziges Institut in Europa durch die 1500 Krankheitsbilder umfassende Sammlung den Studierenden Informationen in Wort und Bild liefert, sehr stolz.

*Frage: Welche Schwerpunkte sehen Sie ganz allgemein in der Forschung mit abbildenden Systemen?*

*Antwort:* Der Schwerpunkt liegt in einer immer weiteren Sammlung von Erfahrungen des morphologischen Substrates krankhafter Veränderungen. In Zukunft wird die elektronische Bildverarbeitung von Röntgen- und Ultraschallinformationen eine wichtige Rolle spielen. Die elektronische Bildverarbeitung bedeutet, daß man durch die Impulsverkürzungen Kontraste anhebt oder unterdrückt und damit Informationen neu entdeckt oder vorhandene weiter verdeutlicht. Es wird z. B. möglich sein, die arterielle Katheteruntersuchung durch einfache intravenöse Kontrastmitteluntersuchungen zu ersetzen und dadurch für den Patienten große Belastungen weitgehend auszuschalten. Neue physikalische Verfahren sind in der Diagnostik einzuführen, die derzeit in den Entwicklungsabteilungen großer Gerätefirmen in Konstruktion sind. So etwa das Kernspin-Resonanzverfahren, mit dem unter Ausschaltung von Röntgenstrahlen durch Hochfrequenzströme Organstrukturen sichtbar gemacht werden können. Allerdings sehe ich in der derzeitigen Budgetsituation die große Gefahr, daß wir durch nichtvorhandene Mittel nicht in der Lage sein werden, rechtzeitig an diesen modernen Entwicklungen teilnehmen zu können.

*Frage: Welchen ehemaligen Röntgenologen fühlen Sie sich besonders verbunden?*

*Antwort:* Meinem ersten Lehrer Prof. Dr. Rudolf PAPE, der ein klinischer Radiologe war und mich besonders stark beeinflußt hat. Wie ich war er ein patientenorientierter und nicht zentralistisch ausgerichteter Radiologe, der mich dadurch anzog, weil ihm das Gespräch mit dem Patienten als wichtiger Entlastungsfaktor für den oft angstbedrängten Ratsuchenden am Herzen lag.

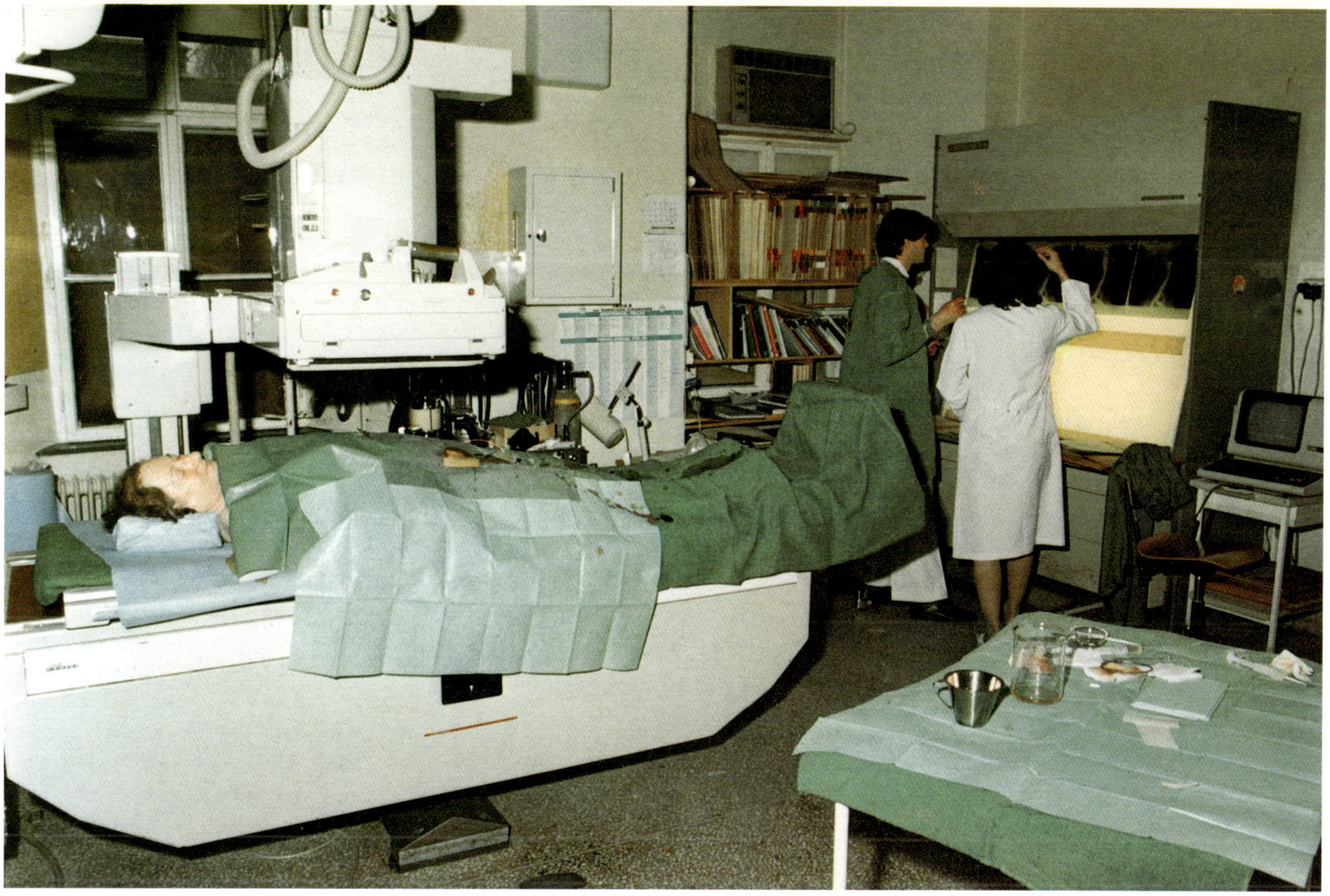

*Angiographie-Raum am Zentralen Institut für Radiodiagnostik.*

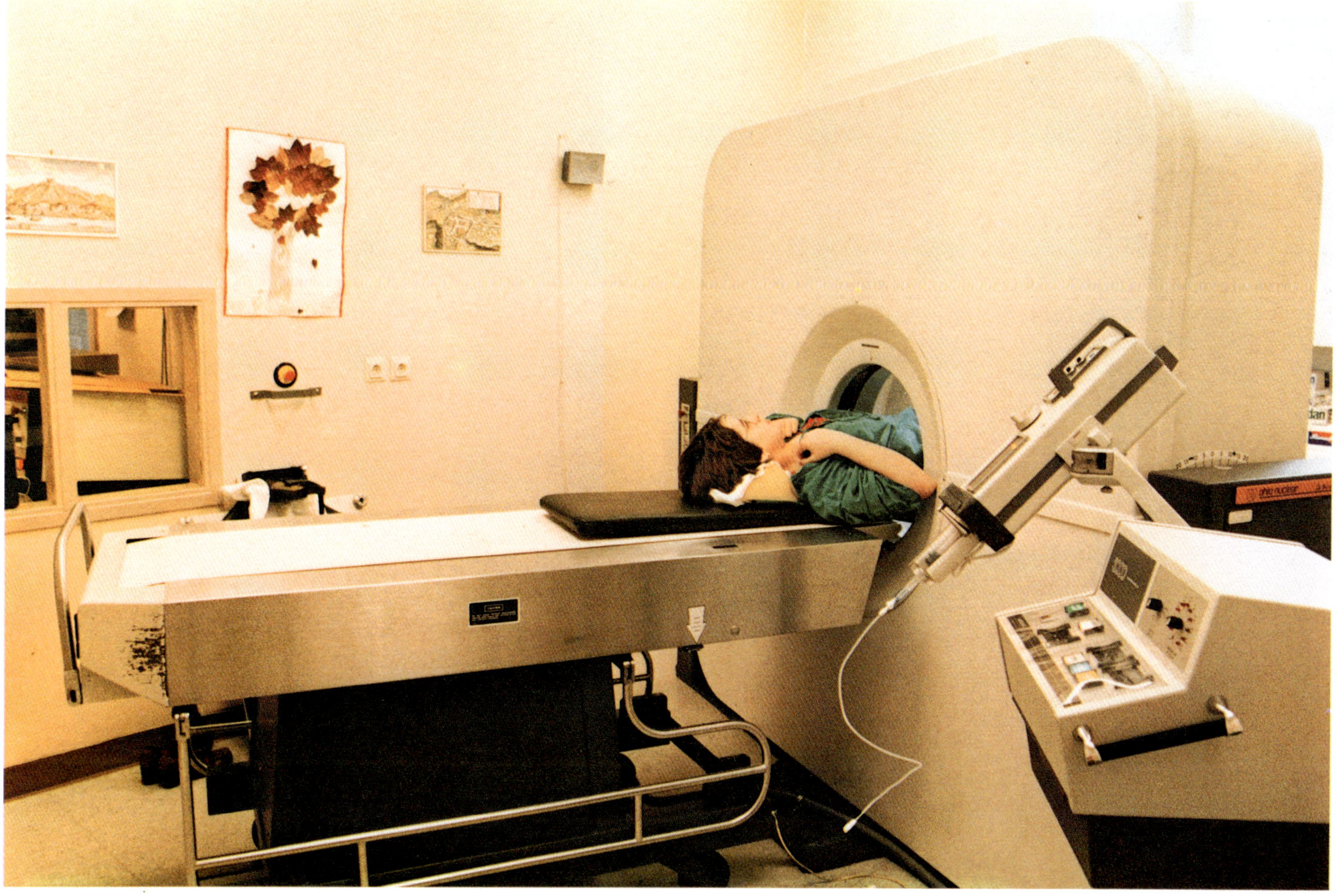

*Ganzkörper-Computertomograph. Patient in Untersuchungsposition. Im Vordergrund vollautomatischer Injektor.*

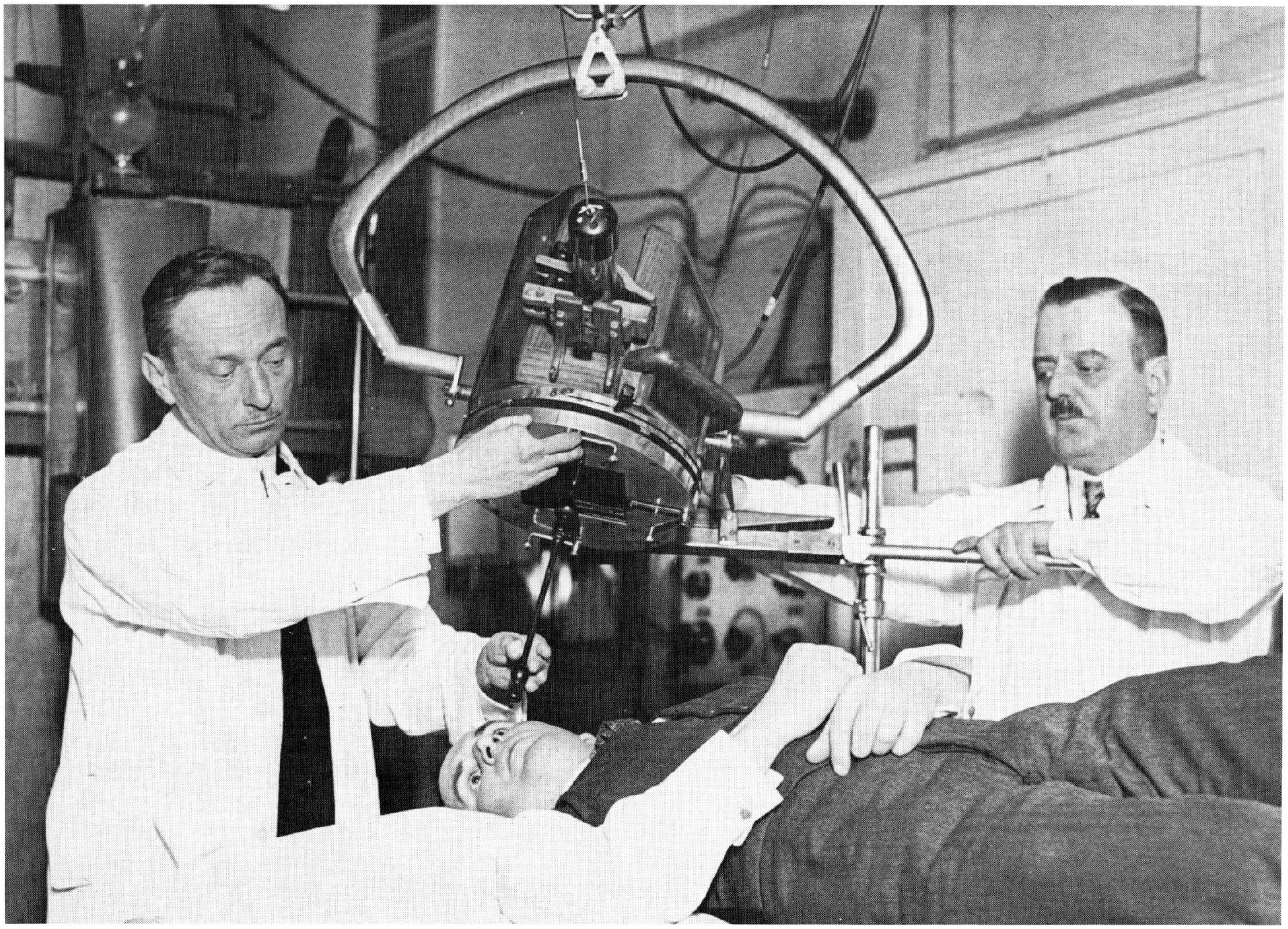

*Guido Holzknecht im Jahre seines Todes (1931) bei der Bestrahlung eines Patienten. Seine Hand zeigt bereits schwere Defekte durch Röntgenstrahlen.*

## Prof. Dr. Hans Frischauf

Leiter des Isotopenlabors an der I. Medizinischen Universitätsklinik Wien

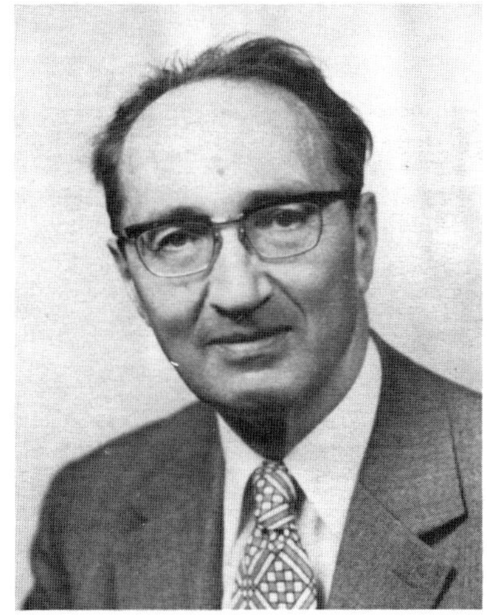

geboren am 8. Mai 1919 in Wien, studierte an der Universität Wien Medizin. Im Rahmen der Turnusausbildung im Wiener Allgemeinen Krankenhaus kam er im Oktober 1947 an die I. Med. Klinik und beschäftigte sich zunächst mit Fragen der Blutgerinnung, der Nierenfunktion und des Wasser- und Elektrolythaushaltes. Im Jahre 1958 Übernahme der Leitung der Isotopenstation der Klinik nach Absolvierung eines entsprechenden Kurses in England und Besuch zahlreicher ausländischer einschlägiger Institute bzw. Abteilungen. 1965 Habilitierung zum Facharzt für Innere Medizin unter besonderer Berücksichtigung der Nuklearmedizin. 1960–1974 Konsulent am jetzigen Forschungszentrum Seibersdorf. Habilitationsthema war die Anwendung der Aktivierungsanalyse in der Medizin. 1972 Ernennung zum ao. Professor. Intensive Beschäftigung mit Strahlenschutzfragen sowohl im Hinblick auf die Strahlengefährdung des Personals wie auch die Strahlenbelastung der Patienten bei medizinischen Anwendungen. Dieser Fragenkomplex und aktuelle nuklearmedizinische Themen sind auch heute noch Arbeitsgebiete.

# Die gebändigte Strahlung

Interview am 15. 3. 1982

*Frage: Die Geschichte der Nuklearmedizin beginnt mit dem Wirken von Prof. VETTER und Prof. HÖFER an der Nuklearmedizinischen Abteilung der II. Medizinischen Universitätsklinik. Seit wann gibt es dieses Fach in Wien tatsächlich?*

*Antwort:* Ja, Prof. VETTER war Mediziner und Physiker und hat sich schon sehr früh (1948) in Amerika mit der Anwendung von Radionukliden in der Medizin befaßt und kurz darauf in Wien zu arbeiten begonnen. Der Begriff Nuklearmedizin war zu diesem Zeitpunkt noch unbekannt. VETTER hat dann Ende der 50er Jahre eine Position bei der IAEA angenommen. Im Jahre 1954 wurde durch eine Anregung von Prof. FELLINGER das erste internationale Gasteiner Symposium für die Anwendung von Radioisotopen in der Medizin veranstaltet, das eines der ersten internationalen Symposien auf diesem Gebiet war. Eine Anwendung natürlicher radioaktiver Substanzen gab es in Wien schon vor dem 1. Weltkrieg. Damals wurde nach Gründung des Radiuminstitutes eine „Radiumstation" für die Behandlung verschiedener Krankheiten eingerichtet. Die medizinische Anwendung künstlicher Radioisotopen begann sich erst nach dem 2. Weltkrieg zu etablieren.

*Frage: Was versteht man eigentlich unter Nuklearmedizin?*

*Antwort:* Die Anwendung radioaktiver Nuklide in Diagnostik und Therapie. Die Untersuchungen können mit so geringen Substanzmengen durchgeführt werden – und darin besteht der große Vorteil der Methode – daß die Substanz weder eine biologische noch eine andere erkennbare Wirkung auf den Körper hat. Durch ihre Strahlung sind die Radionuklide aber auch in Spurenmengen erkennbar. Nach Einführung der Prüfsubstanz in den Organismus kann man ihre Aufnahme und Abgabe in die bzw. aus den einzelnen Organen genau verfolgen, wobei die Gammastrahlen der Radionuklide, die ebenso wie Röntgenstrahlen das Gewebe durchdringen, eine Untersuchung von der Körperoberfläche her – ohne invasive Eingriffe – ermöglichen. Aus der Anreicherung der Radioaktivität bzw. aus ihrem Fehlen, dort wo sie natürlicherweise vorhanden sein sollte, und aus den Zeitabläufen, in denen diese Verteilungsvorgänge erfolgen, kann man Schlüsse auf gewisse Erkrankungen ziehen.

*Frage: Ist Nuklearmedizin ein Spezialfach?*

*Antwort:* Die Nuklearmedizin verlangt spezielles Fachwissen, das sich die Ärzte aneignen müssen, die nuklearmedizinische Methoden anwenden. Fragestellungen für die Anwendung gibt es in allen Fachgebieten der Medizin. Die Nuklearmedizin sollte deshalb allen Interessierten zugänglich sein. Meines Erachtens sollte eine Anwendung von Radionukliden für „in vitro"-Methoden, bei denen dem Patienten keine Radionuklide appliziert werden, bei Einhaltung der Strahlenschutzvorschriften unter Beachtung von einschlägigen Methoden der Qualitätskontrolle im Laboratorium überall möglich sein. Die

Applikation von Radionukliden am Patienten („in vivo“-Methoden) setzt aber spezielle Kenntnisse der (patho)physiologischen Grundlagen sowie der Strahlendosen und der Strahlenwirkung radioaktiver Substanzen am Menschen voraus. Hier müßten sich Ärzte entsprechend ausbilden und die ausgebildeten Ärzte mit Fachspezialisten und Physikern zusammenarbeiten. Eine starke Dezentralisierung der Nuklearmedizin ist wegen der teuren Geräteausstattung nicht möglich. Es muß also eine Form der Zusammenarbeit gefunden werden, die ohne Rücksicht auf standespolitische und finanzielle Interessen eine produktive Zusammenarbeit ermöglicht, ohne daß die Geräte dabei Schaden leiden, weil sich niemand verantwortlich fühlt. Die Entwicklung der Spezialisierung „Nuklearmedizin“ ist noch lange nicht abgeschlossen.

*Frage: Handelt es sich bei nuklearmedizinischen Untersuchungen um eine Art Vorsorgeuntersuchung, daß also ein Patient bei Ihnen Auskunft erbittet, ob er an einem Karzinom leidet oder nicht?*

*Antwort:* Nein, es handelt sich vielfach um unspezifische Methoden, die nur ein Fehlen oder Vorhandensein der Anreicherung aktiver Substanzen in einem Organ nachweisen. In solchen Fällen ist eine genaue Fragestellung notwendig, um eine entsprechende Antwort zu bekommen. Bei Röntgenuntersuchungen besteht oft die Möglichkeit, spezifische Strukturen zu erkennen und eine Diagnose an Hand des Röntgenbildes zu stellen. Nuklearmedizinische Untersuchungen beurteilen vorwiegend funktionelle Aspekte, durch die man feststellen möchte, ob das Organ die angebotene Substanz in richtiger Weise aufnimmt und verarbeitet.

*Frage: Was geschieht mit einem Patienten, bei dem Abweichungen vom Normalen zu beobachten sind?*

*Antwort:* Der Patient soll zu nuklearmedizinischen Untersuchungen nicht von sich aus, sondern mit einer spezifischen Fragestellung kommen. Er wird dann mit dem ermittelten Befund an die anfragende Stelle zurückgeschickt, die weitere diagnostische und therapeutische Maßnahmen ergreift.

*Frage: Sind nicht die Schilddrüsenerkrankungen ein besonders bevorzugtes Anwendungsgebiet für die Radioisotopenmethode?*

*Antwort:* Die Schilddrüsenerkrankungen waren das erste Anwendungsgebiet, weil bei ihnen das Element Jod, das in den Schilddrüsenhormonen eingebaut wird, eine besondere Rolle spielt. Dadurch war es möglich, nach Applikation von radioaktivem Jod zu erkennen, wie die Schilddrüse arbeitet, wie sie das Jod aufnimmt, wie schnell sie es abgibt und ob und wo Areale vorhanden sind, in denen das radioaktive Jod vermehrt oder gar nicht aufgenommen wird. Auf diese Art und Weise konnte eine sehr spezifische Schilddrüsendiagnostik mit Hilfe der „Radiojodteste“ entwickelt werden. Zu diesen „in vivo“–Methoden kamen später hochentwickelte analytische (chemische bzw. biochemische) „in vitro“-Methoden, die für die Beurteilung der Funktion der Schilddrüse von größter Wichtigkeit sind. Die in-vitro-Untersuchungen werden nicht am Patienten, sondern im Reagenzglas durchgeführt, so daß sie keine Strahlenbelastung des Patienten verursachen. Sie ermöglichten einen großen Fortschritt in der Hormonforschung bei Schilddrüsenerkrankungen, die ja für manche Gebiete Österreichs (die Steiermark und Tirol sind seit langem als endemische Kropf- und Jodmangelgebiete bekannt) noch immer eine große Rolle spielen. Während die Verbreitung der in-vivo-Untersuchungen mit der Entwicklung der Szintigraphie (bildliche Darstellung der Aktivitätsverteilung in der Schilddrüse) in den 50er Jahren begann, wurde Anfang der 60er Jahre die Schilddrüsendiagnostik der in-vitro-Tests erarbeitet. Die Entwicklung der Methodik der „Radioimmunoassays“ brachte hier sehr rasch eine weitreichende Expansion.

*Frage: Hat die rasche Entwicklung der Methodik für den Patienten eine bessere Versorgung gebracht?*

*Antwort:* Die diagnostische Aussagekraft der Methode bei richtiger Indikation ist sehr gut. Heute gibt es in Wien neben den beiden Nuklearmedizinischen Abteilungen der I. und II. Medizinischen Universitätsklinik 12–15 Institutionen, die Isotopen auf medizinischem Gebiet „in vivo“ anwenden sowie zahlreiche Institute in fast allen Landeshauptstädten. Als spezifisch österreichische Entwicklung betrachte ich, daß die nuklearmedizinischen Abteilungen nicht in röntgenologischen, sondern überwiegend in internen Abteilungen ihren Ursprung haben.

*Frage: Sehen Sie in dieser spezifisch österreichischen Entwicklung Vor- oder Nachteile für die Entwicklung der Nuklearmedizin?*

*Antwort:* Sie beleuchtet die für die Nuklearmedizin spezifische Problematik. Die Nuklearmedizin erfordert einerseits eine für den Mediziner ungewöhnliche Kenntnis physikalischer und technischer Probleme, weshalb sie auch an vielen Stellen von Röntgenologen betrieben wird, die ja diese Voraussetzungen in besonderem Maß mitbringen. Andererseits ist die funktionelle Komponente der Untersuchungen, die sich in der Kinetik der radioaktiven Substanzen mit ihrer fortwährenden Änderung der Aktivitätsverteilung und vielfältigen Stoffwechselvorgängen ausdrückt, zu berücksichtigen, die spezielle Kenntnisse der Pathophysiologie und der Klinik erfordert. Sie ist dem vorwiegend morphologische Einzelheiten beurteilenden Röntgenologen weniger geläufig als dem anfragenden Spezialisten. Um weitere Fortschritte in der Nuklearmedizin zu erzielen, ist eine enge Zusammenarbeit zwischen Fachspezialisten, „Nuklearmedizinern“ und Physikern im Hinblick auf fachliche Fragestellungen nötig, bei der alle apparativen Entwicklungen ausgenützt werden, ohne daß sie als primäres Interesse gesehen werden.

*Frage: Welche Aufgaben haben die nuklearmedizinischen Abteilungen an den Kliniken?*

*Antwort:* Sie müssen vor allem diese Zusammenarbeit ermöglichen und interdisziplinär wirken. Wenn Spezialisten für einzelne Teilgebiete dort tätig sind, können sie auch die Behandlung entsprechender Patienten übernehmen.
Es ist aber nicht einzusehen, daß Schilddrüsenerkrankungen prinzipiell durch nuklearmedizinische Abteilungen behandelt werden. Das ist nur gerechtfertigt, wenn internistisch oder chirurgisch mit diesem Fachgebiet vertraute Spezialisten eine solche Ambulanz führen. Primär ist für solche Erkrankungen ein Endokrinologe zuständig. Ein Arzt, der sich nicht mit diesen Teilgebieten befaßt hat, kann echte Fehler in der Beurteilung solcher Erkrankungen machen. Ich bin nicht für eine Einschränkung ärztlicher Tätigkeit aus Konkurrenzgründen, doch ist es absolut notwendig, nicht nur die Methodik, sondern vor allem das fachliche Spezialwissen bei Ausübung einer ärztlichen Tätigkeit zu beherrschen.

*Frage: Vor 20–25 Jahren wurden meines Wissens radioaktive Isotope in Tumoren eingelegt, um sie zu zerstören. Wird das noch durchgeführt?*

*Antwort:* Die Anwendung in der Therapie ist durch die Fortentwicklung der konventionellen Strahlen- und der cytostatischen Therapie zur Zeit etwas zurückgedrängt. Ihren Platz behauptet die Radiojodtherapie vor allem bei bestimmten Schilddrüsenerkrankungen. Bei manchen Formen von bösartigen Schilddrüsentumoren ist diese Behandlung nicht durch andere Therapieformen ersetzbar. Auch in der Behandlung der Polycythämie, einer Blutkrankheit mit Vermehrung der roten Blutkörperchen, hat die Therapie mit Radionukliden ihren festen Platz. Bei der Behandlung gutartiger Erkrankungen ist man in den letzten Jahren mit der Anwendung von Radionukliden vorsichtiger geworden. Nuklearmedizinische Therapie wird auch bei Knochen- und Knorpeltumoren zur Schmerzbekämpfung und an Stelle einer Strahlentherapie bei manchen Erkrankungen als lokale Maßnahme eingesetzt.
Wissenschaftliche Forschung in Hinblick auf Tumoren wird vor allem in der Tumordiagnostik betrieben. Man versucht, durch Markierung von Tumorantikörpern und anderen Substanzen, die mit dem Tumorgewebe reagieren sollen, die Tumoren zur Darstellung zu bringen.

*Frage: Hat es in der Zeit seit Bestehen der Stationen an der I. oder II. Medizinischen Klinik eine Entwicklung gegeben, die zu einem internationalen Impuls geworden ist? War eine herausragende Arbeit mit dem Namen der Klinik verbunden?*

*Antwort:* In Hinblick auf Schilddrüsenerkrankungen, aber auch bei der Entwicklung verschiedener Methoden lagen wir meist im vorderen Feld. Arbeiten, die zu internationalen Impulsen führen und nur an einer Stelle entstehen, sind im allgemeinen sehr selten. Ein Thema, dem wir schon früh erhöhtes Interesse zuwendeten, ist der Strahlenschutz.
Die Beschäftigung mit dem Strahlenschutz ist nicht gleichbedeutend mit dem Bestehen einer erhöhten Gefährdung. Sie ist eine Bewußtseinsbildung durch Vermeidung möglicher Risken, die im nuklearmedizinischen Bereich sehr gering sind.
Die Schulung und Information des Personals sowie die Strahlenschutzmaßnahmen in der Nuklearmedizin sind in den letzten Jahren deutlich verbessert worden, so daß die Risken sicher nicht größer sind als in anderen Berufen. Untersuchungen zum Strahlenschutz und zur Strahlenbelastung des Patienten durch radiologische Maßnahmen werden bei uns schon seit vielen Jahren durchgeführt.

*Frage: Welche Anwendung von Radioisotopen gibt es im Bereich des Alltags?*

*Antwort:* Wie schon erwähnt, gibt es Fragestellungen auf allen Gebieten der Medizin. Der Patient muß seine Einwilligung zur Untersuchung geben, also einer freiwilligen Aufnahme von radioaktiven Substanzen zustimmen. Die dadurch eventuell mögliche Schädigung steht in keinem Vergleich zum Informationsgewinn und zu den aus der Untersuchung möglichen diagnostischen und therapeutischen Hinweisen. Auch müssen das Personal und die Umwelt in die Betrachtungen einbezogen werden. Hier sind aber die Vorschriften schon so streng und die Praxis meist so weit erprobt, daß bei Beachtung auch nur primitiver Regeln keine Schädigung zu erwarten ist.

*Frage: Müßte man Gastein theoretisch aussiedeln, weil dort die natürliche Strahlenbelastung für die Bevölkerung zu hoch ist?*

*Antwort:* Man müßte die ganze Welt aussiedeln, wenn man jede Strahlung als Belastung empfindet. Strahlenbelastung ist ein quantitatives Problem. Die biologische Wirkung der Strahlung, auf der die Strahlenschutzmaßnahmen beruhen sollen, wird in mancher Beziehung stark überschätzt, auf anderen Gebieten unterschätzt. Daher ist der Strahlenschutz nicht immer praxisbezogen.

*Frage: Sind Sie mit den derzeit geltenden gesetzlichen Strahlenschutzmaßnahmen einverstanden?*

*Antwort:* Bedauerlicherweise werden die durch sehr vorsichtige Gesetze als oberste Grenze festgesetzten Strahlendosen in der Medizin nach theoretischen und unwirklichen Voraussetzungen, vor allem ohne Berücksichtigung der tatsächlichen zeitlichen Exposition errechnet. Die Gesetze haben hier einen Eigenmechanismus entwickelt, der es nicht mehr gestattet, die Maßnahmen rationell zu gestalten. Neue Erkenntnisse müssen auch Berücksichtigung finden. Es wäre eine flexiblere und realitätsnähere Strahlenschutzverordnung für den medizinischen Bereich wünschenswert. Die auftretenden Dosen beim Personal

sind nachgewiesenermaßen sehr gering und vor allem von organisatorischen Maßnahmen abhängig.
Sie sind fast immer zu vernachlässigen gegenüber den erst in den letzten Jahren in die Strahlenschutzüberlegungen einbezogenen medizinisch-diagnostischen Dosen an Patienten. Aber auch diese führen nur in Ausnahmefällen zu einer „Strahlenbelastung", die ein erhöhtes Risiko bilden könnte, das aber, wie bereits erwähnt, durch die Krankheit vertretbar ist. Es ist sehr schwierig, dieses quantitative Problem bewußt zu machen.
Bei der Behandlung bösartiger Erkrankungen mit hohen Aktivitäten ist es sicher notwendig, die Umgebung der Behandelten über Vorsichtsmaßnahmen aufzuklären. Das betrifft vor allem organisatorische und nicht bauliche oder gerätemäßige Probleme des Strahlenschutzes.

*Frage: Das heißt, der Patient muß im Krankenhaus bleiben?*

*Antwort:* Er muß 1–2 Wochen stationär bleiben, und das betreuende Personal muß entsprechend belehrt sein. Es besteht aber nicht wie bei Infektionskrankheiten die Gefahr einer Weiterverbreitung. Man kann die auftretende Strahlenbelastung abschätzen und durch einfachste organisatorische Maßnahmen niedrighalten.

*Frage: Gibt es dafür speziell eingerichtete Zimmer?*

*Antwort:* Ja, sie haben besonders dicke Mauern, Bleischutz u. a. Auch die sanitären Anlagen müssen getrennt sein. Moderne Strahlenbetten, die allen (zum Teil übertriebenen) Anforderungen des Strahlenschutzes genügen, werden im Neuen Allgemeinen Krankenhaus errichtet und auch in Lainz gebaut.
Bei uns wurden jetzt 3 Strahlenbetten als Überbrückung für die Behandlung von Schilddrüsenpatienten mit Radiojod eingerichtet. Es ist sehr bedauerlich und medizinisch unvertretbar, daß eine übertriebene Angst vor Strahlung dazu führte, daß man in Wien jahrelang keine entsprechende Behandlung durchführen durfte (die Patienten mußten andernorts behandelt werden).

*Frage: Die Radioisotopenbehandlung ist die einzig wirksame bei Schilddrüsenkarzinomen?*

*Antwort:* Sie ist bei einzelnen Formen nicht zu entbehren.

*Frage: Besteht nicht die Gefahr, daß der Patient durch diese Behandlung auch an einer Leukämie erkrankt?*

*Antwort:* Die Gefahr der Leukämie, die kaum häufiger als bei nicht strahlenbehandelten Patienten auftritt, ist bedeutend geringer als das Fortschreiten der bösartigen Schilddrüsenerkrankung. Im Vergleich mit einer cytostatischen Therapie ist das Risiko einer bösartigen Erkrankung durch die gezielte Bestrahlung mit Radiojod gering.

*Frage: Wo steht die Nuklearmedizin heute? Gibt es eine Entwicklung, gibt es Erkenntnisse, die weiterführen, wenn man beispielsweise den Stand von heute mit jenem von 1950 oder 1960 vergleicht?*

*Antwort:* Es gibt sicher technische Verbesserungen und dadurch auch neue Erfahrungen. Man hinkt aber hinter der Technik nach und beachtet manche rein medizinischen Aspekte zu wenig. Die Fragestellungen werden immer komplizierter und die scheinbar immer genaueren und exakteren Daten immer schwieriger zu interpretieren.

*Frage: Ist der Arzt also ein bißchen hilflos, was er mit den Ergebnissen tun soll?*

*Antwort:* Die Mehrzahl der Ärzte glaubt an die Zahlen und interpretiert sie nach gewissen Vorlagen. Ich persönlich glaube, daß die individuellen Unterschiede zu stark sind, um schematisieren zu können. Man kennt die Prämissen zu wenig, die individuell stark schwanken können. Es besteht geradezu der Zwang, die Technik immer weiter zu verbessern, ohne gleichzeitig die den medizinischen bzw. pathophysiologischen Überlegungen zugrundeliegenden Modelle ausreichend zu überdenken. Es müßte eine ruhigere Zeit für eine Zusammenarbeit von Medizinern, Physikern und anderen Interessierten kommen, die diese Modellvorstellungen gedanklich durcharbeiten, um bessere Interpretationen erzielen zu können. Man müßte mehr selektieren und die Indikationen für die Untersuchungen besser stellen. Man darf nicht glauben, daß durch eine rasche Rechenzeit und undurchschaubare apparative „Verbesserungen" bessere Ergebnisse erzielt werden, wenn die Fragestellung nicht genug definiert ist.

*Frage: Glauben Sie, daß man ohne Maschinen bessere Ergebnisse hätte?*

*Antwort:* Das sicher nicht. Aber wenn man sich mit dem Patienten ebensoviel beschäftigte wie mit den Apparaten, könnte man bessere Ergebnisse erreichen. Treibt man die „Objektivität" mit Apparaten ohne Betrachtung des Patienten zu weit, dann geht man in die Irre. Man braucht einen vernünftigen Kompromiß.

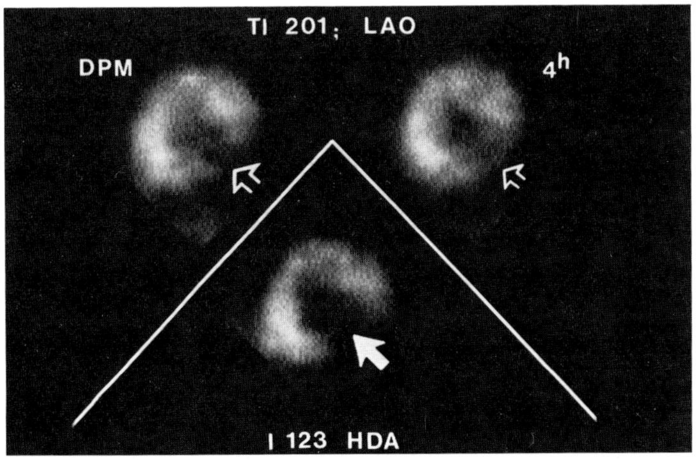


*Szintigraphie des Herzmuskels zum Nachweis eines Myocardinfarktes mit Thalliumchlorid (Tl 201) und jodmarkierten Fettsäuren (HDA). An den mit Pfeilen bezeichneten Stellen ist die Speicherung (Aufnahme) des Radionuklids durch ein Infarktgeschehen gestört.*

# Prof. Dr. Karl Heinz Kärcher

Vorstand der Universitätsklinik für Strahlentherapie und Strahlenbiologie Wien

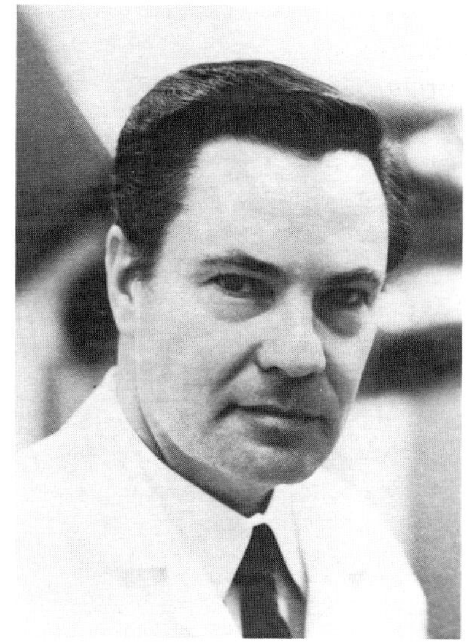

geboren am 19. August 1923 in Mannheim. 1942–1949 Hochschulstudium an den Universitäten Berlin und Würzburg sowie Frankfurt. 21. September 1949 Promotion zum Doktor der gesamten Heilkunde.

1. Oktober 1949–31. März 1950 Assistent an der Universitätsklinik Frankfurt/Main, 17. April 1950–30. September 1951 Assistenzarzt am 97. General Hospital U. S. Army Frankfurt, 1. Oktober 1951–3. April 1955 Assistenzarzt an den Städtischen Krankenanstalten Mannheim, 1. Mai 1957–31. Jänner 1969 Assistenz- bzw. Oberarzt an der Strahlenklinik der Universität Heidelberg. 16. November 1954 Zuerkennung des Facharztes für Haut- und Geschlechtskrankheiten, 11. Jänner 1961 Facharztanerkennung für Röntgenologie- und Strahlenheilkunde. 14. Dezember 1961 Habilitation „Medizinische Strahlenkunde" an der Universität Heidelberg; Mai 1962 Ernennung zum Oberarzt der Univ.-Strahlenklinik Heidelberg. 12. April 1964 HOLTHUSEN-Ring durch die Deutsche Röntgengesellschaft. Jänner 1966 Leitung der Röntgendiagnostischen Abteilung der Universitäts-Strahlenklinik Heidelberg, 6. Juli 1966 Ernennung zum Abteilungsvorsteher. 5. Mai 1967 Ernennung zum ao. Professor, Universität Heidelberg; 12. Februar 1969 Berufung an die Universität Wien als Ordinarius für Radiologie und Strahlentherapie; 26. März 1969 Vorstand der Universitätsklinik für Strahlentherapie und Strahlenbiologie Wien.

# Trennzäune müssen niedergerissen werden

Interview am 4. 4. 1982

*Frage: Man könnte Sie fast als eine Symbolfigur für österreichische Tragödien ansprechen. Sie stammen aus einer Salzburger Familie, die die Heimat fluchtartig verlassen mußte, weil der katholisch Klerus Andersgläubige nicht dulden wollte, und die es nach Deutschland verschlug. Sie kehrten nach Österreich zurück, nachdem Sie in Deutschland Grundsätze und Lehrweisen der Wiener Schule zuerst kennenlernen mußten, um hier – nach Wien berufen – diese Universitätsklinik zu übernehmen. Können Sie die Anfänge der Disziplin Strahlentherapie und Strahlenbiologie, wie Ihre Klinik und Ihr Fach heißt, darstellen?*

*Antwort:* Aus historischer Sicht möchte ich auf zwei Vorfahren, wenn ich so sagen darf, zu sprechen kommen. Zuerst auf den Wiener Dermatologen Leopold FREUND, der sich als Radiologe habilitierte und kurz nach der Entdeckung der Strahlen durch Konrad Wilhelm RÖNTGEN – die man die ionisierenden Strahlen nennt – feststellte, daß von diesen Strahlen eine biologische Wirkung auf das Hautorgan ausgeht, sichtbar werdend durch Ausfall der Haare. Er machte damit den welthistorisch ersten, therapeutischen Versuch, bei einem kleinen Mädchen Tierfell Naevus zu epilieren. Dieser Versuch gelang zwar, dann aber wurden Strahlenfolgen sichtbar. Über diese Folgeschäden leiteten sich wissenschaftliche Dispute ab, an denen zunächst Leopold FREUND, später HOLZKNECHT und KIENBÖCK teilnahmen. Diese wissenschaftlichen Gespräche währten über Jahre und Jahrzehnte, bis schließlich aus ihnen die Strahlentherapie und Strahlenbiologie herauswuchs und entstand.

Der zweite große Fixstern in der Radiologie und Radioonkologie war der weltberühmte Chirurg Vinzenz CZERNY, ein Schüler Theodor BILLROTHS, der als Ordinarius zunächst nach Freiburg und später nach Heidelberg ging. In Heidelberg gründete er eine weltweit berühmt gewordene, international anerkannte Schule. Aus eigener Initiative und mit eigenen Mitteln baute er dann eine Krebsklinik und ein Krebsforschungsinstitut auf und verwirklichte eigentlich schon im Jahre 1906 die Idee einer zentralisierten Krebstherapie und -forschung. CZERNY war ein so genialer Chirurg – er führte die erste vaginale Uterusexstirpation, die erste Kehlkopfexstirpation und viele andere Operationen mehr durch –, daß er eigentlich keiner zusätzlichen Unterstützung bei der Krebstherapie bedurft hätte. Er begriff aber – und das war das geniale an ihm –, daß die Chirurgie allein das Krebsproblem nicht würde lösen können. Daher suchte er nach Möglichkeiten, die chirurgische Behandlung in allen Stadien zu unterstützen und bediente sich dabei der ionisierenden Strahlen, der radioaktiven Isotope und unternahm auch Versuche mit chemischen Mitteln, den Tumor zu bekämpfen. Er war eigentlich der Vater der heutigen kombinierten, interdisziplinär radioonkologischen Behandlung.

*Frage: Warum mußte CZERNY nach Deutschland gehen, warum baute er diese Schule nicht in Wien auf?*

*Antwort:* CZERNY war zum Zeitpunkt seiner Berufung nach Freiburg erst 28 Jahre alt. Obwohl sein Lehrer BILLROTH ihn gerne als seinen Nachfolger gesehen hätte, war die Wiener Fakultät gegen seine Berufung, weil sie CZERNY für zu jung erachtete. BILLROTHS Nachfolger wurde ALBERT. Durch die Heirat mit der Tochter KUSSMAULS kam CZERNY nach Heidelberg und wurde dort zum großen Chirurgen und Radiotherapeuten. Nach ihm ist heute die Heidelberger Strahlenklinik benannt. CZERNYS Lebenswerk wurde nach seinem Tod leider sehr rasch in Einzelteile zerlegt. Zuerst wurde ein Krebsforschungsinstitut theoretischer Natur herausgebrochen, dann die Klinik selbst in ein Krebspflegeheim umgewandelt. Es dauerte lange Zeit, bis die Fakultät nach dem Zweiten Weltkrieg daranging, wieder eine große zentrale Krebsbehandlungseinheit zu schaffen, deren Leitung Josef BECKER übertragen wurde. Dieser – seinerseits ein Kind der Wiener Schule, nämlich Schüler von EISELSBERG – war chirurgisch sehr stark beeinflußt und holte mit ungeheurer Schaffenskraft und Initiative viele Fachleute an sein Haus, die CZERNYS Vorbild folgten und das interdisziplinäre Zusammenarbeiten verwirklichten.

*Frage: Warum wurde CZERNYS Klinik, ein Forschungszentrum, nach seinem Tod so ungeheuerlich zerrissen?*

*Antwort:* Es waren damals Einzelinteressen stärker als die Interessen der Fachvertreter, wobei die einen mehr die Chirurgie, die anderen mehr die interne Medizin in den Vordergrund schieben wollten und aus diesem ihrem Gesichtspunkt ein interdisziplinäres Sonderkrankenhaus als überflüssig betrachteten.

*Frage: BECKER, der nach dem Zweiten Weltkrieg das Krebszentrum neue aufbaute, war ein Schüler von EISELSBERG, also vermutlich gebürtiger Wiener?*

*Antwort:* Josef BECKER ist ein gebürtiger Ungar, ein Deutsch-Ungar aus dem Banat, der in Wien sein Studium absolvierte und in Wien chirurgischer Schüler von EISELSBERG war. Auch er kam durch seine Heirat nach Heidelberg und war hier bei KIRSCHNER und später bei RUNGE in der Gynäkologie chirurgisch, hauptsächlich tumorchirurgisch tätig. Er wurde dann von den berühmten Chirurgen K. H. BAUER und RUNGE beauftragt, das ehemalige Samariterhaus – das jetztige CZERNY-Krankenhaus – zu einem Krebsbehandlungszentrum auszubauen. Mit großer Energie und viel Erfolg errichtete er auch eines der berühmtesten, bekanntesten europäischen und international anerkannten Strahlentherapiezentren, in dem eigenständig Nuklearmedizin, Radiodiagnostik und Strahlentherapie betrieben wurde. Eine 100-Bettenklinik gab die Garantie für die Möglichkeit einer interdisziplinären, einer stationären und einer ambulanten Behandlung mit modernsten Behandlungsgeräten wie Elektronenschleudern, Kobaltgeräten. Ich selbst bin Dermatologe und wurde von SCHMIDT-LA BAUME, einem Schüler von HERXHEIMER Frankfurt/M., ausgebildet. Mein Vater war selbst Dermatologe und sehr daran interessiert, daß ich mich nach abgeschlossener Dermatologenausbildung noch einer weiteren Spezialisierung, nämlich einer radiotherapeutischen Zusatzausbildung unterzog. So kam ich an die Klinik in Heidelberg, wo, wie gesagt, Josef BECKER Fachleute aus allen Disziplinen suchte und ich als Dermatologe sehr begrüßt wurde. Er gab mir die Anregung, radiobiologisch zu arbeiten und meine klinischen Kenntnisse zur Behandlung der Hautreaktion während einer Strahlentherapie einzusetzen. Die Klinik orientierte sich bei der Behandlung der Hautreaktion rasch nach dermatologischen Grundsätzen, was von außerordentlichem Erfolg begleitet war. Wissenschaftlich hatte ich auf diesem speziellen Gebiet der Hautreaktion ein besonderes biologisches Arbeitsfeld gefunden. Es entstand der Begriff der klinischen Strahlenbiologie, ein Begriff, der von meinem Lehrer BECKER initiiert und installiert worden war. Er war der Auffassung, daß alle theoretischen Strahlenbiologen und die von ihnen erarbeiteten Ergebnisse in die Klinik übertragen bzw. eingebunden werden müßten, sollten sie wirksam und relevant sein. Da diese Forderung für die Kliniker schwer umzusetzen war, mußten Wissenschafter, die sich theoretisch-medizinisch betätigten, auch in der Klinik aktiv werden, und diese Klinikbeziehung wurde von unserem Forschungszentrum auch hergestellt. Wir arbeiteten sowohl im Tierversuch, übertrugen aber auch die experimentell erarbeiteten Ergebnisse auf den Menschen. Diese Beobachtungen wurden zur Plattform der Klinischen Strahlenbiologie, die auf diese Weise „geboren“ wurde.

*Frage: Ist die Klinische Strahlenbiologie als Begriff von Ihnen für Deutschland oder auch international erfunden oder überhaupt als neues Fach von Ihnen eingeführt worden?*

*Antwort:* Der Begriff wurde von uns aus der CZERNY-Klinik hinausgetragen und international bekannt gemacht. Noch ist die Klinische Strahlenbiologie nicht überall akzeptiert, aber man darf feststellen, daß sie von internationalen Organisationen wie beispielsweise der IAEA oder der WHO als Begriff heute selbstverständlich gebraucht wird. Es wird auch immer wieder darauf hingewiesen, daß gerade die Zusammenarbeit theoretischer und klinischer Strahlenbiologen für die Anwendung bestimmter therapeutischer Verfahren in der Strahlentherapie von ganz besonderem Wert und Nutzen sein kann. Aus diesen Erwägungen ist die Klinische Strahlenbiologie sowohl in Deutschland als auch in den angloamerikanischen Ländern heute durchaus vorhanden und im großen Maß akzeptiert.

*Frage: Worin besteht der anwendbare Nutzen?*

*Antwort:* Der Nutzen der Klinischen Strahlenbiologie liegt in der Beobachtung der Wirkung theoretischer Modelle in der Klinik und im Ausbau klinischer Programme, die auf den theoretischen Erkenntnissen basieren, woraus sich therapeutische Anweisungen oder Modelle ergeben, die für die tägliche Routine außerordentlich nützlich sind.

*Frage: Hat sich die Strahlenbiologie schon in etwas Greifbares umsetzen lassen, etwa in eine neue Therapieform?*

*Antwort:* Oh ja, das kann man sehr eindrucksvoll nachweisen. Es gibt heute Strahlensensibilisatoren, die die Strahlenwirkung so wirksam verstärken, daß eine Empfindlichkeit von Geschwulstgeweben entsteht, die ja sauerstoffarm oder schlecht durchblutet sind. Während man bisher versuchen mußte, Sauerstoff unter Überdruckbedingungen in das Gewebe einzubringen, um eine Sensibilitätssteigerung zu erreichen, kann man heute mit chemischen Substanzen – wie etwa dem Metronidazol, das bei Trichomonaden Anwendung findet – diese Sensibilität ohne Sauerstoffüberdruck erzeugen. Forschung und Arbeit auf dem Sensibilisatorensektor wurden so angeregt, daß nun allseits nach wenig toxischen, besser dosierbaren Sensibilisatoren gesucht wird, weil man mit ihrer Hilfe vom Sauerstoff fast unabhängig werden kann, der zur Sensibilitätssteigerung nötig war, oder auch von Strahlenarten wie Neutronen, die neue Hoch-LET-Strahlung, die sehr teuer und aufwendig sind. Man kann also sagen, die Pharmazie, die theoretische Strahlenbiologie und schließlich die Klinische Strahlenbiologie haben im Verlauf der letzten 5 Jahre ganz erhebliche Fortschritte auf dem strahlentherapeutischen Sektor gebracht.

*Frage: Sie verzeihen, wenn ich insistiere: Waren Sie der geistige Vater dieser Fortschritte?*

*Antwort:* Unsere strahlenbiologisch-klinischen Arbeiten und Forschungsrichtungen begannen vor 20 Jahren in Heidelberg und waren Anstoß für eine neue Fach- oder Forschungsrichtung.

*Frage: Sie waren vor 20 Jahren noch höchst erfolgreich in Heidelberg, jetzt sind Sie aber schon das 14. Jahr in Wien tätig. Wie reimt sich das zusammen? Wie kam es zu Ihrer Berufung nach Wien, und was fanden Sie hier vor?*

*Antwort:* Meine Berufung nach Wien hatte eine lange Vorgeschichte. Seitens der Wiener Fakultät bemühte man sich intensiv um einen potenten Therapeuten für die Radiologie, der auch Voraussetzungen hatte, die an die alten historischen Leistungen der Wiener Radiologenschule anschließen konnten. Leider bestand in den Kriegs- und Nachkriegsjahren ein echtes Vakuum auf diesem Gebiet in Wien, das zu einem völligen Darniederliegen der therapeutischen Radiologie in Österreich geführt hat. Zudem war die apparative Ausrüstung veraltet und größtenteils völlig unzureichend. Für den zu Berufenden gab es somit ein riesiges Aufgabenpensum zu bewältigen. Nun gehöre ich zu den Menschen, die gerne an sich selbst Anforderungen und Herausforderungen stellen. Aber ganz bewußt war mir nicht so richtig, was auf mich zukommen würde. Nicht nur in Wien, sondern in ganz Österreich herrschte ein bedauerlich niedriger Stand auf dem Gebiet der Strahlentherapie zu dieser Zeit. Sozusagen eine Hauptaufgabe bestand darin, bauliche Maßnahmen, Vorsorge für apparative Ausrüstung und für die Ausbildung von Radiotherapeuten und technischen Assistenten zu treffen. Das war schon eine ganz gewaltige Aufgabe, die in den ersten 10 Jahren mit zufriedenstellenden Ergebnissen abzuschließen gelang. Ich muß schon hinzufügen, daß die Bewältigung all dieser Probleme nicht gelungen wäre, wenn der damalige Bürgermeister Felix SLAVIK nicht so tief von der Überzeugung der Notwendigkeit durchdrungen gewesen wäre, das durch so lange Zeit vernachlässigte Gebiet der Radiologie neu zu beleben. Er ermutigte immer wieder, wenn uns der Mut zu verlassen drohte, und er setzte alle seine Möglichkeiten ein, ein unseren Vorstellungen entsprechendes neues Haus zu errichten. Nach dem 10. Jahr des Bestehens der Klinik konnte man sagen, daß Wien wieder ein europäisch und international anerkanntes Strahlentherapiezentrum geworden ist, das über alle modernen Einrichtungen und darüber hinaus über eine Bettenstation und ein Strahlenbiologisches Institut bzw. Laboratorium verfügt, und bei allen Untersuchungen, die therapeutisch, klinisch oder wissenschaftlich-biologisch durchgeführt werden, allen jenen Anforderungen entspricht, wie sie auch im Zentrum in Heidelberg gestellt werden.

Nachdem dieser Standard erreicht war, gelang es durch meine zahlreichen internationalen Verbindungen aus meiner Heidelberger Zeit, Freundschaften in England, in Amerika, eigentlich praktisch in der ganzen Welt wieder aufleben zu lassen. So kam es, daß im Jahr 1978 das erste internationale Meeting für Radioonkologie in Baden bei Wien stattfinden konnte, wobei Kollegen aus der ganzen Welt ihre neuesten Forschungsergebnisse vortrugen. Der Erfolg der Badener Begegnung war so groß, daß eine Wiederholung des Meetings nach 3 Jahren vorgeschlagen wurde. Im Mai 1981 war ein wesentlich größerer Zuhörer- und Teilnehmerkreis in Baden anzutreffen, und es wurde ein Klub für Internationale Radioonkologie in Österreich gegründet, dem die namhaftesten Vertreter dieses Fachs angehören.

*Frage: Und dessen Präsident Sie sind?*

*Antwort:* Ich bin der Präsident dieses internationalen Klubs. Aber – und das möchte ich unterstreichen – mit dem Namen „Internationaler Klub für Radioonkologie in Österreich" sollte die Anerkennung für die wissenschaftliche Leistung und den Aufbau der Radiologie und Radiobiologie ausgedrückt werden. In diesen 10 Jahren ist aber auch gelungen, eine so anerkannte Schule aufzubauen, daß von hier ein Ordinarius nach Patras in Griechenland und je ein Primarius nach Klagenfurt und Salzburg berufen wurden. Wichtiger fast ist noch, daß das Land Kärnten auf Grund unserer Planung und mit unserer wis-

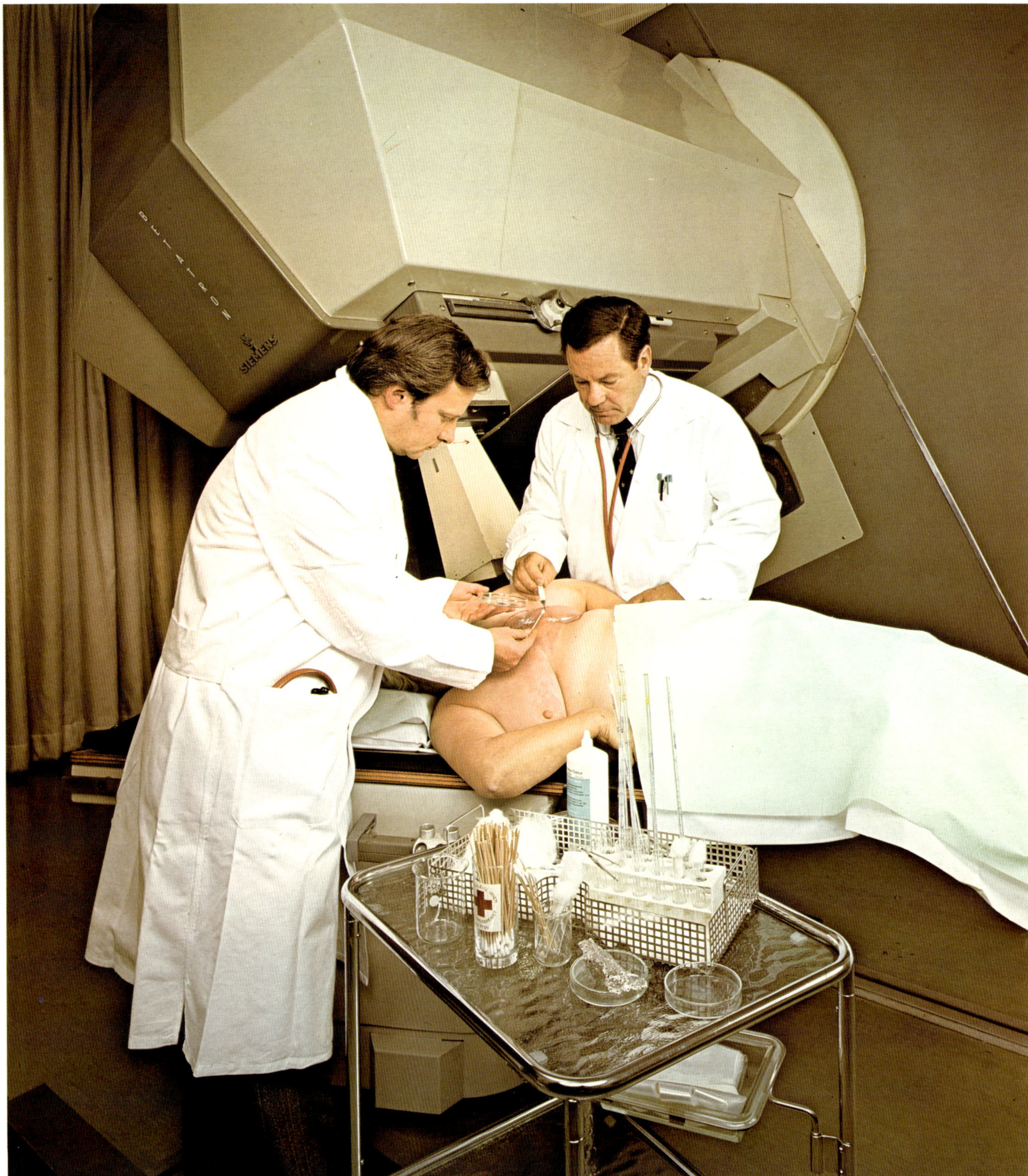

*42 MeV Kreisbeschleuniger (Betatron) zur Therapie mit schnellen Elektronen und ultraharten Röntgenstrahlen. Zellentnahme zur Anlage einer Tumorzellkultur (klinische Strahlenbiologie).*

senschaftlich sachlichen Unterstützung ein Zentrum in Klagenfurt aufbaute, das schon voll funktionstüchtig ist. Es ist das erste mit Linearbeschleunigern ausgestattete, mit Bestrahlungsplanung und Hilfsgeräten ausgerüstete, nach modernstem Muster arbeitende Strahlentherapiezentrum in Österreich.

*Frage: Gibt es außer diesen von Ihnen erwähnten organisatorisch-managementmäßigen Leistungen auch wissenschaftliche, von denen man annehmen kann, sie seien als Innovation von Österreich ausgegangen und: Welche Chancen gibt die Radiologie den Krebspatienten, wo liegen die Erfolgsquotienten?*

*Antwort:* Darüber gibt es sehr unterschiedliche Meinungen, Statistiken und Schätzungen. Man muß zunächst einmal ganz grundsätzlich feststellen, daß die Radiotherapie und ihre Leistungen so gut sind wie das Material und die Möglichkeiten, die man ihr anbietet. Wenn sich das Patientenmaterial zum Zeitpunkt des Angebots im Frühstadium befindet, also zu diesem Zeitpunkt zur Behandlung kommt, sind die Ergebnisse hervorragend. Die Heidelberger Einstellung orientierte sich immer am Leitspruch CZERNYS, die Krebsbehandlung als interdisziplinäre Gemeinschaftsaufgabe zu betrachten, also die Chirurgie, Radiotherapie, Chemotherapie und neuerdings auch die Immunologie zu gemeinsamem Wirken heranzuziehen, wobei der Zeitpunkt des jeweiligen Therapieverfahrens eben das entscheidende ist. Unser Anliegen war daher von Anfang an, ein interdisziplinäres Gespräch, ein klinisches Konsilium zu konstituieren. Darüber gibt ein Buch der Wiener Kliniken Auskunft, das von 50 Mitarbeiter gestaltet und das von mir unter dem Titel „Krebsbehandlung als klinische Gemeinschaftsaufgabe" herausgegeben wurde. Das klinische Konsilium konnte mit Fallanalysen zeigen, daß in Spätfällen, in verzweifelten Situationen gerade die klinische gemeinschaftliche Interpretation der „Noch"-Möglichkeiten und die Abstimmung der zeitlichen Reihenfolge erstaunliche, ja dramatische Dauerleistungen vollbrachte, die man früher nicht für möglich gehalten hätte. Das heißt also, jeder Fortschritt auf dem Gebiet der Krebsbehandlung ist nahezu direkt auf CZERNY zurückzuführen, der damals in genia-

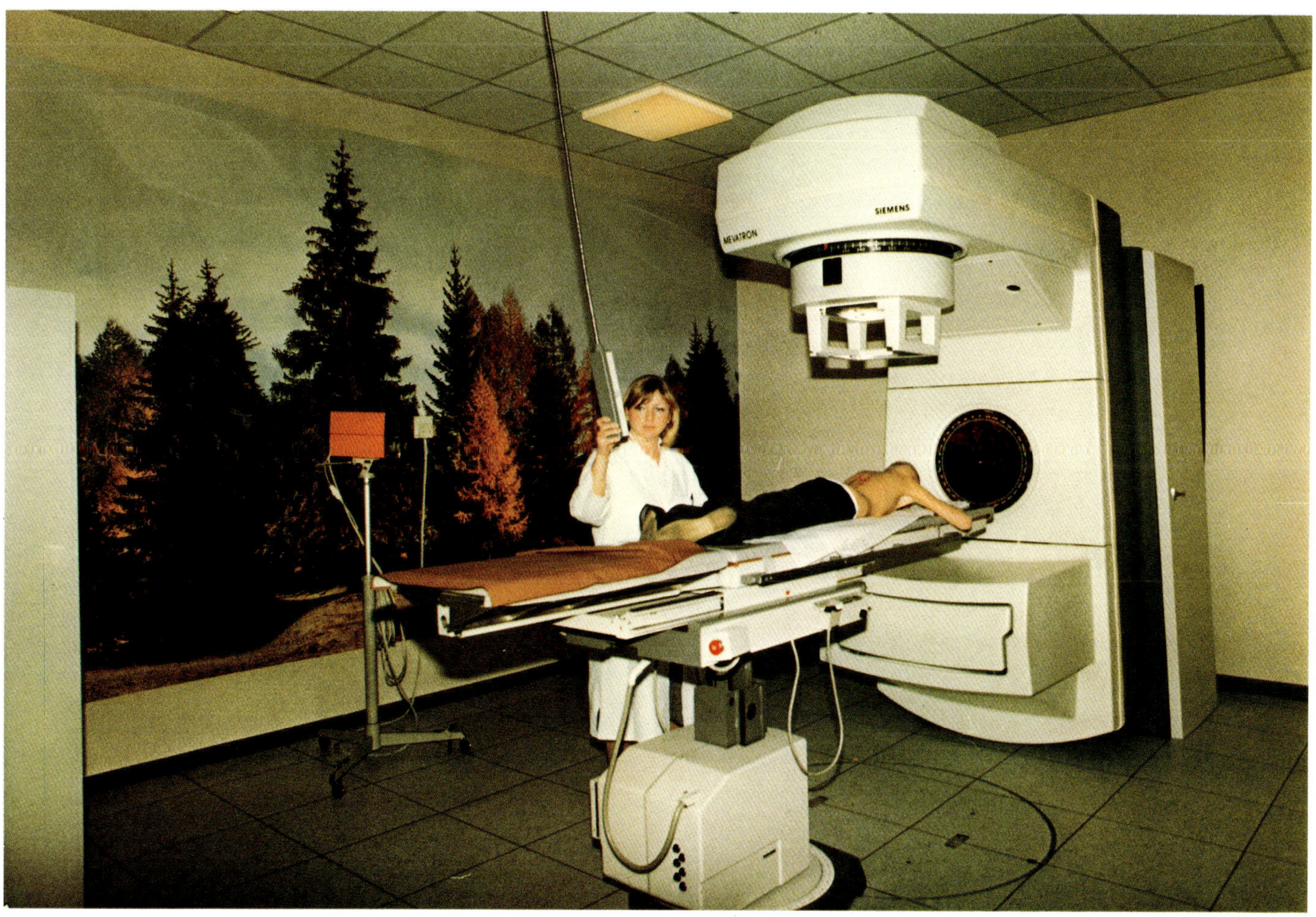


*Linearbeschleuniger (Mevatron). In 1. Linie zur Bestrahlung von Tumoren im Kindesalter eingesetzt.*

ler Weise vorausahnte, daß das Zusammenarbeiten aller Disziplinen wahrscheinlich entscheidend mehr leisten kann als irgendeine Disziplin allein, selbst dann, wenn diese Fortschritte macht. Sicher wird die Zukunft auf dem Gebiet der Krebsbehandlung in Fortschritten in der Chemotherapie, der Immunologie und solchen in der pharmakologischen Radiobiologie zu suchen sein, wenn das Grundprinzip der medizinischen Zusammenarbeit in jedem Fall, rechtzeitig und frühzeitig, eingehalten bzw. tatsächlich verwirklicht wird. Die klinische Konsiliumsarbeit und das geradezu fanatische Festhalten und den Glauben an dieses Modell von CZERNY betrachte ich eigentlich als meine menschlichste, wissenschaftliche und ärztliche Leistung als Ordinarius, der aus Heidelberg mit der festen Überzeugung kam, daß dieses Prinzip eben mehr zu leisten imstande ist als manche neue Erfindung.

*Frage: Mit wieviel Erfolg konnten Sie diese Richtung der Zusammenarbeit in die Tat umsetzen? Sind Ihre Kollegen von den oben angeführten Fächern mit einer solchen klinischen Zusammenarbeit einverstanden?*

*Antwort:* Es gibt eine klinische Zusammenarbeit. Aber es ist eine Tagesarbeit, die man täglich erneuern, täglich in Erinnerung rufen muß. Es gehört zu den menschlichen Eigenschaften, auf Dinge immer wieder zu vergessen. Aber es gehört auch zu meinen persönlichen Eigenschaften, unerbittlich und unaufhörlich für etwas zu werben und die Kollegen immer wieder zu einem Zusammenkommen zu bitten. Ich glaube, daß ich in dieser Richtung schon viele Erfolge verbuchen kann. Es gibt hervorragendes Zusammenarbeiten, Kreise, Studien und Möglichkeiten, die die Konsiliumstätigkeit vertiefen, und ihre Erfolge sind das einzige, was die Kollegen dazu bringt, motiviert zu werden. Ich glaube, daß nur Leistungen und Erfolge Kollegen davon überzeugen können, daß eine solche Einrichtung sinnvoll und zielführend ist und unter gar keinen Umständen die immer wieder vermutete Konkurrenz, die nur Leistungsdruck oder gegenseitige Rivalität aufbaut, bedeutet. Ganz im Gegenteil, so erklärte ich einmal, man muß die Trennzäune zwischen den Fächern niederreißen und gemeinsam therapeutische Planungen betreiben. Ich gebe schon zu, daß das eine ganz außerordentlich schwierige Aufgabe ist, aber ich bin voll tiefer Überzeugung, daß man an ihr nicht und niemals verzweifeln darf. Ein erreichter Erfolg, von allen gemeinsam erarbeitet, beweist von selbst, daß es sich um den richtigen Weg handelt.

Um noch kurz auf eine Darstellung der Erfolge in der Strahlentherapie mittels Zahlen zurückzukommen: Man muß sich vergegenwärtigen, daß es Richtzahlen in allen internationalen Statistiken gibt, gleichgültig ob sie vom besten Zentrum in Amerika oder in Moskau erarbeitet wurden, die unabhängig voneinander praktisch zu denselben Richtzahlen gefunden haben. Man kann sagen, daß die primäre Strahlentherapie des frühen Larynxkarzinoms heute eigentlich die Behandlung der Wahl ist; die primäre Strahlentherapie bei Frühstadien der gynäkologischen Karzinome genau so hohe Erfolgszahlen wie chirurgische Eingriffe hat, so daß in Schweden fast kein gynäkologisches Karzinom im Frühstadium mehr operiert wird. Man kann auch feststellen, daß die kombinierte Behandlung von Chirurgie- und Strahlentherapie im Hals-, Nasen-, Ohren-, Kiefer- und Mundbereich und im gynäkologischen Bereich auch noch in späteren Stadien zu besseren Resultaten führt als Strahlentherapie oder chirurgische Behandlung allein und daß durch zusätzliche Chemotherapie eine weitere Anhebung dieser Resultate zu erreichen ist. Diese Erkenntnis mußte fast zwangshaft zur Zusammenarbeit herausfordern.

Als Richtzahl wurde akzeptiert, daß bei Plattenepithelkarzinomen der Larynxtumoren im Stadium I und II 60–90% der Behandelten 5 Jahre Erscheinungsfreiheit bzw. Heilung aufweisen; bei Tumoren im Stadium III sind immer noch 30–40% 5 Jahre Erscheinungsfreiheit zu erreichen und bei vielen Krankheitsgruppen, in denen im Stadium IV ein Patient niemals über die 2-Jahresgrenze hinwegkam, können heute immerhin bei bis zu 10% Heilungen erreicht werden, wenn die Kombinationstherapie angewendet wird.

*Frage: Ich habe Sie vorhin nach Innovationen gefragt, die möglicherweise in Ihrer Zeit von Wien ausgegangen sind?*

*Antwort:* Entsprechend meiner Ausbildung und meiner Tätigkeit in Heidelberg waren es in erster Linie Anregungen klinisch-radiologischer Natur. Wir haben vor allen Dingen die Forschung mit Sauerstoffüberdruck eingeführt. Wir führten die ersten Sauerstoffüberdruckgeräte in die Radiotherapie in Europa ein, und wir haben mit der Sauerstoffüberdrucktherapie gute Erfolge bei Hals-, Nasen-, Ohren- und gynäkologischen Tumoren erreichen können. Europaweit waren wir die ersten, die die Radio-Sensibilisatoren in die Therapie einbezogen. Wir haben uns sehr intensiv mit dem Nachweis der Tumorgröße und der Rückbildung durch chemische Indikatoren befaßt, indem wir einen Immunstatus und immunologische Untersuchungen durchführten. Wir beschäftigen uns mit enzymologischen Untersuchungen, die spezifisch, semispezifisch oder auch unspezifisch Hinweise geben, ob das Tumorgewebe nahezu 100%ig verschwunden ist oder ob ein Rezidiv und neues Tumorgewebe zu erwarten ist. Auf diesem Gebiet haben wir unsere Therapie mit Indikatoren kontrolliert. Das Forschungsgebiet ist noch jung und voll in Entwicklung, aber es zeigt sich eindeutig, daß man heute sehr viel bewußter, sehr viel stadien- und krankheitsbezogener die Strahlentherapie lenken kann, wenn man sich der klinisch-biologischen Untersuchungen bedient.

Prof. Dr. Hans Jantsch
Vorstand des Institutes für Physikalische Medizin der Universität Wien

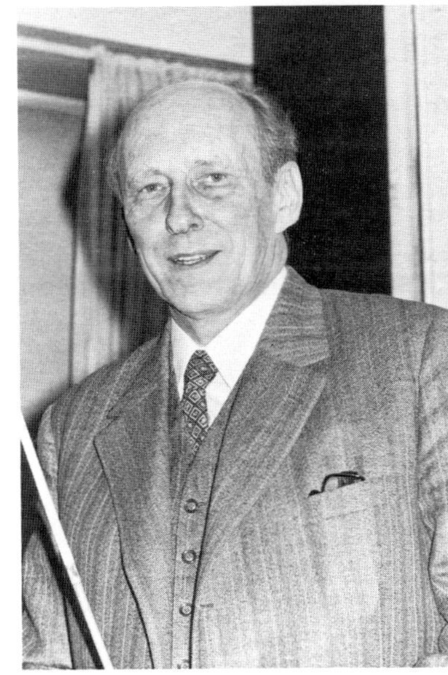

geboren am 15. November 1918 in Wien, Matura mit Auszeichnung am 3. Juni 1937 am Akademischen Gymnasium in Graz. 1937 „Einjährig Freiwilliger", Wehrmachtsdienst bei verschiedenen Einheiten des Schallmeßwesens. Sommer 1941 Beginn des Medizinstudiums, Promotion am 17. Juni 1947 an der Universität Wien. Ab Februar 1946 Hospitant an der Abteilung für Physikalische Medizin der I. Chirurgischen Universitätsklinik in Wien unter Hofrat Prof. Dr. J. KOWARSCHIK. An dieser Abteilung ab 1. November 1947 Gastarzt, ab 1. Juni 1948 Hilfsarztstelle, ab 1. Juni 1958 Assistenzarzt. 9. April 1959 Verleihung der Venia legendi, 29. Juni 1971 Titel eines ao. Professors, 5. Juli 1974 Ernennung zum ao. Professor (§ 10a), 25. Mai 1976 Ordinarius. 1. Juni 1956 Leiter der Abteilung für Physikalische Medizin. 1. September 1962 wissenschaftlicher Leiter der Schule für den physikotherapeutischen Dienst im Allgemeinen Krankenhaus. 1. August 1971 wissenschaftlicher Leiter der Schule für Beschäftigungs- und Arbeitstherapie.

# Kokoschka und die Ergotherapie

Interview am 5. 3. 1982

*Frage: Können Sie abgrenzen, was man unter Physikalischer Medizin versteht und ob Sie in Wien das hat, was man Tradition nennt?*

*Antwort:* Das ist eine schwierige Frage. Der große amerikanische Autor Sidney LICHT definierte sie vor etwa 30 Jahren so: Physikalische Medizin befaßt sich mit der Anwendung von physikalischen Gesetzen, Kräften und Apparaten zur Verhütung, Erkennung und Behandlung von Krankheiten. Man hat zur Behandlung eines Patienten nur vier grundsätzliche Möglichkeiten. Man kann ihn medikamentös, – chemisch, – diätetisch behandeln, man kann ihn chirurgisch behandeln, psychisch behandeln oder man kann ihn physikalisch behandeln, d. h. ein nichtstoffliches Agens anwenden. Diese grundsätzlichen Überlegungen reichen bis in die Urgeschichte zurück. Selbst in primitiven Zivilisationen, wie sie heute noch anzutreffen sind, kann man Behandlungen mit Wärme und Kälte, Massagen, Bewegungsübungen oder Bäder in bestimmten Heilquellen beobachten. Dazu kommt noch die Phyto-Therapie, die Pflanzen-Therapie, die in asiatischen Ländern noch eine große Rolle spielt. Die physikalische Medizin hat also viele Wurzeln, die bis ins klassische Altertum zurückreichen. Es hat immer physikalische Methoden in der Diagnostik und Therapie gegeben.
In die erste Wiener Schule brachte der BOERHAAVEsche Schüler Anton DE HAËN (1704–1778), ein holländischer Internist, die Elektro-Therapie ein, die damals im Zeichen der Reibungs-Elektrisiermaschine stand. Er machte auch das Fiebermessen mit dem zu dieser Zeit eben erfundenen FAHRENHEITschen Thermometer obligat. Zu etwa derselben Zeit versuchte Leopold von AUENBRUGGER (1722–1809) mit der Perkussion, Lungenkrankheiten zu erkennen und wendete damit eine rein physikalische Methode an.

*Frage: Gab es zu dieser Zeit also schon echte Ansatzpunkte für den Einsatz physikalischer Medizin?*

*Antwort:* Noch nicht! Erst gegen Ende des vorigen Jahrhunderts findet man einen Schwerpunkt in der neu etablierten Poliklinik, wo sich ganz besondere Dozenten versammelten. So etwa der Neuropathologe M. BENEDIKT, nach dem übrigens auch ein bestimmtes Syndrom benannt ist. Er bediente sich besonders der Elektrotherapie im Sinne der Arsonvalisation, also der ältesten Form der Hochfrequenzbehandlung. Zur selben Zeit wirkten die ao. Professoren WINTERNITZ und STRASSER an der Poliklinik und machten die Hydrotherapie zum Schwerpunkt ihrer Behandlung. Sie waren diejenigen, die den längst schon bekannten KNEIPPschen Lehren einen akademischen Hintergrund gaben und sie von der Volksmedizin zur Schulmedizin brachten.

*Frage: Sie sprachen von einem Schwerpunkt der physikalischen Medizin in der Klinik. Gab es für Sie im Bereich der Universitätskliniken keine Heimstatt?*

*Antwort:* In der Zeit, über die ich jetzt spreche, also Ende des 19. Jahrhunderts, eher nicht, wenn man davon

absieht, daß BILLROTH (1829–1894) den Begriff Medico-Mechanik prägte. Auch gab er bedeutsame Anstöße zur Nachbehandlung von Frakturen durch Übungstherapie. Der Begriff Mechanotherapie wurde von ihm abgegrenzt.
Als die große Figur auf dem Gebiet der physikalischen Medizin muß man meiner Meinung nach Josef KOWARSCHIK (1876–1965) bezeichnen, der nach seiner Promotion einige Zeit als Arzt in Marienbad tätig war. Dort lernte er die damals üblichen physikalischen Therapien, das waren in erster Linie Heißluft, Massagen und Bewegungsübungen, kennen. Nach seiner Rückkehr nach Wien war KOWARSCHIK für kurze Zeit frei praktizierend, bald darauf als Sekundararzt im Versorgungsheim Lainz tätig.

Als sich die Gemeinde Wien im Jahr 1908 entschloß, anläßlich des 60jährigen Regierungsjubiläums Franz Josephs ein großes öffentliches Spital in Lainz zu errichten, bestand Bürgermeister LUEGER darauf, daß dort auch ein Physikalisches Institut eingerichtet werden müsse. Nach der Fertigstellung im Jahre 1913 wurde dieses Institut unter die Leitung von KOWARSCHIK gestellt. Er war bestrebt, in diesem Institut alles, was es an physikalischen Methoden in der Medizin gab, zu vereinen, also Massage, Übungsbehandlungen, Elektrotherapie, Ultraviolett-Behandlungen, die Helio-Therapie und einige naturgemäße Heilmethoden. Dann stieß er auf die Diathermie. Die Diathermie war zwar schon 1889 von ZEYNEK erfunden worden, doch war dieser als Schüler von NERNST ein Physiker. Mit dem Chirurgen BERND und dem praktischen Arzt PREIS wurden in Baden die ersten Diathermie-Behandlungen durchgeführt, doch fehlte jede Methodik für diese doch sehr differenzierte und bei unkontrollierter Anwendung auch gefährliche Behandlungsform. KOWARSCHIK befaßte sich sehr intensiv mit der neuen Methode und schrieb 1913 das „Lehrbuch der Diathermie“. Seine Publikation, die als Pionierarbeit anzusehen ist, fand weltweite Anerkennung. Etwa zur gleichen Zeit setzte sich auch NAGELSCHMIDT in Berlin mit der Diathermie auseinander. Wenn heute jemand irgendwo in der Welt – und sei es in Neuseeland oder Grönland – etwas mit Diathermie zu tun hat, auch mit ihren modernen Formen wie etwa den Kurzwellen – muß er den Namen KOWARSCHIK ganz einfach wissen.

KOWARSCHIK erkannte, daß die physikalische Medizin ganz besonders auf einen erstklassig geschulten Personalkader angewiesen ist. In der physikalischen Medizin stellt in der Regel der Arzt nur die Diagnose und die Indikation, die Durchführung aber obliegt Assistentinnen für Physikalische Medizin. So gründete KOWARSCHIK 1916 im Krankenhaus der Stadt Wien eine Schule für physikalische Assistentinnen, die zu den ältesten im deutschen Sprachraum gehört. Schon in den Zwanzigerjahren hatte KOWARSCHIK so viele Schüler, daß sich eine eigene Fachgruppe für Physikalische Medizin entwickelte. Seine Schüler strebten den Facharzttitel an, den zu erwerben er ihnen die Möglichkeit bot.

*Frage: Sie sprachen von einer Schule für physikalische Assistenten. Waren diese Schüler nicht-ärztliches Personal oder Ärzte?*

*Antwort:* Ich spreche jetzt von den Ärzten, die bei KOWARSCHIK eine Fachausbildung anstrebten. Aus ihren Reihen stammen zahlreiche Primarärzte und Leiter der in Wien so häufigen Institute, die von Krankenkassen oder Privaten betrieben werden.
Aber KOWARSCHIK förderte mit seiner strengen Methodik auch die Entwicklung und Ausbildung des nichtärztlichen Personals. Also von Maturanten, die in Kursen von ursprünglich sechs Monaten, dann zwölf Monaten, später 18 Monaten und jetzt in einer Dauer von zweieinhalb Jahren zu physikalischen Assistenten ausgebildet werden.

*Frage: Gab es an der Experimentellen Abteilung ein Projekt, von dem man annehmen konnte, daß es beispielhaft und nachahmenswert sein würde?*

*Antwort:* Das kann man schwer sagen, weil man viele Projekte mit großer Hoffnung angeht und dann irgendwann zur Kenntnis nehmen muß, daß aus der Hoffnung eine Enttäuschung geworden ist. Aber es war KOWARSCHIK sehr wohl möglich, ein völlig unerwartetes Erfolgserlebnis mit einer neuen physikalischen Technik auf dem Gebiet der Hochfrequenz zu haben. Für sie mußten neue Formen, Spielregeln gefunden, Indikationen und Kontraindikationen abgesteckt werden, ehe man diese neue Kurzwellen-Diathermie auf breiter Basis anwenden konnte. Wieder schrieb er ein Buch, das viele Auflagen erlebte und erneut weltweite Anerkennung gefunden hat.

*Frage: Das heißt, er war also wirklich ein Pionier der Alten Wiener Schule?*

*Antwort:* Ja, unbedingt. Aber ich habe ihn bisher als Pionier der Elektro-Therapie gefeiert, was zu einseitig ist, weil er sich mit allen Gebieten der physikalischen Medizin befaßt hat. Er hat sich um die Übungsbehandlung gekümmert, er konnte selbst massieren und Masseure ausbilden, er kannte sich gut in der Ultraviolettbehandlung aus, er pflegte ein enges Zusammenwirken mit der Lupus-Heilstätte, kümmerte sich sehr um die Balneologie und hier wiederum speziell um die Moor-Behandlung (Peloid-Behandlung), er war ein guter Rheumatologe und ein hervorragender Vortragender mit großer Breitenwirkung auf die praktischen Ärzte.

*Frage: Wie entwickelte sich die Physikalische Medizin an den Universitätskliniken?*

*Antwort:* Hier gab es zunächst nur kleine physikalische Stationen, beispielsweise eine solche an der II. Medizinischen Klinik. An dieser wirkte Dr. FREUND, der eine erste vorbildliche Einteilung der Arthritiden und Polyarthritiden geschaffen hat. Diese von FREUND verfaßten alten Nomenklaturen waren um vieles verständlicher als das, was wir heute auf diesen Gebieten erleben. Es gab auch verschiedene Nachbehandlungsstationen an der ersten chirurgischen Klinik und den beiden Unfallstationen, und es gab auch an der neurologischen Klinik einige Leute, die sich mit Elektro-Diagnostik und Elektro-Therapie ausgekannt haben. Die Neurologie war einmal ein sehr elektrisch orientiertes Fach. Der berühmte Heidelberger Neurologe Wilhelm ERB war unendlich verbittert, als nach seiner Emeritierung jemand zu seinem Nachfolger gewählt wurde, der „nicht einmal elektrisieren kann“. Die Neurologie bediente sich sehr stark der Elektrotherapie, hauptsächlich zur Behandlung von Lähmungen, freilich nicht immer ohne Fehlschläge. Da gibt es ein trauriges Kapitel in diesem Zusammenhang, nämlich, daß unter dem Einfluß der neurologischen Klinik während des ersten Weltkrieges die Elektrotherapie bei bestimmten Lähmungen eingesetzt wurde, die man als hysterisch bezeichnete und so intensiv betrieben wurde, daß das zu einer folterähnlichen Behandlung geführt hat.

*Frage: Verstehen Sie unter dieser Elektro-Therapie den E-Schock?*

*Antwort:* Nein, oder nur im weitesten Sinn. Man hatte damals schon gelernt, zentrale oder periphere Lähmungen mit niederfrequenten Strömen zu behandeln. Aber man war über die eigentlichen physiologischen Grundlagen nicht ganz im klaren, das therapeutische Ziel war also nicht ganz abgesteckt. Nur so konnte sich zutragen, daß angeblich hysterische Lähmungen bei Soldaten so energisch mit Elektrotherapie behandelt wurden, daß diese es vorzogen, lieber an die Front zurückzukehren, als sich immer wieder behandeln zu lassen.
Die Physikalische Medizin hatte immer die Schwierigkeit, daß die physiologischen Grundlagen mehr oder minder fehlten. Der Physiologe, der sich am meisten für praktische Anwendungen seines Wissensgebietes interessierte, war P. LIEBESNY. Er wurde als Dozent des Physiologischen Institutes in den Dreißigerjahren in die Kliniken entsendet und hatte in jenem Hof, in dem sich die I. Augenklinik befindet, ein paar Kammerln, in denen er arbeiten durfte. Er bemühte sich um das EKG in seiner Ausgestaltung und um den Grundumsatz, erweiterte die Elektro-Diagnostik, begann Chronaxien zu messen und die Kurzwelle als Behandlungsmethode einzusetzen. Er führte also eine physiologisch orientierte, physikalische Medizin in den Universitätskliniken ein. Als er 1938 Wien verlassen mußte, stand das Institut verwaist da.
Erst im Jahr 1941 berief man KOWARSCHIK, der damals noch Primarius in Lainz war, an das Institut. Die Berufung hatte noch einen zweiten Grund: Man war damals genötigt, die sogenannte Reichsdeutsche Studienordnung auch in Wien durchzusetzen. An den deutschen Universitäten gab es schon lange Zeit ein Fach, das sich Naturgemäße Heilmethode nannte. Dieses Fach hatte einerseits altehrwürdige Wurzeln in der Hydrotherapie, ein wenig auch in der Kryotherapie und in der schon oben erwähnten Phytotherapie, hatte auch gewisse Beziehungen zur Diätetik und war auch nicht weit von der Akupunktur entfernt. Das ist ein sehr bunter Strauß und war eine von Rudolf Heß sehr geförderte Richtung. Die Wiener Fakultät reagierte auf ihre Weise, ernannte den inzwischen zum Hofrat avancierten KOWARSCHIK zum Honorarprofessor mit dem Auftrag, Physikalische Therapie in Vorlesungen und Übungen zu vertreten. Wenig später stellte sich heraus, daß sein Aufgabengebiet sehr viel umfangreicher sein würde. Die I. Chirurgische Klinik mußte ein Reservelazarett für Nervenverletzte einrichten, und mit Fortschreiten des Krieges kamen immer mehr und immer schwerere Fälle mit Nervenverletzungen an die Klinik, die Neurochirurgie, besonders die periphere, aber auch die zentrale Neurochirurgie, gewann immer mehr an Bedeutung. SCHÖNBAUER, der in Lainz eine Neurochirurgie aufzubauen begonnen hatte, kannte KOWARSCHIK schon aus dieser Zeit. Probleme mit der Diagnostik und vor allem mit der nachgehenden Betreuung der Nervenverletzten führten SCHÖNBAUER und KOWARSCHIK wieder zusammen, die sich gemeinsam der Betreuung der Lazarett-Patienten widmeten.
Die I. Chirurgische Klinik eröffnete eine Abteilung für Physikalische Medizin und übertrug deren Leitung ehrenamtlich dem Hofrat KOWARSCHIK, der hier als Honorarprofessor wirkte.

*Frage: Das heißt, die Physikalische Medizin ist auf dem Boden der WIENER MEDIZINISCHEN SCHULE, in den Universitätskliniken eine sehr junge Wissenschaft?*

*Antwort:* Ja, sie ist eine sehr junge Wissenschaft. Ich bin überhaupt der erste, der für dieses Fach habilitiert wurde. Es gab aber, wie schon erwähnt, Männer allerersten Ranges, die sich mit physikalischen Methoden beschäftigt haben. Aber die Sammlung des Wissensgebietes erfolgte eben erst durch KOWARSCHIK und hat eigentlich erst im Jahr 1941 und danach auch mit der Übersiedlung jener vorher erwähnten Schule in das AKH im Jahr 1943 in den Kliniken ihren Schwerpunkt gefunden. Als der Krieg beendet war, wurde das Reservelazarett zwar aufgelöst, aber die Fakultät entschied, daß die Abteilung für Physikalische Medizin weiterbestehen soll. Sie übersiedelte aus dem vierten in den siebenten Hof, in die sogenannten Dozentensäle, und entwickelte sich dort weiter. Anfangs existierte das Wissensgebiet sozusagen nur in der Realität und nicht in den Akten. Es gab zwei Assistentinnen für Physikalische Medizin, es gab unsere „Frau HANSI“, das war die unentbehrliche Sekretärin und persönliche Assistentin von KOWARSCHIK, die in allen schwierigen Situationen das Banner der Physikalischen Medizin immer hochgehalten hatte. Ich selbst trat

1946 als Famulant ein, noch als Student, und wurde eine Art Dauerfamulant im Institut des Herrn Hofrates. Auf diese Weise konnte ich die ganze Entwicklung miterleben und wuchs ganz allmählich, Schritt für Schritt, in die Nachfolge von KOWARSCHIK hinein. Er war zu dieser Zeit schon in Pension, aber er hat es nicht zur Kenntnis genommen.

*Frage: Er konnte sich auch niemals als Pensionist fühlen?*

*Antwort:* Er konnte es nicht zur Kenntnis nehmen, weil er ein Mann war, der seinem Werk völlig verhaftet war. Erst im Jahr 1956 ist er von der Leitung der Abteilung zurückgetreten und hat sie mir übergeben, die der Schule erst im Jahr 1960.

*Frage: Sie sind also der erste ordentliche Professor auf dem Gebiet der Physikalischen Medizin? KOWARSCHIK war ja nur eine Verlegenheitslösung.*

*Antwort:* Er war der große Pionier. Nach dem zweiten Weltkrieg entstand ein zweiter Schwerpunkt für Physikalische Medizin im Wilhelminenspital. Dort wirkte Viktor KLARE (1909–1976), der in Wien promoviert wurde, dann aber nach England ging, um sich dort auszubilden und bei Kriegsbeginn wieder nach Wien zurückkehrte. In England hatte er die modernen Bestrebungen der zu dieser Zeit aufkommenden Rehabilitation kennengelernt und wendete diese Kenntnisse als kriegsdienstverpflichteter Arzt bei verletzten Wehrmachtsangehörigen an. An dieser Stelle scheint es mir notwendig darauf hinzuweisen, daß die Rehabilitation bereits im I. Weltkrieg in Österreich ihren ersten Höhepunkt durch Professor Hans SPITZY feierte. Dieser Mann hatte als Kinderorthopäde begonnen und seine ersten Publikationen beschäftigten sich zum Beispiel mit Schulbänken, mit der Haltung und mit der körperlichen Erziehung des Kindes. Während des Krieges wurde er auf die Rehabilitation hingestoßen. Mit der Prothetik, dann mit der Prothesenherstellung, mit der Schaffung der Prothesen-Werkstatt und mit dem Berufsumschulungswerk setzte SPITZY vorbildliche Taten. Er war ohne Zweifel ein Pionier der Rehabilitation, eine Wurzel der Rehabilitation schlechthin. Für den Raum der ehemaligen Monarchie war er der Erfinder und Schöpfer der Wiederherstellungsmethoden.
Als KLARE und ich nach Kriegsende nach England gingen, um die dort betriebene Rehabilitation kennenzulernen, stießen wir auf Experten, die sich in der Geschichte ihres Faches sehr wohl auskannten und uns erstaunt fragten, warum wir zu ihnen gekommen seien, wo man doch in England von Österreich und SPITZY gelernt und übernommen habe. KLARE, der ja schon während des Krieges seine Erfahrungen in der Betreuung von Verwundeten – wir würden heute sagen in der Rehabilitation – gesammelt hatte, erhielt 1946 ein großes Institut für Physikalische Medizin im Wilhelminenspital und bewährte sich hervorragend bei den großen Polio-Epidemien. Das Wilhelminenspital hatte nämlich eine Kinderabteilung mit einer gut separierten Infektionsabteilung, in der die Poliofälle gesammelt wurden. KLARE betreute sie und förderte die Rehabilitation der Polio-Kinder ganz besonders intensiv. Als es die Poliomyelitis nicht mehr gab, übernahm er andere rehabilitative Aufgaben, kümmerte sich gemeinsam mit der Orthopädischen Klinik um die Waldschule bei Wiener Neustadt, errichtete in Baden bei Wien eine Nachbehandlungsstation für Körperbehinderte u. v. w. Er stellte sich also ganz in den Dienst der Rehabilitation.
Wir waren aber immer einig, daß die Zukunft der Physikalischen Medizin nicht in den naturgemäßen Heilmethoden, sondern nur in starker Anlehnung an die Physiologie, aber auch an die Neurologie zu suchen ist. Meine Habilitation erfolgte ja unter der Ägide von Professor SCHUBERT, dem Physiologen, während KLARE von HOFF und später von REISNER gefördert wurde.

*Frage: Kann man Sie und KLARE sozusagen als Väter der Physikalischen Medizin in Wien ansprechen?*

*Antwort:* Ja, wobei es mich kränkt, daß ich jetzt nicht nur Vater, sondern schon allmählich Großvater bin.
Erwähnt werden muß die Universitäts-Kinderklinik – zunächst unter KUNDRATITZ, dann unter ASPERGER. Beide erkannten, daß das spastisch gelähmte Kind einer gesonderten Betreuung bedarf. Es gab weltweit verschiedenste Methoden, mit denen man sich solchen körperbehinderten Babys und Kleinkindern zu nähern versuchte. In Wien entschloß man sich, ein Team auf die Beine zu stellen, bestehend aus dem späteren Dozenten, damals Assistenten LESIGANG und der physikalischen Assistentin TAUFFKIRCHEN. Die beiden harmonierten wunderbar und brachten die BOBATH-Therapie nach Österreich.

*Frage: Was ist die BOBATH-Therapie?*

*Antwort:* Das Ehepaar BOBATH, der Mann Neurologe und die Frau Gymnastiklehrerin, das aus Prag vertrieben worden und in England ansässig geworden war, hat sich unter den vielen Propheten der Kinderbetreuung wohl den ersten oder einen der allerersten Plätze weltweit erobert.
Ihre Therapie wurde von der World Health Organisation weltweit gefördert, man veranstaltete in den Fünfzigerjahren die ersten Kurse, in den Sechzigerjahren wurden sie ausgeweitet und in den Siebzigerjahren war die BOBATH-Therapie die Methode, die jedes westliche Kulturland anwendete.
Aber zurück zu Ihrer Frage, worin die Therapie besteht. Sie ist eine neuro-physiologische Methode, die auf der Beobachtung des Kindes und seiner Reflexe beruht. Jeder Säugling hat sie im Regelfall, baut sie aber im Laufe der Zeit ab. Beim gestörten Kind bleiben diese gewissen Reflexe über die Zeit erhalten und führen zu abnormen Bewegungen. Jeder Säugling versucht, sich irgendwo festzuhalten. Gibt man einem Säugling den Finger in die

Faust, greift er zu; nähert man sich seinem Mund, beginnt er zu saugen. Er hat also ganz bestimmte Verhaltensmuster in seinen Bewegungen, die er dann schrittweise abbaut. Das gestörte Kind behält diese zunächst normalen Reflexe viel zu lang bei und entwickelt dann Bewegungsmuster, die nur auf den ersten Blick typisch aussehen. Es ist wie mit den Chinesen: Zunächst schaut ein Chinese wie der andere aus, erst wenn man sie näher kennenlernt, sind sie verschieden. So ist es mit den spastischen Kindern auch. Sie haben gewisse krampfhafte, immer auf Bewegung abzielende Bewegungsmuster, manchmal auch athetotische, also weit ausfahrende, sinnlose Bewegungen.

Die BOBATH-Methode bemüht sich, diese pathologischen Reflexe schrittweise abzubauen und das Kind allmählich in normale Reflexe, soweit dies möglich ist, hineinwachsen zu lassen. Die große Schwierigkeit dabei ist, daß man die Behandlung bei einem Menschlein beginnt, dessen Gehirn nicht ausgereift ist, man weiß also gar nicht, welche Leistungen ihm einmal fehlen werden. Da gehört also große Erfahrung dazu.

Das Team LESIGANG-TAUFFKIRCHEN lehrte die BOBATH-Therapie in Österreich, und es gibt jetzt ein ganzes Netz von BOBATH-Therapeuten. Sie erlangten übrigens auch einen gewissen Einfluß auf die Behandlung von Erwachsenen mit spastischen Lähmungen, denn was für ein Kleinkind recht ist, kann - mit gewissen Einschränkungen – auch für den Erwachsenen gelten.

Das wären, so glaube ich, die wichtigsten Schwerpunkte, die, zusammengefaßt, das AKH mit dem selbständigen Institut für Physikalische Medizin der Universität Wien und die mehr oder minder gut ausgebauten kleineren physikalischen Stationen an den verschiedenen Kliniken, darunter die besonders ausgebauten in der Orthopädie und der Neurologie sind. Dann hat sich das Primariatswesen aus dem Wirken KOWARSCHIKS entwickelt, der Primarii als Schüler herangebildet hat, die man heute in den verschiedensten Spitälern als Leiter selbständiger Abteilungen für Physikalische Medizin oder der beinahe allzuvielen Privatinstitute findet.

*Frage: Seit wann existiert im Fakultätsbereich das selbständige Institut für Physikalische Medizin? Wann hat die Verselbständigung begonnen?*

*Antwort:* Das war ein schrittweiser Prozeß, der mit meiner Dozentur im Jahr 1959 und mit der von KLARE im Jahr 1960 begann. Etwa zehn Jahre später wurden wir Titularprofessoren, und 1976 wurde ich Ordinarius.

Dann setzte der allmähliche Ablösungsprozeß von der I. Chirurgischen Klinik ein.

*Frage: Hat dieser doch eher spät einsetzende Prozeß etwas mit dem Tod von SCHÖNBAUER zu tun?*

*Antwort:* SCHÖNBAUER war schon lange tot. Ich war mit seinem Nachfolger FUCHSIG befreundet, denn wir hatten zusammen die Gefäßambulanz betrieben und viele Berührungspunkte gehabt. Ich war immer ein Mitglied der Chirurgischen Klinik, beteiligte mich immer an den chirurgischen Sitzungen und nahmen an den Morgenbesprechungen teil, so wie ich noch heute auf einzelnen chirurgischen Stationen Visiten mache. Das Band ist also keineswegs abgeschnitten, und wir haben noch immer die besten Beziehungen zum Mutterinstitut. Vor sechs Jahren aber kam es im Gefolge des UOG zur Gründung eines Ordinariats, besser zur Errichtung des Institutes für Physikalische Medizin der Universität Wien, wobei wir in gewissen Verwaltungsangelegenheiten immer noch Nutznießer der I. Chirurgischen Klinik sein dürfen. Das Institut ist ja sehr klein, außer mir gibt es nur vier systemisierte Stellen. Darüber hinaus habe ich ein bis zwei österreichische Gastärzte und auch immer ausländische Gastärzte, solche aus dem arabischen und auch aus dem südamerikanischen Raum und der Türkei. Mit diesen Gastärzten sind vielleicht zehn Ärzte im Institut tätig, aber nur vier sind wirklich angestellt. Mit ihnen zusammen arbeiten sieben Assistentinnen im gehobenen Dienst, wozu zu sagen ist, daß ich die Schule für den physiko-therapeutischen Fachdienst und die Schule der Ergotherapie mit dem Institut in Personalunion vereinigt führe.

*Frage: Was ist Ergotherapie?*

*Antwort:* Die Ergotherapie ist Beschäftigungs- und Arbeits-Therapie. Zur besseren Verständigung möchte ich das Wort Ergon verwenden, es kommt aus dem Griechischen und heißt „das Werk", und davon leitet sich die Wirklichkeit ab.

*Frage: Ist das eine Therapie für psychisch geschädigte Personen?*

*Antwort:* Zum Teil auch für solche. Ich möchte nicht als Polemiker verschrieen werden, die Sache aber doch ein bißchen pointiert erklären. Meiner Meinung nach schaut der normale Spezialist, von welchem Fach auch immer, zuviel auf Röntgenbilder, Befunde, auf die verschiedensten physikalischen oder chemischen Werte, die an dem Patienten erhoben werden konnten, aber er sieht nicht die Wirklichkeit des Patienten. Er fragt vielleicht einmal, wo oder im wievielten Stock wohnen Sie, sind Sie verheiratet oder ähnliches mehr. Aber er wird niemals in diese Wohnung gehen und sich dort umsehen, ob sie für den körperbehinderten Patienten auch geeignet ist. Der Ergo-Therapeut lernt die Wirklichkeit, das wirkliche Leben des Patienten kennen, die Schwierigkeiten, die er hat, sich selbst zu pflegen, selbst anzuziehen, zu reinigen, zu baden, seine Mahlzeiten selbst zu bereiten, die Wohnung in Ordnung zu halten oder – wenn es sich um einen gebesserten Patienten handelt – seinen Beruf fortzuführen oder für einen anderen Beruf umzulernen. Sie haben vorhin auf die Psychiatrie angespielt. Es gibt eine ausgedehnte Rehabilitation in der Psychiatrie, die von Primarius HARTMANN, der auch Lehrer an unserer Schule ist, im Psychiatrischen Krankenhaus der Stadt Wien eingeführt worden ist. Er ist einer der Protagonisten der Rehabilitation für psychisch Kranke, aber wenn Sie die Bewegung in der modernen Psychiatrie betrachten, finden sich sehr lautstarke und sehr human artikulierte Formulierungen, die nur wieder nichts mit der Wirklichkeit zu tun haben. Die Wirklichkeit beginnt eben damit, daß man danach fragt, wie sieht es in der Wohngemeinschaft dieser Patienten wirklich aus, was könnten sie noch brauchen, wie sich etwas dazuverdienen oder welchen Beruf ausüben.

*Frage: Der Ergotherapeut ist ein Arzt mit spezieller Ausbildung?*

*Antwort:* Er ist kein Arzt, er ist ein Mensch mit Matura und einer dreijährigen Fachausbildung.

*Frage: Ist er also ein Sozialarbeiter?*

*Antwort:* Ein Sozialarbeiter im weitesten Sinn, aber mit ganz anderen Aufgaben. Ich habe eine Ergotherapeutin in meinem Institut, die sich speziell mit Lähmungen befaßt. Wenn beispielsweise jemand nach einem Schlaganfall mit seiner Hand noch sehr ungeschickt ist und nicht weiß, welche Möglichkeiten in dieser teilgelähmten spastischen Hand noch drinnenstecken, bringt ihm die Ergotherapeutin bei, wie sie noch nutzvoll verwendet werden kann. Sie wird ihn auf die möglichen Haltefunktionen aufmerksam machen, ihn trainieren, die geschädigte mit der gesunden Hand koordiniert arbeiten zu lassen, und siehe – sie weben und flechten, stellen Tonkrüge her, beschäftigen sich mit Küchenarbeiten – wir möchten übrigens eine Lehrküche errichten, wenn es zu einem Neubau kommt. Aber es gibt noch ganz andere Fälle für die Ergotherapie, so beispielsweise in der Rheumachirurgie. Wenn ein Rheumachirurg eine Hand umgestaltet hat, muß er sich irgendwann einmal fragen: „Was ist jetzt eigentlich besser geworden, in Winkelgraden, Winkelgeschwindigkeiten oder in irgendwelchen physikalischen Maßen, die man hier anwenden kann?" Aber die Wirklichkeit ist wieder nicht gegeben. Der Ergotherapeut hingegen entwickelt eine große Testbatterie, die ganz genau aufschlüsselt, welche Fähigkeit diese gelähmten oder verstümmelten Hände vor und welche sie nach der Therapie haben, er weist die Möglichkeiten auf, wie man sie trainieren kann, wie man solche behinderten Hände besser benützen kann.

*Frage: Woher stammt die Ergotherapie, ist das eine österreichische Entwicklung?*

*Antwort:* Sie hat verschiedene Wurzeln. Eine dieser Wurzeln führt nach Leysin in der Schweiz, hoch oberhalb des Genfer Sees mit Blick auf das Montblanc-Massiv. Dort gab es eine Lungenheilstätte von ROLLIER, und dieser erkannte, daß Patienten mit extrapulmonaler Tuberkulose mit Hilfe der Sonnentherapie bedeutende Besserung in ihrem Zustand erfuhren. Er erkannte auch, daß man diese Leute – die man oft zwei Sommer oder eineinhalb Jahre lang in der Anstalt halten mußte – einer ständigen Beschäftigung zuführen mußte.

*Frage: Siehe „Zauberberg"?*

*Antwort:* Siehe „Zauberberg". Bei Thomas MANNS Zauberberg finden Sie diese fatale, morbide Stimmung, diese fin-de-siecle-Stimmung, die sich je nach dem Bildungsgrad der Betroffenen sehr verschieden ausdrückt. Die Figuren des Thomas MANN sind literarisch hochgestochene Personen. Aber sie finden bei REMARQUE in den „Drei Kameraden" und auch in anderen seiner Bücher, was sich so in Lungenheilstätten tut, aber eben auf einer viel tieferstehenden gesellschaftlichen Ebene, wo alles viel brutaler ist. ROLLIER erkannte, daß die psychische Betreuung äußerst wichtig ist, und er erkannte zweitens, daß ein Hauptfehler in der Tuberkulose-Behandlung darin lag, daß die Patienten eines Tages plötzlich als geheilt entlassen werden und eine Woche später an den Arbeitsplatz zurückkehren sollen. Für den Rückfall war sozusagen Tür und Tor geöffnet. Er entschied sich daher für intensiv belastende Arbeitsgänge in seiner Anstalt. Er gründete die Clinique Manufacture. Aber hier muß ich ein Detail nachholen: Der Architekt LOOS hatte eine Frau namens Anita. Diese aus England stammende Tänzerin vertrug das Wiener Kaffeehausklima schlecht, wurde tuberkulös und in der Folge nach Leysin gesandt. Dort siechte sie dahin, weil sie mit ihrer Situation psychologisch nicht fertig wurde. Da fand man einen ganz jungen Maler mit dem damals noch ganz unbekannten Namen KOKOSCHKA, den man zur Unterhaltung von Anita LOOS in die Anstalt schickte. KOKOSCHKA machte, was Maler tun, er malte erst Anita, dann die Patienten, dann interessierten sich die Patienten für das Malen, und er zeigte ihnen, wie man mit Farbe und Pinsel umgeht. Dann reiste er ab. In seiner Biographie ist der Aufenthalt in der Lungenheilstätte nur kurz, in der von LOOS etwas ausführlicher erwähnt.

*Frage: Hat KOKOSCHKA also die Ergotherapie erfunden?*

*Antwort:* Er hat im Vorbeigehen sozusagen einen Anstoß zur Entwicklung der Ergotherapie auf dem Gebiet der Pulmonologie und der extrapulmonalen Tuberkulose gegeben. Aber sie hat sich natürlich auch auf anderen Gebieten entwickelt. Der deutsche Psychiater SIMON in Gütersloh befaßte sich als erster mit der Ergotherapie, wobei ihm holländische und französische Methoden als Vorbilder dienten und er darauf die erste deutschsprachige Ergotherapie entwickelte. Es gab auch in Graz einen Professor HARTMANN, der zum Vorreiter der Arbeitstherapie wurde. HARTMANN, der sich sonst eher mit einer Art Philosophie der Psychiatrie beschäftigte, erkannte im Verlauf des ersten Weltkrieges den Wert der Arbeitstherapie als Heilungsfaktor für verwundete Soldaten. Mit seinen Methoden, die er übrigens auch an psychisch gestörten Soldaten anwendete, erzielte er zweifellos bessere Ergebnisse als die eingangs besprochenen Methoden mit der Elektrotherapie auf der Klinik WAGNER-JAUREGG. Von ihm stammt ein kleines Lehrbuch über „Die Arbeit als Heilbedingung". Es gab auch einen Militärarzt namens HECHT, der gleichfalls zu den Pionieren der Arbeitstherapie zu rechnen ist.

*Frage: Ist der Begriff „Arbeits- und Beschäftigungstherapie" nicht sehr negativ besetzt?*

*Antwort:* Die Formulierung hat keinen allzu guten Klang. Die durchklingende abwertende Beurteilung kommt unter anderem von den jungen Soldaten, die meinen, das

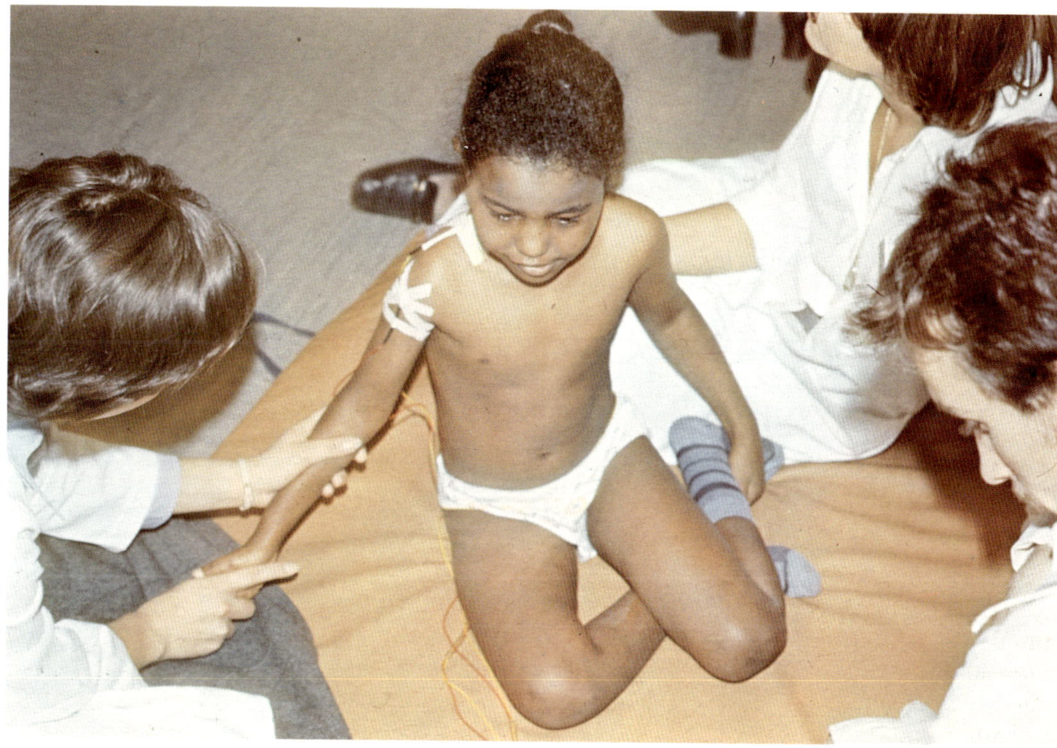

*Tonolysebehandlung bei Halbseitenlähmung nach Encephalitis.*

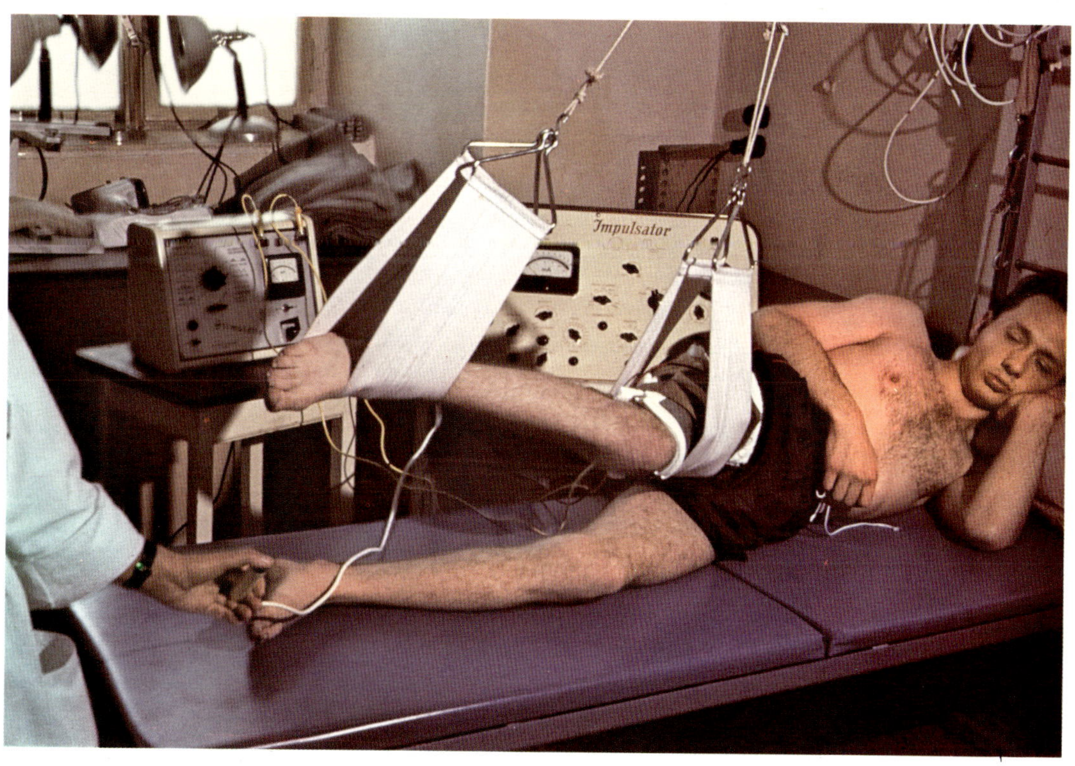


*Funktionelle Stimulation zur Verbesserung der Gehfähigkeit bei M. Little.*

alles sei nur Beschäftigungstherapie und damit ausdrükken wollen, daß dabei nichts herausschaut, nichts produziert wird. Es ist sicher eine völlig falsche Bewertung, aber, um von diesem negativ besetzten Begriff der Beschäftigungstherapie abzukommen, habe ich den Ausdruck Ergotherapie gewählt. Die Schule aber, von der ich vorhin erzählt habe, heißt eindeutig „Schule für Beschäftigungs- und Arbeitstherapie". Es gibt übrigens nur noch eine zweite dieser Art in Bad Häring nahe Kufstein, die vom Land Tirol gemeinsam mit dem dort befindlichen Rehabilitationszentrum der Allgemeinen Arbeits-Unfall-Versicherung geführt wird.

Und damit gibt es für mich noch ein Stichwort, nämlich Lorenz BÖHLER. Er hat sich für die Nachbehandlung, später Rehabilitation genannt, seiner Verletzten ganz besonders eingesetzt. Man muß darauf hinweisen, daß er auf dem Gebiet des Sozialversicherungswesens viel größeren Einfluß hatte als allgemein angenommen wird. Man spricht von ihm als dem großen Unfallchirurgen, aber er war viel mehr. Man muß wissen, daß das österreichische Sozialversicherungswesen eigentlich auf BISMARCKsche Gedanken zurückgeht. Die Dreiteilung in Unfallversicherung, Altersversicherung und Krankenversicherung, diese Dreiteilung des sozialen Sicherheitsnetzes, die heute noch das ASVG beherrscht, ist Gedankengut von BISMARCK und wurde 1881 zum ersten Mal im Deutschen Reichstag diskutiert. 1884 fingen diese Diskussionen im österreichischen Reichsrat an, und seit damals gibt es sozialmedizinische Bestrebungen in weitestem Sinn. Allerdings hat BISMARCK auf dem Gebiet der Unfallversicherung nur an die materiellen Auswirkungen gedacht. Der Arbeitgeber mußte den Arbeitnehmer versichern und alle finanziellen Folgen, die ein Unfall nach sich ziehen kann – ob für Behandlung oder eine spätere Berentung – auffangen. Es war immer nur vom Geld die Rede.

Mit BÖHLER tauchte ein völlig neues Konzept auf. Er postulierte, daß die Unfallversicherung in erster Linie Unfälle verhüten solle, in dem sie die Entstehung von Unfällen erforschen und zweitens die Patienten nach Unfällen richtig behandeln solle, drittens diese Patienten fördern müsse, also ihnen die Möglichkeit zu geben habe, wieder in ein selbständiges Erwerbsleben einzutreten. Erst an letzter Stelle kommt die „BISMARCKsche Absicherung" in Form der Berentung in Frage. Das von BÖHLER entwickelte moderne Konzept wurde von den Politikern nur allmählich übernommen und weiterentwikkelt. BÖHLER war auch der erste, der eine umfassende Form von Rehabilitationszentren noch während des zweiten Weltkrieges in Stollhof und nach Kriegsende in Tobelbad bei Graz aufgebaut hat. Er erkannte auch die Bedeutung der Ergotherapie sehr rasch und bemühte sich sogleich nach dem zweiten Weltkrieg, ergotherapeutische Kurse ins Leben zu rufen. Unterstützt wurde er von dem späteren Oberstarzt Dozent Dr. WRUHS. Beide beschlossen, Experten aus Amerika kommen zu lassen und physikalische Assistentinnen und Krankenschwestern einer zusätzlichen Ausbildung in Ergotherapie zu unterziehen.

Standes- wie auch Sozialpolitiker verstanden dieses Konzept sehr lange nicht, wodurch zwischen den BÖHLERschen Kursen und der Errichtung der Schule ein erhebliches Vakuum eingetreten ist. Aber BÖHLER muß unbedingt als einer jener verstanden werden, der die Bedeutung der Ergotherapie von Beginn an erkannt hatte.

*Frage: Was hat sich aus der Schule für Physikalische Medizin weiterentwickelt?*

*Antwort:* Die von KOWARSCHIK gegründete Schule wurde zur Mutterschule. Später gab es unter KLARE eine zweite große Schule im Wilhelminenspital, eine solche unter Professor GÜNTHER in Innsbruck, unter Professor INAMA in Salzburg und kleinere in Graz und Klagenfurt. Alle diese Schulen wurden in den Übergangs- und Gründungszeiten von meiner Schule betreut und mehr oder weniger geprägt. Während es zur Zeit von KOWARSCHIK zehn bis zwanzig Schüler gegeben hat, verfügen wir nun über einen erheblichen Nachwuchs, in dem sich allerdings eine ziemliche Fluktuierung beobachten läßt. Wir „betreiben auch Export", das heißt, Schüler aus unserer Mutterschule arbeiten heute nahezu in allen Ländern der Welt.

*Frage: Wollen Sie damit sagen, daß in Wien eine so hervorragende Ausbildung vermittelt wird?*

*Antwort:* Die Ausbildung wird international als hervorragend anerkannt, nicht zuletzt deshalb, weil sie mehr als irgendwo anders die Assistentinnen mit der Elektromedizin und mit der Physik vertraut macht, während die anderen Schulen in der Übungstherapie ihren absoluten Schwerpunkt sehen.

*Frage: Können wir eine Art Bestandsaufnahme machen? Was hat sich auf dem Gebiet der Physikalischen Medizin seit KOWARSCHIK entwickelt und was konnten Sie selbst zu einer Weiterentwicklung beitragen?*

*Antwort:* Es ist besonders schwer, eigene Verdienste zu würdigen. Ich würde meinen, daß einiges von dem, was auf dem Gebiet der Elektrotherapie erreicht wurde, weiterleben wird. Zu KOWARSCHIKS Zeiten bestand das elektrotherapeutische Rüstzeug in der Röhre, von Steuerungselementen und Transistoren wurde noch kein Gebrauch gemacht. Ich fand in der Firma SCHUHFRIED einen Partner, der mir diese Möglichkeiten erschloß. Die Firma bestand damals aus einem Doktor der theoretischen Physik, einem Mann, der aber auch Vorlesungen des Technologischen Gewerbemuseums besucht und verschiedene Erfahrungen bei Elektrofirmen gesammelt hatte. Er machte sich selbständig und spezialisierte sich auf elektromedizinische Geräte. Er schloß sich einer Gruppe von Wissenschaftern an, die sich vorzugsweise für Rheographie interessierten und von Namen wie KAINDL, HOLZER und POLZER charakterisiert wird. Neben KERSCHNER in Linz war ich wohl der erste, der erkannte, daß diese Methode auch in der Diagnostik der peripheren, arteriellen Verschlußkrankheiten gut anwendbar ist und somit auch Bedeutung für die periphere Angiologie hat. Die Methode ist in der Zwischenzeit von anderen Methoden in der Kreislauf-Diagnostik ergänzt worden, aber sie hat sich als anpassungsfähigste Methode von allen erhalten. Wenn es gilt, die Wirkung physikalischer Heilmethoden auf den Kreislauf nachzuweisen. Hier komme ich wieder auf die gemeinsamen Vorstellungen von KLARE und mir zurück, nämlich eine Anlehnung an die Physiologie für die Physikalische Medizin herauszukristallisieren, ständig auf der Suche zu sein, was geschieht in einem Menschen, wenn man ihn beispielsweise einer Kurzwellenbehandlung aussetzt. Ich habe mich auch um die Reizstrom-Diagnostik bemüht, die es uns ermöglichen soll, Untersuchungen über den Zustand der Muskulatur bei normalem oder gelähmtem Versuchsstand mit Hilfe elektrischen Reizes zu ermitteln und zu vergleichen.

*Frage: Was bedeutet das für den Patienten?*

*Antwort:* Eine verbesserte Indikationsstellung, speziell bei einem chirurgischen Eingriff. Überdies sind die reizelektrischen Methoden einfach und schnell, etwa verglichen mit der Computertomographie. Ich bin also gewissermaßen ein Elektromediziner, ich habe auch gemeinsam mit SCHUHFRIED ein Buch über Diagnostik und Therapie mit Niederfrequenz herausgebracht. Eines möchte ich noch erwähnen: Ich habe ein wenig dazu beigetragen – und zwar in Zusammenarbeit mit Professor KNEZEVIC – daß es auch an der Tierärztlichen Hochschule eine Physikalische Therapie gibt.

*Frage: Was sind die grundsätzlichen Veränderungen auf dem Gebiet der Physikalischen Medizin seit KOWARSCHIK?*

*Antwort:* In unser Institut kommen heute 60 Prozent der Patienten nur zur Diagnose, lediglich 40 Prozent werden dann auch tatsächlich bei uns behandelt. Wir sind also eine beratende Wissenschaft, weil ja Chirurgen, Orthopäden oder sogar Neurologen ihre Patienten zur Reizstrom-Diagnostik zu uns schicken. Das führt natürlich immer wieder zur Entwicklung neuer Techniken und Geräte: Zum Beispiel hatten die Kollegen in England aus der Fernsehtechnik den sogenannten Multi-Vibrator übernommen. Wir hier in Wien haben zusammen mit der Firma Schuhfried den ersten Multi-Vibrator mit Anstiegsregelung entwickelt; dasselbe gilt für Spezialgeräte zur Behandlung spastischer Lähmungen, besonders bei Kindern. Diese Geräte werden hier gebaut und überallhin verkauft. Das geht schließlich so weit, daß wir eine zunehmende Zusammenarbeit mit dem Institut für Sportwissenschaften haben. Wir überprüfen Trainingsmethoden mit elektrophysikalischen Mitteln. Wir versuchen, hilfreich zu sein bei der Entscheidung, für welche Sportart sich junge Menschen am besten eignen. Da gibt es ja große Unterschiede: Ein Langstreckenläufer ist ein ganz anderer Typ als ein Gewichtheber.

*Frage: Was gibt es da für Testmethoden?*

*Antwort:* Zum Beispiel die Messung der Erregbarkeit der Nerven. Zusammen mit anderen mechanischen Tests kann man herausfinden, ob jemand in der Lage ist, sehr schnelle Bewegungen zu leisten.

*Frage: Kann man von einer internationalen Führungsrolle der Wiener Physikalischen Medizin sprechen?*

*Antwort:* Nun, der Unterschied zu Deutschland ist etwa der, daß wir in Österreich zwei Ordinariate haben und daß es bei uns auch den Physikalischen Mediziner als Facharzt gibt. Die Italiener wieder haben sich in ihrer Anfangszeit bei der Übungsbehandlung sehr auf unsere Assistentinnen verlassen, die Lehranstalt für Assistentinnen in Mexiko haben wir mitgestaltet, und jetzt arbeiten wir hauptsächlich für den Irak und für Jordanien. Wir haben also schon eine gewisse Anerkennung.
Es gibt aber in unserem Fach kein wirkliches Mekka in engerem Sinn, es gibt verschiedene Zentren wie die MAYO-Klinik, und natürlich war der vor zwei Jahren verstorbene LICHT längere Zeit der Papst der Physikalischen Medizin.

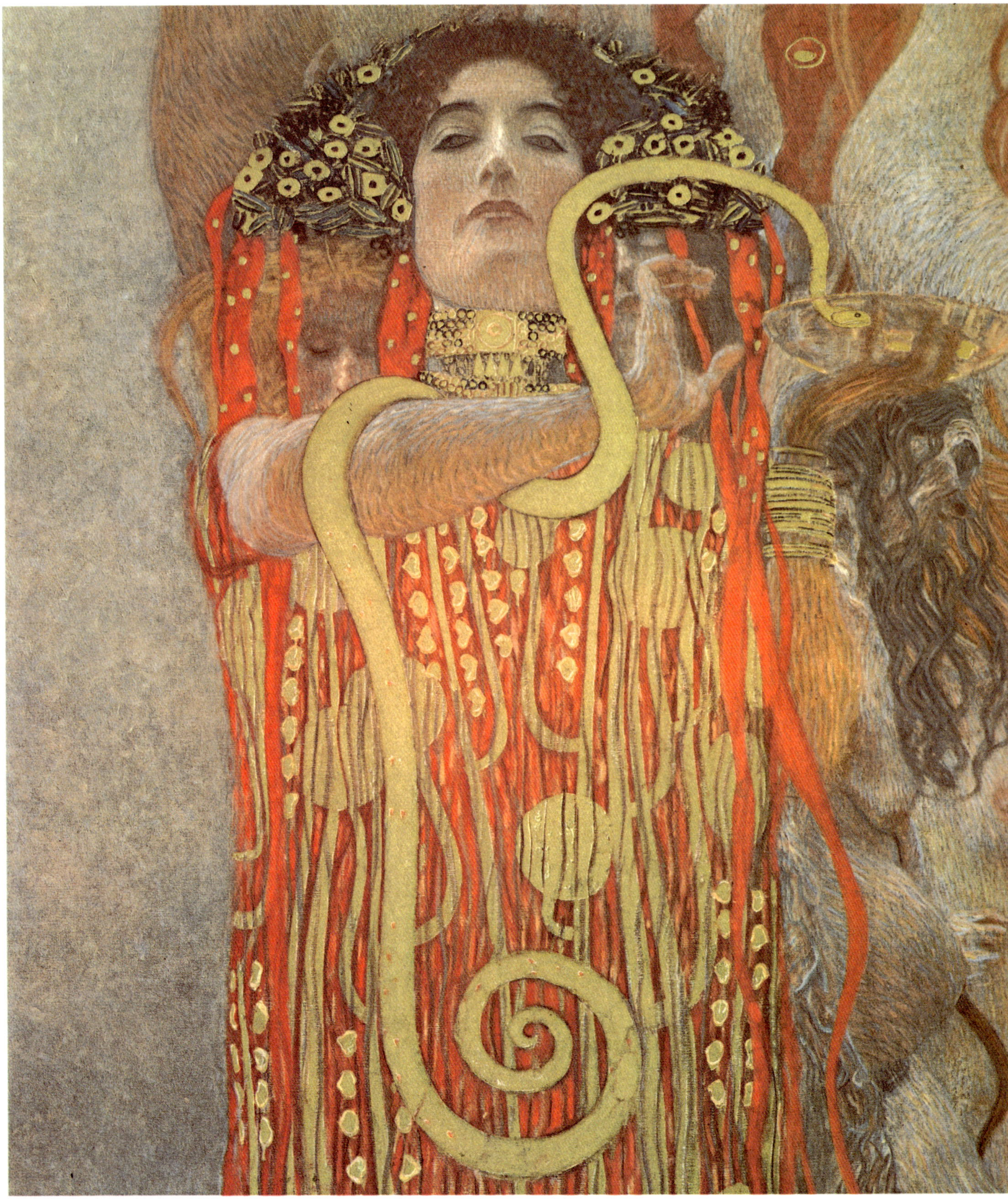

*Gemälde von Gustav Klimt aus dem Jahre 1903, Hygieia darstellend (Galerie Welz).*

# X. KLINISCHE INSTITUTE

# HYGIENE

Bereits 1804 gelang es unter dem Einfluß FRANKS eine besondere Lehrkanzel für Staatsarzneikunde an der Wiener Fakultät zu errichten. Dieses neue Fach umfaßte Gerichtsmedizin und die medizinische Polizei als den für die Hygiene typischen Teil. Ferdinand Bernhard VIETZ (1772–1815) wurde von Joseph Andreas STIFFT (1760–1836), dem Protomedikus und Leibarzt des Kaisers, als erster Professor für Staatsarzneykunde bestätigt und hatte ab 1805 das Fach „Medizinische Polizey" im Sommersemester und „Gerichtliche Arzneykunde" im Wintersemester zu lesen. FRANK war gegen diese „unnatürliche Ehe der Gerichtsmedizin" (LESKY) und hätte die Fächer lieber getrennt gesehen.

FRANK selbst ging, von STIFFT vertrieben, 1804 nach Rußland und kehrte nach 4 Jahren als Privatmann nach Wien zurück, wo er 1821 sein Werk über die „Medicinische Polizey" abschließen konnte.

Nach VIETZ übernahm Johann Joseph BERNT (1770–1842) die Lehrkanzel für Staatsarzneykunde.

Jakob KOLLETSCHKA (1803–1847) wurde 1843 Professor für Staatsarzneykunde. Als ROKITANSKY-Schüler interessierte er sich ausschließlich für Sektionen. Nach seinem tragischen Tod an einer beim Sezieren akquirierten Sepsis mußte 1847 die Lehrkanzel neu besetzt werden. Es wurde wieder ein ROKITANSKY-Schüler, Johann DLAUHY (1808–1888), berufen. Er las so wie seine Vorgänger, obwohl immer wieder auf die Trennung der Fächer gedrängt wurde.

Max von PETTENKOFER (1818–1901) hatte längst aus der Hygiene ein eigenes Fach gemacht, und es waren seit 1865 an den bayrischen Universitäten eigene Lehrstühle für Hygiene eingerichtet. 1872 schlug die Wiener Fakultät PETTENKOFER selbst als ersten Vorstand einer neu zu errichtenden Lehrkanzel für Hygiene vor. PETTENKOFER lehnte ab und erst 1875, als DLAUHY zurücktrat, wurde der alte Lehrstuhl geteilt: Gerichtliche Medizin übernahm Eduard von HOFMANN (1837–1897) und die Hygiene Josef NOWAK (1841–1886).

NOWAK schrieb ein Lehrbuch der Hygiene, das 1881 in erster und 1883 bereits in 2. Auflage erschien und in mehrere Sprachen übersetzt wurde. BILLROTH, der ursprünglich nicht sehr an der Hygiene als eigenes Fach interessiert war, setzte sich später heftig für den Neubau eines hygienischen Institutes ein. NOWAK mußte sich mit sehr unzulänglichen Räumen begnügen.

Als Nachfolger NOWAKS wurde Max GRUBER (1853–1927) berufen. Mit seinem aus England stammenden Mitarbeiter Herbert E. DURHAM (1866–1945) versuchte er die Agglutination von Bakterien im Serum zur Diagnostik zu verwenden. Mangels an Typhusfällen konnte er an der damaligen NOTHNAGEL-Klinik mit dem Assistenten Albert S. GRÜNBAUM (1869–1921) den ersten Nachweis seiner „Reaktion" nicht erhärten, und es blieb dem Pariser Kliniker Fernand WIDAL (1862–1929) vorbehalten, diese für die Diagnose des Typhus vorzuschlagen.

Der Schüler und Nachfolger GRUBERS war Arthur SCHATTENFROH (1869–1923) und dessen Nachfolger Roland GRASSBERGER (1867–1956). Sie setzten die Arbeit GRUBERS besonders in bakteriologischen und immunologischen Arbeiten über anaerobe Bakterien fort. Dann folgten Max EUGLING (1880–1950), Marius KAISER (1877–1969), Richard BIELING (1888–1967), Hans MORITSCH (1924–1965) und Heinz FLAMM (geb. 1929) seit 1966.

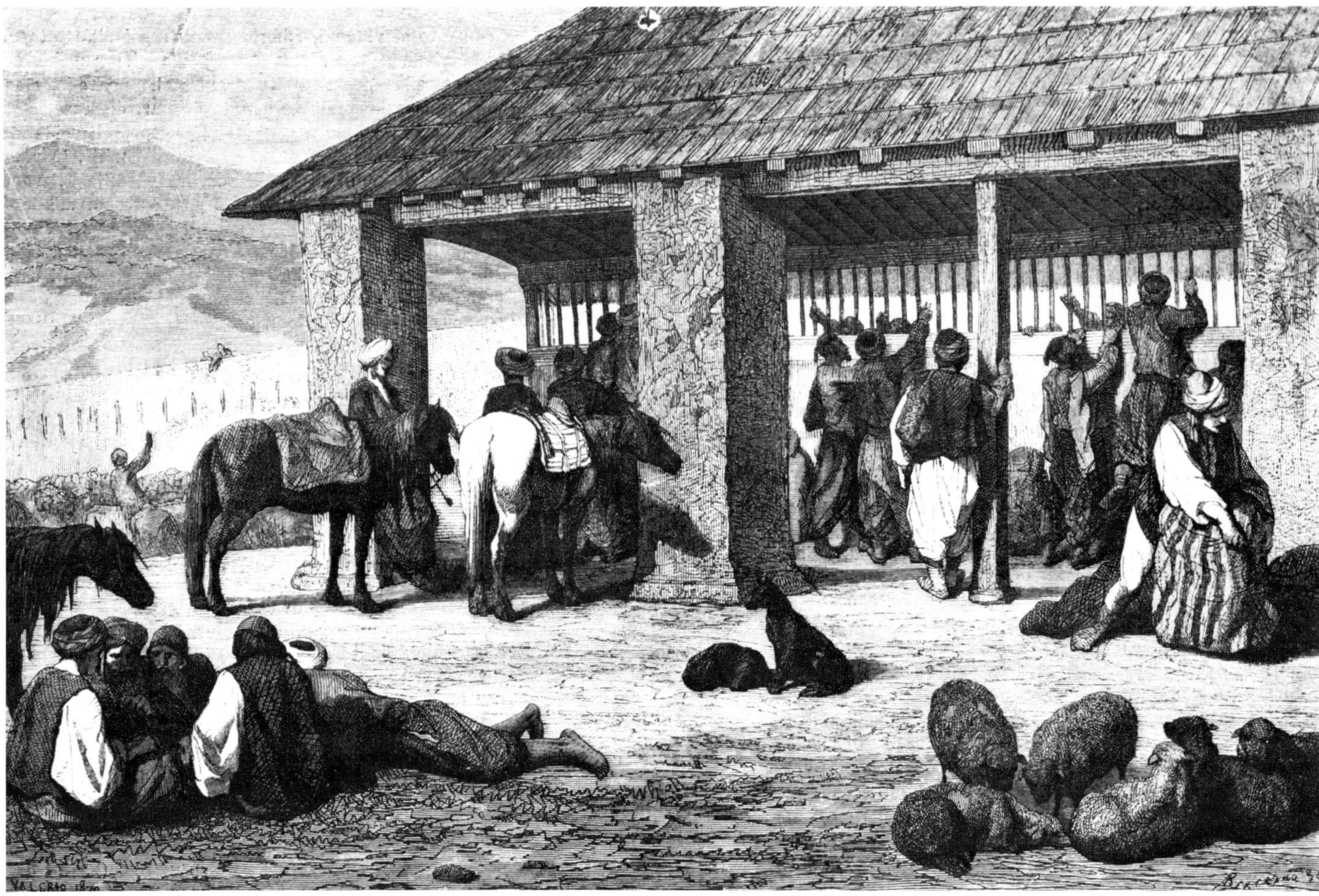

*Reproduktion einer Zeichnung einer Pestkontumats-Anstalt an der altösterreichischen Grenze in Bosnien. Zeichnung von Valerio, 1870.*

## Prof. Dr. Heinz Flamm

Vorstand des Hygiene-Institutes der Universität Wien

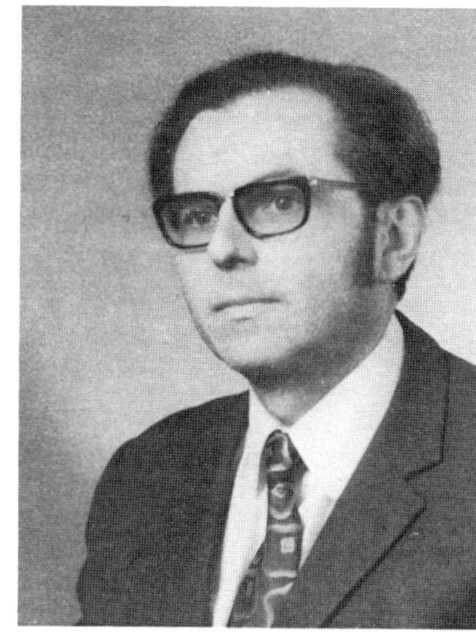

geboren am 3. Juli 1929 in Wien, Promotion zum Dr. med. 1953.
1952 Eintritt in das Hygiene-Institut der Universität Wien (Vorstand: Prof. Dr. R. BIELING), dort zuerst Arbeiten in den Abteilungen für experimentelle Patho-Histologie und für Bakteriologie, 1954 nur mehr in der bakteriologischen Abteilung.
Erteilung der Venia legendi für Hygiene und Mikrobiologie im Jänner 1959. Tropenmedizinische Ausbildung am Bernhard NOCHT-Institut in Hamburg.
Verleihung des Titels eines ao. Univ. Professors am 14. März 1965. Ernennung zum o. Professor und Bestellung zum Vorstand des Hygiene-Institutes der Universität Wien am 29. November 1966.
Seit Dezember 1967 Herausgeber des Zentralblattes für Bakteriologie und Hygiene, I. Abteilung, Originale, gemeinsam mit den Professoren HENNEBERG, Berlin, und KNOLL, Jena.
Mitglied des Obersten Sanitätsrates ab 1967, des Landessanitätsrates für N.Ö. ab 1968.
Ärztlicher Leiter der jetzigen N.Ö. Akademie für höhere Fortbildung in der Krankenpflege seit 1967.
Vertreter Österreichs im Exekutivrat der Weltgesundheitsorganisation 1972 und 1973.
Mitglied des Fachbeirates für Stadtplanung 1966 bis 1978, der Codex-Kommission (Lebensmittelbuch) ab 1968, der Arzneibuchkommission ab 1970, des wissenschaftl. Beirates für Umwelthygiene ab 1972 und des Fachbeirates des Österr. Bundesinstitutes für Gesundheitswesen 1973 bis 1979.
Mitglied der Deutschen Akademie der Naturforscher Leopoldina, Halle, und der New York Academy of Sciences.

# Die wundersame Institutsvermehrung

Interview am 12. 11. 1981

*Frage: Kaiser JOSEPH II. hat Johann Peter FRANK nach Wien geholt, um von ihm im Rahmen seines Reformwerkes die sozialen und damit gleichzeitig hygienischen Reformen entwerfen zu lassen. Das sechsbändige „System einer vollständigen medizinischen Polizey" (1779–1819) war die wissenschaftliche Frucht dieser Bemühungen. 1804 gelang unter VIETZ die Gründung einer besonderen Lehrkanzel für „Staatsarzneykunde", die 1875 in Gerichtliche Medizin und Hygiene geteilt wurde. Die ursprüngliche Tradition der alten WIENER MEDIZINISCHEN SCHULE sah also zuerst eine Einheit von Gerichtsmedizin und Hygiene als medizinische Polizei vor, wodurch auch sozialhygienische Fächer einbezogen waren. Hat die Spezialisierung nicht dazu geführt, daß die rechtliche und soziale Verantwortlichkeit gegenüber dem Staat durchlöchert worden ist?*

*Antwort:* Die Namen Staatsarzneikunde und Medizinische Polizei weisen schon darauf hin, daß der absolutistische Staat eine möglichst straffe Regelung des Gesundheitswesens anstrebte, denn nur mit gesunden Untertanen konnte ein Staat lebensfähig sein. Diese auch heute gültige Aussage faßte Kronprinz RUDOLF 1887 bei der Eröffnung des „VI. Internationalen Congresses für Hygiene und Demographie zu Wien" so zusammen: „Das kostbarste Capital der Staaten und der Gesellschaft ist der Mensch." Er wies dann darauf hin, daß „die Hygiene der großen Aufgabe diene, auf wissenschaftlicher Grundlage fußend, der Gesetzgebung und den Anordnungen der Staaten und Gemeinden die Wege vorzuzeichnen zur Erinnerung praktischer Ziele in dem ganzen großen Gebiete der Gesundheitspflege".
Wenn man sich diese Forderung des Staates überlegt, so wundert es nicht, daß eine der starken Wurzeln der österreichischen Gesundheitspflege die Militärhygiene war, denn nur mit gesunden, kräftigen Soldaten ließen sich Feldzüge führen. Es ist daher geradezu selbstverständlich, daß 1875 nach der Teilung der Lehrkanzel für „Staatsarzneikunde" in je eine für „Gerichtliche Medizin" und für „Medizinische Polizei" ein Lehrer der k. k. medicinisch-chirurgischen Josephs-Akademie, der Chemiker Josef NOWAK, als erster Inhaber letzterer Lehrkanzel berufen wurde. Unter ihm wurde aus der „Medizinischen Polizei" die „Sanitätspolizei" und bald darauf die „Hygiene", ein Begriff, der im Militärwesen bereits länger in Gebrauch stand. Nach NOWAKS Tod 1886 supplierte der spätere Generalstabsarzt Florian von KRATSCHMER-FORSTBURG, der gemeinsam mit dem Grazer Hygieniker Max von GRUBER für die Nachfolge NOWAKS vorgesehen war. 1887 wurde GRUBER nach Wien berufen. Es ergab sich eine gute Zusammenarbeit zwischen der universitären Hygiene unter GRUBER und der Militärhygiene unter KRATSCHMER-FORSTBURG.
Die großen Leistungen der Hygiene für die Volksgesundheit, welche die folgenden Jahre brachten, waren der Beweis für die Richtigkeit der Trennung dieses Faches von der Gerichtsmedizin.

*Frage: Sind Sie weitgehend Traditionsträger dieser Verantwortlichkeit, fühlen Sie sich also als Nachfolger von FRANK und GRUBER oder eher von WEICHSELBAUM?*

*Antwort:* FRANK, NOWAK, GRUBER und KRATSCHMER-FORSTBURG betrieben angewandte Hygiene im Sinne der heutigen Definition als der Lehre von der Gesunderhaltung des Menschen, die immer im Mittelpunkt ihrer Bestrebungen stand. Anton WEICHSELBAUM, in der k. k. medicinisch-chirurgischen Josephs-Akademie Schüler des ehemaligen ROKITANSKY-Assistenten Josef ENGEL, widmete sich als Pathologe den infektiösen Erkrankungen. Dabei entdeckte er die Pneumo- und die Meningokokken. Von der Pathologie ausgehend war WEICHSELBAUM insbesondere in seiner späteren Schaffensperiode auch sozialmedizinisch tätig.

Wenn ich selbst auch als Bakteriologe auf einer Prosektur als Schüler von Prof. Dr. Carmen CORONINI-KRONBERG begonnen habe und im Hygiene-Institut jahrelang die bakteriologische Abteilung geleitet habe, so fühlte und fühle ich mich als Hygieniker und als solcher damit als Nachfolger von FRANK, NOWAK, GRUBER und auch KRATSCHMER-FORSTBURG. In bezug auf die volksgesundheitlichen Aktivitäten WEICHSELBAUMS sehe ich in ihm, der mit GRUBER eng zusammenarbeitete, über Ludwig TELEKY, der 1909 der erste Dozent für Sozialmedizin in Wien wurde, zu mir auch eine Linie. Einer meiner Mitarbeiter, Christian VUTUC, habilitierte sich in der von mir errichteten Abteilung für Sozialmedizin für dieses Fach; nach 70jähriger Pause der zweite Dozent für Sozialmedizin in Österreich.

*Frage: GRUBER hat als erster gemeinsam mit DURHAM versucht, die Agglutination von Bakterien im Serum zur Diagnostik heranzuziehen. Der Franzose WIDAL schlug sie zur Diagnostizierung von Typhus vor. Wie kommt es, daß die „GRUBER-WIDALsche Reaktion" zur „WIDAL-Reaktion" wurde?*

*Antwort:* Die Bezeichnung „WIDALsche Reaktion" bedeutet ein echt österreichisches Schicksal. Als GRUBER im Jänner 1896 publizierte, daß im Serum von Patienten, die an Typhus erkrankt waren, Agglutinine zu finden sind, war der Typhus in Wien bereits eine seltene Krankheit. Nach dem Bau der 1. Wiener Hochquellenwasserleitung, an deren Errichtung GRUBER und KRATSCHMER-FORSTBURG maßgeblich beteiligt waren, ist die Erkrankungsziffer nämlich schlagartig gesunken. So standen GRUBER nur zwei Typhuspatienten zur Verfügung, während Ferdinand WIDAL in Paris, wo gerade eine Typhusepidemie herrschte, zahlreiche Patienten untersuchen konnte. Es war WIDAL daher möglich, im Juni 1896 die erste Mitteilung über die serologische Diagnose des Typhus bei einer großen Anzahl von Kranken zu publizieren. Dieser Umstand führte dazu, daß die heute routinemäßig durchgeführte Agglutination bei Infektionsverdacht nach WIDAL benannt wird. Als GRUBERsche Reaktion wird die Bestimmung von unbekannten Bakterien mit Hilfe bekannter Sera bezeichnet, also quasi die umgekehrte WIDALsche Reaktion.

*Frage: GRUBERS Schüler SCHATTENFROH und GRASSBERGER setzten diese Arbeiten fort. Finden sich auf diesem Gebiet in Ihrem Institut entsprechende Arbeiten, die diese Tradition fortsetzen?*

*Antwort:* GRASSBERGER war ein streitbarer Mensch. Nach persönlichen Auseinandersetzungen wurde unter ihm die Lebensmittel-Untersuchungsanstalt vom Hygiene-Institut abgetrennt. Diesen Verlust habe ich dadurch etwas wettzumachen versucht, daß ich das Arbeitsgebiet der von meinen Vorgängern übernommenen Wasser-Abteilung um die Lebensmittel-Hygiene erweitert habe.

Während GRUBER hauptsächlich Volkshygieniker und nicht nur Serologe war, arbeiteten SCHATTENFROH und GRASSBERGER ganz speziell auf dem Gebiet der Impfstoffe gemeinsam mit der Tierärztlichen Hochschule weiter.

Die Bedeutung, die ich den Arbeiten auf dem Gebiet der Impfstoffe beimesse, geht wohl daraus hervor, daß auf meinen Wunsch aus der immunologischen Abteilung meines Institutes das Institut für Spezifische Prophylaxe und Tropenmedizin gemacht wurde. Die Spezifische Prophylaxe befaßt sich mit Impfstoffen und Sera.

*Frage: Nach GRASSBERGER folgten EUGLING und die Virologen KAISER, BIELING und MORITSCH als Ihre Vorgänger. Das Schwergewicht ihrer Arbeiten war sehr unterschiedlich. Können Sie trotzdem eine Traditionslinie entdecken, und setzen Sie diese Linie fort?*

*Antwort:* EUGLING mußte das Wiener Hygiene-Institut in der Kriegszeit führen; KAISER und BIELING fiel die nicht minder schwere Aufgabe zu, in den Jahren danach das bombenzerstörte Institut wieder aufzubauen, einzurichten und mit Mitarbeitern zu besiedeln, ein Unterfangen, das mehr als zehn Jahre bedurfte. Beide machten als Virologen ihr Arbeitsgebiet zum Schwerpunkt des Institutes. Der nachfolgende Ordinarius MORITSCH baute das moderne Hygiene-Unterrichtswesen auf und beschäftigte sich auf virologischem Gebiet mit experimentellen Untersuchungen der Erreger der Kuhpocken und der Psittakose. Schon 1955, noch als Assistent, befaßte er sich mit der insbesondere südlich von Wien weitverbreiteten Meningoenzephalitis (FSME), einer Erkrankung, die bereits 1931 durch den Neunkirchner Primarius Dr. Hans SCHNEIDER beschrieben worden war. MORITSCH entdeckte, daß die Ursache dieser Krankheit ein Arbovirus ist, das durch den Stich von Zecken übertragen wird.

Auf meinen Wunsch wurde aus der Abteilung für Virologie meines Institutes ein eigenes Virologisches Institut, was wohl Beweis der von mir diesem Arbeitsgebiet zuerkannten Wichtigkeit ist.

*Frage: Über Ihre Initiative entstand in letzter Zeit eine Reihe neuer Institute, wie jenes für Umwelthygiene, für Virologie und für Spezifische Prophylaxe und Tropenmedizin. Können Sie die Vor- und Nachteile dieses Spezialisierungsschubes in den letzten Jahren erläutern?*

*Antwort:* Bereits in meiner Antrittsvorlesung 1966 habe ich dargelegt, wie ich mir den Aufbau der Hygiene an unserer Fakultät vorstelle. So galt es, die bei uns noch fehlenden Arbeitsgebiete einzurichten und dann, wenn sie eine lebensfähige Struktur besitzen, zu verselbständigen. Nur die Eigenverantwortung in einem entsprechend großen Arbeitsgebiet ermöglicht dessen erfolgreiche Bearbeitung im Interesse der ganzen Medizin. Dieser Überzeugung entsprechend habe ich am Institut Abteilungen für Krankenhaus-Hygiene, für Parasitologie, für Tropenmedizin und für Sozialmedizin begründet und jeweils nach eigener praktischer Arbeit in diesen die Richtung für Struktur und Arbeit in Forschung und Praxis angegeben. Parallel zu dieser Entwicklung betrieb ich die Verselbständigung größerer Einheiten durch Neugründung von Instituten, nämlich 1971 der Institute für Umwelthygiene (Vorstand: o. Univ.-Prof. DDr. Manfred HAIDER) und für Virologie (Vorstand: o. Univ.-Prof. Dr. Christian KUNZ) und 1974 desjenigen für Spezifische Prophylaxe und Tropenmedizin (Vorstand: o. Univ.-Prof. Dr. Gerhard WIEDERMANN). Zweifellos wird die derzeitige Abteilung für Sozialmedizin meines Institutes, die so wie die anderen Abteilungen, nämlich jene für Bakteriologie, für Parasitologie und für Wasser- und Lebensmittel-Hygiene unter Leitung eines ao. Univ.-Professors gem. § 31 UOG steht, als nächstes ein selbständi-

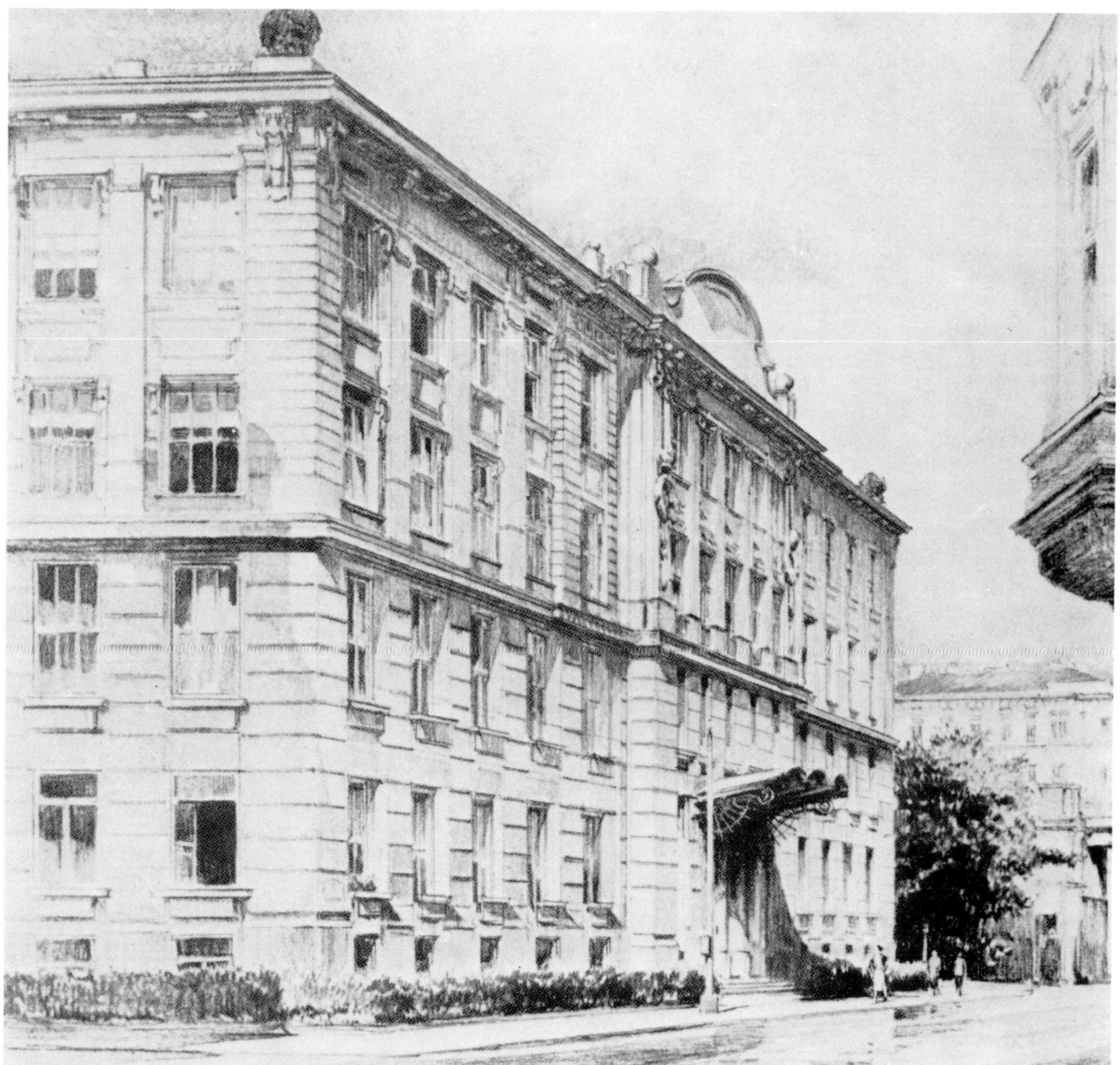

*Das Hygiene-Institut in der Kinderspitalgasse in Wien Alsergrund, errichtet 1908.*

ges Institut werden, da das von mir am Hygiene-Institut etablierte Fach „Sozialmedizin" unterdessen Prüfungsfach geworden ist.
Die Vorteile „meines Systems" der Entwicklung des Faches „Hygiene, Mikrobiologie und Präventivmedizin" – diese von mir vorgeschlagene Bezeichnung ist nun im Bundesgesetz über die Studienrichtung Medizin fixiert – sehe ich in den Leistungen der vier Institute. Diese besitzen eigene Budgets, eigenes Personal und durch ihre praktischen Tätigkeiten auch die finanziellen Möglichkeiten zu ihrer Arbeit. Daß fachlich und menschlich hervorragende Wissenschafter als selbständige Institutsvorstände und auch als Abteilungsleiter mit weitgehender Selbständigkeit und Eigenverantwortung mehr leisten als zu Unselbständigkeit erzogene und verurteilte Untergebene, ist wohl klar erkennbar.

*Frage: Die von Ihnen so heiß verteidigte Absplitterung und Verselbständigung kleiner Spezialgebiete wird mancherorts kritisiert. Dem Gedanken der WIENER MEDIZINISCHEN SCHULE folgend, sollten doch alle diese Teilgebiete in einer Hand und eine Gesamtübersicht gesichert bleiben.*

*Antwort:* Sie fragten schon mehrmals nach meiner Beziehung zur Tradition der WIENER MEDIZINISCHEN SCHULE. Ich schätze sehr die historischen Bezüge; so veranlaßte ich die Österreichische Gesellschaft für Hygiene, Mikrobiologie und Präventivmedizin, 1980 ihrer Jahrestagung das Motto „175 Jahre Hygiene-Unterricht an Österreichs Universitäten" zu geben und die Österreichische Postverwaltung, aus diesem Anlaß eine Sondermarke mit KLIMTS Hygiea aufzulegen. Es ist aber meine feste Überzeugung, daß wir nicht wie die von der Schlange fixierte Ratte auf die sogenannte WIENER MEDIZINISCHE SCHULE zurückblicken dürfen und dabei mit dem Rücken gegen die Zukunft stehen. Die Kenntnis der historischen Entwicklung meines Faches soll uns zeigen, was die Männer vor uns geleistet haben, was mir Ansporn sein muß, mich selber auch um die Entwicklung meines Faches zu bemühen. Diese historische Betrachtungsweise hat mich gelehrt, daß nicht Größenideen und Selbstüberheblichkeit zum Ziel führen. Aus dem eigenen Erleben heraus lehne ich den „großen Chef" ab, der sein Institut autokratisch führt und kraft seines Amtes alles am besten weiß.
Ich darf hier an ein Wort GRASSBERGERS aus seiner Antrittsvorlesung 1924 erinnern: „Um Hygiene zu betreiben, braucht man also ersichtlich Mut. Um sie richtig zu betreiben, bedarf es noch einer anderen Eigenschaft, das ist die Bescheidenheit."
Bei der heutigen explosionsartigen Zunahme des Wissens ist nach meiner Meinung nur eine Arbeitsteilung möglich. Unter den derzeitigen Umständen erscheint mir als beste Lösung eine Gruppe von Instituten nahe verwandter Arbeitsgebiete, die aufgrund der persönlichen Kontakte gut zusammenarbeiten. Dies habe ich für die Hygiene erreicht.
Als erstes habe ich die Gründung eines Institutes beantragt, dem der erstmals von mir in meiner Antrittsvorlesung 1966 verwendete Begriff Umwelt-Hygiene als Arbeitsgebiet zugewiesen wurde. Es entwickelte sich unter seinem Ordinarius Univ.-Prof. DDr. Manfred HAIDER derart, daß ihm zur Betreuung der umweltpsychologischen Abteilung der Dienstposten eines ao. Univ.-Professors gemäß § 31 UOG zuerkannt wurde. Zu den Aufgaben des Instituts gehören u. a. umwelthygienische und arbeitsmedizinische Untersuchungen, insbesondere über Auswirkungen gas- und staubförmiger Schadstoffe auf den Menschen, Auswirkungen von Lärm und Belastungen durch moderne Arbeitsverfahren wie beispielsweise Schicht- und Nachtarbeit oder Bildschirmarbeit, wobei moderne psychophysiologische und psychologische Techniken eingesetzt werden. In einer eigenen präventivmedizinischen Ambulanz werden Untersuchungen, Begutachtungen und Beratungen im Rahmen der Vorsorgemedizin, einschließlich der gesetzlich vorgeschriebenen Dienstnehmeruntersuchungen, durchgeführt. Der den modernen Menschen immer mehr beeinträchtigende Streß wird unter Einsatz biochemischer und neurophysiologischer Methoden untersucht. Die epidemiologischen Untersuchungen können unter Einsatz einer hauseigenen Großrechenanlage u. a. Risikofaktoren von Herz- und Kreislauferkrankungen und umweltbedingten Krebs- und Lungenerkrankungen analysieren.
Das ebenfalls 1971 gegründete Virologische Institut (Vorstand: o. Univ.-Prof. Dr. Christian KUNZ) befaßt sich mit der Ausarbeitung von Methoden der Frühdiagnostik von Virusinfektionen sowie mit der Entwicklung von Impfstoffen gegen durch Viren verursachte Erkrankungen. Auch auf den ersten Blick theoretisch anmutende Untersuchungen, wie die Erforschung der Feinstruktur der Flaviviren, zu denen auch das bei uns vorkommende FSME-Virus gehört, und der Beziehungen von Strukturproteinen dieser Viren zur Ausbildung von vor der Infektion schützenden Antikörpern, dienen der Praxis der Bekämpfung von Erkrankungen des Menschen.

Die Aufgaben des drei Jahre später gegründeten Institutes für Spezifische Prophylaxe und Tropenmedizin (Vorstand: o. Univ.-Prof. Dr. Gerhard WIEDERMANN) liegen einerseits in der Durchführung einer Immuno- und Chemoprophylaxe von Tropen- und Infektionskrankheiten (auf praktischem Gebiet Durchführung von Impfungen, auf theoretischem Gebiet Durchführung von Wirksamkeits- und Verträglichkeitsstudien); andererseits bestehen sie aber auch in der Durchführung von Untersuchungen, Beratung und Behandlung von in die Tropen Ausreisenden und aus diesen Kommenden und in der Durchführung eines breiten wissenschaftlichen Programms (Epidemiologie von Tropen- und Infektionskrankheiten, immunbiologische Studien und Abwehrmechanismen, Feldversuche hinsichtlich der Wirksamkeit neuer Präparate). Auf dem Gebiet der Diagnostik besteht eine enge Zusammenarbeit mit den Instituten für Hygiene und für Virologie.

*Frage: Auf die Weise der Spezialisierung wird das Lerngebiet Medizin immer größer. Wie werden die Studenten den vermehrten Ansprüchen gerecht?*

*Antwort:* Ich stimme Ihnen zu, daß der Lernstoff immer größer und die Situation für die Medizin-Studenten allmählich unerträglich wird. Dieses Problem läßt sich aber nur auf zwei Ebenen lösen. Im großen Rahmen durch eine Modernisierung der Studieninhalte. Die Chance dazu hat man bei der kürzlich durchgeführten Studienreform nur teilweise wahrgenommen. Noch immer dominiert nämlich bei uns in der Grundausbildung die Morphologie. Die zweite Ebene betrifft jeden von uns Lehrenden selber. Wir müssen lernen, zu lehren und uns in der Lehre auf das wesentliche unserer Fächer zu beschränken. Wir haben primär weder Fachärzte für alles aus unseren Studenten zu machen noch hochgestochene Wissenschafter, sondern Ärzte, die ihren Beruf verstehen und lieben. Darin sehe zumindest ich meine Aufgabe als Universitätslehrer der medizinischen Fakultät.
Damit sind wir aber beim Problem der zweiten versäumten Chance einer Modernisierung. Nach meiner festen Überzeugung, die ich bereits vor Jahren, noch vor Konstruktion des UOG, in einem damals sogar nicht einmal abgelehnten, sondern nur zurückgestellten Antrag im Professorenkollegium dargelegt habe, sind die medizinischen Fakultäten aus den Universitäten herauszulösen. Aufgrund ihrer Struktur passen sie nicht mit den anderen Fakultäten (in Wien z. B. insgesamt acht) zusammen. Die medizinische Fakultät beansprucht für sich allein das halbe Budget und das halbe Personal der gesamten Universität Wien. Ein unguter Zustand. Nicht nur, was die Aufteilung der Budget- und Personalfragen anlangt, sondern auch vom Standpunkt der Beeinflussung. Eine eigene selbständige Medizinische Universität wäre frei von den Einflüssen der sieben übrigen Fakultäten. Ein Vorbild liegt nahe von Wien in Budapest, wo die selbständige Medizinische Universität schon selbstverständlich ist. Und selbst die Tierärzte haben in Wien eine eigene Universität.
Im Sinne der Volksgesundheit sehe ich für die Zukunft eine Medizinische Universität, der die Ausbildung aller Gesundheitsberufe obliegt, also der Ärzte, des Krankenpflegepersonals sowie der Angehörigen der verschiedenen gehobenen medizinisch-technischen Dienste und des medizinisch-technischen Fachdienstes.

*Frage: Die Bakteriologie hat in Wien einige Tradition. Neben den bereits angeführten Personen sind insbesondere der Pädiater ESCHERICH als Entdecker des Bacterium coli und der Chirurg BILLROTH als erster Beschreiber der Eiterbakterien zu nennen. Wie zu Zeiten von GRUBER und WEICHSELBAUM teilt sich auch heute noch die Bakteriologie zwischen der Hygiene und der Pathologie auf. Überdies hat sich die Universitätsklinik für Chemotherapie ein eigenes bakteriologisches Laboratorium aufgebaut. Sehen Sie die Möglichkeit, daß auf diesem Gebiet einmal ein einheitliches Ordinariat für Bakteriologie errichtet wird?*

*Antwort:* Falls das Allgemeine Krankenhaus in seiner derzeitigen Konzeption in Betrieb gehen sollte, so kann dies eine Zusammenfassung der bakteriologischen Laboratorien bringen, aber als Abteilung des Hygiene-Instituts, das auch die parasitologischen Untersuchungen durchführt. Die virologische Diagnostik wird vom Virologischen Institut betreut werden.

*Frage: In der neuen Studienordnung ist die medizinische Mikrobiologie, also die Seuchenlehre, immer noch mit der Hygiene vereint. Wäre es nicht zweckmäßig, die Mikrobiologie im Studienablauf vorzuverlegen, das Fach der Gesamthygiene mit allen sozialhygienischen Schwerpunkten aber am Ende des Studiums zu belassen?*

*Antwort:* Im Jahre 1971, als noch die anfänglichen Beratungen über die Neugestaltung des Medizinstudiums gepflogen wurden, haben die damaligen österreichischen Hygiene-Ordinarii FLAMM, HAIDER und KUNZ (Wien), MÖSE (Graz), SCHINZEL und BENGER (Innsbruck) dem Bundesminister für Wissenschaft und Forschung geschrieben, daß es ihnen sinnvoll erschiene, ohne Verlängerung der vorgesehenen Studienzeit an das Ende des Studiums einen vierten (präventivmedizinischen) Studienabschnitt zu stellen. Dieser sollte die entsprechenden, bisher verteilten Fachgebiete zusammenfassen, nämlich a) Seuchenhygiene und spezifische Prophylaxe, b) Umwelt-Hygiene und Strahlenschutz, c) Sozial- und Arbeitsmedizin, d) Psychohygiene und e) Gerichtsmedizin und Rechtskunde für Mediziner.
Der „Hygienikerbrief" rief Entrüstung hervor. Alle an der Planung beteiligten Nichtfachleute wußten, daß die Hygiene entgegen der bisherigen Regelung und entgegen unserer Empfehlung im Studienplan nach vorne, nämlich in den zweiten Studienabschnitt, zu stellen sei. Dies wurde im neuen Studiengesetz Medizin fixiert.
Erst jetzt zur Jahreswende 1981/82 war es soweit, daß unsere Meinung, die Hygiene gehöre ans Ende des Medizinstudiums, von Professoren, Assistenten und Studenten zu der ihren gemacht wurde. Der derzeitige Plan sieht vor, daß „Allgemeine Mikrobiologie" im ersten, „Einführung in die medizinische Mikrobiologie" im zweiten und „Hygiene, Mikrobiologie und Präventivmedizin" im dritten Studienabschnitt gelehrt und geprüft werden sollen.

*Frage: Welche Leistungen würden Sie als beispielgebend im Sinne der WIENER MEDIZINISCHEN SCHULE betrachten, die im Verlauf Ihrer Tätigkeit von Ihnen selbst oder Ihrem Institut erbracht worden sind?*

*Antwort:* Meinen Beitrag zur österreichischen Medizin will ich gerne kurz anführen, ob er aber Bezug zu der von Ihnen so geschätzten WIENER MEDIZINISCHEN SCHULE hat, ist für mich nicht feststellbar und auch bedeutungslos. Oberstes Gebot war und ist für mich, daß Forschung und Lehre auf die Praxis gerichtet sein müssen. Die Forschung hat also weitere Grundlagen für die praktische Anwendung meines Faches zu liefern, und die Lehre hat Personen verschiedener Berufsgruppen wie Ärzte, Krankenpflegepersonen und Techniker so auszubilden, daß sie die Kenntnisse sinnvoll einsetzen können.

In der Lehre habe ich mich bemüht, den in den ersten Jahren nach meiner Ernennung allein getragenen Unterricht für Medizinstudenten im Sinne meines direkten Vorgängers MORITSCH weiter zu modernisieren. Darüber hinaus erscheint es mir aber für Österreich ganz wesentlich, daß Niveau und Ansehen der in der Krankenpflege tätigen Personen entsprechend der Wichtigkeit dieses Faches gehoben werden. Es war daher für mich selbstverständlich, bei den Bestrebungen des Österreichischen Krankenpflegeverbandes zur Institutionalisierung der Fortbildung der Krankenpflegeberufe mitzuarbeiten. Tatsächlich gelang es, 1969 vom Bundesministerium für Soziale Verwaltung, dem damals noch das Gesundheitswesen ressortmäßig unterstand, die Genehmigung von Fortbildungslehrgängen zu erhalten. Unsere praktischen Erfahrungen fanden dann in der einige Jahre später erlassenen Novelle zum Krankenpflegegesetz ihren Niederschlag. Aus diesen Veranstaltungen wurde später die vom Lande Niederösterreich errichtete „Akademie für die höhere Fortbildung“, deren ärztlicher Leiter ich bin. Die Lehrgänge dieser Akademie, die jährlich außer von Österreichern auch noch von Südtirolern, Schweizern und Deutschen besucht werden, laufen auf meinen Antrag seit dem Wintersemester 1981/82 als Universitätslehrgänge an unserer Fakultät. Derzeit arbeiten bereits in allen österreichischen Krankenhäusern Absolventinnen und Absolventen unserer Akademie in leitenden Positionen der Krankenpflege und Krankenpflegeschulen. Sie tragen so unter anderem auch meine Vorstellungen in den österreichischen Krankenhausalltag.

Zum Problemkreis der Ausbildung gehört auch, daß es mir vor Jahren gelungen ist, durch Verhandlungen im zuständigen Bundesministerium die Anerkennung einer neuen Facharztsparte, nämlich des „Facharztes für mikrobiologisch-serologische Laboratoriumsdiagnostik“, zu erreichen. Versagt haben jedoch meine Bestrebungen mit einer Ausnahme, daß nämlich in den österreichischen Krankenhäusern eigene Primariate für Medizinische Mikrobiologie oder für Hygiene errichtet werden. Als Erfolg darf ich aber die in der letzten Novelle zum Krankenanstalten-Gesetz jedem Krankenhaus zwingend vorgeschriebene Bestellung von für die Belange der Hygiene zuständigen Ärzten (Krankenhaus-Hygieniker) buchen. Ausgebildet werden diese Kollegen in an meinem Institut eingerichteten Kursen ebenso wie das Krankenpflegepersonal in parallelen Kursen.

In der Forschung war meine erste große Arbeitsrichtung die Aufklärung von pränatalen Infektionen. Meine Untersuchungen an menschlichen Foeten und meine Tierversuche im Verein mit internationalen Literaturstudien führten zur Abfassung des Buches „Die pränatalen Infektionen des Menschen unter besonderer Berücksichtigung von Pathogenese und Immunologie“, mit dem ich mich 1958 für Hygiene und Mikrobiologie habilitierte. Als letztes auf diesem Gebiet führte ich umfangreiche Tierversuche durch, welche die Kinetik des Virusübertrittes aus dem mütterlichen Blut auf die erst wenige Tage alte Frucht (Blastozyste) darstellten.

Die seit Jahren laufenden Untersuchungen meiner Mitarbeiter über Toxoplasmose in der Schwangerschaft entspringen demselben Interesse, stellen aber gleichzeitig die Verbindung dar zu einem Arbeitsgebiet der parasitologischen Abteilung unter Leitung von ao. Univ.-Prof. Dr. Horst ASPÖCK, auf dem wir heute international führend sind, nämlich der Serodiagnostik parasitärer Erkrankungen des Menschen.

Eine zweite, auch heute noch immer sehr intensiv betriebene Forschungsrichtung ist die Krankenhaushygiene. Praktisches Ergebnis meiner eigenen Bemühungen war, etwas Ordnung in den Bereich von Sterilisation und Desinfektion gebracht zu haben. Aufgrund der gesetzlichen Lage war und ist es möglich, in Österreich Sterilisatoren und Desinfektionsmittel zu erzeugen und zu vertreiben, die nicht funktionieren. Ich habe die Österreichische Gesellschaft für Hygiene, Mikrobiologie und Präventivmedizin veranlassen können, ein Gütezeichen zu schaffen, das brauchbaren Desinfektions- und Sterilisationsverfahren verliehen wird. Unterdessen ist es trotz fehlender gesetzlicher Grundlagen kaum mehr möglich, in Österreich Desinfektionsmittel ohne Gütezeichen zu verkaufen. Das gleiche gilt für Sterilisatoren, die ohne Prüfung durch ein österreichisches Institut nicht mehr absetzbar sind. Durch oftmalige Hinweise auf die Gefahren für die Patienten gelang es mir, das zuständige Bundesministerium zu veranlassen, die in dieser Hinsicht autonomen Landesregierungen einzuladen, jährliche oder zweijährige Untersuchungen sämtlicher Sterilisatoren der Krankenanstalten anzuordnen. Ich glaube, durch diese Maßnahmen Wesentliches für die Volksgesundheit erreicht zu haben. In der am Bundesgesundheitsamt in Berlin eingerichteten Kommission zur Erkennung, Verhütung und Bekämpfung von Krankenhausinfektionen arbeite ich als einziges ausländisches Mitglied mit.

Eine unter Leitung von ao. Univ.-Prof. Dr. Manfred ROTTER stehende Arbeitsgruppe befaßt sich u. a. mit der Kinetik der Abtötung von Bakterien auf der Hand, woraus sich Prüfungsrichtlinien für Händedesinfektions-

mittel erstellen ließen, die heute in Österreich und der BRD offiziell angewandt werden.
Ein Problem im Krankenhaus stellten Reinigung und Desinfektion harter Oberflächen dar, das nach jahrelanger experimenteller Bearbeitung in einem Buch dargestellt wurde und Habilitationsthema für Univ. Dozent Dr. Walter KOLLER war.
Auf dem Gebiet der Bakteriologie, wo ich 1954 kurz nach Beschreibung der Listerien als Krankheitserreger des Menschen das Vorkommen dieser Erkrankung in Österreich feststellte, habe ich die Pathogenese dieser Infektion bearbeitet und zumindest teilweise aufgeklärt. Im Rahmen von langjährigen Untersuchungen über bakterielle Meningitis habe ich zwei neue Arten des Genus Moraxella gefunden. Nach jahrelanger Beschäftigung mit den damals noch PPLO genannten Mykoplasmen gelang es mir als erstem Untersucher, einen solchen Mikroorganismus aus Knochenmark eines Leukämie-Patienten direkt zu züchten. In gemeinsam mit Univ.-Prof. Dr. Dietmar GERICKE, Frankfurt/Main, durchgeführten Tierversuchen war es möglich, die kokarzinogene Wirkung von Mykoplasma laidlawii nachzuweisen.
Nachdem in den USA eine neue Gruppe von Bakterien, die Legionellen, als Krankheitserreger entdeckt worden war, befaßten wir uns auch mit diesen Keimen, und Univ.-Dozent Dr. Günther WEWALKA habilitierte sich mit seinen Ergebnissen. Dies war Anlaß dafür, daß die Weltgesundheitsorganisation im Oktober 1981 eine Tagung über Legionella-Infektionen in Baden bei Wien abhielt, zu deren Vorsitzendem ich gewählt wurde.
In der unter Leitung von ao. Univ.-Prof. Dr. Gertraut WEBER stehenden Abteilung für Wasser- und Lebensmittelhygiene wurden in langjährigen Versuchen die Bedingungen für die Bildung von Patulin, einem von bestimmten Schimmelpilzen produzierten Gift, und seine Verbreitung in Fruchtsäften erforscht. Untersuchungen von Medizinalbädern gaben die Grundlagen für Badewasseraufbereitung und damit auch für das Bäderhygienegesetz und seine Durchführungsverordnung. Ausgedehnte laboratoriumstechnische Versuche lieferten die Aussagen, welche eine Differenzierung der wassereigenen von Fremdflora und damit eine seuchenhygienische Beurteilung ermöglichen. Von praktischer Bedeutung sind auch die Untersuchungen über die Beeinträchtigung des Grundwassers durch geordnete Mülldeponien.
Nach Gründung der Abteilung für Sozialmedizin war es mir ein besonderes Anliegen, endlich auch in die Medizin ein ökonomisches Denken einzuführen. Während meiner Assistentenzeit galt es als unethisch, Medizin und Kosten gleichzeitig zu nennen. Dies erschien mir schon damals als falsch. Wenn man unter der Prämisse begrenzter finanzieller Ressourcen vor die Wahl gestellt wird, mit diesen Mitteln einerseits vielen Menschen durch relativ einfache Maßnahmen zu helfen oder sie sogar durch präventivmedizinische Maßnahmen zu schützen oder andererseits wenigen Menschen durch aufwendige Eingriffe vielleicht sogar nur für kurze Zeit die Chance einer Besserung ihrer Leiden zu verschaffen, so muß man sich für ersteres entscheiden. Es wurden also, z. T. gemeinsam mit der Wirtschaftsuniversität, Studien über Cost-Effectiveness-Analyse im Gesundheitswesen angestellt. Ergebnis der medizinisch-ökonomischen Überlegungen außerhalb meines Instituts war die Einführung der Kostenstellungsrechnung in den österreichischen Krankenanstalten.
Der später mit der Leitung der sozialmedizinischen Abteilung betraute ao. Univ.-Prof. Dr. Michael KUNZE widmete sich der Epidemiologie des Tabakrauchens und seines Einflusses auf die Gesundheit. Gemeinsam mit dem Gesundheitsamt der Stadt Wien gründete er die erste Raucherberatungsstelle. Er besitzt heute einen international bekannten Namen auf diesem Gebiet und wird zu Beratungen ausländischer Gesundheitsbehörden eingeladen. Weiters ermöglichten die epidemiologischen Untersuchungen des Bluthoch- und -niederdrucks wie auch der Ernährungsgewohnheiten den Aufbau einer Gesundheitsberatungsstelle, die ebenfalls gemeinsam mit der Stadt Wien geführt wird.

Als persönliche Anerkennung meiner Bemühungen um die Hygiene betrachte ich, daß ich von Österreich in den Exekutivrat der Weltgesundheitsorganisation (W. H. O.) entsandt wurde, als unser Land das Mandat dazu hatte, und daß ich von der Deutschen Akademie der Naturforscher Leopoldina zum Mitglied gewählt wurde. Ich war auch Mitglied der internationalen Kommission der W. H. O. zur Feststellung der weltweiten Ausrottung der Pocken. Die Österreichische Gesellschaft für Tropenmedizin und Parasitologie verlieh mir die Ehrenmitgliedschaft und das Land Niederösterreich das Große Verdienstzeichen.

Es ist mir bewußt, daß Voraussetzung für alles Erreichte die stets freudige und loyale Zusammenarbeit aller Mitarbeiter des Hygiene-Instituts war, und dafür danke ich ihnen auch an dieser Stelle.

A

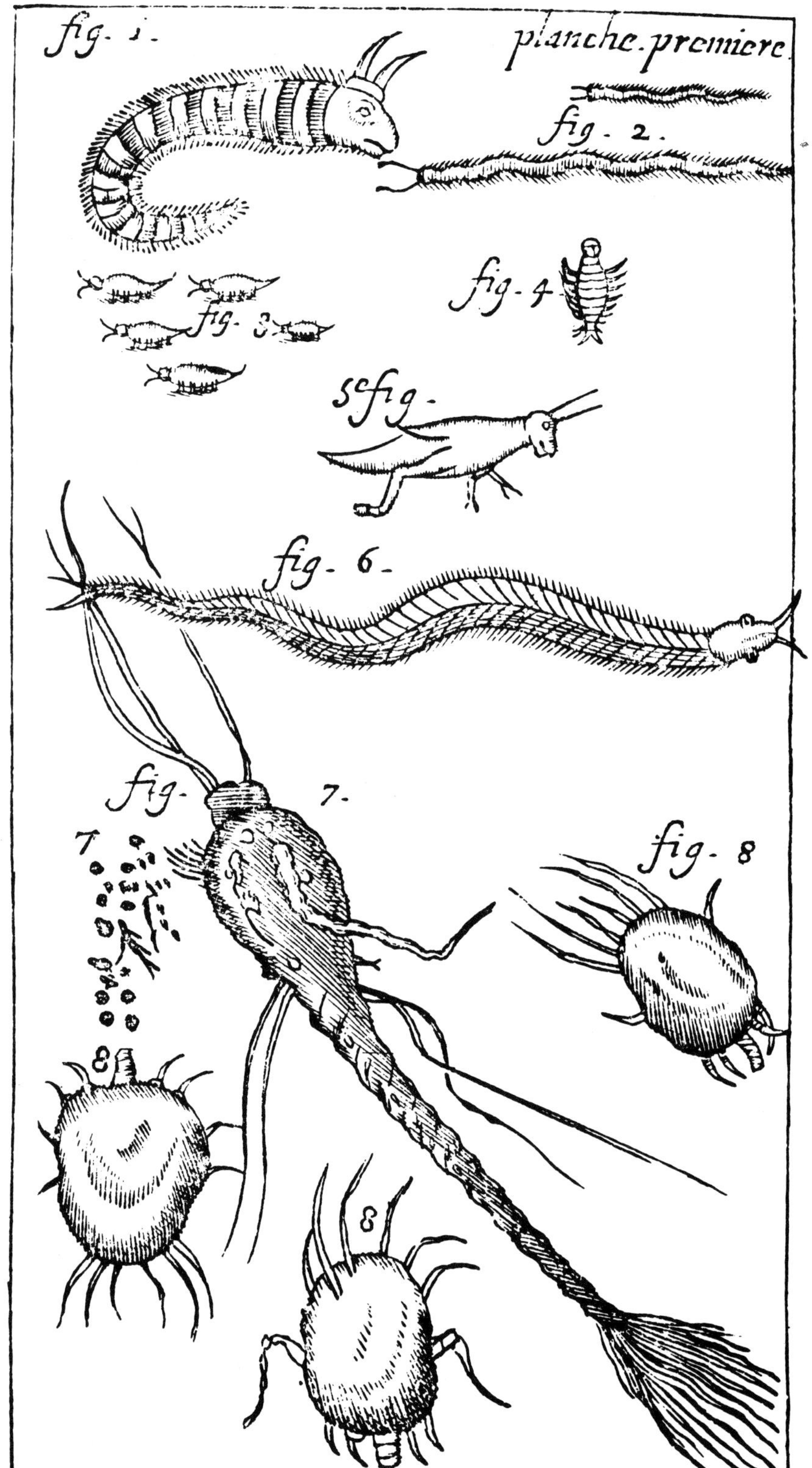


B

*„Verschiedene Würmer aus menschlichen Körperteilen" nach Zeichnungen von Andry Nicola, 1701.*

## Prof. Dr. Horst Aspöck

Leiter der Abt. f. Medizinische Parasitologie am Hygiene-Institut der Universität Wien


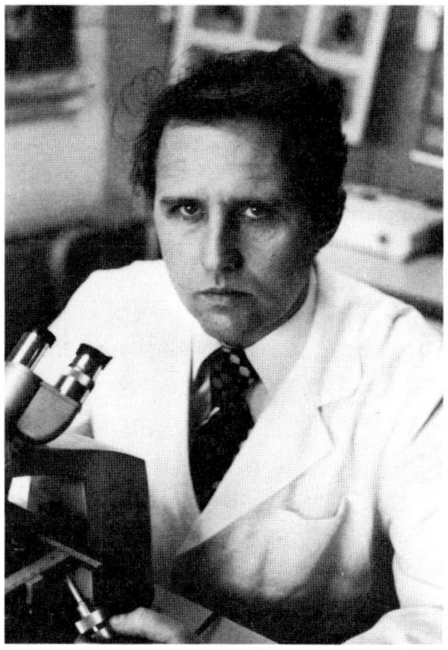

geboren am 21. Juli 1939 in Budweis (Böhmen). Matura 1957 in Linz. 1957–1962 Studium der Biologie an der Universität Innsbruck und Promotion zum Dr. phil.; 1962 Eintritt in das Hygiene-Institut der Universität Wien, ab 1963 als Univ.-Assistent. Ausbildung in allen Teilgebieten der Medizinischen Mikrobiologie. Ab 1963 Durchführung selbständiger wissenschaftlicher Untersuchungen auf den Gebieten der Virologie und Parasitologie, besonders der Medizinischen Entomologie. 1965–1968 weitere parasitologische Ausbildung in der CSSR und BRD. 1966 Betrauung mit der Leitung der neu errichteten Abteilung für Medizinische Parasitologie am Hygiene-Institut der Universität Wien. Aufbau eines diagnostischen Laboratoriums für parasitäre Erkrankungen. 1970 Habilitation für „Medizinische Parasitologie". 1977 Ernennung zum ao. Univ.-Prof. für Medizinische Parasitologie.

Lehrtätigkeit seit 1963, seit 1970 eigene Vorlesungen über „Medizinische Entomologie" und „Allgemeine Mikrobiologie", seit 1977 Vorlesungen, Praktika und Seminare über das Gesamtgebiet der Medizinischen Parasitologie.

# Die „Internationale" der Parasiten

Interview am 24. 2. 1982

*Frage: Sie sind Schüler von Prof. FLAMM und jetzt Leiter einer selbständigen Abteilung innerhalb des Hygiene-Institutes, wobei die Verselbständigung Ihrer Abteilung, wenn ich richtig informiert bin, so etwas wie ein Unikat in Österreich darstellt. Wie ist es zu der Verselbständigung Ihrer Abteilung gekommen?*

*Antwort:* Als Professor FLAMM im Jahre 1966 zum Vorstand des Hygiene-Institutes ernannt wurde, nahm er unverzüglich und sehr energisch die Verwirklichung seiner Ideen für eine Neustrukturierung der einzelnen Fächer der Hygiene in Angriff und errichtete auch eine Abteilung für Medizinische Parasitologie, mit deren Leitung er mich betraute. Lassen Sie mich in diesem Zusammenhang etwas ausholen und eine grundsätzliche Feststellung zu der Entwicklung der Hygiene im allgemeinen und der einzelnen Fächer innerhalb des Hygiene-Blocks an unserer Fakultät im besonderen treffen; da ich gleich nach meiner Promotion im Jahre 1962 ins Institut eintrat, konnte ich diese ganze faszinierende Entwicklung in allen Phasen verfolgen. Die Entschlossenheit von Prof. FLAMM, die selbständige und freie Entfaltung der einzelnen Teilfächer zu ermöglichen und konsequent voranzutreiben, war ein Schritt, der für die Fakultät geradezu historische Bedeutung hat und eine entscheidende Weichenstellung für die Zukunft darstellt. Prof. FLAMM hat aus der Überzeugung heraus, daß das Fach Hygiene im weiten Sinne einfach zu groß ist und von einer Person nicht mehr ausreichend intensiv betreut und bewältigt werden kann, ohne jeden äußeren Zwang und nur von sich aus nicht nur neue Abteilungen für bisher an unserer Fakultät nicht vertretene Fächer gegründet, sondern auch die Errichtung neuer Ordinariate und Institute zielstrebig betrieben. Heute umfaßt der Hygiene-Block vier Institute und (innerhalb des Hygiene-Institutes) mehrere Abteilungen mit insgesamt vier Ordinariaten und fünf Extraordinariaten. FLAMM hat mit dem Herauslösen einzelner Fächer aus dem Hygiene-Institut absolut freiwillig auf ein erhebliches Maß an Macht und Einfluß zugunsten der wissenschaftlichen Entfaltung einzelner Fachgebiete und nicht zuletzt einzelner Fachleute verzichtet und damit einen noblen Charakter und einen souveränen Weitblick bewiesen. Er verdient es, daß man das in aller Klarheit sagt, und ich möchte es auch mit großem Respekt und mit Bewunderung festhalten. Jeder, der heute im Rahmen des Hygiene-Blocks selbständig ein Fach vertritt – gleich ob als Vorstand eines eigenen Institutes oder als Leiter einer Abteilung – ist ihm zu Dank verpflichtet.

*Frage: Wieso betonen Sie so sehr die Selbständigkeit des Faches Medizinische Parasitologie, gibt es dieses an anderen Universitäten nicht?*

*Antwort:* Selbstverständlich gibt es in anderen Staaten selbständige Forschungseinrichtungen, in vielen Ländern sogar große Institute für Medizinische Parasitologie, aber in Österreich gab es bis zum Jahre 1966 an keiner der drei medizinischen Fakultäten irgendeine eigene Lehr- und Forschungseinrichtung für Medizinische Parasitologie. Mir persönlich wurde mit der Errichtung der Abteilung die Möglichkeit gegeben, quasi Pionierarbeit zu leisten und ein ganzes Fach an unserer Fakultät aufzubauen.

*Frage: Welche Wirkungen ergeben sich Ihrer Meinung nach aus dieser Entwicklung der Verselbständigung einzelner Fächer?*

*Antwort:* Für die Sache: Selbständige, neue Forschungseinrichtungen und neue Lehrangebote. Für die Personen: Große wissenschaftliche Freiheit, die letztlich wiederum der Sache zugutekommt. Wenn man seinen Mitarbeitern – wie es Prof. FLAMM getan hat und weiter tut – die Möglichkeit zu selbständiger und verantwortlicher Arbeit und damit zu persönlicher Entfaltung gibt, werden Begeisterung und Engagement in unerhörtem Maß stimuliert, Neid und Mißgunst haben da keinen Platz. Diese durch gegenseitige Anerkennung geprägte Atmosphäre kommt abermals der Sache zugute.

*Frage: Diese Ansicht hat FLAMM in dem Gespräch mit mir auch vertreten – mit großer Genugtuung, wie ich meine. Ich frage aber auch Sie: Wie kommen die Studenten mit den immer weiter ausufernden Wissensumfängen in immer mehr Teilgebieten zurecht? Von ihnen wird Wissen über alles verlangt, zum gleichen Zeitpunkt, da der Chef des Hygiene-Institutes mit anerkennenswerter Offenheit feststellt, kein einzelner Mensch könne mehr alles überblicken und über alles gleich gut Bescheid wissen.*

*Antwort:* Die Studenten kommen durchaus zurecht, weil das ihnen zu vermittelnde Wissen für die Lehre „aufbereitet" wird. Es ist natürlich richtig, daß das Wissensgebäude der Menschheit wächst und wächst, das gilt in besonders stürmischem Ausmaß für die naturwissenschaftlichen und damit auch für die medizinischen Fächer; das heißt aber keinesfalls, daß die Studenten von Jahr zu Jahr mehr lernen müssen. Unsere Aufgabe als Hochschullehrer ist es, eine sorgfältige Auswahl des Lehrstoffes zu treffen, und zwar immer wieder aufs neue, weil eben alles dauernd im Fluß ist. Um eine optimale Auswahl treffen zu können, muß natürlich jeder Hochschullehrer sein eigenes Wissen auch auf jenen Gebieten seines Faches, die nicht unmittelbar seine eigene Arbeit betreffen, ständig überprüfen und immer wieder vergrößern, und selbstverständlich muß er um vieles mehr wissen, als er vorträgt. Ich bin also durchaus nicht der Meinung, daß die Studenten überfordert werden, das Ausmaß des Lernstoffes hat sich kaum verändert, nur der Inhalt. Beklagen muß ich allerdings in diesem Zusammenhang die geringe – und immer geringer werdende – Allgemeinbildung sehr vieler Studenten, der man z. B. als Prüfer auf Schritt und Tritt begegnet, wenn man in seiner Fragestellung etwas weiter ausholt und in Randgebiete kommt. Vor dieser Situation steht man ein bißchen ratlos. Ich bin ein überzeugter Verfechter einer umfassenden Allgemeinbildung, im besonderen auch einer umfassenden humanistischen Bildung, selbstverständlich aber nicht auf Kosten einer naturwissenschaftlichen Allgemeinbildung, die gerade für den Studenten der Medizin einen gewissen Vorrang hat.

*Frage: Wo liegen die Schwerpunkte in der Arbeit Ihrer Abteilung und in Ihren eigenen Forschungen?*

*Antwort:* Jede wissenschaftliche Institution an der Medizinischen Fakultät ruht auf drei Säulen – auf der Forschung, auf der Lehre und auf der unmittelbaren Anwendung des Faches für den Patienten. Lassen Sie mich von der dritten Säule ausgehen, denn sie beeinflußt selbstverständlich auch Schwerpunkte in Forschung und Lehre. Die Aufgaben der Medizinischen Parasitologie sind in den vergangenen 15 Jahren gerade in unseren Breiten stetig und intensiv gewachsen. Ein erheblicher Teil der für den Menschen bedeutsamen parasitären Infektionen kommt nur in den sogenannten warmen Ländern, also im wesentlichen in den subtropischen und tropischen Gebieten der Erde vor. Durch die vielfältigen Bevölkerungsbewegungen unserer Zeit – durch Massentourismus, Gastarbeiter und Flüchtlingsströme – werden wir auch in Mitteleuropa mit all diesen Parasitosen konfrontiert. Die sichere Diagnose dieser Erkrankungen basiert so gut wie ausschließlich auf laboratoriumsdiagnostischen Untersuchungen. Und das ist eine der Hauptaufgaben der Abteilung. Die Vielfalt der Erkrankungen bedingt eine Vielfalt von diagnostischen Methoden, von denen viele so aufwendig sind, daß sie nur in einem parasitologischen Speziallaboratorium durchgeführt werden können. So ergibt sich auch ein intensiver Kontakt mit vielen Kliniken.

*Frage: Ist also Ihre Abteilung für Medizinische Parasitologie zu einer Art von Zentrum für Österreich geworden?*

*Antwort:* Diese Frage kann ich eindeutig mit ja beantworten. Noch einmal will ich an dieser Stelle des Gesprächs in Erinnerung rufen, daß die Medizinische Parasitologie bis zum Jahre 1966 an allen Universitäten in Österreich ein stiefmütterliches Dasein zu führen hatte und daß nicht wenige parasitäre Erkrankungen in Österreich einfach nicht diagnostiziert wurden (und damit nicht behandelt werden konnten). Ohne unbotmäßige Überheblichkeit dürfen wir feststellen, daß die Abteilung für Medizinische Parasitologie am Hygiene-Institut der Universität Wien eine zentrale Stelle für die Laboratoriumsdiagnostik parasitärer Erkrankungen in ganz Österreich geworden ist.

*Frage: Können wir noch einmal auf die parasitären Erkrankungen zurückkommen, auf ihre Häufigkeit, auf ihre mögliche Gefährlichkeit, auf ihre Rolle, die sie bei der Gesundheit der Österreicher spielen?*

*Antwort:* Unter den vielen parasitären Erkrankungen, die der Österreicher entweder zu Hause oder aber auch – und vor allem – z. B. anläßlich einer Reise in die Tropen bekommen kann, gibt es mehrere, die von großer Bedeutung für die Gesundheit des Menschen sind, die sie sehr wesentlich beeinträchtigen und die auch zum Tode führen können.

*Frage: Wie weiß ein Träger einer solchen Infektion, daß er krank ist?*

*Antwort:* Sie haben mit dieser Frage ein wichtiges Problem angeschnitten. Viele Parasitosen führen erst nach längerer Zeit zu einer so massiven Symptomatik, daß der Patient einen Arzt aufsucht. Und auch dann hängt das weitere Procedere davon ab, ob der behandelnde Arzt an eine parasitäre Infektion denkt und entsprechende diagnostische Maßnahmen veranlaßt. Ich sehe daher in der ärztlichen Fortbildung auf dem Gebiet der Medizinischen Parasitologie eine wichtige Aufgabe der Abteilung, wir veranstalten daher auch laufend Fortbildungsvorträge und Kurse. Ein längerer Aufenthalt in den Tropen sollte immer Anlaß für eine generelle Tropenrückkehreruntersuchung sein, wie sie in Österreich vor allem an dem ebenfalls aus dem Hygiene-Institut hervorgegangenen Institut für Spezifische Prophylaxe und Tropenmedizin (Vorstand: Prof. WIEDERMANN) möglich ist. Wir arbeiten mit diesem Institut auf dem Gebiet tropischer Parasitosen eng zusammen, wobei wir im wesentlichen die gesamte Laboratoriumsdiagnostik durchführen. Vielfältige Verknüpfungen ergeben sich auch im Rahmen der Österreichischen Gesellschaft für Tropenmedizin und Parasitologie.

*Frage: Die Parasiten spielen also heute, wie es scheint, eine große Rolle?*

*Antwort:* Weltweit gesehen spielen Parasiten und parasitäre Erkrankungen eine geradezu gigantische Rolle und haben sie auch immer gespielt, und sie haben der Menschheitsgeschichte ihren Stempel aufgedrückt. Denken sie nur an die Malaria, an die Schlafkrankheit, an die Amöbiasis, an die Bilharziosen, an die vielen anderen Wurmerkrankungen, denken sie an die Überträgerfunktion vieler Arthropoden, z. B. an die Übertragung viraler Infektionen durch Stechmücken, wie etwa Gelbfieber. Mindestens ein Drittel der Menschheit ist dauernd mit Parasiten infiziert, viele Millionen erkranken alljährlich akut und einige Millionen Menschen sterben alljährlich an durch Parasiten hervorgerufenen oder übertragenen Infektionen. Uns Mitteleuropäern erscheint das meist sehr entfernt, die zuerst erwähnte Mobilität der Menschen hat jedoch die einmal so fest erscheinenden Grenzen tropischer Parasitosen längst beseitigt. Im übrigen gibt es auch in Mitteleuropa mehrere medizinisch sehr bedeutsame, autochthone Parasitosen, ich erwähne nur Echinokokkose und Toxoplasmose.

*Frage: Haben Sie nicht – in Hinblick auf die Gastarbeiter und die von ihnen eingeschleppten Parasiten – eine groß-angelegte Untersuchung durchgeführt?*

*Antwort:* Damit kommen wir zu den Forschungsprojekten der Abteilung, von denen mehrere parasitologisch-epidemiologischen Fragen gewidmet waren. Als in der zweiten Hälfte der 60er Jahre Millionen von Gastarbeitern aus südlichen Ländern nach Mitteleuropa kamen, tauchten verschiedentlich Befürchtungen hinsichtlich einer Einschleppung von Erregern parasitärer Infektionen in Gastländer auf. Wir haben daher ein umfangreiches Projekt – übrigens das größte seiner Art – durchgeführt, in dessen Rahmen wir die Höhe und Bedeutung des Pa-

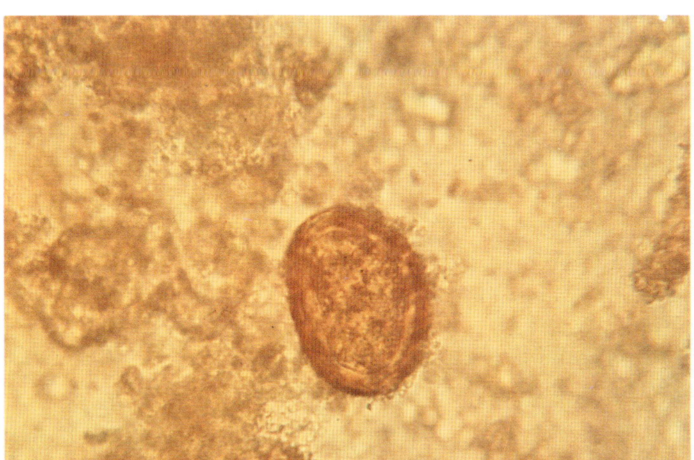

*Toxoplasma gondii im Indirekten Immunfluoreszenztest, einem der Basistests für die Toxoplasmose-Überwachung während der Schwangerschaft.*

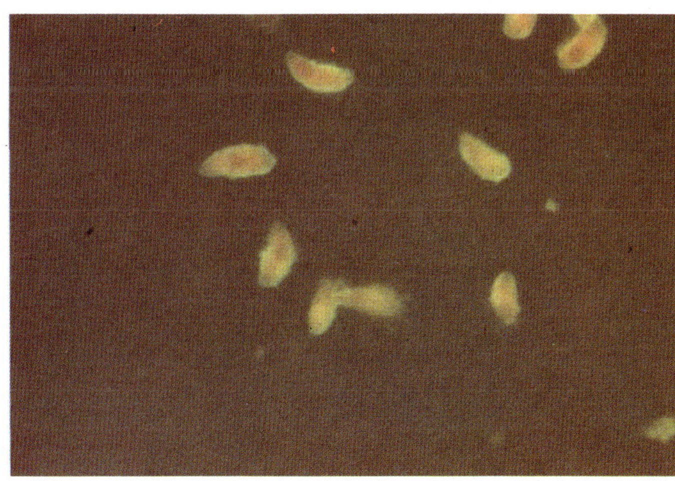

*Ei von Ascaris lumbricoides (Spulwurm) in menschlichen Exkrementen aus einem prähistorischen Salzbergwerk der Hallstatt-Kultur (800–350 v. Chr.).*

rasitenbefalls der Gastarbeiter aus dem Mittelmeerraum und aus tropischen Gebieten Asiens, Afrikas und Südamerikas untersucht haben. Dabei fanden wir, daß im Durchschnitt 30–40% der aus den warmen Ländern stammenden Gastarbeiter mit einem oder mehreren Parasiten infiziert waren, gegenüber nur 3–5% Infektionsraten unter der österreichischen Bevölkerung; in einzelnen Gruppen stellten wir sogar bis über 80% Infizierte fest.

*Frage: Fanden Sie bei der Untersuchung heraus, ob eine Übertragungsgefahr für die österreichische Bevölkerung bestand bzw. besteht?*

*Antwort:* Das war eine sehr wichtige Frage, die auch in der Öffentlichkeit immer wieder heftig diskutiert wurde. Der Fragenkomplex „parasitäre Infektionen bei Gastarbeitern" umfaßt drei wesentliche Teilaspekte: 1. Die Beeinträchtigung der Gesundheit durch die Parasiten, also ein rein medizinischer Aspekt; 2. Die Beeinträchtigung der Leistungsfähigkeit, also ein medizinischer und ökonomischer Aspekt; 3. Die Frage des Risikos für die einheimische Bevölkerung durch Übertragung, also ein epidemiologischer Aspekt. Die Antworten auf diese Fragen lauten so: Die gesundheitliche Beeinträchtigung der Gastarbeiter durch Parasiten ist erheblich, die betroffenen Personen sind zumindest in ihrem Wohlbefinden gestört und damit krank. Selbstverständlich müssen die Infizierten behandelt werden. Wir haben daher wiederholt gefordert, daß solche Personengruppen (also nicht nur Gastarbeiter, sondern auch Flüchtlinge aus südlichen Ländern) einer obligatorischen parasitologischen Untersuchung unterzogen werden, um auf der Basis einer exakten Diagnose die richtige Therapie durchzuführen. Im Falle der Vietnam-Flüchtlinge ist dies z. B. durchwegs geschehen. Daß die Leistungsfähigkeit infizierter, in ihrem Wohlbefinden gestörter Personen erheblich beeinträchtigt sein kann, versteht sich von selbst. Auch aus diesem Grunde sind die entsprechenden diagnostischen und therapeutischen Maßnahmen eine dringende Notwendigkeit. Die Gefahr der Weiterverbreitung von Parasiten durch Gastarbeiter oder Flüchtlinge auf die österreichische Bevölkerung ist hingegen – bedingt durch das Fehlen der klimatischen und ökologischen Voraussetzungen in Mitteleuropa und durch die bestehenden hygienischen Verhältnisse – sehr gering und im großen gesehen geradezu bedeutungslos. Jeder Aufenthalt eines Österreichers im Mittelmeerraum oder gar in den Tropen bedeutet ein wesentlich höheres Infektionsrisiko als selbst ein monatelanger Kontakt mit solchen Personen.

*Frage: Haben Sie sich nicht auch auf einem ganz anderen Gebiet mit der Übertragung von pathogenen Mikroorganismen und der Frage der Einschleppung befaßt?*

*Antwort:* Sie meinen vermutlich meine arbovirologischen Arbeiten. Ehe ich die Abteilung für Medizinische Parasitologie übernahm, arbeitete ich an der Abteilung für Virologie – sie ist inzwischen längst zu einem eigenen Institut (Vorstand: Prof. KUNZ) geworden – über durch Stechmücken übertragene Arboviren. Diese parasitologisch-virologischen Untersuchungen setzte ich auch nachher gemeinsam mit Prof. KUNZ fort. Es gelang uns, die Zirkulation von durch Stechmücken übertragenen Viren in den Donauauen und im Neusiedlerseegebiet nachzuweisen und experimentell und im Freiland wesentliche Aufschlüsse über die biologischen Voraussetzungen für solche Viruszyklen zu gewinnen. In diesem Zusammenhang untersuchten wir auch die Frage der Einschleppung von Arboviren durch Zugvögel aus tropischen Gebieten. Diese Grundlagenforschungen sind sehr wichtig, weil sie die unumgänglich notwendige Basis für gezielte Maßnahmen im Falle der Zirkulation pathogener, durch Stechmücken übertragener Viren darstellen.

*Frage: Welche Forschungsarbeiten werden noch an Ihrer Abteilung durchgeführt?*

*Antwort:* Neben den soeben skizzierten großen Projekten, die zur Veröffentlichung vieler wissenschaftlicher Arbeiten geführt haben und neben vielen anderen kleineren und größeren Untersuchungen auf verschiedenen Gebieten der Medizinischen Parasitologie, besonders auch der Entomologie (z. B. Arbeiten über Myiasen, das sind durch Fliegenmaden hervorgerufene Erkrankungen), auf die wir hier im einzelnen nicht eingehen müssen, möchte ich vor allem die Immundiagnostik parasitärer Erkrankungen als einen wichtigen Schwerpunkt der Abteilung erwähnen. Diese Arbeiten tangieren vor allem auch eine sehr aktuelle Thematik, die Toxoplasmose, mit der wir uns intensiv befassen.

*Frage: Spielt die Toxoplasmose nicht eine wichtige Rolle für die schwangere Frau?*

*Antwort:* Ja, das ist richtig. Toxoplasma gondii, der Erreger der Toxoplasmose, kann – wenn eine Frau erstmals in ihrem Leben während der Schwangerschaft infiziert wird – zu einer Schädigung der Frucht führen. Österreich hat daher im Jahre 1975 – als erstes Land der Welt – die obligatorische Toxoplasmose-Überwachung während der Schwangerschaft im Rahmen des Mutter-Kind-Passes eingeführt. Die Toxoplasmoseforschung hat in Österreich übrigens eine lange und international anerkannte Tradition; Prof. THALHAMMER hat bereits in den 50er Jahren wichtige Arbeiten über diese pränatale Infektion veröffentlicht. Die Einführung der Toxoplasmose-Überwachung während der Gravidität hat natürlich zu einer weiteren Intensivierung der Forschungsarbeiten auf diesem Gebiet geführt.

*Frage: Haben Sie nicht auch mit einem Forschungsergebnis, das Krankheiten aus vorchristlicher Zeit betrifft, international Aufmerksamkeit erregt?*

*Antwort:* Sie sprechen damit unsere Untersuchungen über den Darmparasiten-Befall hallstattzeitlicher Bergleute an. Sowohl in Hallstatt, als auch in Hallein wurde schon in vorchristlicher Zeit Salz gewonnen, allerdings auf andere Weise als heute. Man trieb in den Berg Stollen, hackte das Salz von den Wänden und trug es in Körben hinaus. Verlassene Stollen wurden durch den Druck des Gesteins bald wieder komprimiert. Trifft eine Grabung heute auf einen solchen ehemaligen zusammengedrückten Stollen, so findet man in Salz konserviert alles, was die Bergleute vor 2 500 Jahren zurückgelassen haben. So entdeckten Prähistoriker auch zahlreiche menschliche Exkremente, die sie uns zur parasitologischen Untersuchung zur Verfügung stellten. Es gelang uns, in diesen hallstattzeitlichen Fäkalien hervorragend konservierte Wurmeier nachzuweisen. Aus den hohen Dichten und den nachgewiesenen Wurmarten läßt sich schließen, daß die Bergleute von Hallstatt und Hallein unter dem Wurmbefall sehr erheblich gelitten haben müssen. Außerdem berechtigen die Befunde zu der Annahme, daß die meisten Bergleute nicht der bodenständigen Bevölkerung angehört haben, sondern aus dem Mittelmeerraum gekommen sind – als prähistorische Gastarbeiter!

*Frage: Sie haben die Forschungsarbeiten und die Aufgaben Ihrer Abteilung im Rahmen der Betreuung der Patienten umrissen. Bleibt noch die dritte der zuerst erwähnten drei Säulen, die Lehre.*

*Antwort:* Ich glaube, daß wir als Hochschullehrer die Ausbildung der Studenten nicht genug ernst und wichtig nehmen können. Vor allem heißt das selbstverständlich Vermittlung eines gediegenen Fachwissens, und zwar in einer Art und Weise, die für den Studenten attraktiv ist und eine wesentliche Ergänzung (nicht Alternative!) zu den für die meisten Fächer ausreichend vorhandenen Lernbehelfen darstellt. Die Vorlesung gibt uns Gelegenheit, Querverbindungen herzustellen, den Stoff didaktisch so aufzubereiten, daß er vom Hörer mit Freude in sein Wissen integriert wird, und sie versetzt uns nicht zuletzt auch in die Lage, mehr als nur genau definierbaren Lernstoff, sondern Ideen und Denkanstöße in vielfältiger Form zu vermitteln. Viele Studenten setzen sich mit einem Fach lediglich durch ein Skriptum auseinander, um ihre Prüfung zu absolvieren. Das halte ich für einen absolut ungesunden Zustand, der zwar von Professoren und Dozenten und auch Studenten beklagt wird, gegen den aber doch nichts unternommen wird. Daß natürlich nur gute, interessante (also gut vorbereitete!) Vorlesungen die Studenten in die Hörsäle bringen, sollten wir Hochschullehrer uns in aller Klarheit vor Augen halten!

Zum Lehrangebot in Medizinischer Parasitologie: Es umfaßt Vorlesungen, Praktika und Seminare über das gesamte Gebiet der Medizinischen Parasitologie, womit übrigens das Hygiene-Institut der Universität Wien das einzige Institut in Österreich ist, in dem das gesamte Fach gelehrt wird. Unsere Lehrveranstaltungen sind zum Teil nicht nur für die Studenten der Medizin, sondern auch der Biologie konzipiert, und ich halte es auch für sehr wichtig, daß den Biologie-Studenten diese Möglichkeit geboten wird, weil ja gerade die Medizinische Parasitologie in ausgeprägter Form die Biologie (besonders die Zoologie) mit der Medizin verbindet und weil die Biologie-Studenten eine Grundausbildung über Infektionskrankheiten im allgemeinen und über parasitäre Infektionen im besonderen erhalten sollten.

Ich habe schon zuerst erwähnt, daß wir uns auch regelmäßig der ärztlichen Fortbildung widmen. Ich halte diese postpromotionelle Fortbildung ebenfalls für sehr wichtig und betrachte sie als eine ungeschriebene Verpflichtung, kommt sie doch auf kürzestem Wege dem Patienten zugute. Auch hier gilt das zuerst Gesagte: Die didaktische, sorgfältig durchdachte Aufbereitung des Stoffes ist eine wichtige Voraussetzung dafür, daß das Lernen zur Freude wird. Das müßte doch jeder Hochschullehrer – da er ja selbst nicht nur Lehrender, sondern auch dauernd Lernender ist – sehr genau wissen! Warum gibt es dann – wenn ich mir noch diese allgemeine und provokante Feststellung erlauben darf – ziemlich viele Lehrveranstaltungen, die auf dieses Faktum offenbar überhaupt nicht Bedacht nehmen?

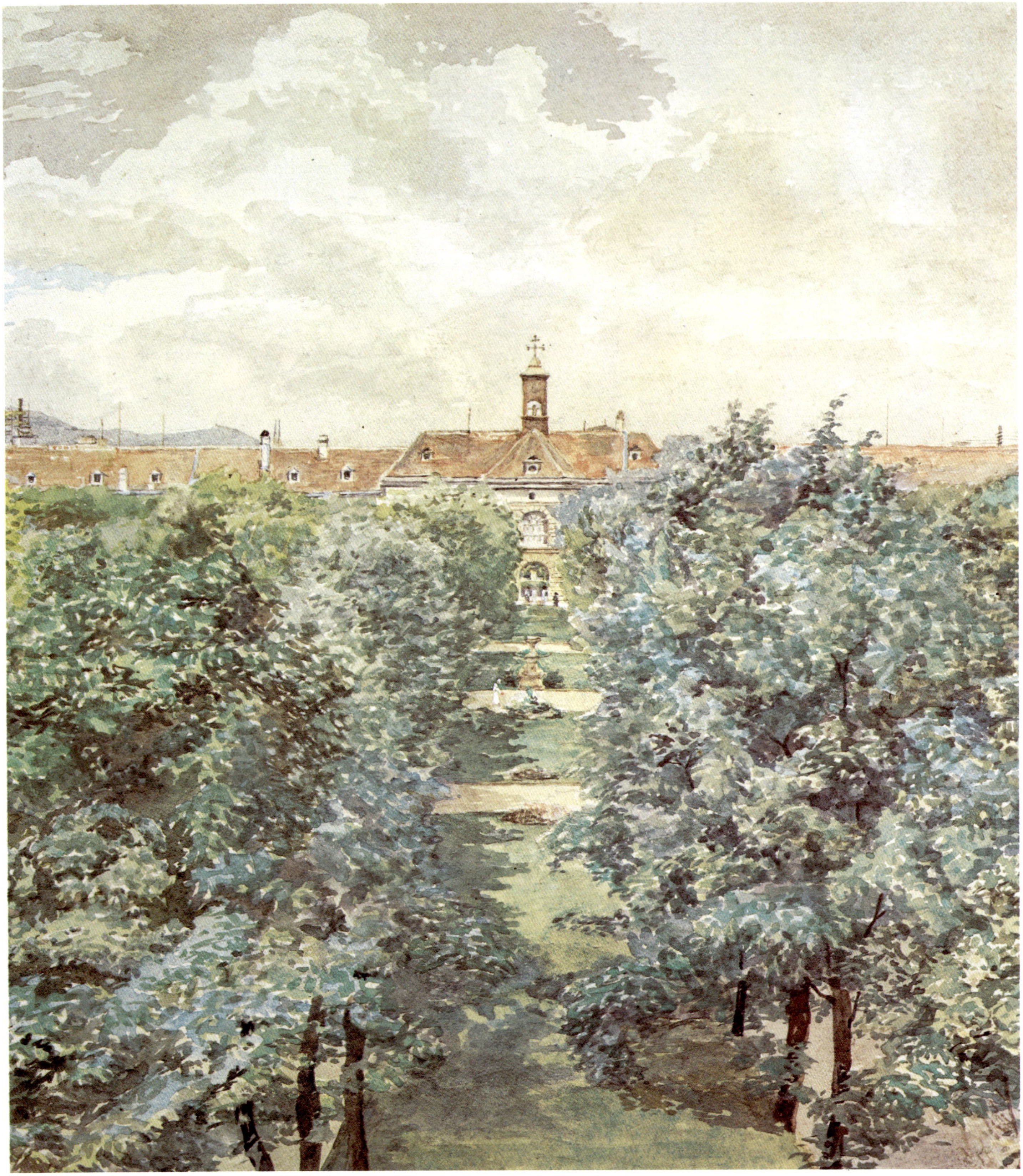

*Der an die damals neue Wiener Hochquellenleitung erstangeschlossene Brunnen im ersten Hof des Alten Allgemeinen Krankenhauses. Ausschnitt aus einem Aquarell von M. Trauner-Pichler aus dem Jahr 1922.*

# GERICHTLICHE MEDIZIN

Es war wohl der berühmte Wiener Kliniker Johann Peter FRANK (1745–1821), der mit seinem neunbändigen „System einer vollständigen medicinischen Polizey" (1779–1819), das sich mit allen Vorgängen des menschlichen Lebens von der Zeugung bis zur Beerdigung befaßt, auch die Grundlagen einer modernen Gerichtlichen Medizin geschaffen hat. Dieses umfassende Werk eines so allseitig gebildeten Klinikers – FRANK war von 1795–1804 Vorstand der Medizinischen Klinik in Wien – hat aber auch zur Folge gehabt, daß zwei damals schon so differente Fächer wie „Gerichtliche Arzneykunde" und „Medicinische Polizey" in einer „Staatsarzneykunde" als Unterrichtsfach vereinigt wurden. Als FRANK 1804, verfolgt von der Obrigkeit des Protomedicus Joseph Andreas STIFFT (1760–1836), von Wien nach Wilna ging und sein Ordinariat dem unbedeutenden Anton PEUTL abgeben mußte, wurde im gleichen Jahr von seinem Feind STIFFT eine Lehrkanzel für Staatsarzneikunde gegründet. Berufen wurde der Jurist, Philosoph, Naturwissenschafter und Mediziner Ferdinand Bernhard VIETZ (1772–1815). Er hatte die Studenten in den beiden Unterfächern „Gerichtliche Arzneikunde" und „Medizinische Polizei" zu unterrichten. Dazu kamen später unter seinem Nachfolger Joseph BERNT (1770–1842) „Gerichtliche Leichensektionen". So sollte die Pathologische Anatomie in der Staatsarzneikunde als Gerichtsmedizin in Wien Eingang finden. ROKITANSKY machte sich später diese Richtung zu Nutze, zog diesen wesentlichen Teil an sich und veranlaßte nach BERNTS Tod 1842, i. J. 1843 die Besetzung der Lehrkanzel mit seinem Schüler Jakob KOLLETSCHKA (1803–1847). (Seit 1818 war bereits Lorenz BIERMAYER, der pathol.-anat. Prosektor der damaligen Zeit, als gerichtlicher Obduzent bestellt worden.)

An der Militärärztlichen Akademie am Josephinum wurde 1826 eine zweite Lehrkanzel für Staatsarzneikunde mit Peter Paul Vincenz WAGNER besetzt. Er gab die „Anleitung zur Gerichtlichen Arzneikunde für Gerichtsärzte und Rechtsgelehrte des Militär- und Civilstandes" 1833 bis 1840 heraus. BERNT hatte 1817–1819 drei Handbücher über das Sanitätswesen Österreichs veröffentlicht und das von VIETZ 1815 begonnene neue Pestgesetz 1837 vollendet. Im Sinne der „Medicinischen Polizey" FRANKS wurde fleißig weitergearbeitet und so die Basis für ein damals vorbildliches Gesundheitswesen in Österreich geschaffen. Dazu gehörte vor allem die Seuchenabwehr und die mit ihr verbundene Betreuung des Pestkordons und der Quarantänen (LESKY).

Als Nachfolger KOLLETSCHKAS, der 1847 an einer septischen Infektion, die er sich beim Sezieren zugezogen hatte, verstarb, ist – wieder unter dem Einfluß von ROKITANSKY – Johann DLAUHY (1808–1888) berufen worden. ROKITANSKY war 1832 definitiv zum Gerichtsanatomen bestellt worden. DLAUHY war Pathologe, konnte aber nicht an das Sektionsmaterial heran. Bei den internationalen Sanitätskonferenzen vertrat nicht er, sondern der Syphilidologe Carl Ludwig SIGMUND RITTER VON ILANOR (1810–1883) Österreich. Durch seine Zusammenarbeit mit PETTENKOFER erreichte er 1874 eine „permanente internationale Seuchenkommission" mit dem Sitz in Wien.

Nach DLAUHY übernahm Eduard HOFMANN (1837–1897) die Wiener Lehrkanzel. Die Staatsarzneikunde wurde nunmehr in eine Lehrkanzel für Gerichtliche Medizin und eine für Hygiene geteilt. Letztere erhielt Josef NOWAK (1841–1886) als erster österreichischer Ordinarius für Hygiene. Für HOFMANN galt es nun,

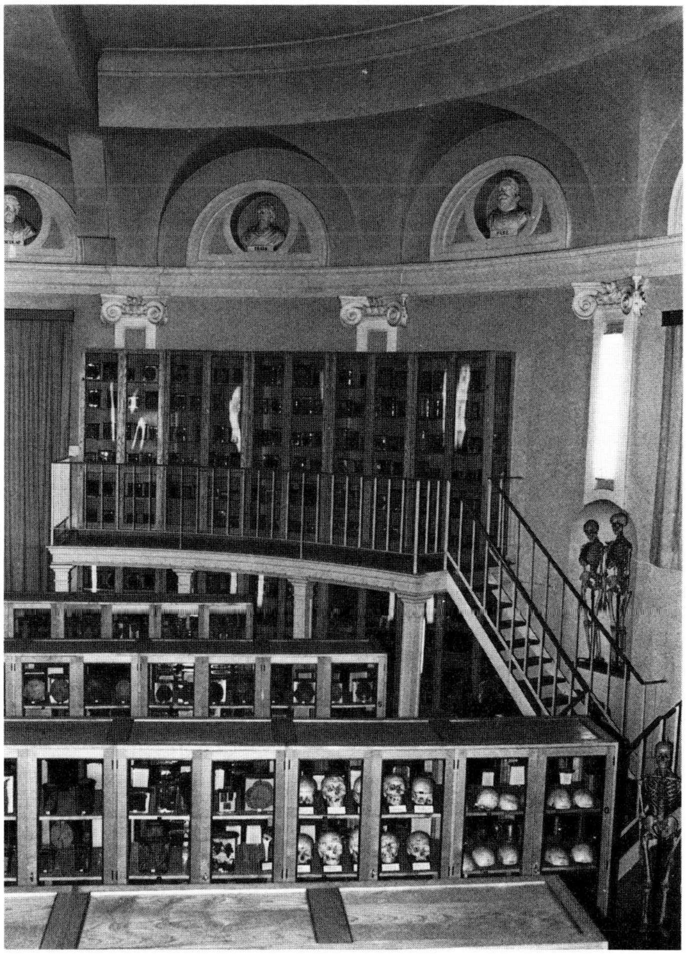

*Detailansicht des Museums des Institutes für Gerichtliche Medizin der Univ. Wien.*
*Dieses Museum enthält über 1000 katalogisierte, zum Teil großen Seltenheitswert besitzende Exponate und ist wahrscheinlich eines der größten und bedeutendsten der Welt.*

sich aus der Umklammerung durch die Pathologie zu lösen (LESKY). Da auch ROKITANSKY emeritierte, konnte er das so notwendige Sektionsmaterial für sein Institut gewinnen. Er verband sich mit dem medizinischen Chemiker LUDWIG, dem experimentellen Pathologen STRICKER und vor allem mit Samuel BASCH (1837–1905), dem Vorstand der medizinischen Abteilung der Poliklinik, einem ausgezeichneten Experimentator, der den ersten, am Krankenbett brauchbaren Blutdruckmesser, das Sphygmomanometer, 1880 erfunden hat. HOFMANNS „Lehrbuch der gerichtlichen Medizin" zeugte von dem großen Umfang seines Schaffens. Die 10. und 11. Auflage dieses Buches wurde von seinem Schüler Albin HABERDA (1868–1933) besorgt.

Nicht HABERDA, sondern Alexander KOLISKO (1857–1918), pathologischer Anatom und Schüler KUNDRATS wie WEICHSELBAUMS, übernahm nach HOFMANN die Lehrkanzel. Er betrachtete HABERDA stets als Mitchef. HABERDA trat 1917 seine Nachfolge an, nachdem KOLISKO als Nachfolger WEICHSELBAUMS 1916 wieder zur Pathol. Anatomie gegangen war.

Nach HABERDA folgten Fritz REUTER (1875–1959), Philipp SCHNEIDER (1896–1946), dann wieder Fritz REUTER für ein weiteres Jahr, Walter SCHWARZACHER (1892–1958) und Leopold BREITENECKER (1902–1981). Auf ihn folgte Wilhelm HOLCZABEK (geb. 1918).

Prof. Dr. Wilhelm Holczabek
Vorstand des Institutes für Gerichtliche Medizin der Universität Wien

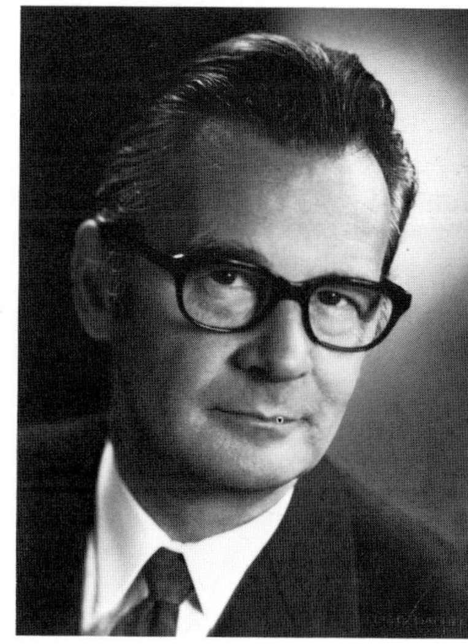

geboren am 8. Mai 1918 in Wien, Matura 1936. Im gleichen Jahr Immatrikulation an der Medizinischen Fakultät der Universität Wien, Promotion am 5. 6. 1942.
15. 7. 1942 Eintritt in das Institut für Gerichtliche Medizin der Universität Wien, 1. 4. 1946 Ernennung zum Assistenten.
Zwischenzeitlich ein Jahr als Hilfsarzt an der I. Med. Universitätsklinik und ein halbes Jahr an einer chirurgischen Abteilung tätig. 1953 Verleihung der Venia legendi und 1965 des Titels eines ao. Professors.
Nach SCHWARZACHERS Tod von 1958 bis 1959 wie auch nach BREITENECKERS Ableben mit der supplierenden Leitung des Institutes für Gerichtliche Medizin der Universität Wien betraut. Mit Wirkung vom 1. 7. 1973 zum o. Professor ernannt und mit der Leitung des Universitäts-Institutes für Gerichtliche Medizin betraut. Seit 1981 Dekan der Med. Fakultät Wien.

# Gerichtsmedizin – Rüstzeug zur Unrechtserkennung

Interview am 25. 8. 1981

*Frage: Gibt es in der Gerichtlichen Medizin eine Tradition der WIENER MEDIZINISCHEN SCHULE?*

*Antwort:* Die Frage ist eindeutig mit „ja" zu beantworten. Das Wiener Institut für Gerichtliche Medizin – 1804 gegründet – ist eines der ältesten Institute der Welt. Die lange Zeit seines Bestehens, eine seit jeher musterhafte Gesetzgebung und die stets anerkannte Bedeutung dieses Faches für das Gesundheitswesen und die gesamte Rechtspflege haben ihm viele bedeutende Mitarbeiter zugeführt. Sie waren zum Teil weltberühmte Gelehrte und ihnen ist die Wiener Schule der Gerichtsmedizin und deren bis heute fortbestehende Tradition zu verdanken.
Die Gesetzgebung ermöglichte schon immer eine umfängliche Obduktionstätigkeit und dadurch die Sammlung eines großen Beobachtungsgutes für die wissenschaftliche Bearbeitung und Auswertung. Diese gesetzlichen Vorschriften sind in ihren Ansätzen auf JOSEPH II. zurückzuführen; sie sind bis auf den heutigen Tag in der Sanitätsgesetzgebung für die im Auftrage der Gesundheitsbehörden durchzuführenden sanitätspolizeilichen Obduktionen verankert. Diese sind vorzunehmen:
Nach jedem plötzlichen Todesfall, wenn in den letzten 8 Tagen vor Eintritt des Todes keine ärztliche Behandlung stattgefunden hat und daher vom behandelnden Arzt ein sogenannter Behandlungsschein nicht ausgestellt werden kann;
bei Verdacht auf eine Seuchenerkrankung und
in jedem Fall eines Selbstmordes und zur Feststellung der Identität.
Die berechtigte Hoffnung, durch rechtzeitiges Erkennen einer Seuchenerkrankung deren Ausbreitung zu verhindern oder zumindest einzudämmen, ist, historisch betrachtet, wahrscheinlich die Wurzel dieser gesetzlichen Regelung, war es doch zu dieser Zeit eine der wichtigsten gesundheitspolitischen Aufgaben, die Zivilbevölkerung vor Seuchen zu schützen und ein gesundes, schlagkräftiges Heer zur Verfügung zu haben.
Gewinnt der eigens hierzu bestellte Totenbeschauarzt – in Österreich gibt es im Gegensatz zu vielen anderen Ländern (auch der BRD) die amtliche Totenbeschau – trotz Vorliegen eines Behandlungsscheines nur den geringsten Verdacht fremden Verschuldens, dann hat er unverzüglich die Anzeige an die Staatsanwaltschaft zu erstatten. Ebenso ist vorzugehen, wenn während einer sanitätspolizeilichen Leichenöffnung Verdachtsmomente für fremdes Verschulden hervorkommen. Die Staatsanwaltschaft beantragt in solchen Fällen bei Gericht eine „Gerichtliche" Leichenöffnung: der Auftrag zu einer solchen wird vom Gerichte erteilt.
Seit der Einführung der Sektionstätigkeit hat die Zahl der Obduktionen stetig zugenommen. Jetzt werden im Wiener Institut jährlich etwa 2000 sanitätspolizeiliche und 1000 gerichtliche Obduktionen durchgeführt.

Im Gegensatz zur Pathologischen Anatomie beginnt die Tätigkeit des Gerichtsmediziners in vielen Fällen – so bei dem Verdacht auf Mord und Totschlag, aber auch bei manchen Verkehrsunfällen – nicht im Seziersaal, sondern am Orte der Auffindung der Leiche. Durch die Teilnahme eines Gerichtsmediziners schon beim polizeilichen (und später beim gerichtlichen) Lokalaugenschein und die enge Zusammenarbeit mit den Ermittlungsbehörden – werden alle Probleme naturwissenschaftlicher Kriminalistik einbezogen. Feststellung der Todeszeit – Ermittlung der Tatwaffe – Tatrekonstruktion – spurenkundliche Untersuchungen und dergleichen fielen und fallen in unser Aufgabengebiet. Außerordentlich wichtige Aufschlüsse sind sehr oft aus Beschädigungen, Schmutz- und Farbauflagerungen sowie charakteristische, auf das Tatwerkzeug im weitesten Sinne zurückgehende Veränderungen der Bekleidung und durch eingehende Besichtigung des Äußeren der Leiche zu gewinnen: Auch ein grundsätzlicher Unterschied zur Pathologischen Anatomie, in der nur die unbekleidete Leiche zur Untersuchung gelangt.

Im Gegensatz zur Gerichtlichen Medizin in anderen Ländern fällt in Österreich – traditionsgemäß – die Beantwortung aller rechtsbedeutsamen Fragen medizinischen Inhaltes unserer Disziplin zu. Diese umfänglichen Aufgabengebiete können nur stichwortartig, ohne Anspruch auf Vollständigkeit aufgezeigt werden:

Die Untersuchungen lebender Personen auf Art und Grad, Entstehung sowie Folgen von Verletzungen, auf Verhandlungs- und Haftfähigkeit, Arbeits- und Erwerbsfähigkeit, auf Verletzungen und Veränderungen im Sexualbereich, auf Beischlafs- und Zeugungsfähigkeit, die Erstattung von Gutachten über Alkoholisierung, über sogenannte Kunstfehler, etc., etc.

Es ist selbstverständlich, daß wir notwendigenfalls unsere Kollegen aus den jeweils einschlägigen Fachbereich bitten, als Mitbegutachter uns ihre speziellen Fachkenntnisse zur Verfügung zu stellen und daß wir von der Möglichkeit einer engen Zusammenarbeit zwischen vielen Instituten und Kliniken dankbar Gebrauch machen.

Eine der spezifisch österreichischen, auf die Tradition zurückzuführenden Errungenschaften des Faches – die sanitätspolizeiliche Leichenöffnung – hat nur in Österreich Fuß gefaßt. Wir werden von der ganzen Fachwelt darum beneidet, ermöglicht sie doch eine optimale Kontrolle in gesundheits- und rechtspolitischer Hinsicht. In den USA etwa war eine solche freie Entwicklung des Faches nicht möglich; ihr standen gesetzliche, gesellschaftspolitische und religiöse Hindernisse entgegen.

Eine spezifisch österreichische, gesetzlich festgelegte Gepflogenheit ist die im Regulativ für die gerichtliche Leichenöffnung festgehaltene Bestimmung, daß in jedem Todesfall „auf dem Operationstisch“ (Mors in tabula) – im heute üblichen erweiterten Sinne – auch nach Todesfällen während ärztlicher Behandlung schlechthin eine gerichtliche Leichenöffnung vorgenommen werden muß. (In Deutschland [BRD] darf dies erst dann geschehen, wenn wichtige, konkrete Anhaltspunkte für Fremdverschulden vorliegen.)

Die umfängliche Obduktionstätigkeit zieht seit eh und je Fachkollegen aus dem Ausland nach Wien, in dem Wunsche, ihre eigenen Erfahrungen an einem sehr großen, sehr verschiedenartigen und zum Teil hochinteressanten Untersuchungsgut praktisch und wissenschaftlich zu ergänzen und zu vermehren. Wir haben bisher Kollegen aus Afghanistan, Ägypten, Israel, Polen und Japan für längere Zeit hier begrüßen dürfen. Der weitestgereiste Kollege kam aus Guyana – er blieb ein ganzes Jahr bei uns. Nach Hause zurückgekehrt, mußte er sich alsbald einer schrecklichen Aufgabe widmen: der Untersuchung eines Massenselbstmordes von Sektenmitgliedern (etwa 400 Todesfälle), die sich über Anweisung des Sektenoberhauptes mit Zyankali umgebracht hatten.

Kurzfristige Besuche von Fachkollegen aus allen Ländern der Erde geben uns die Gelegenheit, die Einrichtungen des Institutes, seine Arbeitsweise und vor allem das wahrscheinlich größte Fachmuseum der Welt herzuzeigen.

*Frage: Noch einmal zurück zu meiner Frage: gibt es bei der Gerichtsmedizin eine Tradition der WIENER MEDIZINISCHEN SCHULE?*

*Antwort:* Wenn man unter Tradition die fachlichen, heute überall anerkannten wissenschaftlichen und praktischen Errungenschaften versteht, so ist diese Frage wieder eindeutig zu bejahen. Es können nur die allerwichtigsten, auf Wiener Untersuchungen zurückgehenden Ergebnisse aufgezeigt werden. Besonders auf dem Gebiete der sogenannten Verletzungslehre sind der Wiener Schule der Gerichtsmedizin in der ersten Hälfte dieses Jahrhunderts grundsätzliche Erkenntnisse zu verdanken. Sie betreffen hauptsächlich die Ermittlung des verletzenden Werkzeuges aus dem Wundbefund, vornehmlich bei sogenannter „stumpfer“ Gewalteinwirkung und bei Schußverletzungen. Mit allen diesen Erkenntnissen ist der Name WERKGARTNER untrennbar verbunden. Ihm gelang es als erstem auf der ganzen Welt, die Veränderungen, die Schußverletzungen mit angesetzter Laufmündung herbeiführen, richtig zu analysieren und zu deuten: ein Ergebnis, das bis heute jedem Praktiker sehr wesentlich, zumeist ausschlaggebend, hilft, Selbstmorde von Morden zu unterscheiden und daher richtig zu diagnostizieren. Anton WERKGARTNER (1890–1970) war es auch, der als erster im deutschen Sprachraum während der Jahre 1926 bis 1928 in 10 Publikationen zur Frage von „Vaterschaftsausschlüssen aufgrund von Blutgruppenuntersuchungen“ Stellung bezog. Es war sein Verdienst, daß die Blutgruppenuntersuchung als Beweismittel in der österreichischen Gerichtspraxis eingeführt worden ist. Wenn von Tradition die Rede ist, dann darf nicht vergessen werden, daß Eduard Ritter von HOFMANN (1837–1897) den Grundstein der modernen Gerichtlichen Medizin nicht nur gelegt, sondern in seinem erstmals erschienenen „Lehrbuch der Gerichtlichen Medizin" im Sinne der Wiener Schule festgehalten hat. Dieses Lehrbuch wurde von seinem Schüler Albin HABERDA (1868–1933) neu bearbeitet. Der „HOFMANN–HABERDA" war Jahrzehnte hindurch das klassische Lehrbuch der Gerichtsmedizin und ist bis heute ein wichtiges auskunftsträchtiges Nachschlagewerk geblieben. Zuletzt mit der 11. Ausgabe im Jahre 1927 verlegt, erfuhr es Übersetzungen in die französische, spanische, russische und schließlich sogar japanische Sprache und beweist schon dadurch die „Tradition" der Wiener Gerichtsmedizinischen Schule.

Albin HABERDA selbst – ein Enzyklopädist der Gerichtsmedizin – veröffentlichte wichtige erkenntnisreiche Arbeiten über den Kindesmord. Sein Schüler Leopold BREITENECKER (1902–1981) wurde durch Arbeiten über die „Kohlenmonoxydvergiftungen und ihren Verlauf" ebenso bekannt wie durch seine zahllosen, auch internationalen Expertisen. Sein Vorgänger Walther SCHWARZACHER (1892–1958) leitete das Institut von 1946 bis 1958; sein großes Verdienst war es, die Physik und Mathematik dem Fach in vielen Belangen theoretisch und auch praktisch nutzbar gemacht zu haben. Dessen Lehrer und Vorgänger war Fritz REUTER (1875–1959), ein Mann umfänglichen Wissens und großer humanistischer Bildung, der sehr viel dazu beigetragen hat, das Wissen um den plötzlichen Tod aus „natürlicher Ursache" und um die „Vergiftungslehre" zu bereichern.

*Frage: Haben Sie selbst etwas zum Ruhm der WIENER MEDIZINISCHEN SCHULE beitragen können?*

*Antwort:* Ich muß die Formulierung dieser Frage ablehnen. Man müßte sich vorher über den Begriff „Ruhm" kritisch auseinandersetzen. Wenn Sie aber von mir wissen wollen, mit welchen Fragen ich mich wissenschaftlich befaßt habe, so könnte ich dies wie folgt versuchen zu beantworten:

Ein Hauptthema meiner wissenschaftlichen Interessen und Arbeiten stellte die sogenannte Fettembolie dar. Sie tritt vornehmlich nach Knochenbrüchen, aber auch nach umfänglichen, gewaltsam herbeigeführten Zertrümmerungen des Fettgewebes auf. Ihr Wesen besteht darin, daß fettige Substanzen in die feinen Lungenhaargefäße (Lungenkapillaren) gelangen und diese je nach dem Ausmaß der Fettembolie mehr oder weniger verlegen und somit ein Hindernis für die Blutdurchströmung der Lunge und für die Sauerstoffabgabe und Kohlensäureaufnahme, also für die Funktion der Lunge, bilden. Eine hochgradige Fettembolie führt zum Eintritt des Todes. Ich habe mir die Aufgabe gestellt, die Menge und die Art des in der Lunge in solchen Fällen vorhandenen Fettes objektiv zu ermitteln und meßbar zu machen. Das ist mittels einer für andere Aufgaben bekannten Methode, der sogenannten Dünnschichtchromatographie, gelungen. Seither ist es möglich, bei Obduktionen den „Grad" einer Lungenfettembolie objektiv zu ermitteln und darüber hinaus auch festzustellen, welche Art der Fette eine solche Fettembolie herbeiführen.

Ein anderes Interessensgebiet stellte für mich seit jeher der plötzliche Tod aus natürlicher Ursache dar, der zumeist ein „Herztod" ist. Wenn bei der Leichenöffnung am Herzen zwar schwere, aber letztlich doch seit langer Zeit schon vorhandene, also nur chronische Krankheitsveränderungen gefunden werden, dann bleibt es unklar, warum der betreffende Mensch gerade zu diesem Zeitpunkt gestorben ist und es kann aus grundsätzlichen Erwägungen eine Vergiftung nicht ausgeschlossen werden. Es besteht daher der Wunsch zurecht, wenn schon nicht mit freiem Auge, so doch mikroskopisch „frische" Krankheitsveränderungen zu finden. Das ist ein allgemein bekanntes und auch ebenso allgemein angestrebtes Anliegen. Es gibt daher eine große Anzahl von Färbemethoden, die dazu erdacht wurden, um frische Krankheitsveränderungen des Herzmuskels (etwa einen ganz frischen Herzinfarkt) so frühzeitig wie möglich erkennbar zu machen. Ich glaube, daß ich diese Methodik durch die Anwendung einer für andere Zwecke auf FEYRTER – dessen Schüler ich mich nennen darf – zurückgehende Methode (Weinsteinsäure-Kresylechtviolett-Einschlußfärbung) bereichern konnte. Nach meiner Meinung kann man jetzt schon mikroskopisch Herzmuskelveränderungen nachweisen, wenn sie mit freiem Auge noch nicht erkennbar sind, zum Beispiel Herzmuskelinfarkte im allerfrühesten Stadium.

Schon vor langer Zeit habe ich dazu beigetragen, durch Untersuchung des Darminhaltes die Todeszeit ein wenig genauer eingrenzen zu können. Bis zu meinen Untersuchungen war es bekannt, daß man aus der Menge und der Beschaffenheit des Mageninhaltes bei bekannter Zeit der Nahrungsaufnahme vorsichtige Schlüsse auf den Todeszeitpunkt ziehen kann. Ich habe mich auf die Untersuchung des Inhaltes des gesamten Darmes und somit auf die Ermittlung nicht der letzten, sondern der vorletzten Mahlzeit konzentriert. Dadurch konnte die Untersuchungsmethodik vorteilhaft erweitert werden.

*Frage: Gibt es heute schon Ergebnisse, die Sie auch späterhin mit der WIENER MEDIZINISCHEN SCHULE verbinden werden?*

*Antwort:* Auch diese Formulierung muß ich in dieser Form ablehnen. Das meiste, was man im allergünstigsten Fall erhoffen kann, ist, daß man in seiner Auffassung vom Fach, in seiner Arbeits- und Denkweise für die Lebenszeit seiner engeren Schüler in halbwegs guter Erinnerung bleibt.

*Frage: Sehen Sie neue Positionen für die Gerichtsmedizin, heute und morgen?*

*Antwort:* HOFMANN hat sinngemäß geschrieben, daß sich die Gerichtsmedizin, wie jedes andere medizinische Fach, niemals vom Mutterboden der Medizin lösen werde und daß sie mit dieser wachsen und sich entwickeln müsse. Neue und neueste medizinische Methoden unserem Fach dienlich und nutzbar zu machen, bleibt die Aufgabe für heute und morgen. Aus einem kleinen, von Fritz REUTER gegründeten chemischen Laboratorium ist, dank seines jetzigen Leiters, Professor Dr. Gottfried MACHATA, eine große, modernst ausgestattete Abteilung geworden; ebenso wurde aus einem kleinen serologischen Laboratorium durch das Verdienst des jetzigen Leiters, Professor Dr. Josef HERBICH, eine große, ebenfalls modernst ausgestattete blutgruppenserologische, die Spurenkunde einschließende Abteilung, der auch eine kleinere, für Chromosomenanalysen zuständige angeschlossen ist.

*Frage: Sehen Sie Veränderungen in der Aufgabenstellung der Gerichtsmedizin?*

*Antwort:* Die grundlegende Aufgabe der Gerichtsmedizin wird es immer bleiben, dem Rechte zu dienen: einerseits dadurch, jedem Arzt das Rüstzeug zu vermitteln, um Unrecht zu erkennen, es selbst zu vermeiden und den Spezialisten zu befähigen, die wichtige entscheidende Detailarbeit zu leisten. Man kann die Gerichtsmedizin überdies als Mutterfach der begutachtenden Medizin im Gegensatz zur kurativen Heilkunde bezeichnen. Die Hauptaufgabe des Gerichtsmediziners, die er während seiner schulmäßigen Facharztausbildung lernt – im übrigen als einziger Sachverständiger unzähliger anderer Sparten – ist eben die Begutachtung.

Der sogenannte objektive Sachbeweis, der der Rechtsfindung und Rechtssprechung die feststehende unerschütterliche Beurteilungsgrundlage verleiht, muß auf allen Gebieten ständig ausgebaut und erweitert werden. Um ein für heute alltägliches Beispiel zu nennen: Gelingt es dem gerichtsmedizinischen Sachverständigen – eventuell im Zusammenwirken mit dem kraftfahrzeugtechnischen Sachverständigen – eine bis in jedes Detail objektiv zu untermauernde Schilderung des Unfallherganges zu geben, dann sieht der intelligente vor Gericht gestellte Angeklagte zumeist die Sinnlosigkeit seines Leugnens ein. Andererseits kann sich das Gericht für seine unmittelbare Aufgabe, Recht zu sprechen, ein klares Bild von dem Gesamtgeschehen machen.

Natürlich ändern sich die Aufgabenstellungen der Gerichtsmedizin im Laufe der Zeit: war früher die kriminelle Fruchtabtreibung von großer Bedeutung, so spielt sie heute praktisch keine Rolle mehr; waren früher die verschiedensten Ätzgifte – Säuren, Laugen, Metallsalze – dominierend, so sind es heute die zahllosen modernen Arzneimittel und verbotene Drogen; genügte früher ein einfaches Instrumentarium zur Erfüllung gerichtsmedizinischer Aufgaben, so ist heutzutage nur mehr ein großes, modernst ausgestattetes Institut dazu in der Lage, aber immer wird eines gleich notwendig bleiben: die Fähigkeit des einzelnen Gerichtsmediziners, seine scharfe Beobachtungsgabe, sein umfassendes, aber auch ins Detail gehendes Wissen, sein außerordentlicher Fleiß und last but not least die für diese Tätigkeit doch unumgänglich notwendige Intuition für seine wissenschaftlichen und praktischen Aufgaben.

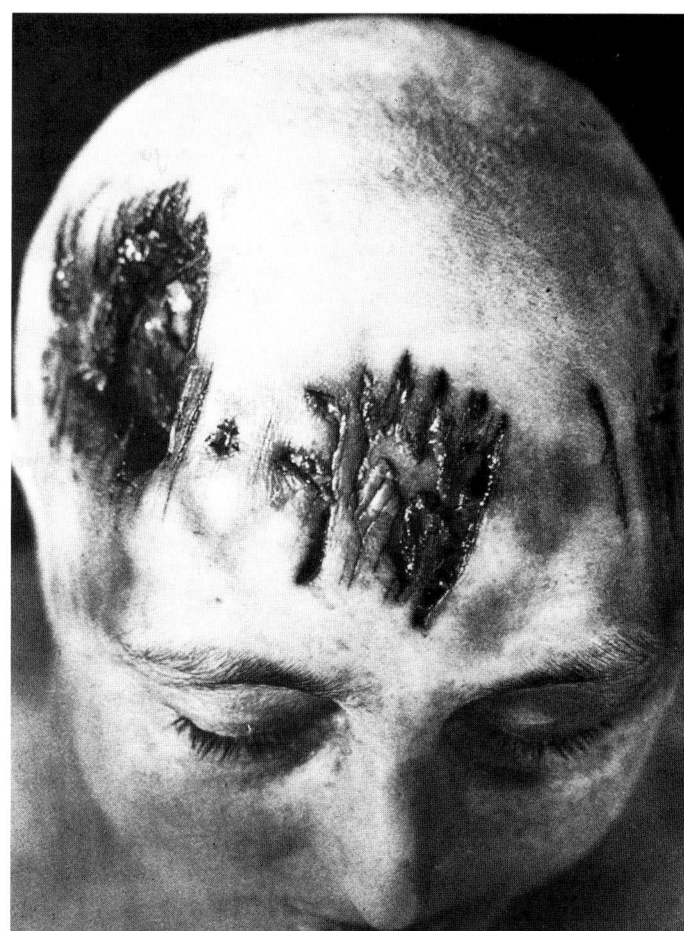

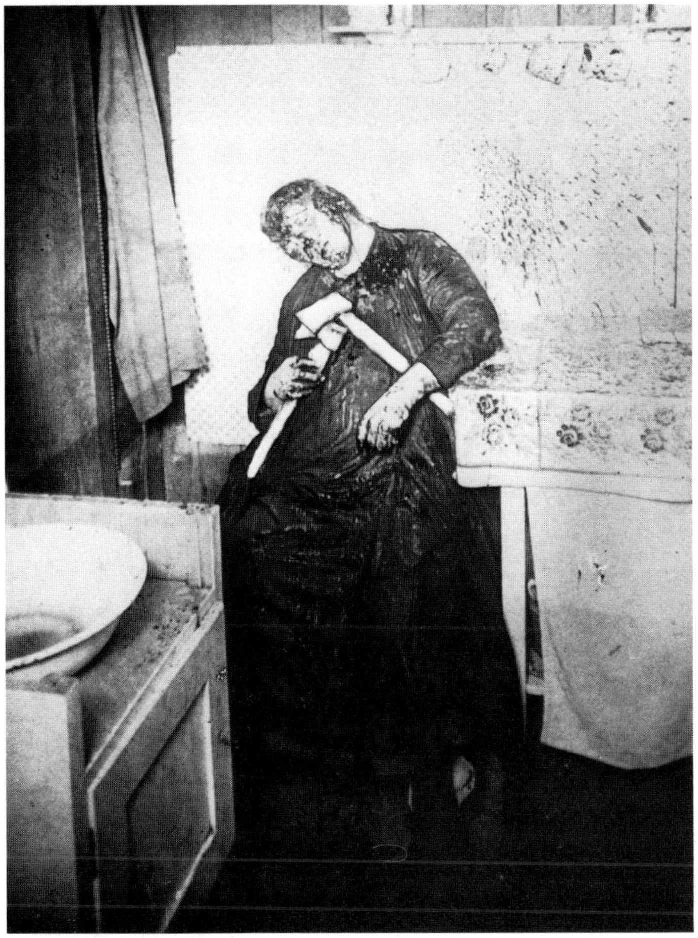

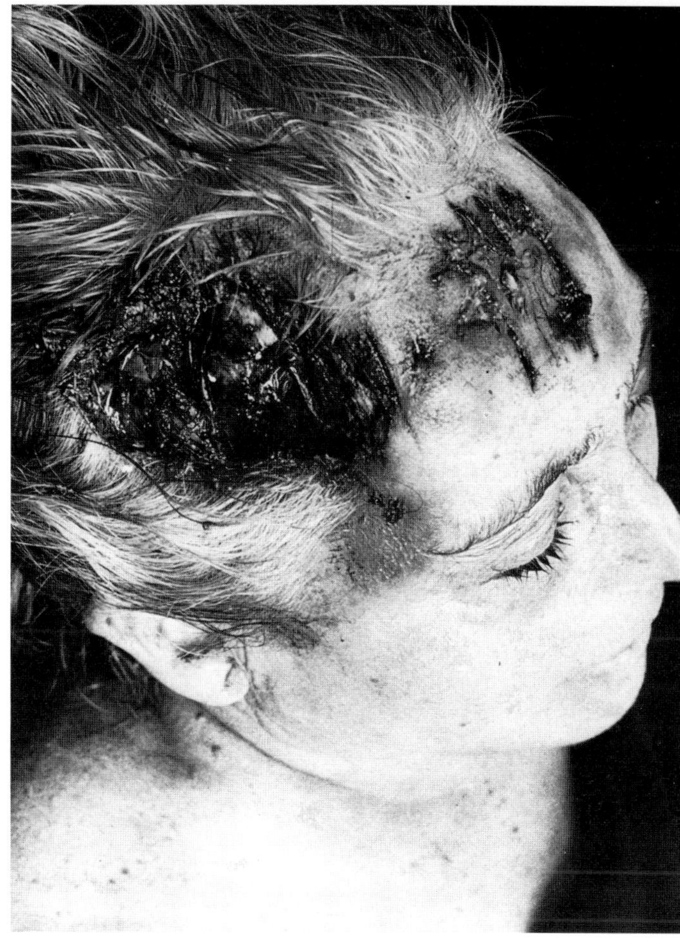

*Die Abbildungen auf Seite 342 und 343 stammen aus einer Veröffentlichung von A. Werkgartner: Selbstmord durch Beilhiebe. Arch. Kriminol. 97: 1–37 (1935).*
*Eine alte Frau wurde in ihrer Küche sitzend, zwei Beile mit den Händen haltend bzw. umfassend, tot aufgefunden. Es wurde ein Raubmord vermutet.*
*Die eingehende Besichtigung der Leiche gestattete schon beim Lokalaugenschein die Diagnose: Selbstmord. Sie konnte aus der typischen Verteilung der Blutspuren, besonders aber aus dem Vorhandensein dreier Wundgruppen, der unzähligen, meist nur seichten, zueinander parallelen und eine typische Hiebrichtung aufweisenden Hiebwunden – die der Rechtshändigkeit entsprechend rechts ausgeprägter waren als links – erschlossen werden.*
*Die Leichenöffnung bestätigte die Erstdiagnose. Erstaunlich war, daß es der Frau gelungen war, durch unzählige, unwuchtige Hiebe einen 7:4 cm messenden Knochendefekt herbeizuführen, daß also die Handlungsfähigkeit außerordentlich lange erhalten blieb.*
*Ein eindeutiger Abschiedsbrief bestätigte die Selbstmorddiagnose auch von der kriminalistischen Seite her.*

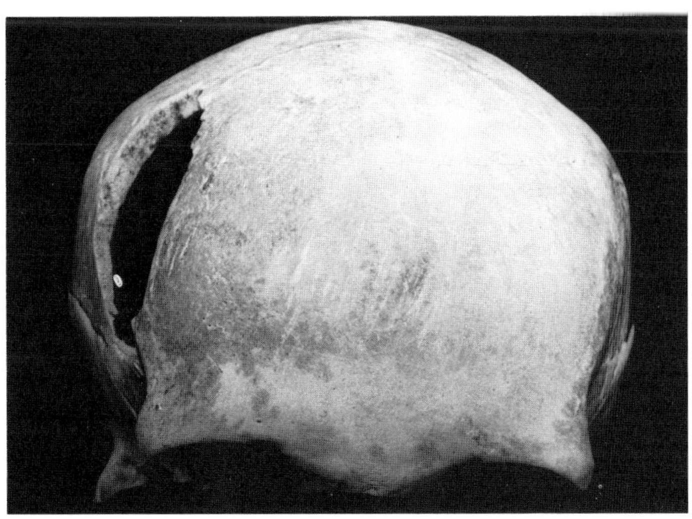

## Prof. Dr. Carl Steffen

Vorstand des Institutes für Immunologie der Universität Wien

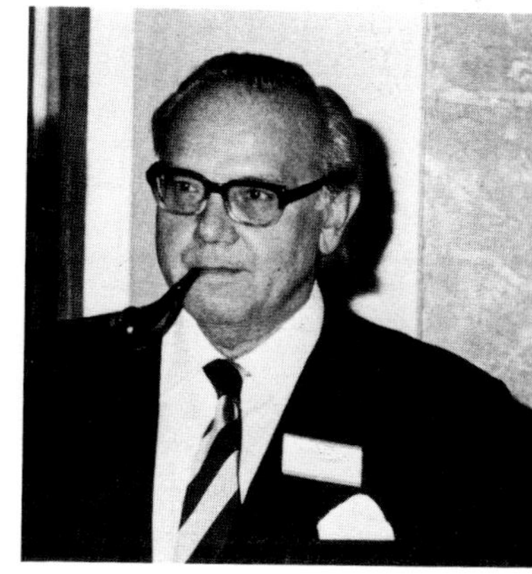

geboren am 5. November 1918 in Wien, absolvierte hier die Mittelschule und das Studium der Medizin und promovierte am 25. Juli 1942 zum Dr. univ. med. Im Rahmen des Wehrdienstes z. T. als Truppenarzt in Rußland, z. T. als Oberarzt in der Wehrkreispathologie eingesetzt und bis 1949 an der Prosektur Rudolfsspital tätig; anschließend bis Anfang 1951 an der I. Medizinischen Univ. Klinik. Sodann zum Vorstand des Klinischen Laboratoriums im Hanusch-Krankenhaus ernannt, wo er bis August 1967 blieb. Am 22. Juni 1959 zum Dozenten für allgemeine und experimentelle Pathologie habilitiert, am 12. März 1965 zum tit. ao. Professor und mit 4. August 1967 zum o. Professor und Vorstand des Institutes für Immunologie ernannt. Von diesem Zeitpunkt bis heute baute er das neu gegründete Institut zu einem international anerkannten Forschungsinstitut auf. Mitglied des Obersten Sanitätsrates.

# Der Mensch und sein Stigma

Interview am 26. 3. 1982

*Frage: Immunologie als Begriff einer Wissenschaft ist neu. Handelt es sich um eine neue, junge Wissenschaft, oder hat sie ihre Wurzeln in anderen Fächern?*

*Antwort:* Immunologie ist, soweit es die Begriffsbezeichnung anlangt, neueren Datums. Das Gebiet der Immunologie reicht jedoch relativ lange Zeit zurück. Ich würde sagen, es beginnt bereits bei den Pockenschutzimpfungen von JENNER. Dann gab es im letzten Drittel des 19. und zu Beginn des 20. Jahrhunderts eine vorwiegend in Europa vertretene und sehr bedeutende Aera der Immunologie: PASTEUR und BORDET in Frankreich, BEHRING und KOCH sowie Paul EHRLICH in Deutschland, METSCHNIKOW in Rußland, PIRQUET, LANDSTEINER und KRAUS in Österreich. Es gibt daher, das muß man heute sagen, eine große immunologische Tradition. Die verschiedenen, zur Immunologie gehörigen Teilgebiete wurden damals jedoch nicht als Immunologie bezeichnet, sondern hießen z. B. Serologie, Immunitätslehre, Anaphylaxie. Heute fällt der wesentliche Inhalt dieser Begriffe unter die neue Bezeichnung Immunologie. Es liegt also keine neue Wissenschaft vor, sondern verschiedene Gebiete einer Wissenschaft, die einen neuen Übertitel bekommen haben.

*Frage: LANDSTEINER und PIRQUET waren demnach Mitbegründer der heutigen Immunologie und überragende Persönlichkeiten?*

*Antwort:* LANDSTEINER arbeitete in Wien und entdeckte hier die Blutgruppen und hat seine Entdeckung auch von Wien aus publiziert. Unzufrieden mit den Wiener Arbeitsbedingungen ging er nach Amerika und entwickelte dort ein zweites großes Gebiet, das seiner Bedeutung nach mindestens als ebenso bedeutend zu bewerten ist, wie die Entdeckung der Blutgruppen. Es gelang ihm nachzuweisen, daß alle Reaktionen zwischen einem Antigen und einem Antikörper auf strukturelle Oberflächeneigenschaften des Antigens zurückzuführen und daß Oberflächeneigenschaften des Antigens für die spezifische Reaktion mit dem Antikörper verantwortlich sind.

*Frage: Was hat sich daraus ergeben?*

*Antwort:* Die Erfahrung, daß ein bestimmt strukturiertes Antigen nur mit einem dementsprechend konfigurierten Antikörper reagieren kann. Dann entwickelten sich Methoden, mit denen man heute schon künstliche Antigene erzeugen kann, deren Struktur, die ja von entscheidender Bedeutung für die Ausbildung eines Antikörpers ist, genau bekannt ist und je nach Wunsch verändert werden kann. Man ist also in der Lage, ein bekanntes synthetisches Antigen zu erzeugen.

*Frage: Und was hat das, klinisch und praxisbezogen, zu bedeuten?*

*Antwort:* Man kann damit die Bedingungen der Antikörperbildung genau studieren. Für die Praxis wichtig ist, daß man heute daran denken kann, mittels synthetischer Antigene Impfstoffe herstellen zu können.

*Frage: Synthetische Impfstoffe, die keine Nebenerscheinungen mit sich bringen? Eine Pockenschutzimpfung mit einem synthetisch erzeugten Impfantigen würde also keine Gefahr einer Nebenwirkung mit sich bringen?*

*Antwort:* Richtig, weil die im natürlichen Impfstoff noch vorhandenen Zusatzstoffe bei einem synthetischen Antigen wegfallen würden.

*Frage: Und gibt es schon solche synthetischen Impfstoffe?*

*Antwort:* Man arbeitet an ihrer Entwicklung.

*Frage: Was läßt sich in der Immunologie auf PIRQUET zurückführen?*

*Antwort:* PIRQUET ist der Begründer der Allergielehre. PIRQUET war Vorstand der Wiener Kinderklinik und hat, wenn man seine bereits 1903/04 geschriebenen Arbeiten liest, in einer unglaublich modernen Form die Entstehung der Serumkrankheit beschrieben und davon dann die Allergielehre abgeleitet.

*Frage: Was ist eine Serumkrankheit?*

*Antwort:* Man versuchte damals, Patienten mit verschmutzten Verletzungen durch Verabreichung eines Tetanus-Antiserums vor der Tetanusinfektion zu schützen. Dieses Antiserum stammte jedoch von Rindern oder Pferden, war also ein Fremdeiweiß. Wenn man einem Menschen aber ein Fremdeiweiß appliziert, werden Antikörper gegen dieses Eiweiß gebildet, es kommt dann zu einer Antigen-Antikörperreaktion, als deren Folge häufig eine Serumkrankheit auftritt. Ihre Symptome reichen vom letalen Schock, einer Urticaria, bis zu einer Quaddelbildung über den ganzen Körper bis zu Schockfragmenten. Von dieser Serumkrankheit ausgehend, die er als Kinderarzt immer wieder beobachtete, entwickelte er den Begriff Allergie.

*Frage: Eine Serumkrankheit nach einer Impfung?*

*Antwort:* Nein, nicht nach der Impfung, sondern nach der Verabreichung eines Fremdserums. Etwa bei der Diphtherie. Damals hatten Kinder häufig Diphtherie und als Kinderarzt verwendete PIRQUET Diphtherieantiserum zur Behandlung. Aus den danach beobachteten Folgeerscheinungen, wie der Serumkrankheit, entwickelte er den Begriff der Allergie, also des „anders" Reagierens gegenüber einer Fremdsubstanz, mit der man in Berührung gekommen ist. Dieses „anders" Reagieren entsteht durch Bildung von Antikörpern. Das kann zum Schutz des Menschen vor Infektionen führen. Das Prinzip der Impfung beruht so darauf, daß durch die Zufuhr eines Impfstoffes im Organismus die notwendigen Antikörper gebildet werden. Der krankmachende Stoff wird durch die nach der Impfung entstandenen Antikörper vernichtet. Es können aber auch Antikörper entstehen, die sich nicht gegen einen Erreger, sondern z. B. gegen von außen kommende Eiweißkörper oder auch gegen körpereigene Bausteine richten. Dann kann der Antikörper im Verlauf seiner Reaktion mit dem Antigen auch krank machen. Es kann also Schutz oder Schaden entstehen. PIRQUET hat in seiner Formulierung der Allergie beide Möglichkeiten zusammengefaßt und unter „Allergie" ein „Andersreagieren durch Antikörper" verstanden, das

a) entweder überempfindlich macht, das heißt Schaden verursacht, oder
b) zu Unempfindlichkeit führt, gegen einen Erreger immun macht und schützt.

Kliniker haben später den Begriff der Allergie im wesentlichen nur auf das, was man landläufig heute als Allergie bezeichnet, eingeschränkt, die Überempfindlichkeitsraktion wie Heuschnupfen, Asthma, usw. und die allergischen Phänomene von der Immunität abgetrennt. Die Theoretiker hingegen blieben lange Zeit beim übergeordneten PIRQUETschen Begriff, wodurch schwere Verwirrungen um die Begriffe entstanden. In jüngerer Zeit wurde es dringend notwendig, hier Klarheit zu schaffen. Ich habe diese begrifflichen Abgrenzungen vor mehreren Jahren in meinem Buch genau herausgearbeitet.

*Frage: Sie haben in Ihrem Buch „Allgemeine und experimentelle Immunologie und Immunopathologie" was getan, was dargestellt?*

*Antwort:* Ich habe dargestellt, daß „Allergie" nur „Überempfindlichkeit" bedeutet und auf gleicher Ebene, aber unabhängig von der „Immunität", einzusetzen wäre, und daß man sich von der Doppelbedeutung der PIRQUETschen Formulierung trennen muß. Allergie ist jedoch als Überempfindlichkeit jeglicher Art und nicht nur der rein klinischen Form zu verstehen. Es gibt andere Formen der Überempfindlichkeit, die mit den landläufig bekannten allergischen Manifestationen nichts zu tun haben, wie beispielsweise die sogenannten „Immunkomplexkrankheiten". Jede Form der Überempfindlichkeit, wie Anaphylaxie, Arthusphänomen, Serumkrankheit, Immunkomplexkrankheit und Allergose, alles das ist Allergie. In Parallele dazu gibt es dann die Immunität. Allergie definiert Erkrankung durch Antikörper oder Immunlymphozyten. Immunität umschreibt den Schutz des Patienten vor einem krankmachenden Antigen gleichfalls durch Antikörper oder Immunlymphozyten. Die gleiche Immunantwort, die man nicht teleologisch, nicht vom Gesichtspunkt des Patienten, sondern nur naturwissenschaftlich betrachten soll, die gleiche Immunantwort kann, je nachdem, gegen wen sie sich richtet, einmal schützen, dann leitet sie die Immunität ein, und das andre Mal schaden, dann führt sie zur Allergie. Diese Gegensätzlichkeit der Antikörperwirkung, diesen Januskopf der Immunantwort habe ich in meinem Buch scharf herausgearbeitet.

*Frage: Ist Ihre Arbeit zu einer neuen wissenschaftlichen Basis geworden?*

*Antwort:* Ja, diese Neuordnung der Begriffe hat natürlich vieles erleichtert.

*Frage: Hat sich die ruhmvolle Tradition von EHRLICH, LANDSTEINER und PIRQUET fortgesetzt?*

*Antwort:* Im Bereich der Immunologie waren in der Zwischenkriegszeit die Angelsachsen und besonders die Amerikaner intensiv forschend tätig, während in Europa Forschung und Lehre etwas langsamer voranschritten. Vielleicht waren es die Nachwirkungen aus dem Ersten Weltkrieg, vom Zweiten will ich gar nicht reden, die sich in Europa wissenschaftlich bremsend auswirkten. In Amerika befaßten sich auch Chemiker, die Immunchemiker, besonders mit den strukturellen Fragen der Immunologie. Dort entstanden dann allmählich bedeutende immunologische Zentren. In Europa gab es wohl traditionsreiche Institute, wie das PASTEUR-Institut in Paris, das PAUL-EHRLICH Institut in Frankfurt, welche die Traditionen der Französischen und Deutschen Schulen weitergeführt haben; an den Universitäten jedoch war das Gebiet der Immunologie sehr zersplittert in verschiedenen Fächern vertreten. Eigene immunologische Institute wurden erst innerhalb der letzten 10 Jahre gegründet.

*Frage: Können Sie den Begriff Immunologie abklären?*

*Antwort:* Das ist gar nicht leicht. Ich würde sagen, Immunologie ist die Lehre von den Immunvorgängen, Immunreaktionen und Immunphänomenen. Das eine setzt sich in das andere fort. Unter Immunvorgängen ist zu verstehen, daß es auf das Auftreten einer Fremdsubstanz zu einer Immunantwort, d. h. zur Bildung von Antikörpern oder Immunlymphozyten, kommt. Diese Antikörper oder Immunlymphozyten werden bei einem zweiten Auftreten dieses Antigens oder einer gleichzeitig vorhandenen Existenz dieses Antigens mit diesem Antigen in Reaktion treten. Dadurch kommt es zur Immunreaktion zwischen Antigen und Antikörper bzw. Immunlymphozyt, und aufgrund dieser Immunreaktion entstehen Immunphänomene. Alle diese Vorgänge würde ich rein naturwissenschaftlich betrachten, ob sie für den Menschen Nutzen oder Schaden bringen, wäre nicht zu diskutieren. Erst bei dem Immunphänomen kann man von medizinischer Seite fragen, was bedeutet es für die Patienten? Es gibt Immunphänomene, die man als phylakogen, als schützend bezeichnet. D. h., ein schädigendes Agens, ein Erreger wird durch die Immunreaktion zerstört und die Erkrankung wird verhindert oder in ihrem Ausmaß vermindert. Dieser Zustand wird als Immunität bezeichnet, im Zustand der Immunität geben Antikörper oder Lymphozyten Schutz. Antikörper oder Immunlymphozyten gegen molekulare Fremdsubstanzen oder gegen Bausteine des eigenen Körpers können jedoch auch zu einer Immunreaktion führen, die ein Immunphänomen auslöst, das sich als Krankheitssymptom manifestiert. In diesem Fall wird man von pathogenen, d. h. von krankmachenden Immunphänomenen sprechen, ausgelöst durch Antikörper oder Immunlymphozyten.

*Frage: Ist die Entstehung der Krebszelle auf ein solches Immunphänomen zurückzuführen.*

*Antwort:* Die Entstehung der Krebszelle nicht. Die vielleicht erfolgreiche Abwehr der Weiterentwicklung von Krebszellen durch Immunlymphozyten wäre als Immunphänomen aufzufassen.

*Frage: Weiß man hier schon näheres?*
*Antwort:* Man bezeichnet diesen Vorgang als Tumorimmunität.

*Frage: Versucht man hier neue Erkenntnisse zu finden?*

*Antwort:* Auf der ganzen Welt wird auf diesem Gebiet natürlich intensiv geforscht.

*Frage: Noch einmal zurück zu LANDSTEINER und PIRQUET. Was hat sich aus dem Gedankengut, aus den wissenschaftlichen Erkenntnissen der beiden für die Gegenwart entwickelt?*

*Antwort:* Die Weiterentwicklung geht da nicht allein auf LANDSTEINER und PIRQUET zurück, so bedeutend beide auch sind. Die Immunologie hat in den letzten, vielleicht 20 bis 25 Jahren einen ungeheuren Fortschritt herbeigeführt. Auf die PIRQUETschen Gedankengänge ist das große Gebiet der klinischen Allergie zurückzuführen: Nahrungsmittelallergie, Arzneimittelallergie, Inhalationsallergie, z. B. Heuschnupfen, allergisches Asthma. Seit kurzem weiß man jedoch, daß die genannten klinisch-allergischen Phänomene bei einer genetisch besonders disponierten Gruppe von Menschen auftreten, die gegen Antigene, z. B. Pollenproteine der Luft, einen besonderen Antikörper, den IgE-Antikörper bilden. Noch vor kurzem konnte man diesen Antikörper nicht nachweisen. Erst jetzt gibt es sehr sensitive Methoden, mit denen die IgE-Antikörper nachgewiesen werden können. Diese Antikörper besitzen eine sehr lange gewebsbindende Eigenschaft, d. h. wenn bei einem Allergiker so ein Antikörper gegen ein bestimmtes Pollenprotein entstanden ist, dann sind Schleimhäute seiner Nase oder des Bronchialtraktes mit diesen Antikörpern wie mit einem Film besetzt. Geht dieser Patient zur Pollenblütezeit auf eine Wiese und atmet dort die Pollenproteine ein, dann reagieren die Pollenallergene mit den Antikörpern, und aus dieser Reaktion entsteht ein pathogenes Immunphänomen, eine Entzündung. Sie manifestiert sich als Heuschnupfen oder Asthmaanfall. Die genetische Disposition eines Menschen gegen solche Antigene, nicht die üblichen Antikörper, sondern solche vom IgE-Typ zu bilden, prädestiniert diese Person zum Allergiker.

*Frage: Das heißt, das Schicksal dieser Menschen ist geradezu vorprogrammiert, kann man dieses Stigma, wenn ich es so bezeichnen darf, verhindern, abändern?*

*Antwort:* Man kann eine Art Vorsorge treffen und das wird auch fallweise gemacht. Bei Kindern allergischer Eltern wird das Blut auf Immunglobulin IgE untersucht. Ist es in einer höheren als üblichen Konzentration nachweisbar, dann kann man zwar nicht voraussagen, daß das Kind einmal gegen Nahrungsmittel oder gegen Pollenprotein allergisch sein wird, man kann jedoch darauf aufmerksam machen, daß bei dem Kind eine allergische Disposition vorhanden ist.

*Frage: Kann der Immunologe dem Kind etwas verordnen, das es vor einer zu erwartenden Allergie schützen kann?*

*Antwort:* Nein. Man kann nur empfehlen, besonders allergisierende Umstände zu vermeiden und dafür zu sorgen, daß das Kind mit möglichen Sensibilisierungsfaktoren nicht in Kontakt gebracht wird.

*Frage: Einen vorbeugenden Schutzmechanismus kann man also nicht mobilisieren?*

*Antwort:* Nein. Gegen die aufgetretene Allergie aber gibt es jetzt eine sehr moderne Therapie. Man weiß, daß IgE Antikörper das Agens ist, das z. B. mit Pollenprotein reagiert, und daß aus dieser Reaktion dann das allergische Immunphänomen entsteht. Es gibt nun auch andere Typen von Antikörpern, die man z. B. als IgG bezeichnet. Diese IgG-Antikörper konkurrenzieren mit den IgE-Antikörpern und verhindern deren Reaktion mit dem Antigen, was wir als Desensibilisierung bezeichnen. Wenn man weiß, gegen welches Allergen der Patient überempfindlich ist, werden ihm von diesem Stoff kleinste Mengen in sich langsam steigernden Dosen appliziert. Dabei entstehen IgG-Antikörper. Diese IgG Antikörper konkurrenzieren mit den IgE Antikörpern und nach einer gewissen Zeit verdrängen sie die IgE Antikörper und verhindern auf diese Weise den Ausbruch des allergischen Phänomens.

*Frage: Ist das ein Vorgang, der nur einmal im Leben erfolgt oder ist es ein Vorgang, der alljährlich oder in kürzeren Abständen vorgenommen werden muß?*

*Antwort:* Man soll mindestens durch 3 Saisonen eine solche Desensibilisierung durchführen, bis ein sicherer Effekt zu erwarten ist.

*Frage: Ist diese Vorgangsweise nur auf eine Pollenallergie beschränkt, oder kann man sie auch auf andere Allergieformen anwenden?*

*Antwort:* Bei der Pollenallergie sind am ehesten Erfolge zu erwarten, weil das Allergen, das eingeatmet wird, meist bekannt ist. Bei einer Nahrungsmittelallergie ist es schwieriger, weil man nicht immer genau bestimmen kann, gegen welches Allergen in der Nahrung ein Patient empfindlich ist. Beispielsweise, ob es das Nahrungsmittel ist, so wie es geschluckt wird, oder ein Abbauprodukt von ihm, das allergisiert. Damit sind wir wieder bei LANDSTEINER und seiner Entdeckung, daß die immunologisch wichtige Eigenschaft eines Antigens auf seine Struktur zurückgeht.
Zusätzlich zu den allergischen Erkrankungen gibt es im Bereich der Immunologie noch andere große Krankheitsgruppen, die unter dem Begriff der Autoimmunität zusammengefaßt sind. Hier liegt eine Entgleisung der Antikörperbildung vor, wobei der Organismus gegen seine eigenen Zellen und Gewebe eine Immunantwort bildet und nun Antikörper gegen sich selbst macht, gegen seinen eigenen Körper. Diese Autoantikörper reagieren mit bestimmten eigenen Geweben des Menschen und zerstören oder lädieren sie. Es kommt dann zu einer Krankheitssymptomatik, die als Autoimmunkrankheit bezeichnet wird. Es gibt zahlreiche Erkrankungen dieser Art. Zu den Autoimmunerkrankungen gehören verschiedene Erkrankungen des Blutes, wie etwa die erworbene haemolytische Anämie, die Immungranulozytopenie, bei der die weißen Blutkörperchen vermindert sind oder der Morbus Werlhof, eine Erkrankung, bei der die Blutplättchen bedrohlich vermindert sind. Als weitere Form der Autoimmunkrankheiten ist eine Erkrankung der Schilddrüse zu nennen. Hier ist der immunologische Nachweis der Autoantikörper für die Diagnose sehr wichtig, da es von dieser Diagnose abhängt, ob die Schilddrüsenvergrößerung operativ oder nicht operativ zu behandeln ist. Weiters gibt es eine Erkrankung der Nebennierenrinde, den Morbus Addison, der auch eine Autoimmunkrankheit ist. Zu den Autoimmunkrankheiten rechnet man auch die chronische Polyarthritis und verschiedene Formen der Kollagenosen wie den Lupus erythematodes. Kurz, ein großer Teil der in einem internistischen Lehrbuch zusammengefaßten Krankheiten fällt unter diesen Begriff.
Als dritte große Krankheitsgruppe, die auf einen immunologischen Mechanismus zurückzuführen ist, ist die Gruppe der Immunkomplexkrankheiten zu nennen. Hier werden Antikörper gegen bestimmte Abbauprodukte von Erregern, z. B. von Streptokokken, gebildet. Die Antikörper komplexieren sich mit den antigenen Bruchstükken zu Immunkomplexen, die beispielsweise in der Niere abgelagert werden und dort zur Nierenentzündung, zur Glumerulonephritis führen. Etwa 80 Prozent der Nierenentzündungen lassen sich auf einen Immunkomplexmechanismus zurückführen. Mindestens die Hälfte des restlichen Prozentanteils ist als Autoimmunkrankheit zu definieren, d. h., hier bilden sich Autoantikörper gegen die Niere, die mit den Nierenantigenen reagieren und die Niere zytotoxisch schädigen.

*Frage: Kann mit Hilfe immunologischer Maßnahmen etwas gegen eine solche zytotoxische Schädigung unternommen werden?*

*Antwort:* Im Falle einer Autoimmunerkrankung der Niere wird immunsuppressiv behandelt. Es ist wichtig, unklare Anamnesen allenfalls mit einer bioptischen Diagnose abzusichern und herauszufinden, ob es sich um eine Immunkomplexnephritis oder um eine Autoimmunnephritis handelt. Die Autoimmunnephritis wird anders behandelt als die Immunkomplexnephritis.

Immunologische Gesetzmäßigkeiten sind von ganz besonderer Wichtigkeit für den ganzen Bereich der Transplantation geworden. Die Abstoßung des Organs oder Hauttransplantates geht auf einen immunologischen Mechanismus zurück, ebenso das Auftreten von Immunlymphozyten, die sich um das Transplantat oder in dem Transplantat ansammeln und zur Abstoßung des Transplantates führen. Die Verträglichkeit zwischen Spender und Empfänger eines Organtransplantates wird mit immunologischen Methoden bestimmt. Große Bedeutung für die Medizin hat auch die immunologische Diagnostik gewonnen. Sie steht natürlich in engem Zusammenhang mit den Erkenntnissen über die Immunpathogenese verschiedener Krankheiten und unterstützt die klinische Diagnostik in wesentlichen Punkten. So wird beispielsweise bei der erworbenen haemolytischen Anämie die Autoimmunnatur der Antikörper nachgewiesen, die zur Verminderung der roten Blutkörperchen führt. Bei der bereits erwähnten Schilddrüsenerkrankung werden Autoantikörper nachgewiesen, die gegen das Thyreoglobulin oder gegen Zellen der Schilddrüse gerichtet sind. Wenn diese Autoantikörper nachgewiesen werden, soll die vorhandene Struma nicht operiert werden. Beim Morbus Addison erleichtert der immunologische Nachweis des Antikörpers, der gegen die Zellen der Nebennierenrinde gerichtet ist, die Diagnose, ob es sich um einen echten Addison handelt und nicht um einen Tumor oder Metastasen in der Nebennierenrinde oder vielleicht um tuberkulöse Veränderungen in diesem Bereich. Bei der chronischen Polyarthritis ist der immunologische Nachweis von Rheumafaktoren von diagnostischer Bedeutung.

*Frage: Über die chronische Polyarthritis haben Sie ja grundlegende Erkenntnisse und neue Wege, die in die Zukunft zu führen scheinen, erarbeitet. Können Sie über Ihre Forschung und deren Ergebnisse über die Polyarthritis, die ja leider zu den Volkskrankheiten zählt, genauere Angaben machen?*

*Antwort:* Ich bin an der Aufklärung des Krankheitsmechanismus von rheumatischen Erkrankungen, Arthrose oder Arthritis sehr interessiert. So arbeite ich seit ca. 15 Jahren an der Aufklärung des Krankheitsgeschehens der chronischen Polyarthritis. Meine Untersuchungen haben im Verlauf der Jahre international Anerkennung gefunden und eine ganze Welle von ähnlichen Untersuchungen ausgelöst. Ich sehe heute den Krankheitsmechanismus der chronischen Polyarthritis so, daß ein Enzym, das Kollagenase heißt, unter uns allerdings noch nicht bekannten Voraussetzungen im Gelenkbereich des Patienten aktiviert wird und daß dieses Enzym dort einen Eiweißbaustein, das Kollagen, das ja das gesamte Bindegewebe aufbaut, aus dem Gewebsverband herauslöst und zu einem Autoantigen macht. Es kommt dann zur Bildung von Autoantikörpern gegen das Kollagen im Gelenkskapselgewebe selbst, sie reagieren und binden sich mit Kollagenmolekülen zu einem Immunkomplex. Diese Immunkomplexe sind ihrerseits befähigt, die Produktion eines zweiten Autoantikörpers, des sogenannten Rheumafaktors auszulösen, der mit Gammaglobulinen aus dem Blut wiederum Komplexe bildet. Beide Komplextypen sind entzündungsauslösend und führen zur Entzündung des Gelenkes.

*Frage: Konnten Sie feststellen, wie dieser Prozeß überhaupt in Gang kommt?*

*Antwort:* Lassen sie mich den Teufelskreis zunächst weiter erklären. Die Immunkomplexe werden von Zellen aufgenommen, die man Freßzellen nennen könnte, da in ihnen diese Komplexe abgebaut werden. Beim Abbau der Komplexe zerfallen die Zellen und geben intrazelluläre Enzyme frei, unter anderem auch Kollagenase. Hier beginnt nun ein circulus vitiosus: Diese Kollagenase macht wieder Kollagen disponibel, es bilden sich erneut Antikörper, erneut Immunkomplexe und so schwelt der Prozeß weiter und weiter. Warum – und das war Ihre Frage – die Kollagenase beim Polyarthritiker aktiviert und wodurch die Aktivierung ausgelöst wird, das wissen wir noch nicht genau. Wir haben jetzt Versuchsserien im Institut laufen, die darauf ausgerichtet sind, ob es Faktoren gibt, die von Makrophagen abgegeben werden und die eine Bildung dieser Kollagenase stimulieren. Wir studieren die Herkunft dieser Faktoren und ihre Wirkung. Wie diese Versuche ablaufen werden, kann ich jetzt noch nicht, vielleicht erst in sechs bis neun Monaten sagen.

*Frage: Könnte es sein, daß auch diese Menschen eine Praedisposition, die sie quasi stigmatisch in sich haben, die irgendwann zum Ausbruch des Leidens führt?*

*Antwort:* Das kann ich noch nicht sagen, das muß man erst studieren. Jedenfalls sind wir jetzt soweit, daß der von uns dargestellte Krankheitsmechanismus mit allen Gegebenheiten, die wir heute von der chronischen Polyarthritis kennen, in Einklang zu bringen ist und sich davon gewisse Aspekte auf eine kausale Therapie ableiten lassen. Man müßte versuchen, die Auslösung und die Wirkung der Kollagenaseaktivität zu hemmen. Auf diese Weise wäre es möglich, den oben geschilderten circulus vitiosus zu unterbrechen.

*Frage: Können Sie sich vorstellen, womit man eine derartige Hemmung herbeiführen könnte?*

*Antwort:* Wir haben auch in dieser Richtung Versuche laufen, aber es läßt sich noch nichts Endgültiges voraussagen.

*Frage: Sie hatten noch einen zweiten Arbeitsschwerpunkt erwähnt, die Forschung auf dem Gebiet der Arthrose.*

*Antwort:* Auf dem Gebiet der Arthrose sind wir erst am Beginn unserer Arbeiten. Immerhin meine ich, einen ganz neuen Aspekt zu sehen, wieso eine Arthrose entstehen kann. Der Knorpel besteht ebenfalls weitgehend aus dem Bindegewebsbaustein Kollagen, aber aus einem ganz bestimmten Kollagen, das man Typ II-Kollagen nennt. Dieses Typ II-Kollagen wird von den Knorpelzellen gebildet und baut eine Puffersubstanz gegenüber dem gelenknahen Knochen, eben den Knorpel des Gelenkes auf. Wenn diese Knorpelzellen bestimmten Schädigungen ausgesetzt sind, beginnen sie punktartig die Produktion von Typ II-Kollagen in eine Produktion von Typ I-Kollagen umzuschalten. Das Typ I-Kollagen ist jedoch ein Bindegewebsbaustein, der nur dazu befähigt ist, faseriges Bindegewebe aufzubauen. Es besitzt nicht die federnde, elastische Wirkung des Typ II-Knorpelkollagens. Man kann sich daher gut vorstellen, daß dort, wo eine elastische federnde Eigenschaft benötigt wird, aber nur ein lockermaschiges faseriges Gewebe nachgebildet wird – auch wenn es sich nur um kleine punktförmige Areale handelt – daß dann dort bestimmte mechanische Belastungen zu einer Abreibung der Gelenkknorpeloberfläche führen können. Bei diesem Vorgang wird sodann die anschließende Schichte der Knorpelzellen in Mitleidenschaft gezogen, die dann ihrerseits in ihrer Kollagenproduktion vom Typ II auf Typ I umschaltet. Schichtweise schreitet dieser Vorgang weiter. Ergänzend muß gesagt werden, daß es am Beginn einer Arthrose auch zu einer Herausschwemmung des Füllmaterials, das sich zwischen den kollagenen Fasern befindet, kommt. Man weiß heute noch nicht genau, warum diese Proteoglykane herausgelöst werden, wodurch die kollagenen Fibrillen einer zusätzlichen Belastung ausgesetzt sind. Auch auf diesem Gebiet beginnen wir zu arbeiten, da wir auf Kollagenforschung besonders spezialisiert sind. Wir versuchen die Ursachen für diesen Umschaltprozeß herauszufinden. Fernziel solcher Studien ist es, die Umschaltung rückgängig zu machen oder zumindest zu stoppen, womit man einen Weg gefunden hätte, daß Fortschreiten der Arthrose zu beeinflussen oder aufzuhalten.

*Frage: Ist es denkbar, daß sich der erkrankte, halb zerstörte Knorpel regenerieren könnte, wenn man diesen Umkehrprozeß in die Wege leitet?*

*Antwort:* So präzise möchte ich das nicht sagen. Vielleicht kann es zu einer begrenzten Regeneration kommen, mindestens aber dazu, daß die Degeneration nicht weiter fortschreitet. Es wäre schon sehr viel wert, wenn nicht weitere Zerstörungen entstehen würden.

*Frage: Was gäbe es denn für Möglichkeiten den Umschaltprozeß zu beeinflussen? Sehen Sie hier eine zukünftige Behandlungsform?*

*Antwort:* Den ersten Hinweis, daß eine Umschaltung von Kollagen Typ II auf Typ I zurückgedreht werden kann, erhielt man, als man in Knorpelzellkulturen, denen Embryonalextrakte zugesetzt worden waren, eine solche Rückschaltung beobachtete. Alles weitere ist Aufgabe zukünftiger Forschung.

*Frage: Sie sind Vorstand eines sehr bekannten immunologischen Institutes. Können Sie die Entwicklung des Institutes und die Projekte Ihrer Mitarbeiter beschreiben?*

*Antwort:* Also ein paar Worte zu dem, was hier im Haus geschehen ist: Das Institut wurde vor etwa 12 Jahren gegründet, damals das erste seiner Art im ganzen deutschen Sprachraum und das einzige in Österreich. In diesen 12 Jahren gelang es nicht nur, eine sehr breite Untersuchungspalette aufzubauen, sondern auch sehr gute und auch international anerkannte Mitarbeiter heranzubilden, so daß man sagen kann, daß eine ganze Schule von Immunologen aus dem Institut hervorgegangen ist. Das betrifft sowohl die derzeit aktiven Mitglieder dieses Institutes, sowie frühere Mitarbeiter, die an Kliniken berufen wurden, dort eine sehr gute Karriere machten und sich ausgezeichnet bewährten. Man kann sagen, daß aus dem Institut sowohl für Österreich als auch für den deutschsprachigen Raum eine besondere Wiener Schule hervorgegangen ist. Das zeigt sich z. B. auch darin, daß wir von dieser Wiener Immunologenschule ein Immunologiebuch für die bundesdeutschen praktischen Ärzte herausgegeben haben. Was die Tätigkeit im Institut anbelangt, so beschäftigen wir uns in der immunpathologischen Abteilung nicht nur mit der immunologischen Rheumaforschung. Im Tierversuch werden experimentell induzierbare Krankheiten als Modell menschlicher Krankheitsformen studiert. Wir haben außerdem eine eigene Abteilung, in der die Kinder- und Infektionsimmunologie bearbeitet wird, wobei hier für beinahe ganz Österreich alle Immunmangelzustände zentral untersucht und die mit den Immunmangelkrankheiten befaßten Ärzte immunologisch beraten werden, wie und womit man den beobachteten Immunmangel substituieren kann – wie etwa mit Gammaglobulin-Infusionen. In einer anderen Abteilung wird eine sehr umfangreiche Forschung im Bereich der Tumorimmunologie betrieben. Hier gilt ein Arbeitsschwerpunkt bestimmten Rezeptoren an Leukämiezellen, die durch besondere Typen von monoklonalen Antikörpern von den normalen weißen Blutzellen genau abgegrenzt werden können. Dann gibt es im Institut noch eine große, relativ gut ausgerüstete Abteilung für Immunchemie, in der z. B. immunchemische Eigenschaften von Antigenen, die Präparation und Isolierung bestimmter immunologisch bedeutsamer Faktoren oder die Definition besonderer Antikörper studiert werden. Und schließlich widmen wir uns natürlich auch einer umfangreichen immunologischen Spezialdiagnostik unter Anwendung besonderer Methoden. Dadurch sind wir in der Lage, einzelnen Ärzten, aber auch den Kliniken oder den Abteilungen großer Krankenhäuser in komplizierten immunologischen Fragen diagnostische Auskünfte geben zu können.

*Frage: Die Entdeckung der immunologischen Bedeutung von Kollagen ist also auf Sie zurückzuführen? Wenn ich*

*Sie richtig verstanden habe, ein geistiges Produkt von Ihnen und es ist auch Ihre Leistung, daß dieses Haus zu einem Forschungszentrum besonderer Art geworden ist?*

*Antwort:* Zu dem Zeitpunkt, als ich die ersten Kollagenantikörper bei Patienten mit chronischer Polyarthritis nachgewiesen habe, war die internationale Fachwelt der festen Überzeugung, daß Kollagen nicht immunogen ist und keine Antikörperbildung auslösen könnte. Das war damals für mich eine schwierige Situation, und ich habe mich mehrere Jahre allein damit beschäftigt, einen eindeutigen Nachweis für die Antikörperbildung durch Kollagen zu erbringen. Der Nachweis gelang und meine Ergebnisse sind in der Zwischenzeit auch weltweit anerkannt worden.

*Frage: Wann erfolgte diese weltweite Anerkennung?*

*Antwort:* Vor ungefähr 10 Jahren haben Nachuntersuchungen meine Ergebnisse bestätigt und auf Grund unserer Arbeiten entwickelte sich eine ganze Forschungsrichtung über die Kollagenimmunologie sowie über die von ihr ausgehenden immunpathologischen Bedeutungen zuerst in Amerika, später in Deutschland, in England und Frankreich. Das gilt auch insbesondere für den Bereich der chronischen Polyarthritis. Auch auf diesem Gebiet fanden unsere Angaben über die Autoimmunität von Kollagen in Zusammenhang mit dem Krankheitsgeschehen der Polyarthritis weltweit Bestätigung.

*Frage: Sie sind also als geistiger Vater einer neuen wissenschaftlichen Richtung zu bezeichnen?*

*Antwort:* Das kann man eigentlich sagen.

*Frage: Jetzt möchte ich noch nach zukünftigen Aspekten fragen und zuerst auf die Problematik der Tumoren zurückkommen. Viele Ihrer Kollegen im chirurgischen Bereich meinten, der chirurgisch-technische Plafond sei erreicht und echte Heilungschancen für krebskranke Patienten lägen vermutlich im Bereich der Chemotherapie und der Immunologie. Sie haben darüber wenig gesprochen. Sind Sie auch der Meinung, daß die Waffen der Zukunft gegen das kanzerogene Geschehen in Ihrem Forschungsbereich und in dem der Chemotherapeuten zu suchen sind?*

*Antwort:* In dieser Richtung ist sicher einiger Fortschritt zu erwarten, manches ist auch schon im Gange. Man ist derzeit bemüht, Antikörper gegen definierte Tumoren zu entwickeln. Das ist nicht leicht, da der Unterschied zwischen der Tumorzelle und der normalen Zelle im Antigenmuster nicht stark ausgeprägt ist und die Tumorzellen im Verlauf ihrer schrittweisen Entdifferenzierung die antigenen Veränderungen auch nur schrittweise entwickeln. Es gibt aber solche Antikörper und man versucht, diese Antikörper „rein" zu bekommen und überlegt, an diese definierten Antikörper ein Chemotherapeutikum anzuheften. Üblicherweise würde ein oral oder parenteral appliziertes Chemotherapeutikum im ganzen Körper verteilt werden und unter anderem auch in den Bereich des Tumors gelangen. In Verbindung mit spezifischen Antikörpern würde das Chemotherapeutikum aber direkt, so wie ein Pfeil in die Zielscheibe einschlägt, in den Tumor transportiert werden. Man würde auf diese Weise eine viel gezieltere, im Angriffspunkt viel konzentriertere und aussichtsreichere Therapie erreichen. Das wäre also eine der zukünftigen Waffen. Die immunologische Forschung wird sicherlich nicht aufklären, warum eine Zelle entdifferenziert und zur Tumorzelle wird. Immunologische Mechanismen werden jedoch eine Erklärung dafür liefern, und haben sie zum Teil schon geliefert, warum sich diese entdifferenzierte Zelle zum Tumor entwickeln kann.

Diese entdifferenzierte Zelle wird ursprünglich, am Anfang des Krankheitsablaufs, wie ein Minitransplantat aufgefaßt. Gegen dieses Minitransplantat setzt eine Immunantwort ein, und jetzt beginnt ein Wettlauf. Wer rascher ist: Die maligne, bösartige Entartung und das Wachstum der Tumorzelle oder die Geschwindigkeit der einsetzenden Immunantwort, die Abstoßungsreaktion des Abwehrmechanismus. Wenn der Abwehrmechanismus rascher reagiert, dann würde die Tumorzelle wie ein Transplantat eliminiert werden. Ist das Wachstum der Tumorzelle rascher, dann übertrifft sie die Immunantwort und es kommt zur Tumorentwicklung. Die Bedeutung der Immunantwort als Abwehrmechanismus gegen den Tumor liegt, – selbst wenn der Tumor schon im Wachstum ist –, auch noch in einer gewissen bremsenden Wirkung auf die Entwicklung des Tumors. Man wird daher künftig die Bedeutung und Wirkung der Röntgen- und Radiumbestrahlung sowie auch der chemotherapeutischen Maßnahmen auch von immunologischen Gesichtspunkten aus überprüfen müssen.

*Frage: Warum?*

*Antwort:* Ein Tumor kann mit zunehmender Größe soviel Tumorantigene abgeben, daß die Immunantwort dadurch weitgehend gelähmt ist. Wenn das der Fall ist, dann sollte man Strahlen oder Chemotherapeutika in optimaler Menge anwenden. Wenn aber eine Restimmunantwort, gleichsam also eine partielle Bremse, noch vorhanden ist, dann wird man sich überlegen müssen, wie intensiv die Strahlenbehandlung oder die chemotherapeutische Behandlung sein soll, damit man zwar die Tumorzellen, aber nicht gleichzeitig auch die Restimmunantwort zerstört.

*Frage: Das heißt also, daß der Patient, der eine solche Entwicklung in sich trägt, zu einem sehr frühen Zeitpunkt zum Immunologen kommen müßte. Ich kann mir nicht vorstellen, daß bei einem kanzerogenen Geschehen im vollen Lauf, bei einem weit fortgeschrittenen Zustand, das operativ behandelt wird, noch eine Restimmunantwort gegen den Tumor vorhanden sein könnte. Oder doch?*

*Antwort:* Ich glaube, daß der Zeitpunkt des Zusammenbruchs der Immunantwort erst dann gekommen ist, wenn die Metastasenbildung einsetzt. Daß man so früh wie möglich zum Arzt gehen soll – auch im Hinblick auf die günstigste operative Entfernung des Tumors – ist klar. Die operative Entfernung des Tumors ist auch deshalb wichtig, weil die Abgabe der Tumorantigene zur Lähmung der Immunantwort führt. Je mehr Tumorantigene abgegeben werden, umso eher ist mit dem Ausfall der Immunantwort als Tumorabwehr zu rechnen.

*Frage: Man wird also auch in Zukunft nicht auf den Chirurgen verzichten können, sondern dieser wird mit den Immunologen und Chemotherapeuten eng zusammenarbeiten müssen?*

*Antwort:* Ja, das wäre eine optimale Kombination.

*Frage: Das wäre also ein Ausblick in die Zukunft. Welche Zukunftsgebiete sehen Sie noch?*

*Antwort:* Ein weiteres Zukunftsgebiet ist die Genmanipulation. Auch da gibt es jetzt nicht nur Hypothesen und Theorien, sondern auch auf diesem Gebiet werden konkrete Entwicklungen angepeilt. Man versucht beispielsweise, unter bestimmten Voraussetzungen in den Informationssträngen im Zellkern von Escheria coli eine Information –, das gehört ja zur Genmanipulation –, einzubauen, die in dieser Zelle eine bestimmte Eiweißsynthese, nämlich eine bestimmte Antikörpersynthese in die Wege leitet. Man erhofft sich – das ist freilich ein bißchen Zukunftsmusik –, daß dann solche Zellen, die sich als unschädliche Mitbewohner im menschlichen Organismus – etwa im Darmbereich – ansiedeln, dort einen bestimmten Antikörper zu produzieren beginnen, und damit eine Antikörperzufuhr ermöglichen, die der Organismus vielleicht selbst nicht durchführen kann.

*Frage: Meinen Sie, daß man mit dieser Genmanipulation unter Umständen einmal soweit kommen könnte, dem Körper den Auftrag zu geben, keine kanzerogenen Zellen zu bilden?*

*Antwort:* Nein. Das erwähnte Beispiel schildert eine zusätzliche Hilfe für einen Patienten, der an Immunmangel leidet und gegen bestimmte Antigene keine Antikörperbildung durchführen kann. Jetzt muß man solchen Patienten massiv Antikörper, d. h. Gammaglobulin, injizieren. Zu wünschen wäre, daß man in einem solchen Fall eine Zellpopulation im Organismus züchtet, die bestimmte Antikörper synthetisiert, die der Organismus selbst nicht bilden kann.
Eine weitere Zukunftsaussicht sehe ich in der Entwicklung synthetischer Antigene. Wie schon besprochen, liegen in Impfstoffen meistens abgetötete oder in ihrer Wirkung abgeschwächte, sogenannte attenuierte Erreger vor, die eine Vielzahl von Antigenen besitzen. Jetzt interessiert man sich für jene Strukturbereiche der Erreger – ich habe einleitend die Arbeit LANDSTEINERS über die Antigenität struktureller Merkmale erwähnt – die für die Bildung der Immunität verleihenden Antikörper verantwortlich sind. Man versucht, diese Struktur aufzuklären und synthetisch nachzuahmen, um auf diese Weise einen sogenannten sauberen Impfstoff zu erzeugen, der die mehr oder minder immer noch vorhandenen Nebenwirkungen nicht mehr auslösen wird.

*Frage: Die Herstellung synthetischer Impfstoffe wird noch viel Zeit benötigen?*

*Antwort:* Ja, da die Aufklärung antigener Strukturen schwierig ist. Die synthetische Herstellung ist das geringere Problem.

## Prof. Dr. Johann Heinrich Holzner

Vorstand des Institutes für Pathologische Anatomie der Universität Wien

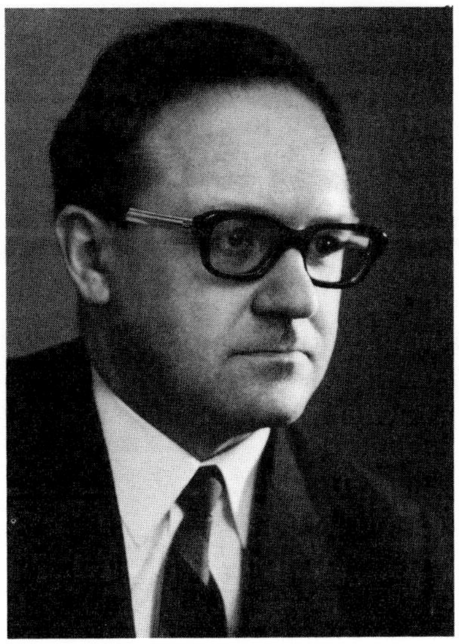

geboren am 3. Dezember 1924 in Bregenz. Absolvierung des Bundesgymnasium Bregenz (Humanistisches Gymnasium, bzw. ab 1938 Oberschule). Zuerkennung der Hochschulreife 1942.
Arbeitsdienst und Wehrdienst von Juli 1942 bis Mai 1945, Medizinstudium in Innsbruck (1945–1947) und Wien (1947–1950). Promotion zum Doktor univ. med. am 6. Juni 1951.
Eintritt in das Institut für Pathologische Anatomie (Prof. Dr. H. CHIARI) im Juni 1951. Tätigkeit als wissenschaftliche Hilfskraft bzw. Assistenzarzt bis 1958.
Research Fellow des Amerikanischen Gesundheitsdienstes 1958 bis 1959 am Pathologischen Institut des Mount Sinai Hospitals in New York und am National Institutes of Health, Bethesda, Assistent, bzw. Oberarzt am Institut für Pathologische Anatomie der Universität Wien 1959 bis 1963.
Leiter des Histologisch-cytologischen Laboratoriums der II. Univ. Frauenklinik 1963 bis 1969.
Habilitation für das Fach Pathologische Anatomie 1966. Berufung als Ordinarius und Vorstand des Institutes für Pathologische Anatomie der Universität Wien 1969.

# Grauzonen diagnostischer Unsicherheit

Interview am 22. 3. 1982

*Frage: Die Geschichte der Pathologischen Anatomie reicht weit in die Vergangenheit und ist voller Tradition. Könnten Sie zunächst einen Überblick über die Geschichte der Ersten WIENER MEDIZINISCHEN SCHULE auf diesem Gebiet und ihrer Entwicklung in das Heute geben?*

*Antwort:* Die Pathologie in Österreich beginnt zur Zeit MARIA THERESIAS. VAN SWIETEN schuf ein Obduktionsgesetz, das es schon damals ermöglichte, daß Patienten, die in öffentlichen Krankenhäusern starben, obduziert und die vorangegangene Therapie, die Diagnose und Behandlung auf diese Weise kontrolliert werden konnten. Anfangs war es so, daß die Obduktionen von den behandelnden Ärzten selbst vorgenommen wurden. Nachdem aber die bei den Obduktionen gewonnenen Erkenntnisse so umfangreich geworden waren, daß die registrierten Daten nicht mehr verarbeitet werden konnten, hat der damalige Chef der Internen Klinik und Direktor des Allgemeinen Krankenhauses, Johann Peter FRANK, 1796 an seiner Klinik eine Pathologische Abteilung geschaffen. Sie wurde von dem sehr ambitionierten Alois Rudolph VETTER bis 1803 als unbesoldeter Prosektor geleitet. 1803 erhielt VETTER eine Berufung als Ordinarius für Anatomie und Physiologie nach Krakau, die er aus rein finanziellen Gründen annahm. VETTER hatte aber bereits aus den durch Einzelbeobachtungen gewonnenen Erkenntnissen eine „Allgemeine Pathologie", d. h. eine Allgemeine Krankheitslehre aufgebaut und überprüft, die zu Anfang des 19. Jahrhunderts in Wien unter dem Titel „Aphorismen der Pathologischen Anatomie" publiziert wurde. Nach seinem und auch FRANKS Abgang war die Pathologie bis 1811 verwaist. Dann wurde ein selbständiges Pathologisches Institut gegründet, dessen erster Leiter Jakob BIERMAYER war, der ein Museum aufbaute, dessen Bestände noch heute Kern der Pathologisch-Anatomischen Bundesmuseen darstellen. In den folgenden Jahren kümmerte er sich aber nur mangelhaft um die Weiterentwicklung seines Faches, hatte allerdings das Glück, daß 1828 ein junger ambitionierter Assistent aus Prag an sein Institut kam, der als späterer Chef weltweiten Ruhm erreichen sollte. Carl von ROKITANSKY übernahm nach dem jung verstorbenen Johann WAGNER im Jahre 1932 als erst 28jähriger das Institut und erreichte, daß die Pathologische Anatomie in der berühmten zweiten WIENER MEDIZINISCHEN SCHULE, an deren Spitze das „Dreigestirn" ROKITANSKY, SKODA und HEBRA stand, 1844 als Hauptprüfungsfach und Ordinariat eingerichtet wurde.

ROKITANSKY war im Ausland zunächst mehr anerkannt als im Inland, wie das in Österreich so häufig der Fall ist. Während es in der Wiener Fakultät immer noch große Widerstände gegen ROKITANSKY gab, wurde sein Institut bereits von Ärzten aus nahezu allen europäischen Ländern, aber auch aus Japan und Amerika besucht und als Lehrstätte betrachtet, an der man sein Wissen und Können bereichern konnte. ROKITANSKY vertrat eine sehr moderne Richtung der Pathologie, nämlich, daß gestaltliche Veränderungen nie allein, sondern immer nur in Kombination mit der gestörten Funktion zu betrachten sind. Diese Auffassung der Pathologie ist in Österreich im wesentlichen bis heute beibehalten worden, während sich beispielsweise die Pathologie in Deutschland, vor allem unter dem Einfluß des politisch sehr einflußreichen Rudolf v. VIRCHOW, mehr in eine rein morphologische Richtung entwickelt hatte.

Die „Mitbetrachtung der Funktion" hat auch in den Jahren nach ROKITANSKY zu ganz entscheidenden Ergebnissen und zu internationalem Ansehen der österreichischen Pathologie geführt. So war es um die Jahrhundertwende WEICHSELBAUM, der als erster die Mikrobiologie, also die Krankheitsverursachung durch Mikroben in die Diagnostik eingeführt hat. Ein Umstand, der dazu führte, daß noch heute die Mikrobiologie an vielen Pathologischen Instituten in Österreich inkorporiert ist, obwohl sie international längst zu einem eigenen Fach geworden ist. Die vor allem funktionelle Ausrichtung WEICHSELBAUMS hat ein besonderes Ergebnis gezeitigt. Einer seiner Assistenten hat hier, im Haus des alten Institutes, 1901 eine Entdeckung gemacht, die zur Verleihung des Nobelpreises geführt hat. Karl LANDSTEINER entdeckte hier die Blutgruppen und legte damit eine der Grundlagen für die Immunologie. Die mikrobiologische Ausrichtung WEICHSELBAUMS führte u. a. zur Erarbeitung der Grundlagen der pathologischen Anatomie der Pest. Nach der Jahrhundertwende nahmen drei Angehörige des Instituts (ALBRECHT, GHON und MÜLLER) an einer Expedition der Kaiserlichen Akademie der Wissenschaften nach Indien teil, um diese Krankheit zu erforschen. Eines dieser drei Expeditionsmitglieder machte sich später einen Namen bei einer anderen Infektionskrankheit: nach ihm ist der GHON'sche Primärkomplex der Tuberkulose benannt. MÜLLER starb später an einer Pestinfektion.

VIRCHOWS außerordentlich starke Persönlichkeit zog nicht nur die Pathologen Deutschlands in ihren Bann, sondern hatte auch gewissen Einfluß auf die Pathologie in Österreich. So entwickelte sich auch hier das Fach vorwiegend morphologisch weiter, aber das funktionelle Denken brach immer wieder durch.

In der Zwischenkriegszeit ging aus dem Wiener Institut eine Reihe von Persönlichkeiten hervor, die zum internationalen Ruhm der Österreichischen Pathologie ganz wesentlich beitrugen. So Hans POPPER, der trotz seines hohen Alters heute noch der führende Leberpathologe ist, Friedrich FEYRTER, der später Ordinarius in Graz wurde und als erster ein System entdeckte, daß heute zum Allgemeinwissen der Medizin gehört. Das von ihm als sogenanntes „Helle-Zellensystem" bezeichnete System, das über Vorschlag eines englischen Wissenschaftlers jetzt als „APUD-System" bezeichnet wird, stellt ein im ganzen Körper lokalisiertes, peripheres, endokrines System dar. Wir wissen heute, daß aus diesem System eine Reihe von Tumoren entstehen kann, die sich durch besondere endokrinologische Fernwirkungen auszeichnen. Es gibt berechtigte Anhaltspunkte, daß ein Teil der Lungenkarzinome, der Magenkarzinome und vielleicht auch der Mammakarzinome eigentlich Tumoren dieses „APUD-Systems" sind.

*Frage: Was versteht man unter endokrinologischer Fernwirkung?*

*Antwort:* Die endokrinologische Fernwirkung eines Tumors geht darauf zurück, daß der Tumor, der sich von innersekretorischen Zellen oder Drüsen ableitet, innersektorisch aktiv ist, d. h. einen Wirkstoff produziert, der an das Blutsystem abgegeben wird. Der Wirkstoff wird durch das Blut im Körper verteilt und kann so bestimmte Wirkungseffekte auslösen. Die endokrinologische Fernwirkung eines Tumors wird also dadurch hervorgerufen, daß ein Tumor einen solchen Wirkstoff – wir nennen diese Wirkstoffe Hormone – produziert und diese Hormone Wirkungen ausüben. So gibt es beispielsweise Tumoren, die Sexualhormone produzieren und beim Mann zu einer Verweiblichung und bei der Frau zu einer Vermännlichung führen können; oder es gibt Wirkstoffe, die den Blutdruck beeinflussen; andere, die andere Stoffwechselfunktionen auslösen; Wirkstoffe, die beispielsweise die Magensaftsekretion beeinflussen und zur Bildung eines Magengeschwürs führen können. Es ist heute eine große Zahl solcher verschiedener Wirkstoffe bekannt. Man kann mit Hilfe moderner morphologischer Methoden auch die Zellen nachweisen, die diese bestimmten Wirkstoffe produzieren und kann auf diese Weise Tumoren, die sich aus solchen Zellen aufbauen, exakt auf ihre Wirkung hin identifizieren.

Die endokrinen Tumoren sind zum überwiegenden Teil in der klassischen Definition keine bösartigen Tumoren. Vielleicht sollte man den Begriff des bösartigen Tumos etwas klarer definieren: Es gibt ein Übereinkommen, daß ein Tumor, der bestimmte gestaltliche Veränderungen und ein bestimmtes Verhalten gegen seine Umgebung zeigt, als bösartig bezeichnet wird. Wenn er etwa die Eigenschaft zeigt, in Blutgefäße einzubrechen und sich dadurch verschleppte Tumorzellen in andere Organe absiedeln können und dort Tochtergeschwülste bilden. Aber es gibt auch Tumoren, die der Definition nach nicht bösartig sind, weil sie diese Eigenschaft der allgemeinen Verbreitung im Organismus nicht haben, die aber, weil sie an einer lebenswichtigen Stelle im Körper lokalisiert sind, lokal eine Wirkung entfalten können, die zum Tod des Trägers führen kann.

Also etwa Hirntumoren, die nie Metastasen setzen, aber wenn sie an lebenswichtigen Zentren in nicht operablen Bereichen des Zentralnervensystems lokalisiert sind, natürlich zum Tod des Patienten führen können. Die Bösartigkeit eines Tumors kann unter Umständen auch durch seine hormonelle Wirkung bedingt sein. Ein an und für sich gutartiger Tumor kann durch hormonelle Wirkungen den Kreislauf so beeinflussen, daß dadurch lebensbedrohliche Situationen, wie Hochdruck mit allen möglichen Komplikationen entstehen können, obwohl es sich morphologisch um einen gutartigen Tumor handelt. Im allgemeinen kann man sagen, daß die endokrin-aktiven Tumoren zu etwa 80–90% morphologisch gutartig sind und zu 10–20 Prozent die morphologischen Kriterien der Malignität erfüllen.

*Frage: Sie blieben bei Ihrer Geschichtsdarstellung in der Zwischenkriegszeit stehen. Gibt es noch Weiterentwicklungen?*

*Antwort:* Die Zwischenkriegszeit war nicht nur in den klinischen Fächern, sondern auch in der Pathologie ein gewisser Höhepunkt, fast konnte man von einer neuen WIENER MEDIZINISCHEN SCHULE sprechen. Damals war Wien als medizinisches Zentrum international außerordentlich hoch geschätzt, was man schon aus der großen Zahl ausländischer Studenten und Ärzte ablesen kann, die zumindest Teile ihres Studiums, ihrer Ausbildung in Wien bekommen haben.

*Frage: Sie haben vorhin von einer ganzen Reihe großer Wissenschaftler aus der Zwischenkriegszeit gesprochen, Sie nannten bisher LANDSTEINER, GHON und FEYRTER. Welche Leute gab es noch?*

*Antwort:* Da war zunächst Rudolf MARESCH am Universitätsinstitut. Er führte die Untersuchung des ersten Epithelkörperchentumors durch, der vom damaligen Chirurgen MANDL operiert worden war, wobei die erste Heilung einer bis dahin als Knochenerkrankung bekannten Erkrankung erzielt werden konnte, die auf einer Überfunktion des Epithelkörperchens beruht, des primären Hyperparathyreoidismus oder der RECKLINGHAUSENschen Erkrankung, wie sie bezeichnet wurde. Es gibt aus dieser Zeit noch andere prominente Namen im Pathologenbereich, wie Carl STERNBERG, der zusammen mit Richard PALTAUF, dem Inhaber der Lehrkanzel für Allgemeine und Experimentelle Pathologie, wichtige morphologische Untersuchungen über die HODGKINsche Erkrankung durchgeführt hat. Die für den Tumor typischen Zellen werden noch heute als STERNBERGsche oder PALTAUF-STERNBERGsche Riesenzellen bezeichnet. Jakob ERDHEIM, Prosektor in Lainz, hat sich vor allem mit Fragen der Entwicklungsgeschichte, aber auch mit Tumoren befaßt. Die ERDHEIMsche Rachendachhypophyse und der ERDHEIMsche Tumor sind ebenfalls in die internationale Literatur eingegangen und werden in der ganzen Welt als solche bezeichnet. Das besondere Verdienst FEYRTERS, um nochmal auf ihn zurückzukommen, basiert wieder auf dem ROKITANSKYschen Grundprinzip der Einheit von Morphe und Funktion. Durch sein Interesse an der Aufklärung auch der Funktion einer morphologischen Veränderung ist es ihm gelungen, das periphere endokrine System als System zu entdecken und den darauf aufbauenden modernen Zweig der Pathologie zu begründen. Die Zwischenkriegszeit löste freilich auch einen großen Export an Fachleuten aus der WIENER MEDIZINISCHEN SCHULE und hier vor allem aus der Pathologie aus. Eine ganze Reihe international namhafter Pathologen aus der Wiener Schule hat im Ausland große Bedeutung erlangt. Hans POPPER, der Leberpathologe in Chikago und New York, oder Hans SMETANA, ein Pathologe, der sich vor allem mit der Kinderpathologie und auch der Leberpathologie befaßt hat und jahrelang eine leitende Funktion im Pathologischen Institut der Armee in Washington einnahm. Eine Reihe anderer Pathologen erhielt führende Positionen vor allem in den USA, unter ihnen viele, die 1938 aus rassischen und politischen Gründen Österreich verlassen mußten und sich dann international großen Ruf erwarben.

*Frage: War das Jahr 1938 und 1945 eine vernichtende Zäsur für die Anatomische Pathologie oder gab es noch ein genügend großes Reservoir von Fachleuten?*

*Antwort:* Die Jahre 1938 und 1945 brachten wohl den Verlust von hoch qualifizierten Pathologen. Aber es war eine relativ breite Basis vorhanden, sodaß nach dem Krieg, abgesehen von den materiellen Schäden, die an den pathologischen Instituten entstanden waren, die geistige Kapazität für die Weiterführung des Faches gegeben war. Es war allerdings eine Neuorientierung notwendig, weil die klinische Medizin infolge ihrer raschen Entwicklung immer mehr Anforderungen an die Pathologie stellte.

*Frage: Zu Beginn unseres Gespräches betonten Sie, daß die Aufgaben der Pathologie in der Zeit bis 1945 eher theoretische waren. Hat sich seit damals eine Änderung ergeben?*

*Antwort:* Das ist nicht ganz richtig. Die Pathologie hat immer wichtige theoretische Aufgaben zu erfüllen gehabt, weil sie eines jener Grundlagenfächer darstellt, die sich vor allem mit der Krankheitsursache und mit den Abläufen von organischen oder funktionellen Veränderungen im Organismus befassen, die sich während einer Krankheit ereignen. Aber sie hatte auch immer wichtige andere Aufgaben zu erfüllen. Ihre vielleicht älteste Aufgabe ist die Durchführung der Obduktion. Die klinische Obduktion ist, fragt man sich nach deren Sinn, eine wichtige Lernmethode, die es dem jungen Arzt ermöglicht, das, was er tastet, auskultiert, perkutiert oder im Röntgenbild sieht, auch in natura zu überprüfen. Eine andere wichtige Aufgabe der klinischen Obduktion ist die Qualitätskontrolle der Medizin an und für sich. In diagnostisch schwierigen Fällen wird durch die Obduktion die Richtigkeit der klinischen Diagnose bestätigt oder widerlegt, es kann festgestellt werden, ob die durchgeführte Therapie optimal war oder gewisse Mängel aufgewiesen hat. Sie ist also eine wichtige Rückinformationsquelle für die klinische Medizin. Auch wenn man glaubt, daß nahezu alles bekannt ist, darf nicht vergessen werden, daß durch

Veränderungen in der Umwelt und vor allem durch Veränderungen im Krankheitsverlauf durch die Neuentwicklungen von Heilmitteln, Drogen und Medikamenten jeder Art sich auch die Krankheitsbilder gewandelt haben. Dieser Wandel der Krankheitsbilder ist natürlich am Obduktionstisch zu beobachten. Die Obduktion, die früher einen wesentlichen Anteil der Tätigkeit des Pathologen darstellte, hat heute noch andere wichtige Funktionen in der allgemeinen Gesundheitspolitik. Vor etwa 5 Jahren wurde mit Unterstützung des Österreichischen Gesundheitsministeriums eine EDV-Dokumentation aller Obduktionen von Wien mit dem Zweck durchgeführt, die amtliche Todesursachenstatistik einer Kontrolle zu unterwerfen. Wien verfügt über eine außerordentlich günstige Position. Es werden mehr als 50 Prozent aller Verstorbenen obduziert. Durch den Vergleich der Obduktionsdiagnosen mit den meist nur durch äußere Totenbeschau festgestellten Mortalitätsursachen konnte herausgearbeitet werden, daß bei etwa einem Drittel jener Fälle, bei denen ein cerebraler Insult, also Hirntod als Todesursache angegeben worden war, die eigentliche Todesursache Herzinfarkte waren oder daß bei manchen bösartigen Tumoren die Differenz zwischen den durch äußere Beschau erhobenen und den durch Obduktion festgestellten Befunden bis in die Größenordnung einer Zehnerpotenz ging.

*Frage: Das heißt, es gibt sehr viel mehr Karzinome als man annimmt?*

*Antwort:* Es gibt mehr Karzinome, allerdings aber auch viele Karzinome, die nicht Todesursache sind, sondern nur als Nebenbefund erhoben werden. Zu der in den Medien verbreiteten Darstellung, daß Österreich eines der krebsreichsten Länder ist, muß festgehalten werden, daß wir eine führende Position in der Todesursachenaufklärung haben, also eines jener Länder sind, das die höchste Obduktionsfrequenz hat und in dem daher mehr Krebskrankheiten verifiziert werden als in anderen Ländern, wo die Menschen unter anderen Diagnosen sterben und die okkulte Krebserkrankung nicht durch Obduktion erkannt wird.

*Frage: Wer wird in Ihrem Institut obduziert?*

*Antwort:* Obduziert wird nach dem Krankenanstaltengesetz, das Länderangelegenheit ist. In Wien wird jeder Patient obduziert, der in einem allgemeinen öffentlichen Krankenhaus verstorben und bei dem die klinische Diagnose nicht einwandfrei ist, oder bei dem während des Krankenhausaufenthaltes ein operativer Eingriff vorgenommen wurde, oder besonderes Interesse im öffentlichen Gesundheitswesen oder in wissenschaftlicher Richtung vorliegt. Es könnte also theoretisch jeder in einem allgemeinen öffentlichen Krankenhaus verstorbene Patient obduziert werden.

*Frage: Was passiert mit Personen, die zu Hause sterben?*

*Antwort:* Leute, die zu Hause oder in einem nicht öffentlichen Krankenhaus, also in einem privaten oder konfessionellen Krankenhaus sterben, können nur obduziert werden, wenn die Angehörigen der Obduktion zustimmen. Nur wenn sich der Totenbeschauarzt außerstande erklärt, eine gesicherte Todesursache feststellen zu können, kann eine – in diesem Fall nicht-klinische, sondern sanitätspolizeiliche – Obduktion vorgenommen werden. Wenn aufgrund von Umständen festgestellt wird, daß möglicherweise Fremdverschulden vorliegt, hat der Totenbeschauarzt eine gerichtliche Anzeige zu machen und es erfolgt eine gerichtsmedizinische Obduktion.

*Frage: Dann wird die Obduktion über die Gerichtsmedizin durchgeführt?*

*Antwort:* Dann wird von der Staatsanwaltschaft eine gerichtliche Obduktion angeordnet, theoretisch kann also eine sanitätspolizeiliche oder gerichtliche Obduktion erzwungen werden. Stellt der Pathologe bei einer Obduktion Hinweise auf eine falsche Therapie oder Fremdverschulden fest, ist er dazu verhalten, eine Anzeige durchzuführen, weil er sonst Gefahr läuft, selbst wegen Verschleierung angeklagt zu werden. Es sind also Kontrollfunktionen eingebaut, sodaß praktisch nichts passieren kann.

*Frage: Wird in einem solchen Fall die Obduktion von Ihrem Institut in das der Gerichtsmedizin verlagert?*

*Antwort:* Die Gerichtsmedizin ist unser Nachbar, wir arbeiten sehr eng zusammen und bitten in einem solchen Fall einen Gerichtsmediziner in unseren Obduktionssaal, wie dies auch umgekehrt erfolgt, wenn der Gerichtsmediziner bei ungeklärten Situationen den Pathologen zur Konsultation in seinen Obduktionssaal ruft.

*Frage: Gibt es in der Pathologie eine neue WIENER MEDIZINISCHE SCHULE, die sich in der Nachkriegszeit entwickelt hat?*

*Antwort:* Das kann man mit einigem Recht in unserem Fach behaupten. Neben der Tätigkeit im Obduktionssaal hat der Pathologe im Verlauf der letzten Jahre im zunehmenden Maß auch Diagnostik am Lebenden zu betreiben. Mit der Entwicklung neuer Geräte, die es möglich machen, praktisch von jedem Organ, von jeder Körperregion Gewebe zur Untersuchung zu entnehmen, wird vom Pathologen gefordert, solche Gewebsuntersuchungen durchzuführen und feststellen, welche Erkrankung vorliegt, vor allem natürlich, ob die Erkrankung bös- oder gutartig ist. Für diese Entscheidungen bedient man sich der Untersuchung mit dem Mikroskop, das eine Momentaufnahme der Gewebsstruktur erlaubt. Aus diesen Momentaufnahmen schließt man auf einen aggressiven, für das Leben des Patienten bedrohlichen oder auf einen gutartigen, langsam fortschreitenden oder vielleicht stationären Prozeß. Das ergibt zwar keine direkte, sondern eine indirekte, aber doch sehr verläßliche Beurteilung.

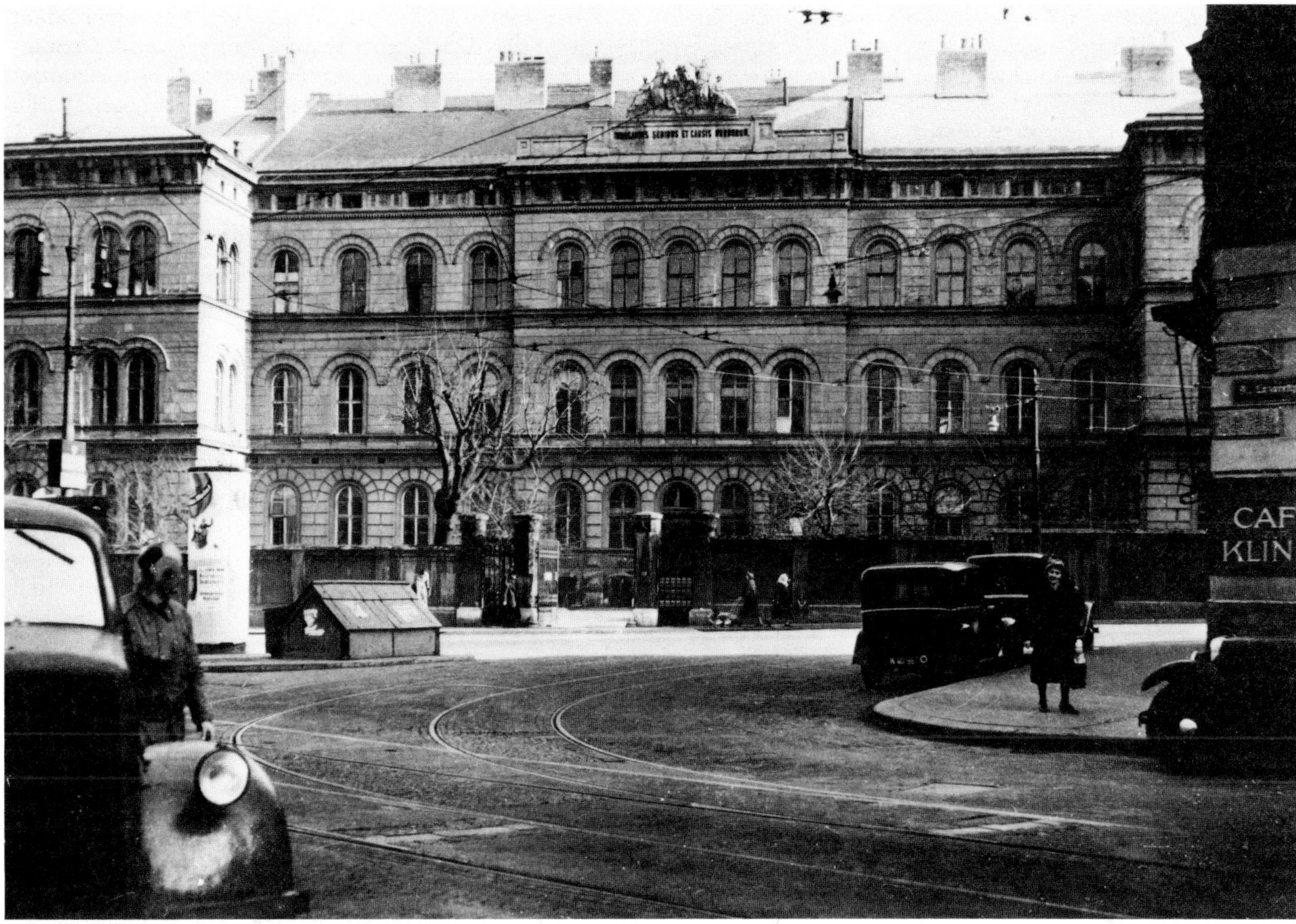


*Straßenansicht des Pathol.-Anatomischen Instituts von der Lazarettgasse aus. Photogr. Wien nach 1945. Aus dem Inst. f. Gesch. d. Med., Wien.*

*Frage: Wieso eine indirekte und keine direkte Beurteilung?*

*Antwort:* Eine indirekte Beurteilung deswegen, weil wir aus einer augenblicklichen gestaltlichen Veränderung, wie sie im Augenblick der Gewebsentnahme besteht, auf einen Krankheitsprozeß schließen, also auf einen Vorgang, der irgendwann begonnen hat und weiterläuft. Aufgrund langjähriger Erfahrungen hat die Methode eine solche Treffsicherheit erreicht, daß sie heute speziell im Hinblick auf die Feststellung einer bösartigen oder gutartigen Erkrankung zu den sichersten diagnostischen Methoden gehört. Es ist heute eine Operation, eine Behandlung mit Chemotherapeutika oder mit hoch wirksamen Strahlen nicht mehr vertretbar, wenn nicht der Pathologe vorher eine absichernde Beurteilung gegeben hat. Weil es sich aber dennoch um eine „indirekte“ Methode handelt, gibt es gewisse Fehlerquellen, eine Art Grauzone der diagnostischen Unsicherheit, die in wenigen, ganz bestimmten Fällen zu Fehlbeurteilungen führen kann. Deshalb betrachten wir es als eine der Hauptaufgaben der Pathologie, wie sie die Nachkriegs-Wiener Schule sieht, diese Grauzone unter Heranziehung anderer naturwissenschaftlichen Disziplinen einzuengen und damit die diagnostische Sicherheit zu erhöhen. So versuchten wir in Wien durch genetische Untersuchungen den Chromosomenbestand der Tumoren zu analysieren und auf diese Weise Aussagen über ihre biologische Aktivität zu erhalten, und wir sind jetzt damit beschäftigt, durch Einbeziehung moderner immunologischer Methoden eine exaktere Beurteilungsmöglichkeit für die einzelne Tumorzelle oder das Tumorgewebe zu erhalten. Die Voraussetzungen wurden von den Chemikern, von den Biophysikern, von den Biochemikern und von den Genetikern geliefert, und wir versuchen nun, diese von anderen Disziplinen erarbeiteten Kenntnisse in unserem Arbeitsbereich anzuwenden und in die Diagnostik am lebenden Patienten einzuführen.

*Frage: Das heißt, Sie machen die Zusammenschau, die einmal das berühmte Charakteristikum der Wiener Schule war, damals am Krankenbett, heute an Ihrem Untersuchungstisch?*

*Antwort:* Wir versuchen, im Mikroskop nicht nur die Gestalt und die Besonderheiten der Zelle zu beurteilen, sondern darüber hinaus die chemische Zusammensetzung, das Vorhandensein bestimmter Fermente, bestimmter Fermentaktivitäten, ihre Teilungsaktivität, ihre Fähigkeit sich zu vermehren, unter Zuhilfenahme von Methoden, die eine Aussage über diese Eigenschaften der Zelle geben, miteinzubeziehen.

*Frage: Sie sind also die Spitze einer Pyramide, an der die Erkenntnisse anderer Disziplinen und ihrer eigenen Beobachtungen zusammenlaufen?*

*Antwort:* Das ist eine Frage des Betrachtens, man kann es auch als Basis einer Pyramide ansehen, an der versucht wird, für die Diagnostik am Patienten und hier vor allem über die Entscheidung, ob gut- oder bösartige Erkrankung, alle Entwicklungen, auch ganz anderer Fachgebiete miteinzubeziehen und in den Dienst der Medizin am Menschen zu stellen. Der Biochemiker beispielsweise wird sich auch als die Spitze einer Pyramide betrachten – die sich teilweise mit der unseren überschneidet – nur ist die Diagnostik am Lebenden in der Biochemie nur ein kleiner Teil, während sie bei uns das Zentrum darstellt.

*Frage: Welche Konsequenzen haben sich aus der Umschichtung Ihres Aufgabenfeldes, nämlich von ursprünglichen Untersuchungen am Leichnam zu solchen am lebenden Menschen, ergeben? Und welche Ergebnisse, die vielleicht zu einem Impuls werden könnten, haben sich herausgestellt?*

*Antwort:* Zunächst hat die Umschichtung in unserer Tätigkeit, die man eigentlich als Serviceleistung für die Klinik bezeichnen muß, zu einer enormen Arbeitsvermehrung geführt. Die Tätigkeit des im Hintergrund agierenden Pathologen ist für den Außenstehenden nicht sehr attraktiv, nicht zuletzt deshalb, weil man diese Aufgaben nicht erkennt und auch die finanzielle Ausstattung nicht die beste ist, sodaß der Nachwuchs bei diesem halb klinisch, halb theoretischen Fach nicht sehr groß ist. Dadurch kamen vor allem kleinere Institute in echte personelle Schwierigkeiten, was wiederum die Gefahr einer Qualitätsminderung in einem Fach in sich birgt, das für die Qualität in der Medizin eine entscheidende Rolle spielt. Durch die Einbeziehung neuer Methoden, in denen die oben geschilderte Grauzone eingeengt werden soll, ist auch der Aufwand pro untersuchtem Fall ganz enorm angestiegen. Während man früher zur Feststellung eines malignen Tumors einen Gewebsschnitt durchführte, ist es heute notwendig, spezielle zeitaufwendige Methoden anzuwenden, die den Tumor genauer charakterisieren. Der dafür auch notwendige technische Aufwand führte dazu, daß sich an bestimmten Institutionen bestimmte Schwerpunkte herauskristallisierten, sogenannte Schwerpunktinstitute, die sich auf ganz bestimmte und enge Aufgabengebiete konzentriert haben.

*Frage: Soll das heißen, daß innerhalb der Pathologischen Anatomie verschiedene Institute existieren?*

*Antwort:* Nicht innerhalb der Pathologischen Anatomie, sondern es haben sich große Institute besonderen Aufgaben diagnostisch und wissenschaftlich verschrieben. So ist beispielsweise das Kieler Institut das Europäische Zentrum für die bösartigen Tumoren der Lymphknoten, die Institute in Mainz und Tübingen sind auf die Erkrankungen der Niere spezialisiert, um nur einige Beispiele zu nennen. Die Spezialisierung war notwendig, um eine hohe Qualifikation zu erreichen und halten zu können. Im Vergleich zu den anderen deutschsprachigen Ländern haben wir in Wien versucht, die Erkenntnisse dieser Spezialinstitute in unser Institut zu inkorporieren, indem wir junge Mitarbeiter für kürzere oder längere Zeit in das eine oder andere Zentrum entsandten, wo sie mit Grundkenntnissen versehen wurden und unter ständigem Kontakt mit ihrem Mutterinstitut an den ausländischen Zentren gearbeitet haben. Auf diese Weise versuchen wir bei aller Spezialisierung die breite Basis unseres Faches aufrechtzuerhalten und so sicherzustellen, daß ein Hepatologe auch in der Lage ist, im Bereich der Pathologie alle notwendigen Untersuchungen durchführen lassen zu können. Wie weit sich dieses Vorhaben auch in Zukunft als haltbar erweisen wird, ist noch nicht vorauszusagen, doch ist es unser Bemühen, das Fach als integriertes, als ganzes Fach aufrechtzuerhalten.

*Frage: Dann gehören Sie also zu den seltenen Ordinarii, die sich keine Sonder- oder Unterabteilungen wünschen, sondern die Einheit zu erhalten versuchen?*

*Antwort:* Wir haben in das Institut inkorporierte Unterabteilungen, deren Leiter hochspezialisierte Wissenschafter sind, die auf ihrem engen Gebiet wissenschaftlich tätig sind, in der täglichen Routine aber auf dem Gebiet der gesamten Pathologie arbeiten, um den Kontakt mit den übrigen Spezialgebieten nicht vollständig zu verlieren. Das ist auch eines der alten Grundprinzipien ROKITANSKYS.

*Frage: Fühlen Sie sich als Traditionsträger, fühlen Sie sich einem Ihrer Vorgänger besonders zugeneigt oder als sein ganz spezieller Nachfahre?*

*Antwort:* Ich glaube, wir haben alle eine besondere Beziehung zu ROKITANSKY, weil er zu einer Zeit, als noch alle Voraussetzungen fehlten, in vorausschauender Weise für die Beschreibung der Pathologie eintrat und sie in ihrer heutigen Form begründete. Eine Pathologie, die weit über die reine pathologische Anatomie hinausgeht, die eine allgemeine Krankheitslehre unter Berücksichtigung vieler anderer Aspekte in sich vereint.

*Frage: Ist es das, was Sie vorhin als funktionell bezeichneten?*

*Antwort:* In diesem Sinne erfolgte auch die wissenschaftliche Ausrichtung unseres Institutes, das zwei wesentliche Ziele verfolgt. Ein Ziel, das klinisch orientiert ist. Es ist nicht Sinn eines Pathologischen Instituts, eigene wissenschaftliche Probleme aufzudecken und ohne Bezug zur klinischen Medizin zu bearbeiten, sondern wir betrachten Erkenntnisse oder Erfahrungen der klinischen Medizin als Anreiz, bestimmte Forschungen durchzuführen. Das zweite Ziel ist die bewußte und intensive Einbeziehung von Erkenntnissen aus den anderen Fachbereichen der Naturwissenschaft in die klinische Medizin, im besonderen Falle in die pathologisch-anatomische oder histologische Diagnostik. Dieser zweite Schwerpunkt scheint besonders zukunftsträchtig, und hier hat das Wiener Institut fast etwas wie eine Pionierleistung erbracht und eine führende Rolle übernommen. Denn erst jetzt beginnen prominente Institute andernorts ähnliche Arbeitsrichtungen aufzubauen, wie die Einbeziehung von Erkenntnissen, die etwa die Biochemie geliefert hat. Die Biochemiker waren die ersten, die feststellten, daß jede Zelle über Strukturproteine verfügt, die man als Zytoskelett bezeichnet. Diese Struktur-Proteine sind für bestimmte Zellen ganz typisch, z. B. für Zellen der Haut, der Leber, des Muskelgewebes oder für andere Zellen, und sie sind identifizierbar. Chemisch natürlich aber sind sie – unter Anwendung eines Tricks gewissermaßen – auch als Protein am Mikroskop identifizierbar. Als Eiweißstoff fungieren sie wie ein Antigen und haben eine Bindung zu spezifischen Antikörpern. Wenn man nun einen solchen Antikörper mit einem fluoreszierenden Farbstoff versieht, kann man durch Bindung dieses Antikörpers an das Protein dieses in der Zelle nachweisen. Da die Spezifität der Antikörper sehr hoch ist, kann man so zentrale Strukturproteine mit Hilfe chemischer Methoden identifizieren.

*Frage: Und was ergibt sich daraus für die Praxis?*

*Antwort:* Daraus ergibt sich, daß bestimmte Zellen, die vor allem bei Erkrankungen, die wir als bösartig bezeichnen, also bei den verschiedenen Krebsarten im weitesten Sinne beobachten können, ganz bestimmten Muttergeweben zugeordnet werden können.

Wenn die bisherigen Ergebnisse halten, werden wir über einen Tumor, von dem man nicht weiß, wo er sich primär entwickelte, dessen Metastase aber in einem Lymphknoten gefunden wurde, ganz dezidiert aussagen können, daß diese Tumorzellen Zellstrukturbestandteile haben, die für ein Lebergewebe oder Muskelgewebe oder irgend ein anderes Gewebe charakteristisch sind.

*Frage: Sie können also mit Hilfe dieser Methode an der Metastase erkennen, wo der Primärtumor entstand?*

*Antwort:* Ja, wir können an der Metastase die Herkunft der Zelle, zumindest die Gewebsart, aus der die Zelle sich ableitet, exakt bestimmen.

*Frage: Leitet sich daraus ab, daß Sie dem Operateur, der eine Probe aus der Lymphdrüse übersendet hat, gleichzeitig die Empfehlung mitliefern können, operieren Sie oder schauen Sie nach an der Leber, der Lunge?*

*Antwort:* Diese Aufgabe hatten wir ja immer, die Antwort war aber natürlich mit einem Unsicherheitsfaktor behaftet. Je weniger charakteristisch, also je bösartiger ein Tumor ist, desto unsicherer war die Zuordnung. Durch die neue Methode wird es möglich – oder ist es zum Teil schon möglich geworden –, eine viel exaktere und objektivere Beurteilung durchzuführen.

*Frage: Diese Entwicklung ist von Wien ausgegangen?*

*Antwort:* Diese Entwicklung wurde am Wiener Institut als einem der ersten Pathologischen Institute auf breiter Basis erarbeitet und hat als Methode schon einen Grad erreicht, um den uns viele andere noch beneiden. Sie ist jetzt von vielen Institutionen wegen ihrer großen Bedeutung aufgegriffen und auch weiterentwickelt worden.

*Frage: Bezieht sich das Aufgreifen nur auf Europa oder auch auf Amerika?*

*Antwort:* Auf die ganze Welt. Eine zweite Frage, die an uns immer wieder gestellt wird, betrifft die Vitalitätsbeurteilung eines Tumorgewebes. Während man früher sich damit begnügte, einen Tumor nur dann zu operieren, wenn er operabel war, also keine Metastasen vorhanden waren, ist heute der Fortschritt gerade in manchen Bereichen der Krebstherapie so groß, daß auch Patienten mit Metastasen erfolgreich behandelt werden können. Ein Beispiel, übrigens auch eine Entwicklung, die in Wien und in Zusammenarbeit mit dem Institut erarbeitet wurde: Zu den bösartigsten Tumoren gehören die Sarkome, die vom Skelettsystem ausgehen und früher ein fast absolutes Todesurteil mit einer Überlebenschance von wenigen Monaten bis wenigen Jahren bedeutet haben. Heute können diese Tumoren durch eine sehr intensive und natürlich nicht harmlose Chemotherapie günstig beeinflußt werden, sodaß nach eingeleiteter Therapie nur der befallene Knochen entfernt und nicht mehr die gesamte Extremität amputiert werden muß. Eine Prothese kann eingebaut werden. Damit auch die Metastasen operativ entfernt werden können, müssen diese Metastasen und der Tumor auf ihre Vitalität überprüft werden. Diese Vitalitätsprüfung am Mikroskop wird durch den Pathologen durchgeführt.

*Frage: Vor oder nach der Erstoperation?*

*Antwort:* Nach der Operation und nach der Behandlung.

*Frage: Nach der chemotherapeutischen Behandlung?*

*Antwort:* Es wird zuerst chemotherapeutisch behandelt, dann der Tumor entnommen und die Vitalität geprüft. Von der Vitalitätsprüfung hängt es dann ab, ob noch weitere Maßnahmen zu erfolgen haben oder nicht. Derartig behandelte Patienten haben eine ganz wesentlich höhere Überlebenschance, die früher undenkbar gewesen wäre. Wie weit eine Dauerheilung erzielt werden kann, wissen wir noch nicht, dazu ist das Projekt zu jung und man kann darüber noch wenig sagen.

*Frage: Ist das in Wien erarbeitet worden?*

*Antwort:* Das ist eine Methode, die bei uns sehr frühzeitig begonnen wurde, aber sie wurde auch in anderen Ländern durchgeführt. In Wien wird sie vor allem in Zusammenarbeit mit der Orthopädischen Klinik und dem Orthopädischen Krankenhaus in Gersthof durchgeführt, die hauptsächlich mit Knochentumoren zu tun haben.
In enger Kooperation und auf gleichem System basierend – man muß ja eine möglichst große Zahl von gleichartig behandelten Personen als Kontrollfälle zur Verfügung haben – arbeiten Institutionen in den Vereinigten Staaten und in Deutschland mit uns zusammen.

*Frage: Wer war der geistige Vater? Wer ist mit der Methode verbunden?*

*Antwort:* In Wien hat Prof. Mechtild SALZER große Verdienste auf diesem Gebiet. Frau SALZER ist die führende Knochenpathologin im deutschen Sprachraum, sie ist Mitarbeiterin an meinem Institut und Leiterin des Internationalen Knochentumorzentrums in Heidelberg.

*Frage: Von wem stammen die Erkenntnisse über die Zellstrukturen?*

*Antwort:* Das kann man schwer sagen. Die Forschungen begannen an vielen Orten, fast gleichzeitig begann man an allen Zellstrukturen zu arbeiten. Der Biochemiker, der für uns die Basis geliefert hat, ist FRANKE vom Krebsforschungsinstitut in Heidelberg.

*Frage: Würden Sie jemanden aus der Zeit nach 1947 als internationale Persönlichkeit bezeichnen?*

*Antwort:* Von der österreichischen Pathologie ist wohl der noch bis in die Nachkriegszeit seine Funktion ausübende Friedrich FEYRTER, nach dem Krieg Ordinarius in Göttingen und dann Privatgelehrter in Österreich, die hervorragende Persönlichkeit. Von den jüngeren Wissenschaftlern ist vor allem Professor Helmut DENK, jetzt Oberarzt am Wiener Pathologischen Institut anzuführen. Er leitet eine Abteilung für Molekularpathologie, in der vor allem am Zytoskelett gearbeitet wird. Anzuführen ist auch Prof. Mechthild SALZER, wohl führende Expertin auf dem Gebiet der Tumoren des Skelettsystems über den deutschen Sprachraum hinaus in Europa.
Sie führt seit vielen Jahren an unserem Institut ein international anerkanntes Knochengeschwulstregister. Unter den jüngeren Kollegen ist Doz. Thaddäus RADASZKIEWICZ zu nennen, der eine spezielle Ausbildung am Lymphominstitut in Kiel und eine einjährige Spezialausbildung in Haematopathologie in Holland hinter sich hat und jetzt am Institut eine moderne Haematopathologische Abteilung einrichtet.

*Frage: Was versteht man unter Haematopathologie?*

*Antwort:* Die Haematopathologie umfaßt vor allem die neoplastischen, also die malignen, tumorartigen Erkrankungen des Blutsystems, wie die Leukämie oder Erkrankungen des lymphatischen Gewebes, der Lymphome.

*Frage: Gibt es ein wissenschaftliches Projekt, an dem Sie selbst oder einer Ihrer Mitarbeiter arbeiten, von dem Sie annehmen, es könnte zu einem internationalem Impuls werden bzw. das schon hinüberführt in das 21. Jahrhundert?*

*Antwort:* Die Jahrhundertwende liegt noch ein bißchen zu weit in der Zukunft. Durch unsere Routinetätigkeit ist naturgemäß eines unserer Hauptinteressensgebiete der bösartige Tumor. Mein persönliches Spezialgebiet, ausgehend von einer 7jährigen Tätigkeit als Leiter eines Labors einer Frauenklinik, sind vor allem die gynäkologischen Tumoren und das Brustkarzinom. Auch auf diesem Gebiet versuchen wir jetzt, gewisse Erkenntnisse der Naturwissenschaften in die Diagnostik und Beurteilung einzubauen, weil man gerade beim Karzinom der weiblichen Brust mit den klassischen Beurteilungsmethoden hinsichtlich Bösartigkeit und Verlaufsvoraussagen immer wieder große Enttäuschungen erlebt, sodaß wir glauben, daß hier andere Parameter, andere Kriterien Gültigkeit haben müssen, die außerhalb der rein gestaltlichen Beurteilung des Tumors liegen. Untersuchungen über die sekretorischen Eigenschaften der Tumorzellen weisen darauf hin, daß wir wahrscheinlich auf dem richtigen Weg sind.

*Frage: Sind Sie auf diesem Gebiet – international gesehen – allein forschend?*

*Antwort:* Wir sind vielleicht in der speziellen Fragestellung der Klassifizierung der Mammatumoren und der praemalignen, also der Vorstufen des Brustdrüsenkarzinoms nicht in großer Gesellschaft. Aber das Brustdrüsenkarzinom ist natürlich ein international außerordentlich aktuelles Problem, das an vielen Stellen in alle möglichen Richtungen durchforscht wird.

*Frage: Ist das Projekt schon so weit fortgeschritten, daß Sie abschätzen können, wann es bei den Patienten angewendet werden kann?*

*Antwort:* Wir sind beim Brustdrüsenkarzinom in einer schwierigen Situation. Um eine neue Beurteilungsmethode absichern zu können, ist eine relativ lange Verlaufsbeobachtung erforderlich. Wenn auch international bei den meisten Tumoren von einer 5-Jahres-Heilungsquote gesprochen wird, so kann man diese 5-Jahres-Heilungsquote beim Brustdrüsenkarzinom nur mit äußerster Skepsis und Vorsicht anwenden, weil wir wissen, daß Rezidive auch nach 10, 15 und 20 Jahren auftreten können und daß man eigentlich eine entscheidende Beurteilung über eine neue Klassifizierungsmethode oder auch neue Beurteilungsmethode unter Einbeziehung neuer technischer Mittel erst nach einer Generation mit Sicherheit wagen kann.

*Frage: Gibt es außer diesem Projekt noch andere Vorhaben an Ihrem Haus?*

*Antwort:* Wir haben eine Studie laufen, über deren erste Ergebnisse wir in Zusammenarbeit mit dem Bundesinstitut für Gesundheitswesen schon publiziert haben. Es geht um die Frage des Einflusses der Jodprophylaxe auf Schilddrüsenerkrankungen. Unser Anteil war, daß wir scheinbar gewisse positive Verschiebungen im Typ und Malignitätsgrad der Schilddrüsentumore unter dem Einfluß der Jodprophylaxe feststellen konnten. Es muß aber erst abgeklärt werden, ob es nur die Jodprophylaxe war, die diese Verschiebungen bewirkt hat.
Eine zweite Arbeitsgruppe beschäftigt sich speziell mit Nierenerkrankungen. Die morphologische Beurteilung der Niere hat durch die Möglichkeit, daß man mit einer Punktionsnadel ohne Belastung des Patienten Gewebe aus der Niere entnehmen kann, einen großen Aufschwung erfahren. Durch die Nierenbiopsie wurden innerhalb der letzten 30 Jahre die Kenntnisse der Nierenpathologie komplett umgestülpt. Was wir bis dahin aus Leichennieren an Erkenntnissen gewonnen hatten, hat sich als größtenteils falsch erwiesen. Mit der diffizileren Beurteilbarkeit sind aber auch die Fragestellungen immer komplizierter geworden, und zur Beurteilung einer Nierenbiopsie sind heute eine elektronenmikroskopische und eine immunhistochemische Untersuchung zum Nachweis bestimmter Antikörper in den Nieren notwendig geworden, die für bestimmte Nierenerkrankungen, vor allem die Nierenentzündungen, von ganz entscheidender Bedeutung sind. Auf diesem Gebiet sind wir eigentlich die einzige Institution in Österreich, die diese Art der Nierenbiopsiebefundung liefern kann und natürlich auch die Möglichkeit hat, daraus neue Erkenntnisse zu gewinnen.

*Frage: Kann Ihr Projekt, wenn es einmal vollendet sein wird, den Patienten von der Dialyse loslösen?*

*Antwort:* Nein, aber wir können etwas anderes. Wir können durch die Nierenbiopsie bestimmte Nierenentzündungen in Frühphasen erfassen, so daß die Patienten gar nicht in fortgeschrittene Krankheitsstadien gelangen.

*Frage: Weiß der Patient zu diesem Zeitpunkt überhaupt, daß ihm etwas fehlt?*

*Antwort:* Meistens sind es ganz uncharakteristische Beschwerden, die unter anderem auch an die Möglichkeit einer beginnenden Nierenerkrankung denken lassen. Wenn es gelingt, eine so frühe Phase der Erkrankung zu diagnostizieren, besteht die Möglichkeit, durch gezielte Therapie die Entwicklung einer Schrumpfniere, die ihn ja dann zum Dialysepatienten macht, zu verhindern. Allerdings gibt es eine andere Nierenerkrankung, für die diese Diagnostikmethode wenig bringt, die leider häufigste Ursache für eine Schrumpfniere ist, nämlich die Pyelonephritis, die bakterielle Nierenentzündung. Sie hat ganz andere Ursachen, keine immunologischen. Solange man die Infektionen nicht völlig ausschließen wird können, wird diese Krankheit wohl immer wieder zu Schrumpfnieren führen.

*Frage: Es scheint auch in Ihrem Fach so zu sein, daß man die Prioritäten kaum mehr abzusichern imstande ist und es daher auch keine großen Forschungsergebnisse mehr gibt, die aufhorchen lassen?*

*Antwort:* Das ist in allen wissenschaftlichen Fächern so, denn die wissenschaftliche Forschung ist zu hart geworden, um bei Inangriffnahme eines wissenschaftlichen Projektes mit Sicherheit abklären zu können, ob nicht irgendwo irgendjemand an demselben Projekt in irgend einer Form arbeitet. Es gibt zwar diesbezügliche Kommunikationsmöglichkeiten und Informationssysteme, die aber doch Wochen bis Monate nachhinken, ehe man konkrete Angaben erhält. Wenn man aber ein Ergebnis, wie beispielsweise das Zytoskelett, herausgebracht hat, dann erschließen sich augenblicklich Kontakte mit ähnlich arbeitenden Institutionen, die enorm befruchtend sind. So hat sich aus dieser Zytoskelettarbeit bereits eine internationale Zytoskelettgruppe oder Zytoskelettklub gebildet, der sich zwangslos von Zeit zu Zeit trifft und die neuesten Erkenntnisse austauscht. Es ist für die Erarbeitung eines Ergebnisses entscheidend, daß viel Kleinarbeit von vielen Institutionen geleistet wird. Es ist kaum mehr möglich, daß eine Person allein ohne Inanspruchnahme der Ergebnisse vieler von anderen geleisteten Vorarbeiten eine weltbewegende Entdeckung setzen kann.

# XI. THEORETISCHE INSTITUTE

# ANATOMIE

## VORGESCHICHTE

In keinem Volk der in Orient und Okzident unterteilten Alten Welt gab es eine von Ärzten vorgenommene Zergliederung des Leichnams. Erst als die theurgische Heilkunde der Griechen, die Gesundheit und Krankheit im Götterwirken begründet sah, von den „Materialisten" (ca. 500 v. Chr.) in Frage gestellt wurde, haben, um verborgene Strukturen sichtbar zu machen, ANAXAGORAS aus Klazomenai, ALKMAION aus Kroton, DEMOKRITOS aus Abdera (und andere) in Tierkadavern Organe freigelegt und sich damit bisweilen Verfolgung und Ächtung zugezogen. Immerhin konnte ARISTOTELES (384 bis 322 v. Chr.) die Zusammengehörigkeit von Organen zu Komplexen und damit die Grundlage zu systematischer biologischer Ordnung erkennen und vertreten. Aber erst in der von den Ptolomäerkönigen in Alexandrien gegründeten und unterhaltenen Gelehrtenstadt Museion haben erstmals zwischen 300 bis 220 v. Chr. griechische Ärzte, von denen HEROPHILOS und ERASISTRATOS bekannt sind, Sektionen menschlicher Leichen vorgenommen; einerseits haben sie sich wohl zu Sokrates bekannt (der das Wesen des Menschen in dessen Seele begründet sah; wie mit dem Leichnam verfahren würde, hätte keine Bedeutung), andererseits galten nach den Satzungen des Museions Leichenöffnungen nicht als frevelhaft. Nachfolgende Ptolomäerherrscher verloren das Interesse am Museion, das schließlich von den Kohorten Julius CAESARS niedergebrannt wurde; dabei wurde die Bibliothek vollkommen vernichtet, so daß wir über diese erste und einzige anatomische Schule nur das wissen, was mündlich weitergegeben wurde. Inzwischen hatten sich noch andere Schulen etabliert: in Ephesos und Pergamon, wo auch eine Bibliothek als Konkurrenzunternehmen zu Alexandria entstanden war, in Smyrna und Korinth. In Ephesos hat RUPHUS Affen seziert und für seinen Unterricht eine anatomische Nomenklatur geschaffen, deren sich auch der 199 (oder 201) in Pergamon geborene GALENOS bediente. Wie schon mancher griechische Arzt vor ihm, ließ er sich nach Wanderjahren in Rom nieder und wurde Leibarzt der Imperatoren Lucius VERUS und Marc AUREL. In dieser hohen Funktion wußte er die ihm gebotenen Möglichkeiten zu nutzen, sezierte viele Kadaver und schrieb seine Befunde nieder. Diese Protokolle sind großteils erhalten geblieben, wurden aber später für Befunde aus menschlichen Leichen gehalten.

Als sich um weniges später Bischöfe der jungen Christenlehre veranlaßt sahen, die Schöpfungsgeschichte zu interpretieren, lag es nahe, daß sie sich vor allem der Schriften des GALENOS bedienten, wenn sie Aussagen über Körperbau und vitalen Ablauf des Menschen machen wollten.

In den Jahrhunderten, in denen die Kalifen ein Weltreich regierten, wurden viele der damals noch vorhandenen Texte griechischer Autoren vervielfältigt und in die Sprachen des islamischen Imperiums übersetzt. Unsere Kenntnisse vom damaligen Wissensstand stammen vor allem aus dieser Quelle. Um 1100 nahmen in Salerno niedergelassene Ärzte, die heimkehrende, verwundete, sieche Kreuzritter zu behandeln hatten, wiederum Sektionen an Kadavern vor, um ihr anatomisches Wissen zu bessern; dasselbe am menschlichen Leichnam zu tun, wagten sie nicht. Noch wirkte die Äußerung des Kirchenlehrers AUGUSTINUS (354 bis 430) nach, der das Wühlen „in carnibus humanis satis inhumane" nannte; die Anatomen dürften nicht „im grausamen Eifer das von Gott so harmonisch gebildete Wunderwerk des menschlichen Körpers auf solch inhumane Weise zu enträtseln suchen". Für die Heilkunde war bedeutsam, daß in dieser Zeit von KONSTANTINUS AFRICANUS arabische medizinische Schriften ins Lateinische übersetzt, aber auch nach der in islamischen Ländern üblichen Organisationsform Hospitäler und Krankenpflegeschulen gegründet und betrieben wurden. ROGER II., Regent im Salerno benachbarten Neapel, verfügte – auch hierin dem arabischen Beispiel folgend – daß die Zulassung zur ärztlichen Praxis vom Votum einer Prüfungskommission abhängig sei. 1240 ordnete der Stauferkaiser FRIEDRICH II. dasselbe für sein sizilianisches Herrschergebiet an. Ein Ausbildungsplan regelt das Studium der Chirurgen. 1306 wagte Mondino de LUZZI (1257 bis 1326) in Bologna eine Leichensektion, weitere folgten. Sein Bericht, die „Anatomia Mondini", wurde ein hochgeschätzter Unterrichtsbehelf, ebenso auch die „Anatomia designata per figuras" des Guido da VIGEVANO (1345); sie stellen allerdings im wesentlichen nur eine lateinische Übersetzung der von dem Perser ABU SINA (= AVICENNA, 980 bis 1037) in arabischer Sprache wiedergegebenen Befunde des GALENOS dar.

## DIE WIENER ANATOMIE

Knapp vor seinem Tod hat der Habsburgerherzog RUDOLF IV. in bewußter Konfrontation zu seinem Schwiegervater Kaiser KARL IV. eine Hohe Schule gegründet, die seiner Residenz Wien erhöhte Bedeutung geben sollte. Demnach besteht seit dem 18. Juni 1365 eine medizinische Fakultät, die aber noch keineswegs Heimstatt anatomischer Tätigkeit war.

Wohl gab es bald, nämlich am 12. Februar 1404, die erste Zergliederung einer Leiche in Wien; sie wurde von GALEAZZO, dem Leibarzt des regierenden Herzogs, im Waschraum eines vor den Stadtmauern liegenden Klosters vorgenommen.

GALEAZZO war aus Padua berufen worden, wo seit 1341 Sektionen wohl selten, aber doch üblich waren. Die ihm im akademischen Amt nachfolgenden Professoren der Medizinischen Fakultät taten sich schwer. Denn weder die kirchliche Macht noch die Stadtverwaltung waren gewillt, anatomische Demonstrationen, die eher den Charakter eines Spektakulums als eines wissenschaftlichen Bemühens hatten, zu unterstützen. Aber auch jene Professoren, denen es zukam, Anatomie zu lehren, lasen lieber aus alten Schriften vor („Vorlesung"); vom Leichnam hielten sie sich fern. 1434 fungierte als Lector Anatomiae Johann AYGL, später scheinen, dokumentarisch belegt, Pankraz CREUTZ, Johann KIRCHHAM, Bartholomäus STEBER auf. Behördliche Bedenken gegen Sektionen sind endgültig seit einer ausdrücklichen Bewilligung Papst CLEMENS' VII. (1523 bis 1534) geschwunden.

1535 hatte Franz EMERICUS (EMERICH) Anatomie zu lehren; eine Sektion dauerte vier bis acht Tage. Der Lektor dozierte, ein Bader zerlegte und ein Demonstrator zeigte mit langem Stocke (Abb.). In Italien hatte sich inzwischen Leonardo da VINCI (1452 bis 1519) aus künstlerischem Interesse intensiv anatomisch betätigt; seine Skizzen sind weltberühmt. Und 1543 wurde in Padua die wissenschaftliche Basis für die Anatomie und damit für die Heilkunde geschaffen: der aus Brüssel stammende Andreas VESALIUS (1514 bis 1564) hat in seinem Lehrbuch: „Fabrica Corporis humani" den Gliederbau, die Membratur des menschlichen Körpers wohl nicht fehlerlos, aber in Bildern von hoher Ästhetik und anschaulicher Beschreibung großartig dargestellt. Doch in Wien dauerte es noch lange, bis sich Professoren entschlossen, es VESALIUS gleichzutun, der eigenhändig seziert hatte; neben ihrer eigentlichen Tätigkeit auch Anatomie unterrichten zu müssen, empfanden sie noch immer als lästige Verpflichtung. So war Wolfgang LACIUS (gestorben 1565) wohl ein vorzüglicher Mediziner, aber auch der vielgeplagte Historienschreiber seines königlichen Herrn. Paul de SORBAIT (gestorben 1691), Niederländer wie VESALIUS, hat sich als Stadthygieniker in Epidemiezeiten und als Kommandant der Studentenkompanie während der Türkenbelagerung ausgezeichnet.

Größeres Interesse für die Anatomie brachte erst Laurenz WOLFSTRIGL auf, der es verstand, ein Skelett zusammenzufügen; es wurde allerdings alsbald „furtivis studiosorum manibus discerptum et subductum".

1724 wurde ein Antrag, für die Anatomie eine eigene, wenn auch unbesoldete Lehrkanzel zu genehmigen, abgelehnt. Immerhin wurde ab 1730 derjenige Professor, der neben seinem eigentlichen Fach auch Anatomie vortragen mußte, von einem Prosektor unterstützt. 1736 ist die Anatomie in Wien endlich eigenständig geworden; Professor Franz Xaver MANAGETTA zeigte sich aber wenig interessiert und legte sein Amt bereits 1742 zurück.

Einige seiner Nachfolger, wie F. J. JAUS, J. L. GASSER und F. LEBER haben aber die anatomische Lehre sehr zu fördern gewußt. LEBER vermochte sogar anatomisch zu begründen, warum die Folter als Mittel des „peinlichen Verhörs" untauglich sei. Die Anatomie war aber auch ein eigenes Prüfungsfach geworden. Es wurde alsbald glänzend von Joseph BARTH (1745 bis 1818) und Georg PROCHASKA (1749 bis 1820) vertreten; dieser unterrichtete ab 1805 „Höhere Anatomie" = Physiologie, die eigentliche Anatomie kam an den wohl gutmütigen, ansonsten aber wenig befähigten Michael MAYER. Umso größer sind die Verdienste, die sich ab 1830 Joseph BERRES erwarb. Er erkannte auch die Begabung seines Schülers Joseph HYRTL (1811 bis 1894), beschäftigte ihn bereits ab dessen 5. Studiensemester als Demonstrator, später als Assistenten und bereitete so eine akademische Karriere vor, die HYRTL über eine Professur in Prag 1845 schließlich auf den Lehrstuhl der Wiener Anatomie brachte. Lehrfreudigkeit und manuelle Geschicklichkeit ließen HYRTL zum weltbekannten Anatomielehrer werden, einem profilierten Vertreter der WIENER MEDIZINISCHEN SCHULE des vorigen Jahrhunderts. Schwere Schicksalsschläge, aber auch manche Kränkungen verbitterten ihn; die Art, wie er reagierte, war wohl dafür maßgeblich, daß der elegante, sprachgewandte und (durch Heirat) auch wohlhabend gewordene Gelehrte im Kollegium der Professoren wohl geachtet, aber nicht beliebt gewesen ist. Dafür aber genoß er die schwärmerische Zuneigung der Studierenden, die von der Brillanz seiner Rhetorik und seiner pädagogischen Befähigung hingerissen waren.

Mit HYRTL beginnt die Reihe jener Wiener Anatomen, die ihr Wirken vor allem nach den Bedürfnissen der praktischen Heilkunde ausgerichtet haben. HYRTLS Lehrbücher erzielten viele Auflagen; die von ihm verfertigten Präparate waren für die Morphologen sensationell. Seine Attraktivität war so groß, daß, um die steigende Studentenzahl bewältigen zu können, 1870 eine zweite anatomische Lehrkanzel errichtet und mit HYRTLS Assistenten Carl LANGER besetzt wurde. Disharmonien und zunehmende Sehschwäche bewogen HYRTL, vorzeitig 1874 zu emeritieren. Sein Nachfolger wurde Christian August VOIGT (1809 bis 1890); nach dessen Entpflichtung wurden die beiden Lehrkanzeln wieder zusammengelegt, Vorstand blieb der überaus fleißige und in der morphologischen Forschung bedeutende, im Vortrag eher trockene Carl LANGER (1819 bis 1887); auch sein Lehrbuch ist in vielen Auflagen erschienen.

An dieser Stelle sei nachgetragen, daß das Studium der Medizin seit 1785 (und bis 1870) auch an der zur Heranbildung von Militärärzten von JOSEPH II. geschaffenen Chirurgisch-medizinischen Akademie möglich gewesen ist. LANGER wurde von ihr an die Universität berufen.
Sein Schüler Carl TOLDT (1840 bis 1920), 1876 nach Prag berufen, kehrte 1884 nach Wien zurück, wo man nun neuerlich eine zweite anatomische Lehrkanzel installiert hatte. Er wurde beauftragt, den Neubau eines Anatomischen Institutes zu planen; 1886 konnten in diesem, das zwei Lehrkanzeln, eine Bibliothek und ein geräumiges Museum enthielt, Unterricht und Forschung aufgenommen werden.
TOLDT emeritierte 1908.
Das Anatomische Institut in der Währingerstraße wurde 1924 durch Aufstockung vergrößert, 1945 nach Bombentreffern bis in die Grundmauern zerstört; sein Wiederaufbau war 1951 vollendet. Das Institut bildet mit den in anschließenden Gebäuden untergebrachten Instituten ein Morphologisches Zentrum, das Disziplinen umfaßt, die im Laufe der Jahre aus der Mutterdisziplin „Anatomie" hervorgegangen sind.

Prof. Dr. A. GISEL

An der I. Anatomischen Lehrkanzel folgte auf LANGER Emil ZUCKERKANDL (1849–1910), auf ihn Julius TANDLER (1869–1936) und von 1936 bis 1938 Gustav SAUSER (1899–1968). Von 1938 bis 1968 waren I. und II. Anatomie vereinigt.
An der II. Anatomischen Lehrkanzel folgte auf TOLDT nach dessen Emeritierung 1908 Ferdinand HOCHSTETTER (1861–1954) und von 1933–1945 Eduard PERNKOPF (1888–1955). Dabei war die I. und II. Lehrkanzel von 1938 bis 1968 zu einem anatomischen Institut vereinigt. Von 1952 führte dieses Institut nach einem Interregnum (1949/50) durch Gerhard WOLF HEIDEGGER (geb. 1910) der aus Basel berufen wurde, wo er als ao Professor tätig war, Heinrich HAYEK (1900–1969).
1968 wurde die II. Lehrkanzel für Anatomie wieder errichtet und mit Wolfgang ZENKER (geb. 1925) besetzt. 1977 folgte er einer Berufung ins Ausland. 1980 übernahm Robert MAYR (geb. 1939) die Leitung des Institutes.
An der I. Lehrkanzel für Anatomie folgte auf HAYEK im Jahre 1972 Helmut FERNER (geb. 1912).
1974 wurden, harmonisiert mit baulichen Veränderungen, ein Ordinariat für Topographische Anatomie unter Walter Krause (geb. 1910) und ein Ordinariat für Angewandte Anatomie unter Alfred Gisel (geb. 1911) eingerichtet. 1981 erfolgte die Emeritierung von FERNER, GISEL und KRAUSE.

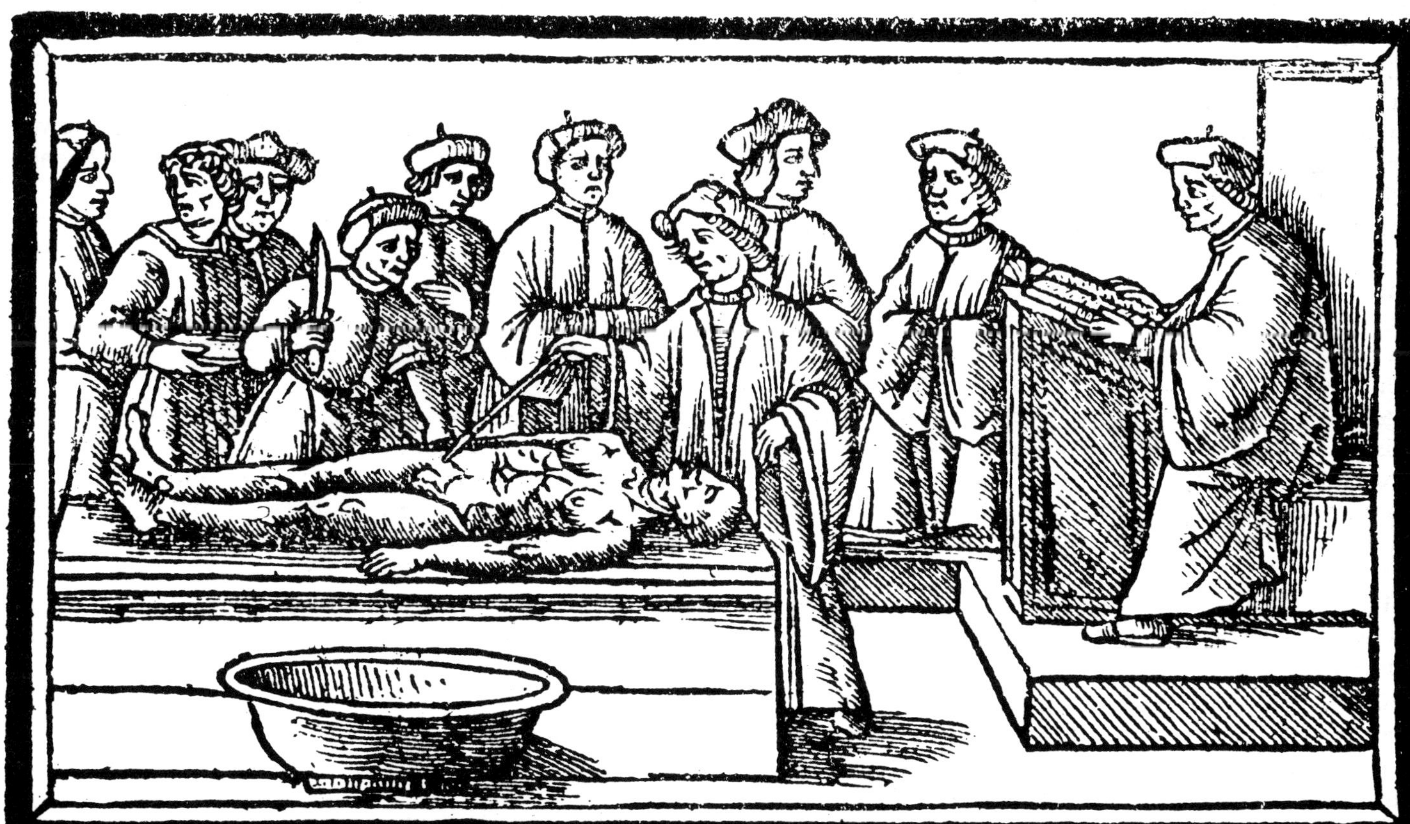

VENETIIS ANNO .D. M.CCCCC.XXXV.

## Prof. Dr. Alfred Gisel

em. Vorstand des Institutes für Angewandte Anatomie der Universität Wien

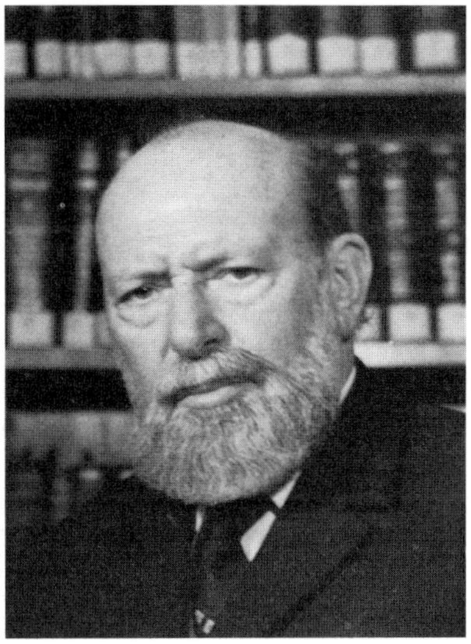

geboren 1911 in Wien, Promotion Dr. med. in Wien 1937, Assistent, Oberassistent in den Anatomischen Instituten Wien und Bern.
Venia legendi Wien 1951; ao. Prof. 1971; o. Prof. für Angewandte Anatomie 1973, Emeritierung 1981.
Zwischen 1959 und 1975: Abgeordneter zum Wiener Landtag; Vorsitzender des Wiener Gemeinderates; Mitglied des Bundesrates; Abgeordneter zum Nationalrat.
Präsident des Institutes für Wissenschaft und Kunst in Wien.
Publikationen in Embryologie, Klinischer Anatomie, Geschichte der Anatomie, im Schrifttum des Roten Kreuzes und anderer kulturell bemühter Institutionen.

# Fachlehrer in Anatomie

Interview am 28. 9. 1981

*Frage: Worin besteht die Eigenart der WIENER MEDIZINISCHEN SCHULE auf dem Gebiet der Anatomie, wenn es eine solche überhaupt gibt?*

*Antwort:* In Wien standen in den letzten 100 Jahren meist zwei Lehrmeinungen einander gegenüber. Die eine, etwa vertreten durch Ferdinand HOCHSTETTER, lautete „Alles, was man sieht, tastet, ist exakt zu beschreiben" und stellte also die Exekutierung einer strengen Systematik dar. In den Vorlesungen HOCHSTETTERS gab es keinen Bezug auf irgend etwas aktuelles, kein Abgleiten, kein Extemporieren. Die zweite Richtung, vertreten durch Julius TANDLER, vernachlässigte oft unnötig erscheinende Details, folgte dem Lehrsatz, „Was man sieht und tastet, wird vor allem auf seine Brauchbarkeit in der Anwendung für die Heilkunde geprüft und gelehrt". Beide Richtungen stehen seit mehr als 100 Jahren nebeneinander, und hunderte von Ärzten haben sich auf die eine oder andere eingeschworen. Seit dem Wirken von Joseph HYRTL, aus dessen Zeit die beiden Lehrmeinungen vorhanden sind, hatten die Studenten die Möglichkeit, sich für die eine oder andere Schule zu entscheiden. HOCHSTETTERS Hörerschaft rekrutierte sich zumeist aus deutsch-nationalen, bürgerlichen Studenten; die TANDLERS, der in der Tradition ZUCKERKANDLS verblieb, setzte sich vorwiegend aus jüdischen und sozialdemokratischen Studenten zusammen, wobei ein hoher Anteil aus den nach dem Krieg verlorenen Erbländern stammte. Die tiefe Spaltung, die sich damals in der Studentenschaft am Anatomischen Institut zeigte, widerspiegelte die österreichische Tragödie in dieser Periode: Auf der einen Seite die tief antisemitischen Tendenzen im nationalen und konservativen Lager, auf der anderen Seite die Söhne sozialdemokratischer und liberaler Intellektueller und nur wenige Arbeiterkinder. Dazu kamen die bei TANDLER inskribierten Amerikaner und Niederländer, wobei der hohe Anteil der Niederländer sich aus dem Umstand ergab, daß zahlreiche österreichische Ärzte im indonesischen Raum als „Regierungsärzte" tätig waren.

Die Eigenart der Wiener Anatomischen Schule besteht also in der steten Konfrontation der beiden Lehrrichtungen; die eine war als strenge Wissenschaft ohne intensive Beziehung zur angewendeten Heilkunde, die andere orientiert durch Auslassungen und Streichungen gewisser theoretischer Bestandteile mit einer engen Verbindung zur Arbeit des praktizierenden Arztes. Das verbindende Element zwischen den beiden Richtungen blieb die bemühte Arbeit im Seziersaal, auf die größter Wert gelegt wurde. Die Unterweisungen im Seziersaal wurden vom Prosektor so geleitet, daß sich enge Kontakte zwischen ihm und den Studenten ergaben. Diese engen Kontakte hatten zur Folge, daß der Prosektor, auch wenn er zum Extraordinarius geworden war, für immer zu einer wichtigen und nicht mit Scheu kontaktierten Auskunftsperson für seine ehemaligen Schüler wurde, die ihn zu Rate zogen, wann immer sie später in ihrer praktischen Arbeit auf Probleme anatomischer Art stießen. Der Prosektor

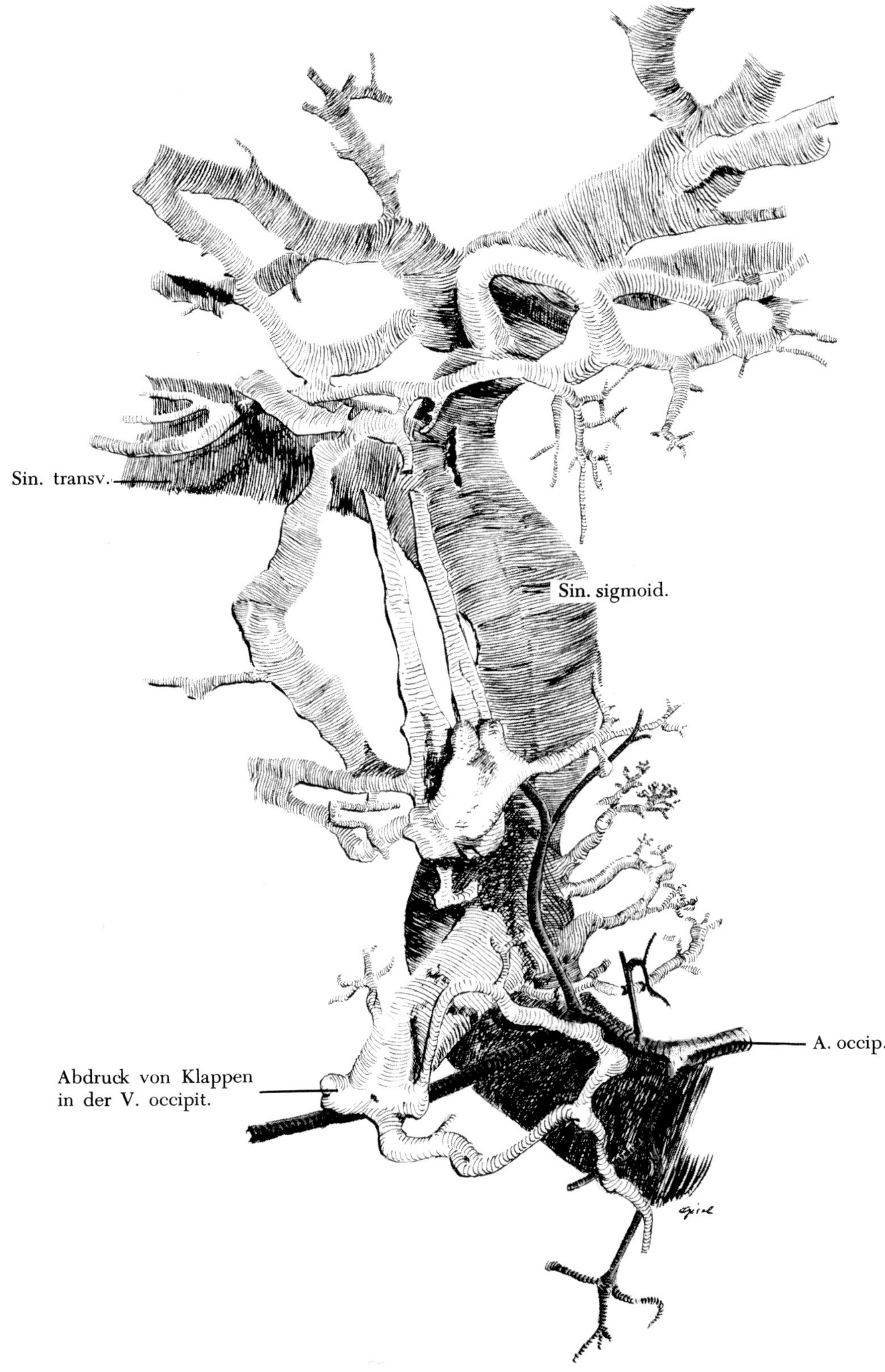


*„Korrosion von Schädel-Venen bei einem Fötus“ (aus der Habilitationsschrift von Prof. Gisel, selbst gezeichnet).*

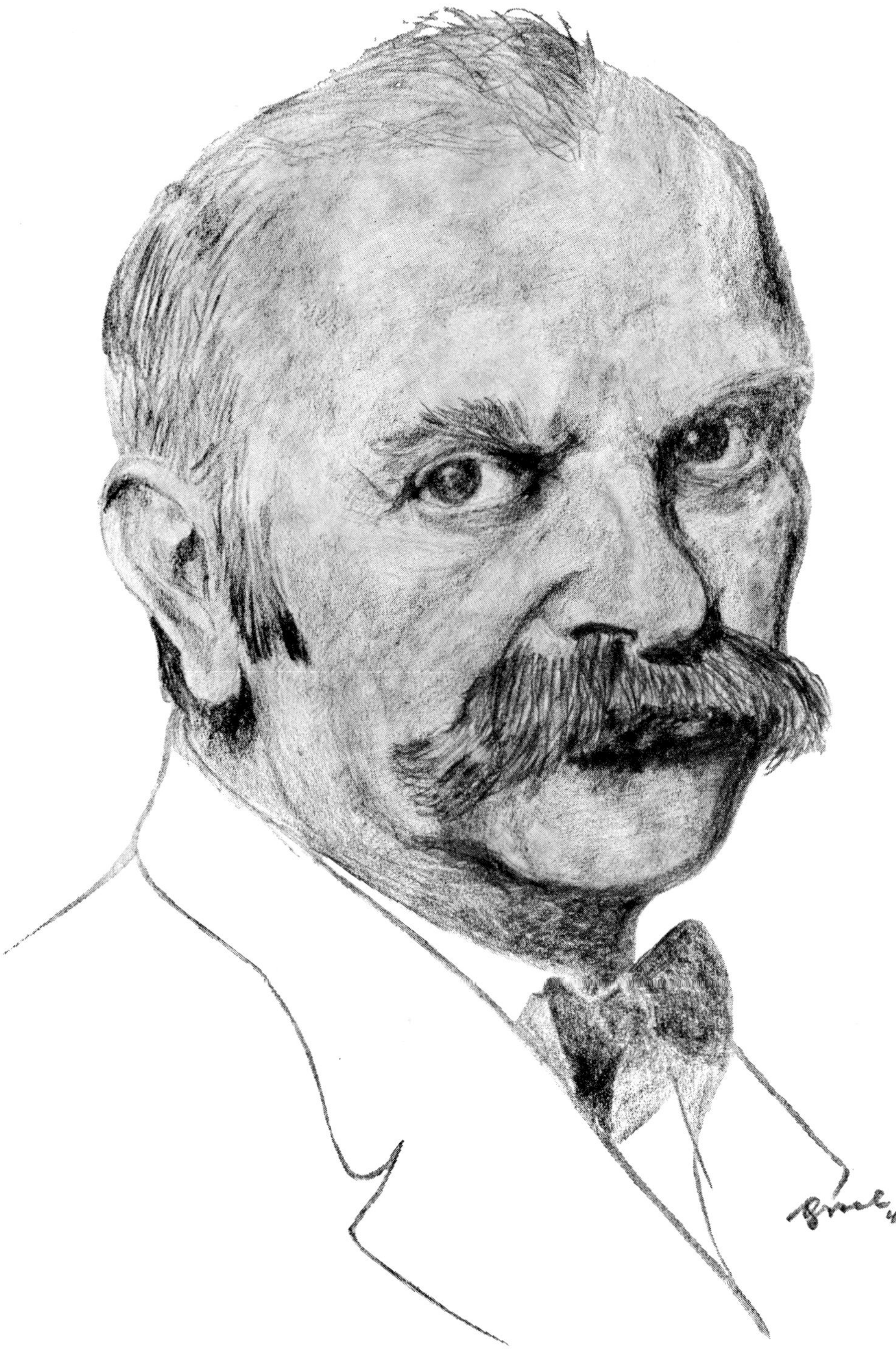

. . . im Geiste
Julius Tandlers

*Portraitstudie Gisels über seinen Lehrer Tandler, skizziert 1931 im Hörsaal, durchgeführt während des Aufenthaltes in der Schweiz 1948/49.*

und seine Assistenten waren ja vorbereitet, auf jede Studentenfrage zu antworten, woraus sich gleichsam ein „Gewohnheitsrecht" herauskristallisierte, das ein einstiges Frage–Antwort-Spiel zu einer ständig möglichen Beratung der praktischen Ärzte durch den Anatomen machte. Das ist eben die Eigenart der WIENER SCHULE: sowohl eine starke Praxisbezogenheit als auch die Möglichkeit für jeden Studenten, die Strukturen des menschlichen Körpers intensiv kennenlernen zu können. Eine Möglichkeit, die es beispielsweise in solchen Ländern nicht gibt, in denen man kaum Leichen zu Sezierzwecken zur Verfügung hat.

*Frage: Dieser Hinweis klingt, als gäbe es sozusagen „wissenschaftliche Leichenprobleme"?*

*Antwort:* Diese Probleme gab es und gibt es immer noch. Die Ursachen dafür sind sowohl in der Religionsbezogenheit als auch in der Mentalität zu suchen, wohl auch in dem Wunsch nach einer „schönen Leich" zum zeitgerechten Termin, der natürlich dann nicht eingehalten werden kann, wenn die Leiche zur wissenschaftlichen Sezierung herangezogen wird. In Österreich haben MARIA THERESIA und JOSEPH II., von VAN SWIETEN zu einer aufgeklärten Haltung motiviert, einen maßgeblichen Beitrag zu der Entwicklung und der Eigenart der WIENER MEDIZINISCHEN SCHULE geleistet. Bis dahin wurden den Ärzten abgeurteilte und hingerichtete Verbrecher von den Regierungsstellen als Demonstrationsobjekte zugewiesen. Nun wurde es durch VAN SWIETEN möglich, daß auch die Leichen von Menschen, die in Siechenhäusern gestorben waren, den Anatomen übergeben wurden. Neben dem Justifizierten durfte also der sozial Tiefstehende für Wissenschaft und Lehre als Objekt verwendet werden. In den letzten 30 Jahren hat sich in Wien die allgemeine Einstellung durch intensiv betriebene Aufklärung glücklicherweise geändert: Es gibt jetzt hunderte von Testamenten im Anatomischen Institut, in denen Verfügung getroffen ist, daß die Körper der Testamentschreiber wissenschaftlichen Zwecken gewidmet sind. Mit anderen Worten, die ehemalige Diskriminierung, die mit dem Sezieren eines Leichnams verbunden war, ist dem persönlichen Wunsch des Körperspendenden und der Zustimmung der Familie gewichen, den Leichnam zum Wohle der Wissenschaft zur Verfügung zu stellen. Auch das ist ein Erfolg der WIENER MEDIZINISCHEN SCHULE, möchte ich fast meinen. In Wien gibt es seit 1971 an der Anatomie drei Lehreinheiten, die von vier Ordinarien administriert werden. Die Steigerung des Lehrbetriebes machte die Schaffung zusätzlicher Lehr- und Lernräume sowie eines weiteren Leichenkellers notwendig. Für jeden unserer Studenten gibt es daher ausreichende Untersuchungsobjekte.

*Frage: Mit dem oben zitierten „auch ein Erfolg der WIENER MEDIZINISCHEN SCHULE" scheinen Sie auszudrücken, daß die WIENER MEDIZINISCHE SCHULE eine Art Gesinnung ist. Aus welcher Schule kommen Sie und wem fühlen Sie sich besonders verbunden?*

*Antwort:* Meine Zugehörigkeit reicht von HYRTL über ZUCKERKANDL zu TANDLER, wobei ich bekenne, daß ich mich auch dem Nachfolger HOCHSTETTERS, Eduard PERNKOPF, sehr verbunden fühle. Das heißt also, ich bin eigentlich von beiden Schulen geprägt worden. Aber auch zwei Arbeitsjahre an einer Schweizer Universität hinterließen in mir Spuren.

*Frage: Welche Impulse gingen von der Wiener Schule aus?*

*Antwort:* Es gibt Wiener Anatomen, die wissenschaftliche Arbeiten geschaffen haben, die auch international als Grundlagenwerke dienen. So etwa HYRTLS Lehrbücher, die in vielen Auflagen erschienen sind. TOLDTS und LANGERS Arbeiten haben zur Anthropologie und damit auch zur Frage der Herkunft des Menschen gewichtige Beiträge geleistet. HOCHSTETTERS „Entwicklungsgeschichte des menschlichen Gehirns" ist ein Standardwerk. „Die anatomischen Grundlagen für Hals-, Nasen- und Ohrenkrankheiten" von Emil ZUCKERKANDL, „Die Entwicklung des Herzens" und das Lehrbuch des systematischen Anatomie von TANDLER sowie seine übrigen Gemeinschaftsarbeiten stellen eine enorme Bereicherung für die Chirurgie des zentralen Nervensystems, der Urologie und der Gynäkologie dar. Absolute Weltgeltung besitzt PERNKOPFS „Topographische Anatomie", die zu den großartigsten Leistungen der Anatomen seit 1930 gehört. Sie ist in den Jahren zwischen 1937 und 1970 in vier Bänden, die sieben Bücher enthalten, erschienen und mehrfach übersetzt worden.

*Frage: Gab es – ganz allgemein gesehen – wissenschaftliche Erkenntnisse auf dem Gebiete der Anatomie, die richtungweisend sind?*

*Antwort:* Laurenz GASSER (um 1760) hat das Ganglion Trigeminale entdeckt (seither als „GASSERsches Ganglion" bekannt), das, entzündet, die qualvolle Trigeminusneuralgie verursacht. Der moderne Chirurg vermag, die Entdeckung GASSERS ausnützend, diese Nervenknoten mit Hilfe hochspezialisierter Operationsmethoden auszuschalten. ZUCKERKANDL entdeckte neurohormonbildende Organe im Unterbauch; sie spielen in der nachgeburtlichen Entwicklungsphase eine gewisse Zeit hindurch eine bedeutende Rolle und verschwinden in der späteren Kindheit. Sie sind unter der Bezeichnung „ZUCKERKANDLsche Organe" bekanntgeworden.

*Frage: In alter Zeit wurden die Anatomie, die Chirurgie und die praktische Medizin von einem Lehrer gelehrt. Glauben Sie nicht, daß sich aus der Spezialisierung für den Anatomen die Gefahr einer gewissen Isoliertheit ergibt?*

*Antwort:* In Österreich haben sich im vorigen Jahrhundert aus der Anatomie spezielle Disziplinen herausgebildet und von dieser getrennt, wie etwa die Histologie und die Embryologie. Auch das ist ein Unterschied zur Mehrzahl der medizinischen Fakultäten im deutschsprachigen Raum, wo Histologie noch immer zur Anatomie gehört; wenn dem Anatomen nur wenige Leichen zur Verfügung stehen, dann liegt der Schwerpunkt auf der Histologie, die mit hochspezialisierten mikroskopischen Geräten morphologische Grundlagenforschung betreibt. Ich habe schon betont, daß ein Spezifikum in der WIENER SCHULE der intensive Kontakt zwischen den Studenten und dem Lehrer ist, der auch an der Massenuniversität gefunden werden kann, wenn ihn der Schüler sucht.

Wenn ein Anatom in der Isolierung lebt, hat er sich freiwillig in diese begeben. Es kommt nämlich auf die Betrachtungsweise an, unter der man seine Lehrtätigkeit sieht. Ich habe sie immer als „Lehrfach für angewandte Anatomie" verstanden, mein Kollege KRAUSE als „Lehrfach für beschreibende Anatomie". Ich habe mich frühzeitig entschlossen, ein „Fachlehrer in Anatomie" zu werden und Unterricht und Prüfungen praxisbezogen zu gestalten. Meinen Mitarbeitern bin ich und sind unsere Studenten dankbar, daß auch sie sich zu dieser Art von Lehrbetrieb entschlossen haben.

*Frage: Hat das vielzitierte Universitätsorganisationsgesetz auch für Ihre Disziplin Veränderungen gebracht? Wie macht sich die neue Studienordnung bemerkbar?*

*Antwort:* Es hat sich eine andere Universitätsstruktur herausgebildet, die vorsieht, daß „mündige Menschen" in das universitäre Geschehen und in die Entwicklungen miteinbezogen werden. Daher gibt es nur mehr ein Anatomisches Institut, dessen Vorstand von der Institutskonferenz (Ordinarii, Extraordinarii, Assistenten und Studenten) auf die Dauer von zwei Jahren gewählt wird. Die Änderung in der Studienordnung beeinflußt das Lehrfach Anatomie intensiv und mich nicht zufriedenstellend. Während die Studenten vor der neuen Studienordnung vom ersten Tag ihres Studienlebens bis zum Ende des 5. Semesters mit dem Gegenstand Anatomie beschäftigt waren und sich allmählich ein fundiertes Wissen aneignen konnten, beginnen die anatomischen Studien jetzt erst im 2. Semester und enden mit dem 3. Semester; während früher Anatomie die Hürde war, Arzt zu werden wie etwa zu Zeiten TANDLERS, sind heute Chemie und Physiologie zu den Schlüsselfächern geworden. Und die Annahme der Reformer, der Student würde sich im 2. und 3. Semester ausschließlich mit der Anatomie beschäftigen können, hat sich als unrichtig erwiesen, weil er in diesen beiden Semestern auch mit anderen Ausbildungsverpflichtungen belastet ist. Ganz allgemein möchte ich feststellen: Man überschätzt den Studenten. Die Anatomie ist eine Basisdisziplin, die nicht auf einmal er- und verarbeitet werden kann, sondern die mehrmals und aus neu erworbener Sicht immer wieder wiederholt werden muß. Eine Wiederholungsmöglichkeit ist in zwei Semestern sicher nicht gegeben, und was der Vergessenheit anheimfällt, wird für den Patienten nicht heilsam sein.

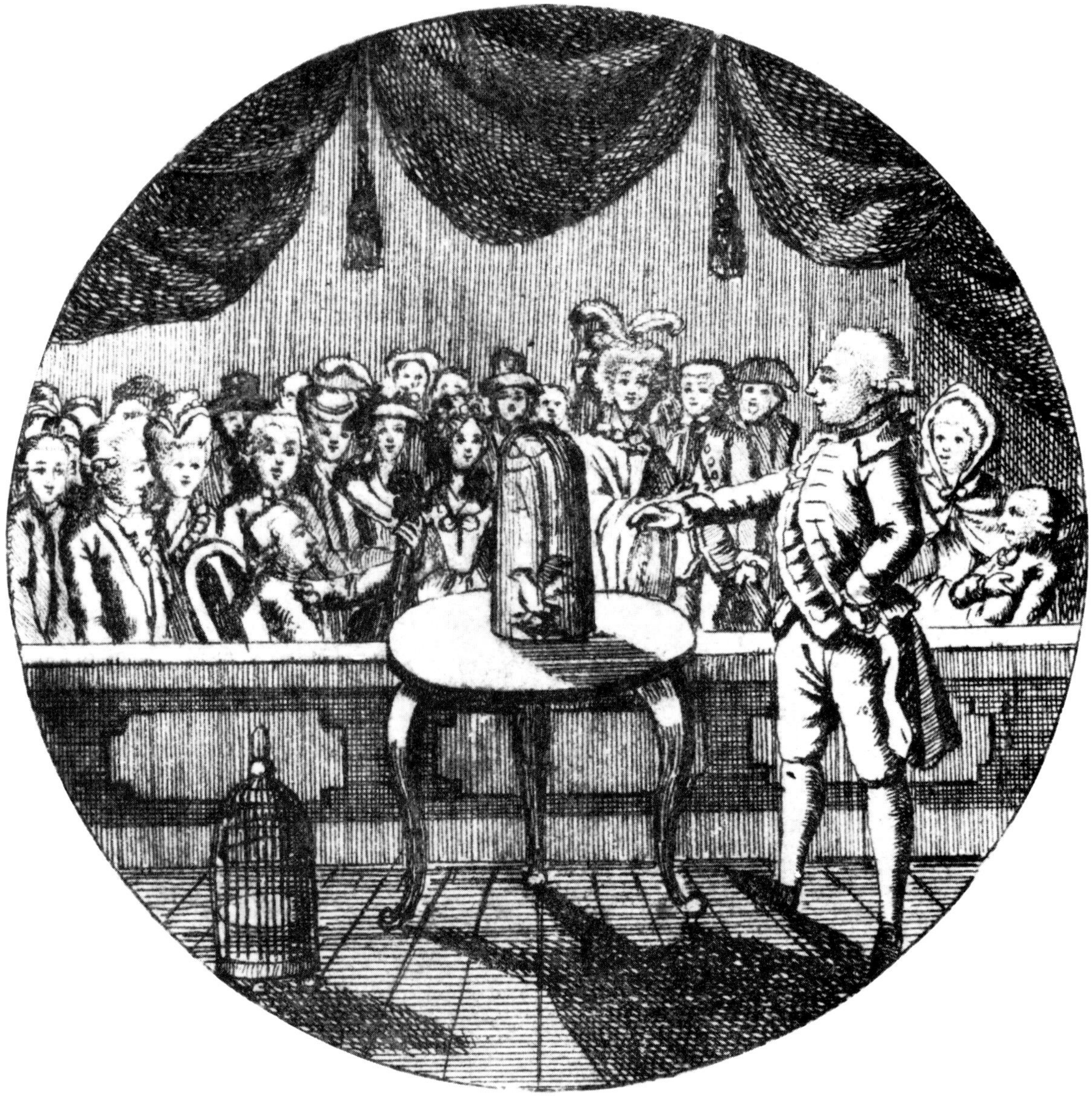

*Darstellung der „Zauberkräfte der Natur" anhand einer physiologischen Demonstration. Stich von I. W. Engelmann, Wien 1793.*

# PHYSIOLOGIE

Die als „Wiener Professorenstreit" in die Medizingeschichte eingegangene Auseinandersetzung zwischen Joseph HYRTL und Ernst BRÜCKE hatte tiefe Gründe, die nicht zuletzt für die Wiener Schule typisch sind. HYRTL selbst war für die Berufung von Ernst Wilhelm von BRÜCKE (1819–1892) aus Königsberg, wo dieser den Lehrstuhl für Physiologie und Pathologie innehatte, vehement eingetreten. Die Unterrichtsreform von 1849 machte es erstmalig wieder möglich, einen Ausländer nach Wien zu berufen. HYRTL wollte einen „modernen Physiologen" und sah diesen in dem Schüler von Johannes MÜLLER (1801–1858) und dem Mitstreiter für eine neue experimentelle Physiologie eines PURKYNÉ, der Brüder WEBER, eines Du BOIS-REYMOND und HELMHOLTZ. Sein Gegenspieler HYRTL war ein Allrounder: er beherrschte die Fächer Anatomie, Physiologie, Pathologie. HYRTL ging es als Anatomen um die Belebung des toten Materials. Er, der in Prag von 1837–1845 noch Anatomie und Physiologie gemeinsam unterrichtete, sah zwar die Notwendigkeit einer „modernen Physiologie" ein, meinte aber: „Die Physiologie setzt die Anatomie nicht voraus, sie existiert vielmehr in ihr und mit ihr". So konnten sich nur Differenzen mit dem neuen Physiologen ergeben und so gerieten die zwei „Heroen der Medizin" gewaltig aneinander. Der Höhepunkt wurde in einer Auseinandersetzung zwischen HYRTL und BRÜCKE in einer Sitzung der Akademie der Wissenschaften 1855 erreicht. BRÜCKE berichtete „Über die Selbststeuerung des Herzens" und stellte fest, daß die Coronarostien während der Systole durch die Aortenklappen verschlossen würden. HYRTL nahm mit scharfen Worten dagegen Stellung und schloß seine Polemik: „Wenn dieser exakten Physiologie etwas mehr Anatomie und etwas weniger Dünkel zur Seite stände, so ließe es sich vermeiden, daß die Hand, die gemietet wurde, Perlen zu fischen, bis jetzt nur eitel Schlamm mit Regenwürmern aufwühlte". Bei solch einer emotionellen Gegnerschaft erscheint auch die Anekdote glaubhaft, daß HYRTL BRÜCKES Hungertiere heimlich gefüttert hat, um ihn zu blamieren.

So charakterisierte sich die Wiener Schule keineswegs nur in Zusammenarbeit, sondern auch im bis zur kindischen Bosheit ausufernden Gegensatz.

Der eigentliche Beginn einer Physiologie in Wien ist nach der Meinung von EULNER bereits mit der Tätigkeit der Anatomen Johann Nepomuk FELLNER von 1775–1783 und Thomas SEDEY von 1783–1786 gegeben. Ihre Nachfolger Joseph BARTH (1745–1818) und sein Schüler Georg PROCHASKA (1749–1820) gaben die „niedere" oder „gröbere" Anatomie in Wien und Prag an die Prosektoren ab.

JOSEPH II. hatte selbst nach einem Besuch bei Albrecht von HALLER (1708–1777) die Trennung in seiner Studienreform 1786 empfohlen. Die Ordinarien der „höheren Anatomie und Physiologie" behielten den mikroskopischen Teil und die Augenheilkunde in ihrem Fach. Die niedere Anatomie wurde recht unzulänglich von dem später (1810) zum Ordinarius ernannten Aloys Michael MAYER (1766–1830) in einem Semester unterrichtet.

Georg PROCHASKA hatte beim Kliniker DE HAËN studiert und versuchte bereits „ohne jede Hypothese" reines Beobachtungsmaterial über die Funktion des Nervensystems zu sammeln und darzustellen.

1849 trat Ernst BRÜCKE die Nachfolge CZERMAKS an. Auf ihn folgte Sigmund EXNER (1846–1926) und nach ihm 1918 Arnold DURIG (1872–1961). Von 1938 leitete Friedrich PLATTNER (geb. 1896) das Institut, das 1950 Gustav SCHUBERT (1897–1976) übernahm. 1968 folgte ihm Wilhelm AUERSWALD (1917–1981). Hans BORNSCHEIN (1920–1979) gründete 1964 das Institut für Allgemeine und vergleichende Physiologie. Ihm folgte 1981 Astrid KAFKA-LÜTZOW (geb. 1937).

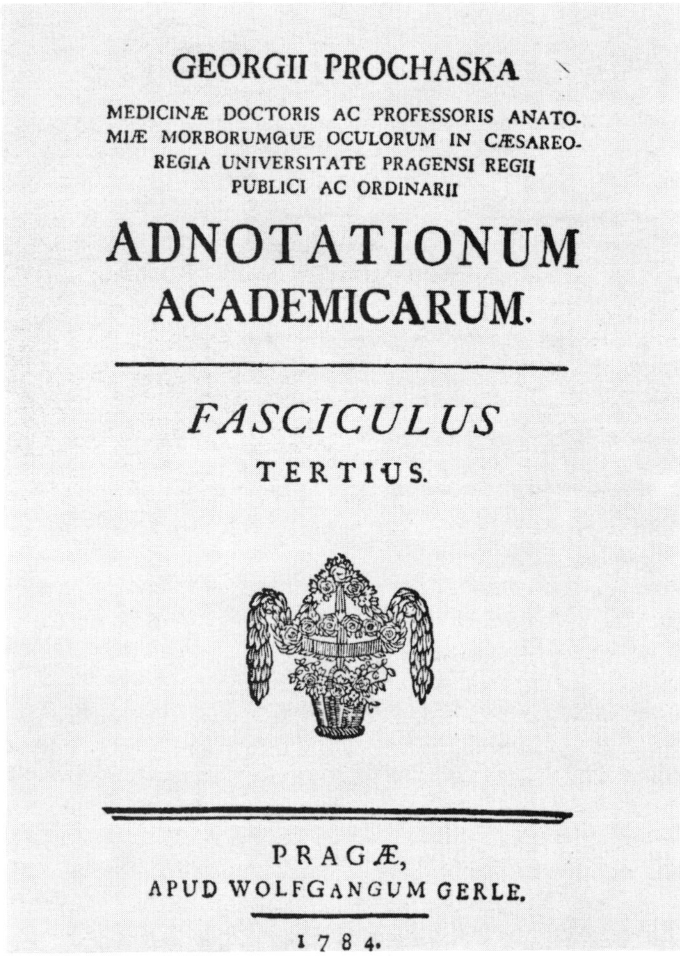

GEORGII PROCHASKA

MEDICINÆ DOCTORIS AC PROFESSORIS ANATOMIÆ MORBORUMQUE OCULORUM IN CÆSAREO-REGIA UNIVERSITATE PRAGENSI REGII PUBLICI AC ORDINARII

ADNOTATIONUM ACADEMICARUM.

*FASCICULUS* TERTIUS.

PRAGÆ, APUD WOLFGANGUM GERLE.

1784.

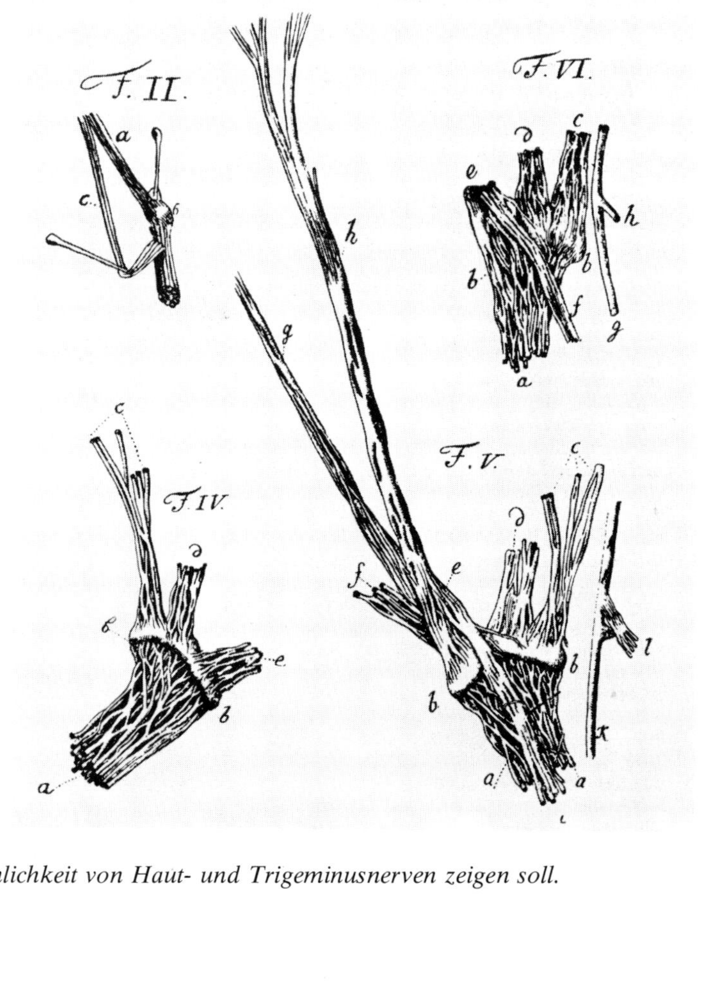


*Darstellung von G. Prohaska (1749–1820), die die Ähnlichkeit von Haut- und Trigeminusnerven zeigen soll.*

## Prof. Dr. Astrid Kafka-Lützow

Vorstand des Institutes für Allgemeine und Vergleichende Physiologie der Universität Wien

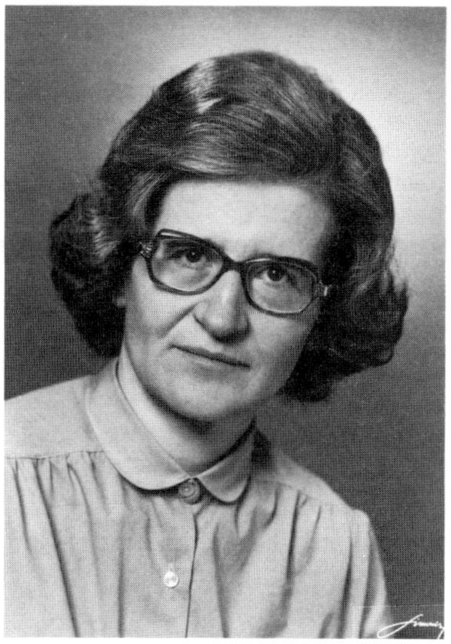

geboren am 28. März 1937 in Dohna/Deutschland. 1949-1957 Gymnasien in Kempten, Kassel und Wuppertal, Abitur 1957. Medizinstudium an der Universität Wien, Promotien 1964 zum Doktor med. 1960–1962 wissenschaftliche Arbeit am Physiologischen Institut der Universität Wien mit Schwerpunkt Probleme der Physiologie der Plasmaproteine und der Blutgerinnung. 1964 Assistenzarzt im Institut für Allgemeine und Vergleichende Physiologie der Universität Wien. Forschungsschwerpunkt Physiologie des visuellen Systems. Die Habilitation für Physiologie erfolgte 1971. Forschungsaufenthalte 1971 am Institute of Ophthalmology, London und 1972 am National Eye Institute, NIH, Bethesda, Maryland, dienten weiteren Studien an der Säugernetzhaut. Nach einer praktisch klinischen Tätigkeit an einer Internen und einer Chirurgischen Abteilung trat in den folgenden Jahren die Bearbeitung umwelt- und speziell arbeitsphysiologischer Fragen immer mehr in den Vordergrund. 1975 Bestellung zum ao. Professor und Leiter der Abteilung für Arbeitsphysiologie am Institut für Allgemeine und Vergleichende Physiologie der Universität Wien. 1981 Ernennung zum o. Professor für Physiologie. Seit 1979 Vorstand oben genannten Institutes.

# Netzhaut als Computer

Interview am 28. 12. 1981

*Frage: Hat es eine richtungweisende Wiener Schule auf dem Gebiet der Physiologie gegeben?*

*Antwort:* Als Wien noch ein Mekka der Medizin war, haben auch die Physiologen große und berühmte Schulen entwickelt und wichtige Impulse von internationaler Bedeutung erarbeitet. Nach dem Begründer der ersten Wiener Physiologenschule, Georg PROCHASKA (Lehrstuhlinhaber von 1791–1820), einem Neurophysiologen von höchstem Rang, beherbergte Wien knapp ein Jahrhundert später in Ernst Wilhelm von BRÜCKE (Lehrstuhl der Medizinischen Fakultät) und Carl LUDWIG (Lehrauftrag an der Militärärztlichen (Josephs-) Akademie) zwei Physiologen, welche weltweite Schulen begründeten, die zu den bedeutendsten ihrer Zeit zählten. Während das Zentrum von Carl LUDWIGS wissenschaftlicher Tätigkeit bald von Wien nach Leipzig verlegt wurde, verblieb BRÜCKE bis zu seiner Emeritierung in Wien und leistete hier wesentliche Beiträge zu den verschiedensten Gebieten der Physiologie. Er kann noch als echter „Allround"-Physiologe bezeichnet werden, während sich bei der folgenden Physiologengeneration bereits eine Spezialisierung im Sinne einer „Physiologie der vegetativen Funktionen" („vegetative" Physiologie) und einer „Neuro- und Sinnesphysiologie" („animalische" Physiologie) abzuzeichnen beginnt. Dieser Aufteilung wird heute an vielen Universitäten des deutschen Sprachraums durch Bestehen zweier Lehrstühle Rechnung getragen, eine Entwicklung, die in Wien erstmals vor knapp 20 Jahren vollzogen wurde.

*Frage: Gibt es einen Schwerpunkt, auf dem der Ruhm der Wiener Physiologenschule beruhte?*

*Antwort:* Die Wiener Physiologenschule war vor allem als Sinnesphysiologenschule berühmt und hier wiederum war es vor allem die Physiologie des Auges, die im Vordergrund stand. Die damaligen Sinnesphysiologen waren vornehmlich auf ihre Beobachtungsgabe angewiesen, sie schufen eine „subjektive" Sinnesphysiologie der meisterhaft exakten und detaillierten Beschreibung einer Fülle von Phänomenen, mit deren Interpretation sich seither und bis heute 5 Physiologengenerationen auseinandergesetzt haben. Eine von BRÜCKES Pioniertaten bestand in der Beschreibung des „Augenleuchtens" (das Aufleuchten der Pupille bei direktem Lichteinfall). Merkwürdigerweise tat BRÜCKE den winzigen Schritt zur Untersuchung des Augenhintergrundes nicht. Es blieb seinem Freund HELMHOLTZ vorbehalten, den Augenspiegel zu entwickeln, mit dem die Untersuchung des Augenhintergrundes möglich wurde. Einen seiner ersten Spiegel hat HELMHOLTZ an BRÜCKE gesandt; dieser Spiegel ist heute noch im Besitz unseres Institutes. BRÜCKE selbst beschäftigte sich auch mit Problemen der vegetativen Physiologie und leistete insbesondere wichtige Arbeit auf dem Gebiet der Verdauungsphysiologie. Sein Schüler Sigmund EXNER, der ihm 1891 auf dem Physiologielehrstuhl folgte, war ein bedeutender Neuro- und Sinnesphysiologe, der einerseits die Begriffe der Bahnung und Hemmung im Nervensystem prägte und sich andererseits mit Fragen der Sehphysiologie wie Farbkontrasten, Bewegungssehen und optischen Täuschungen sowie der Physiologie des Facettenauges beschäftigte. Ein anderer Schüler BRÜCKES, Alois KREIDL, gründete 1918 das Institut für Allgemeine und Vergleichende Physiologie, das nach seinem Tod 1928 aber wieder geschlossen und erst 1964 zu neuem Leben erweckt worden ist. KREIDL war hauptsächlich auf dem Gebiet der Gehör- und Gleichgewichtsphysiologie tätig.

Arnold DURIG, ein Assistent EXNERS, welcher nach diesem 1918 den Wiener Lehrstuhl übernahm, ging in seiner physiologischen Forschung ganz andere Wege und wurde mit seiner Arbeits- und Ernährungsphysiologie zum geistigen Vater der Angewandten Physiologie von heute. Er war es, der den in der Hungerperiode um den 1. Weltkrieg eingerichteten Wiener öffentlichen Küchen (WÖK) eine ernährungsphysiologische Beratung angedeihen ließ, eine Tatsache, die seine praktische Orientierung wohl am besten veranschaulicht.

Dem oben zitierten Zeitgenossen BRÜCKES, Karl LUDWIG, folgte 1865 in der Leitung der Physiologischen Abteilung der Militärärztlichen Akademie in Wien mit Ewald HERING ein weiterer hervorragender Sinnesphysiologe. Er beschrieb als erster das binokulare räumliche Sehen und entwickelte eine Theorie des Farbensehens. Sein Widerpart war der Königsberger Physiologe Hermann von HELMHOLTZ, der die 3-Farben-Theorie aufstellte, der HERING seine „Gegenfarbtheorie" entgegenstellte. Heute weiß man, daß dieser Gelehrtenstreit sinnlos war, weil beide Theorien nebeneinander Gültigkeit haben: die HELMHOLTZsche Theorie auf dem Niveau der Sinneszellen, die HERINGsche auf dem Niveau der zentralen Verarbeitung durch das Nervensystem.

*Frage: Die Rivalitäten zwischen den Instituten scheinen so alt zu sein wie die WIENER MEDIZINISCHE SCHULE selbst? Oder sind es – wie ein anderer Ordinarius es jüngst auszudrücken wünschte – die Auseinandersetzungen um Kompetenzen?*

*Antwort:* Die Wiener Sinnesphysiologen haben zu diesem Zeitpunkt sicher keinen Kompetenzkrieg ausgetragen, wiewohl sie auf zwei Institutionen aufgeteilt waren. Sie haben sich ganz im Gegenteil sehr gut vertragen und gegenseitig unterstützt. „Krieg" gab es hingegen zwischen den Physiologen und Anatomen, einen Krieg, der von der bekannten Kontroverse zwischen dem Anatomen HYRTL und dem Physiologen BRÜCKE seinen Ausgang nahm.

*Frage: Wie hat sich der 2. Weltkrieg und die Zeit der Besatzung auf die Entwicklung des Physiologischen Institutes ausgewirkt?*

*Antwort:* Daß die Sachwerte des Physiologischen Institutes erhalten blieben, ist dem jüngst verstorbenen Dekan Wilhelm AUERSWALD zu verdanken. Er war als Student ein Schüler DURIGS und arbeitete als Assistent unter dem 1938 als Vorstand berufenen Friedrich PLATTNER, der 1945 Wien fluchtartig verlassen mußte und nach Teheran auswanderte. AUERSWALD war der einzige, der während und nach dem Kriegsende im Institut verblieb und die rettende Idee hatte, im Institut einen Notverbandplatz des Roten Kreuzes einzurichten. Auf diese Weise gelang es ihm, die Besatzungsmächte vom Haus fernzuhalten und das wertvolle Inventar zu erhalten. Als Interimslösung holte man im Mai 1945 den damals schon 69jährigen Carl SCHWARZ-WENDL, der noch ein Schüler von EXNER und PAWLOW war, von der Tierärztlichen Hochschule als Leiter an das Institut. Nach ihm übernahm 1950 Gustav SCHUBERT, ein Schüler von TSCHERMAK-SEYSENEGG in Prag, der seinerseits ein Schüler von HERING war, an das Wiener Physiologische Institut. A. TSCHERMAK-SEYSENEGG war ein führender Sinnesphysiologe wie später auch sein Schüler SCHUBERT, der durch seine Arbeiten am Gleichgewichtssystem und seine Beschreibung des vestibulären Coriolis-Effekts Weltberühmtheit erlangte. Dem vestibulären Coriolis-Effekt, der bei gleichzeitiger Einwirkung verschiedener Beschleunigungen auf die Gleichgewichtsrezeptoren auftritt, kam mit der Entwicklung der Raumfahrt eine zur Zeit seiner Entdeckung nicht vorhersehbare große Bedeutung zu, die sich in zahlreichen Ehrungen widerspiegelt, die Gustav SCHUBERT noch knapp vor seiner Emeritierung 1968 zuteil wurden. SCHUBERT kam übrigens auch von der Veterinärmedizin und fand bei seinem Eintritt in das Institut in Hans BORNSCHEIN einen sinnesphysiologisch interessierten Assistenten vor, mit dem er zunächst einige Differenzen austrug, später aber in fruchtbarer Zusammenarbeit lebte. Er verhalf BORNSCHEIN sogar im Jahre 1964 zur Gründung eines neuen Institutes, das sich inhaltsmäßig an dem von KREIDL 1918–1928 betriebenen orientierte, was sich auch in derselben Benennung „Institut für Allgemeine und Vergleichende Physiologie" widerspiegelt.

*Frage: War BORNSCHEIN nicht einer der Begründer und Verfechter einer „objektiven" Sehphysiologie?*

*Antwort:* Richtig, er ergänzte die vorher vornehmlich auf subjektiver Wahrnehmung und Beobachtung aufgebaute Physiologie des menschlichen Gesichtssinnes mit Hilfe der objektiven Methoden der Elektrophysiologie. Während eines Studienaufenthaltes bei dem späteren Nobelpreisträger R. GRANIT in Stockholm lernte er die Elektroretinographie kennen, die er nach seiner Rückkehr zur Grundlage seiner Forschungsrichtung machte. Mit Hilfe des Retinogramms gelang es ihm, eine Reihe von Erstbeschreibungen vorzunehmen – so das Elektroretinogramm (ERG) der Nachtblindheit und der Farbenblindheit. Überdies wies er eine bis dato im menschlichen ERG unbekannte Komponente nach, das sogenannte Plateaupotential (DC-Komponente). BORNSCHEINS Untersuchungen stellten nicht nur die Wiener Sinnesphysiologenschule auf eine neue Basis, sondern brachten ihm auch höchste internationale Anerkennung. Er selbst betrachtete jedoch diese interessanten, für die Diagnostik bedeutenden Arbeiten als gar nicht so wichtig. Für ihn war das Hauptergebnis seiner wissenschaftlichen Arbeit eine Entdeckung, die er im Rahmen hörphysiologischer Untersuchungen machte. Er führte nämlich Ultraschallbehandlungen des Innenohrs von Tieren durch, in deren Verlauf sich herausstellte, daß durch gezielte Einwirkung von Ultraschall der Gehör- und/oder Gleichgewichtsteil des Innenohrs zerstört wurde. Während BORNSCHEIN diese Beobachtungen als Nebenbefund publizierte, griff sie später der Italiener ARSLAN auf und entwickelte aus den Erkenntnissen BORNSCHEINS eine unblutige Therapie für an Morbus menière leidende Patienten. Er schaltete mittels Ultraschall selektiv das erkrankte Gleichgewichtsorgan aus, wodurch die Gleichgewichtsstörungen der Patienten behoben werden konnten. Daß mit seinen theoretischen Beobachtungen Menschen geholfen werden konnte, war für BORNSCHEIN Grund genug, diese Arbeit als sein wichtigstes Lebenswerk zu bezeichnen.

*Frage: Ich glaube, in den Vereinigten Staaten schenkte man den elektrophysiologischen Arbeiten am Auge mehr Beachtung.*

*Antwort:* Ja, auf Grund seiner Arbeit am Sehsystem wurde BORNSCHEIN in die Vereinigten Staaten eingeladen und dort mit dem Aufbau eines klinisch diagnostischen Laboratoriums, also der Einführung der Elektroretinographie an den National Institutes of Health (NIH) betraut. Fortgesetzt wurden BORNSCHEINS Arbeiten von dem damals gerade als junger Arzt in das NIH eingetretenen Dr. Peter GOURAS. Er entwickelte die Elektroretinographie klinisch und experimentell weiter, bis ihm 1970 besonderer Erfolg beschieden war. Es war ihm gelungen, ein Präparat zu entwickeln, das es ermöglichte, elektrophysiologische Ableitungen am isolierten durchströmten Katzenauge durchzuführen. Damit wiederum war erstmals die Möglichkeit gegeben, von den kleinen Interneuronen der Warmblüternetzhaut Belichtungsantworten (-potentiale) abzuleiten.

*Frage: Ihr Kollege POKIESER von der Radiologie hat von einer tragischen Zäsur im Jahre 1938, nämlich von einem intellektuellen Aderlaß gesprochen. Im Falle GOURAS, der, wie Sie sagten, zunächst ein Schüler BORNSCHEINS war, scheint sich dasselbe zu wiederholen – nämlich eine Art WIENER MEDIZINISCHE SCHULE in den Vereinigten Staaten. Hat Wien wenigstens Anschluß an die von einer Wiener „Keimzelle" in den Vereinigten Staaten ausgegangenen Forschungen gefunden?*

*Antwort:* Als ich von GOURAS faszinierender Entdekkung hörte, fuhr ich sofort in die USA, um seine Methode kennenzulernen. Das im Anschluß daran in Wien aufgebaute Laboratorium gehört jetzt zu den drei führenden der Welt auf diesem Gebiet. Die Bedeutung dieser Forschungsrichtung gründet sich darauf, daß man die Netzhaut als einen vorgelagerten Teil des Gehirnes betrachten kann – also eine Art Modell des Gehirnes im kleinen. An diesem von der Zahl der Zelltypen her eher überschaubaren Modell erscheint es etwas leichter, die Funktion von Nervenzellverbänden zu analysieren und letztendlich den Verschaltungsprozeß von Hemmung und Erregung offen zu legen. Das ist ein Forschungsziel, das wir uns gesteckt haben, von dem uns aber – wie wir im vergangenen Jahr anläßlich eines von unserem Institut veranstalteten internationalen Symposiums übereinstimmend mit unseren amerikanischen Kollegen festgestellt haben – noch Jahre intensiver Arbeit trennen. Ich kann dies als ein Hauptforschungsgebiet des Institutes für Allgemeine und Vergleichende Physiologie abgrenzen.

*Frage: Bei Ihrem Ausdruck Verschaltungsprozeß drängen sich mir Vorstellungen von Computern, Radarschirmen und in letzter Konsequenz von möglichen Genmanipulationen auf. Sehe ich das falsch?*

*Antwort:* Sie sprechen Ziele an, die heute noch in weitester Entfernung liegen. Zwischen den interessanten molekularbiologischen Forschungsergebnissen bezüglich „Gene engineering" an Viren und Bakterien und der therapeutischen Anwendbarkeit dieser Methoden am Menschen liegen noch große Schwierigkeiten. Ist doch beispielsweise für die große Gruppe hereditärer Netzhauterkrankungen noch nicht einmal die Art des genetischen Defektes geklärt. – Wie bereits erwähnt, sind wir derzeit auch nicht imstande, das im Vergleich hierzu einfach erscheinende Problem der retinalen Verschaltung zu lösen. Aus der Anwendung von Computern haben wir allerdings schon Nutzen gezogen und erhoffen uns auch in der Zukunft weitere Fortschritte. Aus einer Abteilung unseres Institutes ist das Institut für Medizinische Kybernetik hervorgegangen, in dem Robert TRAPPL u. a. versucht, unsere experimentellen Ergebnisse auf ein Computermodell zu übertragen und Computersimulationen durchzuführen. Ein Fernziel dieser Untersuchungen wäre, ein Modell der Netzhaut zu schaffen, mittels dessen man auch Störungen simulieren und damit manchen Funktionsstörungen in vivo möglichen Ursachen zuordnen könnte. Erschwerend für die Forschung zeigt sich, daß morphologisch gleiche Zellpopulationen bei verschiedenen Species unterschiedliche Verhaltensmuster entwikkeln können. Dadurch kann eine Anpassung an die jeweiligen Erfordernisse der Art begünstigt werden. Die Möglichkeit zur Extrapolation auf die Funktion menschlicher Netzhautzellen wird allerdings beträchtlich eingeengt.

*Frage: Werden an Ihrem Schwesterinstitut, wenn diese Bezeichnung erlaubt ist, Forschungen auf der gleichen Ebene betrieben? Ich meine also Forschungen, die in erster Linie auf dem Gebiet der reinen Grundlagenwissenschaft liegen?*

*Antwort:* Zu den besonderen Leistungen von Wilhelm AUERSWALD, der nach SCHUBERTS Emeritierung 1968 Ordinarius und Vorstand des Physiologischen Institutes wurde, gehörte sein stetes Bemühen, jede wissenschaftliche Frage in möglichst unmittelbare Relation zu einem Nutzen für den Kranken bzw. ihrer Anwendbarkeit in der Prophylaxe zu bringen. Er hatte sich ursprünglich – wie früher DURIG – Problemen der Ernährungsphysiologie gewidmet. Problemen, die besonders in der Nachkriegszeit von höchster Aktualität waren. So entstanden seine ersten Arbeiten zur Physiologie der Bluteiweißkörper, woraus sich jener Forschungsschwerpunkt entwickelte, der AUERSWALD hohe internationale Anerkennung brachte. Von seinen 370 Publikationen ist etwa die Hälfte der Physiologie der Bluteiweißkörper gewidmet. Ein zur damaligen Zeit wichtiger Arbeitsschwerpunkt war die Frage des Plasmaersatzes und hier wiederum die Entwicklung von verträglichen Plasmaproteinlösungen, die von großer Bedeutung als Blutersatz bei Blutverlusten (z. B. Erste Hilfe nach Unfällen) waren. Eine Weiterentwicklung stellte die Herstellung von Humanalbuminlösungen dar, die heute ein weites Anwendungsfeld im Bereich der klinischen Medizin haben.

*Frage: Ich erinnere mich des jungen Dr. AUERSWALD, der entscheidend an der Einführung der Kinderlähmungsimpfung in Österreich mitgewirkt hat. Er war ja einer der Gründer des Österreichischen Institutes für Hämoderivate. War er so etwas wie eine soziale Peitsche seiner Zeit?*

*Antwort:* AUERSWALD war nicht nur ein Wissenschafter, sondern auch ein hervorragender Organisator und Pionier. So ist er beispielsweise 1950 zu A. TISELIUS nach Uppsala gefahren, als er hörte, daß man dort eine Methode zur Auftrennung von Bluteiweißkörpern mit Hilfe der Elektrophorese gefunden hatte. Nach seiner Rückkehr gelang es ihm, private Spender zu finden, die ihm die notwendigen Apparate zur Verfügung stellten. Auf diese Weise schuf er in seiner Abteilung des damals noch vorwiegend sinnesphysiologisch ausgerichteten Instituts ein Zentrum der Diagnostik von Dys- und Paraproteinämien (Störungen im Bluteiweißspiegel). Er war, wie Sie erwähnt haben, maßgeblich an der Einführung der Kinderlähmungsschutzimpfung beteiligt, deren Impfstoff dank seiner Initiative dann auch in Österreich hergestellt wurde.

*Frage: Was würden Sie als das Lebenswerk von AUERSWALD bezeichnen?*

*Antwort:* Er selbst hat als Lebenswerk die Umwandlung seines „Physiologischen" Institutes in ein Institut für „Medizinische" Physiologie, also ein Institut, das in Forschung und Lehre zum Krankenbett hin orientiert ist, betrachtet. So wurde von ihm das amerikanische „Textbook of Medical Physiology" des Neuroendokrinologen W. F. GANONG neu bearbeitet und damit das erste und heute noch einzige Lehrbuch der Medizinischen Physiologie im deutschen Sprachraum geschaffen, ein Buch, das heute nach 10 Jahren bereits in der 4. Auflage vorliegt.
Das wissenschaftliche Lebenswerk AUERSWALDS besteht sicherlich in seinen Arbeiten über die Herstellung und Anwendung von Blutderivaten für den Gebrauch am Menschen. Hiebei wurden von ihm Methoden entwickelt, die auch heute noch zur Herstellung von solchen Produkten angewandt werden.
Auch seine wohl am meisten zitierte Arbeit über die molekulare Verteilung des Plasminogenaktivators Urokinase im Harn entstand aus seiner Beschäftigung mit der Herstellung von humanen Blutderivaten.

*Frage: Gibt es derzeit Arbeiten am Physiologischen Institut, von denen Sie annehmen können, daß sie internationale Aufmerksamkeit erregen könnten?*

*Antwort:* Von den derzeit am Institut durchgeführten Forschungsprojekten fanden international insbesondere drei Arbeitsrichtungen Beachtung.
Zunächst gelang es einer Arbeitsgruppe, welche auf dem Gebiet der Herstellung von für den Menschen anwendbaren Plasmaprotein-Derivaten arbeitet, unter anderem ein neues Verfahren zur Herstellung von intravenös applizierbarem Gammaglobulin auszuarbeiten und einen hochgereinigten Gerinnungsfaktor VIII herzustellen.
Eine andere Arbeitsgruppe beschäftigt sich mit der Gerinnselauflösung (Fibrinolyse). Von dieser Gruppe konnte der vaskuläre Plasminogenaktivator, welcher bei der Gerinnselauflösung wahrscheinlich die wichtigste Rolle spielt, isoliert werden. Darüber hinaus gelang der Nachweis, daß der wesentliche regulierende Faktor bei der vaskulären Aktivierung der Fibrinolyse die Gerinnselbildung selbst ist. Diese Tatsache wurde inzwischen von anderen Arbeitsgruppen bestätigt. Diese Arbeitsgruppe zählt auf dem Gebiet der Fibrinolyse zu den international führenden Laboratorien.
Auch auf einem anderen Gebiet gelang dieser Arbeitsgruppe ein Erfolg: Es konnten im Tierversuch Beweise für eine mögliche physiologische Rolle eines im Nierengewebe vorhandenen Enzyms, des Nierenkallikreins, bei der Regulation der Nierenrindendurchblutung erbracht werden. Es gelang außerdem, aus der Hypophyse ein kallikreinartiges Enzym zu isolieren und nachzuweisen, daß dieses Enzym bei der Umwandlung von Hormonvorstufen (im Rahmen des ACTH-Lipotropin-Endorphin-Komplexes Hormone, die u. a. bei der Umschaltung des Organismus in Streßsituationen freigesetzt werden) eine Rolle spielt. Falls diese Befunde bestätigt werden können, ist diese Entdeckung selbstverständlich von besonderem Interesse.

*Frage: Haben Sie selbst eine Leistung setzen können, die von grundsätzlicher Bedeutung war?*

*Antwort:* Ich glaube, daß dies eine Frage ist, die erst eine spätere Generation beantworten können wird. Wenn man die Bedeutung von Forschungsergebnissen daraus abzuleiten versucht, wie häufig die Resultate in der Fachliteratur aufgegriffen und zitiert werden, so sind jene Arbeiten von mir am bekanntesten, die sich mit der chemischen Beeinflußbarkeit von Belichtungspotentialen an der isolierten umströmten Warmblüternetzhaut beschäftigen, einer Forschungsrichtung, aus deren Weiterentwicklung in den letzten Jahren Untersuchungen an einzelnen Nervenzellen der Retina entstanden sind. Außer mit dem Problem der Physiologie retinaler Interneurone bin ich derzeit vorwiegend mit umweltphysiologischen Zusammenhängen beschäftigt, wobei die Frage nach interindividuellen Unterschieden bei der Reaktion auf mental-emotionale Belastungssituationen (Streß), insbesondere von Unterschieden im Hormonmuster, im Vordergrund steht.

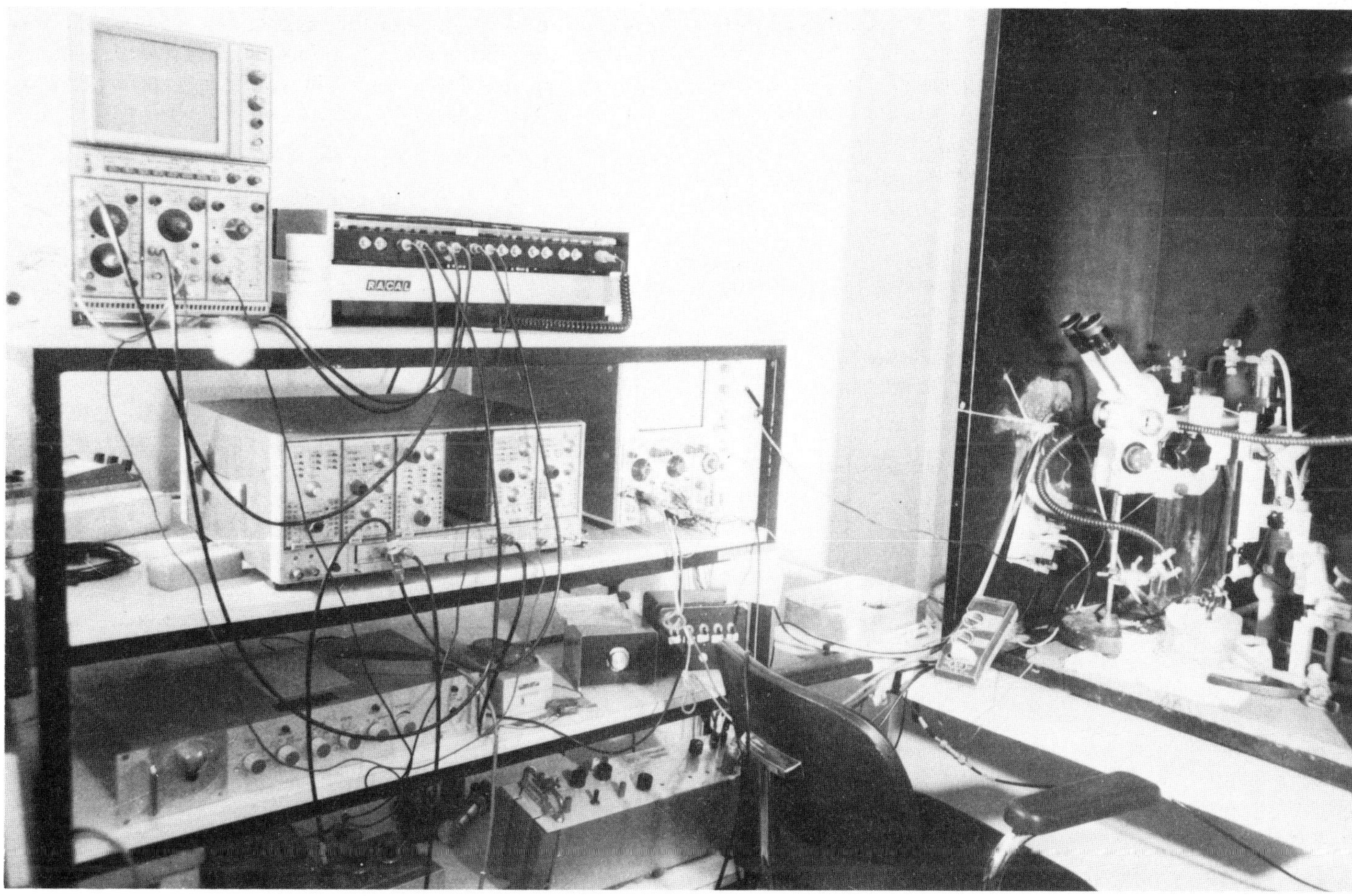


*Kammer zur Perfusion isolierter überlebender Warmblüteraugen mit Präparationsmikroskop und elektronischem Mikroelektrodenvortrieb. Verstärker- und Registriereinrichtung zur Aufzeichnung von Belichtungsantworten einzelner Netzhautzellen.*

# PHARMAKOLOGIE

„Der Arzt ist ein Mensch, der Drogen, die er nicht kennt, einem Körper zuführt, den er noch weniger kennt", sagt VOLTAIRE (1694–1778) und charakterisiert so den Stand der Pharmakologie bis ins 18. Jh., obwohl sich sowohl Herman BOERHAAVE in Leiden (1668–1738) und Thomas SYDENHAM (1624–1689) in London, die Ahnherren der älteren WIENER MEDIZINISCHEN SCHULE, bereits in pharmakologisch-therapeutischer Richtung eifrig betätigten. Der medizinisch vorgebildete Schwede Carl von LINNÉ (1707–1778) hat 1735 in seinem „Systema naturae" Tiere, Pflanzen und Mineralien erstmalig in ein rationales System gebracht und mit seinem Zeitgenossen Albrecht von HALLER (1708–1777), Professor für Medizin und Botanik in Göttingen, dafür gesorgt, daß zahlreiche bereits als Volksheilmittel bekannte Pflanzen Eingang in die Pharmakopöe fanden. Anton v. STÖRCK (1731–1803), dem Amtsnachfolger VAN SWIETENS als Protomedicus, kommt das Verdienst zu, durch seine Publikationen über zahlreiche neue arzneiliche Pflanzenstoffe eine der ersten Anregungen zur pharmakodynamischen Prüfung gegeben zu haben. Nicola Joseph von JACQUIN (1727–1817) gründete den Botanischen Garten in Wien.

Im Jahre 1811 wurde Philipp Carl HARTMANN (1773–1830), ein Freund HUFELANDS (1762–1836), auf die Lehrkanzel für Allgemeine Pathologie, Therapie und Materia medica nach Wien berufen. Er versuchte als Anhänger der naturphilosophischen Richtung, aber auch als deren Kritiker im Sinne eines praktizierenden Empirismus, eine neue Krankheitseinteilung in dynamische und in Organisationskrankheiten zu finden. Ferner versuchte er vor FEUCHTERSLEBEN zwischen „Psychikern" und „Somatikern" zu vermitteln (LESKY).

Leopold Franz HERRMANN (1785–1839) war der Nachfolger HARTMANNS. Er veröffentlichte, ähnlich wie dieser, im „System der practischen Arzneimittellehre", einen Versuch der Vereinigung naturphilosophischer Spekulation mit medizinischer Empirie.

Der eigentliche Beginn einer experimentellen Pharmakologie in Wien erfolgte im Laboratorium Carl Damian SCHROFFS (1802–1887). In seiner „Arzneimittellehre" 1837 setzte er die Arbeiten HARTMANNS und HERRMANNS fort.

Als wesentliche Vorläufer der Pharmakologie fungierten vor allem Chemiker, meist Apotheker und Physiologen: SERTÜRNER entdeckte 1805 das Morphin, CAVENTOU und PELLETIER 1818 das Strychnin, K. G. MITSCHERLICH baute seine Arzneimittellehre 1844 bereits auf Chemie auf. Die Methodik gewann 1845 durch das KYMOGRAPHION des Physiologen LUDWIG. 1847 richtete Rudolf BUCHHEIM (1820–1879) sein pharmakologisches Laboratorium in Dorpat ein. Er führte den Tierversuch ein und begann die Arzneimittelwirkung zu erforschen. Allerdings begann damit auch die Entfernung der Pharmakologie von der Klinik (EULNER).

Mit der Gründung des Pharmakologischen Institutes 1849 unter SCHROFF wurden eine pharmakologische Sammlung angelegt und die wichtigsten Apparate gekauft. Der „physiologische Versuch am Tier" und am gesunden Menschen tritt in den Vordergrund. SCHROFFS Versuche an seinen Studenten mit Alkaloiden trugen ihm sogar den Verdacht ein, ein Anhänger von HAHNEMANNS Homöopathie zu sein, was er belustigt zurückwies (LESKY). Bereits 1846 arbeitete SCHROFF an einer 5. Ausgabe der Österreichischen Pharmakopöe, die 1855 herauskam. 1860 erschien eine vierte Ausgabe der Militärpharmakopöe, die der Pharmakologe der Josephs Akademie Wenzel BERNATZIK (1821–1903) bearbeitete. Mit seinem Schüler August Emil VOGL Ritter v. FERNHEIM (1833–1909), dem Nachfolger SCHROFFS seit 1874, gab er ein „Lehrbuch der Arzneimittellehre" heraus. VOGL war allerdings ausschließlich Pharmakognost und „gab dem Apotheker mehr als dem Arzte" (SCHÖNBAUER). Erst sein Nachfolger im Jahre 1904, Hans Horst MEYER (1853–1939), gab die Pharmakognosie ab und begründete als Schüler Oswald SCHMIEDEBERGS (1838–1921) eine Wiener Pharmakologenschule. Die Pharmakognosie wurde nach vier Jahren Vakanz an Josef MÖLLER vergeben, später an Richard WASICKY und schied 1939 aus der medizinischen Fakultät aus.

H. H. MEYER mußte die experimentelle Pharmakologie nach VOGL, der „die deskriptive Heilmittellehre mit Meisterschaft beherrschte", völlig neu aufbauen.

Sein Nachfolger war Ernst Peter PICK (1872–1960), der 1938 in die USA emigrieren mußte. Ihm folgte bis 1945 Richard RÖSSLER (1897–1945), diesem Franz Theodor v. BRÜCKE (1908–1970) und ihm Otto KRAUPP.

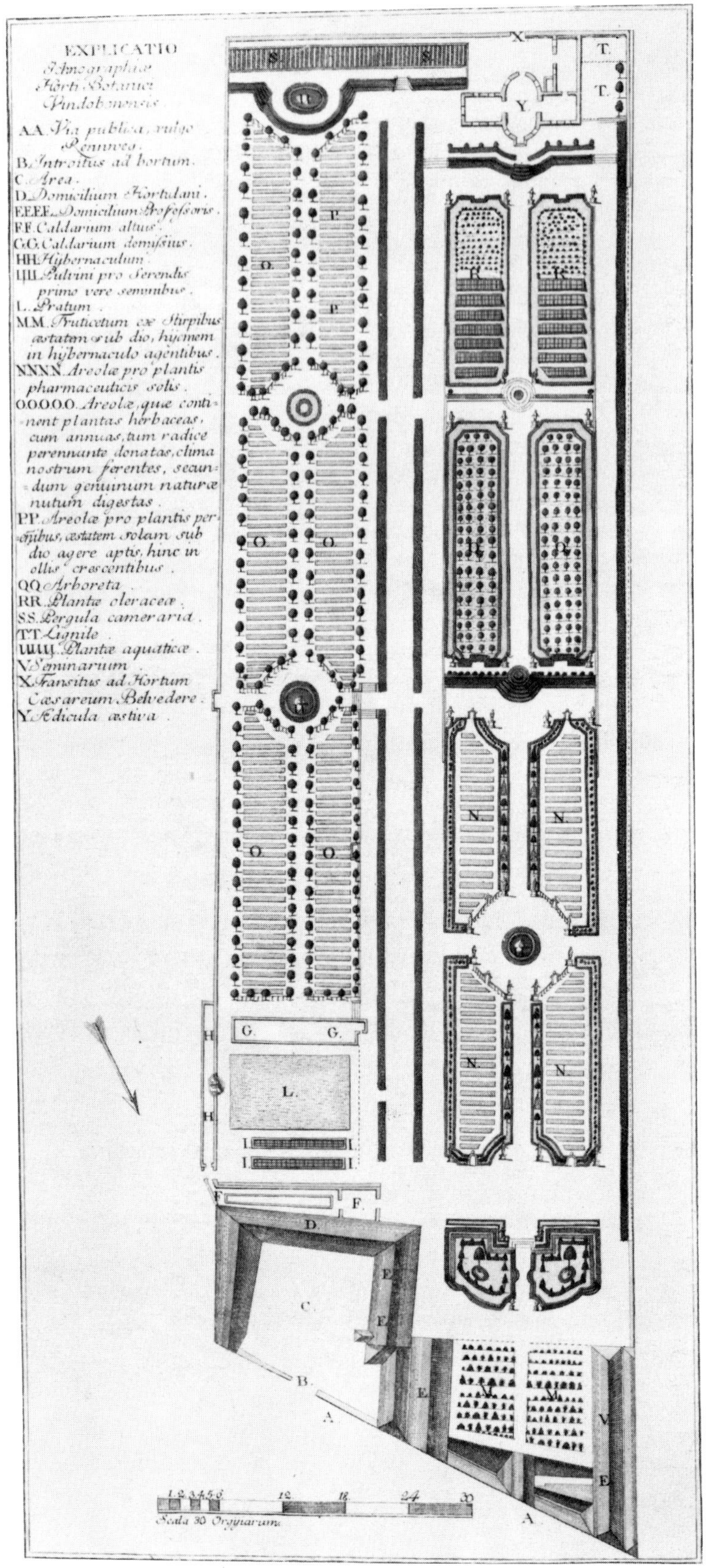


*Stich des Planes des Wiener Botanischen Gartens nach N. J. Jacquin, Wien 1770.*

Prof. DDr. Otto Kraupp

Vorstand des Pharmakologischen Institutes der Universität Wien

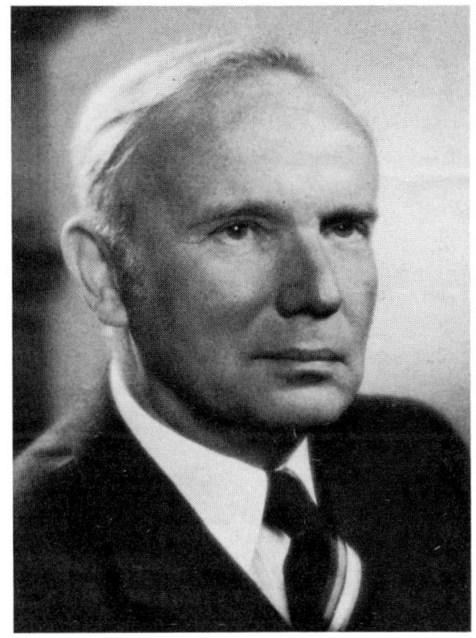

geboren am 23. Oktober 1920 in Baden, Medizin- und Chemiestudium in Wien. Wissenschaftliche Laufbahn unter SCHWARZ-WENDL am Physiologischen Institut, 1950 unter Franz von BRÜCKE im Pharmakologischen Institut der Universität Wien, Habilitierung 1956 für Experimentelle Pharmakologie und Toxikologie, 1962 Ernennung zum ao. Professor der Universität Wien. 1966 Berufung an den Lehrstuhl für Pharmakologie und Toxikologie der neu errichteten Ruhr-Universität Bochum. 1971 Rückberufung nach Wien und Ernennung zum Vorstand des Wiener Pharmakologischen Institutes. 1975–1979 Dekan der Wiener Medizinischen Fakultät.

Wilhelm-Exner-Medaille des Österr. Gewerbevereins für Verdienste um die österreichische Arzneimittelforschung, Österreichisches Ehrenkreuz für Wissenschaft und Kunst I. Klasse. Wirkliches Mitglied der Österr. Akademie der Wissenschaften. Mitglied des Obersten Sanitätsrates, Vorsitzender des Wissenschaftlichen Beirates der Österr. Ärztekammer.

# Freiwillige Probanden wird es immer geben

Interview am 11. 8. 1981

*Frage: Wird es in Zukunft Neuentwicklungen – wie etwa den Zeckenimpfstoff – geben? Ist es heutzutage nicht fast unmöglich, Entwicklungen dieser Art voranzutreiben, weil auf der einen Seite die Ethikkommission, deren Leiter Sie sind, auf der anderen Seite eine aufgeputschte Öffentlichkeit steht, die wissenschaftliche Arbeiten nur allzugern verteufelt? Ich erinnere an das jüngst erschienene Buch „Gesunde Geschäfte“ mit der Medizin.*

*Antwort:* Erstmalige klinische Anwendungen von Medikamenten in einem Massenversuch sind durch die Helsinkideklaration klar geregelt. Der zu erwartende medizinische Nutzen und Fortschritt in der Therapie wird den möglichen Gefahren und Risken für den Patienten gegenübergestellt. Der Ethikkommission, die einem durchaus legitimen Verlangen der Öffentlichkeit nach Kontrolle entspricht, müssen entsprechend fundierte Unterlagen vorgelegt werden, aufgrund derer die 10 Professoren und 10 Dozenten, die diese Kommission bilden, nach eingehender Prüfung und Abwägung zu einem Entschluß kommen können. Bis zur Schaffung der Ethikkommission hatte der jeweilige Klinikvorstand in Eigenverantwortlichkeit diese Beschlüsse zu treffen. Allerdings gibt es in der Strafgerichtsordnung den Paragraph 110, der ausdrücklich besagt, der Patient habe seine Zustimmung zu jeder Behandlung zu geben.

*Frage: Wird man sich freiwilliger Versuchspersonen wie in den USA bedienen dürfen?*

*Antwort:* Das Heranziehen freiwilliger Probanden wird auch dann in Zukunft möglich sein, wenn sich gesunde Menschen bereiterklären, ein Medikament auf seine Verträglichkeit zu prüfen.

*Frage: Gab oder gibt es so etwas wie eine WIENER MEDIZINISCHE SCHULE auf dem Gebiet der Pharmakologie?*

*Antwort:* Das Wiener Pharmakologische Institut kann mit Stolz auf eine bedeutende Tradition zurückblicken. Mit Hans Horst MEYER, der im Jahre 1904 auf den neu gegründeten Lehrstuhl für Pharmakologie (bis dahin gab es nur eine gemeinsame Lehrkanzel für Pharmakologie und Pharmakognosie) berufen wurde, kam einer der hervorragendsten Schüler O. SCHMIEDEBERGS, des Begründers der Experimentellen Pharmakologie, aus Marburg nach Wien. Er gab der Pharmakologie eine neue Richtung und trennte sie endgültig von der deskriptiven Materia medica. Die Einteilung der Heilmittel erfolgte nun nicht mehr nach ihren chemischen Eigenschaften oder nach ihrer botanischen Herkunft, sondern aufgrund ihrer Wirkungen auf physiologische oder pathologische Vorgänge im tierischen und menschlichen Organismus. Diese neuen Gesichtspunkte fanden ihren Niederschlag in dem weltberühmten Lehrbuch über Experimentelle Pharmakologie von MEYER und GOTTLIEB im Jahre 1910. Die MEYERsche Schule und seine Assistenten E. P. PICK, O. LOEWI, A. FROEHLICH und KNAFFEL-

LENZ zogen viele bedeutende Theoretiker und Kliniker nach Wien. Nicht weniger als vier spätere Nobelpreisträger haben bei MEYER und seinem Nachfolger PICK, der die Experimentelle Pharmakologie um biochemische Arbeitsmethoden erweiterte, gearbeitet.
Immer wurde am Wiener Institut neben Grundlagenforschung (vornehmlich auf dem Gebiet des vegetativen Nervensystems) auch die Arzneimittel-Analyse betrieben und eine Reihe neuer Medikamente entwickelt. Im Jahre 1912 wurde erstmals die broncholytische Wirkung von Adrenalin experimentell verifiziert. Kreislaufuntersuchungen an synthetischen Katecholamin-Derivaten führten zur Entdeckung der vasokonstriktorischen Wirkung von Synephrin (Sympatol®) und Etilefrin (Effortil®) und erbrachten später durch RÖSSLER und KONZETT die broncholytische Wirkung von Isoprenalin (Aludrin®) und das Konzept für die moderne Asthmatherapie.
Unter BRÜCKES Leitung kamen aus dem Institut Beiträge zur Biochemie und dem Stoffwechsel der Katecholamine, wobei sich HERTTING vorwiegend mit dem Mechanismus der Freisetzung von Noradrenalin befaßte. BRÜCKE hat sich auch der Beeinflussung der neuromuskulären und ganglionären Erregungsüberleitung gewidmet, auf dessen Erkenntnissen die modernen Muskelrelaxantien aufgebaut sind. Die von BRÜCKE begonnenen Studien über die Pharmakologie der Bischolinester wurden von mir fortgesetzt und führten zur Entwicklung langwirksamer Muskelrelaxantien, wie z. B. dem Hexacarbacholin (Imbretil®). Die Abwandlung der Struktur der Biscarbaminoyle ergab langwirksame Hemmstoffe der Acetylcholinesterase, die später wie das Demecarium (Tosmilen®) und das Distigmin (Ubretid®) in die Therapie der Myasthenie, des Glaukoms und der Magen-Darm- und Blasen-Atonie-Eingang fanden. Bahnbrechend waren die Arbeiten von HORNYKIEWICZ und BIRKMAYER über Dopamin und dopaminerge Nerven im Gehirn, die die Grundlage für die moderne Therapie des Morbus Parkinson bilden.
Ein weiterer Schwerpunkt der wissenschaftlichen Arbeiten des Institutes lag auf dem Gebiete der Kreislauf- und Stoffwechselpharmakologie, wobei besondere Fragen der pharmakodynamischen Beeinflussung des Pulmonalkreislaufes, des Koronarkreislaufes sowie Mechanismen der Autoregulation der Herzdurchblutung behandelt wurden. Im Rahmen dieser Untersuchungen kam es zur Entwicklung moderner langwirksamer gefäßerweiternder Substanzen, wie dem Hexobendin (Ustimon®), das später in die Pharmakotherapie der Herz- und Hirndurchblutungsstörungen eingeführt wurde. Besondere Beachtung verdienen auch die Arbeiten über die Wirkung sympathomimetisch wirkender Substanzen auf den Lungenkreislauf.
Hier konnte erstmals im akuten Tierversuch gezeigt werden, daß es nach Zufuhr des Appetitzüglers Aminorex (Menocil®) zur pulmonalen Widerstandssteigerung und zum pulmonalen Hochdruck kommt.

*Frage: Was betrachten Sie als Ihre wichtigsten Leistungen?*

*Antwort:* Meine Arbeiten über die Beeinflussung der neuromuskulären Erregungsüberleitung und insbesondere die im Rahmen pharmakodynamischer Einwirkung auf dieses System auftretenden Elektrolytverschiebungen. Im Rahmen dieser Untersuchungen wurden durch Anwendung des Molekülverdopplungsprinzips neue langwirksame Muskelrelaxantien und Anticholinesterasen entwikkelt, die später weltweit in die Therapie eingeführt wurden. Im weiteren die Arbeiten über die Autoregulation der Herzdurchblutung und der Pharmakologie des Lungenkreislaufes sowie insgesamt der Aufbau einer modernen Kreislaufpharmakologie am Wiener Institut.

*Frage: Hat sich die Wiener Pharmakologenschule in ihrer alten Form erhalten oder ist es zu Spezialisierungen gekommen?*

*Antwort:* Obwohl unser Institut heute eines der größten Pharmakologischen Institute zumindest im deutschsprachigen Raum ist, war eine entsprechende Spezialisierung nicht zu vermeiden. Die Pharmakologie ist heute schon vom rein Methodischen her eine ungeheuer expansive Wissenschaft, die eine ständige Abspaltung von Spezialdisziplinen erleidet. Auch in Wien hat diese Tendenz dazu geführt, daß ein eigenes Institut für Biochemische Pharmakologie (O. HORNYKIEWICZ) bzw. Neuropharmakologie (Ch. STUMPF) errichtet wurde.

*Frage: Die Tradition der WIENER MEDIZINISCHEN SCHULE „alles in einer Hand" ist also auch an Ihrem Institut durchbrochen worden?*

*Antwort:* Die von Ihnen angesprochene Tradition der WIENER MEDIZINISCHEN SCHULE ist nicht nur an unserem Institut durchbrochen worden; alle großen klinischen Fächer haben zumindest in Form von Abteilungsstrukturen oder sogar einzelnen Spezialkliniken eine gewisse Aufsplitterung und Spezialisierung durchgemacht. Der Begriff „Wiener Schule" entstammt einer Zeit, in der die Wiener Kliniken und Institute zeitweise eine führende internationale Position sowohl in der Forschung wie auch in der Lehre eingenommen haben. In der heutigen Zeit weit fortgeschrittener technischer Spezialisierung liegen die führenden Forschungs- und Ausbildungszentren über die ganze Welt verstreut. Wien hat sich sicher noch in einzelnen Fachgebieten eine führende Rolle bewahrt, jedoch insgesamt – schon aufgrund der materiellen Restriktion, der eine Universität eines Kleinstaates unterworfen ist – auf vielen Gebieten seine einstige führende Position verloren.

# GESCHICHTE DER MEDIZIN

Die Wiener Lehrkanzel für Medizingeschichte hatte das Glück, allein in unserem Jahrhundert zwei Vertreter zu besitzen, die weltweit zu den bedeutendsten ihres Faches zählen: Max NEUBURGER (1868–1955) und Erna LESKY (geb. 1911).

In der Mitte des vorigen Jahrhunderts geschaffen, war der erste Vertreter dieser Lehrkanzel Romeo SELIGMANN (1808–1892), ein praktizierender Arzt und ein Polyhistor, ein Kunstfreund, der im Kreise von FEUCHTERSLEBEN, GRILLPARZER und Franz SCHUBERT verkehrte und auch der deutschen Literaturgeschichte als Mentor von GOETHES Schwiegertochter Ottilie bekannt ist. Seine besondere Aufmerksamkeit schenkte er der Medizin des alten Orients.

Sein unmittelbarer Nachfolger, Theodor PUSCHMANN (1844–1899), hat sich neben allgemeinen Fragen der Medizingeschichte schon intensiv mit der Geschichte Wiens seit VAN SWIETEN beschäftigt (1884: „Die Medicin in Wien während der letzten 100 Jahre"). Schließlich ist das Werk seines Nachfolgers Max NEUBURGER, der als Arzt der Neurologie sehr zugetan war, schlechthin das Fundament der Geschichte der WIENER MEDIZINISCHEN SCHULEN geworden.

Fritz LEJEUNE (1892–1966) verstand es, in der Zeit des Zweiten Weltkrieges neben der Geschichte auch Fragen ärztlicher Ethik zu besprechen. Er war ein begeisternder Lehrer.

Erna LESKYS bewunderungswürdige Energie hat das einst von NEUBURGER übernommene Heim des medizinhistorischen Institutes, das altehrwürdige Gebäude der medizinisch-chirurgischen Josephsakademie, zu renovieren vermocht und dem Institut durch Erschließung des Materials ein so hohes Ansehen verliehen, daß ihr Schweizer Kollege Erwin ACKERKNECHT (geb. 1906) das Haus einen „Wallfahrtsort aller medizinhistorisch Interessierten" nennen konnte. Ihr wissenschaftliches Werk fand weltweite Anerkennung. Helmut Wyklicky

Max Neuburger (1868–1955)

Der Wiener Kaufmannssohn wurde nach seiner Promotion in seiner Vaterstadt 1893 vorwiegend Schüler des Neurologen Moriz Benedikt. Daneben leistete er intensive Arbeit bei dem damaligen Medizinhistoriker Theodor Puschmann, die mit der Untersuchung über „Die historische Entwicklung der experimentellen Gehirn- und Rückenmarksphysiologie vor Flourens" zur Habilitation führte. Als Nachfolger dieses Lehrers hielt er 1904 seine Antrittsvorlesung „Die Geschichte der Medizin als akademischer Lehrgegenstand". Neben vielfachen Darstellungen aus der „Problemgeschichte" der Medizin vertiefte er sich immer mehr in die Forschung der Entwicklung der Heilkunde in Wien und schuf so die unentbehrlichen Grundlagen einer österreichischen Medizinhistorie. Es gelang ihm, für sein Fach ein Institut zu gründen und schließlich als Heimat für seine Sammlungen einen Teil des Hauses der von Joseph II. gegründeten medizinisch chirurgischen Militärakademie zu gewinnen. Eigenhändig hat er das Institut eingerichtet. Nach seiner Rückkehr aus der Emigration starb er in Wien.

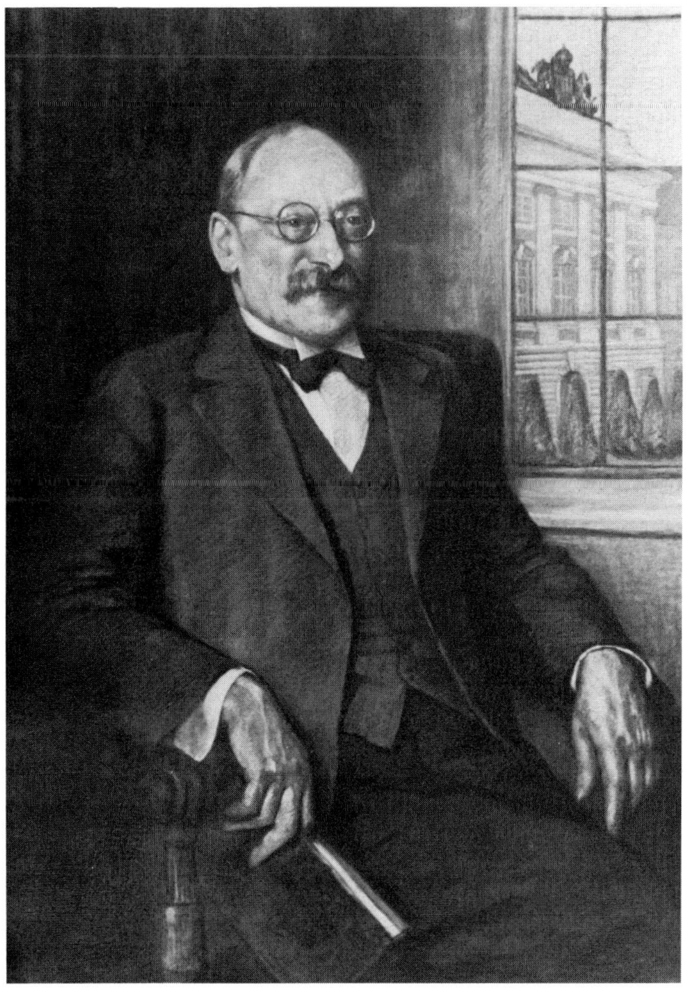

*Max Neuburger – Ölgemälde von Prinz, im Hintergrund der Mitteltrakt des Josephinums.*

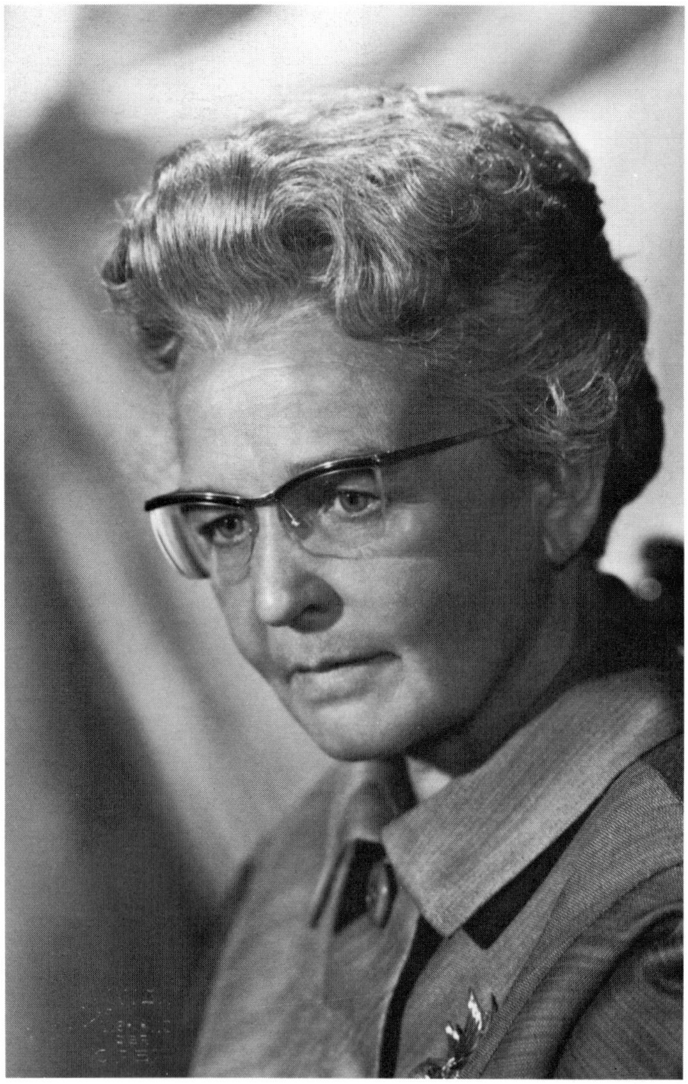

Erna Lesky, geb. 1911 *(Foto Fayer)*

1935 in Wien zur Ärztin promoviert, widmete sich Erna Lesky zunächst in Wien und Innsbruck der Kinderheilkunde.
Sehr bald wendete sie jedoch ihr Interesse der Forschung auf dem Gebiet der Medizingeschichte zu.
Bereits als Medizinhistorikerin hervorgetreten, war 1949 Erna Lesky mit ihrem Mann und Lehrer, dem hochbedeutenden Altphilologen Albin Lesky, von Innsbruck nach Wien übersiedelt. Hier wurde sie 1956 auch zum Doktor der Philosophie promoviert und im Jahr darauf für Geschichte der Medizin habilitiert. 1960 wurde ihr die Leitung des Institutes für Geschichte der Medizin im schönen klassizistischen Bau des Josephinums in der Währingerstraße 25 in Wien übertragen. Mit großem Einsatz und zunächst unentgeltlich leistete sie die schwierigen Wiederaufbauarbeiten. Erst als die inzwischen international bekannt gewordene Forscherin 1962 auf ein Extraordinariat berufen wurde – das Ordinariat folgte 1966 –, erhielt sie eine Planstelle. Dadurch wurde die Lehrkanzel, die Max Neuburger bis 1938 innegehabt hatte, restituiert.
Als 1966 die Generalsanierung des Josephinums abgeschlossen war, konnte Erna Lesky nicht nur mit Stolz auf das von ihr mit schier unermeßlicher Tatkraft Erreichte blicken. Im Jahr zuvor hatte sie zudem ihr bisher größtes Werk vorgelegt: „Die Wiener medizinische Schule im 19. Jahrhundert“, ein Standardwerk, das 1976 in englischer Übersetzung und 1978 in 2. deutscher Auflage erschien. Während Schutt und Staub im Institut um sie waren, während das Organisieren des Umbaus und des Einrichtens sie ständig beschäftigte, schrieb sie in strenger Selbstdisziplin an diesem Werk und schuf damit ein in Sprache und Diktion, in Inhalt und Form meisterhaftes Buch.
Neben ihren zahlreichen Einzelarbeiten über berühmte, aber auch über weniger bekannte österreichische Ärzte und Forscher stehen ihre Abhandlungen über die Entwicklung des österreichischen Gesundheitswesens, über die Wiener geburtshilflich-gynäkologische Schule, über andere Spezialfächer und Forschungsrichtungen und über die Geschichte des medizinischen Unterrichts in Wien. Die von ihr veranstalteten und redigierten Symposien über Gerard van Swieten und seine Zeit (1973) und über Wien und die Weltmedizin (1974), ihre Studien über Semmelweis und ihre Herausgaben und Kommentierungen bedeutender Schriften und Reden wie denen von Carl von Rokitansky (1960), Johann Peter Frank (1960, 1969) und – in besonders lehrreicher Weise – Franz Joseph Gall (1979) seien hier hervorgehoben – sie alle erschienen durch sie in neuem Licht. Daß ihre Interessen weit über Wien hinausgingen, zeigen ihre zahlreichen, wissenschaftshistorisch wertvollen Studien zur Geschichte der Fortpflanzungslehren und ihre Herausgabe klassischer Schriften zur Entwicklung und zum Selbstverständnis der Sozialmedizin (1977).
Internationale Anerkennung fand Erna Lesky schon früh, als sie 1966 Assistant Editor der Clio Medica wurde und von 1970 bis 1973 deren Editor war. 1967 hatte man sie zum Honory Vice-President der Internationalen Akademie für Geschichte der Medizin ernannt, von 1971–1973 war sie deren Generalsekretär. Zahlreich sind ihre anderen nationalen und internationalen Ehrungen. Aus der letzten Zeit seien nur erwähnt: 1973 die Ehrenmitgliedschaft der philosophisch-historischen Klasse der Österreichischen Akademie der Wissenschaften, die Sudhoff-Plakette unserer Gesellschaft im Jahr 1976, zwei Jahre später das medizinische Ehrendoktorat der Universität Zürich und – im Mai 1981 während der Tagung der American Association for the History of Medicine in Toronto – die William Welch Medal for her valuable scholarly contributions to the history of medicine and for her advancement of the discipline“.

Prof. Dr. Hans H. Simmer

Aus dem Nachrichtenblatt der deutschen Gesellschaft für Geschichte der Medizin, Natur und Technik

## Prof. Dr. Helmut Wyklicky

Vorstand des Institutes für Geschichte der Medizin der Universität Wien

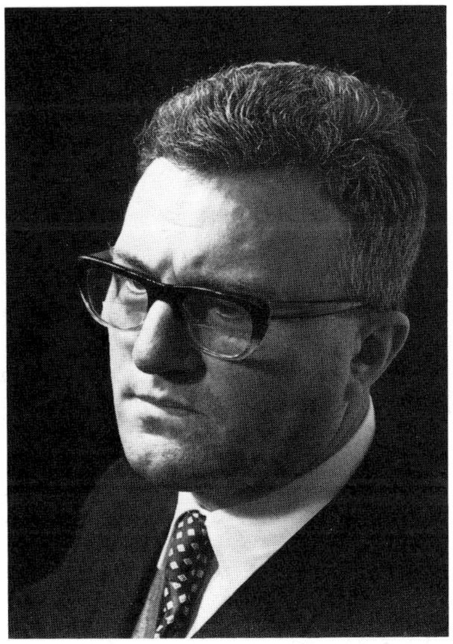

geboren 1921 in Troppau (Schlesien), Absolvierung des dortigen Gregor-Mendel-Gymnasiums, Medizinstudium in Wien. Nach Kriegsende und Wehrdienstablegung Abschluß des Studiums an der Medizinischen Fakultät in Wien 1947. Besuch des Paul-DIEPGEN-Institutes in Berlin. Ausbildung zum Facharzt für Innere Medizin an der I. Medizinischen Universitätsklinik unter Ernst LAUDA. Mitarbeit am Ausbau des von Erna LESKY geführten Institutes für Geschichte der Medizin der Universität Wien ab 1960. Supplierende Leitung des Institutes nach LESKYS Emeritierung 1979. Ernennung zum Vorstand: 1. 1. 1981.
Hauptarbeitsgebiete: Entwicklungsgeschichte der Inneren Medizin in Österreich einschließlich biographischer Darstellung bedeutender Vertreter des Faches, Geschichte der tierexperimentellen Erforschung des Elektrokardiogramms, Geschichte des Rettungswesen in Wien, Sichtung von Teilen des unveröffentlichten BILLROTH-Nachlasses, Einrichtung des BILLROTH-Gedächtnisraumes im Rudolfinerhaus, Wien.

# Im Haus mit der 200jährigen Tradition

Interview am 1. 9. 1982

*Welche Ziele haben Ihre Vorlesungen?*

Der Medizinhistoriker betreibt keine Zeitgeschichte, sondern er sieht durch die gegenwärtigen Fachvertreter, auch wenn sie noch so bedeutend sind, hindurch auf ihre Lehrer und ihre Vorgänger. Der Medizinhistoriker wird, je intensiver er sich mit den Großen der Vergangenheit beschäftigt, umso mehr begeistert, ja von ihnen mitgerissen, und möchte dann so gerne sagen, erhabener Geist, wie nah fühl ich mich dir! – um im gleichen Augenblick des Faustzitates weitere Worte bestätigt zu bekommen: „Du gleichst dem Geist, den du begreifst, nicht mir!".
Dann aber gilt es, für die Vorlesung das Werk und die Person der Ahnen so vorzustellen, daß sie fordernd und damit formend auf die zukünftigen Ärzte einwirken. Es ist wohl eine seiner Aufgaben, in der Vorlesung wie ein Katalysator zu wirken. Je mehr es gelingt, das Wesentliche einer Gestalt etwa von SEMMELWEIS, von SKODA, von BILLROTH, im Raume wirken zu lassen, umso besser scheint eine Vorlesung zu sein. Wenn der Hörer nicht von der Person des eben besprochenen Arztes ergriffen wird, dann scheint diese Stunde mißlungen zu sein.
Dazu kommt noch etwas: Durch das einzigartige Glück, daß das Wiener Medizinhistorische Institut in einem historischen Haus, das selbst eine zweihundertjährige Geschichte hat, untergebracht ist, läßt sich das Fach hier nicht nur erlernen, sondern vielfach auch gewissermaßen erleben.
Darüber hinaus soll die Weltgeschichte der Medizin dem Studierenden in einer Form angeboten werden, die ihm auch den Gestaltwandel, besser vielleicht den Anschauungswandel, von klinischen Krankheitsbildern vor Augen führt.
Ein bisher nur durch zwei Semester in Graz erfüllter Wunsch ist es daher, die gleichzeitig in der Klinik vorgestellten Krankheitsfälle aus historischer Sicht noch einmal zu betrachten, um so die Geschichte etwa der Herzkrankheiten, des Diabetes, der Tuberkulose einerseits, oder die Entwicklung chirurgischer Methoden andererseits dem Studierenden näher zu bringen.
Damit könnte vielleicht der Unterricht einer Forderung Paul DIEPGENS (1878–1966) gerecht werden, der im Jahre 1934 die vornehmste Aufgabe des Faches darin sah, „der theoretischen und praktischen Medizin als Hilfswissenschaft zu dienen".

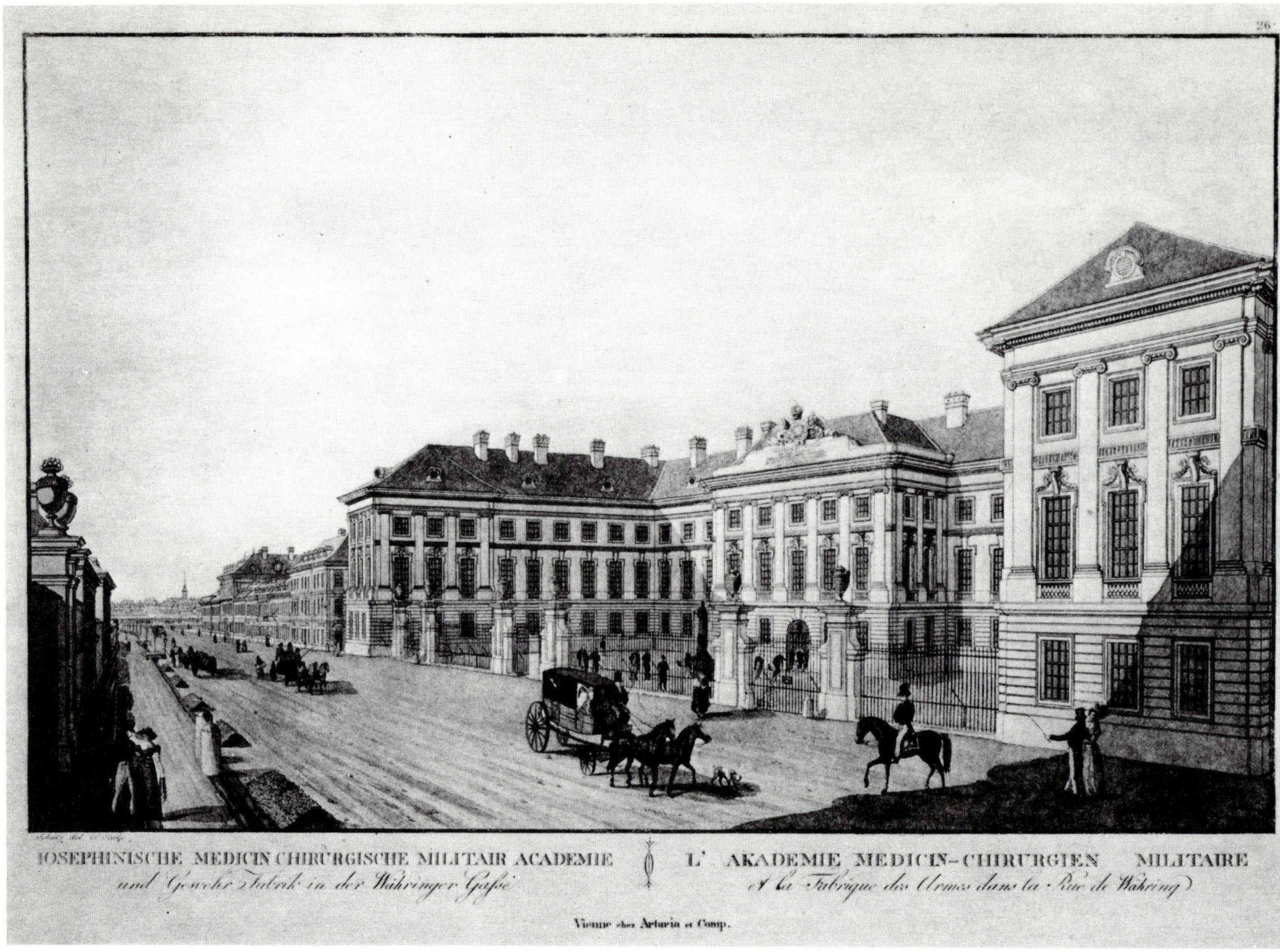
IOSEPHINISCHE MEDICIN CHIRURGISCHE MILITAIR ACADEMIE
und Gewehr Fabrik in der Währinger Gaße
L' AKADEMIE MEDICIN-CHIRURGIEN MILITAIRE
et la Fabrique des Armes dans la Rue de Währing
Vienne chez Artaria et Comp.

*Das Josephinum. Medizinisch-chirurgische Militärakademie.*
*Kupferstich von Karl Schütz (heute Institut für Geschichte der Medizin der Universität Wien).*

# PERSONENREGISTER

# LITERATUR (Auswahl)


ACKERKNECHT, Erwin H.: Kurze Geschichte der Psychiatrie. Stuttgart 1957.

BLOCH, Iwan: Der Ursprung der Syphilis. Eine medizinische und kulturgeschichtliche Untersuchung. Abt. 1–2. Jena: 1901–1911.

BLOCH, Iwan: Geschichte der Hautkrankheiten in der neueren Zeit. Im Handbuch der Geschichte der Medizin (s. d.).

DIEPGEN, Paul: Geschichte der Medizin. Die historische Entwicklung der Heilkunde und des ärztlichen Lebens. Bd. 1. Berlin 1949. Bd 2. 1. Hälfte. Berlin 1951. Bd. 2.2. Hälfte. Berlin 1955.

EULNER, Hans-Heinz: Die Entwicklung der medizinischen Spezialfächer an den Universitäten des deutschen Sprachgebietes. Stuttgart 1970. (Studien zur Medizingeschichte des 19. Jahrhunderts, Bd. 4).

FISCHER, Georg: Chirurgie vor 100 Jahren. Historische Studie. Leipzig 1876.

FISCHER, Isidor: Geschichte der Geburtshilfe in Wien. Leipzig, Wien 1909.

FISCHER, Isidor: Geschichte der Gesellschaft der Ärzte in Wien 1837–1937. Hrsg. von der Gesellschaft der Ärzte. Wien 1938.

GALL: Darstellung der neuen auf Untersuchungen der Verrichtungen des Gehirns gegründeten „Theorie der Physiognomik". Wien 1802.

GLASSCHEIB, H. S.: Das Labyrinth der Medizin. Hamburg 1961.

GURLT, Ernst: Geschichte der Chirurgie und ihrer Ausübung. Volkschirurgie – Altertum – Mittelalter – Renaissance. Berlin 1898.

Handbuch der Geschichte der Medizin, begründet von Theodor PUSCHMANN: Hrsg. von Max NEUBURGER und Julius PAGEL. 3 Bände Jena 1902–1905.

ISSEKUTZ, Bela: Die Geschichte der Arzneimittelforschung. Budapest 1971.

KRONFELD, Adolf: Führer durch das medizinische Wien, Wien 1911.

LESKY, Erna: Meilensteine der Wiener Medizin. Große Ärzte Österreichs in drei Jahrhunderten. Wien, München, Bern 1981.

LESKY, Erna: Die Wiener Medizinische Schule im 19. Jahrhundert. 2. Aufl., Graz, Köln 1978. (Studien zur Geschichte der Universität Wien, Bd. 6).

LESKY, Erna und Adam WANDRUSZKA: Gerard van Swieten und seine Zeit. Wien – Köln – Graz 1972.

PUSCHMANN, Theodor: Die Medizin in Wien während der letzten hundert Jahre. Wien 1884.

SCHÖNBAUER, Leopold: Das medizinische Wien. Geschichte – Werden – Würdigung. 2. umgearb. u. erweit. Aufl., Wien 1947.

SIGERIST, Henry E.: Große Ärzte (1932) und (1970).

SIGERIST, Henry E.: Anfänge der Medizin. Zürich 1963.

Wiener allgemeines Krankenhaus 1784–1934 herausgegeben vom Bundesministerium für soziale Verwaltung. Wien 1935.